科学出版社"十四五"普通高等教育本科规划教材

外 科 学

主 编 王伊光

科学出版社

北京

内 容 简 介

　　本教材是科学出版社"十四五"普通高等教育本科规划教材之一。根据高等中医药院校的培养目标和教学计划安排,本书由全国 20 余所中医药院校中具有丰富外科临床及教学经验的一线教师共同编写完成。教材内容以西医外科学相关知识作为基础,以西医临床逻辑思维为线索,结合西医外科学教学大纲、各级各类考试的要求,提炼整合若干主题。全书共包括外科学概论知识、外科常见疾病的诊疗、外科基本操作技能三大部分,知识系统、条理清楚、重点突出。根据中医学专业、中西医结合专业培养目标,本书遵循"贴近临床、贴近实际、贴近学生"的原则,突出基本理论、基本知识和基本技能(三基)的内容,满足科学性、先进性、思想性、启发性和适用性(五性)的要求。在本教材编写中注重课程思政内容建设,并适当引入相关新进展及研究成果。除了传统文字或图片内容,本书特别增加了思维导图和数字化内容,以增强整体逻辑完整度及直观感受,实用性强,利于学生学习及复习。

　　本教材为全国高等医学院校中医药类专业学生学习的通用教材,也可作为相关学科研究生、大专学生、成人教育学生、临床工作者及实验研究者的参考书。

图书在版编目(CIP)数据

外科学 / 王伊光主编. —北京:科学出版社,2023.2
科学出版社"十四五"普通高等教育本科规划教材
ISBN 978-7-03-074155-4

Ⅰ. ①外… Ⅱ. ①王… Ⅲ. ①外科学-高等学校-教材 Ⅳ. ①R6

中国版本图书馆 CIP 数据核字(2022)第 235996 号

责任编辑:刘　亚 / 责任校对:刘　芳
责任印制:赵　博 / 封面设计:蓝正设计

科 学 出 版 社出版
北京东黄城根北街 16 号
邮政编码:100717
http://www.sciencep.com

天津文林印务有限公司 印刷
科学出版社发行　各地新华书店经销

*

2023 年 2 月第 一 版　开本:787×1092　1/16
2023 年 2 月第一次印刷　印张:40
字数:1 005 000

定价:118.00 元
(如有印装质量问题,我社负责调换)

编　委　会

前　言

为认真学习贯彻党的二十大精神、贯彻落实推进习近平总书记在二十大报告中提出的科教兴国战略和健康中国建设计划，同时为贯彻落实国务院办公厅印发的《关于加快中医药特色发展的若干政策措施》、《关于深化医教协同进一步推进医学教育改革与发展的意见》和教育部发布的《教育部关于一流本科课程建设的实施意见》（教高〔2019〕8号）、《高等学校课程思政建设指导纲要》（教高〔2020〕3号）、《普通高等学校教材管理办法》（教材〔2019〕3号）等文件的精神，全面深化高等中医药教育教学改革，提升教育水平和培养质量，推进新医科建设，加强一流本科专业和一流本科课程的高水平教材建设，在全国中医药高等教育学会教学管理研究会的指导下，由中国科技出版传媒股份有限公司（科学出版社）发起，编写供中医药院校本科生使用的"十四五"普通高等教育中医药系列规划教材。

《外科学》是全国高等中医药院校专业课主干课程。本次编写从中医药院校的教学实际出发，坚持理论联系实际的原则，为确保教材的连贯性、继承性和系统性，本次教材编写的基本思路和方法遵循"贴近临床、贴近实际、贴近学生"的要求，以西医外科学相关知识为基础、以西医临床逻辑思维为线索对教材内容进行组织和整合。所有内容满足"三基"、"五性"、"三特定"的原则。三基，即基本理论、基本知识和基本技能。五性，即科学性、先进性、思想性、启发性和适用性。三特定：①特定的对象，指中医药院校五年制和长学制的学生；②特定的要求，指培养从事中医、中西医结合临床医疗工作的医生；③特定的限制，教材有别于专著、参考书、科普书，要有规范，具备指导性和权威性。所以本教材特别注重总体优化和编写规范。在教学实践内容中特别强调学生动手能力的培养，旨在培养思维敏捷、操作熟练的外科医生。

教材编写紧贴中医学专业、中西医结合专业培养目标，结合外科学教学大纲、各级各类医学考试的要求，将教材内容提炼出具有整合意义的若干主题；编写加强分层设计，使其条理更加清晰、符合学生的认知特点，锻炼学生推导逻辑，培养学生临床思维，使其具备自学能力。对编写内容进行梳理和整合，为解决教材内容多和教学课时相对有限的矛盾，本书力求文字精练，减少不必要的交叉重复；增加对当今外科学新概念、新进展、新技术、新方法的介绍，使内容适应更多临床实际需要。在教材中融入课程思政的内容，体现教材服务教育"立德树人"的根本任务。

本教材共20章，包括总论及各论两部分内容，并附示教见习。总论内容有绪论（王伊光，为负责编写人员,下同)、无菌术(赵建更)、麻醉与疼痛治疗(费智敏、袁岚)、体液代谢与酸碱平衡(赵健更、陈新)、外科营养代谢和支持(杨成城)、输血(魏云飞)、外科休克(潘海邦)、重症救治与监护(张楠、杨成城)、围术期处理(陈新)、外科感染(雷霆)、损伤(王永恒、周永坤、刘净)等内容。各论部分为肿瘤(王敏、沈毅)、甲状腺疾病(王刚)、乳房疾病(黄敏)、急腹症(杨先玉、俞渊、王红)、胃十二指肠疾病(王永恒)、门静脉高压症(俞渊)、腹外疝(王红)、泌尿与男性生殖系统疾病(王伊光、洪志明、王成李)、周围血管疾病(陈文阁、张凡帆)等内容。附有 6 个单元外科示教见习内容(高允海、魏云飞)。全书插图 172幅,表格 57 个,每一章节均附有思维导图和思考题,帮助学生整理、掌握、回顾章节内容。外科见习部分附见习操作演示视频 26 个,并随教材各章节同步准备了数字化教学内容,包括PPT、彩图照片等。力求突出外科教材的直观性、形象性。

本教材编委会成员来自全国多地区 23 所中医药院校,是目前我国各中医药院校外科学教学的骨干,具有丰富的临床和教学经验,基本反映了目前各中医药院校的外科学教学水平。编委会通过前期调研、制定编写计划、分工编写、交叉审阅、内部校对、集体审定、主编把关等流程,严格按照教材编写要求,确保教材内容及质量满足教学需要。编委会成员对这次编写工作高度重视,克服了疫情带来的重重困难,在编写过程中不断提出编写意见、整合修改,力求教材内容既科学规范、严谨认真,又能体现出外科学与时俱进的特色与亮点。

我们力求通过编委会诸位专家的共同努力,从整体上编写出一部适合目前外科学教学需要的精品教材。尽管我们已经竭尽全力,但书中一定还有需要继续改进的地方,也希望各院校的老师们在使用过程中提出宝贵的意见,以期再版时修改完善。

编委会

2022 年 10 月

目　录

本书 PPT 课件

第一章 绪 论

一、西方外科学发展简史

本章说课视频

外科学（surgery）这个名词，源于希腊文，其原本的含义为手工、手艺。远在原始公社时代，"外科医师"仅能做些诸如体表止血、拔出人体内的箭头等简单的医疗操作，所以被看作是一种手艺或技巧。

根据文献记载，在公元前3000—公元前1500年，古埃及便能做断肢、眼球摘除手术。外科学最初的奠基人是古希腊伟大医学家希波克拉底（Hippocratēs，公元前460—公元前377年），其将伤口分为化脓性和非化脓性两种，他在手术前严格要求清洁伤口，手术中用煮沸的雨水清洗伤口，使伤口容易愈合。塞尔萨斯（Celsus A.C. 公元1世纪）首先用丝线结扎血管，对炎症红、肿、热、痛四大症状的描述至今仍在沿用。盖仑（C.Galen，公元130—210年）区别了动脉和静脉，创用扭绞法制止血管的出血。阿维森纳（Avicenna，公元980—1037年），总结了前人的经验和自己的实践，写出举世闻名的《医典》，其中记载了骨折时石膏绷带固定法、肿瘤的治疗原则等许多问题。

古罗马时代由于宗教信条和经院哲学的统治，严禁尸体解剖，不准做流血的手术，外科学的发展受到了很大的限制，处于低落时期。直至1231年，弗里德里希二世才允许实行人体解剖。到16世纪中期，欧洲外科学才开始发展。1543年比利时Vesalius著《人体的构造》一书，构成近代人体解剖学的基础。1565年英国女王伊丽莎白同意对犯人尸体进行解剖，在人体解剖学上有了很多新发现。

1731年法国创立了外科学院后，外科医师才正式脱离了"手艺人"的境地。1761年，莫干尼（Morgagni）出版了《论疾病的部位和原因》，被誉为"18世纪最伟大的医学成就"之一。1766年德索尔特（Desault P.）开始用绷带治疗骨折。1794年亨特（Hunter）的《论血液、炎症和枪弹伤》一书出版，炎症逐渐成为外科第一原理。进入19世纪，随着现代工业和科学技术的崛起，西方外科学迎来了重要发展时期。英国国王乔治三世在1800年特许成立伦敦皇家外科学院；1843年维多利亚女王特许改为英国皇家外科学院。1880年美国外科协会成立。这些变化反映外科医生的地位在社会中不断提高。

现代外科学奠基于19世纪40年代，解决了手术疼痛、伤口感染、止血和输血等关键性问题，从而其有了突飞猛进的发展。

手术疼痛曾是妨碍外科发展的重要因素。1846年美国莫顿（Morton）首先使用了乙醚进行全身麻醉，1892年德国Schleich介绍提倡将可卡因作为局部浸润麻醉剂。此后，麻醉药物和麻醉方法不断发展，为手术发展奠定了基础。

手术出血是外科发展中需要解决的关键问题。1872年英国韦尔斯（Wells）改进了止血钳，1873年德国Esmarch在截肢时使用止血带，他们是解决手术出血问题的创始者。1901年美国Land-steiner发现血型，从此可用输血来补偿手术时的失血。初期采用直接输血法，但操作复杂，输血量不易控制；1915年德国Lewisohn提出了混加枸橼酸钠溶液，使血液不凝固的间接输血法，以后又有血库的建立，才使输血简便易行。解决手术出血问题，为手术的广泛开展打下了基础。

伤口感染是 100 余年前所有外科医生所面临的最大难题之一。1846 年匈牙利 Semmelweis 首先提出在检查产妇前用漂白粉水洗手，使产妇死亡率自 10% 降至 1%，这是抗菌技术的开端。1867 年英国 Lister 采用石炭酸溶液冲洗手术器械，并用石炭酸溶液浸湿的纱布覆盖伤口，使截肢术的死亡率自 46% 降至 15%，从而奠定了抗菌术（antisepsis）的基本原则。1877 年德国 Bergmann 采用了蒸汽灭菌法，并对布单、敷料、手术器械等的灭菌措施进行了研究，在现代外科学中建立了无菌术（asepsis）。1889 年德国 Fürbringer 提出了手臂消毒法，1890 年美国 Halsted 倡议戴橡皮手套，此提议使无菌术臻于完善。

1929 年英国 Fleming 发现了青霉素，1935 年德国 Domagk 提倡用百浪多息（磺胺类药），此后各国研制出一系列抗菌药物，为外科学的发展开辟了一个新时代。再加以麻醉技术的不断改进，补液和营养支持日益受到重视，使外科手术的范围进一步扩大，手术的安全性得到了增强。

现代移植学的发展是 20 世纪令人瞩目的医学成就之一。1818 年英国产科医生 James Blundell 成功实施的人类第一次输血就属于最早的细胞移植。1902 年法国 Alexis Carrel 创建了现代血管吻合技术，该技术一直沿用至今，这也让器官移植成为了可能。1905 年捷克 Edward Zirm 医生成功完成了世界第一例角膜移植。1945 年美国 Ray D. Owen 报道了胚胎期接触同种异型抗原所致的免疫耐受现象。1953 年英国 Peter Medawar 对小鼠同种异体皮肤移植做了深入研究，成为移植免疫的奠基者。1954 年美国 Joseph Murray 等在同卵双生兄弟之间进行了活体供肾的肾移植并获得了成功，这标志着器官移植进入了临床试用阶段。20 世纪 60 年代第一代免疫抑制药物（硫唑嘌呤、泼尼松和抗淋巴细胞血清）的问世及器官保存技术与血管吻合技术的改进，使器官移植获得稳步发展。此后，相继开展了脾移植（美国，Woodruff，1960）、原位肝移植（美国，Starzl，1963）、肺移植（美国，Hardy，1963）、小肠移植（美国，Deterling，1964）、胰肾联合移植（美国，Kelly 等，1966）、心脏移植（南非，Barnard，1967）和心肺联合移植（Cooley，1968），尤其是 20 世纪 70 年代，新的免疫抑制剂环孢素 A 问世，使移植物的存活率和器官移植的疗效大为提高。近年来由于移植病例大量增加，供体的短缺显得非常突出。为此，以亲属作为活体供体及以心/脑死亡者作为供体，部分弥补了供体的缺乏。

20 世纪 50 年代初期外科学进入迅速发展阶段，低温麻醉和体外循环的研究成功为心脏直视手术开辟了发展道路。20 世纪 60 年代，显微外科技术的发展，推动了创伤、整复和器官移植外科的前进，特别是近 30 年，外科疾病的诊断和治疗水平均有很大进步，在影像学方面，超声、计算机断层成像（computed tomography，CT）、磁共振成像（magnetic resonance imaging，MRI）、数字减影血管造影（digital substraction angiography，DSA）到单光子发射计算机断层成像（singlephoton emission computed tomography，SPECT）、正电子发射断层成像（positron emission tomography，PET）等检查及影像的三维重建技术等，能够非常准确地确定病变的部位，同时辅助判断病变的性质。介入放射学的开展，特别是超选择性血管插管技术，为很多疾病提供了更有效、创伤更小的治疗模式。微创外科技术发展迅速，具有创伤小、病人痛苦少、恢复快、治疗效果好等特点，目前在临床已得到广泛应用。杂交手术（hybrid operation），如先天性心脏病导管介入手术，是将外科手术技术与血管腔内治疗技术相结合，发挥各自优势，病人接受一次手术可同时获得多重手术效果，临床效果满意。此外，免疫学、医学分子生物学的进展，特别是对癌基因的研究，也与外科学各领域紧密结合，使外科学沿着精准医学（precision medicine）的方向不断发展。

在科学技术飞速发展的 21 世纪，人类基因组计划、蛋白质组计划、干细胞技术、纳米技术、组织工程等高新技术的广泛开展和完善，以及机器人外科手术和远程微创外科手术取得的成功，使很多曾经的不可能成为了可能，使传统的外科学面临了很多挑战，但同时也增加了很多机遇。只有紧跟时代的发展方向，不断从前沿科学中吸取知识，勇于探索，敢于创新，才能让外科学永葆青春。

二、中国外科学发展概况

新石器时代我们的祖先就开始制造砭石，这是历史上最早的手术器械，用砭石切开排脓、治疗脓肿，可以视为外科手术的雏形。《周礼·天官》中有食医、疾医、疡医、兽医之分，并规定"疡医掌肿疡、溃疡、金疡、折疡之祝药劀杀之齐"（祝药就是敷药，劀是刮去脓血，杀是应用腐蚀剂祛除恶肉或剪去恶肉）。这是我国最早的医学分工和最早应用手术方法治疗疾病的记载。

1973 年在马王堆汉墓出土的帛书《五十二病方》是春秋时代的作品，是我国发现最早的一部医学文献。书中载有感染、创伤、冻疮、诸虫咬伤、痔瘘、肿瘤等 38 种外科疾病。

中医外科有文字记载的资料很早，但初具规模并形成一个学科，则是在汉代。已经传世的《黄帝内经》初步奠定了中医外科的理论基础。《灵枢·玉版》记载："病之生时，有喜怒不测，饮食不节，阴气不足，阳气有余，营气不行，乃发为痈疽。"《素问·生气通天论》中写道："膏粱之变，足生大疔……营气不从，逆于肉理，乃生痈肿。"这些都是对外科疾病病因病机的认识。在治疗方面，还可见到砭针放脓，斩截"脱痈"（脱疽）坏死足趾的手术疗法等。

东汉末年被后代誉为"神医"的外科鼻祖华佗，最突出的成就是发明了全身麻醉药"麻沸散"，并首创了剖腹术。汉代具有"医圣"之称的张仲景所著的《伤寒杂病论》详述了肠痈、寒疝、蛔厥等外科病证的诊治方法，其治疗肠痈的大黄牡丹皮汤、薏苡附子败酱散；治疗蛔厥的乌梅丸，现在仍在外科临床中使用。由此可见，从理论到实践，从药物到手术，从制度到医生，中医外科学在汉代已经初步形成了一个独立的学科。

晋代葛洪（公元 281—341 年）著的《肘后备急方》对外科学的发展有很大贡献，其中取咬人犬的脑浆敷在人被咬伤口上的方法，开创了用免疫疗法治疗狂犬病的世界先例。

南北朝时期南齐龚庆宣重编的《刘涓子鬼遗方》（公元 499 年）是我国现存的第一部外科学专著，主要内容有痈疽的鉴别诊断及治疗金疮、痈疽、疮疖、皮肤病的经验总结。

隋唐时期（公元 581—907 年）外科发展较快。巢元方等编著的我国第一部病因病理学专著《诸病源候论》包含不少外科内容。在"金创断肠候"中第一次记载了肠吻合术，还出现了关于血管结扎的记载；对炭疽感染途径已认识到"人先有疮而乘马"所得病；并指出单纯性甲状腺肿的发生与地区水质有关。

唐代孙思邈（公元 581—682 年）的《备急千金要方》是我国最早的一部临床百科全书，有丰富的外科学内容。书中记载的用葱管导尿，比 1860 年法国发明橡皮管导尿早 1200 多年。

宋代是我国医学发展较快的时期。《太平圣惠方》（公元 992 年）首先提出用砒剂治疗痔核，用蟾酥酒止血、止痛，用烧灼法消毒手术器械等。宋代以来，外科专著日益增多，据初步统计有 30 多种。

元代危亦林的《世医得效方》（公元 1337 年）是一部创伤外科的专著。书中记载了正骨经验，如在骨折或脱臼的整复前用乌头、曼陀罗等药物先行麻醉；用悬吊复位法治疗脊柱骨折等。本书对全身麻醉药的组成、适应证、剂量等都有具体说明，是现今世界上最早的麻醉专著。

明代至清代鸦片战争之前，是中医外科发展的新生阶段，名家辈出，加之学术氛围活跃、理论成熟，不同的学术流派逐渐形成，影响比较大的有"正宗派、全生派、心得派"。其中以"正宗派"陈实功所著《外科正宗》影响最大。《外科正宗》体现了明代以前外科学的主要成就，后世医家评价其为"列证最详，论治最精"。

新中国成立前近百年时间，祖国医学在半殖民地半封建的旧中国受到了严重的排挤和摧残，外科学的发展也处于停滞阶段。新中国成立后，在中国共产党的正确路线指导下，中医外科学重新获得了新生。

20 世纪 50 年代，我国中、西医医务工作者紧密团结，运用现代科学的知识和方法，继承发扬中医学，开展了震惊中外的针刺麻醉研究，在针刺辅助麻醉、术后镇痛、慢性疼痛治疗、药物脱瘾方面的实践中取得了很大的成绩。1958 年我国成功抢救了一位大面积深度烧伤病人、治愈了不少Ⅲ°烧伤面积超过 90% 的病人，治疗烧伤的整体水平进入国际先进行列；1963 年首次成功地为一位病人接活了完全断离的右前臂，这在当时世界外科学领域内处于领先地位。1977 年我国首次为一位肝癌患者成功实施肝移植手术，1978 年成功完成心脏移植手术。

随着外科学的飞速发展，外科队伍不断壮大，腹部外科、显微外科、骨科、烧伤外科、心血管外科、整形外科、泌尿外科、神经外科、小儿外科等各个专科先后建立。外科的分类方法也更加细致和完善。任何一名外科医生已很难掌握外科学的全部知识和技能，外科学向专业化发展成为必然。按人体的系统区分，可分为骨科、泌尿外科、神经外科、血管外科等；如果按病人年龄的特点区分，可分为小儿科、老年外科；按手术的方式区分，可分为整复外科、移植外科、微创外科（显微外科）；按疾病的性质区分，可分为肿瘤外科、急症外科等。有的专科不断发展壮大，又分出一些亚专科，如胸心外科分出普通胸外科和心脏外科；普通外科分出甲状腺外科、乳腺外科、肝胆外科和胃肠外科等。为了满足外科发展的需求，还建立了麻醉专科、重症监护病房等。

进入 21 世纪，中医在外科学中仍然发挥着突出的作用。应用日趋广泛，已从传统的疮疡（外科感染）拓展到急腹症、烧伤、创伤、恶性肿瘤、麻醉、围术期等，基本涵盖了外科全部领域，积累了丰富的经验，提高了临床疗效，改善了疾病预后，减轻了患者痛苦，提高了生活质量，中医药的优势进一步显现。在未来的工作中，我们要继续坚定历史自信、文化自信，坚持古为今用、推陈出新，把马克思主义思想精髓同中华优秀传统文化精华贯通起来，以科学的态度对待科学、以真理的精神追求真理，继续探索发掘应用中医外科知识，敢于以新的理论指导新的实践，将中医药治疗外科疾病的潜在优势转化为现实优势，保持学科特色，任重而道远。

三、外科学的范畴

根据病因不同，外科疾病大致分为七类：

1. 损伤　由暴力或其他致伤因子引起的人体组织破坏，如内脏破裂、骨折、烧伤、外伤性出血等，多需要手术或其他外科方法和技能处理，以修复组织、恢复功能。

2. 感染　致病的微生物侵入人体，导致组织、器官损伤和破坏，形成局限的感染病灶或脓肿，往往需要手术治疗，如化脓性阑尾炎、肝脓肿的引流等。

3. 肿瘤　绝大多数是良性肿瘤，手术切除后可以痊愈；对恶性肿瘤，手术能达到根治、延长生存时间或者缓解症状的效果。

4. 畸形　先天性畸形，如唇裂、腭裂、先天性心脏病、肛管直肠闭锁等，均需施行手术治疗。后天性畸形，如烧伤后瘢痕挛缩，也需手术整复，以改善外观和恢复功能。

5. 内分泌功能失调　如甲状腺功能亢进症和甲状旁腺功能亢进症、肾上腺功能障碍等。

6. 寄生虫病　如肝棘球蚴病、脑棘球蚴病、胆道蛔虫病等。

7. 其他　常见的有：①空腔器官梗阻，如肠梗阻、尿路梗阻、呼吸道梗阻、心血管梗阻等。②血液循环障碍，如下肢静脉曲张、门静脉高压症、闭塞性动脉硬化等。③结石病，如胆石症、尿路结石等。④器官功能衰竭需要移植，如肾移植、肝移植、心脏移植等。

外科疾病与内科疾病的区分其实是相对的。外科疾病常规被认为是以需要手术或手法为主要疗法的疾病，但外科疾病也不是都需要手术治疗的。例如，化脓性感染，在早期一般先用药物治疗，形成脓肿时才需要实施引流术。内科疾病一般是以应用药物为主要疗法的疾病，但是，有些内科疾病在它发展到某一阶段也需要手术治疗，例如胃十二指肠溃疡引起穿孔或大出血时，常需要手术。不仅如此，由于医学科学的进展，有的原来认为只能通过手术治疗的疾病，现在可以改用非手术治疗，例如大部分的尿路结石可以应用体外震波，使结石粉碎排出。有的原来不能施行手术的疾病，现在已创造了有效的手术疗法，例如复杂的先天性心脏病，手术成功率已高达 95%以上。现今，微创、介入、内镜等诊疗技术已在内科和外科广泛应用，使内、外科交叉融合，例如胃肠道的息肉，即可在内镜下切除；冠状动脉重度狭窄可以置入冠状动脉支架。所以在目前的临床上，有些疾病已很难界定是单纯的内科疾病还是外科疾病了。

四、怎样学好外科学

1. 树立正确的学习目的，注重理论与实践相结合 医学生学习外科学的目的是完善医学知识结构，提高外科疾病诊疗水平，更好地为人民健康服务。在系统学习西医外科学知识的基础上，注重发挥中医学在外科疾病诊治中的作用。强调在外科学的学习中牢固树立全心全意为人民服务的思想，始终重视培养良好的医德医风，提倡以病人为中心的理念。

学习外科学，一定要自觉地运用理论与实践相结合的原则：一方面要认真学习书本上的理论知识并且牢记知识点；另一方面必须亲自参加实践，在实践中将既往书本上的知识进行复习总结和关联。在临床工作中要善于结合理论分析实践中所遇到的各种实际问题，不断通过自己的独立思考，把感性认识和理性知识紧密地结合起来，从而提高自身发现问题、分析问题和解决问题的能力。

在学习过程中，不应拘泥于应用中医辨证论治还是西医手术治疗，要学会用中西医两种办法、取长补短有机结合，制定出最有利的外科治疗方案，切实保障患者的身体健康。

2. 重视医学基本功培养，强调"三基"训练贯穿始终 "三基"指的是基本理论、基本知识、基本技能。

医学基本理论能指导外科医生在临床实践中正确认识疾病。外科学的发展和成就不仅单纯依靠手术技术的改进，更需要科学理论的发展。如果一个外科医生只重视施行手术，而轻视理论，就不能深刻理解疾病，也不能在临床工作中开拓思路、创新技术，无法成为一名合格的外科医生。

基本知识包括基础医学知识和其他临床各学科的知识。基础医学知识，是指解剖学、生理学、病理学等知识，这些知识是外科医生进行疾病诊断、手术、术前术后处理等临床工作的有力保障。其他临床各学科知识，是指除外科以外其他专业课知识，例如内科、妇科等相关知识，掌握这些知识不仅便于科室间协作，也能对外科医生在临床中鉴别诊断疾病、处理相关问题提供有力支持，同时能够深化对外科疾病的认识。

培养基本技能，首先要培养基本的临床技能，如问诊、查体、书写病历等。即使在影像学诊断、电子病历系统迅速发展和日趋完善的今天，仍须强调这些基本技能，不应忽视，这样才能较全面地了解和判断病情。其次要注意培养建立临床思维，特别是外科临床思维；注意培养严格的无菌观念；重视外科基本操作的训练，诸如切开、分离、止血、结扎、缝合、引流、外科换药等。所有操作都要按照一定的外科准则实施，不可草率行事，避免影响手术的效果。目前教学应用仿真模拟模块进行训练，这样为外科医生获得了更多的练习机会，也避免了因操作不熟练对病人造成伤害。

3. 专业学习中与时俱进，坚持为病人和临床服务 新中国成立后，特别是改革开放以来，中国卫生健康事业获得了长足发展。在中国共产党的百年历史中，党和国家始终把人民生命安全和身体健康放在第一位、任何时期对于人民健康的重视程度始终如一。作为新时代的外科医生，也需要以提供高质量医疗卫生服务、解除病人病痛为己任。

外科疾病虽然大多需要手术治疗，但不是所有情况都需要手术，更不是手术就能解决一切问题。因此，在外科工作中要严格掌握外科疾病的手术适应证和禁忌证，如能以非手术疗法治愈的，即不应采用手术治疗；如能以小的、简单的手术治愈的，即不应采用大的、复杂的手术。日常医疗工作一定要注意避免形成单纯手术观点，反对为手术而手术和为练习技术而手术的错误行为。每一位外科医生必须严格遵循外科诊疗基本原则，严谨执行每一个环节，把治疗痛苦和风险降低到最小，达到提高治愈率、改善病人生存质量的目的。

外科医生也是临床医生，"临床"二字需要医生真正地走到病人病床前。除了负责向病人解释病情，也需要与病人充分交流、了解病人的心理情况。现代医学已从生物医学模式转向生物-心理-

社会医学的模式，医生给予病人充分的鼓励和安慰，增强病人对治疗的信心和对手术医生的信任，让病人能够充分地配合治疗，医患共同努力达到满意的治疗效果。作为一名外科医师也要始终牢记，病人是医生最好的老师，应对病人常怀感恩之心。

青年强，则国家强。当代中国青年生逢其时，施展才干的舞台无比广阔，实现梦想的前景无比光明。广大医学院校的青年学生们要坚定不移听党话、跟党走，怀抱梦想又脚踏实地，敢想敢为又善作善成，立志做有理想、敢担当、能吃苦、肯奋斗的新时代好青年。外科工作者无论在任何环境下都需要始终保持学习和创新能力。外科的先辈们吃苦耐劳、传承创新等精神值得我们发扬和学习。各位医学生们也应该通过努力将自己培养和塑造成为既有高尚医德，又有过硬本领的新一代外科接班人，为未来建设社会主义现代化医学强国贡献自己的力量。

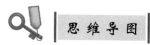
思维导图

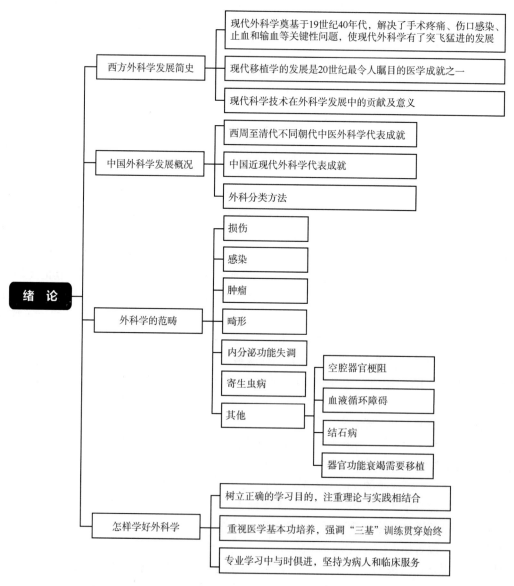

第二章 无 菌 术

第一节 概 述

本章说课视频

无菌术是临床医学的一个基本操作规范，是阻止医院感染的有效途径。病人在医院接受诊断、治疗、护理、传染疾病控制及其他医疗活动过程中，医务人员严格执行无菌操作，对于降低医院感染率、减轻病人痛苦、缩短住院时间、节约社会资源都有着重要的意义，也是医务人员良好医德的体现。

无菌术（asepsis）是指在人体和周围环境普遍存在各种微生物，在手术、穿刺、插管、注射及换药等过程中，必须采取一系列严格措施，防止微生物通过接触、空气或飞沫进入伤口或组织，否则就可能引起感染。无菌术就是针对微生物及感染途径所采取的一系列操作规范，由灭菌法、消毒法、操作规范和管理制度所组成。

灭菌（sterilization）是指杀灭一切活的微生物，包括细菌、芽孢在内的全部病原微生物和非病原微生物，达到无活微生物存在的无菌状态。灭菌法是指预先用物理方法彻底消灭与手术区或伤口接触的物品上所附着的微生物，预防切口感染。物理方法如高温、紫外线、电离辐射、真空、微波、手术区备皮和层流手术室等。

消毒（disinfection）是指杀灭病原微生物和其他有害微生物，但并不要求清除或杀灭所有微生物。消毒法又称抗菌法，是指应用化学方法消灭微生物。化学药品如碘剂、乙醇、戊二醛、环氧乙烷、甲醛等，常用于对病人皮肤、手术人员手臂、某些特殊手术器械、手术室的空气等进行消毒，去除有害微生物。

无菌术中有关的操作规范和管理制度是防止已经灭菌和消毒的物品、已做无菌处理的手术人员和手术区再次被污染所采取的措施，也是无菌术的重要环节，所有医务人员都必须自觉遵守、严格执行这些规则及制度，确保无菌术的实施。

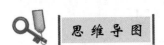

思 维 导 图

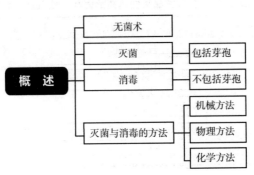

第二节 手术器械、物品、敷料的灭菌和消毒

一、物理灭菌法

（一）高压蒸汽灭菌法

高压蒸汽灭菌法是目前医院内应用最多的灭菌法，效果可靠。其原理是通过提高容器内蒸汽压力，进而提高水蒸气的温度来灭菌。高压蒸汽灭菌器分为下排气式和预真空式两种。目前应用最多的是下排气式高压蒸汽灭菌器，下排气式高压蒸汽灭菌器的样式很多，常用的有手提式、卧式及立式三种。它们的基本结构和作用原理相同，均由一个有两层壁的能耐高压的锅炉构成。装载量为柜室容积的 10%～80%，当蒸汽压力达到 102.97～137.20kPa（1.05～1.40kg/cm²）时，温度能提高到121～126℃，持续 30 分钟即可杀死包括细菌、芽孢在内的一切微生物，达到灭菌目的。预真空式高压蒸汽灭菌器的结构及使用方法有所不同，其特点是先将灭菌柜内的空气抽吸至真空状态，然后导入蒸汽迅速灭菌，灭菌后再次抽至真空，使灭菌物品干燥，整个灭菌时间大大缩短，仅需 4～6分钟，装载量为柜室容积的 5%～90%，且对灭菌物品的损害更轻微（图 2-2-1）。

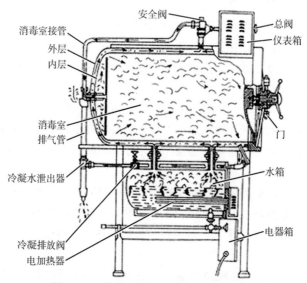

图 2-2-1　卧式下排气式高压蒸汽灭菌器

影响灭菌效果的主要因素是温度、时间、压力，此外，消毒物品的大小、种类及物体的包装方法也影响灭菌的效果。各类物品灭菌所需的时间、蒸汽压力和温度见表 2-2-1。

表 2-2-1　各类物品灭菌所需的时间、蒸汽压力和温度

物品种类	时间（分）	蒸汽压力（kPa）	表压（lbf/in²）	温度（℃）
橡胶类	15	104.0～107.9	15～16	121
敷料类	15～45	104.0～137.3	15～20	121～126
器械类	15	104.0～137.0	15～20	121～126
器皿类	15	104.0～137.0	15～20	121～126
瓶装溶液类	20～40	104.0～137.0	15～20	121～126

高压蒸汽法适用于一切能耐受高温、潮湿的物品，如金属器械、手术衣巾、布类敷料、玻璃陶瓷器皿和橡胶制品等的灭菌，特别适用于周转快的物品灭菌。为保证高压灭菌的效果，使用过程有严格的规定。

注意事项：

1）灭菌包裹体积的上限为长 40cm、宽 30cm、高 30cm；包扎不能过紧，不用绳扎，灭菌室内不宜排得过密，以免妨碍蒸汽透入，影响灭菌效果。

2）当压力及温度均达到灭菌标准条件并维持 15 分钟时，包内、外预置指示带即出现黑色条纹，表示已达到灭菌的要求。

3）已灭菌的物品应注明有效日期，通常为 2 周，并需与未灭菌的物品分开放置。若过期必须重新灭菌。

4）易燃、易爆物品，如碘仿、苯类等禁用此法灭菌；电切镜、锐利器械，如刀片、剪刀及有机玻璃等特殊器械不宜使用此法灭菌。

5）高压蒸汽灭菌应有专人负责，灭菌时应先排净锅内冷空气，以免影响灭菌效果。检查安全阀的性能是否良好，灭菌完毕，应待压力降至零时方可开启，以防发生爆炸危险。

6）瓶装液体灭菌时只能用纱布包裹瓶口，如果要用橡皮塞，应插入排气针头。

（二）煮沸灭菌法

煮沸灭菌法是一种较简便、可靠的常用灭菌方法。此法适用于金属器械、玻璃制品及橡胶类物品。采用专用的煮沸灭菌器，或将铝锅、不锈钢锅洗净去脂污后也可作煮沸灭菌用。在正常压力下，在水中煮沸至 100℃并持续 15～20 分钟，一般细菌即可被杀灭，但带芽孢的细菌至少需煮沸 1～2 小时才能被杀灭。如果在水中加入碳酸氢钠，配成 2%碱性溶液，可使沸点提高至 105℃，灭菌时间缩短至 10 分钟，还可防止金属器皿生锈。该方法简单易行，效果肯定，可在部分基层医疗单位或急救场合采用。为节省时间和保证灭菌质量，高原地区可采用压力锅作煮沸灭菌。压力锅内的蒸汽压力可达到 127.5kPa，锅内最高温度为 124℃左右，10 分钟即可达到灭菌效果。在高海拔的地区，大气压及沸点均降低，每增高 300m 高度，应延长灭菌时间 2 分钟。

注意事项：

1）须预先将物品洗净，去除油渍，完全浸没在水面以下。

2）玻璃类器皿应放入冷水或温水中煮，以免骤热破裂。玻璃注射器要抽出内芯，用纱布分别包好。

3）橡胶、丝线类应于水沸后放入，持续煮沸 15 分钟即可取出，以免煮沸过久影响物品性能。

4）锐利器械如刀、剪不宜用此法，以免变钝。

5）灭菌时间应从水沸后算起，如中途加入其他物品应重新计时。

（三）干热灭菌法

通过燃烧火焰、热空气或电磁波产热等手段杀灭微生物。其中直接用火焰烧灼灭菌可用于金属器械（如剪刀、镊子等）和玻璃器皿（试管口、瓶口）的灭菌，但有损于器械的质量，易使锐利器械变迟钝，不宜常用。在紧急情况下，可将金属器械放在搪瓷或钢精盆中，倒入 95%酒精，点燃 10 分钟以上。适用于耐热、不耐湿，蒸汽或气体不能穿透物品的灭菌，如玻璃、粉剂、油剂等物品的灭菌。干热温度达到 160℃，最短灭菌时间为 2 小时，170℃为 1 小时，180℃为 30 分钟。

（四）电离辐射法

电离辐射法属于工业化灭菌法，主要应用于无菌医疗耗材（如一次性注射器、丝线）和某些药品的灭菌，常用 ^{60}Co 释放的 γ 射线或者加速器产生的电子射线起到灭菌作用。

二、化学消毒法

（一）药液浸泡法

药液浸泡法适用于刀、剪、缝针等锐利手术器械、内镜等，可以采用化学药液浸泡达到消毒目的。目前临床上大多采用 2%中性戊二醛作为浸泡液，浸泡 30 分钟可达到消毒效果，灭菌时间为 10 小时。用于消毒的其他品种浸泡液包括 10%甲醛、75%酒精、1∶1000 苯扎溴铵和 1∶1000 氯己定等。

注意事项：

1）根据需消毒物品的性能不同，选用有效的消毒剂。

2）严格掌握消毒剂的浓度、消毒时间及使用方法；浸泡前应先将物品洗净脂垢、擦干；器械、物品必须全部浸入消毒液内。

3）剪刀等有轴节的器械应将其张开；管瓶类物品的内外均应浸泡在消毒液中。

4）使用前须用无菌等渗盐水将消毒液冲洗干净，以免该类药液对机体组织造成损害。

5）器械消毒液应每周更换 1 次。

6）0.1%苯扎溴铵或氯己定每 1000ml 中应加入亚硝酸钠 5g，可以防止金属生锈。

（二）环氧乙烷熏蒸法

环氧乙烷熏蒸法为不耐湿热的医疗仪器和物品低温灭菌的最主要方式。目前有环氧乙烷与氟利昂混合气体和 100%环氧乙烷两种气体。

环氧乙烷为无色液体，蒸发为气体，穿透力强，灭菌机制为烷基化反应，灭菌可靠，成本低廉，对多数物品无腐蚀破坏性，对复杂物品的穿透性及与灭菌物品的广泛匹配性很强。气体有效浓度为 450～1200mg/L，灭菌室内温度为 50℃，相对湿度在 55%～60%，需持续 6 小时才能达到灭菌要求。环氧乙烷熏蒸法易燃，对人体有一定毒性，处理后残留气体的排放不能采用自然挥发的方式，而应设置专用的排气系统排放。

环氧乙烷熏蒸法常用于硬式内镜和软式内镜、麻醉设备、人工肾、心肺机、呼吸治疗设备、血透仪器、显微手术器械、人工关节、导管、扩张器、气管内插管起搏器、心脏瓣膜、人工晶状体等灭菌。物品以专用纸袋密封后放入灭菌室，灭菌的有效期为半年。

（三）过氧化氢低温等离子法

过氧化氢低温等离子体是 20 世纪 90 年代面世的一项新低温灭菌技术。等离子体被认为是液态、气态、固态之外的第四种状态，是气体分子在极度真空的腔体内受激发而形成的。过氧化氢作用浓度为＞6mg/L，温度为 45～65℃，最短时间为 28～75 分钟。过氧化氢等离子体灭菌，具有灭菌循环时间短，没有排气时间，物品周转快，彻底分解终产物毒性低的优势。但穿透性差，器械有严格的管腔长度、管腔大小的限制，对器械的材质有严格的限制，成本昂贵。

（四）甲醛气体熏蒸法

甲醛气体熏蒸法适用于不能浸泡且不耐高热的器械和物品的消毒，如丝线、纤维内镜、精密仪器、手术照明灯、电线等。将需要灭菌的物品放在密闭的容器内，上层放置需要消毒的物品，下层盛放含有40%甲醛溶液与高锰酸钾洁净粉的量杯，两层间有蒸汽孔道相通。一般用 $40\sim80ml/m^2$ 甲醛溶液，加入高锰酸钾氧化蒸发，高锰酸钾用量为 $20\sim40g/m^3$，甲醛与高锰酸钾之比为 2∶1，熏蒸 1 小时以上才可能达到消毒目的。灭菌时间为 $6\sim12$ 小时。

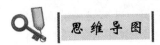

思维导图

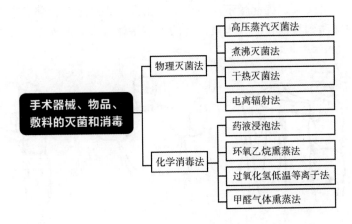

第三节 手术人员和病人手术区域的准备

一、手术人员的术前准备

1. 一般准备 为避免将病原菌带入手术室，禁止将自己的衣服穿入手术室，也禁止将手术室内的着装穿出手术室。进手术室前，先在更衣室更换手术室专用的清洁鞋、衣、裤，戴好口罩、帽子。帽子要遮住全部头发，口罩要遮盖口、鼻，剪短指甲，脱去袜子，穿无袖内衣。手臂皮肤有破损或有化脓性感染者不能参加手术。必要时可佩戴护目镜和防护面屏用于保护眼睛，防止被体液或刺激性体液沾染。

2. 手臂皮肤消毒法 主要包括洗手及化学消毒液涂擦两个步骤。手臂消毒法仅可以清除皮肤表面的细菌，不可能完全消灭位于皮肤深层如毛囊、皮脂腺等处的细菌。在手术过程中，这些细菌自然逐渐移到皮肤表面，故在手臂消毒后还应戴上消毒手套和穿手术衣，以防细菌污染。

（1）洗手液刷手法：流水冲洗双手臂，取洗手液 $4\sim5ml$，按照七步洗手法的要求，手掌相对、手掌对手背、双手十指交叉、双手互搓、揉搓拇指及指尖、揉搓手腕及手臂至上臂下 1/3，两侧在同一平面交替上升，不得回搓。重复两次，共 5 分钟。特别注重甲缘、甲沟、指蹼、手掌侧等部位刷洗。洗手过程要保持双手位于胸前并高于肘部，双前臂保持拱手姿势。取无菌毛巾擦干手和前臂。取手消毒剂 $8\sim10ml$，按洗手法揉搓双手、前臂至肘上 6cm。晾干，然后穿手术衣和戴无菌手套。若不慎碰触未经消毒的物品，应重新洗手。

（2）碘伏刷手法：肥皂水搓洗双手、前臂至肘上 10cm 处 3 分钟，清水冲净，用无菌纱布擦干。用浸透 0.5%碘伏的纱布球涂擦手和前臂 2 分钟，稍干后穿手术衣和戴无菌手套。

（3）紧急手术简易洗手法：当情况紧急，手术人员来不及做常规洗手消毒时，宜先用肥皂洗去手和前臂的污垢，用 2.5%～3.0%碘酊涂擦双手及前臂，再用 70%酒精拭净脱碘。戴无菌手套、穿手术衣后，再戴第二副无菌手套。

3. 穿无菌手术衣和戴无菌手套的方法

（1）穿无菌手术衣

1）穿半遮盖式手术衣：取手术衣，双手捏住衣领两端内面，提起抖开，使有腰带的面朝外，将手术衣向上轻掷起，顺势将两手向前伸入衣袖内，双手不可露出袖口，戴好手套，将袖口边缘压紧包住，然后双臂交叉，提起腰带向后递带，由别人将腰带及背部衣带系好，穿手术衣过程中注意勿将衣服触碰到其他物品，未戴手套的手不得触碰衣服的外面。穿无菌手术衣的步骤见图 2-3-1。

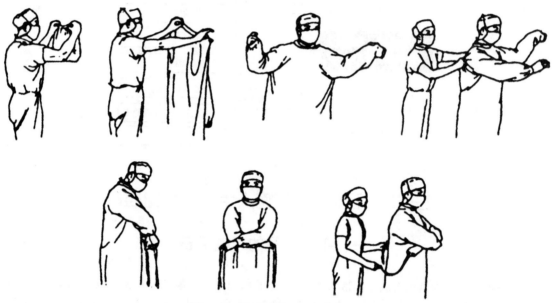

图 2-3-1　穿半遮盖式手术衣步骤

2）穿全遮盖式手术衣：取手术衣，双手提起衣领两端向前上方抖开，双手插入衣袖中。双手前伸，伸出衣袖，巡回护士从身后协助提拉并系好衣带。戴好无菌手套。提起腰带，由器械护士接取或由巡回护士用无菌持物钳接取。将腰带由术者身后绕到前面。术者将腰带系于腰部前方，带子要保持无菌，使手术者背侧全部由无菌手术衣遮盖。

（2）戴无菌手套：先穿无菌手术衣再戴无菌手套。用左手捏住两只手套的翻折部，提出手套，使两只手套拇指相对。先把右手插入右手手套内，再将戴好手套的右手插入左手手套的翻折部内，让左手插入左手手套中，然后将手套翻折部翻回套压住手术衣袖口。在手术开始前应将双手举于胸前，切勿任意下垂或高举（图 2-3-2）。

（3）穿脱防护用品

1）穿戴防护用品：手卫生，戴医用防护口罩和帽子，进行口罩密闭性测试，确保密闭性良好；

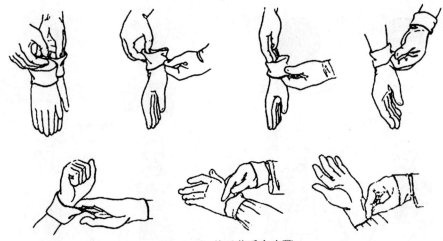

图 2-3-2 戴无菌手套步骤

穿防护服或隔离衣，戴护目镜或防护面屏，戴手套，必要时选穿鞋套，全面检查防护用品穿戴情况，确保穿戴符合规范，进入污染区。

2）脱防护用品：进入一脱区，手卫生，摘除护目镜或防护面屏，双手提拉后侧系带摘除护目镜或防护面屏，手避免触碰护目镜镜面或防护面屏屏面，脱除医用防护服或隔离衣、手套、鞋套，从内向外向下反卷，动作轻柔，防护服、手套、鞋套一并脱除，手卫生。进入二脱区，手卫生，摘除帽子和医用防护口罩，先摘下颈后（下方）系带，再摘下耳后（上方）系带；摘除过程中手避免触碰口罩，避免口罩触碰身体，手卫生，戴医用外科口罩，进入清洁区。

二、病人手术区的准备

1. 手术前皮肤准备 目的是消灭拟作切口区域及其周围皮肤上的细菌，最大限度减少手术部位相关感染。手术前于病房行手术切口周围区域剃毛和清洗。剃毛时应注意防止皮肤损伤。对皮肤上的油脂、脐部或瘢痕褶皱内的污垢、胶布粘贴的残迹，可先用汽油或松节油拭去。健康状况允许的病人应沐浴。需植皮时，供皮区的消毒可用 75%酒精或 0.1%苯扎溴铵溶液涂擦 2～3 次，再用无菌巾包裹。

2. 手术区皮肤消毒

（1）消毒方法：用消毒液由手术区中心部逐步向四周涂擦进行皮肤消毒。目前常用的消毒液是 0.5%碘伏溶液。对碘过敏者亦可以改用 0.1%苯扎溴铵溶液。

（2）消毒规范：消毒应该自上而下进行，涂擦消毒剂时，应由手术区中心部向四周涂擦，涂擦时应稍用力，方向一致，不可遗漏空白。手术区皮肤消毒范围要包括手术切口周围 15cm 的区域。如切口有延长的可能，应相应扩大皮肤消毒范围。手术区皮肤消毒范围见图 2-3-3。

（3）感染、污染部位的消毒方法：若为感染部位手术，或为肛门区手术，则应从手术区外周涂向感染处或会阴肛门处。已经接触污染部位的药液纱布，不应再反擦清洁处，防止细菌污染病灶周围。若为污染部位手术，应首先用生理盐水冲洗伤口，再用 3%过氧化氢溶液冲洗伤口，然后再用生理盐水冲洗伤口，擦干伤口及周围皮肤，常规消毒。

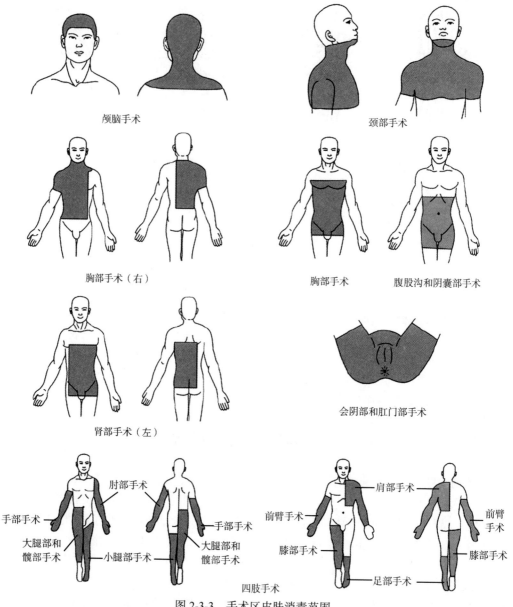

颅脑手术

颈部手术

胸部手术（右）

胸部手术

腹股沟和阴囊部手术

肾部手术（左）

会阴部和肛门部手术

肘部手术

手部手术

大腿部和
髋部手术

小腿部手术

手部手术

大腿部和
髋部手术

四肢手术

肩部手术

前臂手术

膝部手术

足部手术

前臂
手术

膝部手术

图 2-3-3　手术区皮肤消毒范围

3. 铺无菌单的方法　目的是除显露手术切口所必需的最小皮肤区以外，遮盖非手术区，尽量减少手术中的污染。也可在手术区的皮肤上粘贴无菌塑料薄膜，可防止皮肤上尚存的细菌在术中进入伤口。除手术切开部位外，手术切口周围必须覆盖四层或四层以上无菌巾。铺巾原则是通常先铺操作者的对面或铺相对不洁区（如下腹部、会阴部），最后铺靠近操作者的一侧，并用布巾钳将交角夹住，以防移动。无菌巾铺设完成后，不可随便移动，如果位置不准确，只能由手术区向外移动，不能由外向内移动。然后根据情况，再铺中单 3 块、大单 1 块。大单的头端应盖过麻醉架，两侧和足端部应垂下超过手术台边 30cm。目前常使用的无菌巾存在透水性较强、一遇盐水或血液遂被浸透、较易通过细菌且伤口并不能与周围皮肤严密隔离等不足之处。近年来，有采用无孔性防水粘布巾或特制医用塑料粘胶薄膜保护，可延长杀菌作用时间 2～4 小时（图 2-3-4）。

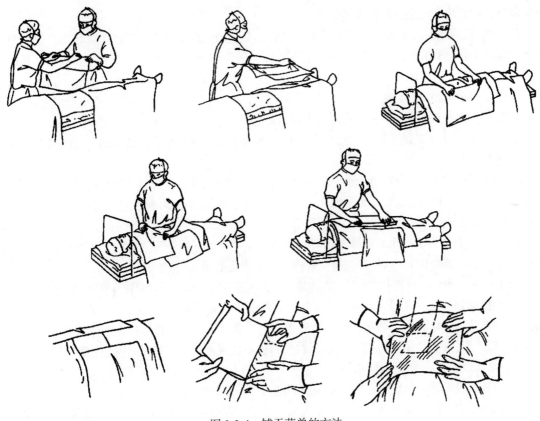

图 2-3-4 铺无菌单的方法

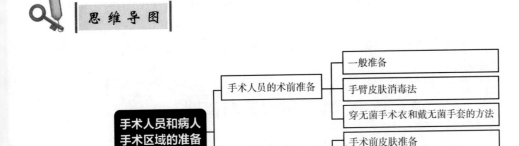

思维导图

手术人员和病人手术区域的准备
- 手术人员的术前准备
  - 一般准备
  - 手臂皮肤消毒法
  - 穿无菌手术衣和戴无菌手套的方法
- 病人手术区的准备
  - 手术前皮肤准备
  - 手术区皮肤消毒
  - 铺无菌单的方法

第四节 手术进行中的无菌原则

手术前的各项准备工作为手术提供了一个无菌操作环境，如果在手术进行过程中没有保持这种无菌环境，则已经灭菌和消毒的物品或手术区域仍会受到污染，有引起伤口感染的可能，此种感染属于医源性，有时可导致手术失败，甚至危及病人的生命。因此，全体参加手术的人员，包括进入手术室的工作人员及参观人员，都必须认真遵守、严格执行无菌操作规则，共同维护手术过程中的无菌环境，如发现有人违反时须迅速纠正。

1）手术人员穿无菌手术衣和戴无菌手套之后，个人的无菌空间为肩部以下、腰部以上的身体前区和双侧手臂。手术台及器械推车铺设无菌单后，台面范围也是无菌区。所有手术人员必须保持在操作过程中对无菌区域加以严格保护。手不能接触背部、腰部以下和肩部以上部位，这些区域属于有菌地带，同样也不要接触手术台边缘以下的布单。如发生意外污染，需要立即更换或重新消毒。如病人需更换体位另选切口做手术时需要重新消毒铺单。

2）不可在手术人员的肩以上、腰以下和背后传递手术器械及用品；坠落到无菌巾或手术台以外的器械物品按污染处理。

3）手术中如手套破损或接触到有菌部位，应立即更换无菌手套；如果前臂或肘部触碰到有菌地方，应更换无菌手术衣或加套无菌袖套。如果无菌巾、无菌布单等已被浸湿，其无菌隔离作用已不再完整，应加盖干的无菌布单。

4）手术开始前要清点手术器械及纱布；手术结束时，检查胸、腹等体腔，待核对器械、敷料数无误后，才能关闭切口，以免异物遗留腔内，造成严重后果。

5）在手术过程中，同侧手术人员如需调换位置，应先退后一步，背对背转身到达另一位置。

6）做皮肤切开及缝合切口以前，应用75%酒精或碘伏局部消毒。

7）切口边缘应以无菌大纱垫或手术巾遮盖；例如腹部手术在进腹后将无菌巾与腹膜缝合，保护腹壁切口。现已有切口保护装置，开腹后将切口保护器置入腹腔，其无菌薄膜外翻后即可覆盖整个切口，对切口有良好的保护作用。

8）切开空腔脏器之前应用干纱布垫保护周围组织，以防污染或减少污染。

9）参观手术人员不能太多，应与手术人员及器械手术台保持30cm距离，不得随意来回走动。患有上呼吸道感染或急性化脓性感染者禁止进入手术室，进入手术室前应提前更换手术室的参观衣、鞋并戴好口罩帽子，人员尽量少，并予以限制。

10）手术进行时不能开窗通风或用电风扇，室内空调不能吹向手术台；以免扬起尘土污染手术室空气。

11）禁止谈笑，避免向手术区咳嗽、打喷嚏，避免汗珠等落入手术区内。所有参与手术的人员必须严格遵守无菌原则。

第五节　手术室的设置与管理

一、一般手术室的设置和要求

手术室的建筑布局应当遵循医院感染预防与控制的原则，做到布局合理、分区明确、标示清楚，符合功能流程合理和洁污区域分开的基本原则。手术室应设有工作人员出入通道、病人出入通道，物流做到洁污分开，流向合理。

手术室应具有一定的设备和要求。室内温度宜保持在 18～20℃，湿度在 48%左右。室内设备宜简单、实用，只放置与手术相关的物品、用具和仪器。手术台位于室中心，其上方屋顶悬挂无影灯。室内应有器械台、麻醉台或麻醉机、药品橱、吸引器、氧气筒或输氧管道，以及心肺等监护仪器。墙上应安置时钟、阅片灯、温湿度计及有关预警信号装置。

手术室的附属房间应分别设置，并与手术室构成一个完整单位。一般应设有更衣室、洗手室、器械室、敷料室、消毒灭菌室、清洁杂物准备室、复苏监护室、办公室、洗澡间等。

进入手术室的工作人员严格遵守手术室各项制度，如更衣更鞋制度、参观制度、病人安全管理制度、查对制度、仪器设备使用制度等。

二、手术室的消毒法

1. 层流手术室过滤器的安装 层流手术室装有空气过滤器，按其效能分为三个等级：100级、1000级、10 000级层流净化装置，主要用于空气净化消毒。其中100级为最高级，要求空气中的细菌总数≤10cfu/m³（菌落计数/立方米），无致病菌生长。普通手术间要求空气中的细菌总数≤200cfu/m³。应在手术过程中尽量减少手术间的开门次数，严禁开门进行手术，以免影响室内空气的纯净度。

2. 紫外线照射灭菌 主要适用于空气的消毒，此外用于空调、导管等物体表面的消毒。常用低压型汞灯，发射波长253.7nm的紫外线。消毒房间照射剂量（所需灯数及功率）应根据室内容积和距灯管的远近计算，平均照射剂量为1W/m³，照射时间为30～60分钟，每日2～3次。照射环境要求室温以10～25℃为宜，湿度在40%～50%杀菌力最强。空气的洁净度及灯管表面的尘埃均影响消毒效果。此外，紫外线照射可引起眼结膜炎、皮炎，照射时工作人员或病人应离开室内或采取防护措施。

3. 乳酸熏蒸消毒 消毒前地面喷洒少量清水，紧闭门窗。按每100m³空间用80%乳酸12ml的标准，加等量水，倒入容器内，下置酒精灯加温，待药液蒸发完后将火熄灭，封闭30～60分钟，再打开门窗通风，适用于普通手术后的空气消毒。

4. 甲醛、高锰酸钾消毒 按室内容积计算用量，40%甲醛12ml/m³、高锰酸钾1g/m³。房间相对湿度应在60%以上。室温在18℃以上。先将高锰酸钾置于容器内再倒入甲醛，沸腾产生甲醛蒸汽、封闭6～12小时再开窗通风，适用于破伤风、气性坏疽等特殊感染手术后的消毒。

5. 过氧乙酸熏蒸法 20%过氧乙酸3.75ml/m³，置于耐热容器中，加热蒸发，室温应超过18℃，密闭1～2小时，适用于手术室空气消毒。手术室墙壁、门窗、地面及手术台常用化学消毒剂消毒，如用2%～3%来苏尔（煤酚皂）溶液喷洒、擦洗，5%过氧乙酸2.5ml/m³喷雾，0.05%～0.1%苯扎溴铵或氯己定溶液喷雾、擦拭等。

6. 特殊感染的消毒 气性坏疽、铜绿假单胞菌感染者术后，用40%甲醛＋高锰酸钾熏蒸（每100m³用40%甲醛200ml＋高锰酸钾100g）。乙型肝炎、铜绿假单胞菌感染、开放性结核病人，所用手术器械先在2000mg/L有效氯溶液中浸泡60分钟，然后清洗、高压蒸汽灭菌。引流物及引流瓶用2000mg/L有效氯溶液浸泡60分钟后倒入指定容器，由医院统一处理。用过的敷料打包后集中送洗衣房专缸处理。清洁后送高压灭菌两次，方可使用。地面和手术台可用0.5%过氧乙酸或含氯消毒液擦拭或洒布0.1%次氯酸钠水溶液，30分钟后清扫和擦拭。

7. 手术室的工作区域消毒 手术室的工作区域，应当每24小时清洁消毒一次。连台手术之间，当天手术全部完毕后，应当对手术间及时进行清洁消毒处理。每周要对手术间进行彻底清扫一次，包括地面、墙面、顶部、仪器设备表面等。每月对参加手术者洗手后做手指细菌培养、手术室空气细菌培养，以及消毒物品的细菌培养。

三、手术室的管理

需要有严格的管理制度来保证手术室的洁净环境。目前有许多措施用于保持手术室的无菌条件，这还有赖于所有手术人员严格执行无菌原则。为最大限度减少污染的可能，应严格遵守下列规定：

1）一个手术室需要连续做数个手术时，应先做无菌手术，后做污染或感染手术。患有特殊传染病的病人，其手术应安排在无传染病病人之后。

2）一个手术间最好只摆放一个手术台，不宜在一个手术间内同时进行多台手术。同一手术室相邻两次手术之间应清洁手术室。

3）要使手术室的气压高于过道，以保证气流只能从手术室流向过道，限制手术人员出入，控制温度（20～25℃）、湿度（50%），以及每小时换气 18～25 次。

4）在消毒区域只有无菌的物品可以使用。这些物品应具有可靠的包装，经过严格的消毒措施和处理。任何用来包裹无菌物品的敷料均被认为是污染的。

5）患有急性感染性疾病，尤其是上呼吸道感染者，不得进入手术室。凡进入手术室的人员，必须换上手术室的清洁鞋帽、衣裤和口罩，参观手术的人员不得超过 2 人。

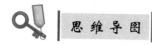

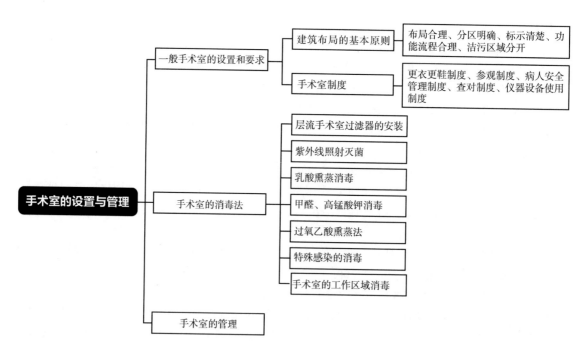

1. 请从不同材质手术器械为出发点，谈谈在临床实践中如何选用消毒或灭菌方法来达到控制污染的目的。

2. 请谈谈你对无菌观念的认识，以及无菌观念在手术操作中的实际应用意义。

3. 何为无菌术？无菌术在医院感染控制中有哪些作用？

第三章 麻醉与疼痛治疗

第一节 概　述

本章说课视频

　　麻醉学包括临床麻醉、疼痛治疗、急救复苏和重症治疗，其中临床麻醉是麻醉学科的主要工作。麻醉（anesthesia）一词源于希腊文"narkosis"，其含义是用药物或其他方法使患者整体或局部暂时失去感觉，以达到无痛手术治疗的目的。根据麻醉作用的范围与性质，将麻醉方法简单分为全身麻醉和局部麻醉。

　　全身麻醉是麻醉药经呼吸道吸入或静脉、肌内注入人体内，产生中枢神经系统的抑制，包括吸入麻醉和静脉麻醉。吸入麻醉是指麻醉药物通过呼吸道到达肺泡，进入血液循环，作用于中枢神经，达到全身麻醉状态。静脉麻醉是将静脉药物由静脉或者肌内注入等方法注射后进入血液循环，从而使中枢神经系统受到抑制，产生全身麻醉作用。临床麻醉中应用最多的全身麻醉方法是静吸复合麻醉，是将静脉麻醉药物和吸入麻醉药物先后或同时使用，通常是先给予静脉麻醉药物完成麻醉诱导，再给予吸入麻醉药物和肌肉松弛药维持麻醉。

　　局部麻醉是麻醉药物作用于脊髓的某一节段或某些外周神经，使机体的某部位暂时失去疼痛的感觉，包括表面麻醉、局部浸润麻醉、神经阻滞和椎管内阻滞。椎管内阻滞包括蛛网膜下腔阻滞、硬膜外阻滞和骶管阻滞。

　　疼痛治疗（pain therapy）包括术后急性疼痛、慢性疼痛和癌痛的处理。麻醉科主要负责急性疼痛，疼痛科主要承担慢性疼痛、神经病理性疼痛和癌痛。疼痛治疗已形成多学科、多模式的管理体系。

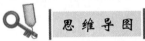

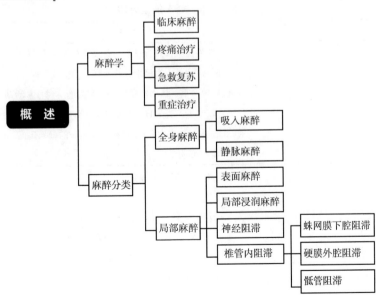

第二节 麻醉前准备和用药

一、麻醉前评估

麻醉前评估是保障手术病人围术期安全，增强其对手术和麻醉的耐受力，避免或减少围术期并发症的重要前提，麻醉医生应认真做好麻醉前评估和准备工作。

1. 病史采集 术前应充分了解病人的现病史、既往史、个人史、手术及麻醉史、治疗用药史、过敏史及家族史等，并进行全身各系统回顾，对可能增加麻醉风险的因素仔细询问，采取措施防止并发症。

2. 体格检查 术前体格检查应重点关注病人的生命体征、一般情况、气道评估、心肺功能、脊柱和神经系统及各脏器功能等，并视病人的临床状况及手术类型进行系统查体。

体格检查中，充分的气道评估是保证麻醉中气管插管和呼吸维持顺利的关键步骤，具体包括面罩通气条件评估和气管插管条件评估两部分。面罩通气困难的危险因素包括面罩贴合困难、肥胖、无牙、高龄等。气管插管困难程度评估主要指标包括张口度、Mallampati 气道分级、甲颏间距（thyromental distance，TMD）、颈部活动度及下颌骨水平支长度等。

除一般情况及气道评估外，对合并内科疾病的病人，应进行有针对性的相关系统查体。如肝病病人可有腹水、蜘蛛痣、出血倾向及神志异常等表现；脑血管病病人可有局灶神经系统功能缺损体征等；尽可能充分了解病人的全身状况。

3. 体格状态评估分级 综合分析麻醉前访视所得信息，可对病人全身情况和麻醉耐受力做出较全面的评估。现临床较常用的评估方法之一为美国麻醉医师协会（American Society of Anesthesiologists，ASA）颁布的病人全身健康状况分级（表 3-2-1）。Ⅰ、Ⅱ级病人对麻醉和手术的耐受性良好，麻醉经过平稳。Ⅲ级病人麻醉有一定危险，麻醉前准备要充分，对可能发生的并发症要采取有效措施，积极预防。Ⅳ级病人麻醉风险极大，即使术前准备充分，围术期的死亡率仍很高。Ⅴ级者为濒死病人，麻醉和手术都异常危险，不宜行择期手术。

表 3-2-1　ASA 病情分级

分级*	标准
Ⅰ	体格健康，发育良好，各器官功能正常
Ⅱ	除外科疾病外，有轻度并存疾病，功能代偿健全
Ⅲ	并存疾病较严重，体力活动受限，但尚能应付日常活动
Ⅳ	并存疾病较严重，丧失日常活动能力，经常面临生命威胁
Ⅴ	无论手术与否，生命难以维持 24 小时的濒死病人
Ⅵ	确诊为脑死亡，其器官拟用于器官移植手术

*急症病例在相应 ASA 分级后加注"急"或"E"，表示风险较择期手术增加

4. 实验室检查 建议对择期手术病人完成血常规、尿常规、肝肾功能、凝血功能、感染指标、心电图及胸片等常规检查。对年龄较大，合并系统性疾病，实施复杂手术的病人，应针对其具体情况，完善相关特殊检查。如冠心病病人可行超声心动图和冠状动脉评估等，慢性阻塞性肺疾病病人可行血气分析、肺功能检查等，以充分评估手术及麻醉风险，预防并发症。

5. 合并其他疾病的麻醉前评估　对于存在心血管系统、呼吸系统、消化系统、泌尿系统、神经系统或内分泌系统等合并症的病人，麻醉前应根据手术风险的大小进行充分评估，及时纠正可逆因素，使病人以最佳状态应对手术。

二、麻醉前准备

（一）麻醉前准备的目的和任务

麻醉前需根据病人病情、麻醉和手术方式做好各方面的准备工作，总的目的是使病人在体格和精神两个方面均处于最佳状态，以增强病人对麻醉和手术的耐受力，提高病人在麻醉中的安全性，避免麻醉意外的发生，减少麻醉后的并发症。良好的麻醉前准备需要麻醉医师和外科医师通力合作来完成。

麻醉前准备的任务包括：①做好病人体格和精神方面的准备，这是首要的任务；②给予病人恰当的麻醉前用药；③做好麻醉用具、设备、监测仪器和药品（包括急救药品和设备）等的准备。

麻醉前的准备非常重要，有一些麻醉不良事件就是由于准备欠妥而发生的。例如，病人病情严重而未做充分的准备，麻醉器材疏于检查、维护，或未经仔细核对而误将其他气体当作氧气使用等。认真做好麻醉前准备，可以有效避免不良事件的发生。

（二）病人体格和精神方面的准备

1. 体格方面的准备　全身麻醉病人意识丧失，保护性生理反射被抑制，容易出现胃内容物反流、呕吐，从而发生误吸造成呼吸道梗阻或吸入性肺炎。因此，择期手术的病人在麻醉前 6 小时内应禁食、4 小时内应禁饮，小儿应在术前 8 小时内禁食固体食物、6 小时内禁食配方奶和牛奶、4 小时内禁食母乳、2 小时内禁饮清水饮料，不能耐受的小儿和成人均应适当静脉输液。饱胃而又必须在全身麻醉下实施手术的急症病人，可以考虑清醒气管内插管或全身麻醉的快速序列诱导（rapid sequence induction），后者为充分面罩给氧，静脉快速诱导，避免正压通气，压迫环状软骨堵塞食管的插管方法。对于饱胃病人，即使施行椎管内阻滞，特别是联合使用麻醉性镇痛药或镇静催眠药时，仍有发生呕吐、误吸乃至呼吸道堵塞、窒息的危险。

病人日常活动情况、营养状态、贫血等对麻醉和手术的耐受能力会有一定的影响，术前应予以改善。一般要求血红蛋白达到 80g/L 以上；如术前病人存在脱水、电解质紊乱和酸碱平衡失调，需积极予以纠正；对合并高血压、糖尿病、冠心病或慢性阻塞性肺疾病者，术前访视时，必须对这些疾病的严重程度做出正确的评估，并通过积极、有效的治疗，使受累器官的功能达到最佳状态，以增强病人对麻醉和手术的耐受力。同时还必须详细了解病人服药情况，认真考虑病人现在服用的药物和麻醉用药之间可能出现的多种相互作用。治疗高血压和冠心病的药物需持续用至手术日清晨；较长时间服用皮质激素的病人，近期无论是否停用，术前仍需继续使用皮质激素至术后数日，以防止围术期发生肾上腺皮质功能不全。

病人准备是否充分与麻醉的安全性密切相关，许多麻醉意外是在对病人的病情没有详尽的了解，病人的病理生理状态没得到必要的纠正的情况下发生的。但亦应注意，对于急症和恶性肿瘤的病人，应在不延误手术治疗时机的前提下，尽力做好病人术前全身准备工作。

2. 精神方面的准备　重点要消除病人对麻醉和手术的焦虑及恐惧。术前访视时，应向病人简要介绍麻醉施行方案和安全保障措施，耐心听取并解答病人的问题，取得病人的全面信任。对于极度紧张的病人，术前须给予镇静药。

（三）麻醉选择的原则

1. 病人的情况　包括年龄、拟行手术治疗的疾病及其并发症的严重程度、重要脏器功能、情绪与合作程度、病人意愿等。例如，幼儿不能配合，宜选择全身麻醉或基础麻醉复合神经阻滞、骶管麻醉等；如病人情绪异常紧张，应用全身麻醉较为合适；肥胖病人如果在仰卧位就有明显通气不足的表现，则气管内插管全身麻醉是较好的麻醉选择。

对病人的意愿也应充分考虑，在不增加麻醉风险情况下，应接受其麻醉选择。

2. 手术方面　手术方面的考虑包括手术部位、手术方式、手术体位、术者的特殊要求与技术水平等。例如，腹部手术需要良好的肌肉松弛，可以考虑全身麻醉；如果做胸腔镜手术，需要术侧肺萎陷以便于操作，则宜插双腔支气管导管作单肺通气；如果因手术需要俯卧位，考虑到病人的耐受程度，则宜选择全身麻醉；对估计技术难度较大，术时较长的手术，选择全身麻醉较为合适。

3. 麻醉方面　麻醉方面的考虑包括麻醉者的业务水平、经验或习惯，麻醉设备、药品方面的条件等。在有多种方法进行选择时，应根据麻醉医师的经验选取最熟悉的方法进行麻醉。

不能将麻醉选择绝对化，同一种手术可在不同的麻醉方法下进行，同一种麻醉方法也可用于多种手术。有时还将全身麻醉与椎管内麻醉或其他部位麻醉联合应用，或将蛛网膜下腔阻滞与硬膜外麻醉联合应用。麻醉医师应根据多方面的因素来选择最合适的麻醉方法和药物，不论使用何种麻醉方式，麻醉中的管理都很重要。

（四）药物、设备准备

术前必备麻醉机、急救设备和药品。麻醉前，检查准备好的设备、用具、药品等，核对患者基本信息、拟手术方式及术中用药。麻醉期间必须监测生命体征，如血压、心电图、脉搏和脉搏血氧饱和度等。

三、麻醉前用药

（一）麻醉前用药的目的

麻醉前用药的目的包括以下方面：①消除病人紧张、焦虑及恐惧的情绪；增强全身麻醉药的效果，减少全身麻醉药的副作用；对不良刺激可产生遗忘作用。②提高病人的痛阈，缓解或解除原发疾病或麻醉前有创操作引起的疼痛。③消除因手术或麻醉引起的不良反射，特别是迷走神经反射，抑制交感神经兴奋以维持血流动力学的稳定。常用麻醉前用药见表3-2-2。

表 3-2-2　常用麻醉前用药

药物类型	药名	作用	用法和用量（成人）
安定镇静药	地西泮（Diazepam）	安定镇静、催眠、抗焦虑、抗惊厥	口服，2.5～5mg
	咪达唑仑（Midazolam）		肌内注射，0.04～0.08mg/kg
催眠药	苯巴比妥（Phenobarbital）	镇静、催眠、抗惊厥	肌内注射，0.1～0.2g
镇痛药	吗啡（Morphine）	镇痛、镇静	肌内注射，0.1mg/kg
	哌替啶（Pethidine）		肌内注射，1mg/kg
抗胆碱药	阿托品（Atropine）	抑制腺体分泌、解除平滑肌痉挛和迷走神经兴奋	肌内注射，0.01～0.02mg/kg
	东莨菪碱（Scopolamine）		肌内注射，0.2～0.6mg

（二）注意事项

麻醉前用药应根据病情和麻醉方法确定用药的种类、剂量、给药途径和时间。手术前晚可口服催眠药，术日麻醉前半小时肌内注射催眠药或安定镇静药，剧痛患者加用镇痛药，全身麻醉或椎管内麻醉患者加用抗胆碱药。

注意事项：①一般情况差、年老、体弱、恶病质、休克和甲状腺功能低下者，吗啡类及巴比妥类药剂量应酌减。②呼吸功能不全者、颅内压升高者或产妇应禁用吗啡等麻醉镇痛药。③体壮、剧痛、甲状腺功能亢进（简称甲亢）、高热及精神紧张者，镇痛及镇静药剂量均应酌增。甲亢、高热、心动过速者应不用或少用抗胆碱药，必须用时可选用东莨菪碱。④小儿、迷走神经紧张型患者，以及使用硫喷妥钠、氟烷，或行椎管内麻醉时，抗胆碱药剂量应增大。

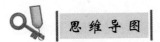

思维导图

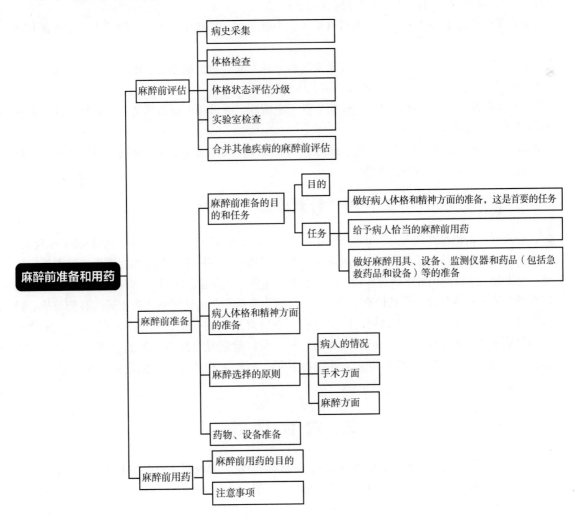

第三节　针刺辅助麻醉

针刺辅助麻醉（acupuncture assisted anesthesia，AAA）是在人体某些穴位或特定部位进行刺激，辅以一定量的镇静、镇痛药物，产生提高痛阈和调节人体生理生化等功效，在此基础上可施行某些手术的一种麻醉方法。针刺镇痛与针刺辅助麻醉是在我国针灸止痛的基础上发展起来的。经过大量的临床实践和基础理论实验研究，已经掌握了它的一些规律，可单独或复合应用于某些特殊部位的手术。针刺镇痛与针刺辅助麻醉的成功开辟了麻醉镇痛学的一个新领域。

一、针刺辅助麻醉的特点

针刺镇痛与针刺辅助麻醉中，针刺穴位可调节机体的内环境，使病人保持神志清醒，除痛觉迟钝或消失外，各种感觉均正常。其具体特点如下：

1）临床上可用于多种手术，如五官科手术、头颅手术、甲状腺手术、心胸手术、胃大部切除术、剖宫产等。

2）使用较安全，无须担心麻醉药过量或过敏等并发症，对组织器官功能干扰小，适用于合并肺部疾病、肝肾功能不全、休克、危重及年老体弱的病人。

3）操作简便，易于掌握。目前穴位配方已不断精炼，并可用电刺激代替手法运针，使针刺辅助麻醉技术更为简便易行。

4）术后不良反应小，身体康复快。通过针刺穴位调整人体功能活动，可增加机体抵抗力，稳定术中病人血压、脉搏，并发症较少。

二、对“针刺麻醉”的评价

此种麻醉方法仍存在“三关”问题，即镇痛不全、肌肉不够松弛和不能抑制内脏神经牵拉反射，对很多手术尤其是深部手术效果不佳。使用中个体差异很大，使针刺辅助麻醉在临床麻醉中的应用受到一定限制，故目前仍处于研究阶段。临床上大多主张“针药复合麻醉”，即在针刺镇痛的同时，辅以麻醉性镇痛药或复合应用其他麻醉药，可相应减少麻醉药物的用量而达到相同的麻醉效果，对病人生理功能的干扰比单用药物轻，以保证病人在麻醉期间的安全，满足手术的需要。在针刺镇痛与针刺复合麻醉的研究中，仍以镇痛为目标，所以针刺复合麻醉的实施主要是针刺镇痛的实施，然而近年来针刺复合麻醉更多关注脏器保护，减轻术后并发症，促进患者快速康复，并不拘泥于镇痛。

三、穴 位 选 择

针灸疗法以经络学为基础，针麻的穴位选择也以经络学说为依据，根据手术部位和术中要求，选定某些穴位组成针麻穴位处方。针麻初期有体针、耳针、头针、面针、鼻针、手针和足针等多种，临床上常用体针和耳针麻醉。体针主要根据脏腑经络理论选取穴位（循经取穴）；耳针则仅选用耳郭上的穴位。具体有下列几种不同的选穴原则。

（一）体针的选穴原则

1. 根据脏腑经络选穴　穴位是经络在体表气血流注的焦点，针刺穴位可使脏腑经络气血通畅运行，产生镇痛和控制生理紊乱的效果。因此可根据手术所涉及的脏腑及脏腑间或经络间的相互关系选穴。

（1）循经取穴：根据"经脉所过，主治所及"的原理，在手术切口部位通过的经脉及手术涉及脏器所属的经络上取穴。如胃手术可取足阳明胃经的足三里等；头颈部手术可选取手阳明大肠经的合谷等。

（2）辨证取穴：运用脏腑经络辨证法，先辨别与手术有关的疼痛等各种反应与脏腑经络之间的联系，再选取有关的经络穴位。如大肠手术可用手阳明大肠经的穴位及其表里相关的手太阴肺经穴位。眼科手术可根据"肝开窍于目"而肝胆又互为表里的原理，选用足少阳胆经的络穴——光明穴。

（3）邻近取穴：运用"以痛为腧"的针刺止痛经验，在手术部位的邻近取穴，用以配合循经取穴和辨证取穴，可加强手术局部的镇痛效果。

2. 根据神经解剖生理取穴　神经解剖发现，大多数的穴位局部存在神经末梢或神经感受器，这是针刺穴位的物质基础，因此可根据神经解剖选定穴位。

（1）近神经节段取穴：选用与手术部位属于同一或邻近脊髓节段支配的穴位。如甲状腺手术取扶突穴，因其邻近有颈浅神经丛通过；胸部手术取合谷、内关两穴，因接近手术部位由邻近脊髓节段支配。

（2）远神经节段取穴：针刺穴位需保持"得气"才有效。得气是针刺穴位下的感受器所产生，得气感强的穴位镇痛效果一般比较好。因此，可选用得气感强的穴位组成穴位处方。因这些穴位与手术部位多不属于同一或邻近脊髓节段支配，因此称为远神经节段取穴。如合谷、内关两穴的得气感都很强，用这两个穴位组成的处方可适用于全身不同部位的手术，对头面部、颈部和胸部手术的镇痛效果尤其满意。

（3）刺激神经干：针刺与支配手术区神经干相符合的穴位，可阻断来自手术区的冲动传入，由此产生镇痛功效。

（二）耳针的选穴原则

耳郭上有近百个穴位，针刺这些穴位可治疗临床各种疾病，也可产生镇痛功效，由此发展成耳针麻醉。耳针麻醉选穴可分为基本穴、对应穴和配穴三类。

1. 基本穴　任何手术都可选用的穴位，具有镇痛、镇静和抗交感兴奋的功效，如神门、交感、皮质下、内分泌等。

2. 对应穴　取与手术切口部位及手术脏器相对应的耳郭穴位。如阑尾切除术选用腹、阑尾；甲状腺手术选用咽喉、颈。另外，临床上的某些疾病都可在耳郭的相应穴位上出现压痛、变色或电阻变小等反应点，如胃、十二指肠溃疡可在耳郭的消化道区找到反应点；前臂、桡骨骨折可在腕区找到反应点。这些反应点都可选作对应穴。

3. 配穴　根据手术部位，按脏腑学说选用配穴，如根据"肺主皮毛"的论点，肺穴可列为切皮的配穴；根据"肾主骨"的论点，肾穴可列为骨科手术的配穴。

（三）选穴的注意事项

1）不论体针麻醉还是耳针麻醉，一般可选患侧或双侧穴位。

2）选穴数不宜多，以 2~6 个为宜。

3）根据需要，可同时选体穴和耳穴以组成综合穴位处方，可以相互协同增强功效。

4）避免选用易出血或痛感强的穴位。

5）选择的穴位要不妨碍手术操作和无菌技术。

四、麻醉方法与管理

根据手术需要安置体位，保持体位适宜、肌肉放松，标定穴位的准确位置，这些都是保证针麻效果的重要因素。

（一）刺激方法

穴位进针后，要手法运针以求得气，然后再在穴位上施行特定的刺激，以保证持续得气，常用的刺激方法有四类。

1. 手法运针　手法运针的镇痛效果较好，无需仪器，可根据病人的反应和手术各阶段的需要灵活变换运针的频率、幅度，可酌情运用捻转或提插等"补"与"泻"手法。缺点是操作者易疲劳，捻针不当可致针眼疼痛、出血或滞针，偶尔可影响手术操作。

2. 穴位注射法　在选定的穴位上注射少量药液，如将少量维生素 B_1、哌替啶、当归注射液、10%葡萄糖注射液或东莨菪碱等药物中的一种注射于穴位，也能产生刺激穴位的作用。

3. 电针疗法（electro-acupuncture，EA）　为针麻最常用的刺激方法。医生将毫针刺入选定的穴位后，将两条带夹输出线（101 型）的 4 枚钢夹分别夹在针柄上，与主机连通。选择适当波形（连续波、疏密波、簇形波），调节强度旋钮，直至产生较强针感并伴有局部肌肉轻度颤动而无明显疼痛为止。

4. 经皮电神经刺激疗法（transcutaneous electrical neural stimulation，TENS）　将选择开关置于 TENS 仪器侧，两条输出导线（102 型）插入 4 枚导电橡胶电极，在橡胶电极片与皮肤接触处涂导电膏或生理盐水，以加强导电。用弹性绑带或胶布将电极固定于治疗穴位，注意勿使 4 枚橡胶电极片之间直接接触（可出现短路）。

（二）麻醉处理

针刺镇痛与针刺复合麻醉虽安全，亦无麻醉药过量或毒性反应的顾虑，但存在不同程度的镇痛不全、肌肉不松弛和内脏牵拉反应，因此要求有全面的麻醉处理，同时术前与患者充分沟通，以消除患者紧张焦虑的情绪。

1. 诱导时间　针刺穴位到产生镇痛效应称为针麻诱导，一般需 30 分钟左右。在诱导时间内可使病人逐渐适应较强的穴位得气感和稳定情绪。足够长的诱导时间是保证针麻成功的关键之一，故时间不宜太短。

2. 辅助用药　针麻效果的个体差异较大，有时需用恰当的辅助药以增强针麻效果。

3. 术者的配合　由于针麻病人处于清醒状态并存有除痛觉以外的全部感觉，因此需要手术者切实掌握稳、准、轻、快、巧的操作手法，切割力求快速，钳夹止血力求准确，尽量采取锐性方法分离组织，尽量缩短手术时间，机动灵活地变更手术步骤和改进手术操作方法。这些都是提高针麻效果的关键。

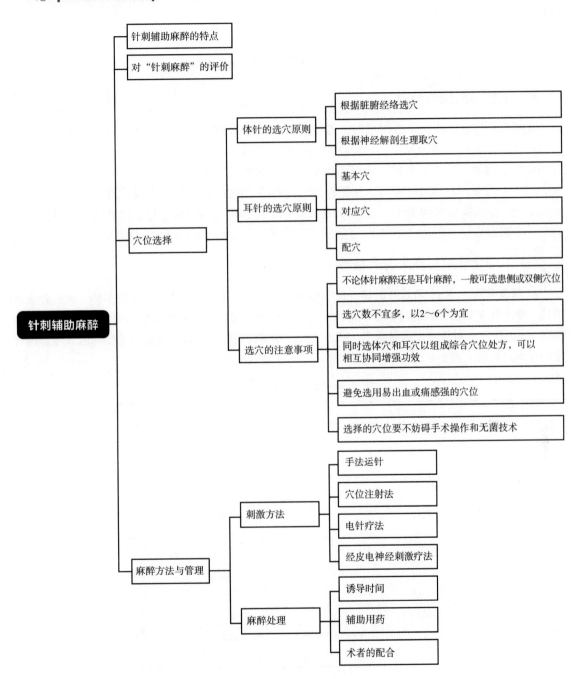

思维导图

第四节 局部麻醉

用局部麻醉药（简称局麻药）暂时阻断某些周围神经的冲动传导，使这些神经所支配的区域产生麻醉作用，称为局部麻醉（local anesthesia），简称局麻。广义的局麻包括椎管内麻醉。局麻是一种简便易行、安全有效、并发症较少的麻醉方法，并可保持病人意识清醒，适用于较表浅、局限的手术，但也可干扰重要器官的功能。因此，施行局麻时应熟悉局部解剖和局麻药的药理作用，掌握规范的操作技术。

一、局麻药的药理

（一）化学结构与分类

常用局麻药分子的化学结构主要由芳香族环、胺基团和中间链三部分组成。根据中间链的不同可分为两类：酯类局麻药，如普鲁卡因、丁卡因等；酰胺类局麻药，如利多卡因、布比卡因和罗哌卡因等。临床上常依据局麻药作用持续时间的长短进行分类，一般把布比卡因、罗哌卡因、丁卡因等列为长效局麻药，作用持续时间在 3 小时以上；利多卡因、内胺卡因等属于中效局麻药，作用持续时间为 1～2 小时；普鲁卡因、氯普鲁卡因等属于短效局麻药，作用持续时间在 1 小时左右。

（二）理化性质与临床麻醉特性

1. 解离常数（pKa）与起效时间 在生理 pH 值下，局麻药是在脂溶性（疏水性）碱形式或水溶性（亲水性）离子形式之间存在平衡的弱碱。每种形式的相对百分比由解离常数（pKa）和周围组织 pH 值决定。对于常用的局麻药，pKa 越低，脂溶性越高，越容易通过细胞膜，起效越迅速。常用局麻药比较见表 3-4-1。

表 3-4-1　常用局麻药比较

	普鲁卡因	丁卡因	利多卡因	布比卡因	罗哌卡因
理化性质					
解离常数	8.9	8.4	7.8	8.1	8.1
脂溶性	低	高	中等	高	高
麻醉效能					
弥散性	弱	弱	强	中等	中等
毒性	弱	强	中等	中等	中等
起效时间					
局部浸润	快	—	快	快	快
神经阻滞	慢	慢	快	中等	中等
作用时间（小时）	0.75～1	3～4	1～2	5～6	4～6
一次限量*（mg）	1000	40（表面麻醉）80（神经阻滞）	100（表面麻醉）400（神经阻滞）	150	150

*此系成人剂量，使用时还应根据具体病人、具体部位决定

2. 脂溶性与麻醉效能 一般来说，脂溶性越高，越易于穿透神经组织膜并发挥对冲动传导的组织效能，临床麻醉效能也就越强，反之则弱。

3. 蛋白结合率 局麻药注入体内后，一部分呈游离状态起麻醉作用，另一部分与局部组织的蛋白结合，或吸收入血，与血浆蛋白结合，结合状态的药物将暂时失去药理活性。局麻药的血浆蛋白

结合率与作用时间有密切关系。结合率越高，作用时间越长。局麻药的扩血管作用及注射部位的不同对起效快慢及阻滞作用持续时间也有很大影响。

（三）局麻药的药代动力学

1. 吸收　局麻药自作用部位吸收后，进入血液循环，其吸收的量和速度决定血药浓度。影响因素：①药物剂量及浓度，血药峰值浓度（C_{max}）与单位时间内注药剂量成正比。为了避免 C_{max} 高而引起药物中毒，对每一局麻药都规定了一次用药的限量。②注药部位，与该处血供情况有直接关系，一般作肋间神经阻滞吸收较快，皮下注射则较慢。若用于咽喉、气管黏膜或炎性组织时，吸收速度很快。而肺泡内的吸收速度接近于静脉注射。③局麻药的性能，普鲁卡因、丁卡因使注射区血管明显扩张，能加速药物的吸收。而罗哌卡因和布比卡因易与蛋白结合，故吸收速率减慢。④是否合用缩血管药物，如在局麻药液中加入适量肾上腺素，使血管收缩，延缓药液吸收，延长作用时间，并可减少毒性反应的发生。

2. 分布　吸收入血的局麻药大部分与血浆蛋白结合，再分布于其他组织内，血管越丰富、组织灌注越好的器官，再分布量越多。蛋白结合率高的药物，如布比卡因和罗哌卡因，不易透过胎盘屏障分布至胎儿。

3. 生物转化和清除　局麻药进入血液循环后，其代谢产物的水溶性更高，并从尿中排出。酰胺类局麻药主要在肝细胞内质网由微粒体酶水解，故肝功能不全的病人应酌减用量。酯类局麻药主要经血浆假性胆碱酯酶水解，属于肝外代谢，如病人先天性假性胆碱酯酶减少，或因肝硬化、严重贫血、恶病质及晚期妊娠等致此酶生成异常者，则应减少酯类局麻药用量。局麻药仅少量以原型经尿和粪便排泄。

（四）常用局麻药

1. 普鲁卡因（Procaine）　是一种弱效、短时效但较安全的常用局麻药，一般维持 45～60 分钟。它的麻醉效能较弱，黏膜穿透力很差，故不用于表面麻醉和硬膜外阻滞。由于它毒性较小，适用于局部浸润麻醉。成人一次限量为 1g。其代谢产物对氨苯甲酸有减弱磺胺类药物的作用，使用时应注意。

2. 丁卡因（地卡因，Tetracaine）　是一种强效、长时效的局麻药，麻醉效能是普鲁卡因的 3 倍以上，但毒性也较普鲁卡因明显增大。起效时间为 10～15 分钟，作用持续时间可达 3 小时以上。此药的黏膜穿透力强，适用于表面麻醉、神经阻滞、蛛网膜下腔阻滞及硬膜外阻滞。一般不用于局部浸润麻醉。成人一次限量表面麻醉为 40mg、神经阻滞为 80mg。

3. 利多卡因（赛罗卡因，Lidocaine）　是中效酰胺类局麻药。它的组织弥散性和黏膜穿透力都很好，可用于各种局麻方法，最适用于神经阻滞和硬膜外阻滞。麻醉方法不同，用量不同，成人一次限量表面麻醉为 100mg，局部浸润麻醉和神经阻滞为 400mg，反复用药可产生快速耐药性。

4. 布比卡因（丁吡卡因，Bupivacaine）　是一种强效和长时效局麻药，脂溶性高，常用于神经阻滞、蛛网膜下腔阻滞及硬膜外阻滞，很少用于局部浸润麻醉。它与血浆蛋白结合率高，故透过胎盘的量少，较适用于分娩镇痛，常用浓度为 0.125%～0.25%。成人一次限量为 150mg。使用时应注意其心脏毒性。左旋布比卡因的基本药理性能和临床使用与布比卡因相似，但其心脏毒性弱于布比卡因。

5. 罗哌卡因（罗比卡因，Ropivacaine）　是一种新的酰胺类局麻药，脂溶性和麻醉效能大于利多卡因，但小于布比卡因，对运动神经组织和感觉神经组织的分离作用较布比卡因更为明显，对心脏毒性较布比卡因小，其成人一次限量为150mg。由于低浓度、小剂量时几乎只阻滞感觉神经；而且它的血浆蛋白结合率高，故尤其适用于硬膜外镇痛，如术后镇痛和分娩镇痛。硬膜外阻滞的选用浓度为0.25%～0.75%，而选用高浓度0.75%～1%时，可较好地阻滞运动神经。

二、局麻的方法和临床应用

（一）表面麻醉

用渗透性强的局麻药与黏膜接触，产生黏膜痛觉消失的方法称为黏膜表面麻醉，亦称黏膜麻醉，常用于眼、鼻腔、咽喉、气管及尿道等部位的表浅手术或内镜检查术。常用药物为1%～2%丁卡因或2%～4%利多卡因。因眼结合膜和角膜组织柔嫩，故滴眼液用0.5%～1%丁卡因。因为气管和尿道黏膜吸收较快，应减少剂量。

（二）局部浸润麻醉

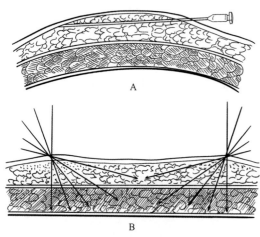

图 3-4-1　局部浸润麻醉

A. 皮下浸润；B. 穿刺针深入皮下、肌肉、筋膜等层浸润

将局麻药注射于手术区的组织内，阻滞神经末梢而达到麻醉作用，称为局部浸润麻醉（图3-4-1）。基本操作方法：先在手术切口线一端进针，刺入皮内，注药后形成一个橘皮样隆起，称为皮丘。将针拔出，在第一个皮丘的边缘再进针，如法操作形成第二个皮丘，按此在切口线上形成皮丘带。再经皮丘向皮下组织注射局麻药，即可切开皮肤和皮下组织。上述操作方法的目的是让病人只在第一针刺入时有痛感。如手术要达到深层组织，可在肌膜下和肌膜内注药。分开肌层后如为腹膜，应行腹膜浸润。如此浸润一层切开一层，注射器和手术刀交替使用，以期麻醉确切。常用药物为0.5%普鲁卡因或0.25%～0.5%利多卡因。

注意事项：①每次注药前都要回抽，以免注入血管内；②为避免用药量超过一次限量，应降低药液浓度；③穿刺针进针应缓慢，逐层多次少量注入局麻药；④感染或肿瘤部位不宜用局部浸润麻醉；⑤实质脏器和脑组织等无痛觉，不用注药；⑥药液中含肾上腺素浓度1：20万～1：40万（即2.5～5μg/ml）可减缓局麻药的吸收，延长作用时间。

（三）周围神经阻滞

1. 颈神经丛阻滞　颈神经丛由C_1～C_4脊神经前支组成。脊神经穿出椎间孔后，经过椎动脉后面到达横突尖端，过横突后分支形成一系列的环，构成颈神经丛。颈神经丛分为深丛和浅丛，支配颈部肌肉组织和皮肤。深丛在斜角肌间与臂神经丛处于同一水平，并同为椎前筋膜所覆盖。浅丛沿胸锁乳突肌后缘从筋膜下穿出至表面，分成许多支，支配皮肤和浅表结构。C_4和T_2支配的皮肤区域相邻。C_1主要是运动神经，故阻滞时无须考虑此脊神经。

（1）操作方法（图3-4-2、图3-4-3）

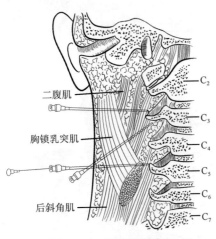

图 3-4-2　颈丛阻滞术

二腹肌

胸锁乳突肌

后斜角肌

C_2　C_3　C_4　C_5　C_6　C_7

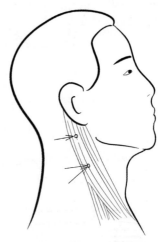

图 3-4-3　颈丛阻滞穿刺点

1）浅丛阻滞法：病人去枕平卧，头偏向对侧，双手放于身体两侧。操作者戴无菌手套，常规消毒后，自胸锁乳突肌后缘中点局麻皮丘刺入，沿胸锁乳突肌背面，向头侧及尾侧注入药液，深度不超过 4cm，局麻药可用 2% 利多卡因 5ml 与 0.75% 布比卡因 5ml 混合液加 1 : 1000 肾上腺素 0.1ml 于两侧各注入 5ml 即可。或加用肾上腺素的 1% 利多卡因 6～8ml。

2）深丛阻滞法：常采用颈前阻滞法。体位同上，先从乳突尖端至颈椎最突出的 C_6 横突作一连线，穿刺点在此线上，横突在胸锁乳突肌与颈外静脉交叉点附近，按压该处病人可有异感，在此水平进针 2～3cm，可触及横突，此时病人可有酸胀感，回抽无血或脑脊液，即可注入含有肾上腺素的 1% 利多卡因 10ml 或 2% 利多卡因 5ml 与 0.75% 布比卡因 5ml 的混合液 3～5ml。

（2）适应证：颈神经丛阻滞适用于颈部手术，如甲状腺手术、气管切开术等。

（3）并发症：浅丛阻滞并发症很少见。深丛阻滞的并发症有：①局麻药毒性反应，颈部血管丰富，吸收较快，若注入椎动脉，药液直接进入脑内引起毒性反应；②药液意外注入蛛网膜下腔或硬膜外腔；③膈神经麻痹；④喉返神经麻痹，故不能同时做双侧深丛阻滞；⑤霍纳综合征。

2. 臂神经丛阻滞　臂神经丛主要由 C_5～C_8 和 T_1（C、T 分别代表颈和胸）脊神经的前支组成，并支配上肢的感觉和运动（图 3-4-4、3-4-5）。这些神经自椎间孔穿出后，经过前、中斜角肌之间的肌间沟，在肌间沟中相互合并组成臂神经丛。然后在锁骨上方第 1 肋骨面上横过而进入腋窝，并形成主要终末神经，即正中神经、桡神经、尺神经和肌皮神经。在肌间沟中，臂神经丛被椎前筋膜和斜角肌筋膜所形成的鞘膜包裹，此鞘膜在锁骨上方延伸为锁骨下动脉鞘膜，在腋窝形成腋鞘。臂神经丛阻滞可在肌间沟、锁骨上和腋窝三处进行，分别称为肌间沟径路、锁骨上径路和腋径路。

麻醉第四节二维码 1、2

（1）操作方法

1）肌间沟径路：患者仰卧，前臂下垂，头转向对侧。在环状软骨（颈 6 脊神经）水平，胸锁乳突肌外侧触及前斜角肌，再往外可触到一凹陷，即为肌间沟。穿刺针向背、尾方向刺入，有穿破鞘膜感和异感出现，证明定位正确。回抽无脑脊液或血液后注入局麻药，一般用 1.3% 利多卡因 25ml（图 3-4-6）。

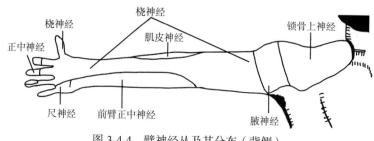

图 3-4-4 臂神经丛及其分布（背侧）

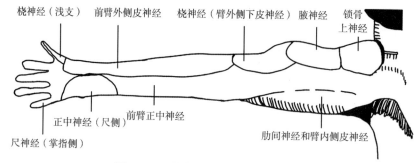

图 3-4-5 臂神经丛及其分布（掌侧）

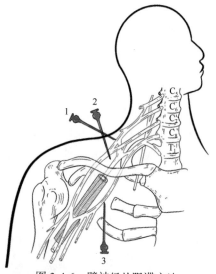

图 3-4-6 臂神经丛阻滞方法
1. 肌间沟径路；2. 锁骨上径路；3. 腋径路

2）锁骨上径路：患者仰卧，双臂靠身平放，头转向对侧，肩下垫一小枕头。在锁骨中点上缘 1cm 处进针，并向内、后、下方向缓慢推进。当触及第 1 肋骨或出现异感时，证明定位正确。固定穿刺针，回抽无血液后注入局麻药（图 3-4-6）。

3）腋径路：患者仰卧，上臂外展 90°，前臂屈曲 90°。在腋窝部触及腋动脉搏动最明显处，穿刺针紧靠动脉上方向内、下方刺入。当有穿破筋膜感并出现异感时，证明定位正确（图 3-4-7）。固定穿刺针，回抽无血液后注入局麻药。注射时压迫注射点远端，有利于药液向腋鞘近心端扩散，以利于阻滞肌皮神经。由于肌皮神经在喙突水平处已离开腋鞘进入喙肱肌，故此神经常不易完全阻滞，受其支配的前臂外侧和拇指底部往往麻醉效果较差（图 3-4-7）。

（2）适应证：肌间沟阻滞法适用于肩部和上臂的手术，对前臂及尺侧阻滞效果稍差。锁骨上阻滞法适用于上臂、前臂及手掌部手术。腋径路阻滞法适用于前臂和手掌部手术。

（3）并发症：以上三种方法常见并发症为局麻药毒性反应。肌间沟径路和锁骨上径路还可发生膈神经麻痹、喉返神经麻痹和霍纳综合征。肌间沟径路如穿刺不当，药液误注入硬膜外腔可引起高位硬膜外阻滞，药液误注入蛛网膜下腔可引起全脊椎麻醉。锁骨上径路如穿刺不当则可发生气胸。

3. 肋间神经阻滞 T_2 脊神经的前支绕躯干环行，在肋骨角处脊神经前支位于肋骨下缘的肋间沟内紧贴于肋间动脉下方伴行向前。过腋前线后，神经和血管位于内外肋间肌之间，在腋前线处分出外侧皮神经。肋间神经支配肋间肌、腹壁肌及相应的皮肤。

（1）操作方法：患者取侧卧位或俯卧位，上肢外展，前臂上举。肋骨角位于距脊柱中线 6~8cm 处；上面的肋骨角距中线较近，下面的肋骨角离中线远些。摸清要阻滞神经处的肋骨后，用左手示

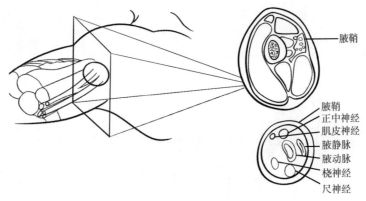

图 3-4-7　腋径路

指将皮肤轻轻上移，右手持注射器在肋骨接近下缘处垂直刺入至触及肋骨骨质。松开左手，针头随皮肤下移。将针再向内刺入，滑过肋骨下缘后又深入 0.2～0.3cm，回抽无血液或气体后，注入局麻药，腋后线注射法除穿刺点位置不同外，其余与此相同。

（2）并发症：①气胸；②局麻药毒性反应，药液误注入肋间血管或阻滞多根肋间神经，因用药量过大和吸收过快而引起。

4. 指（或趾）神经阻滞　支配手指背侧的神经是桡神经和尺神经的分支，支配手掌和手指掌面的神经是正中神经和尺神经的分支。每指有 4 根指神经支配，即左右两根掌侧指神经和背侧指神经。指神经阻滞可在手指根部或掌骨间进行。趾神经阻滞可参照指神经阻滞法。

（1）操作方法

1）指根部阻滞：针头在指根背侧部插入，向前滑过指骨至掌侧皮下，术者用手指抵于掌侧可感到针尖，此时后退 0.2～0.3cm，注射 1%利多卡因 1ml。再将针退至恰在进针点皮下，注入药液 0.5ml。手指另一侧如法注射。

2）掌骨间阻滞：针头自手背部插入掌骨间，直达掌面皮下。随着针头推进和拔出时，连续注射 1%利多卡因 4～6ml。

（2）并发症：指神经阻滞的局麻药内不可加肾上腺素，指根部阻滞时注药量不能太多，以免引起血管收缩或受压而致组织缺血、坏死。

（四）区域阻滞麻醉

围绕手术区，在其四周和底部注射局麻药，阻滞通入手术区的神经干及神经纤维，称为区域阻滞。此法主要适用于小囊肿或小肿块切除术、腹股沟疝修补术、乳房良性肿瘤的切除术及组织活检等门诊手术（图 3-4-8、图 3-4-9）。区域阻滞的操作要点及局麻药的配制与局部浸润麻醉相同。其优点为：①可避免刺入肿瘤组织；②不致因局部浸润药液后，一些小的肿块不易被扪及，而使手术难度增加；③不会因注药使手术区的局部解剖难以辨认。

三、局麻药的不良反应与防治

1. 毒性反应（toxic response）　局麻药吸收入血后，当血药浓度超过一定阈值后会发生药物中毒反应，主要累及中枢神经系统和心血管系统，严重者可危及病人生命安全，其严重程度和血药浓度直接相关。

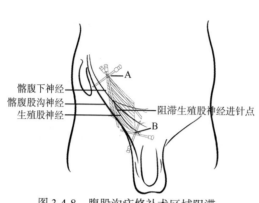

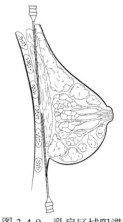

图 3-4-8 腹股沟疝修补术区域阻滞

图 3-4-9 乳房区域阻滞

A. 髂前上棘内侧阻滞髂腹下神经和髂腹股沟神经；B. 在腹股沟浅环阻滞精索

（1）常见原因：①一次用量超过病人的耐受量；②意外注入血管内；③注药部位血供丰富，吸收增快；④病人因体质衰弱等原因而导致耐受力降低。用少量局麻药即出现毒性反应症状者，称为超敏反应（hypersensitivity）。

（2）临床表现：局麻药毒性反应主要表现为中枢神经系统和心血管系统的功能紊乱。中枢神经系统对局麻药更为敏感。

临床表现及体征为：①轻度毒性反应，病人如醉汉状，表现为眩晕、多语、吵闹、耳鸣、理智丧失、血压升高、心率增快等。②中度毒性反应，病人常表现为烦躁不安，血压明显升高，但脉搏趋向缓慢，并伴有缺氧和脊髓刺激症状。③重度毒性反应，表现为肌震颤进而发展为肌痉挛、抽搐，如不处理，可迅速导致死亡。

局麻药引起心脏毒性的剂量为引起中枢神经系统惊厥剂量的 3 倍以上，主要产生对心肌、心脏传导系统及周围血管平滑肌的抑制，使心肌收缩力减弱，心排血量减少，血压降低，心律失常，甚至心搏骤停。因布比卡因心脏毒性所致的室性心律失常者复苏困难。

（3）预防措施：①给予麻醉前用药如巴比妥类药或地西泮，有减轻局麻药中毒的功效。②严格控制局麻药剂量，不得超过一次使用最大量。③用最低有效浓度的局麻药。④局麻药中加用肾上腺素，目的是延缓局麻药的吸收，延长麻醉时间。⑤采取边注射边回吸的用药方法，严防注入血管。⑥全身情况不良或在血运丰富区注药，应酌情减量。

（4）治疗：①一旦发生毒性反应，应立即停止用药，吸入氧气。轻度毒性反应者，可静脉注射地西泮 0.1mg/kg 或咪达唑仑 3～5mg，有预防和控制抽搐的作用。②出现中枢兴奋或惊厥时，常常静脉注射硫喷妥钠 1～2mg/kg。对于惊厥反复发作者也可静脉注射琥珀胆碱 1～2mg/kg 后，行气管内插管及人工呼吸。③如出现低血压，可用麻黄碱或间羟胺等维持血压，心率缓慢则静脉注射阿托品。一旦呼吸心跳停止，应立即进行心肺复苏，同时静脉给予 20%的脂肪乳剂 1.5ml/kg，注药时间 >1 分钟，必要时以 0.25ml/（kg·min）持续输注，最大剂量≤12ml/kg。

2. 过敏反应 仅占局麻药不良反应的 1%。酯类发生机会较酰胺类多，酰胺类极罕见。注入少量局麻药后一旦出现荨麻疹、喉头水肿、支气管痉挛、低血压等表现必须给予处理，首先停止给药，保持呼吸道通畅，吸氧，维持循环稳定，适当补充血容量，紧急时可适当应用血管加压药，同时给予糖皮质激素和抗组胺药物。局麻药皮试意义不大，因局麻药可使局部血管扩张，或其稳定剂可使皮肤充血，假阳性率在 40%以上，而且皮试阴性者也可能发生过敏反应。

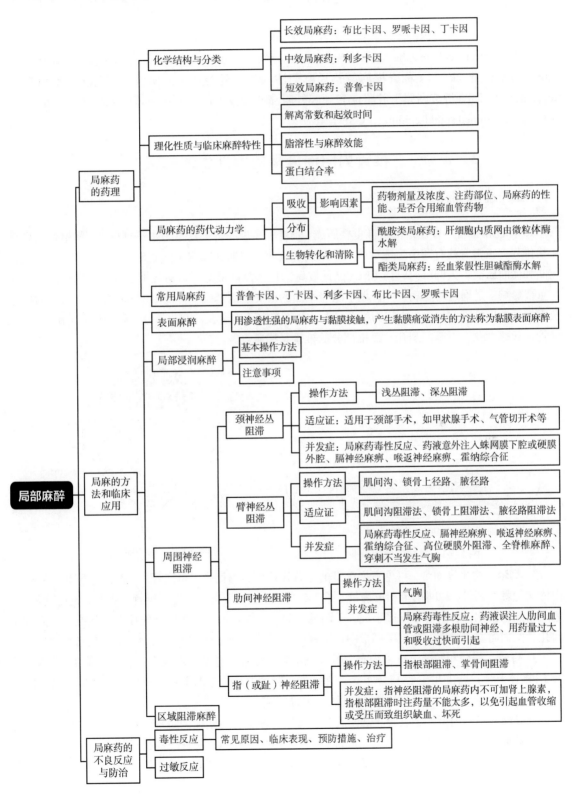

思维导图

第五节　椎管内麻醉

将局麻药注入椎管内的不同腔隙，阻滞脊神经根，使其支配的相应区域产生麻醉作用，称为椎管内麻醉（intrathecal anesthesia）。局麻药注入蛛网膜下腔产生的阻滞作用称为蛛网膜下腔阻滞（subarachnoid block），又称脊椎麻醉；局麻药注入硬膜外腔产生的阻滞作用称为硬膜外阻滞（epidural block）。将蛛网膜下腔阻滞和硬膜外阻滞两种技术同时应用以增强麻醉效果，称为腰-硬联合（combined spinal-epidural，CSE）阻滞。

一、椎管内阻滞麻醉的解剖生理基础

（一）解剖基础

1. 脊柱和椎管　脊柱是由脊椎重叠而成。颈椎和腰椎的棘突基本呈水平排列，而胸椎棘突呈叠瓦状排列。正常脊柱有四个生理弯曲，即颈曲、胸曲、腰曲和骶曲（图 3-5-1），颈曲和腰曲前突，胸曲和骶曲后突。人仰卧时，L_3 和 C_3 位置最高，T_5 和骶部最低，这对脊椎麻醉时局麻药液的流动有重要影响，是通过改变病人体位调节阻滞平面的重要解剖基础。脊椎由前方的椎体、后方的椎弓及由椎弓发出的棘突构成，中间为椎孔，上、下所有椎孔连通在一起呈管状，即为椎管（图 3-5-2）。椎管上起枕大孔，下至骶裂孔，骶椎部分的椎管又称骶管。

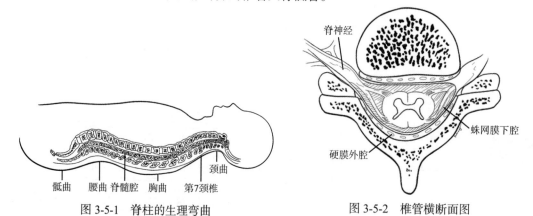

图 3-5-1　脊柱的生理弯曲　　　　　　　　图 3-5-2　椎管横断面图

2. 韧带　脊椎纵面观，可见三层韧带的位置连接椎弓的韧带，与椎管内麻醉关系密切。从外至内依次为棘上韧带、棘间韧带和黄韧带（图 3-5-3）。棘上韧带连接所有脊椎棘突尖端，质地较坚韧，老人常发生钙化；棘间韧带连接于上、下两棘突间，质地较松软；黄韧带连接上、下椎弓，覆盖椎间孔，坚韧而富有弹性，是三层韧带中最坚韧的一层，穿刺时有明显的阻力，穿破后有落空感。

3. 脊髓、脊膜和腔隙　椎管内有脊髓和三层脊髓被膜。脊髓下端成人一般终止于 L_1 椎体下缘或 L_2 椎体上缘，新生儿在 L_3 椎体下缘，并随着年龄的增长而逐渐上移。故成人作腰椎穿刺应选择 L_2 椎体以下的椎间隙，而儿童则在 L_3 椎体以下椎间隙。

脊髓的被膜从内至外为软膜、蛛网膜和硬脊膜。硬脊膜由坚韧的结缔组织形成，血供较少，刺破后不易愈合。软膜和蛛网膜之间的腔隙称为蛛网膜下腔，上与脑蛛网膜下腔沟通，下端止于 S_2 水平，内有脑脊液。在 S_2 水平，硬脊膜和蛛网膜均封闭而成硬膜囊。硬脊膜与椎管内壁（即黄韧带

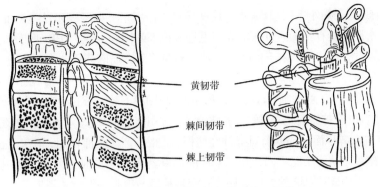

图 3-5-3 黄韧带、棘间韧带及棘上韧带

和骨膜）之间的腔隙为硬膜外间隙，内有脂肪、疏松结缔组织、血管和淋巴管。硬膜外间隙在枕骨大孔处闭合，与颅腔不通，其尾端止于骶管裂孔。硬脊膜和蛛网膜之间有一潜在腔隙，称为硬膜下腔。

4. 骶管 是骶骨内的椎管腔，在此腔内注入局麻药所产生的麻醉称为骶管阻滞，是硬膜外阻滞的一种。骶管内有稀疏结缔组织、脂肪和丰富的静脉丛，容积 25～30ml。由于硬膜囊终止于 S_2 椎体水平，因此，骶管是硬膜外间隙的一部分，与腰段硬膜外间隙相通。骶管下端终止于骶管裂孔，骶管裂孔呈 V 形或 U 形，上有骶尾韧带覆盖，两旁各有一豆大骨性突起，称为骶角。骶管裂孔和骶角是骶管穿刺定位时的重要解剖标志。自硬膜囊至骶管裂孔的平均距离为 47mm，为避免误入蛛网膜下腔，骶管穿刺时进针不能太深。

5. 脊神经 共 31 对，其中 8 对颈神经、12 对胸神经、5 对腰神经、5 对骶神经和 1 对尾神经。每对脊神经根分为前根和后根。前根从脊髓前角发出，由运动神经纤维和交感神经纤维组成；后根由感觉神经纤维和交感神经传入纤维组成，进入脊髓后角。各种神经纤维粗细依次为运动纤维、感觉纤维及交感纤维和副交感纤维。后者最易为局麻药所阻滞。硬脊膜、蛛网膜和软膜均沿脊神经根向两侧延伸，包裹脊神经根，分别称为根硬膜、根蛛网膜和根软膜。

（二）生理基础和椎管内麻醉机制

1. 蛛网膜下腔生理 成人脑脊液总量为 120～150ml，脊蛛网膜下腔仅占 25～30ml。正常成人脑脊液无色透明，pH 为 7.35，比重 1.003～1.009。男性较女性稍高，侧卧位压力为 70～170mmH$_2$O，坐位时为 200～300 mmH$_2$O。老年人或脱水病人脑脊液压力降低。脊椎麻醉时脑脊液起到稀释和扩散局麻药的作用。

2. 硬膜外腔生理 硬膜外腔是一个环绕硬脊膜的潜在腔隙，总容积约为 100ml，其中骶部占 25～30ml。妊娠晚期，硬膜外腔静脉丛呈怒张状态；老年人骨质增生或纤维化使椎间孔变窄，硬膜外腔均相对变小。硬膜外腔内的结缔组织纤维在中线处交织致密成膜样，似将硬膜外腔左右隔开，此现象在颈段、胸段较为明显，有时使注入的药液扩散偏向一侧。硬膜外腔穿刺时呈现负压，此并非生理性负压，重新穿刺可出现二次负压。一般认为是极度前屈体位使硬膜外腔增大而产生负压，也可能是穿刺针进入硬膜外腔后，针尖将硬脊膜推向前方，间隙增大而产生负压。最近还认为硬膜外腔穿刺时，针尖压陷黄韧带，硬膜外腔内的组织被排挤至压力低的位置。当刺破黄韧带出现落空感时，黄韧带弹性回缩，即可出现负压现象。年轻人脊柱前屈幅度大，呼吸功能良好，硬膜外腔负压明显；相反，老年人韧带硬化，脊柱屈曲受限，呼吸功能差，硬膜外腔负压不明显或消失。病人咳嗽、屏气、妊娠，可使硬膜外腔负压变小、消失，甚至出现正压。

3. 药物作用部位 蛛网膜下腔阻滞时，局麻药直接作用于脊神经根和脊髓表面。而硬膜外阻滞时局麻药作用的途径可能有：①通过蛛网膜绒毛进入根部蛛网膜下腔，作用于脊神经根。②药液渗出椎间孔，在椎旁阻滞脊神经。由于椎间孔内神经鞘膜很薄，局麻药可能在此处透入而作用于脊神经根。③直接透过硬脊膜和蛛网膜进入蛛网膜下腔，同蛛网膜下腔阻滞一样作用于脊神经根和脊髓表面。注入蛛网膜下腔的药液，可被脑脊液稀释，所以用于蛛网膜下腔阻滞的局麻药浓度较硬膜外阻滞高；但是，因蛛网膜下腔的脊神经根是裸露的，易被阻滞，故用药总量及总容积较硬膜外阻滞小。

4. 阻滞顺序与麻醉平面 局麻药对脊神经前根、后根均产生阻滞作用，但由于各种神经纤维粗细不等以及传导神经冲动的功能不同，相同浓度的局麻药阻滞不同神经纤维的作用、速度及效能也不相同。不同神经纤维被阻滞的先后顺序为：交感神经→冷觉→温觉（消失）→温度识别觉→钝痛觉→锐痛觉→触觉→运动神经（肌松）→压力觉（减弱）→本体感觉，阻滞消退顺序与阻滞顺序相反。神经阻滞范围亦不相同，交感神经阻滞平面比感觉神经高或宽 2～4 个节段，感觉神经阻滞平面又较运动神经高或宽 1～4 个节段。临床所指的麻醉平面是指痛觉消失的平面。各个脊神经在体表有一定的分布规律，如图 3-5-4 所示。甲状软骨平面的皮肤为 C_2 脊神经支配；胸骨柄上缘平面是 T_2 脊神经支配；乳头连线平面是 T_4 脊神经支配；剑突平面由 T_6 脊神经支配；季肋缘平面由 T_8 脊神经支配；脐平面由 T_{10} 脊神经支配；耻骨联合平面由 T_{12} 脊神经支配。

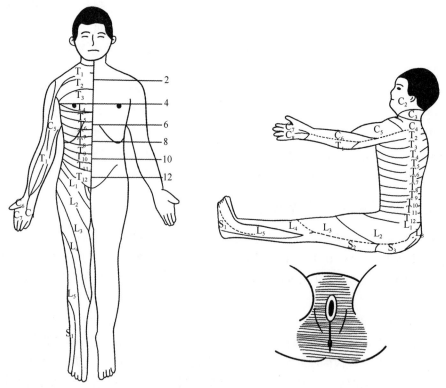

图 3-5-4　脊神经的体表节段分布
C：颈；T：胸；L：腰；S：骶

5. 椎管内麻醉对机体的影响

（1）对呼吸的影响：取决于阻滞平面的高度，尤以运动神经被阻滞的范围更为重要。如胸脊神经被阻滞，肋间肌大部或全部麻痹，可使胸式呼吸减弱或消失，但只要膈神经（$C_{3～5}$）未被阻滞，仍能保持基本的肺通气量。如膈肌同时麻痹，腹式呼吸减弱或消失，则将导致通气不足甚至呼吸停止。采用高位硬膜外阻滞时，为防止对呼吸的严重不良影响，应降低局麻药浓度。

（2）对循环的影响

1）低血压：椎管内麻醉时，由于交感神经被阻滞，导致小动脉舒张，周围阻力降低，静脉扩张，使静脉系统内血容量增加，回心血量减少，心排血量下降，从而导致低血压。其发生率和血压下降幅度与麻醉平面及病人全身情况密切相关。

2）心动过缓：由于交感神经被阻滞，迷走神经兴奋性增强，或者在高平面阻滞时，心脏加速神经（T_4以上平面）也被阻滞，均可减慢心率。

（3）对其他系统的影响：椎管内麻醉下，迷走神经功能亢进，胃肠蠕动增加，容易诱发恶心、呕吐；对肝肾功能有一定影响；也可能引起尿潴留。

二、蛛网膜下腔阻滞

将局麻药注入蛛网膜下腔，作用于脊神经根而使相应部位产生麻醉作用的方法称为蛛网膜下腔阻滞。习惯称为脊椎麻醉。

（一）蛛网膜下腔阻滞实施

1. 体位 一般取侧卧位或坐位（鞍区麻醉）。如为肾或单侧肢体手术做重比重药液阻滞时，手术侧向下；轻比重药液阻滞时，手术侧向上，头部不垫枕。背部需与床面垂直、与床沿靠齐，嘱病人尽量将腰部向后弯曲，使棘突间隙开大以利于穿刺（图 3-5-5）。

2. 穿刺部位和消毒范围 穿刺前需严格消毒皮肤，消毒范围自肩胛下角至 S_2，两侧至腋后线。消毒后铺无菌巾。穿刺间隙一般选择 $L_{3\sim4}$ 或 $L_{2\sim3}$ 间隙，可用四指按摸髂骨翼最高点，拇指在两侧髂骨翼连线与脊柱交叉处，正对第 4 腰椎或 $L_{3\sim4}$ 棘突之间。

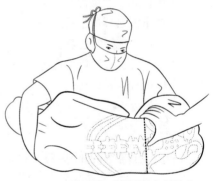

图 3-5-5　蛛网膜下腔阻滞穿刺体位

3. 穿刺方法 直入法穿刺时，以 0.5%～1% 普鲁卡因在棘突间隙正中作皮丘，并在皮下组织和棘间韧带逐层浸润。更换为腰椎穿刺针刺过皮丘后，穿刺针斜口与硬膜纤维纵向平行进针，方向应与病人背部垂直，并仔细体会进针时的阻力变化。当针穿过黄韧带时，常有明显落空感，再进针刺破硬脊膜，出现第二次落空感。拔出针芯见有脑脊液自针内滴出，即表示穿刺成功。部分病人脑脊液压力较低，穿刺后无脑脊液流出或流出不畅，可由助手压迫病人的颈静脉，升高脑脊液压力使其流畅。穿刺成功后将装有局麻药的注射器与穿刺针衔接，注药后将穿刺针连同注射器一起拔出。侧入法穿刺时是在棘突中线旁开 1～1.5cm 处进针，针干向中线倾斜，约与皮肤成 75°角，避开棘上韧带而刺入蛛网膜下腔，适用于棘上韧带钙化的老年病人、肥胖病人或直入法穿刺有困难者（图 3-5-6）。

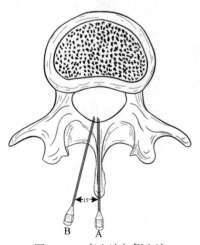

图 3-5-6　直入法与侧入法

A. 侧卧位；B. 坐位

（二）蛛网膜下腔阻滞的常用药

1. 丁卡因　成人一次用量为 8～15mg，常将 1%丁卡因溶液 1ml（10mg），加 10%葡萄糖溶液和 3%麻黄碱溶液各 1ml，配制成 1：1：1 重比重溶液。起效时间 5～10 分钟，作用时间 2～2.5 小时。将丁卡因 10mg 溶于注射用水 10ml 内，即配成 0.1%的轻比重溶液。

2. 布比卡因　是目前蛛网膜下腔阻滞最常用药物，一般用 0.5%～0.75%布比卡因 2ml，加 10%葡萄糖溶液 1ml，配成重比重溶液。以注射用水稀释成 0.2%～0.25%浓度，即为轻比重溶液。布比卡因起效时间慢，麻醉平面调节不可操之过急，以免平面过高。

（三）适应证和禁忌证

1. 适应证

1）下腹部手术：如阑尾切除术、疝修补术。

2）肛门及会阴部手术：如痔切除术、肛门瘘管切除术、前庭大腺囊肿摘除术等。

3）盆腔手术：一些妇产科及泌尿外科手术、全子宫及附件切除术、膀胱手术等。

4）下肢手术：下肢骨、血管、截肢及皮肤移植手术，止痛效果可比硬膜外阻滞更完全，且可避免使用止血带的不适。

2. 禁忌证

1）精神病、严重神经症及小儿等不合作病人。

2）严重低血容量患者。

3）止血功能异常患者。

4）穿刺部位有感染的患者。

5）中枢神经系统疾病。

6）脊椎外伤或有严重腰背痛病史及不明原因脊神经压迫症状者。

7）全身感染的患者。

（四）阻滞平面的调节

1. 病人体位和局麻药比重　通常重比重药液向低处流动，轻比重药液向高处流动。注药后一般应在 5～10 分钟之内调节病人体位，以获得所需麻醉平面，若超过此时限，因药物已与脊神经充分结合，调节体位的作用就会无效。

2. 穿刺部位　脊柱有 4 个生理曲度，仰卧位时，L_3 最高，T_5 最低。如果经 $L_{2\sim3}$ 间隙穿刺注药，当病人转为仰卧位后，药液将沿着脊柱的坡度向胸段移动，使麻醉平面偏高。如果在 $L_{3\sim4}$ 或 $L_{4\sim5}$ 间隙穿刺注药，当病人仰卧后，大部分药液将向骶段方向移动，骶部及下肢麻醉较好，麻醉平面偏低。因此，腹部手术时，穿刺点宜选用 $L_{2\sim3}$ 间隙；下肢及会阴肛门手术时，穿刺点不宜超过 $L_{3\sim4}$ 间隙。

3. 穿刺针斜口方向　斜面朝向头侧，麻醉平面易升高；反之，麻醉平面不易升高。

4. 注药速度　速度越快，麻醉范围越广；速度越慢，则麻醉范围越局限。一般注药速度为每 5 秒注射 1ml。

（五）并发症

1. 术中并发症

（1）血压下降、心率减慢：蛛网膜下腔阻滞时血压下降的发生率和严重程度与麻醉平面有密切关系。麻醉平面越高，阻滞范围越广，发生血管舒张的范围增加，而进行代偿性血管收缩的范围减小，故血压下降越明显。一般低平面腰椎麻醉血压下降者较少。合并有高血压或血容量不足者，自身代偿能力低下，更容易发生低血压。若麻醉平面超过 T_4，胸交感神经被阻滞，迷走神经相对亢进，易引起心动过缓。处理方法：当血压明显下降，可先快速静脉输液 200～300ml，以扩充血容量，必要时可静脉注射麻黄碱。心率过缓者可静脉注射阿托品。

（2）恶心、呕吐：因为麻醉平面升高，致血压下降、肋间肌部分麻痹而出现呼吸抑制、一过性脑缺氧，以及麻醉药不纯或其他原因引起的化学性刺激。处理方法：加快输液使血压回升，面罩吸氧，以及给予氟哌利多 2.5mg。

（3）呼吸抑制：常出现于高平面蛛网膜下腔阻滞的病人，因胸段脊神经广泛阻滞，肋间肌麻痹，病人感到胸闷气促，说话费力，胸式呼吸减弱，发绀。当全部脊神经被阻滞，即发生全脊椎麻醉，病人出现呼吸停止，血压下降甚至心搏骤停。此外，平面过高可引起呼吸中枢的缺血缺氧，加重呼吸抑制。处理方法：呼吸功能不全时应给予吸氧，并同时借助面罩辅助呼吸。一旦呼吸停止，应立即行气管内插管和人工呼吸。

2. 术后并发症

（1）头痛：常出现于麻醉后 2～7 天，年轻女性较多见。其特点是抬头或坐立时头痛加重，平卧后减轻或消失。约半数病人的症状在 4 天内消失，一般不超过 1 周，但也有病程较长者。由于硬脊膜和蛛网膜的血供较差，穿刺孔不易愈合，因脑脊液漏出导致颅内压降低和颅内血管扩张而引起血管性头痛。头痛的发生与穿刺针的粗细或反复穿刺有关。处理方法：为预防蛛网膜下腔阻滞后头痛，穿刺针斜口应与脊髓长轴方向平行，避免反复多次穿刺。围术期输入足量液体并防止脱水。发生蛛网膜下腔阻滞后头痛者应平卧休息，可服镇痛或安定类药，针灸或用腹带捆紧腹部也有一定疗效。头痛严重者可于硬膜外腔内注入生理盐水，或 5%葡萄糖液，或右旋糖酐 15～30ml，疗效较好。必要时可采用硬膜外腔自体血充填疗法。

（2）尿潴留：常由膀胱麻痹引起过度胀满、手术刺激、不习惯卧位排尿所致。处理方法：去除手术刺激，改变排尿体位；较长时间手术应术前留置导尿管，以免发生膀胱无力；针灸治疗；发生膀胱无力时，可留置导尿管进行潮式引流，约 1 周后膀胱收缩功能恢复再拔除导尿管。

（3）神经并发症

1）脑神经麻痹：一般在蛛网膜下腔阻滞后 1 周发病，常先有剧烈头痛、畏光、眩晕，继而出现斜视和复视。其发病机制可能与蛛网膜下腔阻滞后头痛相似，由于脑脊液外漏，脑组织失去了脑脊液的衬垫作用。当病人坐起或站立时，脑组织因重力作用下沉而压迫脑神经。处理方法：纠正蛛网膜下腔阻滞后颅内低压，给予维生素 B 及对症治疗。大多数病人在 6 个月内能自愈。

2）粘连性蛛网膜炎：其症状是逐渐出现的，先有疼痛及感觉异常，以后逐渐加重，进而感觉丧失。运动功能的改变从无力开始，最后发展到完全性松弛性瘫痪。尸检可见脑脊膜慢性增生性反应，脊髓纤维束及脊神经前根退化性改变，硬膜外隙及蛛网膜下腔粘连闭锁。这类反应并不一定由麻醉药引起，脊麻过程带入的具有刺激性的异物及化学品、高渗葡萄糖、蛛网膜下腔出血均可引起。

3）马尾神经综合征：其特点是局限于会阴区和下肢远端的感觉及运动障碍，轻者仅表现为尿潴留，严重者大小便失禁。如因穿刺时损伤马尾丛神经纤维，一般数周或数月后可能自愈。如为化学性损伤，恢复较困难。

4）化脓性脑膜炎：可因直接或间接原因引起，如皮肤感染、脓毒症等，严重者可危及生命，故重在预防。

三、硬膜外阻滞

将局麻药注射到硬脊膜外腔，使部分脊神经的传导功能受到阻滞的麻醉方法称为硬膜外阻滞，又称为硬膜外麻醉。有单次法和连续法两种，一般都用连续法。

（一）硬膜外阻滞的实施

1. 体位 常取侧卧位，具体要求与蛛网膜下腔阻滞相同。

2. 穿刺点的选择 穿刺点应根据手术部位选定，一般取支配手术范围中央的脊神经相应棘突间隙（表3-5-1）。连续硬膜外腔穿刺点，可比单次法者低1~2个棘突间隙。为确定各棘突的位置，可参考下列体表解剖标志：①颈部最大突起的棘突为第7颈椎棘突；②两侧肩胛冈连线为第3胸椎棘突；③肩胛角连线为第7胸椎棘突；④两侧髂嵴最高点的连线为第4腰椎棘突或$L_{4~5}$棘突间隙。临床上可用第7颈椎棘突作为标志向尾侧顺数，或以第4腰椎棘突为标志向头倒数，反复核实，即可测得穿刺间隙。

表 3-5-1　硬膜外阻滞穿刺棘突间隙的选择

手术部位	手术名称	穿刺棘突间隙（插管方向）
上肢	双侧手术、断肢再植术	$C_7 \sim T_1$（向头）
胸壁	乳房手术	$T_{4~5}$（向头）
上腹部	胃、胆囊、脾、肝、胰腺等手术	$T_{8~9}$（向头）
中腹部	小肠手术	$T_{9~10}$（向头）
腰部	肾、肾上腺、输尿管上段手术	$T_{10~11}$（向头）
下腹部	阑尾手术	$T_{11~12}$（向头）
盆腔	子宫、直肠等手术	$T_{12} \sim L_1$，$L_{4~5}$（均向头），双管
腹股沟区	腹股沟疝、髋关节等手术	$L_{1~2}$（向头）
下肢	大腿手术	$L_{2~3}$（向头）
	小腿手术	$L_{3~4}$（向头）
会阴	肛门、会阴部手术	$L_{3~4}$（向尾）或骶管阻滞

3. 穿刺方法 硬膜外穿刺术和腰椎穿刺术相似，也有直入法和侧入法两种。除穿刺间隙的选择不同外，体位、进针部位和针所经过的层次均相同，仅硬膜外穿刺在针尖通过黄韧带后即须停止前进。硬膜外穿刺成功的关键是不能刺破硬脊膜，故特别强调针尖刺破黄韧带时的感觉，并采用一些客观的测试方法。下面介绍两种常用方法：

（1）阻力消失法：在穿刺过程中，开始阻力较小，当抵达黄韧带时阻力增大，并有韧性感。推动注射器芯有回弹阻力感，气泡被压小。继续缓慢进针，一旦刺破黄韧带时有落空感，注液无阻力，小气泡不再缩小，回抽无脑脊液流出，表示针尖已达硬膜外间隙。穿刺成功后，可缓慢轻柔地置入硬膜外导管，达到连续给药镇痛的目的。导管置入后的走向与穿刺针开口方向一致（图3-5-7）。

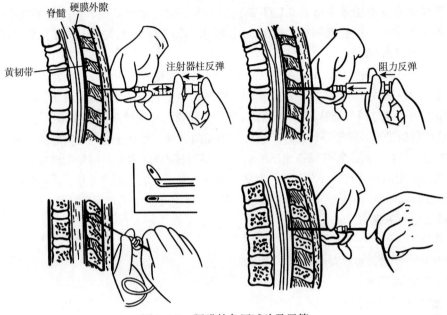

图 3-5-7　硬膜外负压试验及置管

（2）毛细管负压法：穿刺针抵达黄韧带后，操作同阻力消失法，先用盛有生理盐水和小气泡的注射器试验阻力，然后取下注射器，在针蒂上连接盛有液体的玻璃接管，继续缓慢进针，当针进入硬膜外隙时，除有落空感外，同时管内液体被吸入，此即硬膜外隙特有的负压现象。

（二）常用局麻药和注药方法

硬膜外阻滞的常用局麻药有利多卡因、布比卡因、罗哌卡因等，配比见表 3-5-2。

表 3-5-2　硬膜外阻滞常用局麻药的浓度和剂量

局麻药	浓度（%）	一次最大剂量（mg）	起效时间（min）	作用时间（min）	产生中枢神经系统症状的阈剂量（mg/kg）
丁卡因	0.2～0.3	75～100	15～20	90～180	2.5
利多卡因	1.5～2.0	400	5～15	60～120	7.0
布比卡因	0.5～0.75	150～225	10～20	120～240	2.0
罗哌卡因	0.5～1.0	200	10～20	120～240	3.5

注药方法：穿刺置管后，将病人转为仰卧位，注入试验剂量 3～5ml，目的在于排除误入蛛网膜下腔的可能。5～10 分钟后，若病人无下肢痛觉消失、运动和血压正常，则可注入追加剂量。试验剂量和追加剂量之和称为诱导剂量，诱导剂量不应超过每种局麻药的最大限量诱导剂量。作用即将消失时，再注入诱导剂量的 1/3～1/2 维持麻醉。

（三）适应证和禁忌证

1. 适应证

（1）外科手术：因硬膜外穿刺上至颈段、下至腰段，通过给药可阻滞这些脊神经所支配的相应区域，所以理论上讲，硬膜外腔神经阻滞可用于除头部以外的任何手术。但从安全角度考虑，硬膜外腔神经阻滞主要用于腹部及其以下部位的手术，包括泌尿系统、妇产及下肢手术。颈部、上肢及胸部虽可应用，但管理困难。此外，凡适用于蛛网膜下腔神经阻滞的手术，同样可采用硬膜外腔神经阻滞麻醉。

（2）镇痛：包括产科镇痛、术后镇痛及一些慢性疼痛的镇痛常用硬膜外腔神经阻滞。硬膜外腔神经阻滞是分娩镇痛最有效的方法，通过腰部硬膜外腔神经阻滞，可阻滞支配子宫的交感神经，从而减轻宫缩疼痛；通过调节局麻药浓度或加入阿片类药物，可调控阻滞强度（尤其是运动神经）；而且不影响产程的进行；即便要行剖宫产或行产钳辅助分娩，也可通过调节局麻药的剂量和容量来达到所需的阻滞平面；对于有妊娠高血压的患者，硬膜外腔神经阻滞尚可帮助调控血压。硬膜外腔神经阻滞联合应用局麻药和阿片药，可产生最好的镇痛作用及最少的并发症，是术后镇痛的常用方法。硬膜外给予破坏神经药物，可有效缓解癌症疼痛。硬膜外应用局麻药及激素，可治疗慢性背痛，但其长远的效果尚不确切。

2. 禁忌证

1）精神病、严重神经症及小儿等不合作病人。

2）严重低血容量患者。

3）止血功能异常患者。

4）穿刺部位有感染的患者。

5）中枢神经系统疾病患者。

6）脊椎外伤或有严重腰背痛病史及不明原因脊神经压迫症状者。

（四）阻滞平面的调节

1. 导管的位置和方向　头侧置管时，药物易向头侧扩散；尾侧置管时，药液多向尾侧扩散。如果导管偏于一侧，可出现单侧阻滞，如导管误入椎间孔，则只能阻滞单根脊神经。

2. 药物容量和注药速度　容量越大、注速越快，阻滞范围越广，反之则阻滞范围窄。值得注意的是，快速注药时，血管吸收率增加，作用于神经组织的药物相应减少，故其扩大阻滞范围的作用有限，而阻滞不全发生率却因之增加，麻醉作用时间也随之缩短。

3. 病人体位　硬膜外隙注入药物，其扩散很少受体位的影响，故临床可不必调整体位。

4. 病人情况　婴幼儿的硬膜外隙窄小，药物易向头侧扩散，所需药物量小。老年人硬膜外隙缩小，椎间孔狭窄甚至闭锁，药物的外泄减少，阻滞范围容易扩大，用药量须减少20%。临床操作时，可先注射2～3ml作为试验量，观察阻滞范围大小后再酌情分次减量追加药物。妊娠后期，由于下腔静脉受压，硬膜外隙静脉充盈，间隙相对变小，药物容易扩散，用药量比常用量减少一半。有些病理因素，如全身情况差、脱水、血容量不足、腹内压增高，可加速药物扩散，用药量应格外慎重。

（五）并发症

1. 术中并发症

（1）全脊椎麻醉（total spinal anesthesia）：指由于硬膜外隙麻醉所用局麻药大部分或全部意外注入到蛛网膜下腔，使全部脊神经被阻滞的现象。病人可在注药后几分钟内发生呼吸困难、血压下降、意识模糊或消失，继而呼吸心跳停止。

全脊椎麻醉处理原则：①立即停止局麻药注入；②纯氧人工辅助通气或机械通气；③应用阿托品、麻黄碱和肾上腺素纠正心动过缓和低血压；④加快静脉输液扩容，保持血流动力学稳定；⑤严密监护直至神经阻滞症状消失；⑥不应浪费时间于蛛网膜下腔冲洗；⑦如发生心搏骤停应立即施行心肺复苏。观察有无脑脊液流出和采用试验剂量注药是预防或避免全脊椎麻醉的重要措施。

（2）局麻药毒性反应：硬膜外腔内有丰富的静脉丛，对局麻药的吸收很快；导管可意外进入血管内，使局麻药直接注入血管内；导管损伤血管也可加快局麻药的吸收；一次用药剂量超过限量。以上原因都可引起不同程度的毒性反应。

（3）血压下降：主要因交感神经被阻滞而引起阻力血管和容量血管的扩张，导致血压下降。因胸腰段交感神经阻滞的范围较广，并可阻滞心交感神经引起心动过缓，更易发生低血压。硬膜外阻滞起效较慢，故血压下降也出现较晚。一般在注药后 15～30 分钟出现；加快输液速度，必要时静脉注射麻黄碱 10～15m，可有效提升血压。

（4）呼吸抑制：当阻滞平面低于 T_8 时，呼吸功能基本正常；如达 T_2 以上，通气储备功能明显下降。为了减轻对呼吸的抑制，可降低用药浓度以减轻对运动神经的阻滞，如颈段硬膜外阻滞可用 1%～1.3%利多卡因，上胸段用 1.3%～1.6%的利多卡因，平面虽高，但对呼吸功能的影响较小。

（5）恶心呕吐：与蛛网膜下腔阻滞相同。

2. 术后并发症

（1）神经损伤：可因穿刺针或较硬的导管直接损伤脊神经根或脊髓，局麻药的神经毒性也应考虑。在穿刺或置管时，如病人有电击样异感并向肢体放射，说明已触及神经。神经根损伤表现为受损神经分布区疼痛或麻木，常伴咳嗽、喷嚏、用力憋气时疼痛或麻木加重等脑脊液冲击征。异感持续时间长者，可能损伤严重，应放弃阻滞麻醉。一般采取对症治疗，数周或数月可自愈。

（2）硬脑膜外血肿：发生率近年已降至 1∶500 000～1∶150 000，但须警惕血肿形成，若处理不及时可引起截瘫。直接原因是穿刺针或留置管损伤硬膜外隙静脉丛，凝血功能障碍或应用抗凝药物者出血加重。病人术后剧烈背痛，或末次硬膜外腔注药 2 小时后肢体感觉、运动功能及反射仍未恢复，或上胸段硬膜外阻滞后病人出现呼吸困难等症状应高度警惕，如上述症状进行性加重，伴有大便失禁，则硬脑膜外血肿所致截瘫诊断即可成立。应行椎管造影定位，确诊后应尽早（8 小时内）行椎板切开减压术，清除血肿。超过 12 小时常可致永久性截瘫。有凝血功能障碍或接受抗凝治疗者，禁用硬膜外阻滞。

（3）脊髓前动脉综合征：脊髓前动脉是一条终末血管，供应脊髓截面前 2/3 的区域，如较长时间血供不足，引起脊髓缺血甚至坏死而出现的系列表现，称为脊髓前动脉综合征。病人一般无感觉障碍，主诉躯体沉重，翻身困难。部分病人能逐渐恢复，也有些出现截瘫。可能原因有：①原有动脉硬化、血管腔狭窄，常见于老年人；②局麻药中肾上腺素浓度过高，引起脊髓前动脉持久收缩；③麻醉期间有较长时间的低血压。

（4）硬膜外脓肿：因无菌操作不严格，或穿刺针经过感染组织，引起硬膜外隙感染并逐渐形成脓肿。临床表现出脊髓和神经根受刺激和压迫的症状，如放射性疼痛、肌无力及截瘫，并伴有感染征兆。应予大剂量抗生素治疗，并及早进行椎板切开引流。

（5）导管拔出困难或折断：可因椎板、韧带及椎旁肌群强直，使导管拔出困难。处理时可使病人位于原穿刺体位，一般可顺利拔出。如仍拔管困难，可热敷或在导管周围注射局麻药，然后均匀地用力拔出。如导管折断，无感染或神经刺激症状者，残留体内的导管一般不需要手术取出，但应严密观察。

四、骶 管 阻 滞

经骶骨孔穿刺注入局麻药达到骶神经阻滞的方法称为骶管阻滞。骶骨裂孔与髂后上棘的关系及硬膜囊终点的部位见图 3-5-8。

（一）骶管阻滞的实施

侧卧位时，腰背应尽量向后弓曲，双膝屈向腹部。俯卧位时，髋部需垫厚枕以抬高骨盆，暴露骶部。于骶骨裂孔中心作皮内小丘，但不作皮下浸润，否则将使骨质标志不清，妨碍穿刺点定位。将穿刺针垂直刺进皮肤，当刺破骶尾后浅韧带时可有阻力消失感觉。此时将针干向尾侧倾斜，与皮肤成 30°～45°顺势推进 2cm 即可达到骶管腔（图 3-5-9）。接上注射器，抽吸无脑脊液，注射生理盐水和空气全无阻力，也无皮肤隆起，证实针尖确在骶管腔内，即可注入试验剂量。观察 5 分钟内无蛛网膜下腔阻滞现象，即可分次注入其余药液。

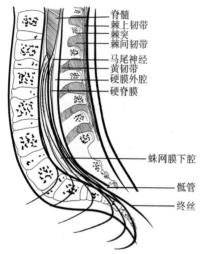

图 3-5-8　骶骨裂孔与髂后上棘的关系及硬膜囊
终点的部位

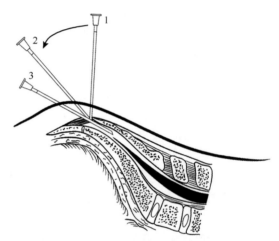

图 3-5-9　骶管穿刺方法
刺破骶尾后浅韧带后将针从 1 位置放至 2 位置，即能进入骶管，
过度放平如 3 位置易遇骶管后壁

（二）常用局麻药

骶管阻滞常采用 1%～1.5%利多卡因、0.5%丁卡因或 0.5%罗哌卡因，注入局麻药 15～20ml 即可满足骶管阻滞的麻醉效果。

（三）并发症

骶管内有丰富的静脉丛，穿刺时容易出血。对局麻药的吸收也快，易发生毒性反应。如注药过快，则可能导致眩晕和头痛。如穿刺针插入过深，进入硬膜囊内，药液可直接注入蛛网膜下腔而发生全脊椎麻醉。此外，术后尿潴留者也较多见。有骶管畸形、穿刺点感染、穿刺困难或回抽有血液的病人，可改用鞍区麻醉或硬膜外阻滞。

五、蛛网膜下腔与硬膜外腔联合阻滞

蛛网膜下腔阻滞（腰麻）与硬膜外阻滞相比，腰骶神经阻滞充分，运动阻滞完全，感觉阻滞平面难以控制满意，单次注药也难以满足长时间手术需要，更无法实施术后镇痛，阻滞平面过高时低血压的发生率较高。硬膜外阻滞需要的局麻药剂量大，增加了局麻药中毒的概率，同时由于骶神经部位低，阻滞困难，使部分病人阻滞不完善。蛛网膜下腔与硬膜外腔联合阻滞，既保留了蛛网膜下腔阻滞起效快、镇痛与肌松完善的优点，也便于调节麻醉平面，防止麻醉平面过高。

蛛网膜下腔与硬膜外腔联合阻滞可选用两点穿刺法，也可采用一点穿刺方法。选用两点法穿刺时，先根据手术部位选择合适的穿刺间隙行硬膜外穿刺，留置硬膜外导管备用；然后再于 $L_{2\sim3}$ 或 $L_{3\sim4}$ 间隙行蛛网膜下腔穿刺，注局麻药行蛛网膜下腔阻滞。选用一点穿刺法时，应用特制的联合穿刺针选择经 $L_{2\sim3}$ 间隙穿刺。当硬膜外穿刺成功后，用 25G 蛛网膜下腔阻滞针经硬膜外穿刺针管腔内行蛛网膜下腔阻滞穿刺；然后退出蛛网膜下腔阻滞穿刺针，再经硬膜外穿刺针向头端置入硬膜外导管 3～5cm。由于此法所用的蛛网膜下腔阻滞穿刺针较细，注药时间需 45～60 秒，但脊麻与硬膜外用药量均较两点穿刺法为少。一点穿刺法对患者的损伤小，由于采用的是 25G 蛛网膜下腔阻滞穿刺针，术后头疼发生率也明显减低。

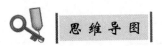
思维导图

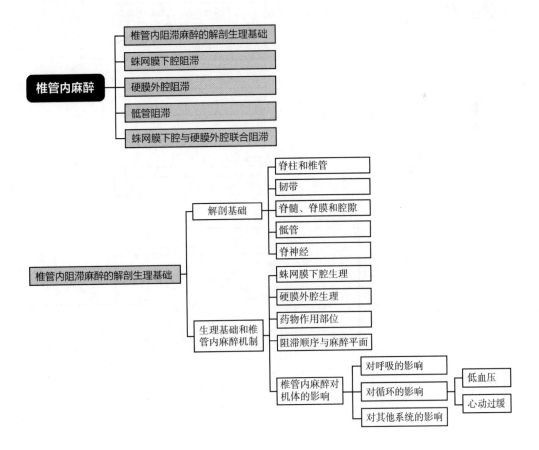

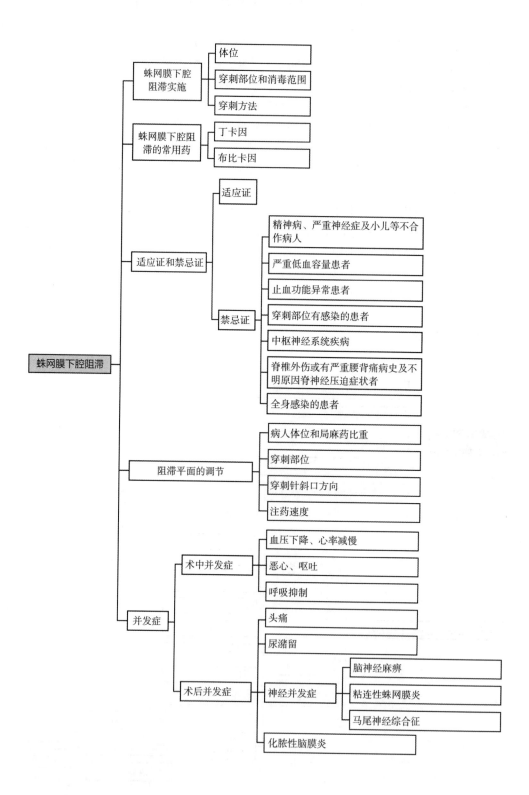

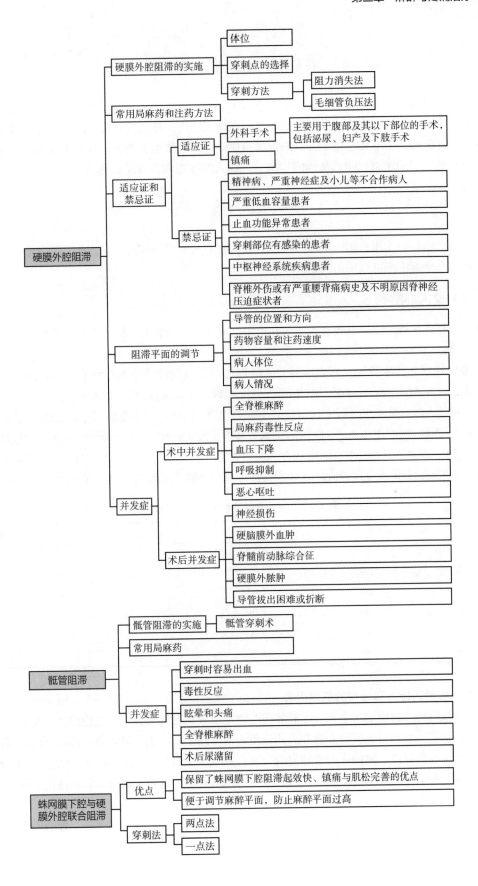

硬膜外腔阻滞
- 硬膜外腔阻滞的实施
  - 体位
  - 穿刺点的选择
  - 穿刺方法
    - 阻力消失法
    - 毛细管负压法
- 常用局麻药和注药方法
- 适应证和禁忌证
  - 适应证
    - 外科手术——主要用于腹部及其以下部位的手术，包括泌尿、妇产及下肢手术
    - 镇痛
  - 禁忌证
    - 精神病、严重神经症及小儿等不合作病人
    - 严重低血容量患者
    - 止血功能异常患者
    - 穿刺部位有感染的患者
    - 中枢神经系统疾病患者
    - 脊椎外伤或有严重腰背痛病史及不明原因脊神经压迫症状者
- 阻滞平面的调节
  - 导管的位置和方向
  - 药物容量和注药速度
  - 病人体位
  - 病人情况
- 并发症
  - 术中并发症
    - 全脊椎麻醉
    - 局麻药毒性反应
    - 血压下降
    - 呼吸抑制
    - 恶心呕吐
  - 术后并发症
    - 神经损伤
    - 硬脑膜外血肿
    - 脊髓前动脉综合征
    - 硬膜外脓肿
    - 导管拔出困难或折断

骶管阻滞
- 骶管阻滞的实施——骶管穿刺术
- 常用局麻药
- 并发症
  - 穿刺时容易出血
  - 毒性反应
  - 眩晕和头痛
  - 全脊椎麻醉
  - 术后尿潴留

蛛网膜下腔与硬膜外腔联合阻滞
- 优点
  - 保留了蛛网膜下腔阻滞起效快、镇痛与肌松完善的优点
  - 便于调节麻醉平面，防止麻醉平面过高
- 穿刺法
  - 两点法
  - 一点法

第六节 全 身 麻 醉

麻醉药经呼吸道吸入或静脉、肌内注射进入人体内，产生中枢神经系统的抑制，临床表现为神志丧失、全身痛觉丧失、遗忘、反射抑制和一定程度的肌肉松弛，这种方法称为全身麻醉（以下简称全麻）。麻醉药对中枢神经系统抑制的程度与血液内的药物浓度有关，并且可以调控。这种抑制是完全可逆的，当药物被代谢或从体内排出后，病人的神志和各种反射逐渐恢复。

一、全 麻 药

根据用药途径和作用机制，全麻药可分为吸入麻醉药和静脉麻醉药。此外，肌肉松弛药和麻醉性镇痛药也是全麻中不可或缺的药物。

（一）吸入麻醉药

吸入麻醉药是指经呼吸道吸入人体内并产生全麻作用的药物。一般用于全麻的维持，有时也用于麻醉诱导。

1. 理化性质与药物性能　影响麻醉效果的理化性质包括最低肺泡有效浓度（minimal alveolar concentration，MAC）、血/气分配系数和油/气分配系数。MAC 是指某种吸入麻醉药在一个大气压下与纯氧同时吸入时，能使 50% 病人在切皮时不发生摇头、四肢运动等反应时的最低肺泡浓度。MAC 体现出吸入性麻醉剂的作用强度。血/气分配系数是指平衡状态时吸入性麻醉药在血液中的浓度与气相中浓度的比值，反映产生麻醉作用的长短与苏醒的快慢。油/气分配系数与血/气分配系数具有相关性，油/气分配系数越高，麻醉强度越大，MAC 则越小。吸入麻醉药的物理特性和麻醉效能见表 3-6-1。

表 3-6-1　吸入麻醉药的物理特性和麻醉效能

药物	分子量（D）	血/气分配系数（37℃）	油/气分配系数（37℃）	MAC（vol%）
氧化亚氮	44	0.47	1.4	104
氟烷	194	2.50	244	0.74
恩氟烷	184	1.80	96.5	1.68
异氟烷	184	1.40	9.8	1.15
七氟烷	200	0.65	47.2	2.05
地氟烷	168	0.45	18.7	6.00

2. 吸入麻醉药摄入和分布的影响因素

（1）全麻药摄入的影响因素：吸入麻醉药经肺泡摄入血循环，分布到脑组织达一定分压时，即可出现全麻状态，维持脑组织吸入麻醉药的分压就可持续全麻状态。脑内全麻药浓度的维持则直接取决于动脉全麻药分压，间接取决于肺泡内全麻药的分压，当脑、血液和肺泡内的全麻药分压接近平衡时，肺泡内全麻药分压接近脑组织内的分压，此时只要调节肺泡内全麻药的浓度，即可灵活控制所需的麻醉深度。

（2）肺泡内全麻药浓度影响因素：浓度效应：吸入气体全麻药浓度增高时，肺泡内全麻药分压随之增高，也就提高了血液和脑组织全麻药分布。

通气效应：在吸入气体全麻药浓度恒定的条件下，肺泡通气量越大，全麻药分压在肺泡内和动脉血之间达到平衡的速度越快。

血/气分配系数：血液摄取肺泡内的全麻药可使后者的分压降低。血液摄取全麻药的量主要取决于全麻药气体在血液中的溶解度，通常用血/气分配系数表示。血/气分配系数越大，提示药物在血液中的溶解度越高，肺泡内全麻药越易被血液摄取，可使肺泡内、血液和脑组织全麻药的分压上升较慢，因此麻醉诱导较慢。血/气分配系数越小，提示药物在血液中溶解度越低，肺泡内全麻药越不易被血液摄取，肺泡内、血液和脑组织全麻药分压上升越快，因此麻醉诱导快。常用的吸入麻醉药按其血/气分配系数的大小，依次为甲氧氟烷、乙醚、氟烷、恩氟烷、异氟烷和氧化亚氮。

心排血量（cardiac output，CO）：麻醉药是以扩散方式由肺泡向血液转移的。心排血量亦影响血液摄取全麻药，心排血量越大，肺泡内全麻药气体进入肺血流越迅速，血液摄取全麻药亦越快。

麻醉药在肺泡和静脉血中的浓度差（F_{A-v}）：F_{A-v}越大，肺循环摄取的药量越多，即肺血从肺泡带走的麻醉药越多。在诱导早期，混合静脉血中的麻醉药浓度接近零，F_{A-v}较大，促进了血液对麻醉药的摄取。随着麻醉的加深和时间的延长，静脉血中麻醉药浓度逐渐增加，使F_{A-v}降低，摄取速度变慢，摄取量亦减少，最终达到相对稳定状态。

（3）组织器官摄取能力的影响因素：全麻药在体内的分布与各组织器官的摄取能力有关，后者取决于组织的局部血流量及全麻药的组织/血分配系数。例如，在静息时，按每100g组织计算，每分钟血流量在脑组织为54ml，肌肉为3～4ml，脂肪则更小。因此脑组织能迅速摄取全麻药，脑和血之间的药物分压达到平衡的速度较血流量小的组织为快。

（4）全麻药的排出：停吸全麻药后，全麻药在体内的弥散方向与诱导时相反。全麻药气体主要通过肺排出体外，其排出过程也受肺泡通气量、组织局部血流量以及药物的血液和组织溶解度等因素影响。肺泡通气量越大，药物排出越快；脑血流量丰富，脑组织的全麻药排出亦快；脑/血分配系数和血/气分配系数低的药物，如氧化亚氮，容易经血流通过肺而迅速排出，因此病人苏醒快。

3. 常用吸入麻醉药

（1）氧化亚氮（N_2O，nitrous oxide，又称笑气）：为麻醉性能较弱的气体麻醉药，常与其他全麻药复合应用于麻醉维持，N_2O对心肌有一定的直接抑制作用，但对心排血量、心率和血压都无明显影响，可能与其可兴奋交感神经系统有关。对肺血管平滑肌有收缩作用，使肺血管阻力增加而导致右房压升高，但对外周血管阻力无明显影响。对呼吸有轻度抑制作用，使潮气量降低和呼吸频率加快，但对呼吸道无刺激性，对肺组织无损害。因其血/气分配系数很低，肺泡浓度和吸入浓度的平衡速度非常快，肺泡通气量或心排血量的改变对肺循环摄取N_2O的速度无明显影响。N_2O可引起脑血流量增加而使颅内压轻度升高。N_2O几乎全部以原型由呼吸道排出，对肝肾功能无明显影响。

临床应用：吸入浓度为50%～70%。吸入50%N_2O有一定镇痛作用，可用于牙科或产科镇痛。麻醉时必须维持吸入氧浓度（FiO_2）>30%，以免发生低氧血症，但在麻醉恢复期有发生弥散性缺氧的可能。麻醉结束由吸入N_2O改为吸入空气时，血液中的N_2O迅速弥散到肺泡，使肺泡氧浓度降低而导致缺氧。因此，停止吸N_2O后应吸纯氧5～10分钟。N_2O几乎全部以原型由呼吸道排出，对肝肾功能无明显影响；但N_2O可使体内封闭腔（如中耳、肠腔等）内压升高，因此肠梗阻者不宜应用。

（2）七氟烷（七氟醚，Sevoflurane）：麻醉性能较强。七氟烷对中枢神经系统有抑制作用，对脑血管有舒张作用，可引起颅内压升高。对心肌收缩力有轻度抑制，可降低外周血管阻力，引起动脉压和心排血量降低。对心肌传导系统无影响，不增加心肌对外源性儿茶酚胺的敏感性。在1.5MAC以上时对冠状动脉有明显舒张作用。对呼吸道无刺激性，不增加呼吸道的分泌物。对呼吸的抑制作用比较强，对气管平滑肌有舒张作用。可增强非去极化肌松药的作用，并延长其作用时间。该药主要在肝脏代谢，产生 F⁻ 和有机氟，临床麻醉后，血浆 F⁻ 浓度一般为 20～30μmol/L，低于肾毒性阈值。

临床应用：用于麻醉诱导和维持。用面罩诱导，吸入浓度为 4.5%，加 70%N₂O，呼吸数次即可使患者神志丧失，平均诱导时间为 10 分钟。诱导平稳，呛咳和屏气的发生率很低。维持麻醉浓度为 1.5%～2.5%时循环功能稳定。停止麻醉后患者迅速苏醒，苏醒时间成人平均为 10 分钟，小儿为 8.6 分钟。苏醒过程平稳，恶心和呕吐的发生率低，但七氟烷在钠石灰中随温度升高可发生分解。

（3）地氟烷（地氟醚，Desflurane）：麻醉性能较弱，可抑制大脑皮质的电活动，降低脑氧代谢率；低浓度地氟烷虽不抑制中枢对 CO_2 的反应，但过度通气时也不使颅内压降低；高浓度可使脑血管舒张，并降低其自身调节能力。对心肌收缩力有轻度抑制作用，对心率、血压和心排血量影响较轻；当浓度增加时，可引起外周血管阻力降低和血压下降。不增加心肌对外源性儿茶酚胺的敏感性。对呼吸有轻度抑制作用，可抑制机体对 $PaCO_2$ 升高的反应，对呼吸道也有轻度刺激作用。对神经-肌肉接头有抑制作用，可增强非去极化肌松药的效应。地氟烷几乎全部由肺排出，除长时间或高浓度应用外，其体内代谢率极低，因而其肝肾毒性很低。

临床应用：用于麻醉诱导和维持，麻醉诱导和苏醒都非常迅速。可单独以面罩诱导，浓度<6%时呛咳和屏气的发生率低；浓度>7%时可引起呛咳、屏气、分泌物增多，甚至发生喉痉挛；吸入浓度达 12%～15%时，不用其他骨骼肌松弛药即可行气管内插管。该药物不增加心肌对外源性儿茶酚胺的敏感性，对心脏病患者行非心脏手术的麻醉更为有利。它也适用于门诊手术患者的麻醉，而且恶心、呕吐的发生率明显低于其他吸入麻醉药，但使用时需要特殊的蒸发器，价格也较贵。

（二）静脉麻醉药

经静脉注射进入体内，通过血液循环作用于中枢神经系统而产生全身麻醉作用的药物，称为静脉麻醉药。其优点为诱导快，对呼吸道无刺激，无环境污染，使用时无须特殊设备。

1. 硫喷妥钠（Thiopental Sodium） 为超短效巴比妥类静脉全麻药。硫喷妥钠容易通过血脑屏障，降低脑代谢率及氧耗量，降低脑血流量和颅内压，对脑细胞有一定的保护作用；有直接抑制心肌及扩张血管的作用，使血压下降，血压下降程度与所用剂量、注射速度有关，合并低血容量或心功能障碍者血压降低则更加显著；有较强的中枢性呼吸抑制作用，表现为潮气量降低和呼吸频率减慢，甚至呼吸暂停；可抑制交感神经而使副交感神经作用相对增强，使咽喉及支气管的敏感性增加，对喉头、气管或支气管的刺激容易引起喉痉挛及支气管痉挛。硫喷妥钠的脂溶性高，静脉注射后到达血管丰富的脑组织，可使患者的神志迅速丧失而进入麻醉状态；但药物很快再分布到骨骼肌及脂肪组织，使脑内浓度迅速降低，故苏醒迅速。若反复用药，可在脂肪组织中蓄积，并可再向脑内分布而使苏醒延迟。硫喷妥钠主要在肝代谢降解，肝功能障碍者麻醉后清醒时间可能延长。

临床应用：①全麻诱导，常用剂量为 4～6mg/kg，辅以骨骼肌松弛药即可完成气管内插管。不宜单独用于气管内插管，容易引起严重的喉痉挛。②短小手术的麻醉，脓肿切开引流、血管造影等，静脉滴注 2.5%硫喷妥钠溶液 6～10ml。③控制惊厥，2.5%硫喷妥钠溶液 2～3ml。④小儿基础麻醉，深部肌内注射 2%硫喷妥钠溶液 15～20mg/kg。

副作用：其水溶液呈强碱性，皮下注射可引起组织坏死，动脉内注射可引起动脉痉挛、剧痛及远端肢体坏死。

2. 丙泊酚（Propofol） 具有镇静、催眠作用，有轻微镇痛作用。起效快，静脉注射 1.5～2.0mg/kg 后 30～40 秒患者即入睡，维持时间仅为 3～10 分钟，停药后苏醒快而完全，因此用于门诊手术时具有较大的优越性。它可降低脑血流量、颅内压和脑代谢率；对心血管系统有显著的抑制作用，抑制程度比等效剂量的硫喷妥钠为重。主要表现为对心肌的直接抑制作用及血管扩张作用，结果导致明显的血压下降、心率减慢、外周阻力和心排血量降低。当大剂量、快速注射，或用于低血容量者及老年人时，有引起严重低血压的危险。对呼吸有明显抑制作用，表现为潮气量降低和呼吸频率减慢，甚至呼吸暂停，抑制程度与剂量相关。

临床应用：全麻静脉诱导，剂量为 1.0～2.5mg/kg。可静脉持续输注，与其他全麻药复合应用于麻醉维持，用量为 6～10mg/（kg·h），但个体差异较大。

副作用：对静脉有刺激作用，可导致注射部位局部疼痛；对呼吸有抑制作用，必要时应行人工辅助呼吸；麻醉后恶心、呕吐的发生率为 2%～5%。

3. 咪达唑仑（Midazolam） 为苯二氮䓬类药物，具有麻醉镇静作用，随着剂量的增加，可产生抗焦虑、镇静、催眠、顺行性遗忘、抗惊厥和中枢性肌肉松弛等不同作用，无蓄积现象；心血管系统影响轻微，可有轻度心率增快，血压降低；抑制呼吸；降低颅内压，减少脑血流量和氧耗量；经肝代谢，经肾排出。

临床应用：术前镇静，麻醉诱导和维持，亦可作为局麻辅助用药和 ICU 病人镇静用药。

副作用：注射后局部疼痛、血栓性静脉炎和顺行性遗忘。

4. 氯胺酮（Ketamine） 为速效、短效麻醉药。其药理作用是抑制大脑联络径路和丘脑新皮质系统，兴奋边缘系统。临床表现为痛觉消失、意识模糊、似醒非醒、睁眼，呈木僵状，对环境变化毫无反应，曾被称为分离麻醉（dissociation anesthesia）。氯胺酮有兴奋交感神经的作用，使心率增快、血压及肺动脉压升高；对低血容量性休克及交感神经高度兴奋者，氯胺酮可呈现心肌抑制作用；对呼吸系统的影响较轻，但用量过大，或注射速度过快，或与其他麻醉性镇痛药配伍时，可引起显著的呼吸抑制，甚至呼吸暂停，应特别警惕；可使唾液和支气管分泌物增加，对支气管平滑肌有松弛作用。

临床应用：可用于全麻诱导，剂量 1～2mg/kg 静脉滴注。以 15～45μg/（kg·min）速度静脉输注可用于麻醉维持。常用于小儿基础麻醉，肌内注射 5～10mg/kg 可维持麻醉 30 分钟左右。

副作用：严重高血压、颅内压增高、眼压增高、心力衰竭者均不宜选用。氯胺酮可引起一过性呼吸暂停、幻觉、噩梦及精神症状。

5. 依托咪酯（Etomidate） 为速效、短效催眠药，无镇痛作用，静脉注射后约 30 秒患者意识即可丧失，1 分钟时脑内浓度达峰值。它可降低脑血流量、颅内压及代谢率，对缺氧性脑损害可能有一定的保护作用；对心率、血压及心排血量的影响均很小，不增加心肌耗氧量，并有轻度冠状动脉扩张作用。

临床应用：主要用于全麻诱导，适用于年老体弱和危重病人的麻醉，一般剂量为 0.15～0.3mg/kg。

副作用：注射后常发生肌阵挛；对静脉有刺激性，引起注射部位局部疼痛；术后易发生恶心、呕吐；反复用药或持续静脉滴注后可能抑制肾上腺皮质功能。

6. 右美托咪定（Dexmedetomidine） 为经胃肠外给药的选择性 α₂ 肾上腺素受体激动剂，可产生剂量依赖的镇静、抗焦虑和镇痛效应，联合使用时可减少阿片类药物的用量；突然停药可产生戒断症状；经肝代谢，经肾排出。

临床应用：术中镇静，全麻辅助用药，机械通气病人镇静用药。

副作用：心动过缓、心脏传导抑制、低血压、恶心及过度镇静时可能导致气道梗阻。

（三）肌肉松弛药

肌肉松弛药（muscle relaxant，简称肌松药）是全麻中重要的辅助用药，用以全麻诱导时气管内插管和手术中保持良好的肌肉松弛。使用肌松药可避免深度全麻对人体的不良影响，但肌松药并不产生意识丧失、镇静和镇痛作用，也不能在病人清醒时应用，更不能替代麻醉药和镇痛药。

1. 作用原理与分类　神经肌肉结合部包括运动神经末梢和运动终板。在生理状态下，当神经冲动传导到运动神经末梢时，引起存在于运动神经末梢中的囊泡与神经膜融合，并将囊泡中的乙酰胆碱释放，乙酰胆碱离开神经末梢后与运动终板上的乙酰胆碱受体结合，使离子通道开放，Na^+内流，导致肌细胞去极化，触发肌肉收缩。根据肌松药对神经肌肉结合部位神经冲动干扰方式的不同，将肌松药分为去极化类肌松药（depolarizing muscle relaxant）和非去极化类肌松药（nondepolarizing muscle relaxant）。

（1）去极化类肌松药：其分子结构与乙酰胆碱相似，它能够与运动终板乙酰胆碱受体结合，引起运动终板去极化，使运动终板暂时丧失对乙酰胆碱的正常反应，肌肉处于松弛状态。随着药物分子逐渐与受体解离，运动终板恢复正常的极化状态，神经肌肉的传导功能恢复正常。胆碱酯酶抑制剂不仅不能拮抗去极化肌松药产生的肌肉松弛作用，反而会增加去极化阻滞作用。属于此类的药有琥珀胆碱（Succinylcholine，司可林）。

作用特点：给予琥珀胆碱后，产生肌肉松弛以前，常会出现短暂的肌肉颤搐，这是由于运动终板开始去极化，部分肌纤维不协调成束收缩，但尚未延及整个肌肉的结果。当所有肌纤维全部去极化后，肌肉收缩能力丧失，肌肉松弛。

（2）非去极化类肌松药：其与运动终板乙酰胆碱受体结合后，不改变运动终板的膜电位，而是妨碍乙酰胆碱与其受体的结合，使肌肉松弛。在出现肌肉松弛以前，不产生因肌纤维不协调成束收缩引起的肌肉颤搐。非去极化类肌松药与乙酰胆碱竞争受体，遵循质量作用定律，给予胆碱酯酶抑制剂后，乙酰胆碱的分解减慢，有更多的乙酰胆碱分子与非去极化类肌松药分子竞争受体，从而能够拮抗非去极化类肌松药的阻滞作用，恢复正常的神经肌肉传导。属于此类的药物有维库溴铵（Vecuronium，万可松）、阿曲库铵（Atracurium，卡肌宁）、顺阿曲库铵（Cisatracurium）、罗库溴铵（Rocuronium，爱可松）、哌库溴铵（Pipecuronium，阿端）等。

作用特点：①阻滞部位在神经肌肉接头，占据突触后膜上的乙酰胆碱受体；②神经兴奋时突触前膜释放乙酰胆碱的量并未减少，但不能发挥作用；③出现肌松作用前没有肌纤维成束收缩；④能被胆碱酯酶抑制药所拮抗。

2. 常用肌松药

（1）琥珀胆碱：是起效迅速的短效肌松药，静脉注射后被血浆胆碱酯酶水解，代谢产物经尿排出。琥珀胆碱不引起组胺释放，可兴奋心脏毒蕈碱样乙酰胆碱受体，引起心动过缓或心律失常，特别是在重复大剂量使用时。琥珀胆碱应用后可使血清钾升高，高钾血症病人（严重创伤、烧伤等）禁用。上运动神经元损伤（如截瘫）和骨骼肌病变的病人使用琥珀胆碱时，更易使血清钾急剧上升，甚至因高钾血症引起心脏停搏，亦应禁用。琥珀胆碱可使眼内压升高，有穿透性眼损伤及青光眼的病人应慎用。琥珀胆碱引起肌肉颤搐可致病人术后肌痛，预先用小量非去极化类肌松药（维库溴铵0.5～1mg），可以防止琥珀胆碱引起肌肉颤搐的发生。

临床应用：主要用于全身麻醉和抢救病人的气管内插管，特别是气管内插管困难的病人。琥珀胆碱的 ED_{95} 为 0.5mg/kg，气管内插管时静脉滴注 1～1.5 mg/kg，20 秒内出现肌肉颤搐，60 秒后肌肉松弛，作用持续 8～10 分钟。

（2）维库溴铵：是泮库溴铵的衍生物，肌松作用强，ED_{95} 为 0.05mg/kg，但作用时间较短，对心血管系统影响小，不引起组胺释放。给药后部分经肝脏代谢，由胆汁排出，少部分以原型从肾脏排出。肝肾功能严重障碍的病人，其作用时间延长。

临床应用：全身麻醉时气管内插管和术中维持肌肉松弛。静脉注射 0.07～0.1 mg/kg，2～3 分钟后，完成气管内插管，45 分钟后可追加 2～4mg。手术结束时，给予胆碱酯酶抑制剂拮抗其残留的肌松作用。

（3）罗库溴铵：为非去极化类肌松药，肌松作用较弱，是维库溴铵的 1/7；作用时间是维库溴铵的 2/3，属于中效肌松药。罗库溴铵是目前临床上起效最快的非去极化类肌松药，用量为 0.6～1.0mg/kg，60 秒内在几乎所有患者中可提供满意的插管条件，起效几乎与琥珀胆碱一样快。罗库溴铵有特异性拮抗剂，可拮抗罗库溴铵引起的任何程度的神经肌肉阻滞。无组胺释放作用；有轻微的抗迷走神经作用，但临床剂量对循环无明显影响。主要从胆汁排泄，肝衰竭可延长其作用时间。

临床应用：全麻气管内插管和术中维持肌肉松弛。静脉注射 0.6～1.2mg/kg，60～90 秒后可以行气管内插管。术中可间断静脉滴注 0.1～0.2mg/kg，或以 9～12μg/（kg·min）的速度静脉输注，维持全麻期间的肌肉松弛。

（4）顺阿曲库铵：是阿曲库铵 10 个异构体中的一个，其与阿曲库铵一样均是中效肌松药，其肌松作用强度是阿曲库铵的 5 倍，ED_{95} 为 0.05mg/kg，起效时间为 7.5 分钟，比阿曲库铵长 2 分钟，时效 45 分钟，顺阿曲库铵的量增至 0.2mg/kg，起效时间为 2.7 分钟。顺阿曲库铵的恢复指数不受给药总量及给药方式的影响，长期输注或重复多次注射无蓄积作用。其清除率约为 5ml/（kg·min），稳态分布容积 141ml/kg，消除半衰期约为 24 分钟，消除主要通过霍夫曼消除，主要代谢产物是 N-甲基四氢罂粟碱和单季铵丙烯酸盐，后者经非特异酯酶水解，形成单季铵醇，代谢物主要经胆汁和肾脏排出。顺阿曲库铵的药效学及药代动力学与阿曲库铵相似，不受肝肾功能及年龄影响。顺阿曲库铵不释放组胺，迅速给予 8 倍 ED_{95} 量的顺阿曲库铵也不引起组胺释放。

临床应用：全身麻醉时气管内插管和维持术中肌肉松弛及 ICU 呼吸机治疗的病人，尤其适用于肝肾功能不全的病人。

3. 应用肌松药的注意事项

1）保持呼吸道通畅，进行气管内插管时施行辅助或控制呼吸。

2）肌松药无镇静、镇痛作用，不能单独应用，应在全麻药作用下应用。

3）应用琥珀胆碱后可引起短暂的血清钾升高，眼压和颅内压升高。因此，严重创伤、烧伤、截瘫、青光眼、颅内压升高者禁用。

4）体温降低可延长肌松药的骨骼肌松弛作用，吸入麻醉药、某些抗生素（如链霉素、庆大霉素、多黏菌素）及硫酸镁等可增强非去极化类肌松药的作用。

5）合并有神经肌肉接头疾病者，如重症肌无力，禁用非去极化类肌松药。

6）有的肌松药有组胺释放作用，有哮喘史及过敏体质者慎用。

（四）麻醉性镇痛药

常用麻醉性镇痛药为阿片样物质（opioid），它与阿片受体结合，产生相应的镇痛作用。阿片受体主要分布在脑内和脊髓内痛觉传导区以及与情绪行为相关区域，主要分为 3 型：μ 受体、κ 受体和 σ 受体，激动不同受体，产生不同效应。

1. 吗啡（Morphine）　是从鸦片中提取出的阿片类药物。作用于大脑边缘系统可消除紧张和焦虑，并引起欣快感，有成瘾性，能提高痛阈，解除疼痛。对呼吸中枢有明显抑制作用，轻者呼吸频率降低，重者潮气量减少甚至呼吸停止，并有组胺释放作用而引起支气管痉挛。吗啡能使小动脉和静脉扩张、外周血管阻力下降及回心血量减少，引起血压降低，但对心肌无明显抑制作用。主要用于镇痛，如创伤或手术引起的剧痛、心绞痛等。由于吗啡具有良好的镇静和镇痛作用，常作为麻醉前用药和麻醉辅助用药，并可与催眠药和肌松药配伍施行全麻。

2. 哌替啶（度冷丁，Pethidine） 具有镇痛、安眠和解除平滑肌痉挛等作用。用药后有欣快感，并有成瘾性。对心肌收缩力有抑制作用，可引起血压下降和心排血量降低。对呼吸有轻度抑制作用。常作为麻醉前用药或急性疼痛治疗，与异丙嗪或氟哌利多合用可作为区域麻醉的辅助用药。2 岁以内小儿不宜使用此药。

3. 芬太尼（Fentanyl） 对中枢神经系统的作用与其他阿片类药物相似，镇痛作用为吗啡的 75～125 倍，持续 30 分钟，对呼吸有抑制作用。临床应用镇痛剂量或麻醉剂量都很少引起低血压。可作为术中/术后镇痛，区域麻醉的辅助用药，或用以缓解插管时的心血管反应，也常用于心血管手术的麻醉。

4. 瑞芬太尼（Remifentanil） 为超短效镇痛药。单独应用时对循环的影响不明显，但可使心率明显减慢；与其他全麻药合并使用时可引起血压和心率的降低。小剂量使用时不会引起组胺释放。可产生剂量依赖性呼吸抑制，但停药后 5～8 分钟自主呼吸可恢复。引起肌强直的发生率较高。该药可用于麻醉诱导和术中维持镇痛作用，抑制气管内插管时的反应。因停止输注瑞芬太尼后，镇痛作用很快消失，应在停药前采取适当的镇痛措施，如给予小剂量芬太尼或硬膜外镇痛等。

5. 舒芬太尼（Sufentanil） 是芬太尼的衍生物，镇痛作用为后者的 5～10 倍，持续时间约为后者的 2 倍。对呼吸有抑制作用，程度与等效剂量的芬太尼相似，但持续时间比后者短。脂溶性高于芬太尼，药代动力学特点与后者相似。舒芬太尼对循环系统的干扰更小，更适用于心血管手术的麻醉。该药常用于术中和术后镇痛，区域麻醉期间的辅助用药，缓解气管内插管时的心血管反应。

二、全麻的实施

全身麻醉的实施包括麻醉诱导、麻醉维持、麻醉过程管理。

（一）麻醉诱导（induction of anesthesia）

患者接受全麻药后意识自清醒进入全麻状态直至手术开始，这一阶段称为麻醉诱导期。

1. 静脉快速诱导法 静脉诱导开始时，先以面罩吸入纯氧 2～3 分钟，增加氧储备并排出肺组织内的氮气。根据病情选择合适的静脉麻醉药及剂量，如丙泊酚、依托咪酯、咪达唑仑等，从静脉缓慢注入并严密观察病人的意识、循环和呼吸的变化。病人神志消失后再注入肌松药，待全身骨骼肌及下颌逐渐松弛，呼吸由浅到完全停止时，应用麻醉面罩进行人工呼吸，然后进行气管内插管。插管成功后，立即与麻醉机相连接并行人工呼吸或机械通气。与吸入诱导法相比，静脉诱导较迅速，病人也较舒适，无环境污染；但麻醉深度的分期不明显，对循环的干扰较大。

2. 吸入麻醉诱导法 多用于小儿麻醉，尤其是不配合进行外周静脉穿刺的小儿。吸入麻醉诱导的药物多为七氟烷。婴幼儿年龄越小，七氟烷的 MAC 值越大，出现麻醉过量的可能性越小。由于七氟烷的兴奋作用，在诱导过程中小儿体动强烈，因此必须制动。待小儿肌肉松弛后调低氧流量，同时进行静脉穿刺。静脉穿刺成功后给予肌肉松弛药进行气管内插管。在七氟烷吸入诱导的过程中，血氧饱和度和麻醉气体浓度监测极其重要。一旦血氧饱和度下降应立刻给予辅助呼吸。

3. 静吸复合诱导 可用于气管插管困难的病人。在插管期间需要保留自主呼吸者，可先给予小剂量静脉麻醉药，再吸入一定浓度的吸入麻醉药，在表面麻醉下行气管内插管。对不需要保留自主呼吸的病人在吸入麻醉达到一定深度后，给予肌松药行气管内插管。

（二）麻醉维持

1. 吸入麻醉药维持 行气管内插管后，麻醉维持阶段依赖持续吸入挥发性麻醉药物来实现。一般吸入 1～2MAC 的挥发性麻醉药，最常用的是恩氟烷、异氟烷和七氟烷。吸入麻醉药物在临床应用浓度范围内对心血管系统呈剂量依赖性抑制，手术中可根据病人循环功能状态来调节吸入麻醉药的吸入浓度，保证麻醉状态平稳。氧化亚氮的麻醉作用极弱，吸入 30%～50% 氧化亚氮有镇痛作用。由于氧化亚氮对呼吸和循环没有直接抑制作用，因此临床上常与其他麻醉药复合应用，以减少其他麻醉药的用量，减轻其他麻醉药物对呼吸循环的抑制作用。合用两种以上的吸入麻醉药时，反映麻醉效能的 MAC 呈相加作用。病人苏醒期易出现烦躁、谵妄和恶心呕吐等并发症。吸入麻醉药物有导致恶性高热的可能。

2. 静脉麻醉药维持 在麻醉诱导成功后即以静脉复合麻醉维持，主要依靠静脉全麻药-镇痛药-肌松药复合的模式来维持麻醉状态。如丙泊酚和麻醉性镇痛药瑞芬太尼静脉复合麻醉、芬太尼静脉复合麻醉、氯胺酮静脉复合麻醉及神经安定药镇痛麻醉等。多种药物复合应用时，药物相互作用所引起的药代动力学和药效学改变，增加了麻醉效应预测性的难度。静脉给药方法有单次、分次和连续输注法三种，应根据手术需要和不同药物的药理特点来选择给药方法。目前所用的静脉麻醉药中，除氯胺酮外，多数都属于催眠药，缺乏良好的镇痛作用。因此，在全静脉麻醉过程中也需要按需给予镇痛和肌松药物。

3. 复合全麻（combined general anesthesia） 指在麻醉诱导后即以静吸复合麻醉维持。此法或以吸入麻醉为主，辅以静脉麻醉或静脉复合麻醉；或以静脉麻醉或静脉复合麻醉为主，辅以吸入麻醉。吸入麻醉药一般在体内不代谢或代谢极少，因此个体间没有代谢差异。静脉麻醉药如丙泊酚在体内代谢，个体间存在代谢差异，因此丙泊酚麻醉个体间差异较大。当加大丙泊酚的推注速度但病人的血压依然较高，而使用血管活性药物后病人的血压只是短暂降低时，可给病人吸入低浓度（0.5～1MAC）的吸入麻醉药。

（三）全麻深度的判断

全麻应该达到使患者意识消失、镇痛良好、肌肉松弛适度、将应激反应控制在适当水平、内环境相对稳定等要求，以满足手术需要和维护患者安全。在施行麻醉中如何较准确地判断麻醉深浅和维持适当的麻醉深度便显得十分重要。不当的麻醉处理往往造成麻醉过浅或过深，例如，在肌松药作用的掩盖下出现术中麻醉不全，手术创伤刺激所致的过度应激反应未能得到有效抑制，或出现术中知晓（awareness），对患者造成精神创伤。

Guedel 于 1937 年根据乙醚麻醉过程中患者的体征建立了全麻深度分期，他将全麻分为四期，见表 3-6-2。

表 3-6-2 临床麻醉深度判定标准和分期

	呼吸	循环	眼征	其他
浅麻醉	不规则	血压升高	瞬目反射消失	吞咽反射存在
	呛咳	脉快	眼睑反射存在	出汗
	气道加压时高阻力		眼球运动	分泌物多
	（操作时最明显）		流泪	体动
	喉痉挛			

续表

	呼吸	循环	眼征	其他
手术期	规律	血压稍低	眼睑反射消失	手术操作时无体动
麻醉	气道加压时低阻力，但稳定，操作时无变化		眼球固定	黏膜分泌物消失
深麻醉	膈肌呼吸	血压下降	瞳孔散大	各种反射均消失
	呼吸浅快	脉搏变慢	对光反射消失	
	呼吸停止	循环衰竭		

以上可以看出，在患者意识丧失且使用肌松药的情况下，循环情况和神经反射是判断麻醉深浅的主要依据。为寻找其他方法或补充方法来判断麻醉的深度，人们进行了大量的探索。近年发展起来的脑电双频指数（bispectral index，BIS）脑电图分析，被认为对判定镇静深度有较大价值。BIS 将多个不同的脑电图变量综合为一个单一变量值，并用 0～100 表示，数字变小表示大脑的抑制程度加深，86～100 为清醒状态，65～85 为镇静状态，40～64 为麻醉状态，<40 表示过深麻醉状态。

其他一些简单的方法可供临床参考，例如在没有使 MAC 明显升降的因素影响下，患者呼出气中的麻醉药浓度（肺泡气中麻醉药浓度）达 1.3MAC 时，其麻醉深度可适合 95% 患者的手术要求。在没有大失血、休克或控制性降压的情况下，血压、心率、汗腺分泌、泪腺分泌可用于判断麻醉深度。在麻醉状态下患者的窦性心律不齐减少或消失，在浅麻醉或麻醉的恢复期出现窦性心律不齐。

（四）全麻期间的呼吸管理

无论采用何种麻醉方法，气道管理都是麻醉管理中一项非常重要的内容。其目的在于保持病人的呼吸道通畅、维持 PaO_2 和 $PaCO_2$ 在安全范围内、防止误吸等原因引起的肺损伤，以保证病人的生命安全。

1. 维持气道的通畅性 维持气道的通畅性是气道管理的先决条件。根据病人的具体情况，可采取各种措施保障病人的气道通畅。舌后坠是全麻诱导、恢复期或应用镇静药的非全麻病人发生呼吸道梗阻的最常见原因（图 3-6-1）。将病人的头后仰或托起下颌多能缓解舌后坠引起的梗阻（图 3-6-2）；必要时可置入口咽通气道或鼻咽通气道，使后坠的舌根和咽部软组织撑起，从而解除梗阻（图 3-6-3、图 3-6-4）。气道梗阻缓解后，可通过面罩提供适当的通气。对于全麻病人或面罩通气不足者，气管内插管是最常用的人工气道管理技术；此外，喉罩和喉管等声门上通气设备也是建立人工气道的有效手段。

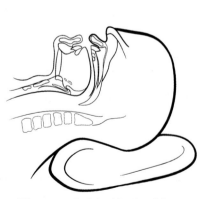

图 3-6-1 舌后坠引起呼吸道梗阻

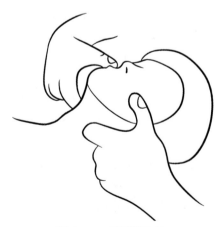

图 3-6-2 托下颌方法

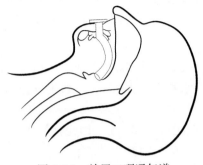

图 3-6-3　放置口咽通气道

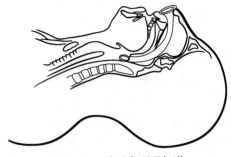

图 3-6-4　放置鼻咽通气道

2. 气管内插管术　内容详见本章第七节。

三、全麻的并发症及其处理方法

（一）呼吸系统并发症

1. 呕吐与误吸　全麻过程中，易引起呕吐或胃内容物反流的几种情况：

1）麻醉诱导时发生气道梗阻，在用力吸气时使胸膜腔内压明显下降，同时受头低位的重力影响。

2）胃膨胀除了与术前进食有关外，麻醉前用药、麻醉和手术也将削弱胃肠道蠕动，使胃内存积大量的空气和胃液或内容物，致胃肠道张力下降。

3）用肌松药后，在气管插管前用面罩正压吹氧，不适当的高压气流不仅使环咽括约肌开放，使胃迅速胀气而促其发生反流；同时喉镜对咽部组织的牵扯，又进一步使环咽括约肌功能丧失。

4）病人咳嗽或用力挣扎；以及晚期妊娠的孕妇，由于血内高水平的孕酮也影响到括约肌的功能。

5）胃食管交接处解剖缺陷而影响正常的生理功能，如膈疝病人、置有胃管的病人也易发生呕吐或反流；带有套囊的气管内导管，在套囊的上部蓄积着大量的分泌物也易引起病人误吸。

6）药物对食管括约肌功能的影响，如抗胆碱能药物阿托品，东莨菪碱对括约肌的松弛作用，吗啡、哌替啶和地西泮则可降低括约肌的张力。琥珀胆碱因肌颤，使胃内压增高，引起胃内容物反流。

病人一旦出现呕吐，①应迅速将头偏向一侧，并取头低脚高位，避免呕吐物进入呼吸道，同时用吸引器清除口鼻腔的反流物。必要时进行气管内插管或支气管镜检查，清除气管内异物。②当误吸量较大，尤其是含有较多固体食物时，可导致呼吸道部分或完全性梗阻，病人可因窒息缺氧导致心搏骤停。吸入酸性胃液可导致哮喘样发作，并引发吸入性肺炎，临床表现为发绀、呼吸困难、呼吸浅速、心率增快，支气管痉挛，称为 Mendelson 综合征。肺部听诊可闻及哮鸣音和干湿啰音。X 线检查示受累肺野呈不规则、边缘模糊的斑片状阴影，呈肺水肿征象（常发生在右下叶）。治疗上可应用氨茶碱和抗生素。③对确诊胃液进入肺内的，可于气管插管后，用生理盐水 5~10ml 注入气管内，边注边吸，反复冲洗直至吸出液变清亮，并应用糖皮质激素 2~3 天。④对于择期手术病人，麻醉前应禁食禁水，饱胃病人应延期手术。凡饱食后又必须进行手术者，可采用局部麻醉或椎管内麻醉并使病人保持清醒。急诊饱胃病人必须行全麻时，手术前可给予促进胃排空、升高胃液 pH 的药物；麻醉诱导时采用快速顺序诱导的方法，并给予环状软骨按压以降低反流误吸的风险。⑤麻醉苏醒期等病人完全清醒且咽喉部保护性反射恢复以后再尝试拔管。

2. 呼吸道梗阻（airway obstruction）　以声门为界，呼吸道梗阻可分为上呼吸道梗阻和下呼吸道梗阻。

（1）上呼吸道梗阻：梗阻部位在声门以上，可分为机械性及功能性两种。机械性上呼吸道梗阻的原因有舌后坠、口腔内分泌物及异物阻塞、喉头水肿等，功能性上呼吸道梗阻的原因有喉痉挛。

预防及处理方法：①全麻下发生的呼吸道梗阻，其梗阻症状可不明显，因此应密切观察，麻醉恢复期的护理更为重要。②舌后坠时可将头后仰，托起下颌或置入口咽通气道。③吸出口咽部分泌物，将患者头转向一侧，有利于分泌物的流出。④喉头水肿多发生于婴幼儿及气管导管插入困难者，遇此情况，可预防性静脉注射氢化可的松 0.5～1.0mg/kg；术后发生喉头水肿者除吸氧、激素治疗外，严重者尚需行气管切开。⑤轻度喉痉挛者可加压给氧，严重者可经环甲膜穿刺置入粗针头行加压给氧，多数均可缓解。

（2）下呼吸道梗阻：指梗阻部位在声门以下者。机械性下呼吸道梗阻最常见原因是气管导管扭折、导管斜面过长而紧贴在气管壁上、黏痰或呕吐物误吸堵塞气管及支气管。功能性下呼吸道梗阻的原因为支气管痉挛，多见于浅麻醉时、支气管内异物、炎症刺激、肌松药的组胺释放作用及支气管哮喘者。

预防及处理方法：①仔细挑选气管导管，过软或不合格者应丢弃。②经常听诊肺部，及时清除呼吸道内的分泌物。③维持适当麻醉深度，预防及解除支气管痉挛的诱因。保持麻醉深度及氧合（通气）适当是缓解支气管痉挛的重要措施，必要时可静脉注射氨茶碱 0.25g 或氢化可的松 100mg。

3. 通气量不足（hypoventilation）　麻醉期间和全麻后都可能发生通气不足，主要表现为 CO_2 潴留，可伴有低氧血症。麻醉期间发生通气量不足，主要由麻醉药、麻醉镇痛药物和肌松药产生的中枢性、外周性呼吸抑制，同时辅助呼吸或控制呼吸的分钟通气量不足所致，应增加潮气量或呼吸频率。全麻后的通气量不足主要是各种麻醉药物，尤其是麻醉性镇痛药和肌松药的残留作用，引起中枢性呼吸抑制和呼吸肌功能障碍的结果，应以辅助或控制呼吸直到呼吸功能完全恢复，必要时以拮抗药逆转。

4. 低氧血症（hypoxemia）　吸空气时，$SpO_2 < 90\%$，$PaO_2 < 60mmHg$，或吸纯氧时 $PaO_2 < 90mmHg$ 即可诊断为低氧血症。临床表现为呼吸急促、发绀、躁动不安、心动过速、心律失常及血压升高等。常见原因和处理原则：①麻醉机的故障、氧气供应不足可引起吸入氧浓度过低；气管内导管插入一侧支气管或脱出气管外以及呼吸道梗阻均可引起低氧血症，应及时发现和纠正。②弥散性缺氧，可见于 N_2O 吸入麻醉。停止吸入 N_2O 后应继续吸氧至少 5～10 分钟。③肺不张，可通过吸痰、增大通气量及肺复张等措施纠正。④误吸，轻者应用氧治疗有效，严重者应行机械通气治疗。⑤肺水肿，可发生于急性左心衰竭或肺毛细血管通透性增加。应增加吸入氧浓度，同时积极治疗原发病。

（二）循环系统并发症

1. 低血压（hypotension）　麻醉期间收缩压下降幅度超过基础值的 30%或绝对值低于 80mmHg 者应及时处理。常见原因有：①术前禁食、清洁洗肠或术中失血引起血容量不足。②麻醉药对循环的抑制（负性肌力或外周血管扩张作用）。③手术操作压迫上、下腔静脉使回心血量减少。④正压通气引起胸膜腔内压增高，静脉回心血量减少。⑤并存疾病，如肾上腺皮质功能不全、心功能不全、休克等。⑥继发于其他严重心、肺并发症，如心肌缺血、心包填塞、气胸、肺栓塞等。

预防及处理方法：①解除病因，尽量解除导致低血压的原因；麻醉药的应用方法应合理，药量适当。②适当补充容量，可行液体负荷试验。③静脉注射麻黄素 10～15mg，因其具有 α、β 效应，可于升高血压的同时增快心率；去氧肾上腺素 50～100μg，仅具 α 效应，还可使心率反应性减慢，对心率增快者可使用。④经处理血压仍难以恢复者，应进一步检查，如血气、电解质、心电图及胸片等，以明确诊断。

2. 高血压（hypertension） 麻醉期间收缩压高于 160mmHg 或升高幅度超过基础值的 30%会增加失血量，增加心肌耗氧量，使心脑血管意外的危险性增加，应当及时处理。

术中高血压的常见原因有：①与并存疾病有关，如原发性高血压、嗜铬细胞瘤、甲亢、原发性醛固酮增多症和颅内压增高等。②与手术、麻醉操作有关，如手术探查、气管插管等。③通气不足引起 CO_2 潴留。④药物导致的血压升高，如氯胺酮。

预防及处理方法：①解除诱因，有高血压病史者诱导前可静脉注射乌拉地尔 25～50mg；芬太尼 3～5μg/kg，与静脉诱导药同时应用，可减轻气管插管时的心血管反应。②根据手术刺激的程度调节麻醉深度。吸入麻醉药对减弱交感神经反射优于阿片类药物。③对于顽固性高血压者，可行控制性降压以维持循环稳定。

3. 心律失常

（1）窦性心动过速或过缓：原因及处理方法为：①心动过速与高血压同时出现常为浅麻醉的表现，应适当加深麻醉。②低血容量、贫血、缺氧及代谢率增高（如甲亢、恶性高热）时，心率可增快，应针对病因进行治疗。③手术牵拉内脏（胃、食管、胆囊等）或心眼反射时，可因迷走神经反射致心动过缓，严重者可致心搏骤停，静脉注射阿托品 0.25～0.3mg 可有一定的预防作用。

（2）期前收缩（又称早搏）：原因及处理方法为：①首先应明确其性质，并观察其对血流动力学的影响。②麻醉时发生室性期前收缩多属良性，如非频发，无须特殊治疗。③如因浅麻醉或 CO_2 蓄积所致的室性期前收缩，于加深麻醉或排出 CO_2 后多可缓解，必要时可静脉注射利多卡因 1～1.5mg/kg。④应避免过度通气，因碱中毒时 K^+ 及 Mg^{2+} 进入细胞内，使心室肌的应激性增加。⑤房性期前收缩多发生于原有心、肺疾病的患者；偶发房性期前收缩对血流动力学的影响不明显，因此无须特殊处理。

（三）体温异常

1. 高热、抽搐与惊厥 高热、抽搐与惊厥常见于小儿麻醉。由于婴幼儿的体温调节中枢尚未发育完善，体温极易受环境温度的影响。如对高热处理不及时，可引起抽搐甚至惊厥，应积极进行物理降温。恶性高热表现为持续肌肉收缩，$PaCO_2$ 迅速升高、体温急剧上升（速度可达 1℃/5min），可超过 42℃。最容易诱发恶性高热的药物是琥珀胆碱和氟烷。恶性高热在欧美国家的发病率稍高，没有特效药物治疗时死亡率很高，应提高警惕。治疗恶性高热的特效药物是丹曲林（Dantrolene）。

2. 低体温 当中心温度低于 36℃时，即为体温降低或低体温，低体温是麻醉和手术中常见的体温失调。当室温低、室内通风、术中输入大量冷液体、术中内脏暴露时间长及用冷溶液冲洗腹腔或胸腔、使用有抑制体温调节中枢作用的全麻药时，可致体温降低。低体温的影响：①使麻醉药及辅助麻醉药作用时间延长；②出血时间延长；③使血液黏稠性增高，影响组织灌流，另外使氧解离曲线左移，不利于组织供氧；④如有寒战反应，可使组织氧耗量明显增多。预防方法：手术室温度应维持在 22～24℃（婴幼儿 25℃），冷的输液剂及冲洗液在使用时应加温，采用吸入麻醉和控制呼吸时，应采用循环紧闭回路。

思维导图

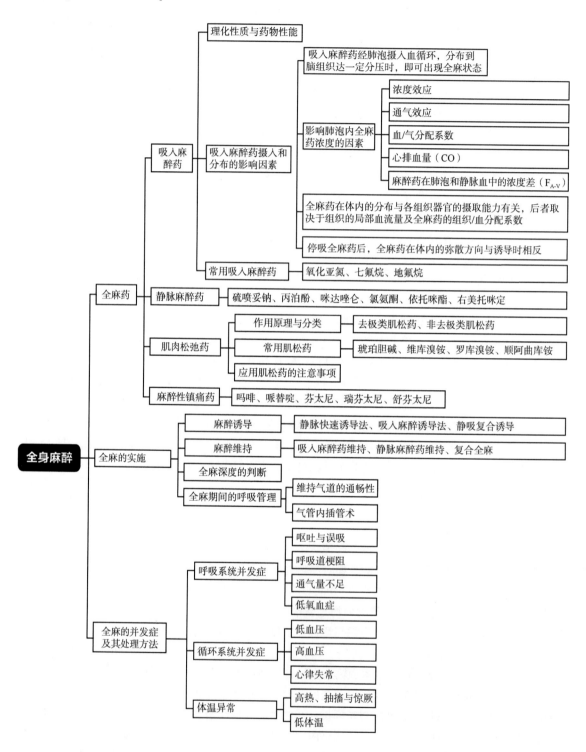

第七节 气管内插管术

围术期保证病人呼吸道通畅和有效通气至关重要，呼吸功能管理是麻醉医师的重要职责。气管和支气管插管是麻醉气道管理的主要手段。

气管内插管（endotracheal intubation）是指将一特质的气管内导管经声门置入气管气道的技术，这一技术能为气道通畅、通气供氧、呼吸道吸引和防止误吸提供最佳条件。经喉把特制的气管导管插入气管内，如把导管插入单侧支气管即称支气管插管。

一、气管内插管的适应证和禁忌证

气管插管下进行全身麻醉非常有利，对麻醉者管理呼吸极为方便。适用于全麻、呼吸困难的治疗及心肺复苏等。

1. 特殊适应证 ①保护气道，气管导管套囊充气后可将套囊上与套囊下的气道完全分隔，可以防止口腔内的液体或固体物质进入气管，保证了呼吸道的通畅。②防止误吸，饱胃或有肠梗阻的病人全麻，必须行气管内插管。③频繁进行气管内吸引的病人。④实施正压通气，由于自主呼吸功能受抑制如开胸或使用肌松药，不能维持正常的通气，通过气管导管可以实施正压通气。⑤对一些不利于病人生理的手术体位，如俯卧位、侧卧位或过度头低截石位，应用气管导管便于改善病人通气。⑥手术部位在头、颈部或上呼吸道难以保持气道通畅者。⑦使用面罩控制呼吸困难的病人，如无牙的病人。⑧影响呼吸道通畅的疾病如下颌后缩、巨舌症、声门上或声门下肿瘤，以及肿块压迫气道者。

2. 禁忌证 ①喉水肿；②急性喉炎；③喉头黏膜下血肿。

但当气管内插管作为抢救病人生命所必须采取的抢救措施时，均无绝对禁忌证存在。

二、经口腔明视插管法

借助直接喉镜在直视下显露声门后，将导管经口腔插入气管内。直接喉镜显露声门存在困难的病人还可采用可视喉镜、可视管芯或纤维支气管镜等设备辅助声门显露和气管插管。

（一）插管步骤

插管前应先选好正确的头位，头部抬高极度后仰，使上呼吸道三轴线尽量重叠成一条直线。行麻醉快速诱导，待患者咀嚼肌松弛、咽喉与气管反射消失后插管。右手拇指、示指将上、下唇分开，用左手持喉镜从右口角轻轻将喉镜置入口腔，用喉镜片边将舌体推向左侧，使喉镜片位于口中线，稍挑后即可显露悬雍垂，沿舌背面继续向深推入使喉镜片的顶端抵达舌根，稍上提喉镜即可看到会厌。

如用直喉镜片，稍微继续推进，越过会厌的喉侧面，然后再提喉镜，以挑起会厌而暴露声门。若用弯喉镜片，推进喉镜片抵达会厌与舌根交界处，上提喉镜，即可显露声门（图3-7-1）。

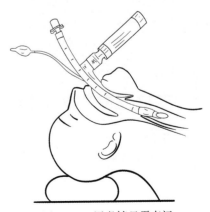

图 3-7-1　用喉镜显露声门

右手以执笔式持气管导管对准声门裂，轻柔插入气管内，如使用导管芯，在导管斜面进入声门约 1cm 时及时拔出。导管再继续进入，在气管内的长度成人为 4～5cm，小儿为 2～3cm。置好管后立即塞入牙垫，退出喉镜后将牙垫与导管一起妥善固定，吸入麻醉诱导插入管后，应立即接好麻醉机以加深麻醉。套囊注气，其压力以刚能使正压通气时不漏气为度，充气量因人而异，一般可充气 5～10ml。

（二）注意事项

1）经口明视气管内插管的关键在于显露声门，无论使用何种麻醉方法，必须使口腔肌肉尽量松弛，便于喉镜片在口腔内根据明显的解剖标志逐步进入而完成插管。

2）静脉快速诱导时，插管动作必须要迅速准确。如在 2 分钟之内仍未插入气管或麻醉以转浅时，应立即放弃插管操作，用面罩加压吸氧，待 1～2 分钟后再行第二次快速诱导麻醉气管内插管，不应勉强插管而造成组织损伤。

3）在置入喉镜暴露声门过程中，应将喉镜着力点放在喉镜片的顶端，向上提喉镜，切不可以上门牙为支点来撬，否则极易撬落门牙。

4）导管插入声门时动作必须轻柔，最好旋转气管推进，如遇阻力，可能为声门狭窄或导管过粗所致，应更换小一号的导管试插，切不可以暴力插入。

5）体胖、颈短或喉头过高等特殊患者显露声门较困难，无法看到声门，可请他人协助按压喉结部位，可能有助于看清声门。

6）插管完成后应立即判定导管是否在气管内，并查对导管的深度，其方法有：①压胸部时，导管口有气流呼出；②人工呼吸时，可见双侧胸廓对称起伏，并可听到双肺清晰的肺泡呼吸音；③如用透明导管时，管壁在吸气时清亮，呼气时可见明显的"白雾"样变化；④病人如有自主呼吸，导管接麻醉机后可见呼吸囊随呼吸而张缩；⑤如能监测呼气末二氧化碳分压（$PetCO_2$），显示规律的 CO_2 图形则确认插管成功。

三、经鼻腔插管法（图 3-7-2）

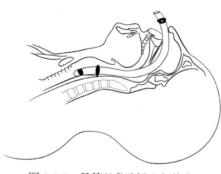

图 3-7-2　导管经鼻腔插入气管内

1. 适应证

1）口腔、颌面、咽腔手术。

2）经口插管有困难者，如张口困难、门齿松动并必须避免损伤者。

2. 方法

1）插管前鼻腔内先滴入液状石蜡或加用 1%麻黄素，再以 0.5%～1%丁卡因鼻腔内喷雾行表面麻醉。导管前端涂含 1%丁卡因的润滑剂。

2）右手持导管从垂直方向插入鼻孔，沿鼻底部捻转推进。导管出后鼻孔到达咽喉有阻力减低感，并可在导管口听到呼吸音。

3）左手持喉镜暴露声门，右手持导管轻握进入声门。如有困难，可用插管钳持导管前端送入声门。

四、清醒气管内插管法

1. 适应证

1）估计快速诱导插管有一定困难者。

2）消化道梗阻或饱食者，以避免麻醉引起胃反流而误吸。

3）不能耐受较深麻醉，但必须要控制呼吸或人工呼吸者。

4）颅脑、开胸等针麻手术。

2. 方法 清醒气管内插管可分为经口、经鼻腔两种方法，除需全面完善地进行口、鼻、咽喉和气管内表面麻醉外，插管基本操作同经口腔明视插管法。因患者处于清醒状态，应先对患者做好适当解释工作，讲明配合事项，争取患者充分合作。

五、双腔支气管导管（DLT）插管法

1. 适应证

1）"湿肺"患者全麻手术，如肺脓肿、支气管扩张等。

2）开放性肺结核病人中其分泌物有扩散感染能力者。

3）气管胸膜瘘，外伤性支气管断裂者，需以健侧肺维持有效通气量和麻醉深度者。

4）近期有大咯血者。

2. 方法 双腔支气管导管插管的常用类型是 Carlen、White 和 Robert-shaw 双腔导管。常用号为 F35～39，男性常用 F37～39，女性常用 F35～37。其插管方法与经口气管插管基本相同。吸痰需用涂有无菌润滑剂且弹性好的硬塑长管，吸痰动作要轻柔迅速。

目前广为应用的是 Robert-shaw 双腔导管（图 3-7-3），由透明塑料管制成，供一次性使用。和 Carlen 双腔导管比较，它有以下优点：①管腔宽大，可以通过较大的吸痰管，并可减小呼吸道阻力。②没有隆突钩，容易经喉插管。③右侧导管支气管套囊经改进后，右肺上叶通气大为改善，右肺隔离效果也大为改进。④导管曲线更加顺应口咽与支气管特点，可减少折断危险。此种导管的规格有 F28、F35、F37、F39 和 F41 5 种。

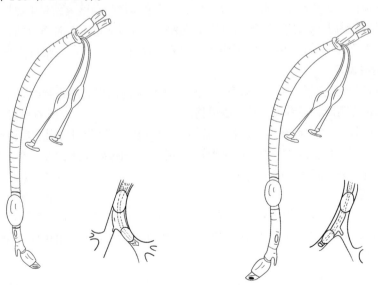

图 3-7-3　支气管双腔导管

六、拔 管 术

（一）拔管指征

1）患者完全清醒，呼之有应答反应。

2）呼吸道通气量正常，肌张力完全恢复。

3）吞咽反射、咳嗽反射恢复。

4）循环功能良好，血氧饱和度正常。

（二）注意事项

1）拔管前必须先将存留在口、鼻、咽喉及气管内的分泌物吸尽，注意呼吸通气量是否正常。气管内吸引时间每次不要超过 10 秒。

2）拔管后应继续将口、鼻、咽腔内的分泌物吸尽，鼓励患者咳嗽，将头转向一侧以防呕吐后误吸，如有舌根后坠可放置口咽通气道。

3）拔管后密切观察呼吸道是否通畅，通气量是否足够，血氧饱和度是否正常，若低于正常值应立即面罩吸氧，直到正常。

4）颅脑外伤术后仍昏迷不醒的患者，可将导管带回病房以后再拔出。

5）颌面、口腔、鼻腔手术，待完全清醒后才能慎重拔管。

6）颈部手术有喉返神经损伤或气管萎陷可能者，待呼吸交换量良好，病情稳定后试探拔管，但仍应做好重新拔管的准备。

七、气管内插管的并发症

气管内插管术可因术前准备欠妥、术中处理不当或操作不熟练而造成并发症。

1. 呼吸道损伤　气管内插管技术操作不熟练，动作过于粗暴，常可造成机械性损伤。喉镜片所置部位不当，将患者口唇或舌尖挤压于牙齿与镜片之间，可造成口唇出血或形成水肿；喉镜用力过猛或插入过深可损伤会厌和声带，造成术后喉水肿；还可损伤咽喉壁致黏膜出血；暴露声门时没有上提喉镜而误以门齿为支点来撬，可使门齿松动或脱落；声门暴露不清时强力插管可损伤声带而引起声音嘶哑，较严重者可引起杓状软骨损伤或下颌关节脱白。

2. 神经反射并发症

1）插管时可因刺激会厌、舌根、喉部、气管及气管隆嵴而引起迷走神经兴奋性增强，可导致心动过缓、房室传导阻滞，甚者可导致心脏停搏。

2）气管插管困难时可引起喉痉挛，若导管插入过深刺激气管隆嵴可引起反射性支气管痉挛。

3）拔管刺激亦可引起心律失常或循环骤停，若术中应用过副交感神经兴奋剂更易发生此种反射；浅麻醉下拔管容易引起屏气或喉痉挛。

3. 呼吸道梗阻

（1）气管导管位置不当：盲探插管或声门暴露不清时，可能把导管插入食管内。可通过观察胸部活动或是否有上腹部膨隆，并以听诊器行肺部听诊，诊断明确后应立即重新插管。导管插入过深进入一侧主支气管可造成对侧通气障碍，若未及时发现处理，亦可造成严重缺氧和二氧化碳蓄积的不良后果。

（2）导管阻塞：导管过细，气管导管内有分泌物硬痂积存或异物，均可导致严重呼吸道梗阻。导管过软，患者体位不当可使气管导管发生扭曲或扭折。气管套囊壁薄厚不均时，如充气过多，在薄弱处套囊可因过度膨胀而阻塞导管。

（3）导管受压：颈部包块、胸腔内肿瘤均可压迫气管使之移位变形，气管内插管后若导管末端仍在气管变形部位以上，可能因气管壁阻塞导管开口致呼吸道梗阻。

（4）导管滑脱：牙垫固定不牢而滑出口外，患者咬住导管造成梗阻；导管插入过浅，在头部过度前屈或翻身改变体位时导管可以滑出；麻醉器械衔接管过重，患者体位不当时，因重力作用可使导管滑脱。遇有导管滑脱的情况应立即重新插管。

4. 缺氧和二氧化碳蓄积　静脉快速诱导时，自主呼吸消失，若插管操作不熟练，插管困难或误入食管未能及时发现可致缺氧，严重时可造成死亡。插管期间引起气管导管阻塞的任何因素都会造成患者缺氧和二氧化碳蓄积。拔管后喉部自卫反射尚未建立，这一阶段容易出现窒息和误吸意外，尤其是虚弱、出血和胃肠道梗阻患者，可能出现缺氧和二氧化碳蓄积，应切实加强监护。

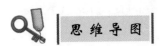

思维导图

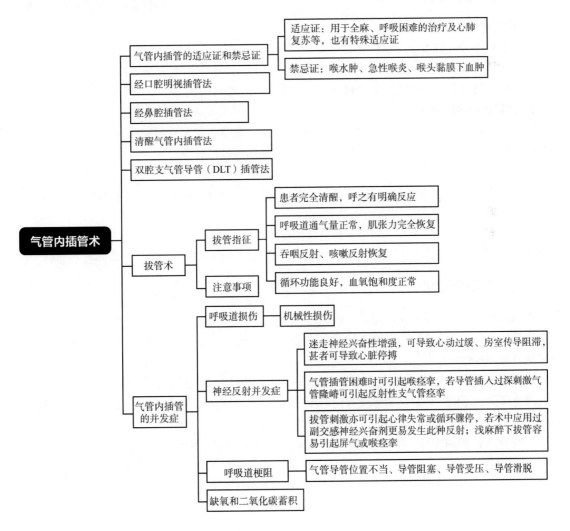

第八节　疼 痛 治 疗

一、概　　述

疼痛治疗（pain management）是指对各种原因所致的疼痛，采用药物和（或）神经阻滞等各种综合方法进行治疗，以缓解或消除症状，提高病人的生活质量。疼痛治疗并不局限于镇痛，还包含通过各种治疗措施改善局部或全身功能状态。疼痛治疗不仅是对症治疗，还需针对病因进行治疗。但应明确，对某些疼痛如急腹症痛、良性肿瘤病人的疼痛等，在明确诊断之前不能盲目进行单纯镇痛治疗，以免掩盖病情。目前国际上，疼痛被认为是继呼吸、脉搏、血压、体温之后的第五个生命体征。疼痛治疗是现代医学的一个重要组成部分，并已逐渐发展为研究疼痛机制和治疗的疼痛医学。

（一）疼痛的分类

1. 按疼痛程度分类

（1）轻度疼痛：程度很轻或仅有隐痛。

（2）中度疼痛：较剧烈，如切割痛或烧灼感。

（3）剧烈疼痛：难以忍受，如绞痛。

2. 按起病持续时间分类

（1）急性疼痛（acute pain）：如发生在创伤、手术、急性炎症、脏器穿孔等的即刻疼痛。

（2）慢性疼痛（chronic pain）：如慢性腰腿痛、晚期癌性疼痛等。

3. 按疼痛部位分类

（1）浅表痛：位于体表或黏膜，以角膜和牙髓最敏感。性质多为锐痛，比较局限，定位明确。主要由有髓神经纤维（Aδ纤维）传导。

（2）深部痛：内脏、关节、韧带、骨膜等部位的疼痛。一般为钝痛，不局限，病人常常难以明确指出疼痛部位。主要由C类无髓神经纤维传导。内脏痛是深部痛的一种，可能伴有牵涉痛。

（二）疼痛的机制

疼痛的发生机制尚不完全清楚。一般认为神经末梢（疼痛感受器）受到各种伤害性刺激（物理的或化学的）经过传导系统（脊髓）传至大脑而引起疼痛感觉。同时，中枢神经系统对疼痛的发生及发展具有调控作用。

1. 疼痛感受器　包括感觉神经的游离端、终末神经小体和无鞘的末梢轴索。根据身体分布的部位及接受刺激的不同，可将疼痛感受器分为皮肤、肌肉、关节和内脏伤害性感受器。由这些感受器将收到的刺激传到脊髓，进而通过上行传导束传入大脑，形成疼痛感觉。

2. 疼痛在外周的传导　疼痛通过细的有髓鞘的Aδ纤维和无髓鞘的C传导神经纤维来完成。其中有髓鞘的Aδ纤维传导速度快，传导针尖刺痛觉；无髓鞘的C纤维传导速度慢，传导钝痛和灼热痛。疼痛通过Aδ纤维和C传导神经传导至脊髓后角的T细胞，兴奋后的T细胞再通过脊髓丘脑束将疼痛传导到脑。粗神经纤维不直接传导痛觉，但由其传入的冲动可通过"闸门"机制抑制痛觉向中枢的传导。另外，由脑干网状结构发出的与疼痛有关的下行抑制通路，主要通过中缝核产生的5-羟色胺，以及网状结构产生的脑啡肽和内啡肽使脊髓后角的传入信号减弱。

3. 疼痛在中枢的传导

1）脊髓丘脑束到丘脑再逐渐传至大脑皮质，使机体感知疼痛的有无和发生部位。

2）经脊髓丘脑网状系统传至脑干网状结构、丘脑下部及大脑边缘系统，引起机体对疼痛刺激的情绪反应和自主神经系统的反应。

（三）疼痛程度的评估

1. 视觉模拟评分法（VAS）　在纸上画一长 10cm 的直线，每厘米注明评分顺序，两端分别表示"无痛"（0）和"想象中剧烈疼痛"（10）。被测者根据其感受程度，在直线上相应部位做记号，以"无痛"端至记号之间的距离即为痛觉评分分数。0 为无痛，4 以下（不包含 4）为轻度疼痛，4～6 为中度疼痛，7～9 为重度疼痛，10 为最痛或极度疼痛。此法简便易行，直观且易掌握，具有粗略的量化含义，是目前临床最常用的疼痛定量方法。

2. 数字评分量表（NRS）　是将疼痛程度用 0～10 这 11 个数字表示。0 表示无痛，10 表示最痛，被测者根据个人疼痛感受在其中一个数做记号。

二、疼痛对生理的影响

1. 精神、情绪反应　短期急性疼痛可导致病人情绪处于兴奋、焦虑状态，长期慢性疼痛可导致抑郁，对环境淡漠，反应迟钝。

2. 神经、内分泌及代谢　疼痛刺激可引起应激反应，促使体内释放多种激素，如儿茶酚胺、促肾上腺皮质激素、皮质醇、醛固酮、抗利尿激素等。由于促进分解代谢的激素分泌增加，合成代谢激素分泌减少，使糖原分解和糖异生作用加强，从而导致水钠潴留，血糖水平升高，酮体和乳酸生成增加，机体呈负氮平衡。

3. 循环系统　疼痛可兴奋交感神经，使病人血压升高，心率加快，心律失常，增加心肌耗氧量。这些变化对伴有高血压、冠脉供血不足的病人极为不利。剧烈的深部疼痛有时可引起副交感神经兴奋，导致血压下降、心率减慢，甚至发生虚脱、休克。疼痛常限制病人活动，使血流缓慢，血液黏度增加，对于有深静脉血栓的病人，可能进一步加重原发疾病。

4. 呼吸系统　腹部或胸部手术后疼痛对呼吸功能影响较大。疼痛引起肌张力增加及膈肌功能降低，使肺顺应性下降；病人呼吸浅快，肺活量、潮气量、残气量和功能残气量均降低，通气/灌流比值下降，易产生低氧血症等。由于病人不敢用力呼吸和咳嗽，积聚于肺泡和支气管内的分泌物不易排出，易并发肺不张和肺炎。

5. 消化系统　疼痛可导致恶心、呕吐等胃肠道症状。慢性疼痛常引起消化功能障碍，出现食欲不振。

6. 泌尿系统　疼痛本身可引起膀胱或尿道排尿无力，同时由于反射性肾血管收缩，垂体抗利尿激素分泌增加，导致尿量减少。较长时间排尿不畅可引起尿路感染。

7. 骨骼、肌肉系统　疼痛可诱发肌痉挛而进一步加重疼痛。同时，由于疼痛时交感神经活性增加，可进一步增加末梢伤害感受器的敏感性，形成痛觉过敏或异常疼痛。

8. 免疫系统　疼痛可引起机体免疫力下降，对预防或控制感染及控制肿瘤扩散不利。

9. 凝血系统　对凝血系统的影响包括血小板黏附功能增强、纤溶功能减弱，使机体处于高凝状态。

三、术 后 镇 痛

术后疼痛是人体对手术创伤刺激的一种反应，它所引起的病理生理改变能影响术后恢复，甚至导致呼吸系统、泌尿系统及心血管系统的并发症，所以术后镇痛越来越引起人们的重视，也成为术后患者早日康复的重要环节。

（一）镇痛药物

1. 对乙酰氨基酚和（或）非甾体抗炎药

（1）对乙酰氨基酚：单独应用对轻至中度疼痛有效，与阿片类或曲马多或非甾体抗炎药（NSAID）联合应用，可发挥镇痛相加或协同效应。常用剂量为每 6 小时口服 6～10mg/kg，日剂量不超过 50mg/kg，联合给药或复方制剂日剂量不超过 2000mg，否则可能引起严重肝脏损伤和急性肾小管坏死。

（2）非甾体抗炎药：包括非选择性环氧合酶（COX）和选择性 COX-2 抑制剂。此类药物具有解热、镇痛、抗炎、抗风湿作用，主要作用机制是抑制 COX 和前列腺素（PGs）的合成。NSAID 对 COX-1 和 COX-2 作用的选择性是其发挥不同药理作用和引起不良反应的主要原因之一。该类药物的口服剂型一般均可用于患者术后轻、中度疼痛的镇痛，或在术前、手术结束后作为多模式镇痛的组成部分。在我国临床上用于术后镇痛的口服药物主要有布洛芬、双氯芬酸、美洛昔康、塞来昔布和氯诺昔康；注射药物有氟比洛芬酯、帕瑞昔布、酮咯酸、氯诺昔康、双氯芬酸等。

非选择性 COX 抑制剂抑制体内所有前列腺素类物质生成，在抑制炎性前列腺素发挥解热镇痛抗炎效应的同时，也抑制对生理功能有重要保护作用的前列腺素，由此可导致血液（血小板）、消化道、肾脏和心血管副作用，其他副作用还包括过敏反应及肝脏损伤等。选择性 COX-2 抑制剂的上述不良反应有不同程度减轻，但也可能加重心肌缺血，对心脏手术病人和脑卒中风险的病人应视为相对或绝对禁忌。

2. 阿片类药物

强效纯阿片类受体激动剂镇痛作用强，无器官毒性，无封顶效应，使用时应遵循能达到最大镇痛和不产生难以忍受不良反应的原则。由于阿片类药物的镇痛作用和不良反应为剂量依赖和受体依赖，故提倡多模式镇痛，以达到减少阿片使用量和减轻副作用的效应。阿片类药物大多数副作用为剂量依赖性，除便秘外多数副作用在短期（1～2 周）可耐受，常见副作用为恶心呕吐；呼吸抑制；耐受、身体依赖和精神依赖；瘙痒；肌肉僵硬、肌阵挛和惊厥；震惊和认知功能障碍；缩瞳；体温下降；免疫功能抑制；便秘。就术后短期痛而言，必须防治其副作用。副作用处理原则：①停药或减少阿片类药物用量；②治疗副作用；③改用其他阿片类药物；④改变给药途径。

3. 曲马多

为中枢镇痛药，曲马多有片剂、胶囊和缓释剂等口服剂型和供肌内、静脉或皮下注射剂型。用于术后镇痛，等剂量曲马多和哌替啶作用几乎相当，与对乙酰氨基酚、NSAID 合用有协同效应。用于术后镇痛时，曲马多的推荐剂量是手术结束前 30 分钟静脉注射 1.5～3mg/kg，术后患者自控镇痛每 24 小时剂量 300～400mg，冲击剂量不低于 20～30mg，锁定时间 5～6 分钟。术中给予负荷量的目的是使血药浓度在手术结束时已下降，从而减轻术后恶心、呕吐等并发症。其主要副作用为恶心、呕吐、眩晕、嗜睡、出汗和口干，便秘和躯体依赖的发生率低于阿片类药物。此外，镇痛剂量的曲马多有防止术后寒战的作用。

（二）镇痛方法

1. 传统方法

传统的术后镇痛方法有口服药物，肌内、皮下、静脉注射药物和直肠给药等。这些方法存在局限性和隐患：①不能及时止痛；②血药浓度波动大，有效镇痛时间有限，镇痛效果往往不够满意；③不能个体化用药，对于药物需求量很大的病人常镇痛不全，而对于需求量较小的病人又可能用药过量，抑制呼吸；④重复肌内注射造成注射部位疼痛，对病人产生不良的心理影响。

2. 硬膜外镇痛 采用椎管内麻醉下的手术均可保留导管继续术后镇痛，但近年来手术后早期使用抗血栓药治疗限制了该方法的应用，在日间手术患者仅限于院内时间使用。术后椎管内阻滞主要是硬膜外使用低浓度局麻药和高脂溶性阿片类药物。常用配方是 0.08%～0.125%布比卡因（或0.125%～0.15%罗哌卡因）6～10ml 加芬太尼 20～30μg（或舒芬太尼 2～3μg）。也有使用低脂溶性的吗啡 1～3mg，此时镇痛范围广，可达全部脊神经。

硬膜外日间手术后镇痛的优点包括：起效迅速，镇痛效果好，不劣于口服或静脉给药；易于控制给药量和阻滞范围；术后应激反应轻，肠蠕动恢复快，深静脉血栓形成发生率低，又有防止心肌缺血的作用；减少甚至避免阿片类药物全身给药的呕吐、头晕和呼吸抑制等副作用，患者满意度高。

硬膜外日间手术后镇痛的缺点是：单次注药常不足以维持足够的镇痛时间，可能需放置连续阻滞导管；常有低血压效应，并可能导致输液量过多；术后尿潴留、瘙痒发生率较高；有硬膜外出血、感染、神经损伤的可能；利多卡因和布比卡因还可能诱发暂时性神经功能障碍（TNS）。

3. 病人自控镇痛（PCA） 是病人用专门设备，即 PCA 泵来控制药量达到镇痛的目的。PCA具有起效较快、无镇痛盲区、血药浓度相对稳定、可通过冲击剂量及时控制暴发痛、用药个体化、患者满意度高等优点，是目前术后镇痛最常用和最理想的方法，适用于手术后中到重度疼痛。

（1）PCA 常用参数：见表 3-8-1。

表 3-8-1 PCA 常用参数

负荷剂量（loading dose）	术后立刻给予，药物需起效快，阿片类药物最好以小量分次的方式给予，达到滴定剂量目的。负荷剂量应既能避免术后出现镇痛空白期，又不影响术后清醒和拔除气管导管
持续剂量（continuous dose）或背景剂量（background infusion）	目的是希望达到稳定的、持续的镇痛效果。静脉 PCA 不主张使用芬太尼等脂溶性高、蓄积作用强的药物，这样既能达到满意的镇痛效果，又能减轻可能发生的副作用
单次注射剂量（bolus dose）又称冲击剂量	可使用速效药物。一般冲击剂量相当于日剂量的 1/10～1/15
锁定时间（lockout time）	保证在给予第一次冲击剂量达到最大效用后，才能给予第二次剂量，避免药物中毒

PCA 镇痛效果是否良好，以是否安全并达到最小副作用和最大镇痛作用来评定。评价指标包括：平静时 VAS 0～1，镇静评分 0～1，无明显运动阻滞。副作用轻微或无，PCA 泵有效按压/总按压比值接近 1，无睡眠障碍，患者评价满意度高。

（2）PCA 常用给药途径：根据不同给药途径分为静脉 PCA（PCIA）、硬膜外 PCA（PCEA）、皮下 PCA（PCSA）和外周神经阻滞 PCA（PCNA）。

4. 多模式镇痛 联合应用不同镇痛技术或作用机制不同的镇痛药，作用于疼痛传导通路的不同靶点，发挥镇痛的相加或协同作用，可使每种药物的剂量减少，副作用相应减轻，此种方法称为多模式镇痛。日间手术和创伤程度小的手术，大多仅用单一药物或方法即可镇痛。

多模式镇痛是术后镇痛，尤其是中等以上手术镇痛的基础，常采用的方法包括超声引导下的外周神经阻滞与伤口局麻药浸润复合；外周神经阻滞和（或）伤口局麻药浸润＋对乙酰氨基酚；外周神经阻滞和（或）伤口局麻药浸润＋NSAID 或阿片类药物或其他药物；全身使用（静脉或口服）对乙酰氨基酚和（或）NSAID 和阿片类药物及其他类药物的组合。应联合应用作用机制不同的药物，包括阿片类、曲马多、NSAID 等。术前使用普瑞巴林或加巴喷丁、特异性 COX-2 抑制剂、α_2肾上腺素受体激动剂及氯胺酮等，也可减轻术后疼痛并有减少阿片类药物剂量和抑制中枢或外周疼痛敏化作用。NSAID 术前使用是否可以制止中枢敏化，仍有待证明。手术前使用硫酸镁、局麻药中加入肾上腺素碱化局麻药等方法，可增强术后止痛作用或减少术后阿片类药物的用量，但其作用效能和适合剂量配伍仍未确定。

四、慢性疼痛治疗

慢性疼痛是指疼痛持续超过相关疾病的一般病程或超过损伤愈合所需的一般时间（或疼痛复发持续超过 1 个月；或疼痛持续时间超过 3 个月）。

（一）慢性疼痛的治疗范围

1）头痛：偏头痛、紧张性头痛。

2）颈肩痛和腰腿痛：颈椎病、颈肌筋膜炎、肩周炎、腰椎间盘突出症、腰椎骨质增生症、腰背肌筋膜炎、腰肌劳损。

3）四肢慢性损伤性疾病：滑囊炎、狭窄性腱鞘炎（如弹响指）、腱鞘囊肿、肱骨外上髁炎（网球肘）。

4）神经痛：三叉神经痛、肋间神经痛、灼性神经痛、幻肢痛、带状疱疹和带状疱疹后遗神经痛。

5）周围血管疾病：血栓闭塞性脉管炎、雷诺病。

6）癌性疼痛。

7）心理性疼痛。

（二）慢性疼痛常用治疗方法

1. 药物治疗 是疼痛治疗最基本、最常用的方法。一般慢性疼痛的病人需较长时间用药，为了维持治疗水平的血浆药物浓度，以采取定时定量服用为好；如待疼痛发作时使用，往往需要较大的剂量，而且维持时间较短，效果不够理想。

（1）解热镇痛抗炎药（antipyretic-analgesic and anti-inflammatory drugs）：又称非甾体抗炎药（NSAID）。该类药物对头痛、牙痛、神经痛、肌肉痛或关节痛的效果较好，对创伤性剧痛和内脏痛有一定效果。该类药物（对乙酰氨基酚除外）还有较强的消炎和抗风湿作用。

（2）麻醉性镇痛药：又称阿片类镇痛药，通过激动阿片受体产生强烈的镇痛作用，由于这类药物很多有成瘾性，故仅用于急性剧痛和生命有限的晚期癌症患者。常用的有吗啡、哌替啶、芬太尼、可待因等。

（3）抗癫痫药：卡马西平（Carbamazepine）常用于治疗三叉神经痛和舌咽神经痛。加巴喷丁（Gabapentin）、普瑞巴林（Pregabalin）主要用于神经病理性疼痛的治疗，包括糖尿病性周围性神经痛、带状疱疹后遗神经痛、幻肢痛和外伤后神经痛等。

（4）抗忧郁药：病人因长期受慢性疼痛折磨，可出现精神忧郁、情绪低落、言语减少、行动迟缓等，需用抗忧郁药，常用的有丙米嗪、阿米替林、多塞平（多虑平）等。它们还可以治疗幻肢痛和带状疱疹后遗神经痛。

（5）糖皮质激素类药物：常用药包括地塞米松（Dexamethasone）、泼尼松龙（Prednisolone）、甲泼尼龙（Methylprednisolone）、利美达松（Limethasone）、曲安奈德（triamcinolone acetonide）等。主要用于治疗炎症及创伤后疼痛、肌肉韧带劳损、神经根病变引起的疼痛、软组织或骨关节无菌性炎性疼痛、风湿性疼痛、癌性疼痛及复杂区域疼痛综合征。除全身给药外，糖皮质激素给药途径还包括关节腔内、关节周围给药，肌腱和韧带周围给药，肌肉痛点给药，硬膜外腔给药及皮肤损害部位注射等。

2. 神经阻滞 是指在末梢的脑脊神经、脊神经节、交感神经节等神经内或附近注入局麻药，从而阻断神经传导功能，通过神经阻滞达到解除疼痛、改善血液循环、治疗疼痛性疾病的目的。一般选用长效局麻药，对癌症疼痛、顽固性头痛（如三叉神经痛）可以采用无水乙醇或 5%～10%苯酚，或采用物理方法如射频热凝或冷冻等，以达到长期止痛的目的。许多疾病的疼痛与交感神经有关，可通过交感神经阻滞进行治疗，如用交感神经阻滞治疗急性期带状疱疹，不但可解除疼痛，使皮疹迅速消退，还可降低带状疱疹后遗神经痛的发生率。常用的交感神经阻滞法有星状神经节阻滞和腰交感神经阻滞。

（1）星状神经节阻滞（stellate ganglion block）：星状神经节是由第 6、7 颈部神经节和第 1 胸神经节融合而成，位于第 7 颈椎和第 1 胸椎之间前外侧，支配头、颈和上肢。阻滞时病人平卧，肩下垫薄枕，取颈极度后仰位，在环状软骨平面摸清第 6 颈椎横突，阻滞右侧者术者位于病人右侧，阻滞左侧者术者立于病人头侧，用左手示指或示、环两指尖端在胸锁乳突肌前缘处将胸锁乳突肌及颈总动脉、颈内静脉压向外侧，这样使横突根部距离缩至最小，用 22G 3.4～4cm 长穿刺针（7 号针）在环状软骨外侧进针，触及横突，将针后退 0.3～0.5cm 回抽无血，注入 0.25%布比卡因或 1%利多卡因（均含有肾上腺素）10ml，即可阻滞星状神经节。注药后出现霍纳综合征，面、颈、手掌温度升高，说明阻滞有效（图 3-8-1）。适用于偏头痛、灼性神经痛、幻肢痛、雷诺病、血栓闭塞性脉管炎、带状疱疹等。

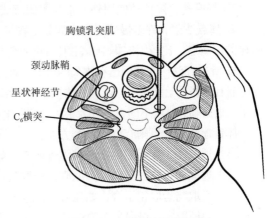

图 3-8-1　星状神经节阻滞

并发症：①局麻药的毒性反应；②药物意外注入椎管内，引起血压下降，呼吸停止；③气胸；④膈神经麻痹；⑤喉返神经麻痹。

（2）腰交感神经节阻滞（lumbar sympathetic ganglion block）：腰交感神经节位于腰椎椎体的前侧面，左、右各有 4～5 对神经节，支配下肢。阻滞时病人取侧卧位或俯卧位，侧卧位时阻滞侧在上，俯卧位时在下腹部垫一枕头，使背部突出，在 L3 棘突上缘旁开 4cm 处做皮丘，取 22G 10cm 长的穿刺针经皮丘垂直插入，直至针尖触及 L3 横突，测得皮肤至横突的距离，将针退至皮下，使针向内、向头侧均成 30°倾斜，再刺入而触及椎体，然后调整针的方向，沿椎体旁滑过再进入 1～2cm，抵达椎体前外侧缘，深度离横突不超过 4cm，回抽无血、无脑脊液后注入 0.25%布比卡因或 1%利多卡因（均含肾上腺素）10ml，即可阻滞 L2 交感神经节（图 3-8-2）。阻滞后下肢温度升高，血管扩张。

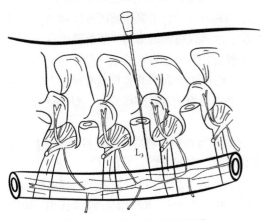

图 3-8-2　腰交感神经节阻滞

并发症：①药液意外注入蛛网膜下腔；②局麻药毒性反应；③损伤引起局部血肿。

3. 椎管内药物治疗

（1）蛛网膜下腔注药：把局麻药、镇痛药或神经破坏药注入蛛网膜下腔，阻滞其神经传导，从而达到止痛目的。以神经破坏药常用，常用无水乙醇或酚甘油注入蛛网膜下腔，破坏后根神经，使之产生脱髓鞘作用而达到止痛目的。

（2）硬脊膜外腔注药：硬脊膜外腔阻滞疗法以止痛及血管扩张为目的，使用低浓度少量局麻药及加入糖皮质激素等治疗用药，还须考虑与镇痛和治疗相适应的穿刺部位，常常需要较长时间留置导管，故应注意导管的管理。

1）糖皮质激素：主要治疗颈椎病和腰椎间盘突出症。可减轻或消除因脊神经根受机械性压迫引起的炎症，或消除髓核突出后释放出糖蛋白和类组胺等物质引起神经根的化学性炎症，从而缓解症状。

2）阿片类药：常用吗啡。从硬膜外导管内注入含 2～3mg 吗啡的生理盐水 5～10ml，可用微量注射泵给药。因有成瘾问题，仅限于癌性疼痛。

3）局麻药：除单独使用外，常与类固醇或阿片类药物合用。

4. 痛点注射 许多慢性疼痛疾病如腱鞘炎、肩周炎、肱骨外上髁炎、腰肌劳损等均在疼痛处有明显的压痛点，比较固定集中。注射用止痛药包括 NSAID、麻醉性镇痛药、中枢镇痛药。

5. 针灸疗法 在我国已有悠久的历史，而针刺疗法又较灸法常用。针刺有确切的止痛作用，对慢性疼痛有很好的治疗作用，针刺方法根据取穴部位不同，分为体针疗法和耳针疗法两种，以体针疗法常用。根据刺激方法不同，又分为手法治疗和电针疗法两种。手法治疗还有补法和泻法之分。

体针疗法选穴原则有以下几个方面：

（1）近取法：在疼痛部位及其附近取穴，如颈肌筋膜炎取阿是穴。

（2）远取法：根据循经取穴原则，选取与痛处相距较远的腧穴，如腰背痛取委中穴。

（3）远取与近取相结合：如偏头痛取合谷、攒竹、印堂等穴位。

（4）随证取穴：根据某些腧穴具有主治一些特殊病证的特点而进行选穴，如内关、郄门治心绞痛等。

6. 按摩疗法 按摩又称推拿，是中医药宝库的一个重要组成部分。治疗时医生在病人身体特定的部位或穴位，沿经络运行线路或气血运行方向，施以各种手法而达到治疗目的。它能治疗多种慢性疼痛，如颈椎病、肩周炎、肱骨外上髁炎、腰肌劳损和腰椎间盘突出症等所致疼痛。医生根据病情运用相应手法，矫正骨与关节解剖位置异常，改善神经肌肉功能，调整脏器的功能状态。

7. 物理疗法 是应用物理因素治疗慢性疼痛的方法，简称理疗。它主要是通过神经和体液的调节作用，促进血液循环，降低神经兴奋性，改善组织代谢，加速致痛物质排泄，缓解肌肉痉挛，起到去除病因、消炎、止痛、消肿、解痉、镇痛的作用。一般应用各种物理治疗机（仪）进行治疗。主要有电疗法、光疗法、超声波疗法、磁疗法、蜡疗法等。电疗法中常用的有直流电疗法、低频电疗法、中频电疗法、高频电疗法和超高频电疗法等；光疗法中常用的有红外线疗法、紫外线疗法、激光疗法等。

8. 经皮神经电刺激疗法 采用电脉冲刺激治疗仪，通过放置在身体相应部位皮肤上的电极板，以低压的低频和高频脉冲电流透过皮肤刺激神经，以提高痛阈、缓解疼痛。

9. 心理疗法 是运用心理学的原则和方法，通过语言、表情、姿势、行为及周围环境来影响及改变患者原来不健康的心理、情绪及行为等，从而达到改善其心理状态，端正对疾病的认识，解除顾虑，增强战胜疾病的信心，消除或缓解患者现有症状的目的。在患慢性疼痛时，心理表现尤其突出。因此疼痛治疗过程中，在排除器质性疾病的前提下，心理治疗起着十分重要的作用。

五、癌性疼痛治疗

约 70%晚期癌症病人都有剧烈疼痛，对病人及其家庭和社会都带来很大影响。癌症病人常常有严重心理障碍，因此，在积极治疗癌性疼痛的同时，要重视心理治疗，包括姑息保健（palliative care）。

（一）癌性疼痛的原因

癌性疼痛的原因可分三类：①肿瘤直接引起的疼痛；②癌症治疗引起的疼痛；③肿瘤间接引起的疼痛。

临床上也有少数肿瘤病人可出现与肿瘤无关的疼痛，如肺癌病人因同时患有腰椎间盘突出症而引起的腰腿痛，是非癌性疼痛。

（二）按阶梯口服用药

1999 年我国卫生部提出《癌症病人三阶梯止痛疗法的指导原则》（图 3-8-3），所谓癌性疼痛治疗的三阶梯方法就是在对癌性疼痛的性质和原因做出正确的评估后，根据病人的疼痛程度和原因适当地选择相应的镇痛剂。基本原则：①根据疼痛程度选择镇痛药物；②口服给药，一般以口服药为主；③按时服药，根据药理特性有规律地按时用药；④个体化用药，应根据具体病人和疗效用药。

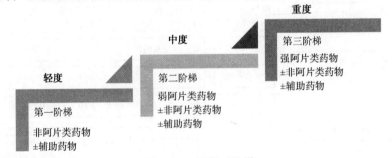

图 3-8-3　癌痛三阶梯

第一阶梯，轻度疼痛时，选用非阿片类镇痛药，如阿司匹林；也可选用胃肠道反应较轻的布洛芬和对乙酰氨基酚等。第二阶梯，在轻、中度疼痛时，单用非阿片类镇痛药不能控制疼痛，应加用弱阿片类药以提高镇痛效果，代表药物为可待因。第三阶梯，选用强阿片类药，如吗啡。应根据疼痛的强度（如中、重度癌性疼痛者）而不是根据癌症的预后或生命的时限选择用药。常用缓释或控释剂型。

（三）其他用药方法

1. 椎管内药物治疗

（1）硬膜外腔注入吗啡：可以选择与疼痛部位相应的间隙进行穿刺，成功后置入导管以便反复注药。每次吗啡剂量为 1～2mg，用生理盐水 10ml 稀释后注入，每日 1 次。

（2）蛛网膜下腔注药：使用鞘内药物输注系统将吗啡注入，或注入 5%～10%酚甘油以治疗晚期癌性疼痛。

2. 放疗、化疗和激素治疗　它们都是治疗癌症的方法，同时也可用作晚期癌症止痛的一种手段。放疗或化疗用于对其敏感的癌瘤可使肿块缩小，降低由于压迫和侵犯神经组织引起的疼痛。激素疗法则用于一些对激素依赖性肿瘤，例如雄激素用于晚期乳腺癌，雌激素用于前列腺癌，都能起到止痛的作用。

3. 神经外科手术镇痛　包括的范围很广，从外周脊神经至大脑额叶。但神经外科手术镇痛与其他神经损伤性镇痛方法一样，虽然短时间内能达到良好的镇痛效果，但一段时间后疼痛仍会出现。因此只有对存活期很短的病人才建议使用这种镇痛方法。

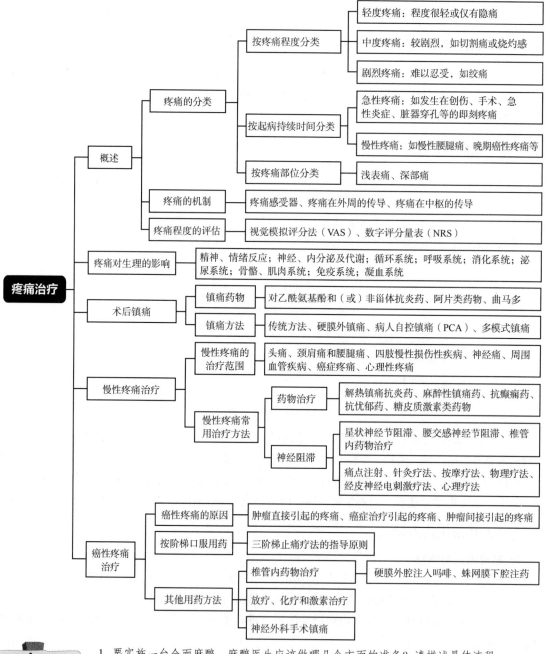

思维导图

思考题

1. 要实施一台全面麻醉，麻醉医生应该做哪几个方面的准备？请描述具体流程。

2. 正在进行全身麻醉的病人出现了低氧血症，应该从哪些方面查找原因？怎样处理？

3. 简述全脊椎麻醉的发生机制、临床表现及处理原则。

4. 实施神经阻滞的病人突然出现了神志不清、抽搐的症状，麻醉医生应该做什么？发生该情况的原因是什么？应当如何预防？

5. 一名长跑运动员感到脚踝疼痛。请问他的疼痛属于急性疼痛还是慢性疼痛？试述从病程区分急性疼痛和慢性疼痛的要点。

第四章　体液代谢与酸碱平衡

第一节　正常体液代谢

本章说课视频

体液是人体重要的组成物质，由水和溶解在水中的电解质及有机物构成。体液及其组分的摄入与排出通过神经-内分泌系统的调节，时刻处于动态平衡的过程。体液的容积、酸碱度、渗透压和电解质构成机体的内环境，对于维持人体正常的新陈代谢与器官功能是重要的载体和基本保证。各种环境因素与疾病因素引起的体液、电解质代谢紊乱及酸碱平衡失调，如得不到及时纠正，将引起组织代谢异常、器官功能障碍，内环境的紊乱与原发疾病的病理生理改变叠加，严重者可危及患者的生命。

在外科临床实践中，积极治疗原发病的同时，维持稳定的体液代谢与酸碱平衡，既是重要的治疗措施之一，也是促进疾病恢复的基本保证。

一、体液的生理和体液平衡调节

体液不只是单纯的水，其还包含有各种电解质与有机物，通常保持恒定的分布形式与浓度比例，使机体酸碱度与渗透压动态维持在正常水平。

（一）体液的含量与分布

1. 体液的分布　体液的主要成分是水和电解质，以及低分子有机化合物葡萄糖与蛋白质等。体液的体重占比与性别、年龄、胖瘦相关，其中肌肉组织含液量较多（为 75%～80%），脂肪组织含液量较少（为 10%～30%）。成年男性通常体脂含量少于女性而肌肉含量多于女性，因此，成年男性体液量约为体重的 60%而成年女性约为 50%，新生儿的体液含量则可占体重的 80%。

体液广泛分布于组织细胞内、外，分别称为细胞内液（intracellular fluid，ICF）、细胞外液（extracellular fluid，ECF）。由于男女肌肉发达程度、脂肪含量不同，细胞内液绝大部分存在于骨骼肌中，因此成人男性细胞内液约占体重的 40%、女性约占 35%，而细胞外液则男女占比相同，约占体重的 20%。细胞外液又可分为血浆（约占体重的 5%）与组织间液（约占体重的 15%）两部分。除了含有少量蛋白质，组织间液的成分与血浆大致相同。大部分组织间液能与血管内液体或细胞内液进行快速交换并获得平衡，在维持水、电解质平衡方面发挥着重要作用，称为功能性细胞外液；另有一小部分组织间液如脑脊液、关节液、消化液等（占 1%～2%），生理状态下仅有缓慢交换与取得动态平衡的能力，对维持水、电解质平衡的作用较小，这部分体液被称为无功能性细胞外液，也称透细胞液或第三间隙液。尽管无功能性细胞外液体重占比很小，但在某些病理情况下如脑脊液漏、肠梗阻大量消化液丢失在肠腔内，可导致显著的全身水、电解质紊乱，这在外科疾病中较为常见。

细胞内液与细胞外液之间水的流动主要取决于细胞膜两侧的渗透压；而细胞外液中组织间液与血浆之间水的流动则取决于毛细血管内的静水压和血浆蛋白形成的胶体渗透压。细胞外液是沟通组织细胞间和机体与外界环境的媒介，其相对稳定是机体各种生理功能和新陈代谢正常进行的前提。

2. 电解质的组成与分布 体液的成分主要是水和各种电解质，以及葡萄糖、尿素等其他非电解质、蛋白质等。无机盐和葡萄糖均为晶体物质，蛋白质为胶体物质，对维持渗透压有重要意义。其中无机盐和蛋白质因为能在水中解离成阳离子与阴离子，因此称为电解质。而葡萄糖溶于水后仍以分子状态存在，属于非电解质。

电解质对维持体液晶体渗透压有重要作用，正常范围为 280～320mOsm/L，蛋白质解离为大分子产生胶体渗透压，K^+、Na^+、Ca^{2+} 和 Mg^{2+} 与葡萄糖等晶体成分则产生晶体渗透压。总体上，细胞外液和细胞内液渗透压相等，是维持细胞内、外液平衡及动态交换的基础（表 4-1-1）。

表 4-1-1 各种电解质在体液中的分布与含量

电解质成分	细胞外液（mmol/L）	细胞内液（mmol/L）
Na^+	142	15
K^+	5	150
Ca^{2+}	2.5	1
Mg^{2+}	1	20
Cl^-	103	1
HCO_3^-	24	10
HPO_4^{2-}	1	50
SO_4^{2-}	0.5	10
有机酸	6	—
蛋白质	16	63

（二）体液平衡与调节

1. 水的生理功能与平衡 水是体液的主体，是维持人体正常生理活动与内环境稳态的重要载体。体内水一部分以自由态存在，大部分与胶体物质结合成胶体状态，称为结合水。其生理功能包括：

（1）参与代谢的载体与溶剂：作为物质溶解的溶剂和载体，保障营养物质的运输、消化、吸收和代谢废物的排泄，同时参与水解等生化反应。

（2）体温调节：由于水的热容性与流动性特点，使得热量能够在体内迅速均匀分布、交换，所以水可以调节体温，维持产热和散热的平衡。

（3）润滑作用：眼泪、唾液、关节液、胸腹腔液均可起到润滑等作用。

人体通过饮食摄入、代谢合成摄入水，通过肾脏排泄、呼吸道蒸发与皮肤排汗以及蒸发排出水。正常情况下，每天水的摄入与排出维持动态平衡。其中，水的摄入包括饮水 1000～1500ml、食物含水约 700ml 和代谢产生的内生水 200～400ml，每天摄入的水量共为 2000～2500ml；水的排出途径：肾脏 1000～1500ml、肺呼出气带走水分约 400ml、消化道经粪便排水分出约 100ml 和皮肤蒸发水分出约 400ml。

水平衡的规律：多进多排，少进少排，不进也排。

2. 电解质的生理功能与代谢　体液中除水外，主要溶质有电解质，以及葡萄糖和尿素等非电解质。这些成分在细胞内液和细胞外液中所占的比例和含量明显不同。组织间液除不含红细胞和仅含少量蛋白质外基本上与血浆相同，并与血浆经常进行物质交换，因此，血浆的测定可比较准确地反映细胞外液的组成变化。

体液中的电解质都具有很重要的生理功能，除维持渗透压和酸碱平衡的重要作用外，其他功能还有：①维持神经、肌肉、心肌细胞的静息电位，并参与其动作电位的形成，尤其是主要阳离子 K^+、Na^+、Ca^{2+}；②参与新陈代谢和生理功能活动，如 K^+、Mg^{2+}；③组成一系列酶的激活剂或辅助因子，如 Ca^{2+} 与肌钙蛋白相结合能激发心肌和骨骼肌的收缩，还参与凝血过程等；④构成组织的成分，如 Ca^{2+}、Mg^{2+} 是骨骼和牙齿的组成部分。

（1）钠离子（Na^+）：人体从食物和食盐中获得钠，每日需要氯化钠约 4.5g（含 Na^+ 约为 77mmol）。正常人体内的钠分布在细胞外液约占 44%、细胞内液约占 9%，其余 47% 存在于骨骼中。细胞外液的 Na^+ 浓度为 142～145mmol/L，细胞内液的钠浓度为 10mmol/L。在细胞外液中，Na^+ 含量占阳离子总量的 90% 以上，与其相对的阴离子所形成的渗透压对维持细胞外液渗透压起着决定性的作用，并进而影响细胞内、外液的分布，因此，Na^+ 在维持包括血容量的细胞外液量中起着非常重要的作用。体内过剩的钠主要从尿中排出，成人每日从尿中排出的 Na^+ 为 70～90mmol/L。肾脏有很强的保钠能力，体内钠不足时尿钠的排出量就会减少。

钠平衡的规律：多进多排，少进少排，不进不排。

（2）钾离子（K^+）：成人每日钾盐生理需要量为 3～4g（40～54mmol），但在正常情况下每日实际随饮食摄入钾 70～100mmol。约有 90% 在肠道被吸收，10% 随粪便排出。体内 98% 的 K^+ 存在于细胞内，是细胞内液中最主要的阳离子，对维持细胞内液渗透压起重要作用。正常成人体内含 K^+ 总量为 31～57mmol/kg，仅 2% 左右在细胞外液中，因此血清钾浓度较低，正常值为 3.5～5.5mmol/L。与钠离子代谢不同，钾随汗液排出的钾量甚微，一般无重要意义。肾是排钾的主要器官，80% 以上的钾随尿排出，而且肾的保钾能力较差，即使在禁食情况下，只要有尿，便有钾的排出。

人体消化道各部分消化液中都含有不同浓度的 K^+，大量消化液丧失时必然会引起缺钾。另外，全身各细胞内都含有 K^+，故当存在广泛而严重的组织损伤时，细胞内钾会大量释放到细胞外。肾功能不全者排钾能力下降，血清钾会增高，这也是急性肾衰竭并发高钾血症的常见病因。

钾平衡规律：多进多排，少进少排，不进也排。

（3）氯离子（Cl^-）：是细胞外液的主要阴离子，协同 Na^+ 一起维持细胞外液的渗透压和容量，故与 Na^+ 同时经肠道吸收，同时由肾排出。而肾小管有保 Na^+ 作用，故 Cl^- 往往比 Na^+ 排出多。血清 Cl^- 降低时，HCO_3^- 增加以维持细胞外液阴离子的浓度，可出现低氯性碱中毒。正常血清 Cl^- 浓度约为 103mmol/L。

（4）碳酸氢根离子（HCO_3^-）：是细胞外液中主要的阴离子，是 CO_2 在血液里的一种运输形式，又是血液中含量最多的碱性物质。HCO_3^- 不能单独存在，在细胞外液主要与 Na^+ 结合，细胞内液与 K^+ 结合，对维持酸碱平衡起很重要的作用，被视为人体的"碱储备"。血浆 HCO_3^- 浓度是以二氧化碳结合力（CO_2CP）来表示，正常值为 23～31mmol/L，平均 27mmol/L。

（5）阴离子间隙（anion gap，AG）：习惯上把血浆中 PO_4^{3-}、SO_4^{2-}、有机酸根和蛋白总称为未测定阴离子或阴离子间隙，是代表除 Cl^-、HCO_3^- 以外对 Na^+ 相平衡所需的阴离子的总量。公式：AG（mmol/L）=Na^+-（Cl^- + HCO_3^-），正常值为 12±4mmol/L，是评价有关代谢性酸中毒的重要指标，同时是诊断不同类型的代谢性酸中毒和混合性酸碱失衡的重要指标。

3. 体液平衡的调节 体液平衡的基础是水、电解质平衡，水与电解质是相互联系的，平衡的维持依赖于消化道、肾、肺与皮肤等器官组织的完整及调节功能。

（1）消化道的分泌与重吸收：成人每天消化道分泌的消化液总量可达 8200ml 左右，但绝大部分被重吸收，最后仅有 100～150ml 的水随粪便排出。在外科临床中，由于急腹症如呕吐、消化道梗阻、胃肠减压、肠瘘等各种原因，可以导致大量消化液丢失在第三间隙形成脱水，同时伴有 Na^+、Cl^-等电解质丢失，造成酸碱平衡紊乱。由此可见，消化道正常的分泌、吸收功能是维持体液平衡的重要因素。

（2）肾的调节：成人每天需经肾脏排泄固体代谢物 35～50g，每克需要至少 12ml 水才能排出体外，肾功能正常时，尿比重随尿量的增减而升降，可根据尿比重粗略估计脱水类型与程度，也可借尿量与尿比重的关系来分析肾功能情况。另外，肾脏对于电解质的调节至关重要。肾对 Na^+的调节作用强，当钠盐摄入不足时，肾脏通过重吸收限制 Na^+的排出，检查尿钠含量以了解机体缺钠程度；而肾对 K^+的调节能力却较差，摄入不足时每天也排钾 2～3g，因此禁食状态下，需要结合临床考虑补充钾盐。

在神经-内分泌系统的支配下，肾脏对水、电解质平衡的调节与维持起到关键作用。

1）抗利尿激素（antidiuretic hormone，ADH）：主要由下丘脑视上核神经细胞所分泌，并在神经垂体储存。ADH 能提高肾远曲小管和集合管对水的通透性，从而使水的重吸收增加，尿的形成和排出减少，而对电解质的影响很少，即所谓保水作用。血液中 ADH 的量取决于细胞外液的渗透压和血容量。当机体失去大量水分而使晶体渗透压增高时，便可刺激下丘脑视上核或其周围区的渗透压感受器而使 ADH 释放增多，使肾排水减少，血浆渗透压得以下降。当血容量减少时，ADH 可因容量感受器受到的刺激减弱而释放增加，肾重吸收水分增多，尿量因而减少，从而有助于血容量的恢复。

2）肾素-血管紧张素-醛固酮系统（renin-angiotensin-aldosterone system，RAAS）：醛固酮是肾上腺皮质球状带分泌的盐皮质激素，其分泌主要受血容量影响。醛固酮的主要作用是促进肾远曲小管和集合管对 Na^+的主动重吸收，同时通过 Na^+-K^+和 Na^+-H^+交换而促进 K^+及 H^+的排出，有排钾、排氢、保钠的作用。随着钠主动重吸收的增加，Cl^-和水的重吸收也增多，可见醛固酮也有保水的作用。

当细胞外液减少，特别是血容量减少时，血管内压力下降，肾脏入球小动脉的血压也相应下降，位于管壁的压力感受器受到压力下降的刺激，使肾小球旁细胞增加肾素的分泌；同时，随着血容量减少和血压下降，肾小球滤过率也相应下降，以致流经肾远曲小管的 Na^+明显减少，进而刺激肾远曲小管致密斑感受器，引起球旁细胞增加肾素的分泌。此外，全身血压下降使交感神经兴奋亦可刺激球旁细胞分泌肾素。肾素是一种蛋白水解酶，催化血管紧张素原，使其转换为活性较小的血管紧张素 I。血管紧张素 I 在转换酶的作用下转变为活性较强的血管紧张素 II，引起小动脉收缩和刺激肾上腺皮质球状带，增加醛固酮的分泌，促进肾远曲小管对 Na^+的重吸收和促使 K^+、H^+的排出，导致尿钠排出减少，细胞外液因钠潴留而容量增加；反之，当血容量过多时，肾素-血管紧张素-醛固酮系统受抑制，尿钠排出增多，细胞外液容量因而减少。

3）心房利钠尿多肽（atrial natriuretic polypeptide，ANP）：存在于心房肌细胞的细胞浆中，具有强大的利钠和利尿作用，其释放与血容量的增加有关。当血容量增加时，右心房压力增高，牵张心房肌而使 ANP 释放入血，抑制肾髓质集合管对 Na^+的重吸收，或通过改变肾内血流分布，增加肾小球滤过率而发挥利钠、利尿作用，使血容量减少而恢复正常；反之，限制钠、水摄入或减少静脉回心血量则能减少 ANP 的释放。ANP 有拮抗肾素-血管紧张素-醛固酮系统的作用，能抑制肾上腺皮质球状带细胞合成和分泌醛固酮，又能使血浆肾素活性下降及直接抑制近球细胞分泌肾素。ANP 也能显著减轻失水或失血后血浆中抗利尿激素水平增高的程度，使血管舒张，血压降低。

（3）肺的调节：正常呼吸过程中排出的气体含有水蒸气，必然丢失一定量的水分，并且丢失的程度决定于呼吸频率与深度，正常呼吸排出的水分每日约 400ml，不受体液量多少限制。但临床上，极少见到因呼吸变化所导致的脱水，更多的作用是对 H_2CO_3 浓度的调节。

（4）皮肤的调节：皮肤通过蒸发带出一定量的水分，称为"隐性排汗"，也不受体液量多少的限制。一般情况下，"隐性排汗"的汗液不是通过汗腺活动产生的，仅含有少量电解质。而环境温度升高，汗腺排汗称为"显性出汗"，丢失水分往往比电解质多，易导致高渗性脱水。

二、酸 碱 平 衡

凡是在溶液中能产生 H^+ 的物质称为酸，能与 H^+ 结合的物质称为碱。机体内组织细胞必须处于适宜的酸碱度环境中，才能进行正常的生命活动。体液的酸碱度取决于 H^+ 浓度，通常人体体液的 H^+ 浓度稳定在一定的范围内（36～44nmol/L），这对于维持细胞形态与功能、完成离子交换与电信号转导，以及维持三羧酸循环等重要基础代谢的正常进行有着极其重要的意义。

（一）酸碱平衡的生理

血浆的酸碱度取决于 H^+ 浓度。由于 H^+ 浓度很低，因此酸一般以 H^+ 浓度的负对数即 pH 值来表示。正常人动脉血的 pH 值为 7.35～7.45，平均为 7.4，静脉血 pH 值低 0.02～0.10。

pH 值是根据酸碱平衡公式（Henderson-Hasselbalch 方程式）计算的，具体为：$pH = 6.1 + log[HCO_3^-/(0.03 \times PaCO_2)] = 6.1 + log(24/0.03 \times 40) = 6.1 + log(20/1) = 7.40$。pH、$HCO_3^-$ 及 $PaCO_2$ 是反映人体酸碱平衡的三大基本要素，其中，HCO_3^- 反映代谢性因素，是人体重要的碱储备；$PaCO_2$ 则反映呼吸性因素。

在生命活动过程中，机体不断生成酸性或碱性代谢产物，同时亦有相当量的酸性或碱性物质随食物进入体内，但血液的 pH 值总是相对稳定的，这是依靠体内各种缓冲系统及肺、肾的调节功能来实现的。机体这种处理酸碱物质含量和比例，以维持 pH 值在恒定范围内的过程称为酸碱平衡。

（二）酸碱平衡的调节

正常机体对酸碱平衡的维持主要是通过体液的缓冲系统、肺、肾及组织细胞调节这四个途径来实现的，使血液中的 pH 值保持在正常范围之内。

1. 血浆中缓冲系统的调节作用 所谓缓冲系统是指一种由弱酸和弱酸盐所组成的具有缓冲酸碱能力的混合溶液。机体的血液中有一系列的缓冲酸与缓冲碱组成缓冲系统，主要包括碳酸氢盐缓冲系统（$H_2CO_3 \leftrightarrow HCO_3^- + H^+$）、磷酸盐缓冲系统（$H_2PO_4^- \leftrightarrow HPO_4^{2-} + H^+$）、血浆蛋白缓冲系统（$HPr \leftrightarrow Pr^- + H^+$）、血红蛋白缓冲系统（$HHb \leftrightarrow Hb^- + H^+$）和氧合血红蛋白缓冲系统（$HHbO_2 \leftrightarrow HbO_2^- + H^+$）。其中，碳酸氢盐缓冲系统的浓度最高、缓冲能力最强，其浓度比值为 20：1，决定着血浆的 pH 值。机体酸碱平衡紊乱情况下，该系统启动迅速，作用较强，但持续时间短，可缓冲所有非挥发性酸（固定酸）；挥发酸（H_2CO_3）的缓冲则有赖于非碳酸氢盐缓冲系统，主要是血红蛋白和氧合血红蛋白缓冲系统。

2. 肺对酸碱平衡的调节 肺通过调节呼吸所排出的 CO_2 量来调节血浆中的 H_2CO_3 浓度：若排出 CO_2 增加，则血中的 $PaCO_2$ 下降，使血浆中的 HCO_3^- 与 H_2CO_3 的比值接近正常（20：1），以维持 pH 相对恒定、维持酸碱平衡。当血浆 pH 值降低或 H_2CO_3 浓度增多时，刺激呼吸中枢兴奋，使呼吸加快、加深，以增加 CO_2 排出；反之，当 pH 值升高或 H_2CO_3 浓度减少时，呼吸中枢受到抑制，使呼吸减慢、变浅，减少 CO_2 排出。

3. 肾脏对酸碱平衡的调节　肾脏在酸碱平衡的调节系统中起最主要的作用，主要是通过排出过多的酸性物质（固定酸）与保留碱性物质的量，来维持血浆的 HCO_3^- 浓度，使血浆 pH 值保持稳定。酸碱平衡紊乱时，该系统启动慢，但作用时间持续较长。其机制：①Na^+-H^+交换，在碳酸酐酶的催化作用下，CO_2 与 H_2O 结合成 H_2CO_3；H_2CO_3 又被解离为 H^+ 与 HCO_3^-；H^+ 由肾小管细胞分泌到小管液中被排出体外，而 HCO_3^- 被留在体内，并与从肾小管液中吸收来的 Na^+ 结合为 $NaHCO_3$ 再回到血浆。②HCO_3^- 重吸收，肾小管液中 H^+ 与 HCO_3^- 结合成 H_2CO_3；后者被碳酸酐酶催化成 H_2O 与 CO_2；CO_2 弥散到肾小管细胞内，再重新合成 H_2CO_3，这个过程其实就是肾小管中的 HCO_3^- 被重吸收入血液的过程。③产生 NH_3，NH_3 与 H^+ 结合成 NH_4^+ 排出体外，NH_3 与 H^+ 一起被分泌到肾小管中，H^+ 与 NH_3 结合成 NH_4^+ 从尿中排出（这个过程使代谢性 H^+ 被排出）。④通过尿的酸化而排出 H^+，肾小管液中的 H^+ 还可以被弱酸根（主要是 HPO_4^{2-}）结合而排出体外。

4. 组织细胞对酸碱平衡的调节　组织细胞与细胞外液之间酸碱平衡的相对稳定是通过离子交换（包括 H^+-K^+、H^+-Na^+、Na^+-K^+交换）实现 H^+ 的相对稳定的。当细胞外液 H^+ 过多时，H^+ 通过弥散进入细胞内，而 K^+ 被从细胞内交换出；反之，当细胞外液 H^+ 减少时，H^+ 由细胞内被移出。该调节系统作用最为强大，但易导致离子特别是 K^+ 分布异常。

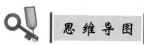

思维导图

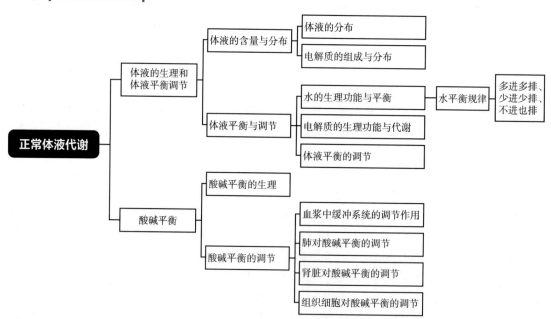

第二节　体液平衡失调

体液平衡失调包括容量失调、浓度失调与成分失调。容量失调是指等渗性体液的减少或增加，只引起细胞外液量的变化，无渗透压的变化。浓度失调是指细胞外液中的水分增加或减少，导致渗透微粒的浓度即渗透压发生变化，由于构成细胞外液渗透微粒的 90% 是 Na^+，故此时所发生的浓度失调就表现为低钠血症或者高钠血症。成分失调是指细胞外液中其他离子的改变，包括低钾血症/高钾血症、低钙血症/高钙血症及 H^+ 的改变等。虽然也各自产生相应的病理生理改变，但由于所构成的渗透微粒的数量较小，不会对细胞外液的渗透压造成明显的影响，仅造成成分的失调。

一、水、钠代谢紊乱

在细胞外液中，水与钠的关系非常密切且相互影响，在某些致病因素下，缺水与失钠常同时存在或相继出现。不同原因导致的水、钠代谢紊乱，其失水与失钠的程度可能不同，既可按比例丧失，也可能失水多于或少于失钠，其导致的病理生理变化及临床表现也各不相同。

根据体液容量、渗透压的变化，水、钠代谢紊乱可分为脱水、水中毒和水肿。

脱水（dehydration）是指机体由于对水的摄入不足或消耗、丧失过多，或失水后未及时进行补充，致使细胞外液量减少，严重时进一步导致细胞内液丢失，影响机体新陈代谢、产生相应的病理生理改变的一组临床综合征。

脱水往往伴有血钠的代谢异常与细胞外液渗透压的改变。不同原因引起的水钠代谢紊乱，其失水与失钠的程度可能不同，可以是水钠等比例地丧失，也可能失水少于失钠，或是失水多于失钠，临床表现也随具体情况而有所不同。根据脱水所伴发的血钠与渗透压的不同，脱水可分为低渗性脱水、高渗性脱水和等渗性脱水。

脱水的常见病因与临床表现参见表 4-2-1。

表 4-2-1　脱水的常见原因

原因	疾病或症状	脱水的性质
消化液丢失	呕吐、腹泻、小肠瘘、肠梗阻、胃肠减压、胰瘘等	多为等渗性，可为低渗性（易有低钾、酸中毒或碱中毒）
血浆成分丢失	大面积烧伤、严重创伤、腹膜炎等	多为等渗性，可为低渗性（易有酸中毒）
排尿过多	药物利尿失液	高渗性
皮肤、呼吸失水过多	中暑、高温作业、高热解热药物、大汗等	高渗性
摄入不足	禁食、食管梗阻或其他原因饮食受限	多为等渗性，饮食限制钠盐者可为低渗性（易有低钾）

1. 等渗性脱水（isotonic dehydration）　又称为急性缺水或混合性缺水。外科最容易发生这种脱水，水和钠成比例地丧失，血容量减少，而血清 Na^+ 浓度和血浆渗透压仍在正常范围。

（1）病因：任何短期内大量丢失等渗性液体所导致的血容量减少都属于等渗性脱水。常见病因：①消化液急性丢失，如大量呕吐、腹泻、肠瘘等；②体液丢失在感染区或软组织内，如腹腔内或腹膜后感染、肠梗阻等；③血浆样液体大量丧失，如大量抽放胸腔积液、腹水，或大面积烧伤创面大量渗出等，这些液体与细胞外液的成分基本相同。

（2）病理生理：因水和钠成比例地丧失，细胞外液的渗透压仍维持在正常范围，细胞内液容量无明显变化，只是造成细胞外液容量迅速减少。血容量减少又可通过醛固酮和 ADH 的增多而使肾对钠、水的重吸收增加，因而细胞外液得到一定的补充，同时使尿钠含量减少，尿量减少而尿比重增高。如血容量减少迅速而严重，也可发生休克。缺水持续时间较久，细胞内液也将逐渐外移，随同细胞外液一起丧失。如不及时处理，则可通过皮肤和呼吸道的蒸发继续丧失水分而转变为高渗性缺水；如只补充水分而不补钠盐，又可转变为低渗性缺水。

（3）临床表现：按脱水严重程度不同，临床表现为以下几种。

1）轻度缺水：丢失体液量占体重的 2%～4%（相当于丧失<15%的细胞外液），可出现恶心、厌食、软弱无力、皮肤干燥、尿少等，但无明显口渴。脉率增快，血压正常，或收缩压轻度增高。

2）中度缺水：若在短期内体液丧失量达到体重的 5%（相当于丧失 15%～30%的细胞外液），可出现典型的"三陷一低"，即眼窝下陷、皮肤干陷、浅静脉瘪陷和血压降低，伴有唇舌干燥、口渴等症状。同时有脉搏细速、肢端湿冷、血压不稳定或下降等血容量不足表现，心率一般不超过 120次/分。

3）重度缺水：当体液继续丧失达到体重的 6%～7%（相当于丧失>30%的细胞外液），则出现典型低血容量性休克表现，血压明显降低，脉率>120 次/分，伴嗜睡、意识不清甚至昏迷等中枢神经系统功能障碍。由于此期微循环障碍会导致酸性代谢物大量产生与聚集，因此常伴发代谢性酸中毒，可产生相应症状、体征。当患者丧失的体液主要为胃液时，由于 H^+ 与 Cl^- 的大量丧失，亦可伴发代谢性碱中毒。

（4）诊断：主要靠病史与临床表现，多数患者有消化液或其他的等渗体液大量丧失的病史。失液量越大、失液持续时间越长，则症状越明显，因此，依据病史和临床表现常可确定诊断。

实验室检查：①血液浓缩征象，包括红细胞计数、血红蛋白量和血细胞比容均明显增高；②血清 Na^+、Cl^- 等一般无明显降低；③尿比重增高；④动脉血气分析有助于判断是否存在酸碱平衡失调。

（5）治疗：积极治疗原发病、消除病因非常重要，若能消除病因则脱水将很容易纠正。

1）补液方法：①静脉输注平衡盐溶液或等渗盐水（0.9%氯化钠溶液）尽快补充血容量；②对已有脉搏细速和血压下降等血容量不足表现者，提示细胞外液的丧失已达到体重的 5%，需从静脉快速输注上述溶液约 3000ml（按照体重 60kg 估算）以尽快恢复其血容量；③对于血容量不足表现不明显者，可给予上述用量的 1/2～2/3（1500～2000ml）以补充缺水、缺钠量。

2）补液量的估算：①根据缺水程度估计。患者脉搏细速、血压下降等临床表现常提示细胞外液量的丧失已达体重的 5%，相当于中度缺水。例如 60kg 的男性患者，推测其体液丧失量为 60×5%=3L。②根据血细胞比容估算。补生理盐水量（L）=（血细胞比容上升值/血细胞比容正常值）×体重（kg）×0.2。

3）补液种类：平衡盐溶液是治疗等渗性脱水比较理想的制剂，目前常用的平衡盐溶液：①乳酸钠与复方氯化钠混合液（1.86%乳酸钠与复方氯化钠之比 1∶2）；②碳酸氢钠与等渗盐水混合液（1.25%碳酸氢钠与等渗盐水之比 1∶2）；③为了防止大量输注上述溶液后血 Cl^- 过高导致高氯性酸中毒的风险，近年临床上以醋酸钠代替上述平衡盐液中的乳酸钠。

4）注意事项：①静脉快速输入上述液体时，必须监测心脏功能，包括中心静脉压或肺动脉楔压等；②除了补充缺水、缺钠量，还应补给每日正常需要量，包括水分 2000ml 与氯化钠 4.5g；③纠正缺水后排钾量会有所增加，血清 K^+ 浓度会因细胞外液量的增加而被稀释降低，应注意预防低钾血症的发生。

2. 高渗性脱水（hypertonic dehydration）　又称原发性缺水。水钠同时缺失，但失水多于失钠，血清 Na^+ 高于正常范围（>150mmol/L），即细胞外液减少合并高血钠，细胞外液呈高渗状态（血浆渗透压＞310mOsm/L）。严重时，可使细胞内液移向细胞外间隙，结果使细胞内液、外液量都减少，可导致脑细胞缺水、脑功能障碍的严重后果，又称低容量性高钠血症。

（1）病因

1）摄入水分不足：如食管癌、食管烧伤等导致吞咽困难、进食和饮水困难者，危重病人总的给水量不足者，经胃管或空肠造瘘给予高浓度肠内营养溶液者常摄入水分不足。

2）水分丧失过多：如高热、大量出汗、甲状腺功能亢进者常可通过皮肤丢失大量水分，大面积烧伤者常因皮肤创面渗液而丢失大量低渗液体。

3）通过消化液失水：频繁呕吐、反复腹泻或持续消化道引流等情况可导致等渗、含钠较低的消化液大量丢失。

4）经肾脏失水：中枢性或肾性尿崩症时可经肾脏排出大量低渗性尿液，糖尿病未控制可致大量尿液排出，使用大量高渗性脱水剂（如甘露醇）、昏迷患者鼻饲浓缩的高蛋白饮食均可因溶质性利尿而导致失水。

5）经呼吸道不显性失水：任何原因的过度通气，将使经呼吸道黏膜的不显性蒸发水量大大增加，而所丢失的水分不含电解质。

（2）病理生理：因缺水多于缺钠，细胞外液渗透压增高，一方面刺激口渴中枢，引起口渴而饮水，以增加体内水分，降低渗透压；另一方面可引起 ADH 分泌增多，从而使肾重吸收水增多，尿量减少而尿比重增高。细胞外液渗透压增高可使细胞内液中的水向细胞外转移，使细胞外水分得到补充，故细胞外液和血容量的减少不如低渗性缺水时明显，发生休克者也较少。如继续缺水，则可因血容量减少而引起醛固酮分泌增加，增强肾对钠和水的重吸收，以维持血容量。严重缺水时，因细胞外液渗透压增高，使细胞内液移向细胞外间隙，结果是细胞内、外液量都有减少。最后，细胞内液缺水的程度超过细胞外液缺水的程度。脑细胞脱水时可引起一系列中枢神经系统功能障碍的症状，如嗜睡、肌肉抽搐、昏迷，甚至因颅骨与脑皮质之间的血管张力增大、静脉破裂出血而导致死亡。

（3）临床表现：缺水程度不同，症状也不同。临床上将高渗性脱水分为以下三度。

1）轻度缺水：缺水量为体重的 2%～4%，主要表现为口渴，尿少，尿比重增高等。

2）中度缺水：缺水量为体重的 4%～6%，常极度口渴，可出现唇舌干燥、皮肤弹性差、眼窝下陷、软弱无力、烦躁不安，还可有肌张力增高、腱反射亢进等。尿少、尿比重增高进一步加剧。

3）重度缺水：缺水量超过体重的 6%，除上述症状外，可由于脑细胞缺水而导致脑功能障碍，可出现躁狂、幻觉、谵妄、抽搐甚至昏迷等症状，严重者可致心动过速、体温上升、血压下降甚至死亡。

（4）诊断：根据病史和临床表现，一般可以初步做出高渗性脱水的诊断。实验室检查：①尿比重和尿渗透压增高；②红细胞计数、血红蛋白量、血细胞比容轻度升高；③血清 Na^+ 浓度＞150mmol/L，或血浆渗透压＞310mOsm/L。

（5）治疗

1）治疗原则：①解除病因是非常重要的治疗原则；②严格控制钠盐的摄入；③尽快补充丢失体液量，特别是保证有效循环血容量的恢复和稳定。

2）高渗性脱水的补液治疗通常分为两个阶段：①首先快速纠正细胞外液容量的丢失，尽快纠正休克、改善组织灌注；②然后再逐步纠正失水，包括对持续的失水进行补充。

3）所需的补液量的估算：先根据临床表现估计丧失量占体重的百分比，然后按（成人）每丧失体重的 1%补液 400～500ml 计算，加上不显性失水、尿量和经胃肠道失水量即为总补液量。

根据血钠浓度计算的参考公式：

$$补水量（ml）=[血钠测得值（mmol/L）-血钠正常值（mmol/L）]$$
$$×体重（kg）×4（女性×3，婴儿×5）$$

4）补液品种选择与注意事项：①能进食者以口服补水，无法口服的病人可选用 5%葡萄糖溶液或低渗（0.45%）的氯化钠溶液静脉输注；②纠正高渗性脱水时快速扩容可能导致脑水肿，因此补液速度不宜过快；③为避免补液过量或加重心脏负担，所估算的补液量不宜在当日一次输完，一般先补半量，次日结合监测的全身情况及血钠浓度，酌情调整后续补给量；④在纠正脱水时应适当补充钠盐，因高渗性脱水患者只是由于失水多于失钠所致，而体内总的钠盐量是减少的；⑤如同时存在缺钾或酸碱失衡，也应予以纠正。

3. 低渗性脱水（hypotonic dehydration） 又称慢性缺水或继发性缺水。水钠同时缺失，但失钠多于失水，血清 Na^+低于正常范围（<135mmol/L），即细胞外液量减少合并低血钠，细胞外液呈低渗状态（血浆渗透压<280mOsm/L）。

（1）病因

1）胃肠道消化液持续性：如反复呕吐、长期胃肠减压引流导致大量 Na^+随消化液丢失。

2）液体在第三间隙聚集：如腹膜炎或胰腺炎产生大量腹水、肠梗阻导致大量的肠液在肠腔内聚集、胸膜炎产生大量胸腔积液等。

3）经肾丢失：长期或大量应用排钠利尿剂如氯噻酮、依他尼酸（利尿酸）、呋塞米等。

4）经皮肤途径丢失：如大量出汗、大面积烧伤创面的大量渗液以及其他原因的大面积创面的慢性渗液，均可导致水分和 Na^+的大量丢失。

5）等渗性脱水补液治疗时，仅注意纠正失水而未及时、适量补充钠盐。

（2）病理生理：因失钠多于失水，细胞外液呈低渗状态。如果细胞外液的低渗状态得不到及时纠正，则水分可从细胞外液移向细胞内，从而使细胞外液进一步减少。细胞外液渗透压减低，抑制 ADH 分泌，肾对水的重吸收减少，故早期尿量排出增多。如病情继续发展，组织间液进入血液循环，虽能部分补偿血容量，但使组织间液的减少比血浆的减少更为明显，最终导致循环血量的明显减少，机体将不再顾及渗透压而尽量保持血容量。肾素-血管紧张素-醛固酮系统兴奋，使肾脏减少排钠，Cl^-和水的重吸收增加，故尿中 NaCl 含量明显降低。血容量下降又会使 ADH 分泌增多，水重吸收增加，导致少尿。如血容量继续减少，机体不能代偿时，即出现休克，这种因大量失钠而致的休克，又称为低钠性休克。

（3）临床表现：根据缺钠程度的不同，临床上将低渗性脱水分为轻、中、重三度，其临床表现也有所不同。

1）轻度缺钠：患者感疲乏无力、头晕、手足麻木，口渴不明显。血清钠浓度在 130～135mmol/L，尿 Na^+减少。此型每公斤体重缺氯化钠约 0.5g。

2）中度缺钠：除了上述症状外，尚有恶心、呕吐、脉搏细速、血压不稳或下降、脉压变小、浅静脉萎陷、视物模糊、站立性眩晕。血清钠浓度在 120～130mmol/L，尿 Na^+减少，尿中几乎不含钠和氯。此型每公斤体重缺氯化钠 0.5～0.75g。

3）重度缺钠：患者神志不清、肌肉痉挛性抽搐、腱反射减弱或消失，出现木僵，甚至昏迷，常发生休克。血清钠浓度在 120mmol/L 以下。此型每公斤体重缺氯化钠 0.75～1.25g。

（4）诊断：根据患者有体液丢失的病史和上述临床表现，可初步诊断为低渗性脱水。实验室检查：①尿液，尿 Na^+和 Cl^-常显著降低甚至无法测出，尿比重常在 1.010 以下；②血 Na^+<135mmol/L；

③红细胞计数、血红蛋白量、血细胞比容及血尿素氮、肌酐值均增高。

（5）治疗

1）原发病的治疗十分重要，若能消除病因，则缺水将易于纠正。

2）补液治疗：由于低渗性脱水具有细胞外液失钠多于失水、血容量不足的特点，进行补液治疗时，不仅要注意补充血容量，还应注意补充含盐溶液（或使用高渗盐水），以纠正细胞外液的渗透压异常。

原则上，要根据患者的临床表现，结合其血钠下降的程度进行评估、制订补液方案；对于已出现急性症状，特别是已出现严重的神经系统症状者，必须积极治疗。

低渗性脱水补钠量计算公式：

$$需补充的钠量（mmol/L）=[血钠正常值（mmol/L）-血钠测得值（mmol/L）]$$
$$×体重（kg）×0.6（女性为 0.5）$$

注：1g 钠盐≈17mmol/L Na^+

补液品种选择：①对于重度缺钠并已出现休克表现的患者，应首先补液扩容以纠正休克，改善组织灌注与微循环。可选用的液体包括晶体溶液如复方氯化钠溶液等。②对于轻、中度缺钠的患者，可按照补液公式测算结果进行溶液的选择与配制。

静脉输液原则、方法与注意事项：①对于测算出的总输注量应予分次完成。一般可先补充缺钠量的半量，以缓解患者的急性症状，然后再根据临床表现、临床检验测得的结果等指标完成剩余量；②每 8～12 小时根据临床表现与临床检验结果包括血 Na^+ 和 Cl^-、动脉血气分析结果以及中心静脉压值进行评估，并随时调整输液计划；③输注速度先快后慢；④输注高渗性盐水时，应严格控制滴速（＜100～150ml/h），随后根据病情及血钠浓度再调整治疗方案；⑤补充血容量与钠盐后，由于机体具有代偿调节功能，合并的酸中毒常可以同时得到纠正，无须在一开始就应用碱性药物治疗，若经动脉血气分析测定提示酸中毒仍未纠正，可静脉输注 5%$NaHCO_3$ 溶液 100～200ml，随后视病情纠正程度再决定是否追加治疗；⑥在尿量恢复、达到 40ml/h 后，要注意钾盐的补充。

三种常见脱水的比较见表 4-2-2。

表 4-2-2　三种常见脱水的比较

	等渗性脱水	高渗性脱水	低渗性脱水
病因	体液急性丢失	入量不足，丢失过多	持续丢失，慢性渗液
病理生理	ECF 减少	ECF 减少＜ICF 减少	ECF 减少＞ICF 减少
典型表现	低血容量相关"三陷一低"	口渴，脑细胞脱水	站立性晕倒
实验室检查	Na^+浓度及渗透压正常，HCT 升高	Na^+浓度及渗透压升高	Na^+浓度及渗透压降低
补液公式及原则	补平衡液 ΔHCT/HCT×体重（kg）×0.2（单位：L） 或按临床症状根据轻重程度以体重换算；补充 1/2 丢失量＋生理需要量，另 1/2 第 2 天补充；要注意适当补钠、补钾与纠酸	补低渗液 （血钠测量值-142）×体重（kg）×4（单位：ml）	轻中度补等渗液，重度可加高渗液 （142-血钠测量值）×体重（kg）×0.6/17（单位：g）

注：ECF. 细胞外液；ICF. 细胞内液；HCT. 血细胞比容

4. 水中毒和水肿 水中毒（water intoxication）是指机体摄入的水分总量超过了排出水量，以致水分在机体内潴留，使体液量明显增多，而血清 Na^+ 浓度 $<130mmol/L$，血浆渗透压 $<280mOsm/L$，但体钠总量正常或增多，故又称为高容量性低钠血症（或称为稀释性低血钠）。水肿（edema）是指过多的液体在组织间隙或体腔内聚集。

（1）病因

1）各种原因引起的抗利尿激素分泌过多：使肾远曲小管和集合管对水的重吸收增加。

2）肾功能不全、急性肾衰竭者：若患者的肾功能良好，可通过增加滤过排出多余的水分，一般不容易发生水中毒。

3）摄入水分过多或接受过多的静脉输液：一定时间内持续性大量饮水或精神性过量饮水，或从静脉过多、过快输入低盐或无盐的液体，超出了肾脏的排泄能力。

4）全身性水肿的原因：多见于充血性心力衰竭、肾病综合征和肾炎、肝脏疾病，也见于营养不良和某些内分泌疾病。

5）局限性水肿的原因：常见于组织器官局部炎症、静脉或淋巴管阻塞等情况。

（2）临床表现

水中毒分为急性与慢性两类。

1）急性水中毒：由于水在体内潴留，细胞外液量增大，血清钠浓度降低，渗透压下降，水分由细胞外移向细胞内，导致细胞肿胀。急性水中毒发病急骤，若导致急性脑细胞肿胀则可造成急性颅内压增高，产生相应的神经精神症状，患者可表现为头痛、躁动、精神错乱、嗜睡、定向不能甚至昏迷；若颅内压继续增高可发生脑疝，出现瞳孔散大、对光反射消失等征象，进而可能危及生命。

2）慢性水中毒：慢性水中毒症状往往被原发疾病的症状所掩盖，患者常见表现有软弱无力、恶心、呕吐、嗜睡等，体重明显增加，皮肤苍白而湿润。

实验室检查：红细胞计数、血红蛋白量、血细胞比容和血浆蛋白量均降低；血浆渗透压降低、红细胞平均容积增加和红细胞平均血红蛋白浓度降低，提示细胞内、外液量均增加。

3）水肿：皮下水肿是水肿重要的临床特征，当皮下组织有过多液体聚集时，皮肤肿胀、弹性差，用手按压时可出现凹陷，称为凹陷性水肿。水肿出现的部位因发病原因不同而各有不同，心源性水肿首先出现在低垂部位，肾性水肿先表现为眼睑或面部水肿，肝性水肿则以腹水多见。

（3）诊断：依据病史、临床表现与实验室检查较易于诊断。

（4）治疗

1）减少水分摄入，预防水中毒：①应严格限制急性肾衰竭、心力衰竭患者水的摄入，预防其因为循环障碍与肾排水功能减弱引起水中毒的发生；②有些病理状态（如疼痛、失血、休克、创伤及大手术等）可出现抗利尿激素分泌过多，当需对于这类病人进行输液治疗时，应注意控制输液量。

2）停止水分摄入，促进水分排出：①轻度水中毒者停止或限制水摄入，待机体排出多余水后，水中毒即可解除；②严重水中毒者除了严格限水，还应使用利尿剂以促进水的排出，可静脉注射利尿剂，如呋塞米（速尿）、依他尼酸（利尿酸），也可用渗透性利尿剂如20%甘露醇或25%山梨醇。

二、钾代谢紊乱

钾是细胞内最主要的电解质，是机体重要的微量元素之一。机体内仅有不足 2%的钾存在于细胞外液中，90%储存于细胞内，骨钾约占 7.6%，跨细胞液钾约占 1%。钾具有多种重要的生理功能：参与并维持细胞的正常代谢、维持细胞内液的渗透压与酸碱平衡、维持细胞静息膜电位、维持神经肌肉组织的兴奋性，以及维持心肌正常功能等。

机体可通过以下几条途径维持血钾平衡：①通过细胞膜 Na^+-K^+ 泵调节钾在细胞内外液中的分布；②通过细胞内外 H^+-K^+ 交换影响细胞内外钾的分布；③通过肾小管上皮内外跨膜电位的改变影响钾的排泄量；④通过醛固酮和远端小管调节肾排钾量；⑤通过出汗方式或结肠排泄钾。钾的平衡规律一般是"多进多排，少进少排，不进也排"。

正常血清钾浓度为 3.5～5.5mmol/L，钾的代谢异常包括低钾血症和高钾血症。

（一）低钾血症

血清钾浓度低于 3.5mmol/L 并产生以肌细胞功能障碍为主要表现的一系列病理生理反应，称为低钾血症（hypokalemia）。

1. 病因

（1）钾摄入不足：常见于长期进食不足者，如消化道梗阻、长期禁食、昏迷、神经性厌食等所致经食物摄入钾不足。

（2）经肾途径排出过多钾：如应用呋塞米或依他尼酸等利尿剂过多；急性肾衰竭多尿期；过多使用盐皮质激素及长期使用肾上腺皮质激素使肾排钾过多。

（3）经肾外途径钾大量丢失：如严重呕吐、腹泻、持续胃肠减压、肠瘘等，可从消化道途径丢失大量的钾。

（4）医源性补钾不足：常见于输液治疗的患者或肠外营养治疗的患者钾盐补充不足。

（5）钾向细胞内转移：常见于大量输注葡萄糖和胰岛素，代谢性碱中毒或呼吸性碱中毒者。

2. 临床表现 轻度低钾可无明显症状，当血清钾<3.5mmol/L 时，即可出现症状。

（1）神经肌肉系统症状：表情淡漠，倦怠嗜睡或烦躁不安；先是肌肉软弱无力，腱反射迟钝或消失，眼睑下垂，以后延及躯干四肢；当血清钾<2.5mmol/L 时，可出现软瘫、呼吸无力、吞咽困难。

（2）消化系统症状：表现为食欲不振、口苦、恶心、呕吐、腹胀等，重者可出现肠麻痹。

（3）循环系统症状：表现为心悸、心动过速，心律失常、传导阻滞，严重时出现心室颤动，心搏骤停于收缩状态。临床上习惯把上述三个方面的症状称为"低钾三联征"。心电图改变为 ST 段压低（早期出现），T 波降低、增宽、双相或倒置，随后出现 QT 间期延长和 U 波；严重者出现 P 波幅度增高，QRS 波增宽，室上性或室性心动过速，心房颤动。

（4）泌尿系统症状：出现多饮、多尿、夜尿增多，严重时出现蛋白尿和颗粒管型。可因膀胱收缩无力而出现排尿困难。

（5）对酸碱平衡的影响：低钾时，细胞内 K^+ 移至细胞外，细胞外 H^+ 移入细胞内，细胞内液 H^+ 浓度增加，而细胞外 H^+ 浓度降低，出现细胞内酸中毒和细胞外碱中毒并存。此外，因肾小管上皮细胞内缺钾，故排 K^+ 减少而排 H^+ 增多，出现代谢性碱中毒，同时排出反常性酸性尿。

3. 诊断 可根据病史、临床表现及血清钾测定做出低钾血症的诊断。血钾浓度低于 3.5mmol/L 即有诊断意义，但应结合临床表现、心电图检查以助于诊断。

4. 治疗

（1）积极治疗原发疾病：以终止和减轻钾的继续丢失。

（2）注重外科患者缺钾的预防：对长期禁食、慢性消耗和体液丧失较多者应注意补钾，每日预防性补钾 40~50mmol/L（氯化钾 3~4g）。

（3）补钾原则与方法

1）尿多补钾：休克、脱水、缺氧、酸中毒、肾衰竭等未纠正前，尿量＜40ml/h，或 24 小时尿量少于 500ml，暂不补钾。

2）尽量口服：轻度低钾且能口服者，每次口服氯化钾 1~2g，每日 3 次；或服用氯化钾肠溶片，以减少胃部不适；亦可进食含钾食物，如香蕉、榨菜、菠菜、紫菜、海带等。口服者 90%可被吸收，且最为安全，因人体特点是"需多少吸收多少"；不能口服或严重缺钾者则需静脉补给。

3）低浓度、慢速度：静脉补钾应均匀分配。补钾引起高钾血症的最主要原因是单位时间内钾的高浓度、快速度输入，而并非全日补钾总量过大。因此，务必掌握静脉输注的液体中氯化钾浓度不能高于 3‰（即＜40mmol/L），每分钟应少于 80 滴的速度（即＜20mmol/h）补给，严禁将 10%氯化钾溶液直接静脉推注、静脉滴注，以免因一过性高钾血症而危及生命。

4）分阶段补给：正常情况下，注射后的钾约 15 小时后才能与细胞中钾平衡，全身缺钾状况需较长时间才能纠正，一般需要 4 天或更长时间。因此，所需钾量不强求一次性补足，宜分阶段按计划补给，一般性缺钾每日补充氯化钾 3~6g 即可；特殊情况的严重缺钾虽日补钾量可高达 8~12g 或更多，也必须在心电图、尿钾测定的监护下，严格控制单位时间内的浓度、速度补给。切勿操之过急，以防出现高钾血症及钾从尿中大量排出，达不到补钾的目的。

（二）高钾血症

血清钾高于 5.5mmol/L，称为高钾血症（hyperkalemia），是一种短时间内可危及生命的体液失衡。

1. 病因

1）细胞内 K^+ 短时间内大量移出且未能迅速排出体外，如严重缺氧、酸中毒、脓毒性感染、大面积损伤（特别是严重的挤压伤）、溶血等。

2）短时间内输入细胞外液的钾过多，如静脉输注过多的钾，或大量输入保存期较久的库存血等。

3）肾排钾功能减退，如急性或慢性肾衰竭、应用保钾利尿剂（如螺内酯、氨苯蝶啶等），以及肾上腺皮质功能不全（艾迪生病）等。

2. 临床表现

（1）神经肌肉传导障碍：血钾轻度增高时仅有四肢乏力、手足感觉异常（麻木）、肌肉酸痛。当血清钾＞7.0mmol/L 时，可出现软瘫，先累及躯干，后波及四肢，最后累及呼吸肌，出现呼吸困难。

（2）心血管症状：有心肌应激性降低的表现，如血压波动（早期增高、后期下降），心率缓慢，心音遥远而弱，重者心搏骤停于舒张期，其症状常与肾衰竭症状同时存在。典型的心电图改变为 T 波高而尖，QT 间期缩短，QRS 波增宽伴幅度下降，PR 间期延长，P 波波幅下降并逐渐消失。

3. 诊断 对于有可能导致高钾血症因素的患者，一旦出现无法用原发性疾病解释的上述临床表现时应当考虑高钾血症，血清钾超过 5.5mmol/L 即可确诊，心电图可作为辅助诊断。

4. 治疗

高钾血症是临床上的危急情况，应作紧急处理。

（1）停止摄入钾：立即停止钾（包括药物和食物）摄入，积极治疗原发病。

（2）对抗心律失常：应用钙剂拮抗钾对心肌的抑制作用。立即静脉推注葡萄糖酸钙 1～2g，半小时后可重复使用一次，以后以 10% 葡萄糖溶液 500ml 加葡萄糖酸钙 2～4g 静脉滴注维持。

（3）降低血钾浓度：指使 K^+ 暂时转入细胞内。①静脉注射 5% 碳酸氢钠溶液 60～100ml，再继续静脉滴注 100～200ml，以提高血钠浓度并扩容，促进 Na^+-K^+ 交换，使 K^+ 转入细胞内，使血清 K^+ 浓度得以稀释或从尿中排出。②使用高渗糖溶液加胰岛素静脉滴注，当葡萄糖转化为糖原时将 K^+ 带入细胞内，暂时降低血 K^+ 浓度，用 25%～50% 葡萄糖溶液 100～200ml 或 10% 葡萄糖溶液 500ml，按每 4～5g 葡萄糖加 1U 胰岛素比例静脉滴注，3～4 小时后可重复用药。

（4）促进排钾：①阳离子交换树脂 15～20g，饭前口服，3～4 次/日；或加入温水或 25% 山梨醇溶液 100ml 中，保留灌肠 0.5～1 小时，每日 3～6 次。②给予高钠饮食及排钾利尿剂。③病情严重且血钾进行性增高，尤其肾功能不全者，予腹膜透析或血液透析。

三、钙磷镁代谢紊乱

钙和磷是人体内含量最丰富的无机元素。钙、磷、镁分别具有重要功能，其代谢紊乱可产生相应后果。

（一）钙代谢紊乱

机体内钙绝大部分（99%）储存于骨骼中，细胞外液的钙仅占总钙量的 0.1%。钙的生理功能：①形成并维持骨骼、牙齿的结构；②参与细胞跨膜电信号传递，维持、调节细胞功能及酶的活性，维持神经-肌肉兴奋性；③参与凝血过程。血清中的钙浓度相对恒定，为 2.25～2.75mmol/L，其中 45% 为离子化钙，对于维持神经-肌肉兴奋性稳定性有重要作用；约 50% 为蛋白结合钙，5% 为与有机酸结合的钙。离子化与非离子化的比率受到 pH 值的影响，pH 值降低可使离子化钙增加，反之 pH 值升高可使之降低。

1. 低钙血症　血钙浓度＜2.25mmol/L 时称为低钙血症（hypocalcemia）。

（1）病因

1）甲状旁腺功能受损：临床上常见于手术损伤（甲状旁腺或甲状腺手术），导致甲状旁腺素缺乏。

2）急性胰腺炎：胰腺炎或胰腺组织坏死释放的脂肪酶与钙结合成皂化斑（钙皂）影响肠道吸收。

3）维生素 D 不足或功能障碍：维生素 D 从食物中摄入不足；消化道疾病（如慢性腹泻等）引起肠道对维生素 D 的吸收减少；阳光照射不足导致维生素 D_3 未能转化为维生素 D_4 发挥功能；肝硬化或肾衰竭等可导致维生素 D 羟化障碍。

4）某些肿瘤可分泌降钙素导致低血钙。

5）坏死性筋膜炎引起水肿、感染创面大量渗出、低血容量、严重的全身浓度症状甚至感染性休克，多重因素共同作用。

（2）临床表现

1）神经系统症状：血钙降低后神经-肌肉兴奋性升高，常出现口周和指（趾）尖麻木及针刺感、手足抽搐、腱反射亢进、低钙击面征（Chvostek 征）阳性、低钙束臂征（Trousseau 征）阳性，严重者可出现癫痫发作、喉肌及气管痉挛甚至呼吸暂停。

2）精神症状：患者容易激动，可表现为烦躁或抑郁，也可出现认知功能障碍。

3）心血管系统症状：血钙降低可引起传导阻滞，严重者可出现心室颤动、心力衰竭。

4）骨关节系统症状：低血钙患者常有骨骼疼痛，可发生病理性骨折、骨骼畸形。

（3）诊断：根据病史、体格检查及实验室检测常可明确诊断。血钙浓度低于 2.25mmol/L 有诊断价值。心电图可辅助诊断，表现为 Q-T 间期和 ST 段明显延长。

（4）治疗：首先要治疗其原发病。对于手足抽搐、喉头痉挛等较紧急与严重的情况要立即处理，可用 10～20ml 稀释后的 10%葡萄糖酸钙或 5%氯化钙缓慢静脉注射，然后可用稀释于 5%葡萄糖溶液的 10%葡萄糖酸钙静脉滴注维持，或于 8～12 小时后重复；长期治疗的患者应逐步过渡到口服钙剂与维生素 D 治疗。临床常用骨化三醇加钙剂维持血清钙于正常值下限水平。

2. 高钙血症　血钙浓度大于 2.75mmol/L 时称为高钙血症（hypercalcemia）。

（1）病因

1）主要发生于甲状旁腺功能亢进症者，如甲状旁腺腺瘤或甲状旁腺增生患者。

2）骨肿瘤或骨相关肿瘤：常见于骨转移癌患者（特别是接受雌激素治疗的乳腺癌骨转移患者），也见于白血病、多发性骨髓瘤患者等。

3）维生素 D 中毒：长期大量服用维生素 D 可造成维生素 D 中毒，导致高钙高磷血症。

（2）临床表现

1）高钙血症的临床主要表现是神经肌肉应激性减弱。早期症状无特异性，可有倦怠、乏力，可食欲减退、恶心呕吐、便秘等；血清钙浓度进一步增高时可出现严重头痛、背部与四肢疼痛，还可出现疲乏、肢体无力、注意力不集中、失眠、抑郁、腱反射迟钝等；严重者可神志不清，甚至昏迷。

2）与钙溶解相关方面，可发生尿路结石与高血钙性肾病、骨骼疼痛、畸形，还可发生病理性骨折，特别是甲状旁腺功能亢进症患者的病程后期，可出现全身性骨质脱钙，发生多发性的病理性骨折。

3）血 Ca^{2+} 升高可使心肌兴奋性增加：容易出现心律失常及洋地黄中毒，心电图表现为 Q-T 间期缩短，很多病人合并高血压。血清 Ca^{2+} 增高达 4～5mmol/L 时可有生命危险。

（3）诊断：血清蛋白浓度正常时，血清钙＞2.75mmol/L 可以确诊为高钙血症，根据病史、体格检查及实验室检查即可诊断并推断大部分高钙血症的病因。

（4）治疗

1）积极治疗原发病，甲状旁腺功能亢进者进行手术治疗。

2）重度高钙血症伴缺水者，宜静脉给予大量生理盐水，同时予呋塞米 20～40mg 静脉推注，促进尿钙排出。

3）对维生素 D 中毒、肾上腺皮质功能减退症、结节病、多发性骨髓瘤并发高钙血症者，可用大剂量肾上腺皮质激素治疗，以减少钙由骨内向外移；或予乙二胺四乙酸（EDTA）和硫酸钠，暂时降低血钙。

4）对伴有严重肾衰竭者，应做透析治疗。

（二）磷代谢紊乱

机体约 85%的磷存在于骨骼中，是骨骼构成不可缺少的成分，细胞外液的磷仅约 2g。血液中的磷有两种形式：有机磷和无机磷，血磷通常是指无机磷。正常血浆中无机磷的浓度为 0.96～1.62mmol/L。磷是人类遗传物质核酸的重要成分，参与细胞膜的组成，又是某些凝血因子的成分，还参与蛋白质的磷酸化、参与机体能量代谢、调控生物大分子活性，磷酸盐参与酸碱平衡调节，是血液缓冲系统的重要组成部分。

1. 低磷血症　血清无机磷＜0.96mmol/L 称为低磷血症（hypophosphatemia）。

（1）病因

1）摄入不足或吸收减少：如长时间饥饿、长期禁食，或长期依赖肠外营养却未补充磷制剂等情况均可导致磷摄入不足；而频繁呕吐或腹泻则可导致肠道吸收磷减少。

2）排泄增加：急性乙醇中毒、代谢性酸中毒、糖尿病、长期使用糖皮质激素或利尿剂等情况均可使尿磷排泄增加。

3）细胞外液中的磷转入细胞内：常见于大量使用胰岛素，特别是同时经静脉大量输注葡萄糖时，长期、大量使用雄性激素也可促使磷转入细胞内。

4）甲状旁腺功能亢进：甲状旁腺激素作用于肾近曲小管抑制磷酸盐的再吸收，还可作用于小肠促进钙的吸收，而血钙的升高会抑制血磷的水平。

5）其他：严重烧伤或感染也常导致低磷血症，可能与大量渗出、休克、酸中毒、肾功能障碍与高钙血症等因素有关。

（2）临床表现：低磷血症发病率并不低，但轻度患者往往因没有特异性的临床表现而被忽略。①可表现为易激动、食欲减退、恶心或呕吐、腹泻或便秘等消化道症状。②重症者可引起代谢性脑病而产生神经肌肉症状，如头晕、木僵、抽搐、精神错乱甚至昏迷；常可出现肌无力，有的甚至可因呼吸肌无力而发生呼吸困难、呼吸衰竭而危及生命。③重度低磷血症还可发生心律失常、急性心力衰竭、心搏骤停，以及低血压、休克等。

（3）诊断：结合病史、临床症状及实验室检查不难做出明确诊断，检测血磷与尿磷有助于诊断，血清无机磷<0.96mmol/L 时可确诊。

（4）治疗

1）对低磷血症首先要治疗原发病，对长期依赖静脉营养者可每日补充甘油磷酸钠 10ml（相当于磷 10mmol）；对于甲状旁腺功能亢进者，手术治疗可使低磷血症得到纠正。

2）轻度、无症状的低磷血症患者无需特殊治疗，仅需每日口服补充磷 1～2g（分次给予）；严重者可酌情增加剂量，并密切监测血磷水平。

3）症状明显的严重低磷血症应予以静脉补磷，方法：血清磷浓度<0.3mmol/L，静脉补充磷酸盐 0.3mmol/（kg·d）（24 小时内完成）；血磷浓度 0.3～0.6mmol/L，静脉补充磷酸盐 50～60mmol/（L·d）。

注意：补充磷制剂时应注意防止低钙血症、低钾血症、低镁血症，以及体液与酸碱失衡，治疗可能的抽搐、腹泻，及时纠正低血压，维持心、肺等重要器官功能。

2. 高磷血症 成人血清无机磷>1.62mmol/L，称为高磷血症（hyperphosphatemia），临床少见。

（1）病因

1）急、慢性肾功能不全的患者（肾排磷减少）。

2）甲状旁腺功能低下的患者（尿磷排出减少）。

3）急性酸中毒、骨骼肌破坏、高热、恶性肿瘤等（促使磷向细胞外移出）。

4）甲状腺功能亢进，可促进溶骨发生（骨磷释放）。

5）维生素 D 中毒可促进肠道及肾脏对磷的重吸收。

（2）临床表现

1）高磷血症临床上很少见，没有特异性症状。

2）低钙血症的症状：因急性高磷血症可继发性引起低钙血症而产生，如抽搐、心律失常、低血压等。

3）肾衰竭：高磷血症可增加钙、磷沉淀风险，从而导致软组织与肾脏钙化（异位钙化），进而引起肾衰竭。

（3）诊断：当血磷异常升高，继发性出现一系列低钙血症的症状与异位钙化以及出现肾功能受损的表现时，考虑本病。

（4）治疗：除了对原发病进行防治外，主要是针对低钙血症进行治疗。无症状或肾功能正常的高磷血症者无需特殊治疗。急性肾衰竭伴高磷血症者可做透析治疗。慢性高磷血症者的治疗包括限制食物中磷的摄入、口服钙盐或氢氧化铝等。

（三）镁代谢紊乱

机体约半数的镁存在于骨骼中，其余大部分在骨骼肌及其他组织细胞内，细胞外液中仅有 1%～2%。镁具有多种生理功能包括调节各种离子通道的电流、催化体内多种酶而参与 ATP 代谢，在调控细胞生长，维持心肌、骨骼肌及胃肠平滑肌的兴奋性等方面有重要作用。

正常情况下，血清镁浓度为 0.70～1.10mmol/L，体内镁的平衡主要靠肾脏调节。

1. 低镁血症　血清镁浓度 <0.70mmol/L 时为低镁血症（hypomagnesemia），也称为镁缺乏（magnesium deficiency）。

（1）病因

1）摄入不足：厌食或饥饿、长期禁食、长期静脉输液或肠外营养未补充镁。

2）吸收障碍：吸收障碍综合征、短肠综合征等。

3）经胃肠道丢失：严重腹泻、长期胃肠减压引流、长期的胃肠道消化液丧失（如肠瘘）等。

4）经肾排除增加：大剂量利尿剂、某些肾脏疾病可增加镁从肾排出；高钙血症可使肾小管对镁与磷酸盐重吸收减少，而糖尿病酮症酸中毒、甲状腺功能亢进、严重的甲状旁腺功能减退，均使肾小管对镁的重吸收减少。

（2）临床表现：镁缺乏时症状、体征与钙缺乏较为相似，可表现为神经、肌肉及中枢神经系统的功能亢进。常见面容苍白、肌肉震颤、手足搐搦、肌无力和肌萎缩及 Chvostek 征阳性、记忆力减退、眩晕、共济失调、精神紧张、易激动；严重者可烦躁不安、谵妄、惊厥、癫痫大发作等。

低镁血症容易导致心律失常，心电图表现包括 P-R 间期及 Q-T 间期延长。此外，低镁血症者的急性缺血性心脏病、充血性心力衰竭及冠状动脉性心脏病发病率均高于正常人。

（3）诊断：凡存在诱发因素且有临床表现时应疑有低镁血症。临床上低镁血症者常伴有钾和钙的缺乏，若补钾、补钙并使低钾血症和低钙血症得到纠正以后症状仍未缓解，则应考虑低镁血症的存在。血清镁的浓度与机体镁的缺乏不一定平行，即低镁血症时血清镁浓度不一定降低。

镁负荷实验对低镁血症有诊断价值：正常人在静脉注射氯化镁或硫酸镁 0.25mmol/kg 后，注入量的 90% 很快从尿中排出，而低镁血症者则不同，注入量的 40%～80% 被保留在体内，尿镁很少。

心电图检查有助于辅助诊断。

（4）治疗

1）口服补镁：对于轻度、无症状的低镁血症，可口服补充镁剂进行纠正；由于口服补镁（特别是高剂量时）容易腹泻，所以，对于口服补镁吸收困难或严重的低镁血症患者均应静脉补充镁剂。

2）静脉补镁：①通常可用 25% 硫酸镁 5～10ml 加入 5% 葡萄糖溶液中缓慢滴注；也可按 0.25mmol/（kg·d）的剂量静脉补充镁盐（氯化镁或硫酸镁），例如，60kg 体重者可补充 25% 硫酸镁 15ml；重症者如果肾功能正常，可按 1mmol/（kg·d）补充镁剂。②由于 Mg^{2+} 从细胞外液向细胞内移动较为缓慢，因此，即使血清 Mg^{2+} 浓度已恢复正常，仍应巩固性补镁治疗 1～2 日。完全纠正镁缺乏需要较长时间。③静脉补充镁剂时速度不能太快，过多过快地补充可能引起急性镁中毒，甚至有导致心脏停搏的危险。如果用量过大而发生了镁中毒，应立即静脉注射葡萄糖酸钙或氯化钙溶液。④由于低镁血症很少单独发生，治疗时应注意纠正低血钙、低血钾、低血磷及碱中毒等其他电解质紊乱。

2. 高镁血症　血清镁浓度＞1.10mmol/L 时，称为高镁血症（hypermagnesemia），又称镁过多（magnesium excess）。

（1）病因

1）肾功能不全：是最常见的病因，包括急慢性肾衰竭少尿或无尿时、严重脱水伴少尿时、烧伤早期（大量渗出、容量减少）、广泛性外伤或外科应激反应（创伤性休克）、严重细胞外液不足（低血容量）及严重酸中毒等，产生血清镁并使血清镁浓度增高的机制类似。

2）肾脏排镁障碍：如肾上腺皮质功能减退、甲状腺功能减退时。

3）静脉内补镁过多、过快：见于低镁血症治疗不当，也偶见于应用硫酸镁治疗子痫的过程中。

4）分解代谢亢进疾病：如糖尿病酮症酸中毒使细胞内镁移至细胞外。

（2）临床表现

1）抑制神经肌肉兴奋性传递：临床表现可有肢体无力、疲倦、腱反射减退或消失，严重时可出现肌肉迟缓性麻痹、呼吸抑制、嗜睡或昏迷。

2）心脏传导功能障碍：高镁血症对心血管系统主要是抑制房室传导和心室内传导，降低心肌兴奋性，严重时可出现血压下降甚至心搏骤停。

心电图改变与高钾血症相似：主要表现为传导性阻滞和心动过缓，可显示 P-R 间期延长、QRS 波增宽和 T 波增高。

3）抑制内脏平滑肌功能：可有嗳气、呕吐、便秘和尿潴留等症状。

（3）诊断：结合诱发因素、临床表现、实验室检查可以做出诊断，心电图检查有助于辅助诊断。

（4）治疗：由于肾脏可以快速清除 Mg^{2+}，且镁的血清半衰期很短（仅为 1 天），因此，肾功能正常的轻度高镁血症患者无需特殊治疗。

对于有明显症状（特别是心血管症状）的高镁血症患者应立即静脉注射钙剂以对抗镁对心脏和神经肌肉的抑制：①可用 10% 葡萄糖酸钙（或氯化钙）溶液 10～20ml 缓慢注射；②应积极纠正酸中毒和缺水，也可在充分扩容的基础上应用利尿剂以利于镁的排出；③若上述措施疗效不佳，可采用透析治疗，是治疗肾衰竭伴高镁血症的有效方法。

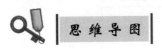

思维导图

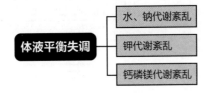

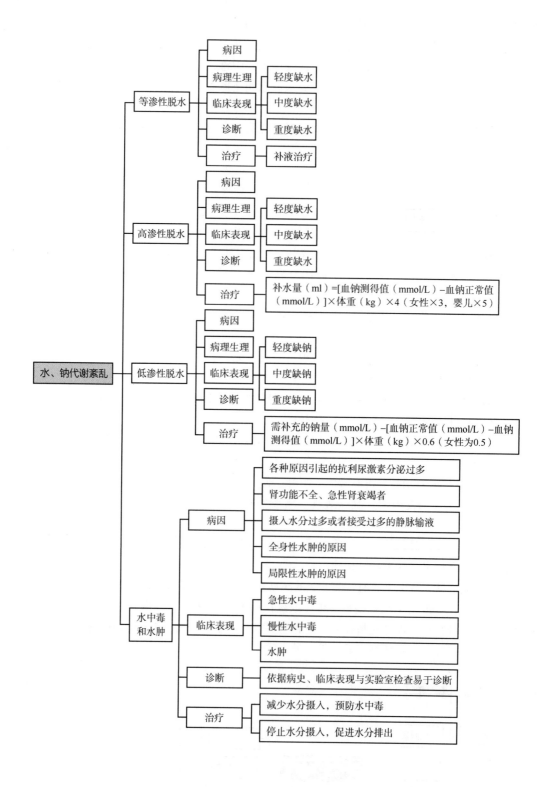

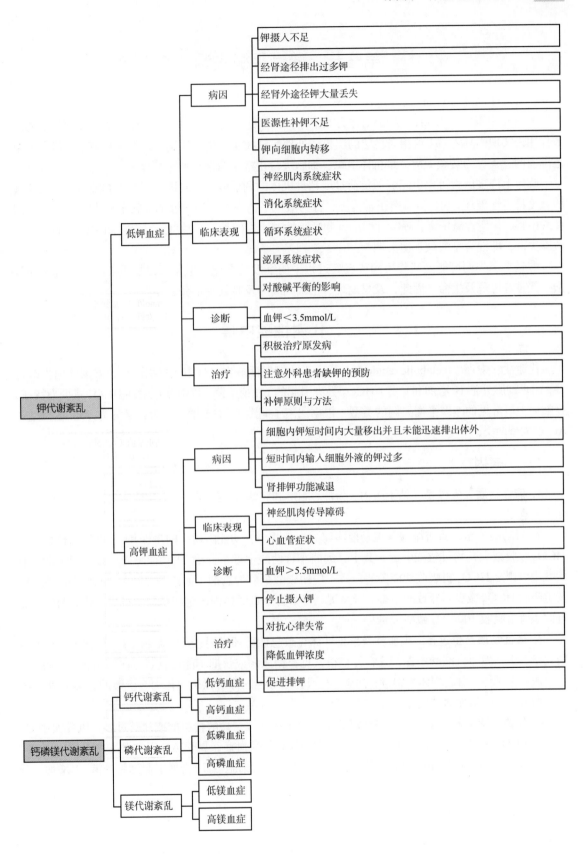

第三节 酸碱平衡失调

正常人体动脉血的 pH 值稳定在 7.35～7.45，平均 7.4；静脉血 pH 值低 0.02～0.01。如果 pH＜7.35 称为酸中毒；如果 pH＞7.45 则称为碱中毒。机体是通过体内的各种缓冲系统、肺和肾脏的调节作用来实现内环境 pH 值相对稳定的。机体处理酸碱物质含量和比例以维持内环境 pH 值在恒定范围内的过程称为酸碱平衡，是机体组织、细胞进行正常生命活动的重要保证。

临床上许多因素可以引起酸碱负荷过度超过机体的调节能力，或机体调节机制障碍，导致体液酸碱度稳定性破坏、pH 值偏离正常范围，称为酸碱平衡失调。原发性的酸碱平衡失调可分为代谢性酸中毒、代谢性碱中毒、呼吸性酸中毒和呼吸性碱中毒四种。有时可同时存在两种以上的原发性酸碱失调，即混合型酸碱平衡失调。

酸碱平衡失调可能是某些疾病或疾病过程中的继发性变化，但又可以加重疾病或使其更加复杂，严重者可危及生命。因此，及早发现、正确判断并及时处理十分重要。

一、代谢性酸中毒

代谢性酸中毒（metabolic acidosis）是由于非挥发性酸生成过多或排出障碍，或因体内失碱过多，出现细胞外液 H^+ 增加和（或）HCO_3^- 丢失引起的 pH 值下降，以血浆原发性 HCO_3^- 减少为特征，是临床上最常见的酸碱平衡失调的类型。根据阴离子间隙（AG）增大与否，又分为 AG 正常型和 AG 增大型两类。

（一）病因

1. 碱性物质丢失过多 见于腹泻、肠瘘、胆瘘和胰瘘等，经粪便、消化液丢失的 HCO_3^- 超过血浆中的含量。

2. 肾功能不全、肾脏排酸保碱功能障碍 由于肾小管功能障碍，内生性 H^+ 不能排出体外，或 HCO_3^- 吸收减少，均可致酸中毒。其中，远曲小管性酸中毒系分泌 H^+ 功能障碍所致，而近曲小管性酸中毒则是 HCO_3^- 再吸收功能障碍所致；应用碳酸酐酶抑制剂（如乙酰唑胺），可使肾小管排 H^+ 及重吸收 HCO_3^- 减少，导致酸中毒；肾衰竭、肾小管中毒时体内固定酸从尿中排出障碍，HCO_3^- 在近曲小管重吸收下降，导致酸中毒。

3. 酸性物质产生过多 失血性及感染性休克致急性循环衰竭、组织缺血缺氧，可使丙酮酸及乳酸大量产生，发生乳酸酸中毒，这在外科很常见；糖尿病或长期不能进食者，体内脂肪分解过多，可形成大量酮体，引起酮体酸中毒；抽搐、心搏骤停等也同样可以引起体内有机酸的过多形成。AG 往往增大，但一般血氯浓度正常。

4. 外源性酸摄入过多 为某些治疗需要，应用氯化铵、盐酸精氨酸或盐酸过多，以致血中 Cl^- 增多、HCO_3^- 减少，也可以引起酸中毒。常常导致高氯酸血症，属于 AG 正常型酸中毒。

5. 高钾血症 各种原因引起细胞外液 K^+ 增高，K^+ 与细胞内 H^+ 交换引起细胞外液 H^+ 增加，导致代谢性酸中毒。

（二）病理生理

由于上述原因导致血浆中 HCO_3^- 减少，H_2CO_3 相对增多，机体进行下列代偿调节。①出现代谢性酸中毒时，血液中 H^+ 增多可被 HCO_3^- 缓冲，使 HCO_3^- 不断被消耗，形成 CO_2，由肺排出；②血液中 H^+ 浓度升高刺激颈动脉体化学感受器，反射性地兴奋延髓呼吸中枢，使呼吸加深加快、通气量增加、CO_2 排出增多、H_2CO_3 降低；③肾小管上皮细胞中的碳酸酐酶和谷氨酰胺酶活性增高，促使肾小管泌 H^+ 增加和重吸收 $NaHCO_3$ 增多，从而使血中 $NaHCO_3$ 回升、尿液 pH 值降低；④组织细胞的缓冲：细胞外液中过多 H^+ 进入细胞内，骨骼中的磷酸盐和碳酸盐释放入细胞外液。

机体通过一系列的代偿调节机制使血液中 H^+ 降低，HCO_3^- 升高，以维持 $NaHCO_3$ /H_2CO_3=20：1，称为代偿性代谢性酸中毒；如果 HCO_3^- 丢失过多或体内固定酸量不断增加，通过机体的代偿调节仍不能维持血浆 $NaHCO_3$ /H_2CO_3 的正常比值时，则 pH 值降低，称为失代偿性代谢性酸中毒。

（三）临床表现

轻度代谢性酸中毒可无明显症状，常被原发病所掩盖。较重的代谢性酸中毒可有下列表现：

1. 呼吸的改变　最突出、最明显的表现是呼吸变得又深又快，呼吸肌收缩明显有力，呼吸频率有时可高达每分钟 40～50 次（典型者称为酸中毒大呼吸），呼出的气体可带有酮味。

2. 神经系统变化　常表现为疲乏无力、眩晕、嗜睡，可有感觉迟钝感或烦躁；重症病人可神志不清、腱反射减弱或消失，进而昏迷加深甚至死亡。

3. 消化系统症状　可有食欲不振、轻度腹痛、腹泻、恶心、呕吐等。

4. 循环系统变化　常见面颊潮红、口唇樱红、心率加快、心律不齐、血压常偏低，严重时可发生休克和急性肾功能不全，一旦产生则很难纠治。

5. 其他　患者常有对称性肌张力减退，常可伴有严重缺水、缺钠的症状。

（四）诊断

根据病人有导致代谢性酸中毒的病因（如严重腹泻、肠瘘或休克等病史），临床表现有深而快的呼吸，即应考虑代谢性酸中毒。

动脉血气分析及血生化检查可以明确诊断，并可了解代偿情况和酸中毒严重程度。此时血液 pH<7.35，HCO_3^- 明显下降，$PaCO_2$ 正常。①代谢性酸中毒代偿期血 pH 值可在正常范围，但 HCO_3^-、碱剩余（BE）和 $PaCO_2$ 均有一定程度降低。而失代偿期 BE 负值加大，pH 值明显下降，还可出现 $PaCO_2$ 继发性降低，实际碳酸氢盐（AB）<标准碳酸氢盐（SB）。②CO_2CP 下降也提示存在代谢性酸中毒，并可根据其下降的程度大致判定酸中毒的程度（不低于 15mmol/L 为轻度，8～14mmol/L 为中度，8mmol/L 以下为重度）。③血清 Na^+、K^+、Cl^- 测定也有助于判定病情。若代谢性酸中毒持续时间长，因 HCO_3^- 减少，肾脏重吸收 HCO_3^- 也减少，使 HCO_3^- 下降更明显。尿常规检查可呈强酸性，尿酮体可呈阳性。

（五）治疗

1. 病因治疗　应放在代谢性酸中毒治疗的首位：如乳酸酸中毒应首先纠正循环衰竭、改善组织灌注、控制感染；糖尿病酮症酸中毒应及时输液、应用胰岛素、纠正电解质紊乱。

2. 补充碱性溶液

（1）轻症患者（指血浆 HCO_3^- 为 16～18mmol/L 者）：只要能够及时消除病因，及时补充液体以纠正缺水，基于机体自身所具有的酸碱平衡调节能力，通过增加肺通气排出更多 CO_2，加强肾排泄排出 H^+ 和保留 Na^+ 及 HCO_3^-，酸中毒常可自行纠正，不必应用碱性药物；对于低血流量性休克所致的轻度代谢性酸中毒，经补液扩容、输血及纠正休克后，酸中毒也可随之被纠正，也不宜过早使用碱剂，否则可能造成代谢性碱中毒。

（2）重症患者（指血浆 HCO_3^- 低于 10mmol/L 者）：应立即输液和运用碱剂进行治疗，边治疗边观察，逐步纠正酸中毒是治疗的原则。

（3）补液计算公式：临床上常用 5%碳酸氢钠溶液。

公式一、根据 HCO_3^- 值计算 5%$NaHCO_3$ 需要量（一般将计算值的半量在 2～4 小时内输入）：

$$5\%NaHCO_3 \text{需要量（ml）} = [HCO_3^- \text{正常值（mmol/L）} - HCO_3^- \text{测得值（mmol/L）}] \times \text{体重（kg）} \times 0.4$$

经验用法：临床上常根据酸中毒严重程度，首次予 5%$NaHCO_3$ 溶液 100～250ml 静脉注射，而后 2～4 小时复查动脉血气分析及血浆电解质浓度，根据测定结果再决定是否继续给药及用量。

公式二、根据 CO_2CP 值计算 5%$NaHCO_3$ 需要量：

$$5\%NaHCO_3 \text{需要量（ml）} = [CO_2CP \text{下降值（mmol/L）} \div 2.24] \times \text{体重（kg）} \times 0.6$$

公式三、根据 BE（mmol/L）值计算 5%$NaHCO_3$ 需要量：

$$5\%NaHCO_3 \text{需要量（mmol/L）} = [BE \text{测得值（mmol/L）} - (-3)] \times \text{体重（kg）} \times 0.4$$

3. 治疗注意事项

1）5%$NaHCO_3$ 溶液为高渗溶液，不可过快、过多输注，否则可导致高钠血症和血浆渗透压升高。

2）在酸中毒时，离子化的 Ca^{2+} 增多，即使病人有低钙血症，也可以不出现手足抽搐，但在酸中毒被纠正后，离子化的 Ca^{2+} 减少，便会发生手足抽搐，应及时静脉输注葡萄糖酸钙以控制症状。

3）过快地纠正酸中毒，还可能引起大量 K^+ 转移到细胞内，引起低钾血症，也要注意防治。

二、代谢性碱中毒

代谢性碱中毒（metabolic alkalosis）是指在某些因素作用下，机体细胞外液碱（主要是 HCO_3^-）增多和（或）H^+ 丢失导致 pH 升高引起的病理生理改变。

（一）病因

1. 胃液丧失过多 这是外科病人发生代谢性碱中毒的最常见原因。酸性的胃液大量丢失（如严重的呕吐、长期胃肠减压等），可丧失大量的 H^+、Cl^- 和 K^+。肠液中的 HCO_3^- 未能被胃液中的 H^+ 所中和而 HCO_3^- 被重新吸收入血，使得血浆 HCO_3^- 增高。胃液中 Cl^- 丢失使得肾近曲小管的 Cl^- 减少，为了维持离子平衡，代偿性地增加了 HCO_3^- 的重吸收，导致碱中毒。大量胃液的丧失也丢失了 Na^+，代偿性地增加了 K^+-Na^+ 交换、H^+-Na^+ 交换，保留了 Na^+，但排出了 K^+ 和 H^+，造成了低钾血症和碱中毒。

2. 碱性物质摄入过多 长期服用碱性药物；大量输注库存血，其中抗凝剂进入血液后转化为 HCO_3^- 可导致浓缩性碱中毒。

3. 缺钾 由于长期摄入不足或消化液大量丢失，可致低钾血症。低钾血症引起细胞内的 K^+ 向细胞外移动而 H^+ 向细胞内移动，引起细胞内的酸中毒、细胞外的碱中毒。此时肾小管细胞内缺钾，K^+-Na^+ 交换减少，而 H^+-Na^+ 交换增加，H^+ 排出及 HCO_3^- 重吸收增加，更加重了细胞外液的碱中毒和低钾血症，尿液呈酸性，称为反常性酸性尿。

4. 利尿剂的作用 呋塞米、依他尼酸等能够抑制肾近曲小管对 Na^+ 和 Cl^- 再吸收，促进肾远曲小管和集合管细胞分泌 H^+ 及 K^+ 增加，肾远曲小管内 Na^+ 和 H^+ 交换，因此随尿排出的 Cl^- 比 Na^+ 多，回入血液的 Na^+ 和 HCO_3^- 增多，发生低氯性碱中毒。

（二）病理生理

由于上述原因引起血浆 HCO_3^- 增高，H_2CO_3 相对降低，使 $HCO_3^-/H_2CO_3 \geqslant 20:1$，血 pH 值升高。①机体进行代偿调节，当细胞外液的 HCO_3^- 浓度和 pH 值增高、H^+ 浓度降低时，对呼吸中枢有抑制作用，呼吸运动变浅变慢，肺泡通气量减少，CO_2 排出减少，从而使 $PaCO_2$ 和血浆 H_2CO_3 浓度上升，使 HCO_3^-/H_2CO_3 稳定在 20:1，而保持 pH 值在正常范围内，称为代偿性代谢性碱中毒。②如通过代偿调节后，HCO_3^-/H_2CO_3 的比值 $>20:1$，则血浆 pH 值升高，称为失代偿性代谢性碱中毒。碱中毒时，氧合血红蛋白的解离曲线左移，氧合血红蛋白不易释放出氧。因此，患者的血氧含量和饱和度虽仍正常，但组织仍可发生缺氧。

（三）临床表现

1）轻度代谢性碱中毒者一般没有明显症状，其临床表现往往被原发病所掩盖。较重者可有呼吸变浅、变慢、换气量减少等呼吸中枢抑制症状。

2）神经-精神方面症状：可见烦躁不安、精神错乱或谵妄等中枢神经兴奋的表现，面部及肢体的肌肉抽动、腱反射亢进及手足抽搐；严重时因脑代谢障碍可表现为嗜睡、精神错乱、谵妄或昏迷。

3）可有低钾血症和缺水的临床表现。

4）碱中毒可引起各种心律失常、心脏传导阻滞、血压下降甚至心搏骤停。

（四）诊断

①根据病史可做出初步诊断，血气分析可明确诊断及其严重程度。②在代偿期血液 pH 可基本正常，但 HCO_3^- 和 BE 均有一定程度的增高。③失代偿期 pH 和 HCO_3^- 明显增高，$PaCO_2$ 正常，可伴有低氯血症和低钾血症。④代谢性碱中毒血气分析参数的变化规律：pH 增高，AB、SB 及 BB 值均增高，AB$>$SB，BE 正值加大，$PaCO_2$ 继发性升高。

（五）治疗

1）首先应积极治疗原发病。

2）对丧失胃液所导致的代谢性碱中毒，可以输注等渗盐水或葡萄糖盐水，既恢复了细胞外液量又补充了 Cl^-，经过治疗即可将轻症的低氯性碱中毒纠正。

3）必要时可补充盐酸精氨酸，既补充了 Cl^-，又可中和过多的碳酸氢根。

4）碱中毒时几乎都存在低钾血症。因此，必须同时补给氯化钾。补 K^+ 之后，K^+ 进入细胞内将其中的 H^+ 交换出来，可以纠正细胞内外离子的异常交换；还可促进肾脏排 HCO_3^- 增加，终止从尿中继续排 H^+，将有利于加速碱中毒的纠正，但应当在病人尿量超过 40ml/h 时才可开始补钾。

5）治疗严重碱中毒时（血浆 HCO_3^- 45～50mmol/L，pH$>$7.65），为了迅速中和细胞外液中过多的 HCO_3^-，可以用稀释的盐酸溶液（0.1～0.2mmol/L 盐酸）治疗重症、顽固性代谢性碱中毒，有效且安全。具体方法：将 1mmol/L 盐酸 150ml 溶入生理盐水 1000ml 或 5% 葡萄糖溶液 1000ml 中（盐酸浓度为 0.15mmol/L），经中心静脉导管缓慢输入（25～50ml/h），切忌将该溶液经周围血管输入，因为一旦渗漏，会发生软组织坏死的严重后果。每 4～6 小时监测血气分析及血电解质，必要时第二天可以重复治疗。

6）纠正碱中毒不宜过于迅速，一般也不要求完全纠正。关键是解除病因，碱中毒就很容易治愈。

三、呼吸性酸中毒

呼吸性酸中毒（respiratory acidosis）是指肺泡通气或换气功能减弱致使体内生成的 CO_2 排出障碍，或 CO_2 吸入过多致血 $PaCO_2$ 增高、pH 下降引起的高碳酸血症为特征的一系列病理生理变化。

（一）病因

1. 急性呼吸性酸中毒

（1）中枢性呼吸功能抑制：可见于颅脑损伤或脑血管意外致呼吸中枢抑制、全身麻醉过深或麻醉药物用量过大、呼吸肌麻痹、心搏骤停等。

（2）呼吸道急性梗阻或急性胸肺损伤：喉痉挛或喉水肿、异物堵塞气管、溺水；气胸、血气胸或大量胸腔积液、胸外伤严重胸廓畸形等。

（3）呼吸机使用不当：使 CO_2 排出障碍。

2. 慢性呼吸性酸中毒

1）慢性阻塞性肺部疾病、支气管哮喘等均可引起换气功能障碍或肺泡通气灌流比例失调，引起二氧化碳在体内潴留、慢性呼吸性酸中毒。

2）心源性急性肺水肿、重度肺气肿、严重肺炎、肺广泛纤维化等均可引起通气障碍。

3）环境中 CO_2 浓度过高，吸入 CO_2 过多。

3. 外科手术相关因素 外科患者如果合并上述肺部慢性疾病，术后容易因痰液引流不畅引发肺炎、肺不张；或因手术伤口疼痛、不敢咳嗽、腹胀等因素，使肺的换气量减少，导致呼吸性酸中毒。

（二）病理生理

①呼吸性酸中毒发生后，通过血液的缓冲系统，H_2CO_3 与 NaH_2PO_4 结合，形成 $NaHCO_3$ 和 NaH_2PO_4，后者从尿排出，使 H_2CO_3 减少、HCO_3^- 增多。同时，肾小管上皮细胞中的碳酸酐酶和谷氨酰胺酶活性增高，H^+ 和 NH_3 的生成增加，H^+ 与 Na^+ 交换，H^+ 与 NH_3 形成 NH_4^+，使 H^+ 排出增加和 HCO_3^- 的重吸收增加。②细胞外液 H_2CO_3 增多，可使 K^+ 由细胞内移出，Na^+ 和 H^+ 转入细胞内，使酸中毒减轻。机体通过代偿机制使 HCO_3^-/H_2CO_3 的比值维持于 20：1，则 pH 值在正常范围内，称为代偿性呼吸性酸中毒。③如经代偿后仍不能维持血浆 HCO_3^-/H_2CO_3 的正常比值，则 pH 值降低，称为失代偿性呼吸性酸中毒。应当指出，急性呼吸性酸中毒往往是失代偿性的，原因为当 $PaCO_2$ 和血浆 H_2CO_3 浓度骤然升高时，肾脏代偿作用启动相对较慢而未发挥作用。

（三）临床表现

1. 急性呼吸性酸中毒 主要有呼吸困难、缺氧所致神经及心血管症状等。

（1）呼吸系统症状：可有胸闷、呼吸急促、呼吸困难、发绀等。

（2）神经系统症状：起初病人可有头痛、视物模糊、烦躁不安，进一步发展可出现震颤、神志不清甚至谵妄、昏迷等，严重脑缺氧可导致脑水肿、脑疝甚至呼吸骤停、死亡。

（3）心血管系统症状：pH 下降以及高 CO_2 血症可引起外周血管扩张，导致心律失常、血压下降等。

2. 慢性呼吸性酸中毒 患者的症状大多数是由慢性阻塞性肺疾病等引起，因此临床上常以这些疾病的相关表现为主，包括咳嗽、气促、呼吸困难、发绀等缺氧症状。

（四）诊断

①若患者有呼吸功能障碍的病史，又有上述症状，就应考虑呼吸性酸中毒。②动脉血气分析显示 pH 值下降明显，PaO_2 增高，血浆的 HCO_3^- 可以正常。③呼吸性酸中毒的血气分析参数变化规律：$PaCO_2$ 增高，pH 降低，通过肾代偿后，代谢性指标继发性升高，AB、SB 及 BB 均升高，AB＞SB，BE 正值加大。

（五）治疗

1. 急性呼吸性酸中毒 由于本病常合并缺氧且机体的代偿能力较差，故对机体的危害性极大，应积极治疗。

（1）积极治疗原发病：应迅速祛除引起通气障碍、CO_2 蓄积的病因。

（2）尽快改善通气：可行气管内插管或气管切开术，并使用呼吸机机械通气，尽快改善通气功能、排出蓄积的 CO_2；由吗啡导致的呼吸中枢抑制者可用纳洛酮静脉注射。

2. 慢性呼吸性酸中毒 应积极治疗原发病，针对性地采取控制感染、扩张小支气管、促进排痰等措施，以改善换气功能和减轻酸中毒程度。

四、呼吸性碱中毒

呼吸性碱中毒（respiratory alkalosis）是指肺泡通气过度致 CO_2 排出过多，导致 $PaCO_2$ 降低、pH 升高，以血浆 H_2CO_3 浓度原发性减少的低碳酸血症为特征的一系列病理生理变化。

（一）病因

1. 神经-精神因素 中枢性神经系统疾病，如脑血管疾病、脑炎、脑外伤或脑肿瘤疼痛等刺激呼吸中枢引起通气过度；癔症发作时可引起精神性通气过度；某些药物如水杨酸、铵盐等可直接兴奋呼吸中枢使通气增强。

2. 机械通气使用不当 机械通气潮气量设置值过大可引起严重呼吸性碱中毒。

3. 病理性代谢亢进刺激呼吸中枢 高热、甲状腺功能亢进、疼痛、创伤、革兰氏阴性菌败血症等机体代谢功能亢进可引起呼吸中枢兴奋导致通气过度。

4. 缺氧刺激 环境氧分压降低、各种原因引起的低氧血症均可因为缺氧刺激引起呼吸运动增强，CO_2 排出增多。

（二）病理生理

①肺泡通气过度致 CO_2 排出过多，血中的 $PaCO_2$ 降低。起初虽可抑制呼吸中枢，使呼吸减慢变浅、CO_2 排出减少、血中 H_2CO_3 代偿性增高，但这种代偿很难持久。②肾脏逐渐发挥代偿作用，肾

小管上皮细胞生成 H^+ 和 NH_3 减少，H^+ 与 Na^+ 交换，H^+ 与 NH_3 形成 NH_4^+，以及 HCO_3^- 的重吸收都减少。机体通过代偿调节，如能维持 HCO_3^-/H_2CO_3 的比值为 20：1，则血浆 pH 值在正常范围，称为代偿性呼吸性碱中毒；如 $HCO_3^-/H_2CO_3 \geqslant 20$：1，血浆 pH 值上升，则为失代偿性呼吸性碱中毒。

（三）临床表现

1）一般表现：多数病人有呼吸急促、心率加快的表现。

2）神经-肌肉兴奋性增高：由碱中毒所引起，表现为手足和口中麻木及有针刺感、肌震颤、手足搐搦等症状。

3）脑功能受损：呼吸性碱中毒患者可有眩晕、神志淡漠、意识障碍等神经功能障碍的表现，除了因碱中毒损伤脑功能外，还与低碳酸血症引起脑血管收缩所致的脑血流量减少有关。

4）危重病人发生急性呼吸性碱中毒，常提示预后不良，或将发生急性呼吸窘迫综合征（acute respiratory distress syndrome，ARDS）。

（四）诊断

①结合病史和临床表现容易诊断。②血 pH 值升高、$PaCO_2$ 和 HCO_3^- 下降。③呼吸性碱中毒的血气分析参数变化规律：$PaCO_2$ 降低，pH 值升高，AB＜SB，代偿后，代谢性指标继发性降低，AB、SB 及 BB 均降低，BE 负值加大。

（五）治疗

1）首先应防治原发病，祛除引起通气过度的原因。

2）急性呼吸性碱中毒的治疗：①病人可吸入含 $5\%CO_2$ 的混合气体，或嘱病人反复屏气，或用纸袋罩住口鼻，使其反复吸回呼出的 CO_2 以维持血浆浓度，症状即可迅速得到控制。②对于精神性通气过度的病人，可酌情使用镇静剂。③对因呼吸机使用不当造成的通气过度，应调整呼吸频率及潮气量。④危重病人或中枢神经系统病变所致的呼吸急促，可用药物阻断其自主呼吸，由呼吸机进行适当的辅助呼吸。⑤有手足抽搐的病人可经静脉注射葡萄糖酸钙进行治疗。

五、混合型酸碱平衡失调

临床上部分患者往往存在两种以上混合型酸碱失衡。

常见的双重酸碱失衡类型：①呼吸性酸中毒合并代谢性酸中毒；②呼吸性酸中毒合并代谢性碱中毒；③呼吸性碱中毒合并代谢性酸中毒；④呼吸性碱中毒合并代谢性碱中毒；⑤高阴离子间隙的代谢性酸中毒合并代谢性碱中毒。

常见的三重酸碱失衡类型：①呼吸性酸中毒合并高阴离子间隙的代谢性酸中毒＋代谢性碱中毒；②呼吸性碱中毒合并高阴离子间隙的代谢性酸中毒＋代谢性碱中毒。

这些混合型酸碱平衡失调往往是由多种复杂的病因所致，必须在充分了解、分析原发病的基础上结合实验室检查进行综合分析，才能做出正确的判断，制订相应的治疗措施。

思维导图

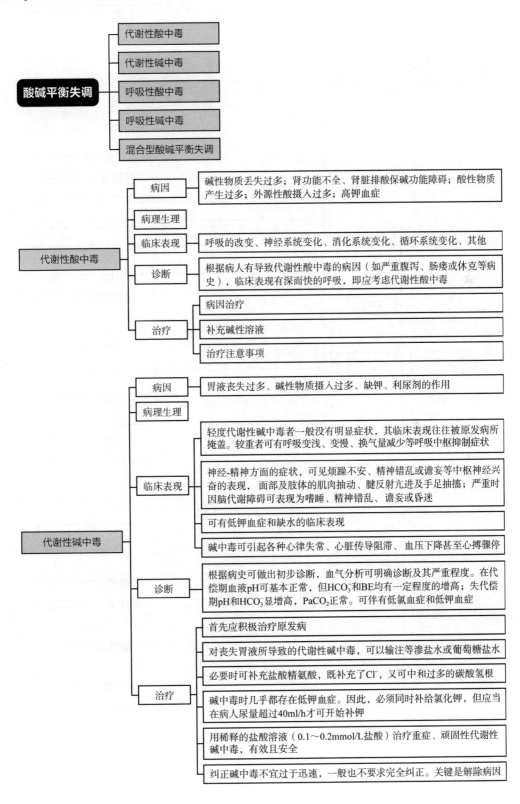

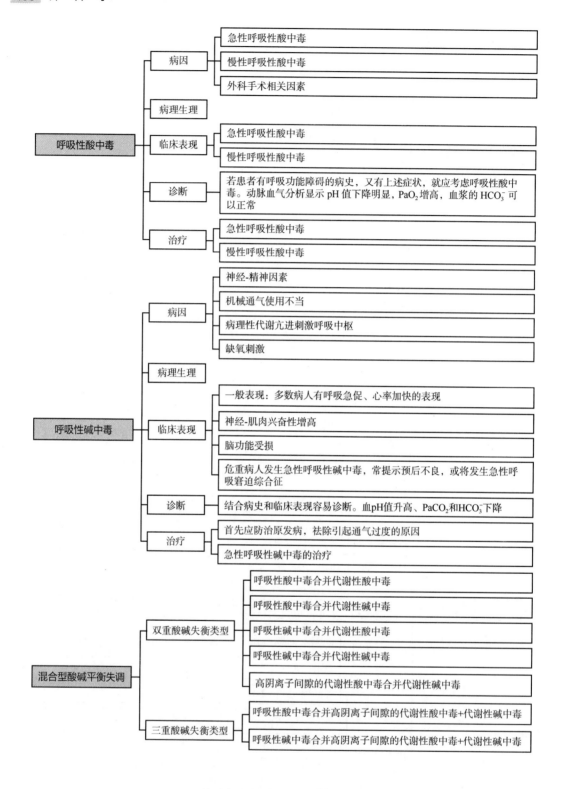

第四节 外科补液

外科临床工作绝对不仅仅是外科手术,输液也是外科临床极其重要的诊疗措施。合理、安全、规范的补液既是外科手术前常用的准备，也是术中、术后的重要治疗保障与补充。本节介绍外科补液的目的、基本原则、特点、方法、程序以及注意事项等重要内容。

一、外科补液的目的、基本原则和特点

（一）外科补液的目的

外科输液是外科诊疗工作的主要组成部分，其主要目的如下。

1. 诊断性目的　如抗休克治疗时常用到的补液试验、某些影像学特殊检查时所进行的输液等。

2. 治疗性目的

（1）直接救治患者：如休克患者的输液扩容治疗（补充体液的不足，维持内环境的稳定）、感染患者的静脉抗生素治疗（提供给药的途径）、纠正体液与酸碱失衡的补液治疗等。

（2）改善患者状态：如围术期肠外营养治疗改善术前营养状态，纠正水电解质失调与酸碱失衡、纠正心力衰竭及改善肝功能等措施，改善术前状态使患者得以耐受麻醉与手术。

（3）争取手术时机：如对创伤性休克患者进行快速有效的输液扩容等抗休克治疗，为后续手术治疗创造了条件，以及快速有效地静脉输注甘露醇等脱水剂，可以为重型颅脑损伤、脑疝患者赢得一定的手术时机等。

（4）辅助完成手术：如术中输液可以维持麻醉药物的效果及稳定血压等重要指标，协助手术顺利实施。

（5）术后巩固治疗：如术后输液，既能帮助患者恢复，又能进行多种治疗。

3. 预防性目的　临床上围术期因为患者禁食水、术前准备需要、术中麻醉维护等，均需要进行必要的外科补液，以维护全身状况稳定。

（二）外科补液的基本原则

1. 必要性原则　能口服者不建议静脉给药，能周围静脉给药者就不建议中心静脉给药。

2. 合理性原则　包括适应证合理、给药途径合理、输液品种合理、药物配伍合理、药物剂量合理、给药时间合理、输液频度合理、疗程设计合理等。

3. 有效性原则　有效的输液是许多外科急重症抢救成功的基础，如快速有效的抗休克治疗可为严重创伤患者创造手术治疗条件；又如，快速有效的脱水剂输注，可以为重型颅脑损伤脑疝患者赢得一定的手术时机。

4. 安全性原则　是最主要的原则。如休克患者必须待容量恢复、每小时尿量恢复到 40ml 以上时才可静脉补钾，且补钾的速度应严格控制。在补液速度与补液量方面，先较快速度输注计算量的 1/2 或 2/3，再以较慢速度输注其余部分。

外科补液的基本原则还包括查对制度（严格查对患者信息、诊断、药名、药品外观与包装完好性、有效期、剂量、给药方式与频次等）、药物配伍原则（若多种药物同时使用是否会发生药性拮抗甚至配伍禁忌反应）、特殊给药方式（如有的药物需要严格限时完成输注，有的药物需要严格避光，有的药物须严格限制给药速度等）、特殊受药患者（如心功能、肾衰竭患者补液有限量限速的严格要求，老年患者与婴幼儿的补液也有其特殊性）、防渗漏原则（有些药物一旦渗漏到血管外将会造成血管周围组织损伤）等。

5. 规范性原则　包括输液方案的规范（适应证、品种选择、疗程等）、输液过程的规范（如注射时严格无菌操作、先以生理盐水试通管确认无渗漏再输注治疗药物等）、方案调整的规范（如补液纠正酸碱失衡、电解质紊乱时，应注意复查相关指标并及时调整后续方案）等。

（三）外科补液的特点

1. 目的明确　输液治疗围绕着抗休克、抗感染、围术期、肿瘤化疗等主要目标展开，目的明确。

2. 简捷灵活　如休克患者的扩容输液、颅内高压者的脱水治疗等，无不要求简捷高效，但简捷不等于盲目快速，而是"先快后慢"，一旦证实指标改善（如酸碱失衡，补液后复查动脉血气分析提示指标改善），则治疗方案随即调整。

3. 重视整体　如烧伤患者补液，不仅要补足创面损失量，还应当兼顾基础需要量、不显性失水量。

4. 精准严格　体现在药物品种、剂量、浓度、速度、途径、配伍、给药时间、频度及特殊要求。

二、补液的选择、液体量的计算与补液的程序及方法

（一）补液的选择

1. 类型　晶体与胶体、高渗与低渗各有适应证。

2. 顺序　一般按照先晶体、后胶体的顺序，有时可联合（混合）补液，如胃肠外营养的输注。

（二）补液量的计算

1. 总的原则　"缺什么，补什么；需多少，补多少"。

2. 关键指标　生理需要量、累积损失量、继续丧失量（当日的补液量=生理需要量＋1/2 累积损失量＋继续丧失量）。

3. 计算方法

（1）补液公式：按照不同的治疗目的，根据实验室检查结果计算而得出，相对精确。可参照相关章节的补液公式进行补液量的计算，如大面积烧伤的补液公式（参见外科创伤-烧伤章节）、低渗性脱水补液计算公式（参见本章第二节）。

（2）经验公式：是根据临床表现进行估算而得，不够精确。如酸碱平衡失调关于 5%NaHCO$_3$ 的补液是有计算公式的（参见本章第三节），临床上也常根据酸中毒严重程度，首次予静脉注射 5%NaHCO$_3$ 溶液 100～250ml，用后 2～4 小时复查动脉血气分析、血浆电解质浓度并进行调整。

（三）补液的程序及方法

1. 程序　首先应该根据临床诊断得出外科输液的适应证，然后应当根据补液的目的制订输液方案（包括品种选择、剂量计算、频度与疗程、顺序安排、观察与评估指标、停药指征以及不良事件的预案等），最后规范执行补液方案，并根据复查结果及时调整。

2. 方法

（1）补液途径：一般性治疗时，可选择外周静脉通路；预计疗程较长者，可选择留置针；因周围静脉对某些药物不耐受，或是为了保证输注速度等，可以进行中心静脉穿刺置管（常选择右侧颈内静脉或锁骨下静脉）；因某些特殊疗程或特殊药物，可选用输液港。

（2）补液速度：一般"先快后慢"，前 8 小时内先补计划量的 1/2，后 16 小时补剩下的 1/2；具体速度选择，应根据需要，选用普通静脉输液、加压快速补液、微量注射泵控速补液等方法。

（3）程序要求：一般先"扩容"（先补充血容量），继而"纠酸"（纠正酸碱失衡），再"补盐"（纠正电解质失调），最后"营养"（能量支持）；品种方面一般"先盐后糖""先晶后胶""见尿补钾"。

（4）特殊要求：有的药物要求全程避光；有的只能选择中心静脉给药而禁止周围静脉给药（如补充稀盐酸，一旦渗漏后果严重）；有的药物之间有严格的配伍禁忌。

三、手术前后的补液

围术期输液主要有三个阶段，要求各不相同：

1. 术前 输液的目的是改善患者状态，如纠正心力衰竭、纠正低蛋白血症、改善肝功能等，改善术前 ASA 评分，以期耐受麻醉与手术；预防性应用抗生素是为了减少术后感染，可属于术前输液的范畴。

2. 术中 主要目的是顺利、安全完成手术，包括麻醉相关输液，维持血容量、维持血压等基本生命体征，纠正酸碱失衡，提供能量支持等。

3. 术后 主要是为了促进麻醉药物代谢与排出、能量与营养支持、防止感染、维持水电解质及酸碱平衡，促进术后康复；术后化疗等早期、专科、特殊治疗也是术后输液的主要内容。

四、外科补液的注意事项及评估指标

（一）注意事项

1. 输液的常规注意事项 除了要注意严格查对、规范配药、无菌操作、密切观察、防止渗漏等常规事项，还要注意避光、输液结晶、发热反应、迟发性过敏反应，以及防止急性心力衰竭、血栓形成等特殊、严重并发症。

2. 外科输液的注意事项

1）要注意外科补液的特点，如抗休克扩容时必须快速、高效；又如，抗生素输注时浓度依赖性药物一般每日只给药一次，单溶媒量要适中，不宜过度稀释或输注过慢，而时间依赖性药物则需按时给药。

2）要注意补液品种与补液量的计算，如损耗量、日需量等。

3）注意某些药物有输注速度要求或限制，如甘露醇脱水要全速，而补钾必须严格限速。

4）要注意补液过程中的监测，如休克补液要密切监测中心静脉压、血压、每小时尿量等关键指标。

5）要注意专科特殊性，如神经外科通常不宜在瘫痪侧肢体输液，应选择健侧。

6）要注意特殊人群，如急性左心衰竭患者的补液：若为单纯休克可快速补液，若存在心功能不全，则需要注意限制输液的速度，避免加重心力衰竭。

7）"见尿补钾"，对于休克或低血容量患者仅当其尿量恢复至 40ml/h 以上时才考虑静脉补钾。

8）预防性抗生素的应用时机应在麻醉开始后。

9）输白蛋白要联合利尿措施以防急性心力衰竭。

（二）外科输液的评估指标

1. 一般性评估 包括输液是否完成、是否渗漏、是否有输液相关并发症等。

2. 疗效性指标 要针对输液的主要目的进行评估，例如，抗休克的补液应该是根据输液后患者神志的恢复情况、血压与中心静脉压的改善情况以及尿量的恢复情况等进行评估；抗感染补液的评估应该是治疗后体温、血常规等感染指标改善情况；纠正电解质与酸碱失衡的补液的评估应当是治疗后2~4小时患者的临床表现与血电解质、血气分析的复查指标情况。

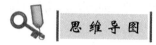

思维导图

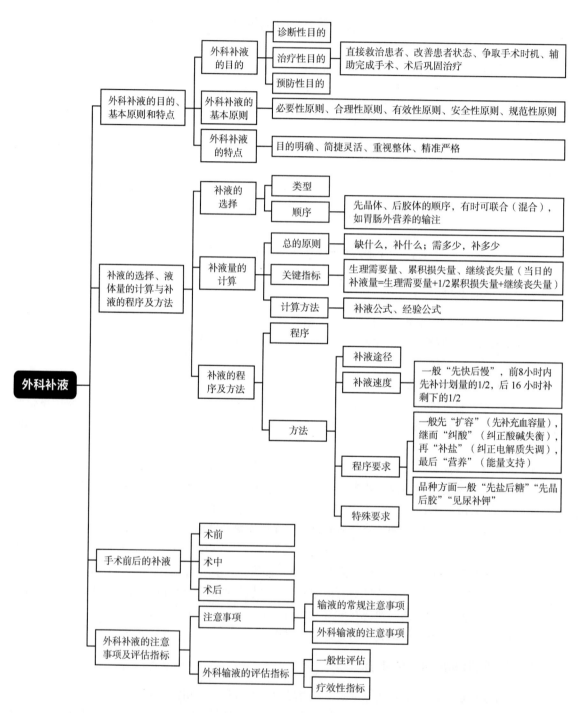

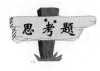

1. 请结合水、钠平衡的调节及外科补液的内容，谈谈你对脱水治疗的思路。

2. 请结合低钾血症的病因及高钾血症的内容谈谈有关静脉补钾的注意事项。

3. 代谢性酸中毒、代谢性碱中毒是临床中常见的酸碱平衡失调，请从病因及临床表现的角度阐述其治疗原则。

4. 本章介绍"病因"时反复提及"消化液丢失"，请问同为消化液丢失，为什么会引发不同类型的体液与酸碱失衡？

5. 本章在介绍体液与酸碱失衡的临床表现时多处提及神经、精神方面的症状与体征。请问体液与酸碱失衡是否可作为病情严重程度（或治疗后改善程度）的评估指标？请谈谈你对这个问题的看法。

第五章　外科营养代谢和支持

本章说课视频

　　临床营养支持涉及机体的代谢、疾病所致的代谢紊乱，同时也涉及内分泌、内环境稳定和免疫功能等。正常情况下机体将食物中所含的营养物质转化成生命活动所需的能量或能量储存形式，以维持机体正常新陈代谢和生理功能。疾病状态下机体可发生一系列代谢改变，以适应疾病或治疗等状况。

　　外科病人由于疾病和创伤，机体会发生明显的代谢变化，存在不同程度的营养不良，如果不采取积极的措施，予以及时、足够的营养支持，往往会影响机体的康复过程，严重者会导致多器官功能衰竭。营养支持治疗是 20 世纪临床医学中的重大发展之一，已经成为危重患者治疗中不可或缺的重要内容。

第一节　外科病人的营养代谢

　　代谢，即身体吸收和改变营养物质以产生维持人体结构和功能所需的能量及物质的过程。通过这些代谢途径，营养物质被吸收、转化、分解以释放能量。有了能量和各种营养的补充，才能保证人体正常的生长发育和新陈代谢。每个人都必须从外界摄取食物以获得能量。能量一般以千卡表示，国际法定单位则是用焦耳表示。

　　在外科病人中，能量需求、营养和代谢过程可因环境、病理或创伤因素而改变。加强营养支持能促进病人护理和手术结局的改善。

一、物　质　代　谢

　　正常生命活动中需要不断摄取各种营养物质，通过转化和利用以维持机体新陈代谢。食物中能产生能量的营养物质主要是碳水化合物、脂类和蛋白质。作为热量的来源，1g 碳水化合物产生 3.4kcal（14kJ）热量，1g 蛋白质产生 4kcal（17kJ）热量，1g 脂肪产生 9kcal（37kJ）热量。

（一）碳水化合物代谢

　　碳水化合物是人体最重要的供能物质。碳水化合物经消化道消化、吸收后以葡萄糖、糖原及含糖复合物形式存在。其后代谢有三条途径：①直接用于能源。以血糖形式随血液循环分布全身，正常情况下，进入和移出血液中的葡萄糖处于相对平衡状态，血糖维持在 4.5～5.5mmol/L 水平。②以糖原形式储存。小部分葡萄糖经胰岛素的调节转化为糖原贮存。③转化为脂肪。外科病人如无外源性碳水化合物后续补充，则将体内蛋白质经糖原异生途径转化成葡萄糖以供应能量。机体内无储备的蛋白质，蛋白质均是各器官、组织的组成部分，若蛋白质作为能源而被消耗，必然会损害器官功能。故在禁食早期，如能每天经静脉补给葡萄糖 100g，能明显减少蛋白质的糖原异生。

（二）蛋白质代谢

蛋白质是最重要的营养物质，是构成生物体的重要组成成分。蛋白质主要生理功能是参与构成各种细胞组织，维持细胞组织生长、更新和修复，参与多种重要生理功能及氧化供能。正常情况下机体内各种蛋白质始终处于动态代谢更新之中，包括蛋白质分解和合成代谢，其合成和降解的相互协调对维持机体组织、细胞功能，调节生长及控制体内各种酶的生物活性起着十分重要的作用。外科病人由于疾病和创伤，分解代谢占优势，能量摄入不足，肌肉蛋白质就会首先分解为氨基酸，经转氨和脱氨作用进行代谢，脱氨后经乙酰辅酶 A 转化为酮体。疾病状态下，蛋白质摄入不足，同时其他氨基酸利用障碍，则肌肉蛋白大量分解产生的支链氨基酸成为主要功能氨基酸而被大量消耗，如输入支链氨基酸，可使肌肉蛋白分解减少，既能纠正支链氨基酸与其他氨基酸的比例失调，有利于蛋白质的合成代谢，又可减少因肌肉蛋白分解产生的氨，进而减少肝性脑病的发生率。

（三）脂肪代谢

脂肪是人体能量的主要储存形式。主要生理功能是提供能量、构成身体组织、供给必需脂肪酸并携带脂溶性维生素等。食物中的脂肪摄入后，在小肠内受胆汁及脂肪酸的作用下消化形成甘油和脂肪酸，其中长链脂肪酸被乳化为乳糜小球的脂蛋白复合物，由小肠吸收；游离的中长链脂肪酸以非酯化的形式直接吸收入门静脉。脂蛋白可在肝内或直接在脂肪中水解释放脂肪酸，重新酯化呈三酰甘油储存起来。有些不饱和脂肪酸如亚油酸、亚麻酸和二十碳四烯酸等不能由体内合成，必须摄入，成为必需脂肪酸，外科患者如长期胃肠外营养未补充这种成分，可出现脂类转运异常和皮肤容易感染等。

二、能 量 代 谢

生物体内碳水化合物、蛋白质和脂肪在代谢过程中所伴随的能量释放、转移和利用称为能量代谢。确定外科病人的营养需求是至关重要的，因为提供的热量不足或过量都会对病人产生不利影响。

机体每日的能量消耗包括基础能量消耗（或静息能量消耗）、食物的生热效应、兼性生热作用、活动的生热效应几部分，其中基础能量消耗在每日总能量消耗所占比例最大（60%～70%），是机体维持正常生理功能和内环境稳定等活动所消耗的能量。热量需求可以用预测公式来估计，哈里斯-本尼迪克特（Harris-Benedict）公式是临床估算静息能量消耗最常用的公式，计算公式如下：

$$BEE（kcal/d）= 66.47+13.75×W+5.0033×H-6.775×A……男$$
$$BEE（kcal/d）= 655.1+9.563×W+1.850×H-4.676×A……女$$
$$（W：体重，kg；H：身高，cm；A：年龄，岁）$$

当然也可以简单地按体重估算。另外，还可以通过间接能量测定仪的间接测热法进行测量病人24 小时的能量消耗。

机体能量需要量的确定、准确的能量供给与营养疗效和临床结局直接相关，能量摄入不足可造成机体蛋白质消耗，影响器官结构和功能，从而影响病人预后。

三、创伤应激诱导的机体代谢变化

创伤的炎症反应深刻地改变了营养底物代谢的模式，其特征为静息能量清耗增高、高血糖及蛋白质分解增强。这些变化反映了机体对创伤的一种进化性、适应性的反应，在这种反应中，机体的整个代谢结构被调节，以促进对急性损伤的即时反应。在对创伤的即时反应中，儿茶酚胺激增，葡萄糖释放入血，脂肪酸通过脂类分解反应被动员起来，而诸如消化和蛋白质合成等维持过程被抑制，所有这些改变都促进了各种资源的完全动员，以支持机体对创伤所做出的各种即时反应。

应激反应的特征是通过儿茶酚胺激活三酰甘油脂肪酶，迅速调动脂肪储存，同时还伴有胰岛素抵抗、葡萄糖不耐受和肝脏的糖异生反应。炎症反应会抑制酮体的生成。外科病人长期的损伤会导致显著的、难以逆转的蛋白质分解代谢状态，这种分解代谢状态导致瘦体重显著下降。

四、外科营养支持的要求

临床营养支持对于每个病人、每种疾病，需采用不同的支持方案，需要掌握的不单是要不要给予、何种方法给予的问题，更重要的是准确把握给予的时机、途径、量与质以及利与弊等问题。因此，对具体病人所给予的营养支持，要达到时机及时、途径合理、输注量合适、配方科学、利多弊少的要求，这需要有学术上的依据、实践中的经验，也需要做好物质准备。

五、营养支持与营养治疗

由于营养物质具有免疫调控，减轻氧化应激，维护胃肠道结构与功能，降低炎性反应，维护机体组织、器官功能，改善病人存活率等作用，其作用已经超过了传统的营养支持范畴。因此，众多学者认为应该将"营养支持"提法改为"营养治疗"，是与手术、放疗、药物治疗并重的另一种基础治疗方法。由"支持"改为"治疗"，表面上只是两个字的改变，但实质上是深层次观念和概念的变化，其意义深远，作用更加广泛而确定。

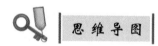
思维导图

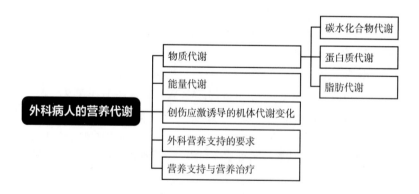

第二节 营养状态的评定与监测

营养支持对于改善创伤和手术后的结果至关重要，应该反复评定营养支持的效果。因为，在应激诱导的分解代谢激增的情况下，喂养不足会导致营养状况急剧下降；而过量喂养则会导致高碳酸血症、代谢性酸中毒、高血糖、高三酰甘油血症、肝功能障碍和氮质血症等。应该说，营养支持从营养评定开始。

一、营养评定和营养风险筛查

（一）营养评定

营养评定是由营养专业人员对病人的营养代谢、机体功能等进行全面检查和评估，如脏器功能、人体组成等，用于为较复杂病人制订营养支持计划，考虑适应证和可能的副作用。在外科病人中，伤口可以作为评估营养状况的唯一指标，在没有伤口特异性因素（如伤口感染、动脉供血不足）的情况下，病人伤口能及时愈合也是营养正常的令人信服的证据。

1. 临床检查 包括病史采集与体格检查。

2. 人体测量 包括体重、身高、皮褶厚度、臂围等。

（1）体重（body weight，BW）：是营养评定中最简单、直接而又可靠的方法。体重改变主要是瘦体重和水分的变化，脂肪组织变化不显著。通常采用实际体重占理想体重的百分比来表示。

实际体重占理想体重百分比（%）=（实际体重/理想体重）×100%。

理想体重：男性（kg）=身高（cm）−105；女性（kg）=身高（cm）−100。

结果判定：正常范围为±10%；80%～90%为轻度营养不良；70%～79%为中度营养不良；0～69%为重度营养不良；110%～120%为超重；＞120%为肥胖。

体重的个体差异较大，用体重改变作为指标似乎更合理。计算公式是：

体重改变（%）=［通常体重（kg）−实测体重（kg）］/通常体重（kg）×100%

应将体重改变的程度和时间结合起来分析，其评价标准列于表 5-2-1。

表 5-2-1　体重改变的评价标准

时间	中度体重减少	重度体重减少
1 周	1%～2%	＞2%
1 个月	5%	＞5%
3 个月	7.5%	＞7.5%
6 个月	10%	＞10%

然而判断真正的体重改变并不容易，病人往往因水肿、腹水、利尿和透析等因素引起体内水分变化，使体重测定受到干扰。

（2）瘦体重（lean body mass，LBM）：是指非脂肪组织的体重，不包括因含水量急剧变化而增加的体重。持续的或近期的营养不良可以通过 LBM 降低或持续下降来确定。多项研究已经确认肥胖病人尽管有大量的脂肪储备，但经过精密测量，他们的 LBM 明显较低，这种类型的肥胖病人被称为肌少性肥胖。手术并发症发生率和死亡率与 LBM 的相关性远大于与体重或理想体重的相关性。

（3）身体质量指数（body mass index，BMI）：是一种统计数据，被公认是反映蛋白质热量、营养不良及肥胖症的可靠指标。

2002 年国际生命科学学会中国办事处"中国肥胖问题工作组"汇总分析协作组建议的 BMI 值认为，中国成人 BMI 正常值为 $18.5kg/m^2 \leqslant BMI < 24kg/m^2$，体重过低时 $BMI < 18.5\ kg/m^2$，超重时

$24\text{kg/m}^2 \leqslant \text{BMI} < 28\text{kg/m}^2$，肥胖时 $\text{BMI} \geqslant 28 \text{ kg/m}^2$。

（4）皮褶厚度与臂围：可以推算出机体脂肪及肌肉总量，间接反映热能变化。包括三头肌皮褶厚度（triceps skinfold thickness，TSF）、上臂中点围（middle arm circumference，MAC）、上臂肌围（arm muscle circumference，AMC）。

根据表 5-2-2 的正常参考值判断，实测值占正常值的 90% 以上为正常，80%～90% 为轻度营养不良，60%～79% 为中度营养不良，低于 60% 为重度营养不良。

表 5-2-2　各年龄组 TSF、MAC、AMC 正常参考值

年龄（岁）	TSF（mm）		MAC（mm）		AMC（mm）	
	男性	女性	男性	女性	男性	女性
17～20	8	18	290	260	260	204
21～25	10	18	308	265	273	207
26～35	12	21	319	277	279	212
36～45	12	23	326	290	286	218
46～55	12	25	322	299	281	220
56～65	11	25	317	303	278	225
66～75	11	24	307	299	268	225

3. 实验室检查

（1）血浆蛋白：可以反映机体蛋白质营养状况，目前是临床上最常用的营养评定指标之一。具体指标包括白蛋白、前白蛋白、转铁蛋白等。

1）白蛋白占总蛋白的 50% 以上，其中 30%～40% 分布于血管内，起维持渗透压和转运物质的作用，它在胶体渗透压中贡献最大，它的合成需要大量的能量储备。白蛋白水平在检测和定量营养不良方面有重要价值。在接受择期手术的病人中，术前白蛋白水平比人体测量能更好地预测术后发病率和死亡率。术前白蛋白水平低于 30g/L 提示术后 30 天内发生严重并发症的风险明显增加，包括败血症、急性肾衰竭、昏迷、通气障碍、心搏骤停、肺炎和伤口感染。

白蛋白水平在检测蛋白质-能量营养不良方面也有作用，在非低体重的病人中，由于疾病、损伤或感染引起的需求增加，通常很难识别出蛋白质-能量营养不良。如果不能通过饮食来满足这些需求，体内白蛋白储备就会减少，进而出现并发症，如营养吸收不良、免疫功能受损和其他组成蛋白的生成减少。

临床上影响白蛋白浓度的因素有很多，能量和蛋白摄入不足不利于急性期病人白蛋白水平的恢复；体内分布变化和血液稀释使得白蛋白浓度下降；炎症导致白蛋白合成下降、分解增加和透过毛细血管丢失增多；创伤、烧伤和腹膜炎致大量白蛋白自创面丢失；胃肠疾病和某些心脏疾病增加肠道丢失；肾病时尿中白蛋白丢失增加。此外，白蛋白的半衰期较长，代谢及营养支持对其浓度的影响需较长时间才能表现出来，因此在危重病人中，不应根据白蛋白水平的短期变化来解释营养进展。

2）前白蛋白、转铁蛋白是一组半衰期较短的血浆蛋白，与白蛋白相比较，这些蛋白质不仅半衰期短，而且血清含量少，是反映营养状况更敏感、更有效的指标。

（2）氮平衡：通过计算氮平衡可以监测蛋白质摄入是否充足。当每日氮的排泄量超过摄取量时，就会出现负氮平衡，这是肌肉衰竭的迹象，而正氮平衡则与肌肉增加有关。

氮平衡可以使用简单的公式来估算。连续监测病人的氮平衡状况，可以评估营养支持的效果，并确定病人是否有肌蛋白丢失的风险。蛋白质分解代谢的持续存在以及持续负氮平衡会降低肌肉力量，改变身体组成，增加感染并发症风险，使康复延迟。病人持续负氮平衡提示临床医生需要立即进行营养干预。

（3）肌酐身高指数（creatinine-height index，CHI）：是衡量机体蛋白质水平较敏感的指标。评定标准：＞90%为正常，80%～90%表示 LBM 轻度消耗，60%～79%表示 LBM 中度消耗，＜60%则表示 LBM 重度消耗。

（4）免疫功能

1）总淋巴细胞计数（total lymphocyte count，TLC）：是评价细胞免疫功能的简易方法，测定简便、快速，适用于各年龄段。但应激、感染、肿瘤及免疫抑制剂的使用均会影响淋巴细胞计数。

2）迟发型超敏反应试验（delayed cutaneous hypersensitivity test，DHT）：是评价细胞免疫功能的重要指标。DHT 在营养不良时可有反应减弱。

4. 人体组成测定 可准确地测定体脂、瘦组织群和体细胞群等各组成含量，了解疾病状况下机体各种成分的改变情况，动态监测营养支持时机体各种组织的恢复情况，为营养治疗提供参考依据，因而越来越多用于评价病人的营养状况。非脂质含量可以有效地评估病人的临床结局，是良好的营养状况评价指标，其与外科或危重症病人的临床结局密切相关。

（1）生物电阻抗分析法（bioelectrical impedance analysis，BIA）：是 20 世纪 80 年代末发展起来的一项技术，用于测量总体水（total body water，TBW）。其原理是将机体作为单一的液态导体，采用阻抗分析仪通过人体传入微电流，根据欧姆定律，在电极之间产生电压差，根据公式计算出 TBW。目前常用的是多频率电阻抗仪，通过测定机体的阻抗值，可直接测出机体 TBW、细胞外液容量、细胞内液容量及非脂肪含量，并可计算出体脂含量及体细胞总量。

（2）双能 X 射线吸收法（dual-energy X-ray absorptiometry，DEXA）：通过测量身体组织成分的变化，来监测长期的营养状况。原理是应用两种不同能量的光子扫描机体，不同密度的组织衰减光子的程度不同，测量两种光子能量衰减的程度即可计算出不同组织的含量，可计算 LBM、体脂含量和矿物质含量。

5. 综合性营养评定指标 尽管目前临床上有多种营养评定方法，但各种营养评定方法均有其一定的局限性，采用不同评定方法其营养不良的检出率和营养不良程度往往存在差异。因此，我们提倡临床上实施营养评定时应采用综合性营养评定指标，即结合多项营养评定指标来评定病人的营养状况，以提高其敏感性和特异性。

（1）预后营养指数：综合应用白蛋白、TSF、转铁蛋白和 DHT，由公式计算评定手术风险。

（2）主观全面评定：主要包括病史和体检 7 个项目的评分，最后由评分者根据主观印象进行营养等级评定。

（3）微型营养评定：是一种评定老年人营养状况的简单快速方法，包括人体测量、整体评定、膳食问卷及主观评定等 18 项内容评定营养状况。

（4）营养评定指数：综合应用 AMC、前白蛋白、视黄醇结合蛋白和纯化结核菌素试验，由公式计算评定营养状况。

（5）营养危险指数：综合应用白蛋白、TLC、锌浓度和年龄，由公式计算评定手术风险。

（6）住院病人预后指数：综合应用白蛋白、DHT、败血症和肿瘤诊断，由公式计算评定生存概率。

（二）营养风险筛查

营养风险是指现存的或潜在的营养和代谢状况对疾病或手术有关的不良临床结局（如感染相关并发症、住院时间等）的影响。强调的是与营养因素有关的出现不良临床结局的风险，而不是出现营养不良的风险。

营养筛查工具是循证应用肠外肠内营养支持的重要工具，与适应证有关，用来判断病人是否需要营养支持。营养风险筛查工具（nutritional risk screening tool 2002，NRS 2002）适用于住院病人的营养筛查，采用评分的方法对营养风险加以量度。在 2002 年由欧洲肠外肠内营养学会发表，是国际上第一个采用循证医学资料开发的营养风险筛查工具。从疾病、营养和年龄 3 个方面筛查住院病人是否有营养风险及程度如何，包括三个方面内容：①营养状况受损评分（0～3 分）；②疾病的严重程度评分（0～3 分）；③年龄评分（年龄超过 70 岁者加 1 分），结合临床来决定是否需要营养支持。对于总评分不低于 3 分的住院病人结合临床要求制订营养支持计划，低于 3 分者可以定时进行再次营养风险筛查。对于不能确切测量身高体重的病人（如严重水肿等），无法得到可靠的 BMI 数据，考虑应用白蛋白水平（<30g/L，无严重肝肾功能障碍者）来评估这一小部分病人是否有营养不良。

二、营养支持的监测

（一）临床监测

可及时发现或避免营养支持并发症的发生，尽快做出相应处理，还能了解营养支持的疗效，根据病情变化及时调整营养处方，进一步提高营养支持的效果。

1. 肠内营养　①胃肠道耐受性监测；②代谢方面监测；③营养方面监测。

2. 肠外营养　①每日出入量；②生命体征。

（二）实验室检查

定期检查病人的尿常规，了解尿糖及尿酮体情况。定期检查血常规、肝肾功能（包括血糖、血脂）、内脏蛋白、凝血功能、电解质，估算氮平衡等。

（三）再喂养综合征

1. 定义　机体经过长期饥饿或营养不良，重新摄入营养物质后出现以低磷血症为特征的电解质代谢紊乱及由此产生的一系列症状。

2. 高危人群　神经性厌食病人、严重应激状态的危重病人、各类长期处于消耗状态的病人、患有多种慢性疾病的老年营养不良病人。

3. 病理生理学　长期饥饿导致机体胰岛素水平下降，糖异生、脂肪动员加强，磷、钾、镁和维生素消耗增加，此时这些物质的血清浓度尚正常。当补充外源性葡萄糖后，出现高胰岛素血症，合成代谢增强，导致血清磷、钾、镁等向细胞内转移，维生素 B_1 被大量消耗，血清浓度迅速降低。由于磷的缺乏导致细胞功能受损，机体 ATP 产生减少，进而造成各器官、系统功能障碍。

4. 临床表现　常在再喂养开始后 1 周内出现低磷、低镁、低钾及糖代谢异常和水平衡失调导致的机体各脏器和系统异常。

5. 诊断　具有高危因素的病人，出现营养不良状况持续 1 周以上，在营养治疗期间出现循环、呼吸、神经等系统症状，血磷水平低于 0.5mmol/L。

6. 防治 最好的方法是预防。治疗前对具有高危因素的病人进行甄别；营养治疗前检查电解质水平，纠正电解质紊乱，慢慢恢复循环容量，必要时可延迟营养治疗 12～24 小时；经验性补充磷、钾、镁、维生素 B_1 或复合维生素 B；营养治疗方案中适当提高脂肪比例，以减少磷的消耗；营养治疗应从低剂量开始，循序渐进，同时监测病人生命体征、水电解质平衡及代谢反应。

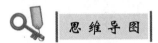 **思维导图**

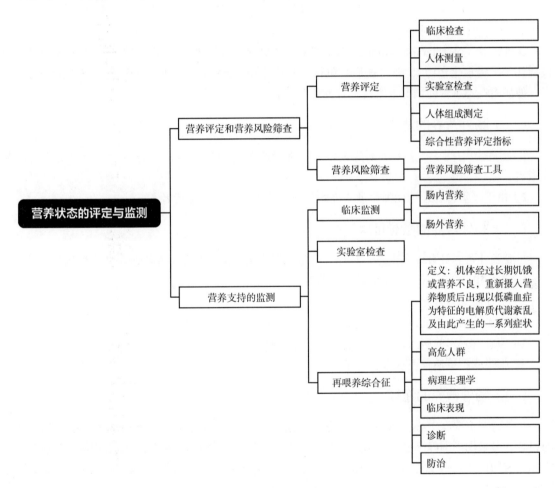

第三节　肠外营养和肠内营养

一般病人外科营养支持的目的是维持氮平衡，而危重病人营养支持的目的是如何维持细胞代谢、改善与修复组织和器官的结构及调整生理功能，即提供适当的热量和蛋白质以维持现有的机体细胞总量，尽量减少机体蛋白质的丢失。

凡是因各种原因在较长时间内（超过 1 周）不能正常进食或饮水，均为需要临床营养支持的指征。

原则上，对于临床上不能正常进食的病人，如情况允许，最理想的是在他们处于潜在营养不良期就给予营养支持。一般来讲，营养状况良好的病人都能够耐受数天的摄入不足而无严重后果。此类病人只需在补充足够水和电解质的基础上，再每日提供 100～150g 葡萄糖即可以减少过多的蛋白质分解。但是对于已经存在营养不良或估计超过 5～7 日不能正常进食的病人，应尽早进行营养支持。对于合并有高分解状态的营养不良病人，应补充额外需要量，这些措施应该在抢救复苏成功后或心、肺功能稳定后尽早开始。同时根据病人具体情况选择营养支持途径，某些疾病的不同阶段所接受的营养支持方式也有所不同。

一、肠 外 营 养

肠外营养（parenteral nutrition，PN）指通过静脉途径提供患者所需营养要素的营养支持方式，包括热量（碳水化合物）、必需氨基酸和非必需氨基酸、蛋白质、脂肪、电解质、维生素和微量元素，使病人在不进食的情况下维持良好的营养状态。

（一）肠外营养的适应证

1）凡是长时间（＞7 天）不能进食或不能经肠内途径摄入每日所需热量、蛋白质或其他营养素者。

2）由于严重胃肠道功能障碍或不能耐受肠内喂养而需营养支持者。

（二）肠外营养的禁忌证

尽管肠外营养具有许多优点，且疗效肯定，但临床上某些情况下并不适宜或应慎用肠外营养。

1）胃肠道功能正常，能获得足量营养者。

2）估计需肠外营养支持少于 5 天者。

3）心血管功能紊乱或严重代谢紊乱尚未控制或纠正期。

4）需急诊手术的病人，术前不宜强求肠外营养。

5）临终或不可逆昏迷病人。

（三）肠外营养的途径

肠外营养主要有中心静脉和周围静脉两种途径。对于一般用量不大、肠外营养支持不超过 2 周的患者，可采用周围静脉途径。需长期肠外营养，高渗透压营养液的患者，则采用中心静脉途径。临床上常用的中心静脉途径有颈内静脉途径、锁骨下静脉途径、经外周静脉穿刺的中心静脉导管（PICC）途径。

（四）肠外营养制剂

提供足够的能量、保持机体正氮平衡是肠外营养支持的关键。肠外营养由碳水化合物、脂肪乳剂、蛋白质、氨基酸、水和电解质、微量元素和维生素等基本营养素组成，以提供病人每日所需的能量及各种营养物质，维持机体正常代谢。

1. 碳水化合物　是热量的主要来源，占每日摄入热量的 50%～70%。碳水化合物的主要生理功能是提供能量。

葡萄糖是循环中重要的碳水化合物能源，可以被机体大部分细胞利用。但如提供过多，大量葡萄糖负荷可以导致喂养过度，引发脂肪肝、肝功能损害和胆汁淤积。因此，肠外营养必须强调双能量来源的重要性，即能量必须由糖和脂肪一起提供。

由于糖代谢的各阶段受某些关键酶的调节，从而使葡萄糖的氧化利用具有最大的生理极限 [6mg/（kg·min）]。因此，临床进行肠外营养时，非应激状态病人葡萄糖输注速度应少于 4～5mg/（kg·min）；严重应激、高分解代谢状态病人葡萄糖氧化受限，其输注速率在 2～2.5mg/（kg·min），以避免因葡萄糖摄入过量所致的代谢副作用。

2. 脂肪乳剂 是肠外营养的一种重要能源物质，可提供能量、生物合成碳原子及必需脂肪酸。脂肪乳剂具有能量密度高、等渗、不从尿排泄、富含必需脂肪酸、对静脉壁无刺激、可经外周静脉输入等优点。临床上常用的脂肪乳剂有长链脂肪乳剂、中/长链脂肪乳剂、含橄榄油脂肪乳剂及含鱼油脂肪乳剂。一般情况下肠外营养中脂肪乳剂应占总热量的 30%～40%，剂量为 0.7～1.3g/（kg·d）。脂肪乳剂的输注速度为 1.2～1.7mg/（kg·min）。存在高脂血症（血三酰甘油>6mmol/L）的病人，脂肪乳剂摄入量应减少或停用。

3. 蛋白质和氨基酸 蛋白质对每个细胞的结构和功能都至关重要，并参与细胞黏附、信号转导和免疫原性。

肠外营养蛋白质的基础需要量为每日 0.8～1.0g/kg，相当于氮量 0.15g/kg。但在严重分解代谢、明显蛋白质丢失或重度营养不良时需要量增加，而且存在个体差异。

4. 水和电解质 正常情况下人体所需的大部分水来自于摄入的液体和食物，少部分来自于物质（主要是碳水化合物）代谢。水的丢失主要是通过尿排出，少部分是通过皮肤、呼吸道、汗液及粪便排出。每日需要量为 30～40ml/kg。

肠外营养时，钠的确切补充量差异很大，一般情况下标准的推荐量为每日 1～2mmol/kg。

肠外营养时，成人钾的推荐量为每日 1～2mmol/kg。细胞外液的钾一般需 15 小时左右才能与细胞内液达到平衡。因此，临床上一次测定的血清钾不能准确反映当时体内钾的含量，而在缺钾的治疗过程中，也很难希望在短时间内达到平衡。

肠外营养时，镁的推荐量为每日 4～10mmol，钙为每日 5mmol；磷为每日 20～30mmol。

除了生理需要量外，病人因各种因素导致水、电解质额外丢失，故肠外营养支持或肠内营养支持病人都需要监测出入液量、水肿或脱水的症状体征及水电解质水平，及时调整补充剂量，根据病情选择肠内或肠外途径补充。

需要注意的是，大多数肠内营养制剂中的电解质、微量元素浓度的设计依据是每日摄入约 2000ml 水可以满足每日营养需要量。如果只能达到需要量的 50%或更少，这些营养素的摄入量就会相应减少而出现不足，此时要特别注意。

5. 微量元素和维生素 机体除了需要碳水化合物、脂肪和蛋白质这些常量元素外，许多细胞代谢过程和酶还需要维生素和微量元素。它们是人体必需营养素，大多为人体无法自身合成，需要每天补充，如果水平下降可能会出现伤口愈合能力受损、免疫功能障碍和发生全身炎症反应的可能性增加。

（五）肠外营养的输注技术

肠外营养的输注技术主要有持续输注法和循环输注法两种。

1. 持续输注法 是指营养液在 24 小时内持续均匀输入体内。优点是体内胰岛素的分泌和血糖值比较稳定、波动小。缺点是由于血清胰岛素持续处于高水平状态，阻止了脂肪分解，促进了脂肪合成，并使葡萄糖以糖原形式储存于肝脏，因此常出现脂肪肝和肝大，有时还会有转氨酶和胆红素异常升高。

2. 循环输注法 是在持续输注营养液基础上缩短输注时间，将营养液放在夜间 12～16 小时内输注，使病人白天有一段不输液时间，恢复正常活动，此法适合于病情稳定、需长期肠外营养，而且肠外营养量无变化者，相较于持续输注法使用更为广泛。

二、肠 内 营 养

肠内营养是指通过胃肠道途径提供病人营养的支持方式。它具有符合生理状态，能维持肠道结构和功能的完整，费用低，使用和监护简便，并发症较少等优点，当肠功能存在（完好或部分功能）且能安全使用时，是临床营养支持首选的方法。

（一）肠内营养的适应证

临床上，肠内营养的可行性取决于病人的胃肠道是否具有吸收所提供的各种营养素的能力，以及胃肠道是否能耐受肠内营养制剂。只要具备这两个条件，在病人因原发疾病或因治疗的需要而不能或不愿经口摄食，或摄食量不足以满足机体合成代谢的需要时，均可考虑采用肠内营养支持。

（二）肠内营养的禁忌证

肠内营养不宜或慎用于下列情况。

1）完全性机械性肠梗阻、胃肠道出血、严重腹腔感染。

2）严重应激状态早期、休克状态、持续麻痹性肠梗阻。

3）短肠综合征早期。

4）高流量空肠瘘。

5）持续严重呕吐、顽固性腹泻病人，严重小肠炎、结肠炎病人。

6）胃肠道功能障碍或某些要求肠道休息的病情。

7）急性重症胰腺炎病人的急性期不宜过早进行肠内营养。

8）无法建立肠内营养通路者。

9）3 个月内婴儿、糖尿病或糖代谢异常者、氨基酸代谢异常者不宜使用要素膳。

（三）肠内营养制剂

1. 肠内营养制剂的种类 根据组成不同，分为要素型肠内营养制剂、非要素型肠内营养制剂、组件型肠内营养制剂和特殊应用型肠内营养制剂 4 类。

（1）要素型肠内营养制剂：是氨基酸或多肽类、葡萄糖、脂肪、矿物质和维生素的混合物，既能为人体提供必需的能量及营养素，又无须消化即可直接或接近直接吸收和利用，因此，主要适用于胃肠道消化和吸收功能部分受损的病人，如短肠综合征、胰腺炎等病人。

（2）非要素型肠内营养制剂：以整蛋白或蛋白质游离物为氮源，渗透压接近等渗，口感较好，口服或管饲均可，使用方便，耐受性强。适于胃肠道功能较好的病人，是临床上应用最广泛的肠内营养制剂，包括整蛋白为氮源的肠内营养制剂和匀浆膳 2 种。

（3）组件型肠内营养制剂：仅以某种或某类营养素为主的肠内营养制剂。它可对完全型肠内营养制剂进行补充或强化，以弥补完全型肠内营养制剂在适应个体差异方面不够灵活的缺点，亦可采用两种或两种以上的组件型肠内营养制剂构成组件配方，以适合病人的特殊需要。

（4）特殊应用型肠内营养制剂：①婴儿用肠内营养制剂；②肝衰竭用肠内营养制剂；③肾衰竭用肠内营养制剂；④肺疾病用肠内营养制剂；⑤创伤用肠内营养制剂；⑥肿瘤用肠内营养制剂；⑦糖尿病用肠内营养制剂；⑧先天性氨基酸代谢缺陷症专用膳等。

2. 肠内营养制剂的选择　影响因素有：①病人年龄；②临床诊断及治疗（包括药物与营养素关系、配伍禁忌等）；③病人营养状况（性质和程度）；④病人代谢状况，其热量及营养素需要量；⑤能影响胃肠道功能的膳食物理性质（如渗透压等）；⑥病人胃肠道功能；⑦有无乳糖不耐受症；⑧有无脂肪吸收不良；⑨投给途径，口服和（或）管饲。

（四）肠内营养的输送方式

肠内营养的输送方式包括口服与管饲，肠内营养是胃肠功能正常的病人进行营养治疗首选的治疗手段，正确为病人选择管饲途径是保证肠内营养安全有效的基本条件。

1. 管饲途径选择的原则　①满足肠内营养的需要；②置管方式尽量简单、方便；③尽量减少对病人的损害；④使病人舒适；⑤有利于长期带管。

2. 管饲途径分类

（1）无创置管技术：主要是指经鼻胃途径放置导管，根据病情需要，导管远端可以放置在胃、十二指肠或空肠中。鼻胃管是最常用的肠内营养管饲途径，优点是无创、简便、经济等，缺点包括鼻咽部刺激、溃疡形成、出血、易脱出、堵塞、反流性肺炎等。没有证据显示管路的粗细、连续或间断的喂养方式、导管远端位置不同（幽门以远或空肠）可以减少肺炎的发生。管饲时病人头部抬高 30°～45°，输注结束后应维持此体位 30 分钟，可以减少吸入性肺炎的发生。不适用于长期（＞2周）肠内营养支持的病人。

（2）有创置管技术：根据创伤大小，再分为内镜置管和外科手术置管。内镜置管包括经皮内镜下胃造口术（percutaneous endoscopic gastrostomy，PEG）、经皮内镜下空肠造口术（percutaneous endoscopic jejunostomy，PEJ）；外科手术置管包括胃造口术、空肠造口术和针刺置管空肠造口术即空肠穿刺置管术。

PEG 近年来在国内发展较快，适用范围不断扩展。PEG 的前提条件是胃肠功能存在，非短期存活和肠内营养超过 30 天。对于有胃瘫、幽门梗阻和晚期肿瘤导致的肠梗阻病人，PEG 可以替代鼻胃管进行胃肠减压，较为舒适且容易护理。轻微并发症包括切口感染、导管移位、造口旁渗漏、导管堵塞、切口血肿等；严重并发症包括腹膜炎、出血、误吸、内垫综合征、胃瘫等。PEG 比鼻胃管喂养更简单，病人易耐受，肠内营养使用的连续性更好，减少食管反流和吸入性肺炎的发生。因此如果病人需要超过 2～3 周时间的肠内营养支持，在没有禁忌证的前提下，首选经 PEG 给予肠内营养。

在接受腹部外科手术需要进行肠内营养的病人，术中建议放置空肠造瘘管或鼻胃管。对接受近端胃肠道吻合的病人，空肠造瘘管留置在吻合口远端能够减少对胃肠吻合口的影响，且有利于早期进行肠内营养。

3. 管饲注意事项　在肠内营养刚开始数天（1～3 日），应该让胃肠道有一个逐步适应、耐受肠内营养液的过程。开始时采用低浓度、低剂量、低速度，随后再逐渐增加。

开始输注时速度宜慢，一般为 25～50ml/h，以后每 12～24 小时增加 25ml/h，最大速率为 125～150ml/h。若病人不能耐受，宜及时减慢输注速度或停止输液。输入体内营养液的温度应保持在 37℃左右，过凉易引起胃肠道并发症。

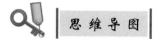
思维导图

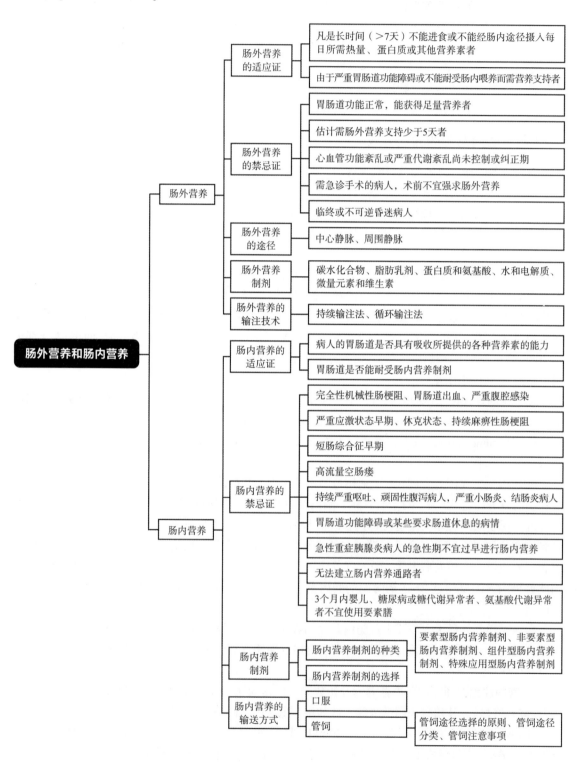

第四节 外科营养支持的并发症及防治

肠外营养与肠内营养支持虽然是救治营养不足患者的强有力措施，但也有可能发生并发症，如果处理不当，后果十分严重。

一、肠内营养的并发症及防治

重点是控制好速度、温度、浓度、洁净度、适宜度和耐受度。

（一）机械性并发症

肠内营养机械性并发症主要与喂养管的质地、粗细以及置管方法及部位有关。

1. 鼻、咽部损伤 由于喂养管粗硬压迫鼻咽、长期置管、管道长时间压迫，均可导致鼻咽部损伤，应经常检查局部，做好口腔、鼻腔护理；改用较细、质软的喂养管；以上措施如均不能缓解，则改用胃造口或空肠造口方式给予肠内营养。

2. 喂养管堵塞 由于喂养管口径过小、冲洗不够或者经常给予不适当的药物则易引起喂养管堵塞。预防措施有：选择合适口径喂养管，使用喂养泵持续匀速输注；每次输注后或每输注 2~8 小时用 20~50ml 清水脉冲式冲洗；尽可能应用液体药物，经管给药前后、中间每 2~6 小时均要用 30ml 水脉冲式冲洗，以防堵管，给药时应暂停肠内营养，万一堵管可试用温水或可乐、苏打水冲洗，不推荐使用导丝。

3. 喂养管拔出困难 由于喂养管长期使用不定期更换、不适当过紧固定造口管或者喂养管扭结可造成喂养管拔出困难。应对措施有定期更换喂养管，或改用胃造口或空肠造口方式；剪断造口管，使其远端从肠道排出；移动喂养管到咽喉部在扭结处切断，管道扭结处从口腔取出或使其远端从肠道排出。

4. 造口并发症 造口管与胃/肠壁固定不紧，造成出血和胃肠液外溢，需再次手术妥善固定，并注意造口旁腹壁皮肤消毒，专业护理。

（二）胃肠道并发症

胃肠道并发症是肠内营养中最常见的并发症，也是影响在临床上实施普及的主要障碍。最常见的并发症为腹胀、腹泻、恶心、呕吐，与输入速度及溶液浓度有关，与溶液的渗透压也有关。故应强调缓慢输入，为排除腹腔压力的影响，可应用输液泵以保持恒速输入。因渗透压过高所致的症状，可酌情使用阿片酊等药物以减慢肠蠕动。

（三）代谢性并发症

1. 水、电解质失衡 高渗脱水、高钠血症发生的主要原因为水的摄入不足，高级营养液的大量摄入也可引起，另外患者摄入高钠饮食而肾的排钠功能不全也可引起高钠血症和脱水。

2. 血糖紊乱 低血糖多发生于长期应用要素饮食而突然停止者，缓慢停止要素饮食，或停用后及时补充其他形式的糖，可防治低血糖。高血糖多发生于糖尿病患者，营养液中糖含量过高也可引起，糖尿病患者改用糖尿病专用剂或者降低营养的输注速度，适当补充胰岛素，可有效防治高血糖。

3. 微量元素和维生素异常 长期应用自制匀浆膳，易导致微量元素和维生素缺乏，改用肠内营养商品制剂可有效防治微量元素和维生素缺乏。

（四）感染性并发症

由于喂养位置不当、高危病人的反流或者胃潴留，病人经鼻胃管输注营养液时，可因误吸导致吸入性肺炎，其是严重的并发症，预防措施为输注营养液过程中病人保持 30°~45° 的半卧位。暂停输入营养液半小时后，回抽胃液>150ml，考虑胃潴留，停止输入 2~8 小时，然后减慢输入速度。

二、肠外营养的并发症及防治

（一）静脉导管相关并发症

静脉导管相关并发症包括非感染性并发症和感染性并发症。其中感染性并发症主要指中心静脉导管相关感染，是肠外营养时最常见、较严重的并发症，包括导管的局部感染和全身性感染。局部感染是发生在导管局部皮肤或周围组织的感染、腔隙感染及隧道感染；全身感染是指导管所致菌血症或败血症。

临床上，局部感染常表现为局部皮肤红、肿、化脓等症状，部分病人可有发热或低体温。导管性菌血症或败血症病人常可出现寒战、高热、呼吸急促、低血压，严重者可出现意识模糊。实验室检查见白细胞计数及中性粒细胞增高。当血培养与导管培养有相同的微生物生长时，导管感染的诊断成立。如果临床上表现为菌血症但无明显感染部位时，应怀疑导管相关感染存在，此时应进一步做有关检查以明确诊断。

（二）代谢性并发症

1. 糖代谢紊乱　肠外营养时由于大量葡萄糖的输入，超过机体代谢能力；或糖尿病病人胰岛素分泌不足；或外源性胰岛素补充不够；或出现胰岛素抵抗时，机体血糖水平骤增，易发生高血糖及高渗性并发症，病人可出现脱水、多尿、嗜睡或昏迷。客观、准确监测血糖和正确的胰岛素应用对肠外营养时高血糖的处理十分重要，正确使用胰岛素控制创伤等应激时的高血糖，可减少各种并发症的发生，改善危重病人的预后。创伤早期应激较强时，如果血糖连续两次高于 11.1mmol/L，或血糖波动较大，可选择胰岛素持续静脉滴注。血糖降低过程要平稳，不能太快，也不能降得太低。我们推荐维持在 8~10mmol/L，要尽量减少低血糖的发生。

在实施肠外营养时不应突然中止营养液输注，切忌突然换用无糖溶液。因体内血液中胰岛素仍处于较高水平，极易发生低血糖，甚至出现低血糖性昏迷。可在高浓度糖溶液输完后，以等渗糖溶液维持数小时作为过渡，再改用无糖溶液，以避免诱发低血糖。

2. 氨基酸代谢紊乱　临床上，严重肝肾功能损害的病人在接受肠外营养时，摄入过量的氨基酸可能产生高氨血症和肾前性氮质血症，有时需要通过血液透析治疗。

3. 脂肪代谢紊乱　脂肪乳剂输入过量或过快可引发高三酰甘油血症，导致血中脂肪清除能力下降，损害网状内皮系统功能，影响肺通气功能。如营养液中不含有脂肪乳剂，则可能发生必需脂肪酸缺乏症。提供 20% 脂肪乳剂 250ml，每周 3 次，即可预防必需脂肪酸缺乏症。

4. 水、电解质代谢紊乱　临床上水、电解质失衡的原因很多，表现形式多种多样，肠外营养时应做好预防、监测工作，并及时处理（表 5-4-1）。

表 5-4-1 水、电解质代谢紊乱的原因及处理

异常	原因	处理
低血容量	（1）高渗性脱水	（1）减少葡萄糖量，增加脂肪乳剂量，应用胰岛素以避免高血糖
	（2）不适当的液体摄入	（2）肠外营养液中增加水分
	（3）循环衰竭	（3）治疗感染，纠正电解质紊乱
高血容量	（1）术中、术后或复苏时水摄入过多	（1）应用浓缩的肠外营养液，适当利尿
	（2）心脏、肾脏及肝脏疾病	（2）积极治疗原发疾病，适当利尿
低钠血症	水分摄入过多	减少水的摄入量
高钠血症	过量的高渗或等渗液体摄入，脱水，利尿剂的应用	营养液中增加水分摄入量，减少钠的摄入量
低磷血症	相对糖代谢所需而摄入量不足，酗酒病人	增加磷的摄入量
低钾血症	摄入不足，过分利尿，高胰岛素血症，镁缺乏	增加钾的摄入量，利尿时注意补钾，持续输注胰岛素时注意补充钾、镁
高钾血症	摄入过量，代谢性酸中毒，肾功能障碍，胰岛素供给不足（高血糖）	降低外源性摄入，纠正酸中毒，调整肠外营养配方，减少钾摄入量，增加胰岛素量
低钙血症	在提供磷的同时未能供给足够的钙，严重吸收不良	增加钙的补充
低镁血症	葡萄糖代谢需要量增加时镁的摄入量不足，利尿剂应用	增加镁的补充

5. 酸碱平衡紊乱 如盐酸精氨酸、盐酸组氨酸等氨基酸溶液含有较多的盐酸盐，这些溶液的输入，可导致高氯性酸中毒。此外，氨基酸代谢本身也可产生一些酸性产物，过量时可发生代谢性酸中毒。肠外营养时碳水化合物过量可使二氧化碳增加，导致呼吸性酸中毒。一些机械通气的病人，由于碳水化合物摄入过量导致二氧化碳产生增加，引起过度通气，从而导致呼吸性碱中毒。

（三）脏器功能损害

1. 肝胆系统损害 在肠外营养中较常见，与长期能量供给过高，或供给不合理有关，可导致脂肪肝和胆汁淤积、胆泥形成。治疗以合理应用营养支持，避免过度喂养，避免肝毒性药物，解除胆道梗阻为主。

2. 肠道损害 长期肠外营养时胃肠道缺乏食物刺激，导致肠黏膜上皮萎缩，肠壁变薄，肠道免疫功能障碍，肠道细菌易位，容易出现肠源性感染。肠内营养可改善和维持肠道黏膜结构和功能的完整，故应尽可能给予适当的肠内营养。

（四）代谢性骨病

代谢性骨病主要与营养物质吸收不良和钙磷代谢紊乱有关，很可能是多因素共同作用的结果，包括绝经后、长期肠外营养、皮质醇增多症、克罗恩病、多发性骨髓瘤、成骨不全症、使用激素或肝素、活动受限等，防治方面主要是注意早期要筛查风险因素，使用 DEXA 检测，补充钙、磷、镁，减少铝摄入，治疗代谢性酸中毒，尽量避免使用肝素。

思维导图

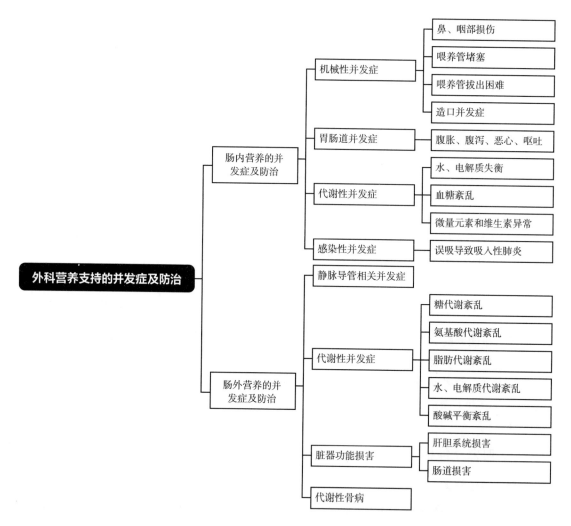

1. 请尝试从营养支持时机、途径、输注量、配方选择等方面为出发点，提出你对病人的营养状况评估的看法。

2. 请结合再喂养综合征的内容，谈谈你对营养评定和营养支持监测的看法。

3. 营养支持的技术中，有关于肠内营养和肠外营养的阐述，请结合营养支持常见并发症谈谈你的看法。

第六章 输 血

第一节 概 述

本章说课视频

输血（blood transfusion）是将体外的血液有形成分和血浆增量剂经过血管滴注病人体内的过程，是促进外科发展的三大主要因素（麻醉、无菌术、输血）之一，是临床常用的治疗和抢救措施，从本质上讲输血亦属于细胞移植范畴。输血作为一种替代性治疗，可以补充血容量，改善机体循环，增加红细胞携氧能力，提高血浆蛋白，增强机体免疫力和凝血功能；是治疗外伤、失血、感染等多种疾病引起的血液成分丢失、破坏、血容量降低和抢救危重患者的重要措施之一。

一、血 型

血型是血液的分类方法，是输血前的必查项目。血型的实质是红细胞表面各种抗原的差异，它是人体的一种遗传性状。自 1901 年奥地利的医生兼化学家 Karl Landsteiner 首次发现红细胞的 ABO 血型至今，已经发现了 26 个血型系统和超过 400 种红细胞抗原，目前临床上常用的是"ABO 血型系统"和"Rh 血型系统"。

1. ABO 血型系统 ABO 血型是临床上最常用的血型系统。ABO 血型系统根据红细胞膜表面携带的抗原，将人类血型分为 A 型、B 型、AB 型和 O 型四类。A 型血即红细胞表面仅携带 A 抗原，B 型血仅携带 B 抗原，AB 型血既携带 A 抗原也携带 B 抗原，O 型血则不携带 A 抗原也不携带 B 抗原。

2. Rh 血型系统 1940 年 Karl Landsteiner 和 Narbert Wiener 共同发现了一种血型抗原，此抗原与恒河猴（Macaca Rhesus）红细胞上的抗原是相同的，故取 Rhesus 的字头将其称为 Rh 血型抗原。凡是红细胞上有这种抗原者皆称为 Rh 阳性，凡是红细胞上没有这种抗原者皆称为 Rh 阴性。白种人中 Rh 阴性者约占 15%，而中国人中 Rh 阴性者，汉族仅为 0.3%～0.5%，少数民族为 1%～5%。

异体输血时应优先选择 ABO 和 Rh 同型输血，特殊情况下可选择相容性输血。在输全血或红细胞之前，即使已证明供血者与受血者的 ABO 血型相同，也必须常规做交叉配血试验。异型输血可导致严重溶血反应，甚至死亡，所以在临床中要做到输血前严格查对，输血过程中以及输血后均要密切观察输血后反应。

二、血 源

血源是输血的基础。在我国，目前临床用血的主要血源是供血者。1998 年 10 月 1 日《中华人民共和国献血法》正式颁布实施，这标志着从此公民无偿献血将成为医院用血的唯一来源，这就从根本上保证了献血者和用血者的安全。医疗机构应加强无偿献血知识的科普和宣传，这有利于缓解临床用血紧张的局面。

三、血液的保存

血液一旦离开人体，将迅速凝固。血液保存的目的就是用一定的保存液来防止血液凝固，并延长红细胞在体外的保存期限。保存液亦称为保养液，常用的保存液有以下几种：

1）酸性枸橼酸盐葡萄糖保存液（acid citrate dextrose，ACD）：其配方为枸橼酸 0.47g、枸橼酸钠 1.33g、无水葡萄糖 3.0g，蒸馏水加至 100ml。每 25ml 保存液可保存血液 100ml，需置于血库 4℃冰箱中保存，保存时间最长不超过 21 天。

2）枸橼酸盐-磷酸盐-葡萄糖保存液（citrate phosphate dextrose，CPD）：其配方为枸橼酸 0.32g、磷酸二氢钠 0.218g、葡萄糖 2.5g，蒸馏水加至 100ml。每 14ml 保存液可保存血液 100ml，需置于血库 2～8℃冰箱中，一般可保存血液 21 天。

3）加入腺苷的 ACD 或 CPD 保存液：若在 ACD 保存液或 CPD 保存液中加入腺苷，则保存血液的时间可延长至 35 天。

4）肝素：其抗凝能力高，但作用维持时间短暂，每 100ml 血液只需加肝素 10mg，保存时间不超过 48 小时。

血液中的不同成分（红细胞、白细胞、血小板、血浆等）所需要的保存条件不同，故在临床上常将全血分为不同成分进行保存，提倡成分输血，最大限度保证用血安全，减少输血反应，节约血液资源。

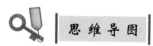 思维导图

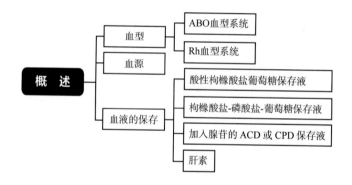

第二节　外科输血的适应证、禁忌证及输血方法

外科输血的目的主要包括两个方面：一是纠正低血容量，二是补充缺乏的血液成分。恰当、及时地输血可以达到治疗疾病、挽救生命的作用，否则不仅浪费血液资源，还会产生不必要的不良反应和并发症。故临床用血应当遵循不可替代、最小剂量和个体化输注原则，紧急抢救用血时应当遵循生命权第一的原则。

一、外科输血的适应证

（一）急性大量失血

各种原因引起的急性大量失血，包括手术、严重创伤和病理性出血等，是外科输血的最主要适

应证。输血在纠正血容量不足的同时，还可以补充有效循环血量及心排血量，改善机体循环。与此同时，血红蛋白量的增加可提升血液的携氧能力，有利于改善全身组织和细胞的供氧情况。细胞的供氧主要靠血红蛋白，一般来说，血细胞比容（hematocrit，HCT）大于 30%，血红蛋白大于 100g/L，才能保证组织的供氧。由于人体对出血有相当大的代偿能力，出血时组织间液进入血管内以补充血容量的不足。凡一次失血量低于总血容量的 10%（500ml）者，由于机体的这种代偿能力，临床上常无血容量不足的表现，故不需要输血治疗。当失血量超过总血容量的 10%（500ml）时，需视具体失血量，及时给予输血治疗：①当失血量达到总血容量的 10%～20%（500～1000ml）时，应根据有无血容量不足的临床症状及其严重程度，同时参照血红蛋白和 HCT 的变化选择治疗方案。若患者出现心率增快、体位性低血压，但 HCT 没有明显改变，在输入生理盐水或平衡液的同时，应输血浆、血浆增量剂。②当失血量超过总血容量的 20%（1000ml）时，常有明显的血容量不足、血压不稳定及出现 HCT 下降等临床表现，应适当输入浓缩红细胞以提高携氧能力。

原则上，失血量＜30%（1500ml）时，不输全血；＞30%（1500ml）时，可输全血与浓缩红细胞各半。此时为了维持胶体渗透压应增加胶体液或血浆蛋白量比例。若失血量＞50%（2500ml）且大量输入库存血时，应及时监测适当补充血小板及凝血因子等。

（二）贫血或低蛋白血症

贫血或低蛋白血症常因慢性失血、红细胞破坏增加或白蛋白合成不足所致。血浆蛋白是维持血浆胶体渗透压所必需的，血浆球蛋白可提高机体免疫力。手术前如有贫血或血浆蛋白过低，可使患者对于麻醉和手术的耐受力明显降低，术后也容易发生各种并发症，因此必须在术前给予纠正。贫血患者应输浓缩红细胞，使血红蛋白提至 90～100g/L；低蛋白血症患者可输血浆或白蛋白液，使血浆总蛋白升至 60g/L，至少不低于 50g/L，白蛋白不低于 30g/L，以提高机体对手术的耐受力。

（三）严重创伤和大面积烧伤

输全血和血浆有防治休克的作用。在严重创伤和大面积烧伤的休克期、感染期和恢复期各阶段均可根据需要输全血或血浆。

（四）严重感染

输血可用于全身性严重感染、恶性肿瘤化疗后致严重骨髓抑制继发难治性感染者。因血浆中含有多种免疫球蛋白，故输血可提供抗体、补体等，能提高机体的抗感染能力。通常采用少量多次输新鲜血或浓缩免疫球蛋白制品的方法。

（五）凝血功能异常

血友病、血小板减少性紫癜、白血病、纤维蛋白原缺乏症等有出血倾向的患者，手术前应适量多次输新鲜血，可以补充血小板及各种凝血因子，有助于防治术中、术后不可控性出血。若条件允许，可输相关的血液成分，原则上是缺什么补什么，即所谓成分输血。如甲型血友病者输Ⅷ因子或抗血友病球蛋白；纤维蛋白原缺乏症者补充纤维蛋白原或冷沉淀制剂，也可以用新鲜全血或血浆代替；血小板减少症或血小板功能障碍者输血小板等。尽可能于手术前纠正凝血功能至正常值，以减少术中、术后的出血。

二、外科输血的禁忌证

严格来讲，输血并无绝对禁忌证，患者需要输血时则可输血。但如有以下情况出现，则输血应慎重：①充血性心力衰竭时，大量输血会进一步加重患者的心脏负担。②急性肺水肿、恶性高血压、脑出血及脑水肿时，治疗原则应该是脱水以减少循环血容量，因此要慎重输血。③各种原因所致的肾衰竭而出现明显的氮质血症者，输血特别是输全血可能会加重肾脏负担，因此临床输血需权衡利弊。④肝衰竭及各种黄疸，输血可能加重肝脏损害，临床必要时可考虑成分输血，使用血浆及血浆制品，忌用全血。

三、外科输血的输血方法

（一）输血的途径

输血的途径主要有两条：

（1）静脉输血：是临床最常使用的输血途径。其中静脉输血有间接输血法和直接输血法两种，直接输血法临床上极少使用，间接输血法是最常使用的输血方法，通常较大的表浅静脉均可用作输血，小儿则可选用头皮静脉。尽可能采用较粗针头（18号针头）穿刺，以保证输血通畅。如患者处于休克状态或过于肥胖等原因而导致静脉不易穿刺者，可做中心静脉置管或静脉切开输血。

（2）动脉输血：临床少用，但对休克濒死的病人是一种很有效的复苏措施。当大量快速的静脉输血仍然无效，心脏因缺血而出现心功能不全时，可考虑动脉输血途径。动脉输血常选用肱动脉、桡动脉、股动脉穿刺或者桡动脉切开输血。

（二）输血的速度

输血的速度应根据患者的具体情况决定。

（1）动脉输血速度：大量出血、失血性休克抢救或动脉输血时速度要快，动脉输血的输入速度一般为 2～7 分钟内 100～200ml，总量以 400ml 左右为宜，其余的失血量由静脉输血补足。

（2）静脉输血速度：在一般情况下静脉输血开始应慢（10～20 滴/分），并密切观察 30 分钟，如无不良反应，可根据病情加快或保持原来的速度。大量出血时可以加快输血的速度。如果应用的输血器是塑料袋，只需加压即可达到快速输血的目的，也可用特制的加压输血器加速输血。

（3）常规输血速度：正常的输血速度成人一般每分钟 40～50 滴，小儿每分钟 5～10 滴，老年人、贫血或心功能不全者每分钟 15～20 滴，以防循环负荷过重而引起充血性心力衰竭、肺水肿。

（三）输血的温度

输血时的温度不宜过低，特别是动脉输血时血温过低可使心脏骤然降温而引起心律失常或心搏骤停。一般情况下动脉输血应加温至 35～37℃。一般速度下输入 1000～2000ml 冷藏血可不需要预热。但当快速大量输血、新生儿输血或输入物含有很强的冷凝集素时，应在血袋外加保护袋预热（但应＜32℃）后输入。

四、外科输血的注意事项

（一）三查八对制度

输血的三查八对是临床核心制度之一，在输注血制品之前，要对血制品及患者的各种信息进行全面核查，避免输错血引发重大的医疗事故。

三查是指：

（1）查质量：即检查血制品是否质量合格，主要是看外观是否有异常的情况。如有混浊、絮状物、变色、气泡者，表示已有污染，不能使用。正常库存血的血浆与红细胞之间应有明显界限，如血浆呈淡红色，表明已有溶血现象，则不能使用。输注前应轻柔地转动血袋，切忌用力猛摇、猛晃，以防止血细胞破坏。

（2）查渗漏：即观察血袋是否有渗漏，如果血袋有渗漏，就不能给患者应用。

（3）查效期：即观察血制品是否在保质期之内，只有保质期之内的血制品，才能给患者应用。

八对就是：核查患者的姓名、性别、年龄、住院号、床号，同时还要核查患者的交叉配血结果、申请的血制品种类，以及血制品的供血者姓名、血型、种类及剂量，八对要求两名以上的医护人员同时核对。完全符合后才可以输血。

（二）放置时间

从血库取出的血液应在一定时间内输完，不宜在室温下放置过久，一般不得超过4小时，以免溶血或污染。用开放法采集的血液应在3～4小时内输完。

（三）密切观察

输血过程中要严密观察患者的反应，做到早发现、早处理，尤其应注意体温、脉率、血压及尿色。有严重反应时，则应立即停止输血并及时进行以下处理：取血样重新鉴定血型和交叉配血；取血袋内血液做细菌学检查；采患者尿液，检查有无游离血红蛋白；保留剩余血液以备核查。输血后应保留血袋至少2小时，以备复查所用。

（四）无菌操作

在输血的整个过程中，均应严格执行无菌操作技术。

（五）药物使用

除生理盐水外，禁止向血液内添加任何药物和其他溶液，以免产生溶血或凝血。如在输血过程中出现危急情况，必须静脉用药的，则需另开静脉通路用药。

（六）知情同意

临床医师应当在输血前取得患者或其书面委托授权人、近亲属对输血治疗的知情同意，明确告知其输血治疗的目的、方式、风险以及替代治疗方案等，征得其意见后，医患双方在《输血治疗知情同意书》上签字并存入病历。未能取得患者或其书面委托授权人、近亲属知情同意的紧急抢救输血，应当将具体情况记入病历。

思维导图

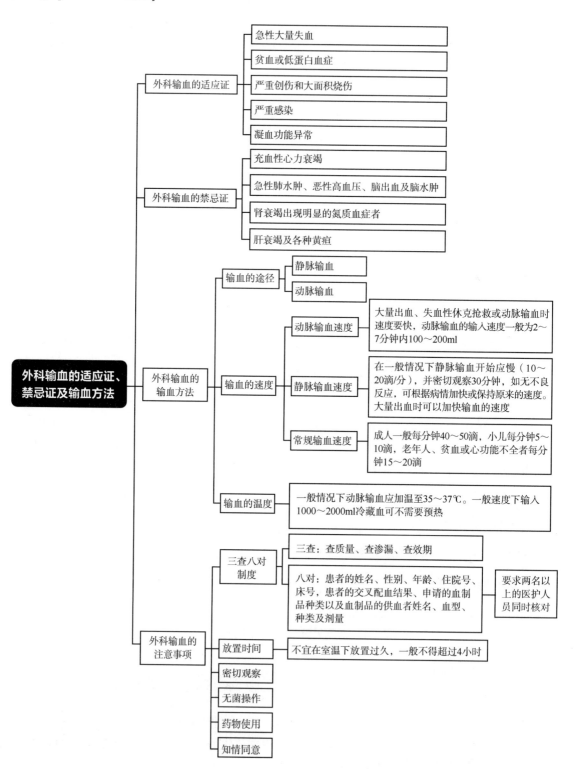

第三节　输血的不良反应及并发症

输血是急救和防治疾病的重要措施，通过加强血液制品消毒、传染病检测及血液滤过等措施，输血的安全性明显提高，但仍有 3%～10%的病人可能出现不同程度的输血反应和并发症，严重者甚至危及生命。据统计，与输血有关的死亡率为 1/15 万～1/3 万。所以必须努力采取一切预防和治疗措施防止其发生。临床上常根据输血反应和并发症发生原因的不同及症状出现的早晚分为以下四大类。

一、与输入血液质量有关的反应

（一）非溶血性发热反应

非溶血性发热反应是最常见的一种输血反应，其发生率为 3%～4%。引起发热的主要原因：①存在致热原，致热原是高分子的多糖体，多为细菌的代谢产物，主要存在于不洁的制剂如抗凝剂、保存液或采血及输血的用品中；②一种抗原抗体反应，这种原因引起的发热反应多发生在反复输血的患者或经产妇中，因多次输血后可在患者血清中逐渐产生白细胞抗体或血小板抗体，再输血时对输入的白细胞或血小板（抗原）即可发生抗原抗体反应而引起发热。

1. 症状　非溶血性发热反应多发生在输血后 1～2 小时内（快者可在 15 分钟左右）。首先表现为发冷或寒战，继而出现高热，体温可达 39～41℃，常伴有恶心、呕吐、头痛、皮肤潮红及周身不适，但血压无明显变化，症状可于 1～2 小时内完全消退，伴随大量汗出，体温逐渐下降至正常。

2. 治疗

1）立即减慢输血速度，症状严重者可停止输血。

2）为区别早期溶血反应及细菌引起的污染反应，血标本应立即送血库复查，并做细菌培养。

3）用解热镇痛药物：如阿司匹林 0.3～0.6g 口服，并配合物理降温。寒战者可肌内注射异丙嗪 25mg、哌替啶 50mg 或地塞米松 5～10mg 静脉滴入，并注意保暖。

4）针灸：针刺内关、曲池、足三里、安眠等穴，强刺激，留针 15 分钟。

3. 预防　自临床采用一次性输血器以来，发热反应的发生率已明显下降。对多次出现输血发热反应而原因不明者，用成分输血来代替全血输血，宜输入不含白细胞和血小板的成分血（如洗涤红细胞）。

（二）溶血反应

溶血反应（hemolytic reaction）是指输血后，输入的红细胞或受血者自身的红细胞被大量破坏引起的一系列临床溶血表现，分为急性溶血反应和迟发性溶血反应。它是输血最严重的并发症，可引起休克、急性肾衰竭，甚至死亡。溶血反应绝大多数是免疫性的，即输入 ABO 血型不合的红细胞造成的；少数是非免疫性的，由于血液在输入前处理不当，如血液保存时间过长，温度过高或过低，血液受剧烈震动或误加入低渗液体致大量红细胞被破坏所致。其症状表现的轻重取决于输入异型血的多少以及溶血的程度。

1. 症状

（1）典型的急性溶血反应：多在输血 10～20ml 后即出现，患者突然感到头痛、头胀，呼吸急促，面部潮红，恶心，呕吐，心前区压迫感，全身麻木或剧烈腰背部疼痛（有时可反射到小腿）；严重时可出现寒战高热，烦躁不安，呼吸困难，皮肤苍白或发绀，脉搏细弱，血压下降，弥散性血管内凝血（DIC），休克，有的患者很快昏迷死亡，有的患者则出现黄疸、血红蛋白尿、黏膜及皮下出血，并相继出现少尿、无尿等肾衰竭的症状。麻醉中的手术病人由于无主诉症状，其最早征象是心动过速、不明原因的血压下降、术野渗血和血红蛋白尿。

（2）迟发性溶血反应（delayed hemolytic reactions）：发生在输血后 7～14 天，主要是由于输入未被发现的抗体所引起。症状是不明原因的发热和贫血，也可见黄疸、血红蛋白尿等。一般并不严重，经及时恰当处理后即可治愈。近年来，迟发性溶血反应被重新重视主要是由于它可引起全身炎症反应综合征（systemic inflammatory response syndrome，SIRS），临床表现有体温升高或下降，心律失常，白细胞溶解及减少，血压升高或外周阻力下降甚至休克、ARDS 乃至多脏器功能衰竭等，应引起临床注意，一般可通过置换性输血治疗。

2. 治疗　溶血反应早期的治疗重点是积极抗休克，维持循环功能，保护肾功能和防治弥散性血管内凝血；同时注意保护呼吸功能。具体措施如下：

1）凡怀疑有溶血反应者，立即停止输血。

2）保持血压稳定，维持循环功能，如需用升压药物维持血压，可选用间羟胺或多巴胺等，不要使用去甲肾上腺素、血管升压素等明显减少肾血流量的药物。在未查明溶血原因之前，不能再输血，可输入新鲜血浆、6%中分子右旋糖酐或 5%白蛋白液以补充血容量，维持血压。若查明溶血原因，则可输入新鲜同型血。如有呼吸困难或昏迷，可做气管内插管，立即常规皮下或肌内注射肾上腺素 0.5～1.0mg。由于溶血反应产生的休克是抗原抗体过敏反应所致，故还应大剂量静脉滴注地塞米松（10～20mg）。

3）保护肾功能。肾功能的好坏是预后的关键，主要采用如下措施：①碱化尿液，可以促使血红蛋白结晶溶解，易于通过肾小管排出，减轻对肾脏的刺激，保护肾脏功能。每天可静脉滴注 5%碳酸氢钠溶液 300～400ml。碱化尿液的时间至少应持续 2～3 天。②利尿，血压稳定后可应用呋塞米、20%甘露醇或 25%山梨醇 250ml 快速静脉滴注。注意利尿和扩容相结合。应该注意，当无尿时水的入量每天应控制在 500～800ml 以内。③改善肾脏血循环，可以采用肾区热敷或肾囊封闭的方法。④纠正肾衰竭：肾衰竭伴有高钾血症、酸中毒或氮质血症者，严重时可进行腹膜透析或血液透析治疗。

4）弥散性血管内凝血的治疗：可应用肝素。

5）明确原因。在输血过程中，一旦疑似发生溶血反应，在进行积极救治的同时，必须尽快明确原因，主要措施有：①抽取静脉血离心后观察血浆色泽，若为粉红色即证明有溶血。②核对受血者与供血者的姓名、血型、交叉配血试验报告及贮血袋标签等，必要时重新做血型及交叉配血试验。③将剩余血液作涂片及细菌培养，以排除细菌污染反应。

3. 预防　溶血反应是可以预防的，关键在于加强工作责任心，严格查对制度，加强采血、保存等管理，若发现血液有溶血及颜色改变应废弃不用，采用同型输血。此外，应严格掌握血液预热的温度，避免一切可引起溶血的操作，如剧烈振荡或挤压、血液内加入药物等。

（三）过敏反应

过敏反应也是比较常见的输血反应，一般在输血后数分钟内发生，通常无发热反应，发生率为

2%～3%，其发生的确切原因尚不明确。过敏反应常发生于有过敏史的受血者，主要由抗原抗体反应、活化补体和血管活性物质释放所致；或者病人缺乏 IgA 或 IgA 亚类。前者因过去输血或妊娠发生同种免疫作用，或者无明显免疫史产生了特异性抗 IgA 抗体，过敏反应较重；后者产生有限特异性 IgA 抗体，过敏反应较轻。

1. 症状　过敏反应的主要表现为面色潮红、局部红斑、皮肤瘙痒，出现局限性或广泛性的荨麻疹，严重者可出现哮喘、喉头水肿、呼吸困难、恶心、腹痛、腹泻、神志不清、血压降低，甚至过敏性休克而危及生命。症状出现越早，反应越严重。

2. 治疗

1）应用抗组胺药物：常用药物如氯苯那敏、苯海拉明、异丙嗪等；也可用肾上腺皮质激素，常用地塞米松 5～10mg 肌内注射或静脉滴注，氢化可的松 50～100mg 静脉滴注；同时应保持静脉输液通畅。

2）针灸：对荨麻疹可针刺风府、曲池、足三里等穴，哮喘可针刺天柱、百会、印堂等穴。

3）反应严重者立即停止输血，给予吸氧，并立即皮下注射 1：1000 的肾上腺素 0.5～1ml。

4）如有休克者应积极采取抗休克措施，可用 10ml 生理盐水加 1：1000 的肾上腺素 0.1ml 缓慢静脉注射（5 分钟以上）。

5）如发生会厌水肿，应立即静脉滴注地塞米松 5～10mg，必要时行气管插管或气管切开术，以防窒息。

3. 预防　为预防过敏反应的发生，有过敏史者不宜献血，要求供血者在采血前 4 小时起要禁食或仅少量清淡饮食，不吃富含蛋白质的食物。对有过敏史或以前输血有过敏反应的受血者，可在输血前 1～2 小时口服苯海拉明 25mg，或在输血前 15 分钟肌内注射异丙嗪 25mg。

（四）细菌污染反应

细菌污染反应是由于血液或输血用具被细菌污染而引起的输血反应。相对较少见，反应的强弱决定于细菌的种类、数量和患者的抵抗力。非致病菌污染由于其毒性小，症状多轻微，只发生轻度发热寒战，血压一般不下降；致病菌污染大多为革兰氏阴性菌所致，如大肠埃希菌、铜绿假单胞菌等，污染后可在 4～6℃冷藏温度中迅速滋生，并可产生内毒素，有时输血很少但反应很重，甚至出现感染性休克。

1. 症状　轻者常被误认为发热反应。在输入少量血液（往往输入 10～50ml 污染血）后即可突然出现寒战、高热、头痛、烦躁不安、大汗、呼吸困难、发绀、恶心、呕吐、腹痛、腹泻、脉搏细数、血压下降等类似感染性休克的表现，白细胞计数明显升高。

2. 治疗　立即停止输血。积极抗休克、抗感染。大剂量抗生素静脉滴注（最好根据血的细菌培养结果与药物敏感试验选用抗生素）。对患者血液和血袋血液同时做涂片与细菌培养检查。

3. 预防　从采血至输血的全过程中，各个环节都要严格遵守无菌操作。输血前要认真检查血液质量，如怀疑有细菌污染应废弃不用，以保证安全。

二、与大量快速输血有关的反应

（一）循环超负荷

输血可增加血容量，但对于心脏代偿功能减退的患者，特别是有心脏病者、贫血者、老年人或儿童患者，如短时间内输入大量血液，或输血速度过快，超过受血者循环或心脏的负荷能力，称为循环超负荷，或称容量超负荷，导致充血性心力衰竭和（或）急性肺水肿。因此，对心脏代偿功能减退的患者在输血过程中要十分注意有无心力衰竭的早期表现。

1. 症状　在输血中或者在输血后 1 小时内，患者突发烦躁不安、大汗淋漓，胸闷心慌、心率加快、咳嗽、颈静脉怒张，甚至出现呼吸困难、肺部大量湿啰音、咳大量血性泡沫样痰、皮肤发绀、被迫坐起等表现。胸部 X 线片示肺水肿影像。实验室检查可见 HCT 和血红蛋白（Hb）同时升高，测中心静脉压（CVP）多高于 1.18kPa（12cmH₂O）。

2. 治疗

1）如无明显心力衰竭，应减慢输血速度；如有明显心力衰竭，则应立即停止输血输液，使患者取半卧位，吸氧。

2）利尿：可使用呋塞米、螺内酯等利尿剂。

3）强心：对于有心功能不全者，可酌情使用强心药物，如毛花苷丙、毒毛花苷 K 等。

4）对于循环超负荷者，可在四肢扎上止血带以阻止静脉血回流。但扎止血带的时间不应超过 30 分钟，如需继续使用，可交替松开和扎紧。

3. 预防　对于老年人或心功能不全的患者，应严格控制输血量及输血的速度，一般情况下以每小时每千克体重 1ml 的输血量为宜；而对于一般患者，则以每小时每千克体重 2ml 的输血量较为安全。严重贫血患者以输浓缩红细胞为宜。

（二）出血倾向

大量快速输血易有出血倾向。原因主要是大量输入库存血造成患者体内血小板和各种凝血因子（如凝血因子Ⅴ、凝血因子Ⅷ和凝血因子Ⅸ等）的紊乱及血钙降低。

1. 症状　表现为手术中术野广泛渗血，非手术部位皮肤黏膜出现出血点、紫斑或瘀血斑，牙龈出血，鼻出血或血尿。在诊断出血倾向时应排除溶血反应和细菌污染反应。

2. 治疗

（1）查找出血原因：可查血小板计数、出凝血时间、凝血酶原时间及纤维蛋白原定量等。

（2）补充缺乏的凝血物质：如血小板缺乏可补充浓缩血小板，凝血因子缺乏可补充凝血因子（冷沉淀、AHF），纤维蛋白原缺乏可补充新鲜血（24 小时之内的血）或血浆。

（3）止血药物的应用：常用的有 6-氨基己酸、酚磺乙胺、巴曲酶等，可抑制纤维蛋白的溶解。

（4）肾上腺皮质激素：激素可以减少血小板、凝血因子的破坏和毛细血管的损害。

3. 预防　在大量输血过程中要适当补充新鲜血，凡予库存血 800ml 应补充新鲜血 200ml。因库存血中抗凝物质含量过高，如大量输用易有出血倾向。

三、输血传播疾病

输血及血液制品能传播多种疾病，如乙型病毒性肝炎（乙肝）、EB 病毒感染、巨细胞病毒感染、疟疾、丝虫病、梅毒、艾滋病（AIDS）、黑热病、回归热和弓形虫病等。其中最常见的为输血后病毒性肝炎，主要为乙肝和丙型病毒性肝炎（丙肝）。一旦发生应联系血液中心对供血者血液做病毒学检测和复查，并上报医院感染管理部门，启动传染病调查。

预防措施包括：严格掌握输血适应证；严格进行献血者体检；在血制品生产过程中采用有效手段灭活细菌和病毒；鼓励自体输血及成分输血。

四、与输血操作有关的并发症

（一）空气栓塞

产生空气栓塞的主要原因是操作不当，如输血器内空气未排尽，导管连接不紧或有裂缝而出现漏气，加压输血时无人看管等，空气均可随血液进入体内而发生栓塞。如进入静脉的空气量较少，不超过 10~20ml，则空气可能由右心室排至肺动脉，分布到肺小动脉，再到毛细血管，最后排出体外。如进入静脉的空气量大，则气栓可在右心室堵塞肺动脉，甚至充满肺动脉及其大分支，使血液无法进入肺内，严重妨碍气体交换，引起严重缺氧和急性右心衰竭。

1. 症状 输血过程中突然出现极度呼吸困难、严重发绀、胸痛、心动过速、血压下降、晕厥甚至休克，在心前区可听到水泡音或特殊的水轮样杂音。空气栓塞诊断并不困难，但要注意与循环超负荷相鉴别，处理要及时。

2. 治疗 立即停止输血，吸入纯氧。患者取头低脚高位并向左侧卧，使空气离开肺动脉口而集中到右心室尖部，以便借心脏的活动将空气打成泡沫，使之能陆续进入肺动脉而不致堵塞。必要时可经静脉插管至右心抽气。

（二）微血栓栓塞

微血栓栓塞较少见，输入大量的库存血后可出现。因库存血保存较长时间之后可以形成微聚物，微聚物由血小板、白细胞和纤维蛋白形成，直径约为 50μm。血液保存期越长，微聚物数量越多。微聚物能通过普通的输血滤过器而进入体内，首先堵塞肺部毛细血管，引起呼吸功能不全。

1. 症状 输血后呼吸困难、喘憋逐渐加重，心率加快，口唇发绀，不因吸氧而改善。

2. 预防 选用微孔过滤器（网孔直径 20~40μm）输血。有条件者最好输新鲜血或浓缩红细胞，尽量少输库存血。

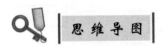

思维导图

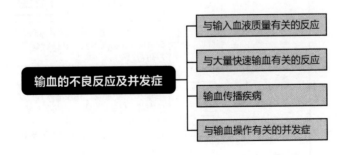

输血的不良反应及并发症
- 与输入血液质量有关的反应
- 与大量快速输血有关的反应
- 输血传播疾病
- 与输血操作有关的并发症

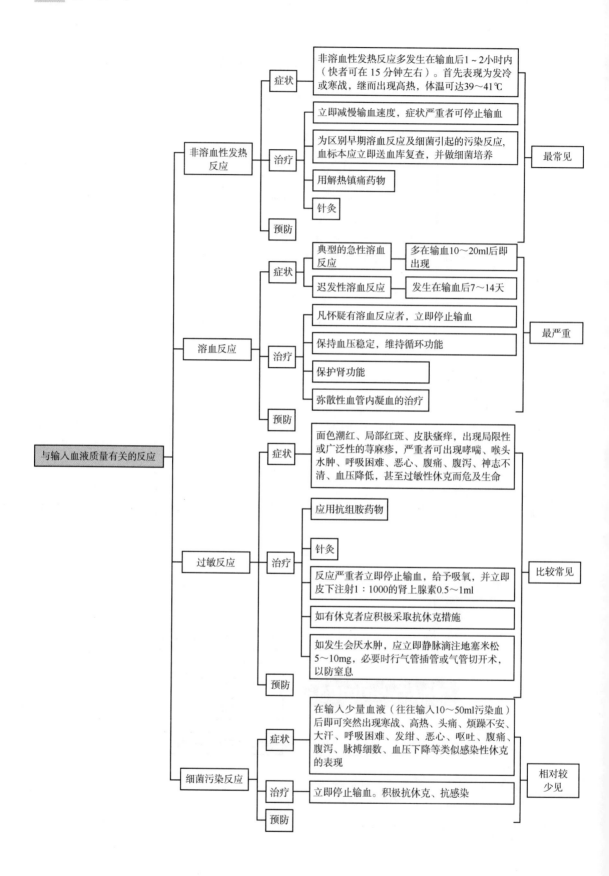

与输入血液质量有关的反应

非溶血性发热反应（最常见）
- 症状：非溶血性发热反应多发生在输血后1~2小时内（快者可在15分钟左右）。首先表现为发冷或寒战，继而出现高热，体温可达39~41℃
- 治疗：
  - 立即减慢输血速度，症状严重者可停止输血
  - 为区别早期溶血反应及细菌引起的污染反应，血标本应立即送血库复查，并做细菌培养
  - 用解热镇痛药物
  - 针灸
- 预防

溶血反应（最严重）
- 症状：
  - 典型的急性溶血反应——多在输血10~20ml后即出现
  - 迟发性溶血反应——发生在输血后7~14天
- 治疗：
  - 凡怀疑有溶血反应者，立即停止输血
  - 保持血压稳定，维持循环功能
  - 保护肾功能
  - 弥散性血管内凝血的治疗
- 预防

过敏反应（比较常见）
- 症状：面色潮红、局部红斑、皮肤瘙痒，出现局限性或广泛性的荨麻疹，严重者可出现哮喘、喉头水肿、呼吸困难、恶心、腹痛、腹泻、神志不清、血压降低，甚至过敏性休克而危及生命
- 治疗：
  - 应用抗组胺药物
  - 针灸
  - 反应严重者立即停止输血，给予吸氧，并立即皮下注射1:1000的肾上腺素0.5~1ml
  - 如有休克者应积极采取抗休克措施
  - 如发生会厌水肿，应立即静脉滴注地塞米松5~10mg，必要时行气管插管或气管切开术，以防窒息
- 预防

细菌污染反应（相对较少见）
- 症状：在输入少量血液（往往输入10~50ml污染血）后即可突然出现寒战、高热、头痛、烦躁不安、大汗、呼吸困难、发绀、恶心、呕吐、腹痛、腹泻、脉搏细数、血压下降等类似感染性休克的表现
- 治疗：立即停止输血。积极抗休克、抗感染
- 预防

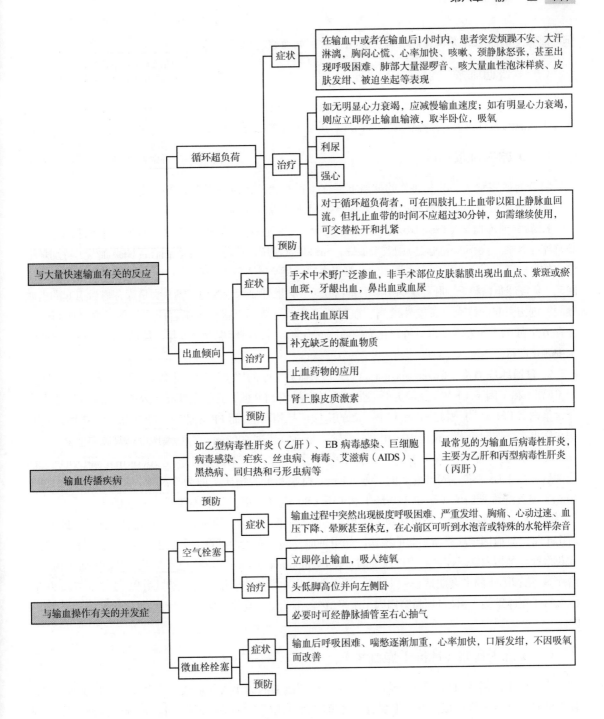

第四节 血浆及血浆增量剂

一、血 浆

血浆是血液的液体部分，主要成分是血浆蛋白，不含红细胞，无携氧能力，常用于纠正低蛋白血症和补充血容量。血浆的优点是保存期较长，应用时不用查血型和做交叉配血试验，较为方便，但可能感染输血后肝炎和其他疾病。临床上常用的血浆有以下三种：

（一）普通血浆

普通血浆分为新鲜血浆和保存血浆两种。前者在采血后立即分离应用，除不含红细胞外，基本上保留了血液的各种成分；后者除血浆蛋白外，其他成分都已逐渐被破坏，一般情况下可以保存6个月。

（二）冰冻血浆

将普通血浆置于$-30\sim-20℃$的低温下保存，称为冰冻血浆。保存期限一般为5年。

冰冻血浆可分为新鲜冰冻血浆、普通冰冻血浆和冷沉淀等。

1. 新鲜冰冻血浆（fresh frozen plasma，FFP） 采血后立即分出并在3小时内迅速使之冰冻者为新鲜冰冻血浆。新鲜冰冻血浆应用效果最好，外科最常使用，其内含血浆蛋白，各种凝血因子特别是不稳定的V、Ⅷ因子，白蛋白和球蛋白，纤维蛋白原（每毫升含纤维蛋白原1.6g）。适用于各种凝血因子缺乏、免疫球蛋白缺乏、肝肾疾病引起的蛋白缺乏、弥散性血管内凝血、输入大量库存血后引起的出血倾向、创伤引起的休克、感染性疾病、血浆置换等。一般不直接作为扩容使用，其主要凝血因子可保存6个月至1年左右，以后可转化为普通冰冻血浆，并可继续保存至5年。使用时在$37\sim39℃$的温水中融化即可。

2. 普通冰冻血浆（frozen plasma，FP） 采血后3小时以上冰冻者为普通冰冻血浆，FP中Ⅷ因子（FⅧ）和V因子（FV）及部分纤维蛋白原的含量较FFP低，其他全部凝血因子和各种血浆蛋白成分含量则与FFP相同。因此FP和FFP二者的适应证是相同的，而FP多适用于补充血容量和血浆蛋白，如在休克、烧伤和手术等情况中应用。一次输入量不宜超过1000ml，否则须加用新鲜冰冻血液。

3. 冷沉淀 将FFP置于$1\sim5℃$条件下融化后，再在4℃无菌条件下经2000r/min离心沉淀，18分钟后分出上层血浆，取出留下的部分（15ml血浆及沉淀物质）即为冷沉淀。每袋冷沉淀（$20\sim30$ml）内含纤维蛋白原（至少150mg）和FⅧ（$80\sim120$U以上）及血管性血友病因子。

冷沉淀可以立即输用，也可在$-80\sim-30℃$的低温下保存1年，使用时用37℃温水融化后立即输液。适用于特定凝血因子缺乏所引起的疾病，如甲种血友病（先天性第Ⅷ因子缺乏）患者出血期，先天性或获得性纤维蛋白缺乏症，血管性血友病（von Willebrand disease）出血患者及手术患者出血的预防和治疗等。第Ⅷ因子的半衰期是$8\sim14$小时，故血友病出血期之患者输入冷沉淀最好以12小时一次为宜。成人每千克体重输入4U可提高第Ⅷ因子水平10%，小儿每千克体重输入1U可提高第Ⅷ因子水平2%～3%。

（三）冻干血浆（冰冻干燥血浆）

冻干血浆是用ACD保存液抗凝的$2\sim3$份不同血型的健康人的血浆混合后制成冰冻血浆，并在真空装置下加以干燥而成，基本上保存了冰冻时血浆内所含的各种成分。其为淡黄色的疏松体，不含防腐剂或其他附加物质，应在10℃以下存放，有效期为5年。每瓶含量相当于200ml液体血浆。应用时可加适量的蒸馏水或0.1%的枸橼酸钠溶液使之溶解，也可以用5%的葡萄糖或生理盐水溶解，但由于这样溶解的血浆偏碱性（pH在9.0左右），因此大量输用时要注意酸碱平衡。

二、血浆增量剂

因血浆取自人血，不仅来源有限，而且可能传播肝炎和多种疾病，所以临床上经常使用一些药物来代替血浆进行扩容治疗。这些药物是经天然加工或合成技术制成的血浆替代物，其分子量和胶体渗透压近似血浆蛋白，输入患者体内可以提高血浆胶体渗透压，使组织间液进入血管内而增加血容量，故称血浆增量剂（plasma volume expander）或血浆代用品（又称代血浆）。一般在血容量不足时使用。输入后能较长时间在循环中保持适当浓度，不在体内蓄积，也不会导致红细胞聚集、凝血功能障碍及切口出血等不良反应，产品无抗原性和致敏性，对身体无害。目前，临床上常用的血浆增量剂主要有以下几种：

（一）右旋糖酐

右旋糖酐是蔗糖经过一种特殊的球菌（肠膜状明串珠菌）作用后，分解而产生的多糖类物质，有高分子（分子量大于 10 万）、中分子（分子量 7 万～10 万）、低分子（分子量 4 万左右）三种。目前常用的是中分子右旋糖酐及低分子右旋糖酐。高分子右旋糖酐因分子量过大，可以引起微循环阻塞，临床上已不使用。

1. 6%中分子右旋糖酐　分子量 7 万～10 万不等，国产右旋糖酐分子量为 75000，胶体渗透压高，故能吸收组织间液到血管中，起到扩充血容量的作用。6%中分子右旋糖酐每克可增加血浆容量 15ml，每 500ml 含右旋糖酐 30g，可扩充血容量 450ml，扩充血容量的作用时间可维持 6～12 小时，故对低血容量性休克的防治效果最好。

右旋糖酐 24 小时用量不宜超过 1500ml，若输入量过多可使血液过度稀释，使血浆内纤维蛋白原相对减少，使血小板功能降低，并且影响凝血酶的释放，从而可引起出血。输用 6%中分子右旋糖酐时，偶尔可出现过敏性反应，如荨麻疹、哮喘发作等。

2. 10%低分子右旋糖酐　分子量约 4 万，输入后在血中存留时间短，作用时间 1.5 小时。有渗透性利尿作用，输入后 3 小时可自肾脏排出约 50%，因此输用时应同时注意多补充液体。

低分子右旋糖酐的主要作用不是扩充血容量，而是降低血液的黏稠度和减少红细胞的积聚，因而可改善微循环和组织灌流。血管外科行血管吻合术后可用于预防血栓形成。患有血栓闭塞性脉管炎（Buerger 病）时应用，对减轻症状有一定效果。但血小板减少或有出血倾向的患者应慎用。

（二）羟乙基淀粉（hydroxyethyl starch，HES）代血浆

羟乙基淀粉代血浆是由玉米淀粉制成的血浆增量剂，其分子量为 3 万～4 万与 6 万～7 万不等。常用的有 6%羟乙基淀粉的电解质平衡代血浆和羟乙基淀粉氯化钠代血浆等。

该制品在体内维持作用的时间比右旋糖酐长，4 小时血中存留率为 80%，24 小时为 60%，24小时后血中浓度逐渐降低，很快随尿液排出，特别是 6%的羟乙基淀粉电解质平衡代血浆更为理想，其电解质成分与血浆相近似，并含有碳酸氢根，因此除能维持胶体渗透压外，还能补充细胞外液的电解质和提供碱储备。其 pH 接近中性，相对黏度低于血浆，因此有利于血液稀释和疏通微循环。

（三）明胶代血浆

明胶代血浆是由各种明胶与电解质组合的血浆代用品。含 4%琥珀酰明胶的血浆增量剂，其胶体渗透压可达 6.2kPa（46.5mmHg），能有效地增加血浆容量，防止组织水肿，故有利于静脉回流，并改善心排血量和外周灌注；又因其相对黏稠度与血浆近似，故有血液稀释作用和改善微循环、加快血液流速的效果。适用于手术、创伤引起的失血性血容量降低，以及在血液稀释、体外循环时，用作胶体性血浆增量剂。

思维导图

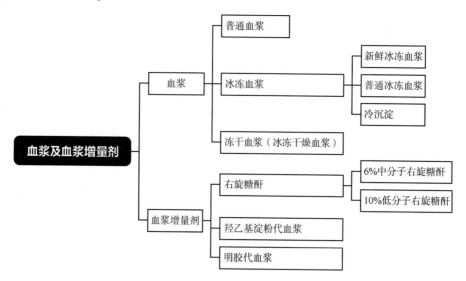

第五节 自体输血与成分输血

一、自 体 输 血

自体输血是指收集患者自身的血液或术中失血，在需要时再回输给患者本人的方法。自体血液只能用于患者本人，尽量避免自体血液浪费。实施自体输血前应当签署知情同意书。

（一）自体输血的优缺点

1. 优点

1）减少输血的并发症，如溶血反应等。

2）不用做血型鉴定和交叉配血试验，可避免验血和交叉配血时发生技术上的错误。

3）避免了因输血引起传染性疾病发生的危险。

4）节约血源，尤其适用于比较罕见血型的患者，如 Rh 血型为阴性的病人。

2. 缺点

1）有严格的标准和适应证，不是所有病人都能采用。

2）可能延长手术时间（如血液稀释法）。

3）操作及管理比较复杂。

（二）自体输血的适应证与禁忌证

1. 适应证

1）有大出血的手术和创伤，如胸部创伤，脾破裂，异位妊娠破裂，神经外科、骨科、心血管外科、胸腹部手术等。

2）估计出血量在 1000ml 以上的择期手术，如主动脉瘤切除、肝叶切除等。

3）血型特殊者（无相应供血者）。

4）体外循环或低温下的心内直视手术以及其他较大的择期手术与急症手术，可考虑采用稀释式自体输血法。

2. 禁忌证

1）血液受胃肠道内容物或尿液等污染，如消化道穿孔者。

2）血液可能有癌细胞的污染，如恶性肿瘤病人。

3）心、肺、肝、肾功能不全者。

4）贫血或凝血因子缺乏者。

5）血液内可能有感染者。

6）胸腹开放性损伤超过4小时者。

（三）自体输血的方式

1. 回收式自体输血　是将收集到的创伤后体腔内积血或手术过程中的失血，经抗凝、过滤后再回输给病人，能有效地补充血容量和减少输血量，且很安全。适用于各种创伤、急症手术或择期心血管手术等。出血量大于1000ml者均可考虑自体回输。怀疑内出血的休克患者也可做自体体腔内出血回输的准备。目前多采用血液回收机收集失血，经自动处理后去除血浆和有害物质，可得到HCT达50%～65%的浓缩红细胞，然后再回输。自体失血的回输总量最好限制在3500ml以内。大量回输自体血时，应适当补充新鲜血浆与血小板悬液。

2. 稀释式自体输血　是在手术前作自体采血，用晶体液或血浆增量剂去交换失血，从而使患者的总血容量保持不变，而体内血液处于稀释状态，故手术过程中丢失的是稀释血，也就能够减少术中红细胞的损失，这种情况下红细胞的损失量大约只相当于正常情况下的1/2。适当的血液稀释不会影响组织供氧和凝血机制，而且有利于降低血液黏稠度，改善微循环。采血量取决于病人状况和术中可能的失血量，每次可采800～1000ml，一般以血细胞比容不低于25%、白蛋白在30g/L以上、血红蛋白在100g/L左右为限，采血速度约为每5分钟200ml，所采的血液可在术中或术后重新输还给病人。手术中失血量超过300ml时可开始回输自体血，应先输最后采的血液。由于最早采取的血液中含红细胞和凝血因子的成分最多，宜在最后输入。

3. 储存式自体输血　是指于择期手术前对病人分数次采血储存在血库中，以便于手术时使用，多用于需要较大量输血的择期手术。所采集的血以液态全血（最长35天）或浓缩红细胞形式低温（-80℃）保存（可达8年），留待手术或需要时回输。

4. 自体库存血　国外多用，指本人预先多次采集一定数量的血液，分离成各种血液成分，如浓缩红细胞和血浆，放在血库冰冻保存一定时间，以供日后手术或治疗之用。

二、成　分　输　血

成分输血是把全血和血浆中的各种有效成分经过分离、提纯和浓缩，制成不同成分的血液制剂，临床可根据不同病人的需要而选择输用。成分输血的原则是缺什么补什么，又称为血液成分疗法。目前成分输血已经逐步代替了全血输血。

（一）成分输血的优点

1. 疗效好　需要输血的病人往往只缺乏血液中的一种或几种成分，应该是缺什么补什么。成分输血有效成分浓度高，纯度高，很快就能达到病人对实际缺乏成分所需要的水平。如因血小板减少而出血的病人至少需要输新鲜全血3000～5000ml才能使血小板含量达到止血水平，而输浓缩血小板则仅需输用 400～500ml 即可达到同一水平。

2. 输血安全 成分输血与全血输血相比，可以减轻病人在输血过程中循环系统的沉重负担，减少各种输血反应和输血并发症的发生。

3. 节约血源，一血多用 一般 400ml 全血只能输给 1 个病人，如将其分离成血液成分制剂则可以得到红细胞、血浆、浓缩血小板、抗血友病因子（冷沉淀、AHF）等，可以分别给几个病人使用。

4. 稳定性好，便于保存 一般情况下全血在 4～6℃ 条件下只能保存 3 周，而冰冻红细胞在 -80℃ 或 -196℃ 条件下可保存 10 年，冰冻血浆在 -20℃ 条件下可保存 6 个月至 1 年。抗血友病因子（冷沉淀、AHF）在 -20℃ 条件下可保存 1 年，而血小板制剂在 22℃ 条件下仍可保存 3 天。

（二）常见的血液成分制品

目前临床上能应用的血液成分制品已有 30 多种，主要可以分为血细胞成分、血浆成分和血浆蛋白成分三大类。

各种血液成分制剂的内容物、特性及临床适应证见表 6-5-1。

表 6-5-1 各种血液成分制剂的内容物、特性及临床适应证表

成分制剂	内容物及特性	临床适应证
浓缩红细胞	含全血中全部红细胞及部分白细胞、血小板和血浆、HCT 为 70%～80%，具有携氧能力	各种贫血，特别适用于有心、肝、肾疾病又需输血的患者，手术输血
少白细胞的红细胞	去除了全血中 70% 以上的白细胞，保留了全血中 70% 以上的红细胞，稍有血浆，有携氧能力	反复多次输血，体内产生白细胞抗体而又需输血的贫血患者
洗涤红细胞	用生理盐水洗涤 3 次，去除大部分白细胞、血小板，移除了 99% 的血浆，具有携氧能力	阵发性睡眠性血红蛋白尿，自身免疫性溶血性贫血，多次反复输血有不良反应者
冰冻红细胞	加 -80℃ 或 -196℃ 甘油冷冻保存，输用前解冻、洗涤，基本上无白细胞、血小板、血浆，有携氧能力	适应证同洗涤红细胞，多用于稀有血型输血、自身输血
浓缩白细胞	主要含白细胞和少量红细胞、血小板、血浆，400ml 全血可分出白细胞（1～1.2）×10^9 个，具抗感染能力	粒细胞减少症导致的感染，放疗、化疗所引起的粒细胞减少症
浓缩血小板	主要含血小板、少量白细胞和血浆，400ml 全血可分出血小板 0.48×10^{11} 个，有止血作用	血小板减少症及血小板功能异常引起的出血
新鲜冰冻血浆	内含血浆蛋白成分及各种凝血因子，无活性血小板，具有扩充血容量、补充凝血因子作用	创伤、烧伤等引起的休克，肝肾疾病引起的蛋白缺乏，血浆置换术
新鲜液体血浆	同新鲜冰冻血浆	同新鲜冰冻血浆
普通冰冻血浆	内含血浆蛋白及稳定凝血因子，缺乏不稳定凝血因子，具扩充血容量功能	创伤、烧伤等引起的休克，血浆置换术，肝肾疾病引起的蛋白质缺乏
冰冻干燥血浆	同普通冰冻血浆	同普通冰冻血浆
冷沉淀	含Ⅷ、ⅩⅢ因子和血管性血友病因子及纤维蛋白原，有止血作用	甲型血友病、血管性血友病、Ⅷ因子缺乏和纤维蛋白原缺乏引起的出血
白蛋白注射液	主含白蛋白，少盐，纯度在 95% 以上，具有提高血浆胶体渗透压、维持有效循环血容量作用	创伤、烧伤等引起的休克，肝肾疾病引起的腹水，新生儿溶血病引起的黄疸
免疫球蛋白	主含免疫球蛋白，纯度在 90% 以上，只供肌内注射，可增强机体免疫功能	预防麻疹和甲型肝炎、免疫球蛋白缺乏症
静脉免疫球蛋白	成分同免疫球蛋白，可供静脉注射用，可增强机体免疫功能	适应证除同免疫球蛋白外，还可治疗原发性血小板减少性紫癜，可与抗生素配合治疗严重感染

续表

成分制剂	内容物及特性	临床适应证
纤维蛋白原注射液	主含纤维蛋白原，有止血作用	胎盘早剥、羊水栓塞等引起的大出血、弥散性血管内凝血、纤维蛋白缺乏症
凝血酶原复合物	主含凝血因子Ⅱ、Ⅶ、Ⅸ、Ⅹ，有止血功效	治疗Ⅱ、Ⅶ、Ⅸ、Ⅹ因子缺乏症，甲型血友病用Ⅷ因子制剂已产生抗体的病人

思维导图

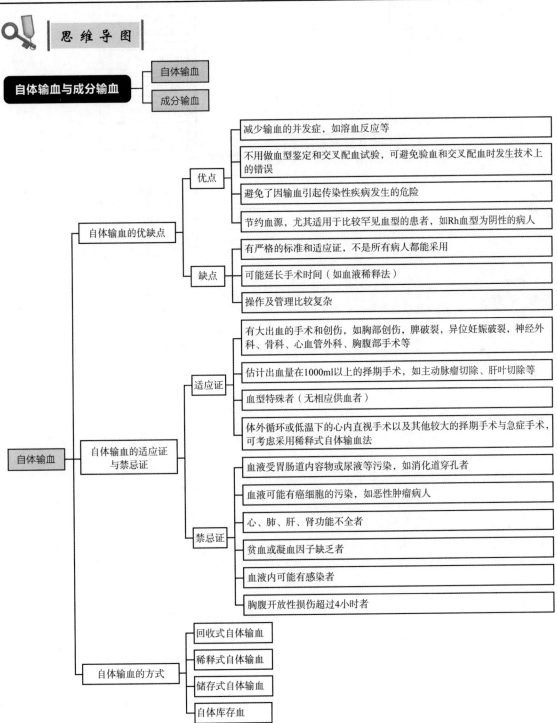

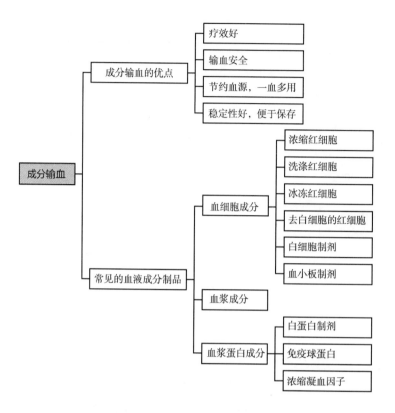

1. 请结合外科输血及成分输血适应证的内容，谈谈外科输血时机及血制品选择的看法。
2. 输血时有严格的输注方法和注意事项的要求，请结合输血的不良反应及并发症谈谈你的看法。
3. 请结合溶血反应及输血注意事项的内容，谈谈你对预防及处理溶血反应的思路。

第七章 外科休克

第一节 概 述

休克（shock）是由多种病因引起的机体有效循环血容量减少，组织灌注不足，细胞代谢紊乱和功能受损的病理过程，是机体遭受强烈致病因素侵袭后，由于有效循环血量锐减，组织血流灌注持续、显著减少，致全身微循环功能失常，重要生命器官严重障碍的综合征。休克也是机体对有效循环血量减少的反应，在组织灌流不足引起的代谢和细胞受损的病理过程中，多种神经-体液因子参与休克的发生和发展。因此恢复对机体供氧、促进其有效的利用，重新建立氧的供需平衡和维护正常的细胞功能是治疗休克的关键环节。

一、分 类

休克按病因分为低血容量性休克（包括失血性休克、创伤性休克和失液性休克等）、感染性休克、心源性休克、神经源性休克和过敏性休克五类，其中低血容量性休克和感染性休克在外科临床中最常见。

二、病 理 生 理

各种休克虽然由不同病因引起，特点不尽相同，但有效循环血量不足是休克共同特点，其导致的微循环障碍及产生炎症反应是各类休克共同的病理生理基础。有效循环血量，是指单位时间内通过心血管系统进行循环的血量（不包括储存于肝、脾的淋巴血窦中或停留于毛细血管中的血量）。维持有效循环血量主要依赖充足的血容量、有效的心排血量和良好的周围血管张力，其中任何一个因素的改变超出人体代偿限度时，均可导致有效循环血量的减少，引起组织灌注不足，而发生休克。另外，其产生细胞炎症反应，引起一系列炎症应答，又加重组织灌注不足，从而促进休克的进展，引起机体一系列变化。

（一）微循环的变化

在有效循环血量不足引起休克的过程中，占总循环血量20%的微循环也发生相应的变化。临床根据休克时微循环的变化特点可分为三期，即微循环收缩期、微循环扩张期和微循环衰竭期。下面以低血容量性休克为例阐述微循环障碍的发展过程及其发生机理。

1. 微循环收缩期 休克早期，由于有效循环血量显著减少，动脉血压下降，引起组织灌注不足，细胞缺氧，也称为缺血缺氧期，微血管以痉挛性收缩为主要特点。此时机体启动一系列代偿机制而发生以下病理生理变化，包括通过主动脉弓和颈动脉窦压力感受器引起血管舒缩中枢加压反射，交感-肾上腺轴兴奋导致大量儿茶酚胺释放及肾素-血管紧张素分泌增加等环节，引起心跳加快、心排血量增加以维持循环相对稳定；又通过选择性收缩外周（皮肤、骨骼肌）和内脏（如肝、脾、胃肠等）的小血管使循环血量重新分布，保证心、脑、肾等重要器官的有效灌注。由于内脏小动、静脉血管平滑肌及毛细血管前括约肌受儿茶酚胺等激素的影响发生强烈收缩，动静脉间短路开放，故使外周血管阻力和回心血量均有所增加；毛细血管前括约肌收缩和后括约肌相对开放有助于组织液回吸收和回心血量得到部分补偿。微循环内因前括约肌收缩而致"只出不进"，血量减少，组织仍处于低灌注、缺氧状态。此期为休克代偿期，若能在此时去除病因，积极复苏，休克常较容易得到纠正。

2. 微循环扩张期 若休克继续进展，微循环将进一步因动静脉短路和直捷通道大量开放，使原有的组织灌注不足更为加重，细胞因严重缺氧处于无氧代谢状态，出现能量不足、乳酸类产物蓄积和舒血管的介质如组胺、缓激肽等释放。这些物质可直接引起毛细血管前括约肌舒张，而后括约肌则因对其敏感性低仍处于收缩状态，导致微循环"只进不出"，广泛淤血，故此期也称淤血期。血液滞留在毛细血管网内，使其静水压升高，加上毛细血管壁通透性增强，使血浆外渗、血液浓缩和血液黏稠度增加，血流愈加缓慢，甚至淤滞、停止，组织缺血缺氧加剧，物质交换趋于停止。回心血量进一步降低，心排血量继续下降，心、脑器官灌注不足，整个心血管系统功能恶化，血压下降，机体由代偿演变为失代偿，进入休克抑制期，全身情况恶化。但如治疗及时正确，休克仍可纠正。

3. 微循环衰竭期 若病情继续发展，进入不可逆性休克。淤滞在微循环内的黏稠血液在酸性环境中处于高凝状态；红细胞和血小板容易发生聚集并在血管内形成微血栓，引起弥散性血管内凝血。微血栓广泛形成，消耗大量凝血因子和血小板，纤维蛋白降解产物增多，血液凝固性降低，血管壁损害，继而发生广泛性出血。此时，由于组织缺少血液灌注，细胞处于严重缺氧和能量匮乏的状态，细胞内的溶酶体膜破裂，溶酶体内多种酸性水解酶溢出，引起细胞自溶并加重周围其他细胞的损害。最终引起大片组织、整个器官乃至多个器官功能受损。

应指出的是，休克微循环三期之间并无明显界限，休克的病因和始动因素不同，三期演变过程各不相同，并不完全遵循三期循序渐进的发展规律。

（二）代谢改变

1. 无氧代谢引起代谢性酸中毒 在组织灌注不足和细胞缺氧时，体内葡萄糖的无氧酵解使乳酸等有机酸产生增多；同时，因肝脏灌流量减少，处理乳酸的能力减弱，使乳酸在体内的清除率降低，致体液酸碱平衡失调，出现代谢性酸中毒。

2. 能量代谢障碍 创伤和感染使机体处于应激状态，交感神经-肾上腺髓质系统和下丘脑-垂体肾上腺皮质轴兴奋，使儿茶酚胺和肾上腺皮质激素明显升高，从而抑制蛋白合成、促进蛋白分解，可使血尿素氮、肌酐、尿酸含量增加。同时促进胰高血糖素生成及抑制胰岛素分泌，以加速肝糖原和肌糖原分解，促进糖异生、抑制糖降解，导致血糖水平升高。应激时脂肪分解代谢明显增强，成为危重病人获取能量的主要来源。

3. 细胞变化 休克时，一些细胞功能代谢的变化较早发生，因此，一些学者提出了休克细胞的概念和休克发生发展的细胞机制，把休克时发生功能、形态、代谢改变的细胞称为休克细胞。研究认为休克细胞是休克发生发展的基础，休克时代谢性酸中毒和能量不足影响细胞各种膜的屏障功能，细胞生物膜首先发生损伤，继之细胞器发生功能障碍，随后细胞器结构损伤，最后细胞坏死或凋亡。

（1）细胞生物膜的变化：细胞生物膜包括细胞膜、线粒体膜、溶酶体膜、核膜等。细胞膜是休克时细胞最早发生损害的部位之一，主要表现为细胞膜通透性增高，膜磷脂微环境改变，细胞膜流动性下降，细胞变形能力减弱，细胞膜的完整性被破坏，还可见细胞膜上离子泵功能障碍，如 Na^+-K^+泵、钙泵失常；大量钙离子进入细胞内除激活溶酶体外，还导致线粒体内钙离子升高，并从多方面破坏线粒体。线粒体膜发生损伤后，引起膜脂降解产生血栓素、白三烯等毒性产物，释放凋亡诱导因子，激活核酸内切酶，启动细胞凋亡。溶酶体内有酸性蛋白酶、胶原酶等多种生物酶，组织缺血、缺氧时，细胞有氧代谢降低甚至停止，乳酸等产物产生增多，溶酶体膜通透性增高，溶酶体肿胀、空泡形成并释放其中的生物酶，导致细胞器受损、破裂、细胞自溶；溶酶体酶释放入血后直接损伤血管内皮细胞、平滑肌细胞，激活激肽系统、纤溶系统，产生缓激肽等毒性因子、心肌抑制因子（myocardial depressant factor，MDF），抑制心肌收缩，加重微循环功能障碍。

（2）细胞坏死：坏死是损伤细胞的被动死亡过程，是机体清除死亡细胞的主要形式，可同时出现大量细胞成片坏死。引起休克发生的原发致病因素，如严重细菌感染可直接引起细胞死亡；严重缺血、缺氧、酸中毒、能量供应不足、细胞生物膜严重损伤等会导致细胞死亡；溶酶体酶释放、炎症介质的产生可加速细胞死亡。

（3）细胞凋亡（apoptosis）：是通过细胞内基因及其产物的调控而发生的一种程序性细胞死亡（programmed cell death）。特征是细胞膜和细胞器相对完整，染色质浓缩，DNA 断裂，细胞膜内陷将细胞自行分割成多个外有包膜、内涵物不外泄的凋亡小体。一般表现为单个细胞的死亡，常无炎症反应，对周围细胞影响较小；但组织器官较多细胞发生凋亡，同样会对器官系统的功能产生重要影响，是多脏器功能障碍的基础。

（三）炎症介质释放和缺血再灌注损伤

严重创伤、感染、出血等损伤因素可刺激机体释放过量炎症介质，包括白介素、肿瘤坏死因子、集落刺激因子、干扰素和血管扩张剂一氧化氮（nitric oxide，NO）等，形成"瀑布样"连锁放大反应，引起 SIRS。

近年来，随着休克治疗的进步，使许多组织器官缺血后重新得到血液再灌注。多数情况下，缺血后再灌注可使组织器官功能得到恢复，损伤的结构得到修复，病人病情好转；但有时缺血后再灌注，不仅不能使组织、器官功能恢复，反而加重其功能障碍和结构损伤，这种在缺血基础上恢复血流后组织损伤反而加重，甚至发生不可逆性损伤的现象称为缺血再灌注损伤（ischemia-reperfusion injury）。目前认为，缺血再灌注损伤的机制与体内氧自由基的损伤、细胞内钙超载和白细胞的激活等有关。缺血后，再灌注压力越高，造成的再灌注损伤越严重；适当降低灌注液的温度、pH 值，则能减轻再灌注损伤；减少灌注液中的 Ca^{2+}、Na^+含量，或适当增加 K^+、Mg^{2+}含量，有利于减轻再灌注损伤。

（四）内脏器官的继发性损害

休克时各器官功能都可发生改变，其中主要是心、脑、肺、肾、胃肠及肝脏等重要器官的功能障碍或衰竭，并为病人死亡的主要原因，心、肺、肾的功能衰竭是造成休克患者死亡的常见原因。

1. 肺　休克时缺氧可使肺毛细血管内皮细胞和肺泡上皮受损，表面活性物质减少，导致部分肺泡萎陷和不张，肺水肿以及部分肺血管灌注不足或闭塞，引起肺分流和无效腔通气增加，严重时导致 ARDS。

2. 肾 因血压下降、儿茶酚胺分泌增加使肾的入球血管痉挛和有效循环容量减少，肾滤过率明显下降而发生少尿。休克时，肾内血流重新分布，并转向髓质，肾皮质缺血，肾小球坏死，从而导致肾皮质区的肾小管缺血坏死，发生急性肾衰竭。

3. 心 冠状动脉血流减少，导致心肌缺血和酸中毒，损伤心肌；当心肌微循环内血栓形成，可引起心肌内的局灶性坏死。心肌含有丰富的黄嘌呤氧化酶，易遭受缺血-再灌注损伤；电解质异常也将导致心律失常和心肌的收缩功能下降。

4. 脑 脑组织对缺氧极为敏感，耗氧量高，葡萄糖消耗高，需要较高的血液灌流量。休克时因脑灌注压和血流量下降将导致脑缺氧，能量代谢严重障碍，酸性代谢产物堆积。缺血、CO_2 潴留和酸中毒会引起脑细胞肿胀、细胞膜受损、血管通透性增高，导致脑水肿和颅内压增高，引起一系列神经功能损害，严重者可发生脑疝。

5. 胃肠道 肠系膜血管的血管紧张素 II 受体的密度较高，对血管活性物质敏感，故休克时血液重新分配，肠系膜上动脉血流量可减少达 70%，肠黏膜因灌注不足而遭受缺氧性损伤。胃和十二指肠可因缺血等出现黏膜上皮受损，进而发生应激性溃疡。血压下降引起内脏血管收缩，其中尤以小肠血流减少为甚，其黏膜细胞内 ATP 的合成和氧化磷酸化发生障碍，影响依赖能量的保护机制，导致肠黏膜的绒毛减少乃至消失，黏液细胞中的蛋白合成停止，使黏膜上皮细胞易被肠腔中的蛋白酶溶解或受肠腔内细菌、毒素损害而引起肠黏膜出血性坏死。当病变由节段发展到全胃肠道时，称为出血性胃肠病。肠黏膜上皮的机械和免疫屏障功能受损，导致肠道内的细菌或毒素经淋巴或门静脉途径侵入机体，称为细菌移位和内毒素移位，形成肠源性感染，导致休克发展和多器官功能不全，这是导致休克后期死亡的重要原因。

6. 肝 休克可引起肝缺血、缺氧性损伤，可破坏肝的合成与代谢功能。另外，来自胃肠道的有害物质可激活肝巨噬细胞，从而释放炎症介质。病理可见肝小叶中央出血、肝细胞坏死等。生化检查见血转氨酶、胆红素升高等代谢异常。受损肝的解毒和代谢能力均下降，可引起内毒素血症，并加重已有的代谢紊乱和酸中毒。

7. 免疫系统 休克时，免疫器官脾、胸腺、淋巴结内出现巨噬细胞增生，中性粒细胞浸润，淋巴细胞变性、坏死、凋亡。补体系统激活，特异性、非特异性免疫反应激活后，产生一系列血管活性物质，可产生大量细胞因子和多种炎症介质，介导 SIRS。当机体发生严重感染时，由于血液供应减少、组织缺氧，单核巨噬细胞的功能减退，甚至呈现严重的抑制状态而不能发挥其解毒作用。休克状态下，又因肠道屏障功能受到损害，来自肠道的细菌与毒素进入血液循环，使循环系统和组织器官进一步受到损害，机体的免疫力进一步减弱，形成恶性循环。

在整个休克的发展过程中，上述病理生理变化互为因果，形成恶性循环，加速细胞损伤及多器官功能不全的发生，最终可能导致多脏器功能衰竭而危及生命（图 7-1-1）。

三、临床表现、诊断及监测

（一）临床表现

1. 休克代偿期 以"兴奋性"特征为主要表现，如精神紧张、兴奋或烦躁不安等，伴皮肤苍白、四肢发凉、心率加快、脉压差减小、呼吸加快、尿量减少等，收缩压可正常或稍增高。此时如处理及时、得当，休克可较快纠正，预后好。若未及时处理，病情继续发展，进入休克失代偿期（休克抑制期）。

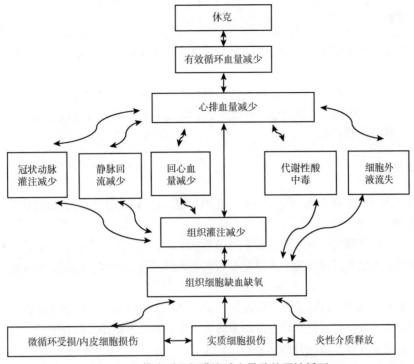

图 7-1-1 休克时组织灌注减少导致的恶性循环

2. 休克失代偿期 以"抑制性"表现为主要特点，如神情淡漠、反应迟钝，甚至出现意识模糊或昏迷，出冷汗，口唇、肢端发绀，脉搏细速，血压进行性下降。严重时，全身皮肤、黏膜明显发绀，四肢厥冷，脉搏摸不清，血压测不出，尿少甚至无尿。若皮肤、黏膜出现瘀斑或消化道出血，提示病情已发展至弥散性血管内凝血阶段。若出现进行性呼吸困难、脉速、烦躁、发绀，一般吸氧不能改善呼吸状态，应考虑并发 ARDS。休克不同程度临床特征和估计失血量参照表 7-1-1。

表 7-1-1 休克的临床表现和程度

分期	程度	神志	皮肤黏膜色泽	皮肤温度	脉搏	血压	体表血管	尿量	估计失血量
休克代偿期	轻度	神志清楚，伴有痛苦表情，精神紧张	开始苍白	正常或发凉	100 次/分以下，尚有力	收缩压正常或稍升高，舒张压增高，脉压差缩小	正常	正常	血容量 20%（800ml）以下
休克失代偿期	中度	神志尚清楚，表情淡漠	苍白	发冷	100~200 次/分	收缩压为 90~70mmHg，脉压差小	表浅静脉塌陷，毛细血管充盈迟缓	尿少	20%~40%（800~1600ml）
	重度	意识模糊，甚至昏迷	显著苍白，肢端发绀	厥冷（肢端更明显）	速而细或摸不清	收缩压在 70mmHg 以下或测不到	毛细血管充盈非常迟缓，表浅静脉塌陷	尿少或无尿	40%以上（1600ml 以上）

（二）诊断

关键是早期发现并准确分期，结合病因及临床表现、及早诊断、尽早治疗，对休克的预后极为重要：①凡遇到严重损伤、大量出血、重度感染及过敏病人和有心脏病史者，应想到并发休克的可能；②临床观察中，有出汗、兴奋、心率加快、脉压差小或尿少等症状者，应怀疑有休克；③若病人出现神志淡漠、反应迟钝、皮肤苍白、呼吸浅快、收缩压降至 90mmHg 以下及尿少或无尿者，则标志病人已进入休克失代偿期。

（三）监测

通过监测不但可了解病人病情变化和对治疗的反应，还可为调整治疗方案提供客观依据。

1. 一般监测

（1）精神状态：是脑组织血液灌流和全身循环状况的反映。如病人神志清楚，对外界的刺激有正常反应，说明病人脑血液灌注量基本满足；若病人表情淡漠、不安、谵妄、嗜睡或昏迷，反映脑组织血供障碍。

（2）皮肤温度、色泽：是体表灌流情况的标志。如病人四肢温暖，皮肤干燥，轻压指甲或口唇时，局部暂时缺血呈苍白色，松开后色泽迅速转为正常，表明末梢循环尚好或治疗后已恢复、休克好转；反之则说明存在休克或治疗后休克仍未纠正。

（3）血压：是反映休克程度的重要指标，维持稳定血压在休克治疗中十分重要。通常认为收缩压<90mmHg，脉压<20mmHg 是休克存在的表现；血压回升、脉压差增大则是休克好转的征象。但是，血压并不是反映休克程度的唯一指标，还应兼顾其他的指标进行综合分析。

（4）脉率：脉率的变化多出现在血压变化之前，是休克监测中的又一重要生理指标。休克早期，表现为脉率正常或稍加快，血压正常；休克失代偿期，脉率明显加快，血压下降；休克好转时，脉率往往已恢复，但此时血压可以表现为正常或低于正常；应注意的是，在血管活性药物应用或病人伴有心脏基础性疾病的情况下，会影响脉率和血压对休克程度判定的原有临床价值。

（5）尿量：是反映肾血流灌注情况的重要指标。尿少通常是休克早期和休克未完全纠正的表现。血压正常但尿量仍少且比重偏低者，提示有急性肾衰竭可能。当尿量维持在 30ml/h 以上时，则说明休克已好转。此外，创伤危重病人复苏时使用高渗溶液可能产生明显的利尿作用；涉及神经垂体的颅脑损伤可出现尿崩现象；尿路损伤可导致少尿与无尿，判断病情时应予注意鉴别。

2. 特殊监测

（1）中心静脉压（CVP）：代表了右心房或者胸腔段下腔静脉内压力的变化，可反映全身血容量与右心功能之间的关系。CVP 的正常值为 5～10cmH$_2$O。当 CVP<5cmH$_2$O 时，表示血容量不足；高于 15cmH$_2$O 时，提示心功能不全、静脉血管床过度收缩或肺循环阻力增高；若 CVP 超过 20cmH$_2$O，则表示存在充血性心力衰竭。连续测定 CVP，动态观察其变化趋势以准确反映右心前负荷情况。

（2）动脉血气分析：动脉血氧分压（PaO$_2$）正常值为 80～100mmHg；动脉血二氧化碳分压（PaCO$_2$）正常值为 36～44mmHg。休克时因肺换气不足，体内二氧化碳积聚致 PaCO$_2$ 明显升高；相反，若病人无肺部疾病，因过度换气可致 PaCO$_2$ 较低；若 PaCO$_2$ 超过 50mmHg，提示肺泡通气功能障碍；PaO_2 低于 60mmHg，吸入纯氧仍无改善则可能是 ARDS 的先兆。通过监测动脉血气和血 pH、BE、BB 及 SB 的动态变化有助于了解休克时酸碱平衡的情况。

（3）动脉血乳酸盐测定：组织灌注不足可引起无氧代谢和高乳酸血症，监测乳酸盐水平有助于估计休克及复苏的变化趋势。正常值为 1～1.5mmol/L，危重病人有时会达到 4mmol/L，血乳酸的水平与病人的预后密切相关，持续的高乳酸血症往往表明病人死亡率增高。

（4）弥散性血管内凝血的检测：对疑有弥散性血管内凝血的病人，应测定其血小板的数量和质量、凝血因子的消耗程度及反映纤溶活性的多项指标，以下 5 项检查中出现 3 项以上异常，结合临床上有休克和微血管栓塞症状和出血倾向，便可诊断弥散性血管内凝血。包括：①血小板计数低于 $80×10^9/L$；②凝血酶原时间比正常值延长 3 秒以上；③血浆纤维蛋白原低于 1.5g/L 或呈进行性降低；④3P（血浆鱼精蛋白副凝）试验阳性；⑤血涂片中破碎红细胞超过 2%等。

（5）心排血量（CO）和心指数（CI）：CO 是心率和每搏输出量（SV）的乘积，成人心排血量的正常值为 4～6L/min。单位体表面积的心排血量称为心指数（CI），正常值为 2.5～3.5L/（min·m^2），可经 Swan-Ganz 导管或心脏彩超测算。

（6）肺动脉压（PAP）和肺毛细血管楔压（PCWP）：应用 Swan-Ganz 飘浮导管可测得肺动脉压和肺毛细血管楔压，可反映肺静脉压、左心房压和左心室压。但必须指出，肺动脉导管技术是一项有创性检查，有发生严重并发症的可能（发生率为 3%～5%），故应当严格掌握适应证。

（7）超声应用：超声简单无创，可对严重休克患者血容量与心脏功能指标加以反映，指导临床进行液体复苏，纠正右心功能不全，改善血液循环。常用床旁超声测量下腔静脉直径吸气末最小值（IVC_{min}）、呼气末最大值（IVC_{max}）指标，计算下腔静脉内径呼吸变异指数[腔静脉内径呼吸变异指数=（$IVC_{max}-IVC_{min}$）/$IVC_{max}×100%$]；测量左心室舒张末期容积（LVEDV），左心室收缩末期容积（LVESV）等，分析计算每搏输出量（SV）、心排血量、左心室射血分数（LVEF）等，评估和指导临床治疗休克。

（8）胃肠黏膜内 pH 值（intramucosal Ph，pHi）监测：休克时胃肠道较早处于缺血、缺氧状态，因而易于引起细菌移位，诱发脓毒症和多器官功能障碍综合征。全身血流动力学检测常不能反映严重缺血器官组织的实际情况，测量胃黏膜 pHi 不仅能反映该组织局部灌注和供氧的情况，也可能发现隐匿性休克。

（四）预防和治疗

1. 休克的预防 避免遭受严重创伤、出血、失液、感染等因素打击是预防休克的根本措施，对已遭受打击者，应密切关注病情，针对病因，积极采取措施，防止休克发生或进展。严重外伤所致剧烈疼痛，要及时止痛（但对严重颅脑外伤、胸部外伤伴呼吸困难者应慎用镇痛药物），骨折及时固定。较重损伤或进行大手术者，应及时补充血容量，术前备足血液，选择适当的麻醉方法。对患有严重心血管、肺、肝和肾病变者如施行大手术，术前要充分评估，尽可能改善病变脏器的功能状态，术中保持呼吸道通畅，充分给氧，术后注重脏器功能的保护。胃肠道梗阻和其他严重水、电解质紊乱，酸碱平衡失调，以及慢性消耗和低血容量的病人，应尽快补充血容量，纠正各种功能失调，彻底解除梗阻。严重感染、中毒者，应积极找出感染病灶，并及时采取相应的措施加以控制。对活动性出血病人应及早采取有效的止血措施，包括局部压迫、肢体用止血带等；对胸以下部位的创伤性失血，可临时采用抗休克裤止血须注意正确使用止血带和抗休克裤，防止肢体缺血和坏死。对内脏的出血应采取紧急手术止血，以减少血容量的继续丢失。大手术前应建立 1～2 条通畅的静脉通道，必要时做大隐静脉穿刺、切开或锁骨下静脉穿刺，置中心静脉导管，暂无输血条件者，可先输入平衡液。重症病人需转院治疗时，力求平稳轻快，避免沿途颠簸，冬天注意防寒保暖，夏天注意防暑散热。

2. 休克的治疗　应当针对引起休克的原因和休克不同发展阶段的重要生理紊乱采取相应的治疗措施，其中重点是恢复组织灌注和提供足够的氧，目的是防止多器官功能障碍综合征的发生。

（1）紧急治疗：包括积极处理引起休克的原发病，如创伤制动、大出血止血、保证呼吸道通畅等。采取头和躯干抬高 20°～30°、下肢抬高 15°～20°的休克体位，以增加回心血量，改善呼吸。及早建立静脉通路，维持血压。早期予以鼻导管或面罩吸氧，注意保暖。对重症或创伤病人首先保证呼吸道通畅；及时控制活动性出血；如手术控制出血，同时予血制品及一定量的晶体液扩容。

（2）补充血容量：是纠正休克引起的组织低灌注和缺氧的重要措施，对休克病人，快速建立通畅有效的静脉通道，争取在诊断的最初 6 小时充分扩容，尽快恢复血容量和组织供氧，是治疗休克的关键。目前，晶体液仍然是容量复苏时的第一线选择，大量液体复苏时可联合应用人工胶体液，必要时进行成分输血。但需避免容量超负荷，尤其老年人、儿童和心功能不全病人。应在连续监测动脉血压、尿量和 CVP 的基础上，结合病人皮肤温度、末梢循环、脉搏及毛细血管充盈时间等微循环情况，判断补充血容量的效果。

（3）积极处理原发病：积极治疗导致休克的病因，如活动性出血的止血，控制感染，脱水的快速纠正等。外科疾病引起的休克，多存在需手术处理的原发病，如内脏大出血、肠管坏死、消化道穿孔和脓肿等，应在尽快恢复有效循环血量后，及时手术处理原发病，才能有效治疗休克。危急情况下，应在积极抗休克的同时进行手术，以免延误抢救时机。

（4）纠正酸碱平衡失调：休克患者由于组织灌注不足和细胞缺氧，常有不同程度的酸中毒。酸性内环境对心肌、血管平滑肌和肾功能均有抑制作用。在休克早期，可因过度换气，引起低碳酸血症、呼吸性碱中毒，呼吸性碱中毒可使组织缺氧加重（按照氧合血红蛋白解离曲线的规律，碱中毒使氧合血红蛋白解离曲线左移，氧不易从血红蛋白释放出，使组织缺氧加重），故不主张早期使用碱性药物。但酸性环境可以一定程度改善缺氧（酸性环境有利于氧与血红蛋白解离，从而增加组织供氧），机体在获得充足血容量和微循环改善后，轻度酸中毒常可缓解而无须再用碱性药物；重度休克合并酸中毒经扩容治疗不满意时，仍需使用碱性药物，可参照快速扩容后生化及血气检查结果酌情予 $NaHCO_3$ 纠正。用药前需保证呼吸功能正常，以免引起 CO_2 潴留和继发呼吸性酸中毒，给药后按血气分析结果调整治疗。

（5）血管活性药物的应用：在容量复苏的同时应用血管活性药物可以迅速升高血压和改善血液循环，尤其是对感染性休克的病人。理想的血管活性药物应能迅速升高血压，改善心脏和脑血流灌注，又能保证肾和胃肠道等内脏器官血流灌注。

1）血管收缩剂：有多巴胺、去甲肾上腺素和间羟胺等。多巴胺是最常用的血管活性药，兼具兴奋 α 受体、$β_1$ 受体和多巴胺受体作用，其药理作用与剂量有关。应用小剂量 $[<10\mu g/(min\cdot kg)]$ 时，主要是兴奋 $β_1$ 受体和多巴胺受体，增强心肌收缩力和增加心排血量，并扩张肾和胃肠道等内脏器官血管；应用大剂量 $[>15\mu g/(min\cdot kg)]$ 时则为兴奋 α 受体，增加外周血管阻力。抗休克时主要取其强心和扩张内脏血管的作用，宜采取小剂量。为提升血压，可将小剂量多巴胺与其他缩血管药物如间羟胺等合用，而不增加多巴胺的剂量。多巴酚丁胺能增加心排血量，降低 PCWP，改善心脏泵血功能，对心肌的正性肌力作用较多巴胺强。去甲肾上腺素是以兴奋 α 受体为主、轻度兴奋 β 受体的血管收缩剂，能兴奋心肌，收缩血管，升高血压及增加冠状动脉血流量，作用时间短。去甲肾上腺素与多巴酚丁胺联合应用是治疗感染性休克最常用的血管活性药物。间羟胺（阿拉明）间接兴奋 α 受体、β 受体，对心脏和血管的作用同去甲肾上腺素，但作用弱，维持时间约 30 分钟。异丙肾上腺素是能增强心肌收缩和提高心率的 β 受体兴奋剂，因对心肌有强大收缩作用和容易发生心律不齐，故不能用于心源性休克。

2）血管扩张剂：分为 α 受体阻滞剂和抗胆碱能药两类。前者能解除去甲肾上腺素所引起的小血管收缩和微循环淤滞并增强左心室收缩力，如酚妥拉明、酚苄明等；后者包括阿托品、山莨菪碱和东莨菪碱。临床上较常用的是山莨菪碱（人工合成品为 654-2），可使血管舒张，从而改善微循环。还可通过抑制花生四烯酸代谢，降低白三烯、前列腺素的释放而保护细胞，是良好的细胞膜稳定剂，多用于感染性休克的治疗。

3）强心药：包括兴奋 α、β 肾上腺素受体兼有强心功能的药物，如多巴胺和多巴酚丁胺等，其他强心药如去乙酰毛花苷（西地兰），可增强心肌收缩力，减慢心率。通常在输液量已充分但动脉压仍低，而 CVP 检测提示前负荷已基本正常的情况下使用。

休克时血管活性药物的选择应结合当时的主要病情，如休克早期主要病情与毛细血管前微血管痉挛有关；后期则与微静脉和小静脉痉挛有关。因此，应采用血管扩张剂配合扩容治疗。在扩容尚未完成时，在尽快扩容的基础上，如有必要，也可适量使用少量血管收缩剂。

（6）治疗弥散性血管内凝血改善微循环：对诊断明确的弥散性血管内凝血，可用肝素抗凝，一般 1.0mg/kg，6 小时一次，成人首次可用 10 000U（1mg 相当于 125U 左右）。有时还使用抗纤溶药如氨甲苯酸；抗血小板黏附和聚集的阿司匹林、双嘧达莫和小分子右旋糖酐等。

（7）皮质类固醇和其他药物的应用：皮质类固醇可用于较严重的感染性休克、过敏性休克等。其作用主要有：①阻断 α 受体兴奋作用，使血管扩张，降低外周血管阻力，改善微循环；②保护细胞内溶酶体，防止溶酶体破裂；③增强心肌收缩力，增加心排血量；④增强线粒体功能和防止白细胞凝集；⑤促进糖异生，使乳酸转化为葡萄糖，减轻酸中毒。为防止副作用，主张大剂量、短时间应用。

（8）重要脏器功能的保护：休克可引起肺、肾、脑等重要脏器的损伤，治疗休克时要注意重要脏器功能的保护。合适的给氧方式对保护肺功能有利；避免应用肾毒性药物、增加肾脏血流量可起到保护肾脏的作用；冰帽降温、冬眠疗法能保护脑细胞。

其他类药物包括钙通道阻断剂如维拉帕米、硝苯地平等，具有防止钙离子内流、保护细胞结构与功能的作用；氧自由基清除剂如超氧化物歧化酶（SOD），能减轻缺血再灌注损伤中氧自由基对组织的破坏作用；休克纠正后可考虑加强营养支持和免疫调节治疗，适当的肠内营养和肠外营养可减少组织的分解代谢。生长激素和谷氨酰胺联合应用具有协同作用。

思维导图

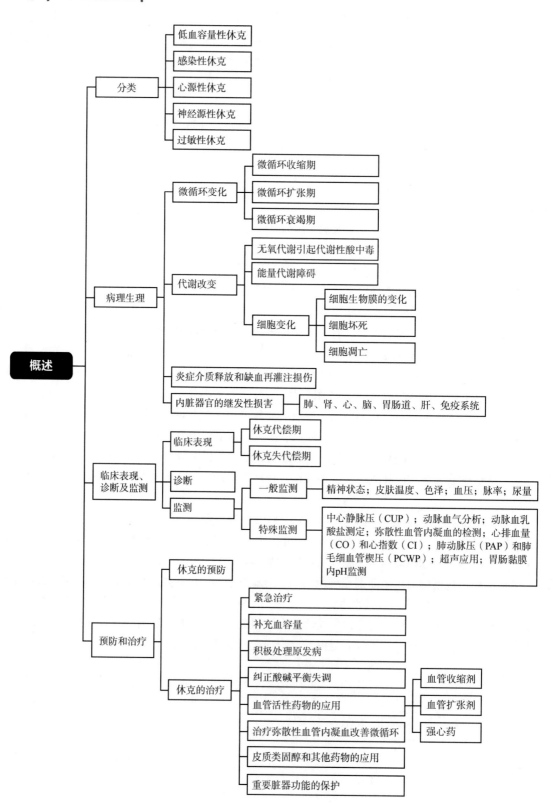

第二节 外科常见休克

一、低血容量性休克

低血容量性休克（hypovolemic shock）包括失血性休克、创伤性休克和严重脱水引起的失液性休克等，常因大量出血或体液丢失，或液体积存于腹腔、消化道等第三间隙，导致有效循环血量不足引起，低血容量性休克的主要表现为 CVP 降低、回心血量减少、心排血量下降所造成的低血压；经神经内分泌机制引起的外周血管收缩、血管阻力增加和心率加快；以及由微循环障碍造成的组织损害和器官功能不全。及时补充血容量、治疗其病因和制止其继续失血、失液是治疗此型休克的关键。

（一）失血性休克

1. 病因病理 失血性休克（hemorrhagic shock）在外科休克中很常见，多见于大血管破裂、腹部损伤引起的肝脾破裂，胃、十二指肠出血，门静脉高压症所致的食管-胃底静脉曲张破裂出血等。大量血液丢失，导致有效循环血量的不足。通常在迅速失血超过全身总血量的20%时，即可发生休克。不同年龄病人对休克的代偿能力差异大。年轻人心血管代偿能力强，即使大量出血，部分患者在一定的期限内血压仍能维持近正常范围；老年人常因伴随心血管疾病，大出血时往往发生心力衰竭，表现为失血性休克和心源性休克同时存在的状况。

2. 治疗 主要包括快速补充血容量、积极处理原发病和控制出血三个方面。注意各方面同时进行，以免病情继续发展引起器官损害。

（1）补充血容量：可根据休克临床特征来估计失血量（参照表 7-1-1）。出现失血性休克时，快速建立有效的静脉输液通路非常重要，特别是建立中心静脉通路，必要时可几条通路同时补液，甚至进行加压输液。补液种类首选经静脉快速滴注平衡盐溶液和人工胶体液（如第三代的羟乙基淀粉），其中，快速输入胶体液更容易恢复血容量和维持血流动力学的稳定，同时能维持胶体渗透压，持续时间也较长。一般认为，若血红蛋白浓度大于 100g/L，则不必输血，低于 70g/L 可输浓缩红细胞；在 70~100g/L 时，可根据病人是否继续出血、一般情况和其他重要器官功能来决定是否输红细胞。输入液体的量应根据病因、尿量和血流动力学进行评估，临床上常以血压结合 CVP 测定指导补液（表 7-2-1），也可用补液试验进行判断（补液试验：取等渗盐水 250ml，于 5~10 分钟内静脉注入。如血压升高而中心静脉压不变，提示血容量不足；如血压不变而中心静脉压升高 3~5cmH_2O，则提示心功能不全）。

表 7-2-1 中心静脉压与补液的关系

中心静脉压	血压	原因	处理原则
小于 5cmH_2O	低	血容量严重不足	充分补液
小于 5cmH_2O	正常	血容量不足	适当补液
大于 10cmH_2O	正常	血容量过多或血管收缩过度	舒张血管
大于 15cmH_2O	低	心功能不全或静脉血管床过度收缩，肺循环阻力增高	给强心药物，纠正酸中毒，舒张血管
大于 20cmH_2O	低	充血性心力衰竭或血容量过多	给强心药物，纠正酸中毒，舒张血管
正常	低	心功能不全或血容量不足	补液试验

在休克纠正过程中应注意纠正酸中毒,适时静脉给予碳酸氢钠。同时要注意电解质紊乱的发生,防止电解质离子过高或过低,以免引起心律失常、心肌收缩力下降、酸碱失衡难以纠正、细胞水肿和脱水的情况。

(2)积极处理原发病及控制出血:在补充血容量的同时,如仍有出血,难以维持血容量稳定,休克也不易纠正。若病人对初始的充分补液反应较差,很可能仍有活动性出血,应尽快查明,及时处理。对于肝脾破裂、急性活动性上消化道出血病人,应强调的是在恢复血容量的同时积极进行手术准备,实施紧急手术止血。

(二)创伤性休克

1. 病因病理 创伤后引起的系统性反应受到多种因素影响,包括软组织损伤、长骨骨折、血液丢失等,创伤性休克(traumatic shock)的病理生理过程和单纯的失血性休克相比差异较大,创伤性休克的病人更常发生多器官功能衰竭,而在单纯失血性休克(如消化道出血)病人中比较少见。创伤性休克的病理生理过程中,缺血再灌注损伤诱发相关分子模式(damage-associated molecular pattern,DAMP)激活,并与细胞表面受体(模式识别受体,pattern recognition receptor,PRR)结合,引起细胞内信号传递并呈级联放大效应,最终导致多种细胞因子和化学因子的释放,发生休克。

2. 治疗 创伤性休克治疗的重点在于及时控制全身炎症反应的进展恶化,措施包括:

1)控制出血、扩容、纠正组织缺氧、正确适时地处理损伤的软组织等。创伤性休克往往因血块和炎性渗液积存在体腔和深部组织内而发生血容量下降,急救时常常需要扩容。

2)适当给予镇痛、镇静剂。

3)临时固定(或制动)受伤部位。

4)紧急处理危及生命的创伤如开放性或张力性气胸、连枷胸、活动性出血等,应做必要的紧急处理。应注意的是,手术和较复杂的其他处理,可待血压稳定或初步回升后进行。

二、感染性休克

感染性休克(infection shock)是外科常见并且治疗较为困难的一类休克,亦称脓毒性休克,是指由微生物及其毒素等产物进入机体所引起的全身毒性反应伴休克,是机体对宿主-微生物应答失衡的表现。

(一)病因病理

感染性休克常继发于革兰氏阴性菌为主的感染,如急性腹膜炎、烧伤性脓毒血症、胆道感染、绞窄性肠梗阻及尿路感染等。

微生物及其释放的各种毒素与体内补体、抗体或其他成分结合,刺激交感神经引起血管痉挛,损伤血管内皮细胞,促使组胺、激肽、前列腺素及溶酶体酶等炎症介质释放,引起全身炎症反应综合征(SIRS),最终导致微循环障碍、代谢紊乱及器官功能不全。

SIRS 的诊断标准是:①体温>38℃或<36℃;②心率>90 次/分;③呼吸急促>20 次/分或过度通气,$PaCO_2$<32mmHg(约 4.3kPa);④白细胞计数>12×10^9 或<4×10^9/L,或未成熟白细胞>10%。感染性休克是以下三种情况同时存在:①SIRS;②细菌学感染的证据[可以是细菌培养阳性和（或）临床感染证据]；③休克的表现。

（二）临床表现

不同感染源引起的感染性休克，临床表现也不同，根据血流动力学特点分为高动力型休克和低动力型休克两种。

1. 高动力型休克（又称暖休克） 外周血管扩张、阻力低，心排血量正常或增高（又称高排低阻型），临床表现为皮肤淡红或潮红，温热而干燥，不湿、不凉，少尿，意识清醒，躁动，血压下降等。其形成主要与微血管扩张，心排血量增加有关，多见于革兰氏阳性菌感染引起的早期休克。

2. 低动力型休克（又称冷休克） 外周血管收缩，阻力高，微循环淤滞，大量毛细血管渗出致血容量和心排血量减少（又称低排高阻型）。临床表现与一般低血容量性休克相似，如皮肤黏膜苍白，四肢湿冷、少尿、血压下降等。其形成主要与微血管收缩、心排血量减少有关。本型多见于革兰氏阴性菌感染引起的休克及革兰氏阳性菌休克加重期。

（三）治疗

感染性休克的病理生理变化复杂，且治疗困难，严重感染性休克病人的死亡率可高达 30%～50%。对于外科疾病引起的感染性休克的治疗，首先是病因治疗，这常常需要有效的外科引流（包括手术或者穿刺介入手段）。休克未纠正前，应着重治疗休克，同时治疗感染；在休克纠正后，则应着重治疗感染。2015 年国际上对感染性休克、脓毒血症提出了集束化治疗概念，其宗旨是提倡早期应用有效的抗生素、尽快纠正组织的低氧代谢状态、动态评估等。

1. 控制感染 主要措施是应用抗菌药物和处理原发感染灶。对病原菌尚未明确的病人，可采取经验给药，或选用广谱抗生药。腹腔内感染多数情况下以肠道的多种致病菌感染为主，可考虑选用碳青霉烯类抗生素、第三代头孢菌素、抗厌氧菌药等。致病菌明确的情况下，则按药敏实验结果指导抗生素的选择。要注意的是，细菌耐药越来越普遍，药物选择要紧密结合临床具体情况。国际 2016年版集束化治疗建议中又把脓毒症或感染性休克病人治疗的抗生素使用时间提倡到 1 小时内，说明了早期应用的重要性。需要强调的是，单靠抗生素抗感染治疗是片面的，必须尽早处理原发感染病灶，只有这样才有助于有效纠正休克和巩固疗效。

2. 糖皮质激素治疗 糖皮质激素能抑制多种炎症介质的释放和稳定溶酶体膜，缓解 SIRS。但应用限于早期，用量宜大，可达正常用量的 10～20 倍，维持不宜超过 48 小时。否则，有发生急性胃黏膜损害和免疫抑制等严重并发症的危险。

3. 其他方面治疗 参考第七章第一节"治疗措施"。

思维导图

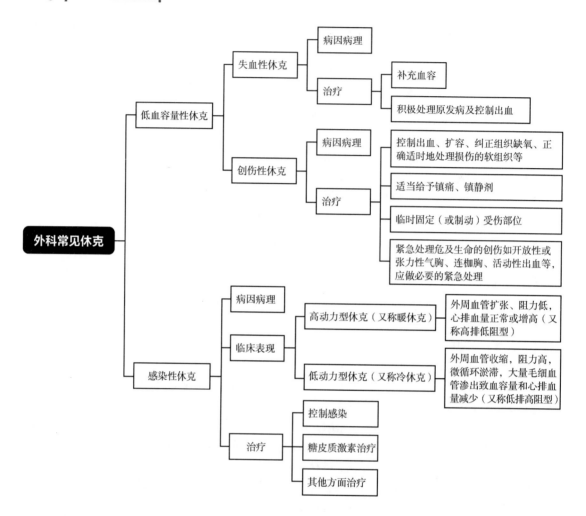

1. 低血容量性休克的治疗中补充血容量、防止继续出血是关键，谈谈治疗的原则及如何处理？

2. 感染性休克治疗中，经补充血容量、纠正酸中毒后休克无明显好转时，下一步如何处理？

3. 休克的早期发现、及早诊断、尽早治疗，对休克的预后极为重要。请简述休克的早期诊断。

第八章　重症救治与监护

第一节　心肺脑复苏

心肺复苏（cardiopulmonary resuscitation，CPR）一般指各种原因引起的心搏骤停后所进行的紧急救护措施，为了强调脑功能恢复的重要性，提出心肺脑复苏（cardiopulmonary cerebral resuscitation，CPCR）。心脏停搏是各器官系统疾病危重阶段的最终结果，常见原因包括心脏本身病变、呼吸系统疾病、创伤、休克、缺氧、严重水电解质平衡和代谢紊乱、酸碱平衡紊乱及中毒等。心脏停搏时间越长，全身组织缺氧的损害越严重，维持生命的可能性就越小，尤其脑组织损伤后不可恢复，极易造成严重的神经功能损害。因此，尽快建立辅助循环，保障心、脑、肺等重要脏器的供血和供氧，是挽救患者生命、保证生存质量的关键。其分为三步：基础生命支持，高级生命支持，长程生命支持。

一、基础生命支持

基础生命支持（basic life support，BLS）指在心脏停搏现场进行的急救，是挽救生命的基础，基本目的在于尽快进行有效的人工呼吸和循环，为大脑和心脏等重要脏器提供最低限度的血流灌注和氧供。BLS抢救现场可以是任何安全环境，以医院外最为常见，故大部分情况下的施救者可能是非专业人员，且多数情况下的抢救是在没有任何医疗设备支持下进行的，即所谓的徒手CPR。BLS包括识别突发心搏骤停、启动紧急反应系统（emergency medical service，EMS）、尽早心肺复苏、尽快电除颤等（图8-1-1）。

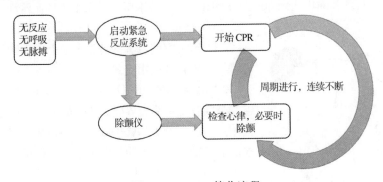

图 8-1-1　BLS 简化流程

（一）识别突发心搏骤停

1）判断要点：无反应、无呼吸、无脉搏。

2）具体表现：清醒人员突然神志丧失，呼之不应；观察呼吸停止或喘息样呼吸（即濒死喘息）；10秒内无法扪及大动脉搏动（专业人员应同时判断呼吸和脉搏）。

3）因以上判断步骤对于非专业人员往往无法在10秒内完成，最新的指南要求尽快判断心搏停搏，不必局限于"视、听和感觉"等步骤。对于非专业人员，若发现任何人突发晕倒、呼之不应，且无呼吸或无正常呼吸（如叹息样呼吸），则按心搏骤停处理。

（二）启动紧急反应系统

观察周围环境，确定抢救场所安全。第一时间大声呼救寻求帮助，同时呼叫急救中心，寻求专业人员和设备救治；如果有2名急救者，一名立即实施CPR，另一名快速求救。对于专业救援人员，在进行CPR的同时应尽快准备除颤仪，尽早进行CPR。

（三）尽早心肺复苏

心搏骤停诊断后尽快实施CPR是关键，研究表明，在心搏骤停5分钟内进行有效的CPR，有机会复苏成功且保护脑及其他重要器官不留损害后遗症；超过5分钟实施CPR成功可能性极小，即使成功复苏，也常导致患者脑等重要器官功能不可逆的损害。因此，在启动EMS同时应争分夺秒地进行CPR。人体重要脏器的保护主要依靠循环灌注，心搏骤停时第一时间应恢复心脏的血流驱动，且在心搏骤停的最早时期患者肺内及血液中仍存留氧，因此CPR的顺序应为C—A—B（Compressions-Airway-Breathing，心脏按压—开放气道—人工呼吸）。专业的医务人员在特殊情况下可能根据心搏骤停的原因提供个性化的施救方案，如溺水者依据情况实施顺序为A—B—C；对于新生儿，心搏骤停的绝大部分因素是窒息，通气则成为初始CPR的重点，推荐复苏顺序为A—B—C。具体操作如下：

1. 心脏按压　无论何种原因引起的心搏骤停，均导致机体有效血液循环停滞，组织细胞灌注不足引起缺血缺氧，所以，BLS的关键是快速建立人工循环。心脏按压即通过直接或间接对心脏施压，维持心脏的血流驱动功能，保持重要器官低流量的血流灌注，进而促使心脏自主心律的恢复。分为闭胸心脏按压（external chest compression，ECC）和开胸心脏按压（open chest compression，OCC），具体如下：

（1）闭胸心脏按压（ECC）：即通过外部对胸壁的施压间接驱动心脏血液循环，若操作手法正确，闭胸心脏按压可使收缩压达到60~80mmHg，为心脑组织提供低水平的血流灌注。其操作关键主要包括以下方面：

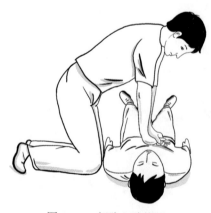

图 8-1-2　闭胸心脏按压

1）体位：需使患者仰卧于平地上或用胸外按压板垫于其肩背下，施救者采用跪式或立位于患者一侧。

2）按压部位：胸骨中下1/3交界处（成年男性双侧乳头连线与胸骨正中线交界处，成年女性剑突上两横指处），作为按压点，将一只手掌置于该处，手指翘起不接触胸壁，手掌根部的长轴应平行于肋骨的长轴，不得偏向一旁；另一手掌置于第一只手背上（图8-1-2）。

3）动作要领：双肘关节伸直，双肩在患者胸骨上方正中，肩、臂和手保持垂直，借助身体重力向下按压，肘关节不能弯曲。

4）按压深度及频率：按压应平稳快速、规律进行，中断时间<10 秒，成人按压频率为 100~120 次/分，下压深度为 5~6cm，儿童（包括小于 1 岁的婴儿至青春期的儿童）按压深度为胸部前后径的 1/3，大约相当于婴儿 4cm，儿童 5cm。

5）胸廓充分回弹：按压与放松时间之比为 1：1，放松时手掌根部不能离开胸骨定位点，应使胸壁完全回弹，胸骨不承受任何压力，以免心脏舒张不充分导致血液回流障碍，影响按压效果。

6）闭胸按压/通气比：应为 30：2，适用于新生儿除外的所有患者；由于新生儿对氧合和通气的要求大于闭胸按压，按压/通气比为 3：1。

7）注意事项：闭胸按压时应尽量减少按压中断次数及时间，包括在行其他操作如人工呼吸、电除颤时。为保证闭胸按压的质量不受疲劳因素影响，在施救时应尽可能多人轮换，建议每 2 分钟或 5 个周期即轮换 1 次，轮换时替代者应于施救者对侧做好准备，尽可能减少按压中断时间。

闭胸心脏按压应尽可能避免以下不规范操作：①按压部位错误：向下错位按压时可致剑突折断，胃部受压导致反流或肝脏破裂；若手指没有翘起或定位向两旁偏移时易致肋骨骨折及连枷胸，导致气胸、血胸。②肘部未伸直：若肘部屈曲可能导致用力不垂直，按压力量不足，按压深度不够。③按压力量、节奏不均匀：出现间断、左右摇摆、冲击式按压。④按压放松时掌根离开固定点：若用力过大、过猛易导致按压放松时抬手离开胸骨定位点，再次按压部位移位等情况，由此引起骨折。

8）闭胸心脏按压禁忌证：不是所有患者都能进行闭胸心脏按压，例如心包压塞或重度二尖瓣狭窄、心脏瓣膜置换术后、胸部广泛性骨折、胸廓或脊柱严重畸形、严重张力性气胸、有大量腹水或晚期妊娠等。对这类患者只能采用开胸心脏按压。

（2）开胸心脏按压（OCC）：即切开胸壁直接按压心脏，应用于不适合进行闭胸按压或开胸手术中患者突然心搏骤停等情况。但如心搏骤停已经超过 15 分钟且未进行 CPR，或为恶性肿瘤晚期、慢性呼吸系统疾病、尿毒症等患者，不做开胸心脏按压。

因实施者需要经过专业的训练，尽管血流动力学改善较闭胸心脏按压为佳，但其对器械设备及技术条件要求高，有一定的损伤性，多数家属无法接受，且可能耽误复苏时间，临床应用极少。

2. 开放气道　呼吸道通畅是进行人工呼吸（artificial respiration）的前提条件，保证人体呼吸道通畅的关键在于正确开放气道。

（1）清除气道异物：昏迷患者呼吸道梗阻的最常见原因是舌后坠和呼吸道内的异物堵塞（包括分泌物、呕吐物或其他如义齿等），开放气道前应首先清理患者口腔内的异物。具体方法：①徒手法：首先将患者置于仰卧位，如患者摔倒时面部朝下，在翻动患者过程中应注意保护头颈部，以防止损伤颈椎。然后站或跪于患者大腿左侧或骑跪在患者两大腿外侧，一手掌根顶住患者脐上 2cm，远离剑突，另一手放在第一只手手背上，连续向上向腹内猛压 6~10 次，再用拇指与其他四指撬开口腔（或用双指交叉、齿后插入、舌下颌上提打开口腔），另一手探入咽喉取出异物。②器械法：可通过应用喉镜、压舌板、开口器、手术钳等器械直接取出或吸出异物。

（2）常用的开放气道方法：有 3 种，抬头举颏法（图 8-1-3）、仰头托颈法（图 8-1-4）、推举下颌法（图 8-1-5）；若呼吸道梗阻无法解除，可紧急环甲膜穿刺或切开、气管切开等；如条件具备，在不耽误闭胸按压的前提下，可放置高级气道设备，包括口咽或鼻咽通气道、气管内插管、食管气管联合导管或喉罩等。

（3）海姆利希急救法：也叫海姆利希腹部冲击法（Heimlich maneuver）。日常生活中常出现急性呼吸道异物堵塞，此时需要应用海姆利希急救法，其主要操作如下：

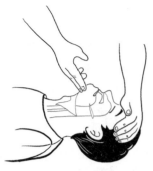
图 8-1-3　抬头举颏法

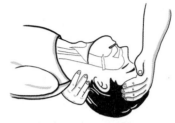
图 8-1-4　仰头托颈法

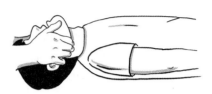
图 8-1-5　推举下颌法

1）对于清醒患者，先告知被救者并尽量取得其配合，位于患者背后站稳，双臂环绕于其腰部，一手握拳顶住剑突和肚脐中间区域，另一手抱拳连续向内上方用力快速挤压数次，可重复进行直至异物咳出或进一步救援到位。

2）对于孕妇或昏迷患者，应将患者体位置于仰卧位，然后骑跨在患者大腿上或在患者两边，双手两掌重叠置于患者肚脐上方，用掌根向前、下方突然施压，反复进行。

3）对于婴儿，首先把婴儿面朝下放在膝盖上，注意不要放在松软的地方，一只手捏住孩子颧骨两边，手臂贴着孩子的前胸，另一只手对婴儿肩胛骨之间的区域快速击打 5 下，并注意有无异物从婴儿口中弹出，对婴儿背部打击用力要干脆，但不能用力过猛，防止婴儿受伤；若异物仍未排除，则需将婴儿翻身仰卧位，用手托住头部并保持头部略低于脚，用中指和示指置于胸廓下和脐上的腹部，快速向上压迫 1～5 次；循环往复背部拍击和腹部按压，直至异物冲出为止。

3. 呼吸支持　开放气道后应立即进行呼吸支持，CPR 时最简便有效的方法是口对口或口对鼻人工呼吸，院内急救推荐使用球囊面罩/气管内插管人工呼吸，有条件时进行气管内插管辅助机械通气。以上各种呼吸支持方式均应吹气 1 秒以上，保证有足够的气体量进入肺部，以胸廓有明显的起伏为有效标准。注意人工呼吸时不能影响闭胸按压。

（1）人工呼吸

1）口对口法：急救者以右手拇指和示指紧捏患者鼻孔，用自己的双唇把患者的口完全包绕，然后吹气 1 秒以上，使胸廓扩张；吹气毕，施救者松开捏鼻孔的手，让患者的胸廓及肺依靠其弹性自主回缩呼气。

2）口对鼻法：头后仰，用手托住患者下颌使其口闭住；深吸一口气，用口包住患者鼻部，用力向患者鼻孔内吹气，直到胸部抬起，吹气后将患者口部张开，让气体呼出。

此法容易造成胃胀气，不但影响肺部扩张，且导致呕吐、反流和误吸等。通过吹气时轻压环状软骨闭塞食管减少胃胀气。为防止呕吐物误吸要将患者头部侧向一旁。

（2）简易呼吸器和机械通气：院内急救或专业急救团队救援时，可尽快使用携带的简易呼吸器进行呼吸支持。简易呼吸器由进气阀、气囊和患者阀组成，配有储气袋、呼吸面罩等附件，其阀门为单向活瓣。简易呼吸球囊-面罩通气：将面罩紧扣于患者面部包绕口鼻，挤压球囊将空气或氧气送入肺部，松开球囊后胸廓回缩将气体呼出并经单向活瓣排入大气；若患者有自主呼吸，应与之同步，即患者吸气初顺势挤压呼吸囊，达到一定潮气量便完全松开气囊，让患者自行完成呼气动作。如果简易呼吸器供氧没有效果应尽快建立有创人工气道，紧急行气管内插管、气管切开等连接呼吸球囊进行人工呼吸。当条件允许时，可使用机械装置（呼吸机）辅助通气，即在人工气道的基础之上，利用呼吸机辅助或取代患者的自主呼吸。

（四）尽快电除颤

近年来体表电击除颤在 CPR 中的作用受到极大重视，理由在于：①目击下心搏骤停最常见的心律失常是室颤（ventricular fibrillation，VF）。②治疗 VF 最有效的措施是电除颤（defibrillation）。③除颤成功率随着时间的延迟迅速降低。已证明 VF 患者昏迷倒地至首次电除颤的间隔时间每延长 1 分钟，复苏成功率降低 7%～10%。④VF 有在数分钟内转变为心室停顿的倾向，后者复苏效果更差。有鉴于此，及早电除颤被视为生存链的重要环节。最高目标是力争在心搏骤停发生后的 5 分钟内开始首次电除颤。

电除颤适应证：适于转复各类异位快速心律失常，尤其是药物治疗无效者。转复心室颤动、心房颤动和扑动，可首选电除颤；转复室性和室上性心动过速，则多先用药物或其他治疗，无效或伴有显著血流动力障碍时应用本法；性质未明或并发于预激综合征的异位快速心律失常，选用药物常有困难，宜用同步电复律治疗。

近年来自动体外除颤器（automated external defibrillator，AED）获得越来越广泛的使用。这是一种便携式的医疗设备，它可以诊断特定的心律失常，并且给予电击除颤，可被非专业人员使用于抢救心搏骤停。AED 作为新的复苏观念和技术，扩大其使用人员范围，对缩短心脏停搏至除颤时间有重要作用，使电除颤真正成为 BLS 的一项内容。

AED 到达急救现场后应尽快应用，在 CPR 进行 5 个循环后，如颈动脉搏动及呼吸在 10 秒内尚未恢复即行 AED 除颤。除颤简要流程：打开 AED；遵循 AED 的提示将电极板涂上导电糊或湿盐水纱布垫，粘贴电极板于左胸壁心尖部和胸骨右缘第 2 肋间，紧贴皮肤—判断—充电—放电除颤，放电前必须确定所有人员离开患者以防被电击，后立刻进行 CPR（减少中断时间）。如此循环至患者恢复。

二、高级生命支持

高级生命支持（advanced life support，ALS）是指在基础生命支持的基础上，由专业人员应用一些特殊技术、辅助设备等建立和维持有效的通气和循环。主要目的为尽可能恢复患者的自主心跳与呼吸，促进心脏恢复搏动，恢复自主循环，提高心、脑灌注压。ALS 应尽早开始，有条件时与 BLS 同步开始。主要包括通气与供氧、电除颤、循环支持、复苏后脏器功能监测等。

（一）呼吸支持

1. 人工气道的建立　ALS 阶段应由专业人员尽快优化气道开放，更好地通畅气道进行充分的通气，以利于进一步的 CPR。常用的方法包括口咽通气道、鼻咽通气道、喉罩、环甲膜穿刺、食管气管联合导管和气管内插管等。其中最佳选择是气管内插管，其优点是能够保障气道的通畅与供氧，不中断胸外按压，防止呕吐物或异物误吸，方便进行机械通气或给氧等，但气管内插管对于操作技术要求较高，在 ALS 时应根据现场条件及施救者自身能力选择合适的方法。

2. 通气与供氧　人工气道建立之后可以进行通气，可选用简易呼吸器通气或机械通气。

（1）简易呼吸器通气：在使用简易呼吸器供氧时，操作者需要使用"EC"手法固定面罩（图 8-1-6）。具体的

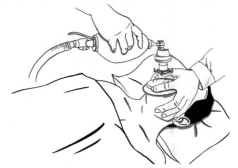

图 8-1-6　简易呼吸器"EC"手法固定面罩

操作方法是：将简易呼吸器的面罩置于患者的口鼻部后，操作者一手拇指与示指按压面罩，其余三指紧扣患者下颌，使呼吸器氧气面罩与患者的口鼻部紧密地衔接在一起，防止发生氧气泄漏，另一手用拇指与其余四指的对应力挤压简易呼吸器气囊，每次挤压时间大于 1 秒，约挤压球囊的 1/3～2/3 为宜，成人频率为 10～12 次/分，儿童频率为 14～20 次/分，按压和放松气囊的时间比为 1∶（1.5～2），成人单次通气量为 400～600ml。

（2）机械通气：是借助呼吸机建立气道口与肺泡间的压力差，来代替、控制或改变自主呼吸运动的一种通气方式。在此基础上还可以提供不同氧浓度，以增加通气量，改善换气，降低呼吸功耗，改善或纠正缺氧、CO_2 潴留和酸碱失衡，防止多脏器功能损害。机械通气可以完全脱离呼吸中枢的控制和调节，人为地产生呼吸动作，满足人体呼吸功能的需要。机械通气时，频率为 12～16 次/分，气道压低于 $30cmH_2O$，避免过度通气。

（二）电除颤

电除颤是以一定量的电流冲击心脏从而使室颤终止的有效方法，现今以直流电除颤法使用最为广泛。及时电除颤是救治心搏骤停的重要决定性因素。

最新的 CPR 指南推荐在 1 次电击除颤后立即恢复 CPR，5 组 CPR（2 分钟）后再检查脉搏和心律，必要时再进行另一次电除颤。关于电除颤的最佳能量选择仍无定论，但能量越小对心肌的损害也越小，若能量＞400J，就可能导致心肌坏死。使用单向波除颤首次除颤能量为 360J，使用双向方形波时除颤能量为 150～200J，如后续需要多次除颤则选择相同能量或更高能量。

（三）循环支持

ALS 阶段在高质量 CPR 及电除颤基础之上，强调恢复和维持自主循环的重要性。对于电除颤成功者，给予药物治疗及进一步的循环监测以使自助循环快速恢复并持续稳定，以免再次发生心搏骤停，在此基础上，尽快给予进一步生命支持以改善患者的预后。心搏骤停后早期血流动力学目标：中心静脉压（CVP）达到 8～12mmHg，平均动脉压（MAP）为 65～100mmHg，中心静脉血氧饱和度（$ScvO_2$）＞70%，血红蛋白＞80g/L，尿量不低于 1.0ml/（kg·h）。

1. 复苏用药　复苏用药的目的是促进自主循环的恢复，主要作用有恢复心脏自主搏动，防治心律失常，增强心肌收缩力，补充体液和电解质，改善急性酸碱失衡，并尽可能保护重要生命器官。迅速建立有效的给药途径：静脉途径（IV）、骨髓腔途径（IO）、气管内途径和心内注射途径。其中静脉途径最常用，分外周静脉和中心静脉途径；骨髓腔途径给药效果与静脉相当；气管内途径可给予肾上腺素、利多卡因和阿托品等，但碳酸氢钠、氯化钙等药物不能经气管内途径给药；心内注射途径因注射时需停止闭胸按压，且易损伤心脏及冠状动脉，引发心脏压塞、张力性气胸等严重并发症，不建议应用。

（1）肾上腺素：兼有 α 及 β 肾上腺素能受体的兴奋作用，适用于各种类型的心搏骤停，是 CPR 中的首选药物。其 α 受体作用可收缩全身外周血管，而冠状血管及脑血管不受影响，从而升高主动脉舒张压，改善心肌及脑组织的血液灌注，促使自主心律的恢复。在 CPR 过程中肾上腺素的 β 受体作用因其增加心肌氧耗而存在争议，但若恢复自主心律，其可增强心肌收缩力，增加心排量，改善全身器官尤其是脑的血液供应。另外，肾上腺素可将细室颤转变为粗室颤，提高电除颤成功率。标准用法：室颤和无脉性室速时，标准剂量为每次 1mg，IV/IO，如气管内给药每次 2～2.5mg，每3～5 分钟重复，不建议常规使用高剂量肾上腺素。

（2）胺碘酮：可作用于钠、钾和钙通道，并且对肾上腺素能受体有阻滞作用，可用于室上性和室性心律失常。是治疗 CPR 时心律失常的首选药物，还可以增加电除颤反应，提高对除颤无反应的心室颤动/无脉性室性心动过速患者的存活率。用法：首剂 300mg，IV/IO，如无效，可追加 150mg，每日不超过 2g。

（3）利多卡因：适用于室性心律失常，可提高室颤的阈值，同时对血流动力学影响小，可减少室颤复发。研究显示，在 CPR 时利多卡因并不增加自主循环恢复（restoration of spontaneous circulation，ROSC）的概率，故常作为胺碘酮的替代品应用。用法：首剂 $1\sim1.5mg/kg$，IV/IO，间隔 $5\sim10$ 分钟增加 $0.5\sim0.75mg/kg$，最大量 3mg/kg。

（4）血管加压素：是一种抗利尿激素，能够作用于不同平滑肌的 V 受体，强烈收缩周围血管，对于冠状动脉及肾血管作用较轻，同时却扩张脑血管，改善脑组织灌注。其在 ROSC 概率、存活出院率及改善脑功能方面和肾上腺素作用相同，可作为除肾上腺素外的另一种备选药物，但不推荐联合用药。

（5）碳酸氢钠：仅在有效通气及闭胸心脏按压 10 分钟后 pH 值仍 <7.2 或心搏骤停前即已存在代谢性酸中毒或伴有严重的高钾血症时酌情使用。

2. 纠正酸中毒　心跳呼吸骤停后，体内产生的 CO_2 无法从呼吸道排出而蓄积，所以在初始的 $5\sim10$ 分钟，机体以呼吸性酸中毒为主，此时纠正酸中毒主要依靠尽快建立人工气道并恢复有效的通气。若未及时纠正呼吸性酸中毒，则血液中 CO_2 分压升高，CO_2 进入脑细胞和心肌细胞导致相应的损害，同时缺氧导致糖酵解过程中产生的乳酸堆积导致并发代谢性酸中毒。所以，在 CPR 时，迅速有效地解除呼吸道梗阻和建立有效通气是纠正酸中毒的关键措施。在有效通气建立后，应迅速建立静脉通道补液以改善微循环，促进堆积的乳酸排出体外。

（四）复苏后脏器功能监测

因心搏骤停复苏而入住重症监护病房的患者，死亡率高达 $60\%\sim70\%$，其中脑损伤及循环衰竭是常见的致死因素。因此，CPR 时应注意进行脏器功能等监测，其目的在于早期发现高危因素、连续评价器官功能状态、采用目标导向治疗方法、评价原发病严重程度、指导疾病的诊断和鉴别诊断。简单介绍如下：

1. 心电监护　心电监护仪可以监测心率、心律，还可连接相应组件持续监测呼吸频率、指脉氧饱和度、无创/有创动脉压等，CPR 过程中的心电监护有助于分析心搏骤停的原因和指导治疗（如除颤等）；监测体表心电图可及时发现心律失常及时处理。

2. 血气分析　是指对动脉血中各种气体、酸碱性物质进行分析的技术，常见检测指标包括酸碱度（pH）、二氧化碳分压（PCO_2）、二氧化碳总量（TCO_2）、氧分压（PO_2）、氧饱和度（$SatO_2$）、实际碳酸氢根（AB）、标准碳酸氢根（SB）、剩余碱（BE）等。动脉血气分析是唯一可靠的诊断低氧血症和判断其程度的指标，也是唯一可靠的判断和衡量人体酸碱平衡状况的指标。在危重病救治过程中，及时诊断和纠正酸碱失衡有着重要的意义。$ScvO_2$ 监测也有助于判断复苏的效果。

3. 一般情况检测　包括患者的生命体征、出入液体量、CVP、血常规等实验室检查、胸片，必要时 CT 检查等。

4. 超声检查　动态、无创、实时、低成本以及可视化是超声的主要优势，重症超声在危重症患者的抢救治疗工作中起着不可替代的作用。对存在血流动力学不稳定的患者，如有急需处理的临床疑难问题，超声可以快速检查，为诊断提供依据。建议复苏成功后对所有患者尽快行超声心动图检查，可以快速有效评估心脏的整体情况及功能、外伤患者有无心脏破裂以及心包积液积血、肝肾间隙有无肝肾破裂出血、脾肾间隙有无脾肾破裂出血、盆腔积液等的快速处理等。

三、长程生命支持

长程生命支持（prolonged life support，PLS），也称为复苏后治疗。心脏停搏往往导致全身组织器官长时间的缺血、缺氧，机体在 ROSC 后又进入更为复杂的新的病理生理过程，引起心、肺、脑等重要器官功能不同程度的损害，主要包括：心搏骤停后的脑损害、心搏骤停后的心肌损害、全身性缺血/再灌注损伤、导致或促发心搏骤停的/尚未消除的各种原有病症（或病因），甚至继发多器官脏器衰竭等。其严重程度和临床表现并不一致，取决于心脏停搏的时间、CPR 的时间以及基础病症等。故加强复苏后长程治疗，及时处理各种问题，稳定各器官功能，对于降低死亡率及提高生存质量尤其重要。

长程生命支持主要在 ICU 进行，原则和措施包括维持循环和呼吸功能，控制体温以尽量提高存活率和神经功能恢复，预防再次心搏骤停，识别和治疗急性冠脉综合征（ACS），维持水、电解质和酸碱平衡，防治脑水肿、急性肾衰竭和继发感染等，其中重点是脑复苏，开始有关提高长期生存和神经功能恢复治疗。

（一）维持循环功能

1. 循环监测及支持　CPR 后存活率受到血流动力学稳定性和脑损伤程度两个因素的影响，ROSC 后应进行全面的心血管系统及相关因素的评价，仔细寻找引起心搏骤停的原因，尤其是是否有急性心肌梗死发生及电解质紊乱存在，并及时处理。循环监测及支持是一切复苏措施能否奏效的先决条件。

如果患者血流动力学状态不稳定，则需要从心脏前负荷、后负荷和心功能三方面评估全身循环血容量状况和心室功能，需要监测有创动脉压、中心静脉压、尿量等，对危重患者常需根据应用食管心脏超声或放置 Swan-Ganz 漂浮导管、脉搏指示连续心排血量（PICCO）等有创血流动力学监测肺动脉楔压（PCWP）和心排血量（CO）以制定个体化的治疗方案。为保证血压、心脏指数和全身灌注，复苏后都应适当输液，并使用血管活性药（如去甲肾上腺素）、正性肌力药（多巴酚丁胺）和增强心肌收缩力药（米力农）等以维持理想的血压、心排血量和组织灌注。维持血压在正常或稍高于正常水平，平均动脉压≥65mmHg，$ScvO_2$≥70%为宜。在补足容量和已使用血管活性药与强心药还不能恢复组织灌注时，要考虑使用机械循环辅助设备如主动脉内球囊反搏（intra-aortic balloon pump，IABP），可以起到良好的支持循环的作用。

2. 人工心脏起搏　是通过人工心脏起搏器发放特定频率的脉冲电流，经过导线和电极刺激心脏，代替心脏的起搏点引起心脏搏动的治疗方法。心动过缓和（或）短暂停搏引起急性血流动力学改变的任何患者均应考虑安装临时起搏器。前壁心肌梗死伴完全性房室传导阻滞需要起搏，下壁心肌梗死伴完全性房室传导阻滞常常是可逆的，对阿托品有反应。

临时起搏的方法有经皮起搏、经静脉起搏、经食管心脏起搏和经胸心脏起搏。临时起搏方法的选择通常取决于当时的情况，如情况紧急，需要进行临时起搏患者的血流动力学多不稳定（或可能变得不稳定），常需要迅速对心血管系统的衰竭进行预防和干预治疗。通常对同一个患者需要几种不同的临时起搏方法，CPR 后极严重的心动过缓患者应首选经皮起搏。无创起搏器可有效维持心脏起搏达 14 小时，其成功率为 78%～94%，给经静脉起搏提供了一个桥梁，一旦稳定则改用经静脉起搏。

经皮起搏电极通常置于前胸和后背，通常取 60～80 次/分为基本频率，但如果不成功，可能需要体外除颤，如果处在心脏停搏状态，应考虑前、侧位。如有心脏病，临时起搏器可用于经皮冠状动脉介入术（percutaneous coronary intervention，PCI），以减少 PCI 治疗中因严重心律失常引起的血流动力学变化，恢复正常心律，保证重要器官供血，提高手术安全性。

3. 原发病的治疗　心搏骤停可逆病因的诊治对于提高救治效果具有极其重要的作用。复苏后心功能障碍可表现为收缩及舒张功能障碍，并且具有可逆性的特点。除急性冠脉综合征等心搏骤停的原发病因可导致心功能障碍外，心搏骤停-CPR 这一缺血再灌注过程亦可直接导致显著的复苏后心功能障碍，而复苏过程中使用的儿茶酚胺类药物也可能加重心肌氧耗和缺血再灌注损伤。PCI 在 ROSC 后的治疗具体包括：①在 ROSC 后尽早进行 12 导联心电图检查。②对所有心电图提示 ST 段抬高和可疑心源性病因的心搏骤停患者进行急诊冠状动脉造影。③其他要点包括：对其他心搏骤停患者在有指征的情况下（包括可疑心源性病因并存在血流动力学不稳定等）进行急诊冠状动脉造影。关于心搏骤停其他原发病因救治的临床指导，如急性冠脉综合征、稳定期冠心病以及其他原发病因（如肺栓塞、哮喘等）的治疗，在内科学或其他章节中有着更为详尽的阐述。

（二）维持呼吸功能

1. 优化通气及氧合　ROSC 后患者可有不同程度的呼吸系统功能障碍，维持适当的氧合和通气是呼吸支持的基本目标。①在大多数情况下，ROSC 状态下存在脑动脉缺氧，高碳酸血症和脑氧饱和度低。因此，应立即给予充分通气以增加血氧浓度，降低二氧化碳浓度并纠正酸碱紊乱。②监测动脉血气分析、中心静脉血氧饱和度（$ScvO_2$）、$PetCO_2$ 等，根据血气分析结果调整有效通气指标及吸氧浓度。保持目标潮气量为 6～8ml/kg 理想体重，维持 SpO_2 为 92%～98%，PaO_2 在 100mmHg 左右，$PetCO_2$ 为 35～40mmHg，$PaCO_2$ 为 35～45mmHg。③对疑有吸入性肺炎、气胸、肺水肿或 ARDS 的患者应进行胸部 X 线或 CT 检查，并采取相应治疗措施。

2. 气道管理

1）有些患者经历了短暂性心搏骤停，但大脑功能立即恢复了正常，呼吸也正常的情况下，这些患者可能不需要气管内插管，但如果他们的动脉血氧饱和度低于 94%，就应该通过面罩给氧。

2）ROSC 后仍处于昏迷状态的患者，或有其他镇静和机械通气临床指征的患者，若在 CPR 期间尚未插管，则应进行气管内插管。

3）ROSC 后，使用 100% 纯氧（或可用的最高浓度氧）吸入氧气，直到可以可靠地测量到动脉血氧饱和度或动脉氧分压。一旦能够可靠地测量 SpO_2 或获得动脉血气值，应控制吸入氧浓度，以达到 92%～98% 的动脉血氧饱和度或 75～100mmHg 的 PaO_2，避免 ROSC 后出现低氧血症（PaO_2<60mmHg）。同时，应避免出现高氧血症。

总体而言，先进的气道保护和循环通气策略是心搏骤停复苏管理中的优先监护事项。在心搏骤停复苏机械通气期间，以达到正常的血氧饱和度和正常的血碳酸根浓度为目标，同时使用肺保护策略。

（三）脑复苏

在 CPR 的患者中，约 50% 死于中枢神经系统损伤，20%～50% 生存者有不同程度的脑损伤。因此，脑复苏的研究越来越受到重视。脑复苏是 CPR 最后成功的关键，主要是防治脑组织肿胀和水肿，阻断再灌注损伤进程，促进脑细胞功能恢复。在缺氧状态下，脑血流的自主调节功能丧失，脑血流的维持主要依赖脑灌注压，任何导致颅内压升高或体循环平均动脉压降低的因素均可减低脑灌注压，从而进一步减少脑血流。对昏迷患者应维持正常的或轻微增高的平均动脉压，降低增高的颅内压，以保证良好的脑灌注。具体措施如下。

1. 低温治疗 目标体温管理（TTM）是 ROSC 后的关键治疗，对于各种类型的心搏骤停后仍处于昏迷的患者，均建议实施 TTM。其策略包括：

1）在 TTM 中将体温维持并稳定于 32～36℃。

2）在达到目标温度后维持至少 24 小时，如果 24 小时仍未恢复者，可持续低温 72 小时，但一般都不超过 5 天。

3）在 TTM 后积极预防昏迷患者发热。

4）低温治疗的具体措施包括：①ROSC 后，应密切观察体温变化，积极采取降温退热措施，头部为降温重点，置冰帽，全身大血管经过的部位——颈侧、腋窝、腹股沟、腘窝处置冰袋，实现全身降温；②应用丙嗪类药、地西泮等药防治寒战反应；③降温至足以使肌张力松弛、呼吸血压平稳为准，持续到恢复听觉或神志开始恢复或好转为止；④复温也应缓慢，温度恢复 1～2 日后再停辅助药。

适当的体温是机体进行正常生命活动的重要条件，低体温可导致一系列病理生理变化，并会导致感染风险增加、凝血功能障碍、心肌功能损害、寒战和血管活性异常等后果，因此，筛选出适合 TTM 的患者并采取个体化的治疗方案，对于提高治疗效果，减少不良反应十分重要。

2. 改善脑血流灌注 脑血流（CBF）的主要决定因素之一是平均动脉压（MAP），MAP 与颅内压之差为脑灌注压。在许多心搏骤停后的患者中，CBF 自动调节功能受损，因此，应适当提高动脉压，防治脑水肿，降低颅内压，改善 CBF。

促进 CBF 灌注的主要措施包括脱水、降温、应用肾上腺皮质激素等。脱水常应用渗透性利尿剂配合降温处理，以减轻脑组织水肿和降低颅压，有助于大脑功能恢复。以渗透性利尿为主，快速利尿药（如呋塞米）为辅，20%甘露醇最常选用，0.5～1.0g/kg 静脉滴注，每日 4～6 次，必要时联合使用呋塞米（首次 20～40mg，必要时增加至 100～200mg 静脉注射）、25%白蛋白（20～40ml 静脉滴注）或地塞米松（5～10mg，每 6～12 小时静脉注射）有助于避免或减轻渗透性利尿导致的"反跳现象"，脱水治疗应持续 5～7 日。在脱水治疗时，应注意防止过度脱水，以免造成血容量不足，难以维持血压的稳定。

3. 药物治疗 为了治疗心搏骤停后的癫痫发作，建议除镇静药物外，左乙拉西坦或丙戊酸钠作为一线抗癫痫药。

4. 高压氧治疗 高压氧一方面提高了血液和组织的氧张力，增加了脑组织中氧的弥散距离，对脑水肿时脑细胞的供氧十分有利，另一方面由于高浓度氧对血管的直接刺激，引起血管收缩，血流量减少，从而使颅内压降低，脑循环改善，对受损脑组织的局部供血有利。用于完全性脑缺血的治疗，已取得肯定效果，有条件者应早期应用。

思维导图

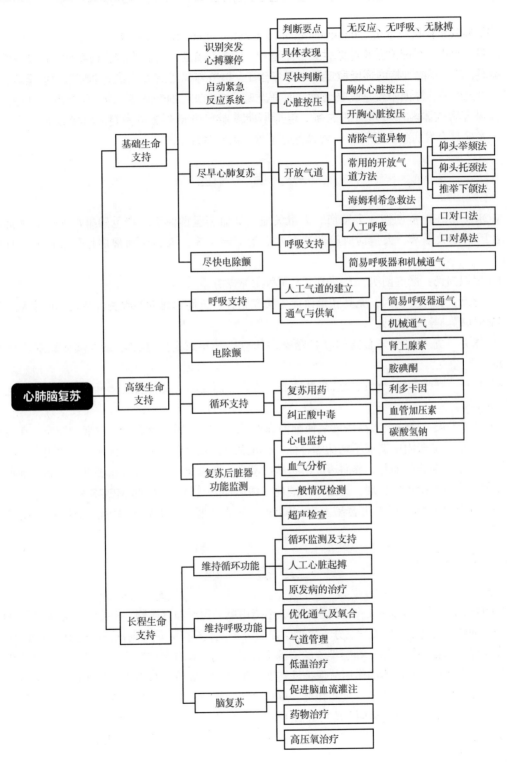

第二节　多器官功能障碍综合征

多器官功能障碍综合征（multiple organ dysfunction syndrome，MODS）是指机体在遭受严重创伤、休克、感染及外科大手术等急性疾病过程中，有 2 个或 2 个以上的器官或系统同时或序贯发生功能障碍，以至不能维持内环境稳定的临床综合征。2020 年以来新型冠状病毒疫情肆虐全球，导致很多人失去生命，原因不仅是呼吸衰竭，而是出现了 MODS。MODS 是 1992 年提出的概念，指遭受急性损害后机体内环境稳态的失衡，包括早期多器官功能不全到多器官功能衰竭的全过程。MODS 发病具有发病急、进展快、病理变化复杂、死亡率高等特点。

一、病　　因

MODS 常在严重创伤、多发伤、大量失血、低血容量性休克、严重感染后发生，常常还有医源性因素如大手术、大量输血输液甚至术后治疗错误等，因此病因常常是复合性的。具体详述如下：

1）组织损伤：严重创伤、大手术、大面积深部烧伤等。

2）感染：为主要病因，尤其脓毒血症、腹腔脓肿、急性坏死性胰腺炎、肠道功能紊乱、肠道感染和肺部感染等较为常见。

3）休克：尤其创伤失血性休克和感染性休克。凡导致组织灌注不良，缺血缺氧均可引起 MODS。

4）心脏、呼吸骤停：可造成各脏器缺血、缺氧，而复苏后又可引起"再灌注"损伤，同样可诱发 MODS。

5）诊疗失误：持续吸入高浓度氧使肺泡表面活性物质破坏，肺血管内皮细胞损伤；在应用血液透析和床旁超滤吸附中造成不均衡综合征，引起血小板减少和出血；在抗休克过程中使用大剂量去甲肾上腺素等血管收缩药，继而造成组织灌注不良，缺血缺氧；手术后输液过多引起心肺负荷过大，微循环中细小凝集块出现，凝血因子消耗，微循环障碍等均可引起 MODS。

高龄和某些疾病的患者更容易发生 MODS，如心、肝、肾的慢性疾病，糖尿病，免疫功能低下等。

二、病　　理

MODS 的病理机制非常复杂，尚未明确，不能用单一理论加以解释，相关的研究涉及了 MODS 的病理生理学、病理学、免疫学、分子生物学以及分子流行病学。正常情况下，组织损伤或感染时，局部炎症反应对损伤组织修复和感染源的清除都是必要的，具有保护性作用。当炎症反应异常放大或失控时，炎症反应对机体的作用从保护性转变为损害性，导致自身组织细胞死亡和器官衰竭。无论是感染性疾病（如严重感染、重症肺炎、重症急性胰腺炎后期）还是非感染性疾病（如创伤、烧伤、休克、重症急性胰腺炎早期）均可导致 MODS。在某种程度上，MODS 与机体自身对感染、创伤的失控的免疫炎症反应具有更为本质性的联系。对机体炎症反应的深入研究有利于早期认识 MODS 病理生理紊乱，并使早期积极干预成为可能。

感染、创伤是机体炎症反应的促发因素，炎症细胞激活和炎症介质的异常释放，组织缺氧和自由基产生、肠道屏障功能破坏，细菌和（或）毒素移位均是机体炎症反应失控的表现，构成了 MODS 的炎症反应失控的 3 个互相重叠的发病机制学说——炎症反应学说、缺血再灌注和自由基学说和肠道动力学说（图 8-2-1）。除此之外，二次打击学说、基因多态性学说等也从不同方面阐述 MODS 的病理机制。

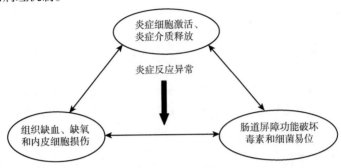

图 8-2-1　MODS 的病理机制

（一）炎症反应学说

炎症反应学说是 MODS 病理机制的基础，机体受感染、损伤打击后，出现一过性细胞免疫功能降低，使机体对感染易感，并不断释放炎症介质引起全身炎症反应综合征（systemic inflammatory response syndrome，SIRS）。1996 年 Bone 针对感染和创伤时导致的机体免疫功能降低的内源性抗炎反应，提出了代偿性抗炎反应综合征（compensatory anti-inflammatory response syndrome，CARS）的概念。

CARS 为 SIRS 的对立面，如二者保持平衡，则内环境得以维持，不会引起器官功能损伤。一旦发生 SIRS 和 CARS 失衡，诸多的炎性物质如白细胞介素-1（IL-1）、氧自由基等可以造成多核白细胞延缓凋亡，大量炎症介质释放入循环，刺激炎症介质瀑布样释放，而内源性抗炎介质又不足以抵消其作用，导致 SIRS；同时，病损打击后 T 淋巴细胞反应性降低，导致促炎介质如肿瘤坏死因子-α（TNF-α）、IL-1 等分泌减少，而抗炎介质如 IL-10 等分泌增加，内源性抗炎介质释放过多而导致 CARS。进而引起内环境失去稳定性，炎症反应失控，使其由保护性作用转变为自身破坏性作用，不但损伤局部组织，同时打击远隔器官，导致 MODS（图 8-2-2）。

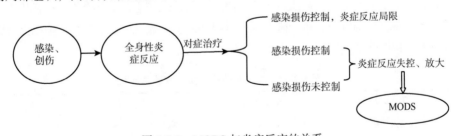

图 8-2-2　MODS 与炎症反应的关系

（二）缺血再灌注和自由基学说

在缺血性疾病抢救和治疗过程中，对组织造成损伤的主要因素，不是缺血本身，而是恢复血液供应后，这部分重新获得血液供应的组织进一步损伤，称作组织缺血再灌注损伤。其主要是由过量的活性氧自由基引起的，在缺血组织中具有清除自由基的抗氧化酶类合成能力发生障碍，从而加剧了自由基对缺血后再灌注组织的损伤。

（三）肠道动力学说

肠道是机体最大的细菌和毒素库，肠道有可能是 MODS 患者菌血症的细菌来源。在感染、创伤或休克时，由于血液重新分布使肠黏膜缺血，以及大量广谱抗生素的应用造成菌群紊乱等，引起全身性感染和内毒素血症。即使没有细菌的移位，肠道毒素的移位也将激活肠道及相关的免疫炎症细胞，导致大量炎症介质的释放，参与 MODS 的发病。

（四）二次打击学说

MODS 往往是多元性和序贯性损伤的结果，而不是单一打击的结果。危重患者的病情往往是复杂的，机体遭受打击次数可能是两次，也可能是多次。多次反复打击将使机体炎症反应放大和失控更易发生，使患者更易发生 MODS。

（五）基因多态性学说

MODS 发病过程既有缺血再灌注，内毒素等攻击细胞受损形成"他杀"而死，也有细胞内部基因调控"自杀"而亡。新近研究显示，基因多态性表达与炎症反应具有相关性，基因学机制的差异性是许多疾病发生、发展的基础和内因。至于哪些炎症相关基因具有多态性的特征，目前尚不清楚，需要进行深入的研究与分析，基因多态性的研究为进一步深入探索 MODS 的发病机制、寻找有效的治疗途径开辟了新的领域和思路。

三、临 床 表 现

MODS 分为原发性和继发性两类。原发性 MODS 指由原始病因直接引起两个以上器官功能障碍，该类常常原发病症特别严重。继发性 MODS 指首先出现一个系统器官功能障碍（多为心血管或肾或肺的功能障碍），过一段时间再出现其他或更多系统器官的功能障碍，临床上典型的 MODS 多属此型。

MODS 临床表现复杂，早期主要以原发病为临床表现，并有相应各受累器官的临床表现，如烦躁、呼吸急促、少尿、肠胃胀气等。由于机体的反应性、器官功能障碍程度、化验指标特异性等因素，个体差异很大。一般情况下，MODS 病程约为 14～21 日，经历 4 个阶段，包括休克、复苏、高分解代谢状态和器官衰竭阶段，每个阶段都有其典型的临床表现（表 8-2-1）。临床上应常规对高危人群进行各器官功能的动态监测。

表 8-2-1　MODS 的不同阶段和临床表现

	第 1 阶段	第 2 阶段	第 3 阶段	第 4 阶段
基本表现	正常或轻度烦躁	急性病容，烦躁	一般状况差	濒死状
循环系统	需要补充容量	高动力状态，容量依赖	休克，心排血量下降，水肿	血管活性药物维持血压，水肿，SvO_2 下降
呼吸系统	轻度呼吸性碱中毒	呼吸急促，呼吸性碱中毒，低氧血症	严重低氧血症，ARDS	高碳酸血症，气压伤
泌尿系统	少尿，利尿剂效果差	肌酐清除率下降，轻度氮质血症	氮质血症，有血液透析指征	少尿，血液透析时循环不稳定

续表

	第 1 阶段	第 2 阶段	第 3 阶段	第 4 阶段
消化系统	胃肠胀气,肝功能正常或轻度胆汁淤积	不能耐受食物,高胆红素血症,凝血酶原时间延长	肠梗阻,应激性溃疡,临床黄疸	腹泻,缺血性肠炎,转氨酶升高,严重黄疸
代谢系统	高血糖,胰岛素需要量增加	高分解代谢	代谢性酸中毒,高血糖	骨骼肌萎缩,乳酸酸中毒
中枢神经	意识模糊	嗜睡	昏迷	昏迷
血液系统	正常或轻度异常	血小板降低,白细胞增多或减少	凝血功能异常	不能纠正的凝血障碍

四、辅 助 检 查

MODS 可能累及机体所有的器官或系统,并不像其他单个系统那样有对应的辅助检查,相关检查时应根据原发病及临床实际中可疑受累脏器进行选择,系统地利用化验、心电诊断、影像和多种监测方法,力争尽早发现器官功能障碍。

(一)实验室检查

血、尿常规,血肌酐,血胆红素,凝血酶原时间,肝、肾功能等检查,有助于发现休克、肾脏病变、弥散性血管内凝血(DIC)、肝功能异常等;血培养及分泌物培养有助于发现致病菌。

(1)血常规:①急性贫血危象:血红蛋白<50g/L;②白细胞计数:感染时白细胞计数和中性粒细胞显著增高或降低;③血小板计数进行性下降。

(2)血气分析:①进行性低氧血症:$PaCO_2$>60mmHg,PaO_2<40mmHg,PaO_2/FiO_2<200mmHg;②低灌注表现的检测指标:血乳酸>2mmol/L、血清 pH<7.2($PaCO_2$ 正常或偏低);③其他:心肌酶增高,血浆蛋白合成低,酮体增加等。

(3)生化检查:①肾脏功能受损:代谢产物潴留,电解质平衡紊乱,排除氨的尿素生成能力下降(尿素氮≥35.7mmol/L、肌酐≥176.8μmol/L);②肝脏功能受损:血清总胆红素、谷草转氨酶或乳酸脱氢酶为正常值 2 倍以上。

(4)凝血系统:凝血酶原时间、部分凝血活酶时间为正常的 1.5 倍以上。

(5)病原学:感染性疾病原体培养、病毒核酸测定等。

(6)尿常规:蛋白尿、血尿等改变。

(二)影像学检查

(1)X 线检查:MODS 患者多病情危重,移动不便,床旁 X 线检查可以随时进行,借助于 X 线片有助于诊断肺部、骨关节病变和观察肠管积气、气腹和结石等含钙病变。

(2)超声检查:超声能够早期发现 MODS 的受损器官及功能障碍,监测心脏功能指导液体治疗、监测肺部情况指导机械通气,还可指导突发病情变化的临床判断与决策,可视化指导床旁的有创性操作。新的超声技术如三维超声技术、超声造影成像技术、超声弹性成像技术、介入性超声技术等,使得常规超声诊断技术从单一器官扩大到全身,在各器官检查中发挥着越来越大的作用。

(3)CT/MRI 检查:有助于发现并动态监测评估脑部、胸腹部脏器病情变化。

（4）心电检查：最简便的心脏检查设备，可以将心电活动连续显示于监护仪上实时监测，也可以形成图案供专业人士审视，早期发现心脏病变。

（5）其他检查：消化内镜检查有助于发现胃肠道病变；纤维支气管镜检查既能够直观发现病变，还可进行活检，同时也能够起到吸痰、灌洗等治疗作用；超声、CT 引导下操作同样有助于疾病的诊断和治疗等。

（三）其他监测

MODS 的病人多为危重病人，较一般普通病人有特殊监测手段，包括一般监测、血流动力学与灌注监测和器官功能的监测。

1）体温：可高达 40℃以上，低于 35℃以下提示病情十分严重，常是危急或临终表现。

2）脉搏：观察脉搏快慢、强弱、规则情况，注意有无交替脉、短绌脉、奇脉等表现，尤其要重视细速和缓慢脉现象，其常常提示循环衰竭。

3）呼吸：注意观察呼吸的快慢、深浅、是否规则等。胸或腹壁出现矛盾活动的反常呼吸以及点头呼吸等，这些常是危急或临终的呼吸表现，可以应用血气分析的动态监测显示肺的功能。

4）血压：能反映器官的灌注情况。

5）意识：注意观察意识状况及昏迷程度，给予格拉斯哥（Glasgow）评分。

6）尿：注意尿量、色、比重、酸碱度和血尿素氮、肌酐的变化，警惕非少尿性肾功能衰竭。

7）心电图和中心静脉压、平均动脉压监测、经 Swan-Ganz 导管的监测可以显示心血管功能。

五、诊　断

关于 MODS 的诊断，国内外尚无统一标准，诊断依据应包含诱发因素、SIRS 和 MODS，在此前提下应注意下列几点：

1）熟悉 MODS 的高危因素，对急危病人常出现的呼吸、心律、血压、神志和尿量等异常变化，应深入检查识别，必须考虑到 MODS 的可能性。

2）诊疗结合观察器官系统功能障碍的病变。器官病变的早期可能表现不典型，或当时缺少所需的检查仪器，一时难以确定病变性质，此时可进行试验性治疗，可能有助于诊断。

3）当某一器官出现功能障碍时，要及时注意观察其他器官的变化，考虑病理连锁反应的可能性，检查有关的病理生理改变。重视器官功能的发展趋势，高危患者器官功能不断恶化并超过正常范围，即可认定"器官功能障碍"。具体每个系统又有其诊断标准（表 8-2-2）。

表 8-2-2　器官功能障碍的诊断标准

器官系统	诊断标准
呼吸系统	急性起病，动脉血氧分压/吸入氧浓度（PaO_2/FiO_2）≤200mmHg（无关 PEEP），胸部正位 X 线片可见双肺炎性浸润，肺动脉楔压≤18mmHg 或无左房压力升高的证据
循环系统	收缩压低于 90mmHg 1 小时以上，或需要药物支持维持循环稳定
泌尿系统	血肌酐＞177μmol/L，伴少尿或多尿，或需行连续性肾脏替代治疗
消化系统	肝胆：胆红素＞34.2μmol/L，伴有转氨酶升高 2 倍以上，或发生肝性脑病
	胃肠：消化道出血，24 小时出血量＞400ml，或出现消化道坏死或穿孔，胃肠蠕动消失，无法耐受食物

续表

器官系统	诊断标准
血液系统	血小板<50×10⁹/L 或进行性降低 25%，或出现 DIC
代谢系统	不能为机体提供所需的能量，糖耐量降低，需要用胰岛素；或出现骨骼肌萎缩、无力等表现
中枢系统	Glasgow 昏迷评分<7 分

六、鉴 别 诊 断

MODS 的鉴别诊断应在前述病情要点的基础之上进行，在进行诊断时就应注意进行鉴别，要注意原发性和继发性的鉴别，其他多器官功能衰竭和 MODS 的鉴别。

1. 原发性和继发性 MODS 的鉴别 原发性 MODS 是原始病因直接作用的结果，多个脏器直接受损伤导致，故出现早而直接。继发性 MODS 的发生并不是由原始病因直接引起，而是作为机体反应的结果；损伤引起 SIRS，过度的全身性炎症反应引起远隔器官功能不全，所以原始损伤发生以后有一段时间临床表现病情平稳，然后出现器官功能不全。

2. 局部原因和临终状态与 MODS 的鉴别 临床实践中应注意不可将内科临床常见的一些急性病局部原因致死（如重症肺炎呼吸道梗阻呼吸衰竭）和慢性疾病终末期出现的多器官功能衰竭、老年性多器官衰竭以及在病因学上互不相关的多个器官功能衰竭的概念混淆。必须强调严重打击和强烈的治疗干预是 MODS 发生的必要条件，它是危重病在加强治疗过程中出现的综合征。

七、治 疗

MODS 患者的治疗均应在 ICU 进行，其具体治疗方案需由相关疾病的专科医师和 ICU 医师共同制定。MODS 病因复杂、累及多个器官系统，相互之间影响导致治疗中面临较多冲突，应注意综合评估治疗方案。积极治疗原发病，监测生命体征，早发现，早干预，采取有效措施；重视病人的呼吸和循环，及早纠正低血容量和缺氧，控制感染，合理使用抗菌药，改善全身状况，营养支持和免疫调节，保护肠黏膜的屏障作用，及早治疗首先发生功能障碍的器官。

（一）积极控制原发病

控制原发病应放在 MODS 治疗的首位，积极寻找治疗原发病应引起足够的重视。如对于休克患者，应尽快复苏，纠正休克；对于重症患者出现腹胀、不能进食或非结石性胆囊炎时，应采取导泻、灌肠等措施保持肠道通畅，恢复肠道屏障功能；对于存在严重感染的患者，应积极引流感染灶和应用有效抗生素。

（二）纠正组织缺氧，改善氧代谢

MODS 中最先受累且衰竭发生率最高的器官是肺，氧代谢障碍导致组织缺氧。纠正组织缺氧、改善氧代谢障碍的主要措施包括增加氧供应、降低氧消耗、改善器官血流灌注等。

1. 增加氧供应 是改善组织缺氧最可行的方法，可采取的方法有：①通过氧疗、机械通气尽可能将患者动脉血氧饱和度维持在 90%以上；②增加心排血量，保证适当的前负荷、应用正性肌力药物和降低心脏后负荷；③维持血红蛋白浓度在 80g/L 以上或血细胞比容在 30%～35%左右。

2. 降低氧消耗 目前得到了广泛的重视和应用，组织缺氧是氧供和氧需失衡的结果，增加氧供应和降低氧消耗对于防治 MODS 同等重要。降低氧消耗需针对不同原因进行，如控制体温、预防寒战、有效镇痛和镇静以及采取积极措施如机械通气改善患者的呼吸功能等。

3. 改善器官血流灌注 MODS 和休克可导致全身血流分布异常，使肠道和肾脏等内脏器官处于缺血状态，持续的缺血缺氧，进而导致急性肾衰竭和肠道衰竭，加重 MODS。改善血流灌注可以显著改善组织缺氧状态，具体措施详见液体复苏治疗。

（三）液体复苏治疗

合理的液体复苏治疗是 MODS 患者循环功能障碍治疗的重要环节，严密监测心功能及前、后负荷，选择合适的液体，在扩容的基础上联合使用血管活性药物。还要特别注意内环境的稳定，如电解质酸碱平衡、容量的管理等。补液可能会让循环变得更加稳定，但是过度补液，不仅会对心脏造成过度负荷，而且会导致肺组织水肿、胃肠道水肿等其他的组织损伤，这时应进行限制性补充液体。同时，联合使用抗氧化剂和氧自由基清除剂，临床上推荐使用的有维生素 C、维生素 E、谷胱甘肽等。

（四）代谢支持与管理

MODS 患者处于高度应激状态，机体代谢发生以高分解代谢为特征的紊乱，机体高分解代谢和外源性营养利用障碍，使器官功能障碍进一步加重。在 MODS 的早期，代谢支持与管理的目标是减轻营养底物的不足，防止细胞代谢紊乱，支持器官、组织的结构功能，减少器官功能障碍的产生；而在 MODS 的后期，代谢支持和调理的目标是加速组织修复，促进患者康复。

1. 血糖控制 严格的血糖控制可改善氧化应激的失衡，降低内皮功能障碍，对线粒体具有保护作用，也可防治感染。目前建议将血糖控制在 7.8～10.0mmol/L。

2. 糖皮质激素应用 理论上糖皮质激素可以阻断 MODS 发生发展的许多环节，但大剂量糖皮质激素治疗弊大于利，小剂量糖皮质激素的治疗则有一定作用，推荐使用小剂量治疗，如氢化可的松 200～300mg/d，连用 5～7 日。

3. 营养支持 MODS 患者的代谢具有自噬性和强制性特点，机体由于短期内大量蛋白被消耗而导致重度营养不良，组织器官以及各种酶的结构和功能受损。营养支持目的：①补充蛋白质及能量；②增加机体免疫和抗感染能力；③保护器官功能和保证创伤组织修复需要。对无法自主进食的危重病患者应尽早、优先予以肠内营养支持，肠内营养在供应营养的同时，还能够维护肠黏膜屏障，增强肠道免疫功能，预防感染性并发症，从而在一定程度减轻病情程度，改善预后；早期实施肠内营养对 MODS 患者而言，则更加有利。

（五）免疫调节治疗

免疫功能紊乱在 MODS 发生发展中具有重要作用，免疫调理药在一定程度上可降低炎症反应、改善患者器官功能。目前常用的免疫调理治疗药物包括乌司他丁、胸腺肽 α、免疫球蛋白等，非甾体抗炎药如布洛芬、吲哚美辛等有利于减少过度应激反应。

（六）其他治疗

1. 抗凝治疗 MODS 病程早期阶段的炎症反应表现为促凝活性，伴随高凝的发展，各种凝血因子、血小板和抗凝物质均被消耗殆尽。凝血功能紊乱则使 MODS 进一步加重，因此抗凝治疗十分必要。但应注意对于特殊人群如肾功能损害、出血倾向、抗凝效果不明显者等需监测凝血功能。

2. 血液净化 作为一种器官衰竭的替代治疗技术，为重症患者的救治提供了有效的治疗手段，其作用体现在两方面：一是作为人工支持器官（人工肾或人工肝）；二是清除诱发机体发病的炎性介质或毒物。常用血液净化方式有间歇性血液透析（IHD）、连续性肾脏替代治疗（CRRT）。

3. 手术治疗 在 MODS 的治疗中所起作用并不大，但在创伤或感染患者中往往发挥关键作用。若 MODS 合并如伤口、脓腔、坏死组织或外科急症等，应当机立断，在加强脏器功能支持的同时尽快手术，选择简单、快捷的手术方式，以迅速帮助患者摆脱困境。

八、MODS 各系统病变简述

MODS 的病情进展是在各系统病情变化的基础上进行的，下面将各系统内容作简单阐述。

（一）呼吸功能不全

MODS 病程进展中常最先累及肺，发生率为 83%～100%，可出现黏膜挫伤，以及弥漫性肺部血管破裂。表现为胸痛、胸闷、气短、气促，严重时出现咯血，随着病情进展，可出现 ARDS。

ARDS 临床表现：进行性呼吸困难、难以用常规氧疗纠正的低氧血症（$PaO_2 < 50mmHg$）及呼吸窘迫等；$PaO_2/FiO_2 \leq 200mmHg$，其他项目与急性肺损伤相同，ARDS 时常伴有肺动脉高压，使右心后负荷过重，促进心力衰竭发生；肺清除功能障碍使细菌和微聚物扩散，加重微循环的灌流障碍和组织缺氧。

（二）肾功能不全

其发生率为 40%～55%，仅次于肺和肝。肾功能不全可发展为急性肾衰竭，多发生于创伤的 5 日后。严重感染、创伤、休克等急性危重病早期，可出现功能性急性肾衰竭，但随着病情进展，可出现器质性急性肾衰竭。

主要表现：少尿，无尿，氮质血症，水、电解质和酸碱平衡紊乱等，严重时需血液净化治疗。

（三）肝功能不全

发生率可达 95%，通常出现在创伤后 5 日左右，8～10 日达高峰，常由全身性感染引起。肠道细菌与内毒素的吸收、迁移入血循环，直接损害肝实质细胞或通过库普弗细胞介导造成对肝细胞损害。

主要表现：消化道症状、黄疸、出血、意识障碍、肝性脑病等；检查提示转氨酶、胆红素升高，DIC 等。诊断标准：血清总胆红素 > 34.2μmol/L，谷丙转氨酶（ALT）、谷草转氨酶（AST）或碱性磷酸酶（ALP）升高超过正常值上限的 2 倍，伴或不伴肝性脑病。因肝脏代谢能力较强，虽然有时肝脏发生了较明显的形态学改变，但其多数生化指标仍可能正常，因此肝功能不全常无法及时发现。

（四）胃肠功能紊乱

MODS 时，因体内血流重新分布，胃肠道黏膜处于缺血缺氧状态，小肠上皮细胞和浆细胞凋亡增加，浆细胞减少可直接削弱肠道局部的免疫功能，导致肠道细菌和内毒素易位，继发全身感染（菌血症、内毒素血症、脓毒症）。

临床表现：应激性溃疡、急性无结石性胆囊炎、消化道出血、危重病相关腹泻、胃肠积气、积液等。诊断依据：腹胀、不耐受食物 5 日以上、腹痛、腹膜炎、肠源性感染，检查提示急性非结石性胆囊炎，胃肠镜检查发现黏膜糜烂溃疡或出血。

（五）心功能障碍

发生率约 10%～23%，早期表现为心排血量增加、总外周阻力降低、组织摄取利用氧障碍；晚期出现急性心力衰竭：心肌收缩力、心排血量及心指数均下降，突发低血压。

（六）凝血功能紊乱

血小板计数进行性下降，有出血倾向或出血，严重者出现 DIC。

九、预 防

MODS 治疗难度大，预后差，死亡率高。研究表明，当有三个系统或器官功能损害时死亡率可高达 80%，因此预防更显得重要，预防措施主要着重以下几点：

1）在处理各种急症时保持整体观念，尽可能做到全面的诊断和处理，注意密切观察发现临床中隐匿的症状、体征，合理利用有关化验或监测，对发现 MODS 甚为重要。

循环与灌注监测：前负荷中心静脉压（CVP）、肺动脉楔压（PCWP）、心脏指数（CI）、左室每搏作功指数（LVSWI）等监测，还可应用超声、PICCO 监测仪等监测心输出量。动脉血气分析中血乳酸、碱剩余是监测微循环的重要指标。

氧合监测：混合静脉血氧饱和度（SvO_2）或中心静脉血氧饱和度（$ScvO_2$）能反映全身氧供和氧需间的关系；组织血氧饱和度（StO_2）和血管阻断实验（VOT）等可以连续评价局部组织氧代谢和微循环的功能。

腹内压监测：对于高危患者，如腹主动脉瘤破裂或腹膜后出血术后、急性胰腺炎等患者，均应监测腹内压（IAP），防止腹腔间室综合征（ACS）的发生。

器官系统的监测：①呼吸功能：肺泡通气血流比（VA/Q），动脉血气分析中 PaO_2、$PaCO_2$、HCO_3^-、pH、BE 等；②肾功能：尿量、尿比重、尿钠、尿渗透压、尿蛋白等，生化检查尿素氮、肌酐等；③肝功能：腹水、肝性脑病，生化检查中的血清胆红素、转氨酶、白蛋白、球蛋白等；④凝血功能：血小板计数、凝血时间、纤维蛋白原、凝血因子、凝血酶原等，有助于早期诊断和治疗 DIC。

2）重视循环和呼吸的改变，尽早发现低血容量并处理，改善组织低灌注和缺氧，应从救治第一时间开始贯穿整个治疗过程。

3）合理防治感染，合理选择抗生素和及时手术治疗，也应注意防治严重创伤、手术的合并感染，同时加强病房管理，改善卫生状况，严格无菌操作等。

4）尽早给予肠内营养支持，改善全身情况，提高机体免疫力。

5）及时发现和治疗原发病，预防初始器官功能衰竭，阻断 MODS 病理的连锁反应。

十、预 后

MODS 常病情危重，有极高的病死率和致残率，但近年社会不断进步、科学技术迅速发展，涌现出多种新的医疗技术，分布于检查、监测及治疗等各个方面，在 MODS 的诊断、治疗中起到了重要的作用。同时，应兼顾中医中药在疾病治疗中的重要作用，发挥中西医结合的优势，改善疾病预后、降低死亡率。

思维导图

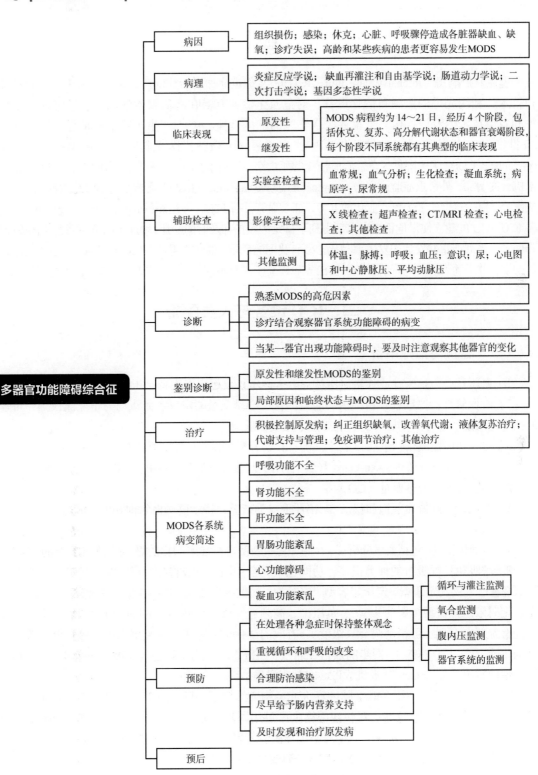

第三节 重 症 监 护

一、概　述

　　重症监护病房（intensive care unit，ICU），又称重症加强治疗病房，是集中各专业人员的知识和技术，利用先进的监测和治疗设备，对危及生命或有潜在高危因素的患者，及时提供系统监护和救治技术的专门机构，是重症医学学科的临床基地。ICU 产生于第二次世界大战时期，自20 世纪 50 年代以后，重症监护日渐受到人们的重视，60 年代初期发展起来的冠心病监护病房（cardiac care unit，CCU），大大降低了急性心肌梗死的死亡率。近年来，由于各种复杂手术的开展，高龄患者手术机会的增加，外科重症监护病房（surgical intensive care unit，SICU）逐渐成为不可缺少的医院诊疗组成部分。以后逐渐发展为更专业化的 ICU，如心血管外科 ICU，神经外科 ICU，创伤及烧伤 ICU，急诊科 ICU。ICU 的建立使得危重患者术后得到了持续的监护和及时的治疗，增加了高危患者手术的安全性，降低了一系列严重并发症的发生率和死亡率。我国的危重监护专科建立于 20 世纪 70 年代后期至 80 年代初期，并迅速发展，到目前多数医院已先后建立了规模不同的 ICU，ICU 是医院救治水平的标志。

二、ICU 设备与人员配备

（一）监测与治疗设备

　　1）血压计：包括汞柱或弹簧血压计、电子测压仪及超声多普勒血压计。

　　2）心血管功能监测仪：包括多功能监测仪、心排出量测定仪、血流动力学监测仪等，可连续监测心电波形、心率、动脉压、肺动脉压、心搏出量等。

　　3）呼吸功能监测仪：包括肺量计、潮气末 CO_2 测定仪等，监测呼吸频率、潮气量、通气量等。

　　4）肺动脉漂浮导管（Swan-Ganz 导管）：用于监测肺动脉压（PAP）、肺动脉楔压（PAWP）、中心静脉压（CVP）、心排血量（CO）等。

　　5）血氧计（脉搏血氧饱和仪）：夹在耳垂或手指上，持续监测血氧饱和度及脉搏。

　　6）床旁 X 线机。

　　7）小型化验室：包括血气分析仪、生化测定仪及测定血常规、尿常规、血细胞比容等的必要设备。

　　8）呼吸机：呼吸机的种类很多，功能也不完全相同，一般将呼吸机分为定压型和定容型两大类。现在已发展为定压型、定压定容型、定时型、间歇指令通气（IMV）型、持续气道正压（CPAP）型、定时限压恒流型（婴幼儿型）、负压型、高频通气型等多种类型的呼吸机。功能齐全的呼吸机应配有空气混合器（可精确调节氧浓度）、有效的湿化器、呼吸监测装置和可靠的报警装置，具有辅助/控制通气（A/CMV），同步间歇指令通气（SIMV），压力支持通气（PSV）等多种呼吸模式，同步性能敏感，如 Drager 呼吸机、PB840 呼吸机等。

　　9）除颤器：是一种用高能电脉冲直接或经胸壁作用于心脏，用于治疗多种快速心律失常，使其转为窦性心律的治疗仪器。对快速心律失常可用同步电复律，对心室颤动可用非同步电复律。

　　10）起搏器：对心动过缓、三度房室传导阻滞等紧急情况，可经导管进行心房内起搏。心脏手术中安置心外膜电极的患者，可进行心室起搏或房室顺序起搏。

　　11）超声雾化吸入器。

12）输液泵及注射泵：可控制危重患者的液体及药物的输入速度，目前电动输液泵可精确调节输液速度在 1～900ml/h 范围内，并带有报警装置。

13）主动脉内气囊反搏泵（器）：用于治疗心源性休克及心脏手术后低心排综合征。

14）各种急救用具：如气管切开包、喉镜、气管内插管全套用具、静脉切开包、胸穿包及胃肠减压器、氧治疗用具等。

15）连续性肾脏替代治疗装置。

（二）人员配备

1）ICU 医师的基本技术要求应包括以下几个方面：心肺脑复苏的能力；呼吸支持的能力（气管内插管、机械通气等）；能进行心电监测并有识别处理心律失常及有创血流动力学监测的能力、紧急心脏临时起搏的能力；对各种化验结果做出快速反应并立即给予反馈的能力；多个脏器功能支持的能力；进行全肠道外营养的能力；微量输液的能力；掌握各种监测技术以及多种操作技术的能力；在输送患者过程中生命支持的能力（有吸氧、使用呼吸机、心电监测的能力）；有对各个医学专业疾病进行紧急处理的能力。ICU 医生与患者之比不低于 0.8∶1。

2）ICU 护士不仅要有多专科医疗护理及急救基础知识，更要强调对病情系统认识的能力，还应掌握各种监测仪器的使用、管理、监测参数和图像的分析及其临床意义。ICU 护士与患者之比为（3～4）∶1 或更高。

3）ICU 病室可以设化验员 1 名，负责常规化验检查。技术员 1 名，负责贵重仪器的维修、保护及病室内部消毒工作。

三、ICU 的工作内容

ICU 工作的主要内容是应用先进的监测与生命支持技术，对患者的生理功能进行连续、动态的定性和（或）定量监测，对其病理生理状态、病情严重性和治疗迫切性进行评估，改善和促进器官功能的恢复，提供规范的、高质量的生命支持治疗，争取时间治疗原发病，提高救治成功率。

（一）监护的目的

1）连续评价系统器官功能状态，为防治器官功能损害提供依据。

2）通过连续、动态的监测和检查，并结合病史，较为准确地评估原发疾病的严重程度及预后。

3）根据监测资料和生物化学信息，指导疾病的诊断和鉴别诊断。

4）早期发现高危因素，早期干预，避免疾病进一步恶化。

5）对重症患者的生理功能进行严密监测，预测病情变化和发展趋势，评价加强治疗疗效、实现滴定式和目标性治疗，是 ICU 救治工作的重要特征之一。

（二）重症监护治疗的内容

对重症患者的监测，已从过去的器官功能检查发展为全身各器官系统的综合性床旁快速监测。目前，在 ICU 广泛开展的监测，已涉及呼吸、循环及神经系统，以及肾脏、肝脏、胃肠道、免疫、代谢、血液和营养等功能与状态方面；监测内容也从基本生命体征的监测，发展到全面的器官系统功能的监测；从最初的器官水平功能监测，深入到组织水平的评估。下面简述循环与呼吸系统重症监测的主要内容。

1. 循环系统的监护与治疗

（1）监测项目

1）心脏常规监测：可用听诊器听，同时注意心音及杂音的变化。用心电监护仪监测，了解心率的快慢，以便对心律失常作出及时而准确的判断，心率应控制在 120 次/分以下，心率过快易致心排血量下降及心肌疲劳。

2）血流动力学监测：包括无创和创伤性监测，可以实时反映患者的循环状态，并可根据测定的参数，计算出血流动力学全套数据（表 8-3-1），为临床血流动力学状态的评估和治疗提供可靠依据。

A. 动脉血压：是监测血流动力学的基本指标之一，由于袖带式血压计不能连续测压而且数据可能不准确。有条件须行经桡动脉、股动脉或足背动脉置管直接测压法，其压力波形在一定程度上反映了心排血量的高低。该法属创伤性监测，可出现血栓、血肿、感染等症，需注意预防。

B. 心排量和心功能：常用指标有每搏输出量（SV）、每搏指数（SVI）、心排血量（CO）和心脏指数（CI）等，是反映心脏血流动力学状态最常用、最有效的指标之一。现主要采用超声心动图、心阻抗血流图、多普勒心排量监测、二氧化碳无创心排量监测。

C. 外周血管阻力：又称后负荷，后负荷增高表示外周血管痉挛，心脏负担增加，持续性后负荷增高将会导致心力衰竭，其计算公式为：总外周血管阻力（SVR）=（MAP–RAP）/CO，MAP 为平均动脉压，RAP 为右房压，CO 为心排血量。

D. 中心静脉压（CVP）：反映血容量、血管张力和右室充盈压，有助于判断输血、输液量或心功能状态，一般 CVP 降低主要见于血容量不足，CVP 增高见于心力衰竭、心包填塞、肺栓塞、慢性阻塞性肺疾病及张力性气胸等。

E. 房室压：可用心导管直接测得，是监测心功能最可靠的依据，右心衰时，右室舒张末压力升高；左心衰时，左室舒张末压力升高。

F. 肺动脉导管监测：即将 Swan-Ganz 肺动脉漂浮导管自颈静脉或贵要静脉插入直至肺毛细血管楔入部位。可同时测得中心静脉压（CVP）、右房压（RAP）、肺动脉楔压（PAWP）、心排血量（CO）、心脏指数（CI，即心排血量/体表面积），从而全面判断左、右心功能。PAWP 是衡量左心室功能的重要指标。自肺小静脉抽取混合静脉血做血气分析，对评价肺功能有重要的意义。

G. 脉搏指示连续心排血量（pulse-indicated continuous cardiac output，PICCO）主要测定心排血量（热稀释法）；测定胸腔内血容量（ITBV）（经肺热稀释法）、全心舒张末期容积等；通过脉搏轮廓分析测定每搏输出量变异度（SVV）；其他连续心排血量监测（PCCO）、血管外肺水（EVLW）等。其中 ITBV 和 SVV 能较好地反映心脏的前负荷和机体对容量的反应性。PICCO 虽然创伤较小，能同时测定多种反映心功能和循环容量的指标，但不能直接测定肺动脉压和肺动脉楔压。

表 8-3-1　血流动力学参数及计算方法

参数	缩写	方法	正常值范围
血压	BP	测定	（90～140）/（60～90）mmHg
平均动脉压			70～105（mmHg）
心率	HR	测定	60～100 次/分
心排血量	CO	测定	5～6L/min
心脏指数	CI	CO/BSA	（3.5±0.5）L/（min·m^2）
每搏输出量	SV	CO/HR	60～90ml/beat
每搏指数	SVI	SV/BSA	40～60 ml/（beat·m^2）

续表

参数	缩写	方法	正常值范围
左室每搏功指数	LVSWI	（MAP−PAWP）×SVI×0.0136	$60（g \cdot ms）/m^2$
右室每搏功指数	RVSWI	（MPAP−CVP）×SVI×0.0136	$2\sim6（g \cdot ms）/m^2$
中心静脉压	CVP	测定	$5\sim12cmH_2O$
肺动脉压	PAP	测定	（17～30）/（6～12）mmHg 平均 18/10mmHg
肺动脉楔压	PAWP	测定	$6\sim12mmHg$
体循环血管阻力	SVR	（MAP−CVP）×80/CO	$1760\sim2600dyn \cdot s/cm^5$
肺循环血管阻力	PVR	（MPAP−PAWP）×80/CO	$45\sim225dyn \cdot s/cm^5$
动脉血氧含量	CaO_2	$1.39×SaO_2×Hb+0.031×PaO_2$	$160\sim220ml/L$
动静脉氧含量差	C（a−v）O_2	CaO_2-CvO_2	$4\sim8ml/L$
氧输送	DO_2	$CI×CaO_2×10$	$520\sim720ml/（min \cdot m^2）$
氧耗量	VO_2	$CI×[C（a−v）O_2]×10$	$100\sim170ml/（min \cdot m^2）$
氧摄取率	ERO_2	C（a−v）O_2/CaO_2	$22\%\sim30\%$
体表面积	BSA	$0.61×身高（m）+0.0128×体重（kg）-0.1529$	

为了对心率，心律，心脏前负荷、后负荷，心肌收缩性和组织灌注等监测数据的正确评价和维持，选择恰当的监测手段很重要，从而达到有效维持重症患者循环功能稳定的目的。

床边抬腿试验、床边超声、阻抗法和重复CO_2吸入法（NICO）、主动脉内球囊反搏（IABP）等无创或微创动态血流动力学监测方法，也已用于指导临床容量管理，为临床血流动力学监测提供更多选择。

3）组织灌注的监测：对于外科重症患者，持续低灌注组织缺氧可导致脏器难以逆转的损伤，而全身氧合情况并不能反映局部组织灌注，因此，对组织灌注进行监测有助于早期发现组织氧合不足，及时判断病情、指导治疗和评价治疗效果。

A. 传统监测指标：如血压、脉搏、尿量、末梢循环状态等，虽用于评估休克与体液复苏，但因无法量化，其临床应用较局限。

B. 血乳酸浓度：正常值为≤2mmol/L。血乳酸水平增高可以反映全身组织低灌注和休克的严重程度，>4mmol/L 并持续 48 小时以上者病死率达 80%以上。血乳酸清除率比单纯的血乳酸绝对值能更好地反映组织灌注和患者的预后。血乳酸水平易受肝功能障碍、双胍类降糖药和代谢性疾病等因素干扰。

C. 混合静脉血氧饱和度（oxygen saturation of mixed venose blood，S_vO_2）：指肺动脉或右心房取血测得的血氧饱和度，是反映组织氧合状态的重要参数。其正常值范围为 70%～75%。S_vO_2<50%表明组织缺氧严重，SvO_2>80%提示机体氧供增加、氧需减少（低温麻醉或镇静状态）或是组织氧利用下降（多脏器功能不全、脓毒症等）。中心静脉血氧饱和度（$ScvO_2$）正常值为 70%～80%，与 S_vO_2数值相近而且具有很好的相关性。Fick 公式——S_vO_2=动脉血氧饱和度−（氧消耗÷1.34×心排血量×血红蛋白），表明 S_vO_2不仅反映呼吸功能、氧合状态，也反映循环功能变化和机体组织的氧消耗，是组织氧利用的综合标志，近年来临床应用较为普遍，而且可通过计算动静脉氧差来估计心排血量。

D. 胃黏膜内 CO_2分压（$PgCO_2$）：通过空气胃张力技术测得 $PgCO_2$，可掌握胃黏膜内 pH（pHi）变化，从而反映内脏局部组织氧合情况，正常值<45mmHg。动脉血 CO_2分压（$PaCO_2$）反映全身组织酸碱状况。胃黏膜内与动脉 CO_2分压差值（$P_{(g-a)}CO_2$）正常值<9mmHg。$PgCO_2$>45mmHg、$P_{(g-a)}CO_2$≥15mmHg，表示组织 CO_2产生与清除不平衡，胃肠道组织缺血严重，可预示全身组织低灌注，出现脏器功能衰竭和病死的可能增大。

（2）急性循环功能不全的治疗：外科危重患者多数伴有急性循环功能不全，如低血压休克、心律失常、低心排综合征等，处理不当死亡率极高。应严密监视，重点护理，及时而正确的诊治十分重要。

1）休克：是一种急性循环功能不全综合征，原因很多，在外科监护病房常见原因有：①低血容量性休克，见于大出血、失水、高热患者；②感染性休克，见于胆系感染、腹膜炎、败血症；③心源性休克，常继发于术后心肌梗死、心律失常；④神经源性休克，常由外伤剧痛、脑脊髓损伤、麻醉意外等引起。

A. 休克的监护：休克患者除测量肢端皮肤温度、心率、血压、脉压外，准确的方法为通过 Swan-Ganz 导管测定中心静脉压（CVP）、右心房压（RAP）、肺动脉压（PAP）、肺动脉楔压（PAWP）、肺动脉阻力（PAR），从而得出体循环阻力（SVR）、心排血量（CO）及心脏指数（CI）。一般低血容量性休克脉压下降明显，感染性休克脉压常无明显改变。根据血流动力学，休克可分为：①暖休克（高排低阻型），其特点是体循环阻力低，中心静脉压高及心脏指数高；②冷休克（低排高阻型），其特点是体循环阻力高，中心静脉压低及心脏指数低。

B. 休克的治疗原则：休克治疗的目的是改善全身组织的循环功能，恢复及维护机体的正常代谢。密切观察病情，特别注意心、脑、肾、肺的功能。给予氧气吸入，尽快建立静脉通道，积极寻找引起休克的原因并予以治疗。对不同类型的休克，针对其病理生理变化给予不同治疗。

2）心律失常：SICU 中心律失常患者比较常见，因此必须持续严密监测心电图。考虑心律失常对血流动力的严重影响，应立即采用药物、电击复律等方法及时纠正。心律失常的诊断依赖于心电图，常见有窦性心动过速、窦性心动过缓、窦性停搏及窦房传导阻滞、室上性心动过速、房颤和房扑、房室传导阻滞、室性期前收缩、室性心动过速、室颤等。治疗主要包括病因治疗和对症治疗。

3）低心排综合征（low cardiac output syndrome，LCOS）：是体外循环心脏手术后的严重并发症，也可见于心脏骤停复苏后的患者。表现为低血压、酸中毒、少尿或无尿、中心与周围温差增大等。治疗原则：①调整心脏前负荷，降低后负荷，前者需补充血容量，输入晶体液、胶体液和全血，应用利尿剂，以减少血容量，降低后负荷用硝普钠，用容积式输液泵静脉滴注维持（每 4～6 小时更换一次），使收缩压在 80mmHg 左右。酚妥拉明可降低体循环和肺循环血管的阻力，增加心排血量。②加强心肌收缩力，改善心功能，稳定心率和纠正心律失常。多巴胺和多巴酚丁胺同时应用，增加心排血量和升高血压，如心率<60 次/分或>130 次/分应用强心苷，如西地兰。③纠正酸中毒。碳酸氢钠静脉滴注，不宜多用，只要血 pH>7.2、HCO_3^- 浓度>10mmol/L，就不必快速大量地输用碳酸氢钠溶液，纠正低排状态后，酸中毒会随之好转。

2. 呼吸系统的监护与治疗

（1）监测项目

1）基本监测：观察患者的胸腹式呼吸幅度、频率，有无呼吸困难及缺氧表现，注意口唇肢端颜色，双肺呼吸音听诊，观察有无皮下气肿等。

2）肺功能监测

A. 呼吸频率（RR）：正常为 12～20 次/分，成人一般为 12～15 次/分，女性较快，婴幼儿较成人快。

B. 潮气量（V_T）：是平静时每次呼出或吸入的气体量。自然呼吸时成人 V_T 为 5～7ml/kg，机械通气时 V_T 为 10～15ml/kg，可通过呼吸机上的流式传感器显示。

C. 每分钟通气量（MV）：是指每分钟平均吸入气量。MV=VT×RR。正常人静息时为 5～8L。

D. 气道阻力：气道阻力=气道内外压力差（cmH_2O）/流速（L/s），正常值为 2～3cmH_2O/（L·s），如在同一机械通气条件下气道阻力逐渐减小，说明治疗有效，气道阻塞缓解或肺水肿减轻；如气道阻力增加，常见于气管导管内径太小或太长、气管狭窄、支气管痉挛、呼吸道分泌物增多。

E. 气道压力（PaW）：由潮气量和气道阻力所决定。一般成人吸气压为 12～15cmH₂O。

F. 肺顺应性：反映胸腔和肺扩张程度的指标。肺顺应性=容量改变/压力改变（L/cmH₂O），正常值为 0.072～0.11L/cmH₂O。降低见于肺水肿、肺实质炎症、肺泡表面活性物质减少等，呼吸衰竭患者恢复过程中肺顺应性增加，提示病情有改善。

3）血气监测：血气分析对危重患者是很有价值的监测手段，尤其对应用呼吸机的患者，更是不可缺少的监测项目。包括利用血气分析监测动脉血氧分压（PaO₂），动脉血氧饱和度（SaO₂），动脉血二氧化碳分压（PaCO₂）。常用呼吸功能监测参数见表 8-3-2。

表 8-3-2　常用呼吸功能监测参数

参数	正常值范围	机械通气指征
潮气量（V_T，ml/kg）	5～7	—
呼吸频率（RR，次/分）	12～20	>35
动脉血氧饱和度（SaO₂，%）	96～100	
动脉血氧分压（PaO₂，mmHg）	80～100	<70（吸 O_2）
氧合指数（PaO₂/FiO₂）	>300	—
动脉血二氧化碳分压（PaCO₂，mmHg）	35～45	>55
最大吸气力（MIF，cmH₂O）	75～100	<25
肺内分流量（Qs/Q_T，%）	3～5	>20
无效腔量/潮气量（VD/VT）	0.25～0.40	>0.60
肺活量（VC，ml/kg）	65～75	<15

A. 动脉血氧分压（PaO₂）：反映机体氧合功能，是低氧血症诊断的金标准。其随年龄增长而降低，公式为：PaO₂=（100–年龄/3）mmHg。当 PaO₂<8kPa（60mmHg）时，提示有严重缺氧。

B. 动脉血二氧化碳分压（PaCO₂）：反映肺通气功能，是判断酸碱平衡的重要指标。PaCO₂<4.7kPa，提示通气过量与呼吸性碱中毒；PaCO₂>6.0kPa，提示通气不足与呼吸性酸中毒。

C. 动脉血氧饱和度（SaO₂）：反映氧与血红蛋白结合的程度。通过血氧饱和度仪可持续监测 SaO₂。

D. 肺内分流量（Qs/Q_T）：是指心排血量的分流部分与心排血量的百分比，其大小反映肺弥散功能障碍的程度。临床上此值若<20%，可不作特殊处理，若>20%说明有慢性呼吸系统疾病，>33%提示预后差，常见于动静脉瘘、肺不张、支气管炎、肺实变及 ARDS 等。

E. 呼气末二氧化碳分压（PetCO₂）：反映肺泡气的二氧化碳分压（P_ACO_2），肺通气状况。

（2）呼吸功能不全的治疗

1）保持呼吸道通畅：是改善肺通气功能、预防肺部并发症的重要措施，它关系到重要脏器的保护和患者能否顺利康复。必须积极去除病因，如抗感染、预防舌后坠。对麻醉未清醒的患者严密观察，必要时用钳牵拉患者舌头至口外或采取其他措施；一旦误吸应积极采取有效措施清除误吸物；加强呼吸道湿化，对大手术后清醒患者常规协助并鼓励其咳痰，并根据病情给予定时雾化吸入，以利痰液咳出；对支气管痉挛常规用地塞米松、二羟丙茶碱或氨茶碱等药物。

2）氧疗（oxygen therapy）：是通过不同的供氧装置或技术，吸入不同浓度的氧，使吸入氧浓度（FiO₂）和 P_ACO_2 升高，以增加 PaO₂，达到缓解或纠正低氧血症的目的。氧疗可使 FiO₂ 升高，当肺换气功能无障碍时，有利于氧由肺泡向血流方向弥散，升高 PaO₂。

供氧方法包括：①高流量系统：患者所吸入的气体都由该装置供给，气体流速高，FiO₂稳定并能调节。常用方法为以文丘里（Venturi）面罩吸氧。②低流量系统：所提供的氧流量低于患者吸气总量，在吸氧的同时还吸入一定量的空气。因此 FiO_2 不稳定，也不易控制，适用于不需要精确控制 FiO_2 的患者。如鼻导管吸氧、面罩吸气、带贮气囊面罩吸氧等。

氧疗在 SICU 中是不可缺少的一个治疗环节，但必须根据缺氧程度确定给氧方法。轻度缺氧 $PaO_2<7.33kPa$，循环稳定时酌情给氧治疗；中度缺氧 $PaO_2<5.3kPa$，应用鼻导管持续低流量吸氧；重度缺氧 $PaO_2<4.7kPa$，宜给高流量吸氧，但需无高碳酸血症。氧疗必须注意如下几点：

A. 积极治疗病因。

B. 确保呼吸道通畅，要有足够的通气量。

C. 一定要持续给予，逐渐降低浓度，直至缺氧病因消除而终止，不可用"间歇给氧法"，尤其是对存在慢性肺疾病患者。

D. 确保室内湿度在 50% 左右，吸入氧最好用恒温（45℃）湿化瓶，否则应给间歇雾化吸入。

E. 长期吸氧者，严防氧中毒，氧浓度一定要小于 40%。

F. 用鼻导管或鼻塞吸氧者每 12 小时更换管或塞，并经常清洁鼻孔；用面罩吸氧者用酒精球擦拭，每日 1 次。

3）机械通气：是治疗由于换气功能衰竭和（或）通气功能障碍导致呼吸衰竭的有效方法，其基本原理在于建立一个大气与肺泡压力差，达到肺的通气。其最突出的特点就是减少机体呼吸功耗，改善通气与换气。机械通气的目的为：保障通气功能以适应机体需要；改善并维持肺的换气功能；减少呼吸肌作功；特殊治疗需要，如连枷胸的治疗等。机械通气本身也可引起或加重肺损伤，称为呼吸机相关肺损伤（ventilator-induced lung injury，VILI），包括压力伤（barotrauma）、容量伤（volutrauma）及生物伤（biotrauma）。

A. 机械通气的适应证与禁忌证

适应证：急性呼吸衰竭、慢性呼吸衰竭、ARDS、肺水肿、哮喘持续状态、阻塞性睡眠呼吸暂停、外科手术后呼吸衰竭、体外循环术后、呼吸功能不全者纤支镜检查、颈部和气管手术等。

禁忌证：机械通气无绝对禁忌证，但有一些特殊疾病如巨大肺大疱、高压气胸及纵隔气肿未行引流者、大咯血、急性心肌梗死、低血压休克未纠正等，机械通气可能使疾病加重，但出现危及生命的通气氧合障碍时，应积极处理原发病，如行胸腔闭式引流，补充血容量等，同时应用机械通气。

B. 机械通气常用模式

a. 辅助/控制通气（assist/controlled mechanical ventilation，A/CMV）：该方式结合了控制通气与辅助通气的特点，预先设定一个可保证机体所需通气量的最低的呼吸频率，如患者自主呼吸频率大于或等于该频率，则控制部分不工作，如患者自主呼吸频率低于该频率，则呼吸自动转为控制通气方式。该方式能允许患者建立起自己的自发呼吸频率，也能在自主呼吸停止时保证必要的通气，因此这种方式既舒适又安全。

b. 同步间歇指令通气（synchronized intermittent mandatory ventilation，SIMV）：是自主呼吸与辅助通气的结合，即 SIMV=A/C＋自主呼吸。在 SIMV 状态下，如果患者的自主吸气能力达到预先设定的触发敏感度的阈值，则引发一次指令通气，然后在自主呼吸阶段患者可经呼吸机回路做完全自由的呼吸，如患者自主吸气消失或不足以启动机械送气，呼吸机将提供强制性通气。目前新型呼吸机设计中均选用此式。

c. 压力支持通气（pressure support ventilation，PSV）：是一种辅助通气方式。用于呼吸肌功能减弱者，可减少患者呼吸作功；作为撤离呼吸机的一种手段；可与 SIMV、持续气道正压通气合用，以保证患者通气量和氧合；对于有人机对抗者，应用 PSV 易于使呼吸协调，减少镇静剂和肌松剂的用量。

d. 持续气道正压通气（continuous positive airway pressure，CPAP）：是指在自主呼吸基础上人为施以一定程度的气道内压为辅助呼吸，可锻炼呼吸肌功能。CPAP 与呼气末正压通气的区别是前者是在自主呼吸基础上，整个呼吸周期均施以一定程度的正压，后者则是在间歇正压机械通气基础上，呼气末施以一定程度的正压，两者都是为了达到防止气道和肺泡萎缩，增加功能残气量，改善肺顺应性的目的。除以上常用通气模式，还有控制通气（CMV）、呼气末正压通气（PEEP）、间歇正压通气（IPPV）、高频通气（HFV）等模式。

C. 撤呼吸机的指标

a. 患者神志清，一般情况好。

b. 循环功能稳定，停机观察中无缺氧表现。

c. 行机械通气的病因已控制。

d. 吸氧浓度<40%时，动脉血气结果正常。

e. 自主呼吸时，潮气量>8ml/kg，每分通气量为 6～8L，呼吸频率<20 次/分。

四、危重症评估系统

在 ICU 对病情和预后进行正确的评估，对于治疗是十分重要的。使用统一标准对 ICU 患者病情进行评估具有以下意义：①为临床提供量化、公平的指征；②评价疾病严重程度；③预测疾病风险及预后；④护理措施的有效性评价；⑤进行质量控制，资源分配。

重症患者评分系统给临床提供了量化、客观的指标，常用病情评分系统有：

（一）非特异性病情严重程度评分

1. 急性生理与慢性健康状况评分（acute physiology and chronic health evaluation，APACHE）以急性生理学变量分值、年龄因素分值和慢性健康状况分值的总和为 APACHE 分值。其中以 APACHE Ⅱ 评分（APS 评分）临床应用最为广泛，包含了 12 项生理指标和 Glasgow 昏迷评分，加上年龄和既往健康等状况，对病情进行总体评估。作为重症患者病情分类和预后的预测系统，分值越高，病情越重，预后越差，病死率越高。一般认为，APACHE Ⅱ 评分大于 8 分者为轻度危险，大于 15 分者为中度危险，大于 20 分者为严重危险。

2. 治疗干预评价系统（therapeutic intervention scoring system，TISS） 是根据危重患者所需要采取的监测、治疗、护理和诊断性措施进行评分的方法。目的是对患者病情严重程度进行分类，并可合理安排医疗护理工作。40 分以上者都属高危患者，TISS 评分越高，反映患者疾病越严重复杂，所采取的监测、治疗及检查的措施越多，所需要的人力、物力资源越多。TISS 评分有助于反映监护工作量指标，评估病情危重及复杂程度，评估危重患者需要的资源，评估患者转入转出 ICU 时机，指导 ICU 资源管理。TISS 虽简单易行，但未包括患者的年龄和既往健康状况，也会因监测手段和治疗方法不同而受影响。

（二）多脏器功能障碍病情评分

（1）多脏器功能障碍评分（muitiple organ dysfunction score，MODS）：优点是参数少，评分简单，对病死率和预后预测较准确。

（2）全身感染相关性器官功能衰竭评分（sepsis related organ failure assessment，SOFA）：强调早期、动态监测；包括 6 个器官，每项 0～4 分，每日记录最差值。通过最高评分和评分动态变化可以随时反映病情变化。

此外还有器官功能障碍逻辑性评价系统（LODS），共同缺点是监测器官项目较少，未考虑其他影响因素。

（三）特定器官功能障碍评分

特定器官功能障碍评分有 CPIS 评分（临床肺部感染评分）、Ranson 评分（判断急性胰腺炎严重程度）、RASS 评分（镇静程度评估），Child-Pugh 评分（肝功能评估）。

（四）疾病的诊断性评分

疾病的诊断性评分有 SIRS（全身炎症反应综合征）、Sepsis（脓毒症）、ARDS 评分和 ICU-CAM（谵妄评估）。

（五）修正的创伤记分法

修正的创伤记分法（revised trauma score，RTS），反映患者创伤严重程度，从 Glasgow 指数、收缩压、呼吸频率三方面统计 RTS 值（0～12 分），分值越低提示患者伤情越重。可分为 4 级，Ⅰ级（危重伤组）：RTS 值≤6 分或（和）具有危及生命的相关评估预警内容；Ⅱ级（重度伤组）：RTS 值为 7～8 分或（和）具有危及生命的相关评估预警内容；Ⅲ级（中度伤组）：RTS 值为 9～11 分；Ⅳ级（轻度伤组）：RTS 值为 12 分。

对于患者病情评估还有死亡概率模型（mortality probability model，MPM），根据生理指标，回归分析，预测死亡率；简化的急性生理功能评分系统（simplified acute physiology score，SAPS）；还有 Glasgow 评分（意识状态和中枢神经功能）、烧伤指数等专科评分法。

五、ICU 的人文关怀

ICU 的重症患者处于强烈的应激状态之中，其常见原因包括：

（1）危重病情对生理的影响：患者因为病重难以自理，被动体位，甚至被约束于床上；外科创面疼痛、自身伤病的疼痛、气管内插管及其他各种插管、各种有创诊治操作等带来的疼痛不适等；饮食饮水的影响。

（2）ICU 环境因素：灯光长时间照明，各种噪声（机器声、报警声）的影响，睡眠剥夺等。

（3）对未来命运的心理负担：对疾病预后的担心，对家人的思念，特别是床边其他患者的抢救及不良预后带来的心理压力。

以上因素的存在会使患者更加痛苦，导致病情加重甚至危及生命安全。同时 ICU 患者家属由于对患者疾病的担忧与恐惧，自己本身也承受身体及心理压力，造成整个家庭处于危机状态。因此，如何在挽救患者生命同时帮助患者顺利度过危险期，并且有效减轻家属压力，保障危重病救治过程的依从性，是 ICU 工作中人文关怀应该倍加重视的。

在临床救治中，无论患者是因为原发重症还是镇静作用导致意识障碍，医护人员都应该从生命的高度、人格的角度对患者给予充分的尊重。对患者规范的决策、轻柔有效的操作、精心的照护，甚至语言交流必须是一贯的，不应该有懈怠、漠视，或者讨论与临床无关事项，更不能违背医学道德与伦理进行临床试验。

重症加护病房有严格的区域设置与管理制度，特别是探视制度，家属与患者分离，医护人员无论面对患者还是家属，必须具备更高的共情能力，带着同理心而不是单纯的同情心维系好"医-患-家属"这个诊疗共同体，时刻注意保护患者的隐私，尊重患者的权利，加强对患者及家属的病情宣教，做好客观、细致、理性、信息对等的沟通，保障治疗依从性，实现决策实践效益最大化。

总之，在 ICU 治疗过程中，通过各种人文关怀措施，减少重症患者监护期间的痛苦经历，降低生理上不适和心理上的应激，最终促进疾病恢复。

思维导图

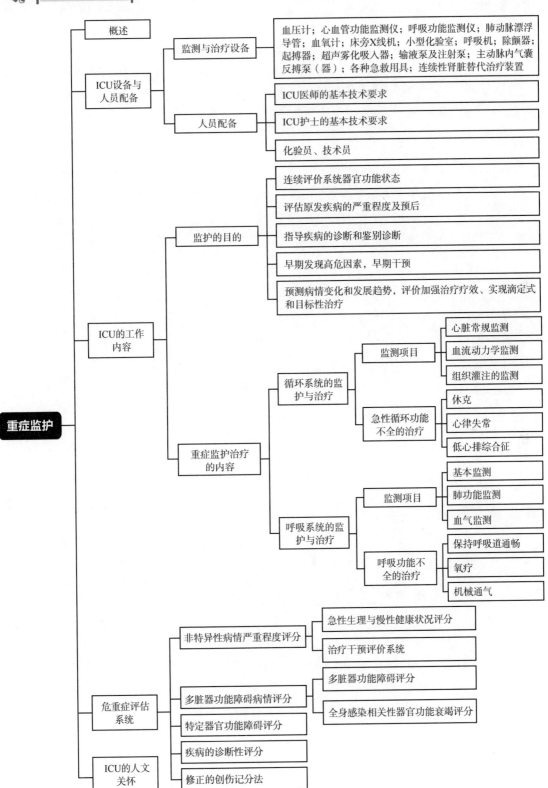

重症监护
- 概述
- ICU设备与人员配备
  - 监测与治疗设备：血压计；心血管功能监测仪；呼吸功能监测仪；肺动脉漂浮导管；血氧计；床旁X线机；小型化验室；呼吸机；除颤器；起搏器；超声雾化吸入器；输液泵及注射泵；主动脉内气囊反搏泵（器）；各种急救用具；连续性肾脏替代治疗装置
  - 人员配备
    - ICU医师的基本技术要求
    - ICU护士的基本技术要求
    - 化验员、技术员
- ICU的工作内容
  - 监护的目的
    - 连续评价系统器官功能状态
    - 评估原发疾病的严重程度及预后
    - 指导疾病的诊断和鉴别诊断
    - 早期发现高危因素，早期干预
    - 预测病情变化和发展趋势，评价加强治疗疗效、实现滴定式和目标性治疗
  - 重症监护治疗的内容
    - 循环系统的监护与治疗
      - 监测项目
        - 心脏常规监测
        - 血流动力学监测
        - 组织灌注的监测
      - 急性循环功能不全的治疗
        - 休克
        - 心律失常
        - 低心排综合征
    - 呼吸系统的监护与治疗
      - 监测项目
        - 基本监测
        - 肺功能监测
        - 血气监测
      - 呼吸功能不全的治疗
        - 保持呼吸道通畅
        - 氧疗
        - 机械通气
- 危重症评估系统
  - 非特异性病情严重程度评分
    - 急性生理与慢性健康状况评分
    - 治疗干预评价系统
  - 多脏器功能障碍病情评分
    - 多脏器功能障碍评分
    - 全身感染相关性器官功能衰竭评分
  - 特定器官功能障碍评分
  - 疾病的诊断性评分
  - 修正的创伤记分法
- ICU的人文关怀

1. 基础生命支持之心肺复苏的内容中，有一项关于心肺复苏顺序的要求。请结合心脏停搏后机体的变化谈谈你的看法。

2. 请结合长程生命支持的内容，谈谈对心肺脑复苏之脑复苏的看法。

3. 请结合MODS的病理机制内容，谈谈怎样预防MODS。

4. 在ICU的治疗中，呼吸系统的监护是一项重要内容，请结合心肺脑复苏的治疗谈谈你对呼吸系统重要性的认识。

第九章　围术期处理

第一节　概　　述

本章说课视频

围术期是指从决定手术治疗时起，到与本次手术相关的治疗结束为止的时期，包括术前、术中、术后三个阶段。相应地，围术期处理（perioperative management）也包括术前准备、术中保障和术后处理这三个阶段的工作。优质的围术期全程管理体现了一个外科团队的专业水平。围术期全程管理需要为手术的成功施行创造尽可能良好的条件、为手术的顺利完成与患者安全提供最大程度的保障；同时防治术后并发症以促进患者早日康复。近年来，加速康复外科（enhanced recovery after surgery，ERAS）的理念日益被临床接受并推广，其核心要义就是要通过更加科学的围术期处理，使患者安全度过手术并最大程度地减少术后并发症，尽快地恢复生理功能，早日康复。

第二节　术　前　准　备

术前准备（preoperative preparation）指自患者入院或确定手术到实施手术前所做的各项检查及处理措施。主要包含以下几个方面：①术前评估包括对病情的诊断与充分术前评估；②一般准备：包括心理和生理两个方面；③特殊准备。根据外科疾病的病情差异，不同系统疾病的术前准备内容还会有所不同。

一、术　前　评　估

（一）手术时限的分类

患者术前准备的时间与内容取决于疾病的轻重缓急、手术范围的大小等。按照手术的时限和紧急程度，外科手术可分为三类：

（1）急症手术（emergency operation）：例如急性阑尾炎并穿孔、急性上消化道穿孔并弥漫性腹膜炎、外伤性肝破裂等急症，均应在最短的时间内完成必要的准备后尽快施行手术治疗。对于体腔内大血管破裂等紧急情况，更应争分夺秒地施行紧急手术以挽救患者生命。

（2）限期手术（confine operation）：例如各种恶性肿瘤根治术、已用碘剂做术前准备的针对甲状腺功能亢进的甲状腺大部切除术等，虽然手术时机可以选择，但有一定的时间限度，因此术前准备也应尽可能早地完成。

（3）择期手术（selective operation）：例如胃、十二指肠溃疡的胃大部切除术、一般的良性肿瘤的切除术、腹外疝的修补术等，手术应在完成充分的术前准备之后选择适宜的时机施行。

（二）手术耐受力判断

手术前应充分评估患者对手术的耐受力。耐受力良好的患者，术前只需进行一般准备后便可施行手术。耐受力不良的患者，除一般准备外，还需做相关的特殊准备。要通过详细询问病史、全面细致地进行体格检查，加上系统地进行临床检验、针对重要器官进行影像学辅助检查以及相关功能测试，尽可能全面地了解患者的全身情况，发现可能对手术产生不良影响的风险因素，包括心理因素、生理因素，心、肺、肝、肾等重要脏器功能异常，血液与免疫系统功能异常，内分泌紊乱以及营养状态差等，并在术前积极纠正、术中严加管控、术后注意防治。

二、一　般　准　备

（一）心理准备

术前心理准备包括患者心理准备、家属心理准备两方面。当今的临床医学是"生物-医学-社会"模式，医护人员面对的不仅仅是外科疾病的问题，还要面对患者与家属的心理问题。尽管现代医学的发展已使很多的手术技术非常成熟，围术期的处理也非常规范，但是，对于患者和家属来说，其医学知识有限，因此，对于手术往往会产生焦虑与恐惧的心理，外科医护人员要充分理解、耐心解释与处理，缓解其焦虑、不安以及恐惧，增强其战胜疾病的信心。

1. 患者心理准备　术前应详细介绍病情、手术目的、预期疗效、术中可能发生的风险、术后常见的不适与并发症，使患者充分理解疾病的情况、医生的计划、自己需要如何配合治疗，并从医生的谈话中获得信心与鼓励，从而积极配合术前准备、手术与术后治疗。

2. 家属心理准备　家属对于疾病与诊疗问题的关切与患者既相似又有所不同。如，医护人员对于恶性肿瘤患者，遵照保护性医疗制度对患者本人的病情告知通常会有所保留，而对于家属则告知全部真实情况，此时，家属的心理压力可能大于患者，加上家属不仅要协助看护患者，还需兼顾自身工作和学习并操持家庭事务、筹集医疗费用等，其心理压力可能更大。

医护人员不仅要向患者家属和（或）监护人等作真实、全面的介绍和解释，以获得其理解、信任和支持，也要关注到家属的心理压力的问题。这种沟通不仅要针对病情的轻重缓急掌握谈话的节奏，还要针对家属的不同文化教育背景、理解能力等情况采用适宜的谈话方式。谈话过程应符合医学伦理学要求，也要注意严格遵守医疗保密制度，充分尊重患者意愿、保护患者隐私。医护人员对患者和家属的心理帮助不仅仅在于术前阶段，而应当贯穿在整个围术期。

（二）生理准备

针对患者的生理状态以及拟实施的手术可能对患者的生理状态产生的影响进行准备，并对患者的某些不利于手术安全与术后康复的习惯进行调整，使其更安全地度过手术且更有利于术后治疗。

1. 为适应手术后变化做的准备与训练　包括：①因切口疼痛影响咳嗽咳痰，因此，术前应训练如何正确咳嗽和咳痰，对于吸烟的患者术前应停止吸烟至少2周，以利于术后患者呼吸道内的分泌物及时排出；②多数患者不习惯在床上使用便具，要鼓励患者术前加以练习，以免术后因不能下床如厕导致便秘、尿潴留等。

2. 输血和补液　对于可能发生的术中或术后大出血的手术，术前须常规进行血型鉴定以及交叉配血试验，并准备足够量的同血型血制品。凡术前有水、电解质紊乱或酸碱失衡，以及贫血、低蛋白血症的患者，若非急症或紧急手术，均应在术前及时予以纠正。

3. 预防感染　围术期感染包括：切口的感染、手术野与相应体腔的感染（如阑尾切除术后腹腔感染、腹膜炎）、身体其他部位的感染（如肺部感染、尿路感染、压疮感染等），严重者可形成脓毒症甚至感染性休克。术前除按应用指征合理使用抗生素外，还应采取综合措施以提高患者预防感染的能力，包括改善营养状况、促进良好的睡眠、及时处理已发现的感染灶（如龋齿）、避免术前接触已经感染者、术前 1 日应沐浴并保持皮肤清洁、剃除手术切口附近区域的皮肤毛发等。

4. 胃肠道准备　择期手术患者麻醉前均应常规进行胃排空，以防止因麻醉术中呕吐而窒息，或术中、术后发生胃内容物反流、误吸而导致肺部感染（吸入性肺炎）。成人从术前 8～12 小时开始禁食、术前 4 小时开始禁饮；新生儿、婴幼儿禁母乳至少 4 小时。急诊患者术前也应充分考虑胃排空的问题，必要时可行胃肠减压。涉及胃肠道手术者，术前 1～2 日开始进流质饮食，有幽门梗阻的患者需在术前进行洗胃。结直肠手术，酌情在术前 1 日及手术当日晨清洁洗肠或进行结肠灌洗，并于术前 2～3 日开始进食流质饮食、口服肠道抑菌药物，以减少术后并发感染的机会。

关于结直肠手术的术前肠道准备，习惯做法包括肠道的清洁和杀菌两个方面。近年来提出的加速康复外科（enhanced recovery after surgery，ERAS）认为术前不必传统地采用机械法灌洗肠道，这样并不会增加感染机会，反而有利于术后早期康复。

5. 其他

①手术前夜可给予适量镇静剂以保证良好的睡眠；②若发现患者有与疾病无关的体温升高，或妇女月经来潮等情况，应延迟手术日期；③进手术室前应排尽尿液，估计手术时长或盆腔手术应留置导尿管，使膀胱处于空虚状态；④若患者有活动性义齿则术前应取下，以免麻醉或手术中脱落造成误吸或误咽；⑤术前宣教。

三、特 殊 准 备

对手术耐受力较差的患者，或重要脏器有器质性病变且功能处于代偿与失代偿之间者，还需有针对性地做好相应的特殊准备。

1. 营养不良　可使患者对手术的耐受力明显降低，增加手术并发症的机会。

对于有较严重营养不良的非急症手术患者，术前应当先进行营养支持治疗，待其营养状态能够耐受手术后再施行手术治疗；如患者有较明显的低蛋白血症，短期内通过营养支持治疗通常难以迅速提高其蛋白水平，可以直接输注适量的人体白蛋白；伴贫血者也应间断输血液制品予以纠正，以保证术后顺利康复。

2. 脑血管病　围术期脑卒中发病率较低，但一旦发生则后果严重，应予以重视。多数缺血性脑卒中都发生在术后阶段，常常因为低血压、液体摄入不足以及活动减少导致脑动脉血栓形成。对于非急症手术，如术前查体闻及颈动脉杂音，或近期内有短暂性脑缺血发作（TIA）的患者，虽无症状仍应进一步行影像学检查或专科治疗；对于近期有脑卒中史者，择期手术建议至少推迟 2 周，最好 6 周。

3. 心血管病　严重高血压者在麻醉、手术过程中不仅极易诱发脑血管意外，还容易发生心力衰竭和心肌梗死等严重并发症。患者术前血压<160/100mmHg，无需特殊处理；而血压>180/100mmHg者，术前应予降压药物控制血压并稳定在一定水平。对于近期有心绞痛发作、心电图提示有明显心肌缺血或有严重心律失常者，应在控制症状、改善心肌供血和纠正心律失常之后再进行手术；近期有心肌梗死发作者，择期手术应尽量安排在 6～12 个月之后进行，否则很容易导致心肌梗死再发作，非常危险。已接受冠状动脉内支架手术或人工心脏瓣膜置换手术者，由于术后常规服用抗凝药物，可能会使其他的非心脏手术在术中或术后发生难以控制的出血，因此术前需暂停抗凝治疗 1～2 周，或遵医嘱。

由于术前即有心脏疾病的患者手术相关死亡率明显高于无心脏病者，临床上通常使用 Goldman 指数进行量化评估（表 9-2-1）。研究表明：对年龄≥40 岁、接受非心脏手术的患者，心源性危险因素导致患者死亡或致命性心脏并发症的发生率随着分值的增加而升高（0～5 分者，危险性<1%、死亡率为 0；6～12 分者，危险性为 7%、死亡率为 0；13～25 分者，危险性为 13%、死亡率为 2%；>26 分者，危险性为 78%、死亡率为 56%）。通过积极治疗与适当的措施 Goldman 指数可以降低，例如充血性心力衰竭患者治疗后心力衰竭得以纠正则评分可减 11 分、急性心肌梗死延期手术可减 10 分。

表 9-2-1 Goldman 指数

临床表现	得分
第二心音奔马律或静脉压升高	11
心肌梗死发病<6 个月	10
任何心电图>5 个室性期前收缩（室早）/分	7
最近心电图有非窦性节律或房性期前收缩	7
年龄>70 岁	5
急症手术	4
胸腔、腹腔、主动脉手术	3
显著主动脉瓣狭窄	3
总的医疗条件差	3

4. 肺功能障碍 术后肺部并发症和相关死亡率仅次于心血管系统，居于第二位。凡术前有肺功能不全者，均应进行肺部 X 线检查（或 CT 扫描）、肺功能检查与血气分析。对于有长期吸烟史者，特别是每日吸烟超过 10 支者，术前戒烟极为重要。术前还要对患者进行呼吸训练、正确咳嗽咳痰指导，以增加肺通气量、改善功能残气量并排出呼吸道分泌物，减少术后肺部并发症的发生。对于术前罹患急性呼吸系统感染的患者，若是择期手术应延期至呼吸道感染治愈后 1～2 周；若是急症手术，则需加用抗生素，并避免采用吸入麻醉。术前应用麻黄碱、氨茶碱等支气管扩张剂对阻塞性肺功能不全者可有良好的作用；痰多而稠厚者，除了支气管扩张剂、抗生素、祛痰药物等，还可给予雾化吸入以利于痰液稀释、易于咳出；对于喘息正在发作的患者，应积极治疗而其择期手术应予延期。

5. 肝、肾疾病 急慢性肝炎和肝硬化的患者对手术的耐受性很差。凡行择期手术者术前均应常规做肝功能生化检验，必要时行肝脏超声检查或 CT 扫描。凡是肝功能不全患者，择期手术前应充分准备，给予护肝，补充蛋白质及多种维生素，尤其是维生素 K，以期改善肝功能。

肾功能不全者对手术与麻醉的耐受性较差，因此，术前应常规检查患者的肾功能情况。肾功能损害者术前应积极改善，如果需要进行透析，应在计划手术前 24 小时内进行。对于术前即已存在肾衰竭的患者，要注意维持电解质平衡，特别是要将血清 K^+ 控制在正常水平。若已经有容易引发肾功能衰竭的其他危险因素，需要使用有肾毒性的药物（如氨基糖苷类抗生素、非甾体抗炎制剂或麻醉药物）时，须极其慎重。

6. 糖尿病 糖尿病患者对手术的耐受力差，而手术可使其在围术期全程都处于应激状态，表现为血糖升高，严重者可发生糖尿病酮症酸中毒、高渗性非酮症昏迷。糖尿病的慢性并发症也对围术期有重大影响，术前评估也要加以关注。

对于平时仅以饮食控制即可维持血糖稳定者，术前无需特殊准备；平时以口服降糖药维持血糖稳定的患者，术前应继续服用直至手术的前一晚上；平时口服长效降糖药者，应在术前 2～3 日停药；对于术前禁食的患者，需以葡萄糖液加适量胰岛素静脉输注以维持血糖轻度升高状态（5.6～11.2mmol/L）；对于平时使用胰岛素控制血糖者，术前也应予葡萄糖液加适量胰岛素维持正常的糖代谢，直至手术当日早晨停用胰岛素；对于伴有酮症酸中毒的患者，如须接受急诊手术时，应尽可能及时纠正酸中毒、血容量不足与电解质失衡（特别是低血钾）。

7. 凝血障碍 由于通过常规的凝血检验发现凝血障碍的概率很低，通过凝血酶原时间（prothrombin time，PT）、活化部分凝血活酶时间（activated partial thromboplastin time，APTT）及血小板计数异常而发现严重凝血障碍的概率更低，因此，术前仔细询问病史和体格检查尤为重要。

询问病史应包括患者及直系家庭成员有无以下情况：①出血和血栓栓塞史；②输血史；③出血

倾向，例如手术和月经是否严重出血，是否容易发生皮下瘀斑、鼻出血或牙龈出血等；④合并肝肾疾病；⑤不良饮食习惯；⑥长期、大量饮酒；⑦服用阿司匹林、非甾体抗炎药或降血脂药（可能导致维生素 K 缺乏）；⑧抗凝治疗，例如心房纤颤、静脉血栓栓塞、应用机械心瓣膜时服用华法林等。查体时应注意皮肤、黏膜有无出血点（紫癜）、脾大或其他全身性疾病征象。

出现了凝血障碍，根据病情，常见的术前处理有：

（1）停用导致凝血障碍的药物：①术前 2～3 日停用非甾体抗炎药；②术前 7 日停用阿司匹林；③术前 10 日停用抗血小板药如氯吡格雷（elopidogrel）。

（2）治疗凝血障碍：①如果临床确定有凝血障碍，则择期手术前应做相应的治疗。②若血小板 $<50×10^9/L$，可输注血小板；大手术或涉及血管部位的手术，应保持血小板达 $75×10^9/L$；神经系统手术，血小板测得值不低于 $100×10^9/L$。

（3）针对血小板的特殊治疗：①因脾大和免疫引起的血小板破坏，输注血小板无效，不建议常规预防性输血小板；②对于药物引起的血小板功能障碍，紧急情况下可给予 1-脱氨-8-右旋-精氨酸加压素（DDAVP）并输血小板。

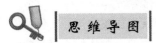

思维导图

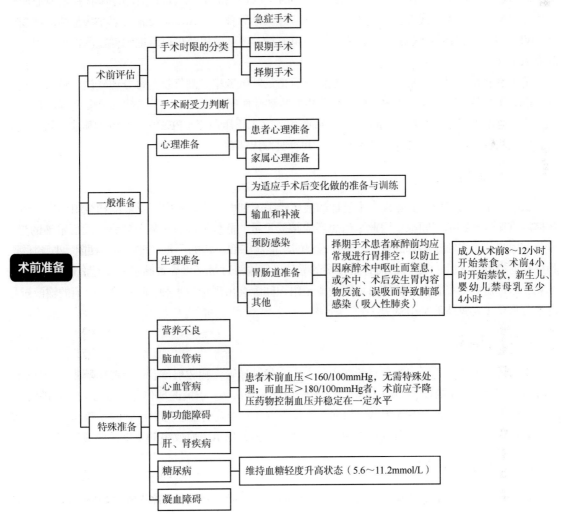

第三节　术　后　处　理

术后处理是围术期处理的一个重要阶段，是连接术前准备、手术与术后康复之间的桥梁。术后处理得当，可使手术应激反应减轻到最小程度，有利于患者术后康复。

一、常　规　处　理

（一）术后医嘱

这一医疗文件的书写包括：诊断、实行的手术、监测方法和治疗措施，例如止痛、抗生素应用，伤口护理及静脉输液、各种管道、插管、引流物及出入量、吸氧与排痰等处理。

（二）监测

手术后多数患者可返回原病房，需要监护的患者可送进 SICU。常规应监测生命体征，包括体温、脉搏、呼吸频率、血压，每小时（或 24 小时）尿量，记录出入量；有心、肺疾病或有心肌梗死危险的患者应予无创或有创监测中心静脉压、经漂浮导管（即 Swan-Ganz 导管）测量肺动脉楔压（PCWP）以及心排血量（CO）；重症者应行心电监护，还可采用经皮血氧饱和度监测仪动态观察动脉血氧饱和度。

危重患者常需要呼吸机辅助通气。在调整合适的呼吸频率、潮气量、每分通气量、吸入氧气浓度（FiO_2）等参数后，应定期做动脉血气分析。若动脉血氧分压（PaO_2）<60mmHg 则提示存在低氧血症，应该查找原因并提高 FiO_2 浓度，或改用呼气末正压通气（PEEP），以纠正其缺氧状态。还要注意监测肾功能、体液与电解质平衡等，并及时做出调整。

（三）静脉输液

长时间手术过程中，会有很多不显性的液体经手术创面丢失，术中广泛解剖和组织创伤又使大量体液重新分布到第三间隙，因此术后患者应接受足量的静脉输液直至恢复饮食。术后输液的量、成分和输液速度取决于手术的大小、患者器官的功能状态和疾病的严重程度。如肠梗阻、小肠坏死、肠穿孔的患者，术后 24 小时内需补给较多的晶体。但输液过量又可导致肺水肿和充血性心力衰竭；休克和脓毒血症的患者由于液体自血管外渗至组织间隙会出现全身水肿，此时估计恰当的输液量显得十分重要（参见体液平衡章节）。

（四）引流管

手术后常见的引流管主要有胃肠减压管、中心静脉导管、胸腔引流管、腹腔引流管、导尿管、各种造口管等。引流的种类、吸引的压力、灌洗液及灌洗次数、引流的部位及护理方式要写进医嘱。要经常检查放置的引流管有无阻塞、扭曲、受压等现象；换药时要注意引流管的妥善固定，以防落入体内或脱出；要注意观察引流量与性质，注意有无征象提示出血或瘘的发生，并应做好记录。

（五）给氧与祛痰

对于合并有慢性阻塞性肺疾病的患者，术后的呼吸支持十分重要。由于气管内麻醉以及全身麻醉，术后患者可能有短暂的呼吸功能减退，应把意识清醒程度、自主呼吸状态以及血氧饱和度测定等作为针对性处理的依据。如果病情稳定，可给予鼻导管给氧（4L/min）；若发现患者有严重缺氧或 ARDS 应立即转入 ICU 采取积极的呼吸支持措施。

为了预防术后肺部感染、肺不张等并发症，在术前就要对患者作好解释和培训，使其术后能够主动、正确地咳痰。为了便于咳痰，可以静脉使用痰液稀释剂（如氨溴索）以及超声雾化吸入（抗生素＋糜蛋白酶）。对于需要较长时间进行呼吸支持的患者，由于气管内插管不利于排痰，可进行气管切开术，以便于气道管理、给氧与祛痰。

（六）胃肠道管理

1. 置入胃肠减压管　胃肠减压管通常是指鼻胃管，多数用于消化道手术或腹部其他手术。鼻胃管通常在术前预置，在术中可以起到减轻胃胀气或抽除胃内潴留液、便于手术操作的作用。术后留置鼻胃管，可以观察病情变化（如出血）和治疗（如减轻胃内潴留液）。对于食管、胃和小肠手术后的患者，如有显著的肠梗阻、神志欠清醒（需要防止呕吐或反流导致误吸），或有急性胀气、胃扩张的，应将鼻胃管连接负压装置，经常冲洗并间断吸引以确保鼻胃管畅通，留置 2～3 日，直到可闻及肠鸣或已恢复排气，恢复正常的胃肠蠕动。

2. 鼻饲与造瘘　术后早期（特别是术后 6 小时以内）胃肠道蠕动、排空功能尚未恢复（尚未恢复排气排便，也未能闻及肠鸣音），鼻饲管或胃、肠造口导管应作为胃肠减压管使用，应进行重力（体位）引流，也可接负压间断吸引。根据 ERAS 理念鼓励早期恢复肠内营养，空肠造口的营养管可在术后第 2 日滴入营养液。

3. 恢复进食　术后尽早恢复进食有诸多益处，但应注意：①手术后 6 小时以内是麻醉作用延续阶段，极易呕吐、反流、误吸；②患者神志未完全恢复清醒前恢复进食极易导致呛咳、误吸，误吸易于引发肺部感染，而呛咳则易于引发切口裂开等并发症；③胃肠道蠕动、排空能力恢复前进食易于引发消化道梗阻；④消化道吻合术后者恢复进食要注意预防吻合口瘘、吻合口梗阻等并发症（详见相关章节）；⑤恢复进食应注意食物的清洁、成分均衡、适宜的性状（先试予流质、半流质，逐渐过渡到正常饮食）；⑥恢复进食后要注意观察患者是否有不适症状，及时评估、处理。

（七）抗生素的应用原则

围术期抗生素的应用分为预防性和治疗性两种。前者是在某些污染的手术（主要是胃肠道和胆道手术）术前 1 小时左右开始使用广谱抗生素 1～2 次，以预防感染的发生；后者是针对已经有感染的患者（如急性化脓性阑尾炎穿孔、腹膜炎）选用敏感的抗生素，并持续到感染被控制为止。

有些手术虽属清洁手术，但一旦感染将使手术失败，甚至发生严重后果；另一些手术使用了人工替代物（如心脏瓣膜、人造血管等）植入，还有的进行了脏器移植手术，一旦感染后果严重。对于这些手术所用抗生素也属于预防性应用。

二、体　位

手术后应根据麻醉和患者的全身情况、术式、疾病的性质等选择体位，使患者处于既安全、舒适，又便于活动的体位。对于全身麻醉后尚未清醒的患者除非有禁忌均应平卧直到清醒，将头转向一侧使口腔内分泌物或呕吐物易于流出，避免误吸进入气道。蛛网膜下腔阻滞麻醉后的患者也应平卧，或头低卧位 12 小时，以防止因脑脊液外渗导致头痛。全身麻醉清醒后、蛛网膜下腔阻滞麻醉

12 小时后，以及硬脊膜外腔阻滞、局部麻醉等患者可根据手术需要选择体位。

施行颅脑手术后如无休克或昏迷，可取 15°～30°头高脚低斜坡卧位。施行颈、胸手术后多采用高半坐式卧位，以利于呼吸及有效引流。腹部手术后多采用低半坐卧位或斜坡卧位，以减少腹壁张力。脊柱或臀部手术后，可采用俯卧或仰卧位。腹腔内有污染的患者，在病情许可的情况下尽早改为半坐位或头高脚低位，以便体位引流。休克患者应取下肢抬高 15°～20°、头部和躯干抬高 20°～30°的特殊体位。肥胖患者可采取侧卧位，有利于呼吸和静脉回流。

三、活　　动

手术后如果镇痛效果良好，原则上应该早期床上活动，争取在短期内下床活动。早期活动除了有利于增加肺活量、减少肺部并发症、改善全身血液循环、促进切口愈合、减少深静脉血栓形成的发生率外，也有利于肠道蠕动和膀胱收缩功能的恢复，从而减少腹胀和尿潴留的发生。若有休克、心力衰竭、严重感染、出血、极度衰弱等情况，以及施行过有着特殊固定、制动要求的手术患者，则不宜早期活动。

四、常见的术后不适的处理

术后不适是指直接由手术引起或与手术密切相关的各种不适。相较于术后并发症，术后不适对患者身心健康的影响程度较轻、持续时间较短。因其与术后并发症在原因、临床表现特点等方面都既相似而又有所不同，有时二者很难完全区分或界定。常见以下情形：

1. 疼痛　麻醉作用消失后，切口受到刺激时会出现疼痛，改变体位、切口受到牵拉或触压等情况下疼痛可加重。术后疼痛可引起呼吸、循环、胃肠道和骨骼肌功能变化，甚至引起并发症。胸部和上腹部手术后疼痛，会使患者不敢活动特别是不敢咳痰、不愿深呼吸，自觉或不自觉地使胸肌、腹肌和膈肌固定，导致术后肺膨胀不全；活动减少，还容易引起静脉淤滞、血栓形成和栓塞。术后疼痛也会导致儿茶酚胺和其他激素的释放，引起血管痉挛、高血压，严重的发生心肌梗死、脑卒中和出血。

疼痛是常见的术后不适，通常程度较轻，随着患者逐渐适应术后的状态，疼痛也常常随之减轻。但如果 2～3 日后疼痛不但不减轻，反而持续存在甚至加重，要注意是否为炎症所致，特别是手术伤口如果出现"搏动性疼痛"，往往提示伤口化脓性感染，要及时处理。对于非感染所致疼痛，有效的止痛会改善大手术的预后。

常用的止痛措施：止痛药止痛、神经阻滞止痛、镇痛泵止痛。常用的麻醉类镇痛药有吗啡、哌替啶和芬太尼（fentanyl）。临床应用时，在达到有效镇痛的前提下，药物剂量宜小不宜大、用药间隔时间应逐渐延长。及早停用镇痛剂有利于胃肠动力的恢复。硬膜外阻滞麻醉导管可留置数日并连接镇痛泵以缓解疼痛，特别适合于下腹部手术和下肢手术的患者。

2. 恶心、呕吐　术后呕吐的常见原因是麻醉反应的延续。麻醉作用消失后可自然停止。腹部手术后的胃扩张或肠梗阻可发生不同程度的恶心呕吐，其他引起恶心呕吐的原因有颅内压增高、糖尿病酸中毒、尿毒症、低钾、低钠等。可查明原因进行针对性治疗。

3. 腹胀　术后发生腹胀的原因很多，常见的有：术中麻醉药物及术后的延续作用致胃肠排空能力减弱；气管内插管球囊注气不足致术中呼吸机辅助呼吸时部分气体进入食管、胃、肠；电解质紊乱如低钾致胃肠蠕动减弱或消失；膈下积液或积血以及腹腔感染影响胃肠道排空功能；术前即有腹胀而未采取胃肠减压措施；患者术后疼痛呻吟吞入多量气体等。处理方法主要有：术前经鼻胃管持续胃肠减压并保留至术后，术前麻醉后检查气管内插管球囊压力，术前术后注意纠正低钾等电解质紊乱，术后取半卧位，使用胃肠动力药物，及时发现、处理腹腔内感染等。

4. 呃逆 术后发生呃逆者并不少见，多为暂时性，但有时可为顽固性。呃逆的原因可能是神经中枢或膈肌直接受到刺激。手术后早期发生者，可采用压迫眶上缘、短时间吸入二氧化碳、抽吸胃内积气与积液、给予镇静或解痉药物等措施。施行上腹部手术后如果出现顽固性呃逆，要特别警惕膈下积液或感染的可能，此时，应做 CT、X 线或超声检查，一旦明确有膈下积液或感染，需要及时处理。

中医药的穴位治疗可取足三里穴、合谷穴、神阙穴等，可选用针刺、艾灸、药物敷贴等方法，经典方剂大承气汤在治疗腹胀、呃逆、呕吐方面有一定的疗效。

五、伤口的处理

1. 伤口换药 一般伤口术后第 3 日换药。换药时检查伤口有无感染征象，包括红肿、渗出、血肿、压痛等。如无感染迹象，消毒后以无菌敷料覆盖伤口；如有感染发生，应按感染伤口进行换药或引流处理。

2. 伤口拆线 手术缝线的拆除时间应根据切口部位、局部血液供应情况、患者年龄、营养状况等来决定。一般头、面、颈部手术可在术后 4～5 日拆线，下腹部、会阴部手术术后 6～7 日拆线，胸部、上腹部、背部、臀部手术术后 7～9 日拆线，四肢手术术后 10～12 日拆线（近关节处可适当延长），减张缝线术后 14 日拆线。青少年患者可适当缩短拆线时间，老年、营养不良的患者可延迟拆线时间，也可根据患者的实际情况采用先间隔拆线、1～2 日或数日后再拆除剩余缝线的做法。使用电刀的切口也应推迟 1～2 日拆线。

3. 伤口愈合的记录 手术切口按照其清洁程度分为 3 类：清洁切口（Ⅰ类切口）；可能污染的切口（Ⅱ类切口）；污染切口（Ⅲ类切口）。切口的愈合等级按照其愈合过程与结果分为三级：甲级愈合，指愈合优良、无不良反应；乙级愈合，指愈合过程中有炎症反应，如红肿、硬结、血肿、积液等，但未化脓；丙级愈合，指切口化脓、需要做切开引流等处理，伤口经过一段时间的换药后，以瘢痕形式愈合。具体记录方法：如疝修补术后切口愈合优良，记录为"Ⅰ/甲"；胃大部切除术后切口发生血肿，记录为"Ⅱ/乙"。

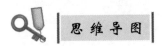

思维导图

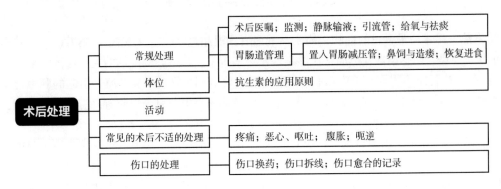

第四节　术后并发症的防治

手术后可能发生多种并发症，掌握其发生原因、临床表现、防治方法十分重要。术后的并发症既可由原发病、手术引起，也可由与手术无关的因素引起。有时候原已存在的并发症又可导致另一并发症的发生（如术后大出血可能导致失血性休克，引发脑损害）。术后并发症分为两类：一类为各种手术均可能发生的并发症，另一类是与手术方式相关的特殊并发症（如胃大部切除后的倾倒综合征）。本节仅介绍术后一般性的并发症，而与手术方式相关的特殊并发症将在相关章节中介绍。

一、术 后 出 血

术后出血是最严重的术后并发症之一，通常发生在手术切口、空腔器官及手术相关的体腔内。

术后早期（通常指术后 24 小时以内）发生的出血多与术中止血不彻底有关，如创面渗血未完全控制、原先痉挛的小动脉断端舒张或结扎线脱落等。

术后晚期（通常 7～10 日）发生的出血常为血管结扎处缺血坏死、线结脱落或感染后组织坏死累及较大血管所致。

凝血功能障碍导致的术后出血则时间特点不明显。手术切口敷料被渗出血渗湿是最直观的临床表现之一，此时应考虑手术切口出血，如果出血量较大应考虑拆除部分缝线探查并彻底止血、妥善处理伤口。

术后体腔内的出血则较为隐蔽而后果严重。如非较大的血管出血，手术后体腔内的出血早期不易被察觉，尤其是没有留置引流管的手术，须通过密切观察才能发现。一般性的表现主要有虚弱、面色和眼结膜苍白、脉搏细速等，血常规检验可有红细胞计数减少、血红蛋白下降等。随着出血量的增加，患者可能出现休克早期的征象：烦躁、心率加快、肢体厥冷、尿少等，进而血压下降、每小时尿量<25ml、CVP<5cmH_2O，甚至神志淡漠等。

术后出血的预防措施包括：术前积极改善患者的凝血功能；术中手术操作认真细致、避免损伤血管、可靠结扎血管出血点；减少库存血的用量，维持凝血功能；术中认真对渗血的创面进行止血，可采用缝扎、电凝止血、止血纱布和生物凝胶等方法；对于创面大或止血效果欠佳的手术，应留置引流管以便术后观察。

二、术后发热与低体温

1. 发热　是术后最常见的症状，约 72% 的患者体温超过 37℃，41% 高于 38℃，术后发热不一定表示伴发感染。非感染性发热通常比感染性发热来得早。非感染性发热的主要原因：手术时间长（>2 小时）、广泛组织损伤、术中输血、药物过敏、麻醉剂（氟烷或安氟醚）引起的肝中毒等。如体温不超过 38℃，可不予处理。高于 38.5℃，患者感到不适时，可予以物理降温，对症处理，严密观察。

术后第一个 24 小时出现高热（>39℃），如能排除输血反应，多考虑链球菌或梭菌感染、吸入性肺炎或原已存在的感染。感染性发热的危险因素包括患者体弱、高龄、营养状况差、糖尿病、吸烟、肥胖、使用免疫抑制药物或原已存在感染病灶。拟用的预防性抗生素未执行也是因素之一。手术因素有止血不严密、残留死腔、组织创伤等。感染性发热除伤口和其他深部组织感染外，其他常见发热病因包括肺膨胀不全、肺炎、尿路感染、化脓性或非化脓性静脉炎等。发生术后感染需积极应用抗生素并进行细菌培养寻找敏感药物。

2. 低体温　轻度低体温也是一个常见的术后并发症，多因麻醉药阻断了机体的调节过程，开腹或开胸手术热量散失，输注冷的液体和库存血液。患者对轻度低体温耐受良好，除使周围血管阻力轻微增加和全身耗氧减少之外，对机体无大妨碍。然而明显的低体温会引起一系列的并发症：周围血管阻力明显增加，心脏收缩力减弱，心排血量减少，神经系统受抑制，凝血系统酶功能失常致凝血障碍。深度低体温通常与大手术，特别是多处创伤的手术，输注大量冷的液体和库存血液有关。

术中应监测体温，大量输注冷的液体和库存血液时应通过加温装置，必要时用温盐水反复灌洗体腔，术后注意保暖，可以预防术后低体温。

三、术 后 感 染

1. 伤口感染　伤口感染发生率为 3%~4%，表现为术后 3~4 日切口疼痛不减轻或反而加重，或一度减轻后又加重，体温呈上升趋势，应首先考虑到切口感染的可能。要及时检查伤口，如发现切口红肿、渗出、压痛或有缝线感染，血常规白细胞计数升高，可明确诊断。其发生与切口有无细菌污染、局部有无血肿和异物、切口局部抵抗力强弱等因素有关。

术前应积极准备，加强营养，增强机体抵抗力；术中严格无菌操作，操作精细，减少损伤，止血彻底，缝合不留死腔；术后密切观察，及时换药，正确使用抗生素。如已感染化脓，则须拆除缝线，行细菌培养，通畅引流、换药，亦可结合理疗促进炎症吸收。

2. 全身性感染　围术期感染，无论是手术区域局部感染，还是其他如肺部或泌尿系统感染，若未能及时、有效地治疗，或患者营养状态未能改善、免疫力低下等，均有可能发展为全身性感染，表现为脓毒血症、感染性休克甚至危及生命。

3. 真菌感染　真菌感染常发生在长期应用广谱抗生素的患者，临床上多为假丝酵母菌（念珠菌）所致。若有持续发热，又未找出确凿的病原菌，应考虑真菌感染的可能性，应进行一系列的真菌检查（包括血培养）、拔除全部静脉插管、检查视网膜是否有假丝酵母菌眼内炎（candida endophthalmitis）。一般常选用两性霉素 B（amphotericin B）或氟康唑（fluconazole）等进行治疗。

四、切 口 裂 开

切口裂开可发生于全身各处的手术切口，多发于腹部切口或邻近关节的切口，常发生于术后 1 周左右。主要原因有：患者营养不良，组织愈合能力差；术者缝合技术缺陷，如组织对合不良，缝线结扎不紧，留有死腔；术后有咳嗽、呃逆、呕吐及用力排便等情况使腹腔压力突然增加；长期进行激素治疗、化疗、放疗妨碍组织修复；切口感染、拆线过早等。

临床表现为患者在起床、大小便或咳嗽、呕吐等腹部突然用力时，自觉切口崩裂。可分为两种：一种为部分裂开，除皮肤缝线完整而未裂开外，肌层及腹膜完全裂开，可见肿物隆起，有时可见肠蠕动波，如脱出的肠管夹在切口两侧组织之间，可发生肠梗阻或肠绞窄，或日后呈切口疝；另一种为完全裂开，可见敷料被血性液体浸湿，并有肠袢或大网膜脱出。腹部切口完全裂开者要立刻用无菌敷料覆盖伤口，送手术室并在无菌条件下做腹壁全层间断缝合。术后以腹带加压包扎，加强营养，防治感染，拆线延迟至 12～14 日后。部分裂开者根据具体情况处理。

围术期应针对切口裂开的原因积极预防。术前纠正贫血及低蛋白血症；手术操作技术熟练，止血彻底，缝合不留死腔；切口缝合张力过大者可减张缝合；患者术后咳嗽时最好平卧，患者或医护人员用双手保护切口，可减轻疼痛并预防切口裂开；常规腹带包扎；及时处理引起腹内压增高的各种因素，腹胀明显者行胃肠减压；适时拆线，预防感染。

五、呼吸系统并发症

呼吸系统并发症占术后死亡原因的第二位。常见的危险因素：年龄＞60 岁，呼吸系统顺应性差（使残气容积与呼吸无效腔增加）、慢性阻塞性肺疾病史（慢性支气管炎、肺气肿、哮喘、肺纤维化等）。

1. 肺膨胀不全 全身麻醉、胸部与上腹部手术后经常发生肺膨胀不全。常见于年老体弱、肥胖、长期吸烟者和患有呼吸系统急、慢性疾病的患者。麻醉未清醒、咽反射未恢复、术后疼痛影响患者深呼吸与咳嗽咳痰等因素，常使得呼吸道分泌物不易排出、变得黏稠并堵塞支气管，形成肺膨胀不全。多数患者都能自愈。

2. 术后肺炎 多由革兰氏阴性菌引起。其易患因素有：①呼吸道异物吸入和大量的分泌物、肺膨胀不全；②腹腔感染需要长期辅助呼吸者，发生术后肺炎的危险性高；③气管内插管、机械通气损害黏膜纤毛的转运功能；④其他：给氧、肺水肿和应用皮质激素，都影响肺泡巨噬细胞的活性。

3. 肺栓塞（pulmonary embolism，PE） 是由内源性或外源性的栓子堵塞肺动脉主干或分支，引起肺循环障碍的临床和病理生理综合征，包括肺血栓栓塞症、脂肪栓塞综合征、羊水栓塞、空气栓塞、肿瘤栓塞和细菌栓塞。其预后与呼吸功能不全的严重程度相关。

六、消化系统并发症

1. 应激性溃疡 多数发生在大面积重度烧伤、重型颅脑损伤、重度休克、严重全身感染等患者的手术后，多数发生在创伤、应激后 1 周左右。大多数应激性溃疡出血经过非手术治疗可以得到控制，仅对出血量大、无法维持血压或怀疑有穿孔的患者才考虑手术治疗，手术方式暂无统一意见，较多学者主张采用迷走神经切断加胃次全切除术。

2. 胃瘫 麻醉与手术后出现胃蠕动消失、胃排空障碍，即称为胃瘫。胃瘫不一定发生在胃肠道术后，腹部的其他手术（如肝胆手术）后也可发生。胃瘫的基本处理方法是放置鼻胃管并予以引流，让胃得到充分的休息，耐心等待。同时保持水、电解质和酸碱平衡，并给予营养支持。为了促进胃动力，可给予红霉素 1～3mg/（kg·d）静脉滴注。针灸的治疗也可以有辅助作用。病程超过 2 周者还可以通过做胃镜对胃壁进行机械刺激促进对胃动力的恢复。

3. 消化道吻合口瘘与腹膜炎 消化道吻合口瘘是胃肠手术后最严重的并发症之一，若不及时发现并处理，可发展成弥漫性腹膜炎、感染性休克，甚至导致患者死亡。消化道瘘一旦发生均应进行急诊手术。手术的主要目的是清除腹腔内渗液及脓液，并在瘘口旁留置双套管进行充分引流。不宜勉强缝合瘘口，因为此时瘘口局部炎症水肿严重、组织较脆弱，勉强修补缝合不仅不易成功，还有可能因缝线的切割使得瘘口扩大。术中应争取空肠置管以便术后尽早实施肠内营养支持。确切有效的瘘口处充分引流、加强抗感染措施和积极的营养支持，可使大多数消化道瘘自愈。

4. 肠梗阻　任何腹部手术都有可能在围术期发生肠梗阻。其中，由于肠粘连所致的机械性肠梗阻最为多见；少数是腹膜炎或血管性病变（肠系膜血管栓塞或血栓形成）所致的麻痹性肠梗阻；严重的电解质紊乱，也可以引起肠动力障碍而发生肠梗阻。不同类型的肠梗阻的处理原则不同：①腹膜炎或血管性病变所导致的肠梗阻，常需立即手术；②粘连性肠梗阻则不必过早手术，采取积极的非手术治疗（包括胃肠减压、输液等）常常能缓解；③因电解质紊乱所致的肠动力障碍应及时发现并予纠正。

七、泌尿系统并发症

1. 尿潴留　手术后尿潴留较为常见，尤其是老年患者。最常见的原因是麻醉药物延续作用致排尿相关肌群无力（包括术后止痛泵的使用），如蛛网膜下腔麻醉后排尿反射受抑制；下腹部、会阴部、盆腔或泌尿系统手术可直接影响膀胱排尿；切口疼痛引起膀胱和后尿道括约肌反射性痉挛；术前置入的导尿管受压或堵塞等也是常见原因；老年男性由于前列腺增生致排尿受阻；患者不习惯床上排尿等。如发现术后尿潴留发生，应及时给予导尿或留置尿管处理。针灸等中医药的穴位治疗有一定的疗效。

2. 尿路感染　下尿路感染是最常见的获得性医院内感染之一。尿路原已存在的污染、尿潴留和各种经尿路的操作是主要原因。术中应严格无菌操作，防止泌尿系统污染，预防和迅速处理尿潴留，必要时针对性应用抗生素治疗。

八、下肢深静脉血栓形成

大手术后静脉血栓形成是最常见的并发症之一，静脉血栓形成又以下肢深静脉血栓最为常见。由于静脉血栓形成可造成一定的死亡率，所以，凡是大手术均应预防。容易引发围术期患者静脉血栓形成的因素主要有：年龄大于 40 岁，肥胖，有血栓形成病史，静脉曲张，长期大量吸烟史，大手术特别是盆腔、泌尿外科、下肢和癌肿手术，长时间全身麻醉，术后长时间卧床且较少活动，凝血功能异常（例如，抗凝血酶Ⅲ缺乏、血纤维蛋白原异常、C 蛋白缺乏、血小板增多症和超高黏度综合征等）。

下肢深静脉是血栓形成的好发部位，形成的血栓一旦脱落，可引起致命的肺动脉栓塞。因此，对于有静脉血栓形成危险因素者，应预防性使用低分子量肝素、下肢间断使用气袋加压或口服华法林（近期曾接受神经外科手术或有胃肠道出血的患者慎用）。对于曾经有深静脉血栓形成或肺栓塞史的高危患者要积极预防静脉血栓形成，可予多种方法联合使用，包括抗凝、间断使用下肢加压气袋等。

思维导图

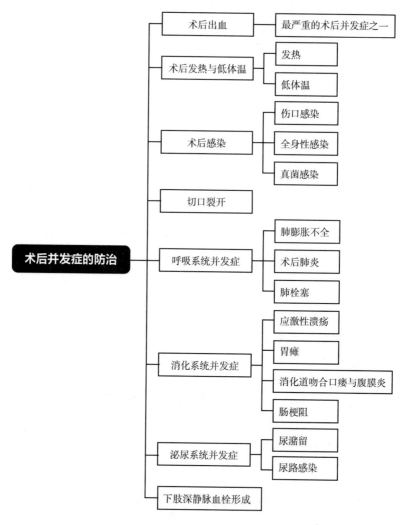

术后并发症的防治
- 术后出血 —— 最严重的术后并发症之一
- 术后发热与低体温
  - 发热
  - 低体温
- 术后感染
  - 伤口感染
  - 全身性感染
  - 真菌感染
- 切口裂开
- 呼吸系统并发症
  - 肺膨胀不全
  - 术后肺炎
  - 肺栓塞
- 消化系统并发症
  - 应激性溃疡
  - 胃瘫
  - 消化道吻合口瘘与腹膜炎
  - 肠梗阻
- 泌尿系统并发症
  - 尿潴留
  - 尿路感染
- 下肢深静脉血栓形成

 思考题

1. 围术期管理中有关术前准备的内容，有一项术前戒烟的要求，请结合术中管控、术后常见并发症谈谈你的看法。
2. 请结合快速康复理念以及术后常见胃肠道并发症的内容，谈谈对消化道管理看法。

第十章 外科感染

第一节 概 述

本章说课视频

感染是指病原体入侵机体引起的局部或者全身炎症反应，病原体主要有细菌和真菌等。外科感染一般指需要手术治疗或外伤、手术后、器械检查及治疗后的感染性疾病，约占外科疾病的 1/3～1/2。

一、分 类

1. 根据致病菌种类和病变性质分类 可分为非特异性感染和特异性感染。非特异性感染又称化脓性感染，或者一般性感染，常见致病菌有金黄色葡萄球菌、溶血性链球菌、大肠埃希菌等，所引发的疾病有疖、痈、丹毒、急性乳腺炎、急性阑尾炎等。特异性感染的致病菌有结核杆菌、破伤风梭菌、产气荚膜梭菌等，所引发的疾病有结核病、破伤风、气性坏疽等。

2. 根据病程长短分类 可分为急性感染、亚急性感染与慢性感染三类。病程在 3 周之内为急性感染，超过 2 个月为慢性感染，介于两者之间为亚急性感染。

3. 根据感染发生条件分类 可分为机会性感染、二重感染、医院内感染等。

（1）机会性感染（opportunistic infection）：又称条件性感染，是指当正常菌群在机体免疫功能低下时，由于寄居部位改变或在菌群失调等特定条件下引起的感染。

（2）二重感染（superinfection）：又称菌群交替症，指长期使用广谱抗生素而导致敏感菌群受到抑制，一些不敏感菌（如真菌等）乘机过度生长繁殖，进而产生新型感染。

（3）医院内感染（nosocomial infection）：又称医院获得性感染（hospital acquired infection, HAI），是指患者在住院期间发生的感染。包括住院期间发生的和在医院内获得、出院后发生的感染，但不包括入院前已开始或已处于潜伏期的感染。此外，医务人员在医院工作期间获得的感染也属于医院内感染的范畴。

二、病因和病理

外科感染的发生与致病菌毒力、局部或全身抵抗力、及时而准确的诊治等因素相关，并且各种致病菌具有不同的病理特点。

1. 金黄色葡萄球菌（staphylococcus aureus） 简称"金葡菌"，革兰氏阳性菌。能够产生溶血素、杀白细胞素和血浆凝固酶，多引起疖、痈等浅表组织感染疾病，且脓液稠厚、黄色、无臭味。

2. A 链球菌群（group A streptococci） 又称化脓性链球菌（streptococcus pyogenes）或乙型溶

血性链球菌（β-hemolytic streptococcus），革兰氏阳性菌。能够产生溶血素、透明质酸酶和链激酶等，易引起急性蜂窝织炎、急性淋巴管炎和淋巴结炎，且脓液稀薄、量大、淡红色。

3. 大肠埃希菌（escherichia coli）　又称大肠杆菌，革兰氏阴性菌，属于机会致病菌，需要在一定条件下才引起胃肠道、尿道等局部组织器官的感染，如急性阑尾炎、急性膀胱炎等。单纯大肠埃希菌感染脓液无臭味，但与厌氧菌混合感染则脓液稠厚、有粪臭味。

4. 铜绿假单胞菌（pseudomonas aeruginosa）　俗称绿脓杆菌，革兰氏阴性菌，属于机会致病菌，当机体免疫力低下时，可引起继发性感染和混合性感染，如烧伤创面感染等。脓液呈淡绿色，有特殊的甜腥臭味。

5. 变形杆菌（bacillus proteus）　为革兰氏阴性菌。致病因素有鞭毛、菌毛、内毒素、溶血毒素等，存在于胃肠道和尿道内，属于机会致病菌，多导致继发性感染，如急性腹膜炎、尿路感染和烧伤创面感染等。对抗生素多有耐药性，脓液具有特殊的恶臭味。

三、临床表现

1. 症状

（1）局部表现：急性期表现为红、肿、热、痛和肢体运动功能障碍，局部感染组织发生坏死时可形成脓肿；当进入慢性感染期，局部症状可出现部分缓解。

（2）全身表现：主要有发热、畏寒、头痛、乏力、全身不适、食欲低下等中毒症状。轻者可能没有任何全身症状，严重者合并有水、电解质平衡紊乱，贫血，脓毒症休克，甚至危及生命。

2. 实验室检查　外周血白细胞计数升高，分类提示中性粒细胞比值（NEUT%）增高，降钙素原（procalcitonin，PCT）及 C 反应蛋白（C-reactive protein，CRP）测定值也升高。一旦血小板计数出现下降，往往提示细菌性感染加重。细菌培养是对感染出现部位的分泌物和血液进行人工方法的培养，其中血培养就是诊断菌血症的基本方法，血液培养临床采样时间要求应在入院的危重患者未进行系统使用抗生素之前。

当患者出现以下情况时可作为采集血液培养的重要指征：①发热（≥38℃）或低温（≤36℃）；②寒战；③外周血白细胞计数增多（计数>10.0×10⁹/L）或减少（计数<4.0×10⁹/L）；④粒细胞减少（计数<1.0×10⁹/L）；⑤血小板减少（计数<100×10⁹/L）；⑥血压降低（一般低于90/60mmHg）；⑦呼吸频率（RR）>20 次/分或二氧化碳分压（PCO_2）<32mmHg；⑧皮肤、黏膜出血；⑨昏迷；⑩多器官功能衰竭。

四、诊　　断

结合感染史、症状、体征及实验室检查，外科感染的诊断不难。不同的病原菌感染引起的临床表现各有差异，临床上必须通过细菌培养、药物敏感试验来明确感染的病原菌类型，有针对性地指导临床合理用药。

五、治疗与预防

1. 治疗　外科感染治疗的关键就是正确的外科干预和抗菌药物的合理应用。

（1）局部治疗：去除感染、通畅引流是外科感染治疗的基本原则，任何一种抗菌药物都不能替代引流等外科措施。

（2）全身治疗：包括正确、合理地使用抗生素；全身支持疗法，增强机体抗病、修复能力；对症治疗，如退热、镇痛等。

2. 预防 其预防原则是增强机体的全身或局部抵抗力，减少致病菌进入身体。具体措施包括：

1）如开展卫生宣传，注意个人卫生，及时治疗各种瘙痒性皮肤病，以防止浅表组织细菌性感染的发生。

2）预防创伤后感染的发生，及时和正确地清创处理。

3）糖尿病、尿毒症、白血病、大剂量激素疗法可严重削弱机体的抵抗力，增加感染风险，应加强对此类特殊易感患者的精细化管理与指导，预防严重感染的发生。

4）伤口换药、气管切开、静脉内插管及留置导尿等临床医疗操作过程中，均应遵守无菌原则，避免医院内感染的发生。

 思维导图

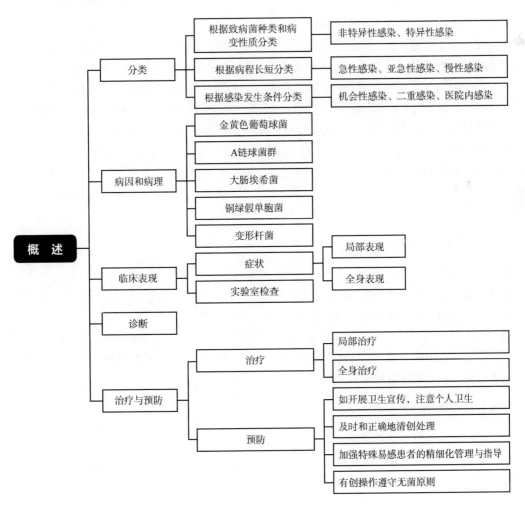

第二节 浅部组织细菌性感染

一、疖 与 痈

疖（furuncle）是单个毛囊及毛囊深部周围组织的急性化脓性感染。痈（carbuncle）是相邻的多个毛囊及其周围组织发生的急性化脓性感染，或者多个疖的炎症融合而形成的感染病灶。

（一）病因和病理

致病菌大多为金黄色葡萄球菌，偶有表皮葡萄球菌或其他病菌致病。疖的炎症常从毛囊底部开始，向皮下组织蔓延，再沿深筋膜浅层向外周扩散，进入毛囊群而产生多个脓栓，彼此融合形成痈。痈的病变可累及深层皮下结缔组织，造成表面皮肤血运障碍而坏死，甚至引发全身炎症反应。

（二）临床表现

疖好发于头颈部、背部及臀部，俗称疖子。初期局部皮肤有红、肿、热、痛的质硬结节病灶。进展期炎症范围不断地扩大，质硬结节中央组织坏死、软化，出现黄白色的脓栓，脓栓的形成是疖的一个典型的病理特征。后期大部分脓栓可自行脱落、破溃，脓液流尽，炎症消退，自行愈合。

痈好发于项背部，俗称"对口疖"和"搭背"。初期局部皮肤出现硬、肿、热、痛的表现，进而肤色呈暗红，数个散在脓栓形成，伴有畏寒、发热、食欲减退和乏力等全身炎症症状。进展期局部皮肤硬肿范围增大，周围组织水肿，引流区域浅表淋巴结肿大，局部疼痛加剧，夜休差。后期局部脓栓不断增大、增多，中心处可坏死脱落、破溃溢脓，局部肉芽组织色灰暗，很难自行愈合。

发生在颌面部的疖和痈，也称为面疖和唇痈。特别是上唇、鼻及鼻唇沟周围（危险三角区）的疖和痈，若被挤压或碰撞后，致病菌易沿内眦静脉和眼静脉进入颅内海绵状静脉窦而引起海绵窦炎，颜面部出现肿胀，伴有寒战、高热、剧烈头痛，甚至昏迷。

（三）诊断与鉴别诊断

依据临床表现易于诊断本病。当出现寒战、发热等全身炎症反应，应做血常规检查。若疖痈的患者合并有糖尿病、低蛋白血症、心脑血管病等病史，需要检查空腹血糖、糖化血红蛋白、尿常规、肝功能、心肌酶谱，进行脓液的细菌培养及药物敏感试验等。

需与本病鉴别的常见病有皮脂腺囊肿（俗称粉瘤）、疥疮等。皮脂腺囊肿是主要由于皮脂腺排泄管受到阻塞，皮脂腺囊状上皮被逐渐增多的内容物膨胀所形成的潴留性囊肿。疥疮是由疥螨在人体皮肤表皮层内引起的接触传染性皮肤病。

（四）预防与治疗

疖与痈预防的关键在于保持皮肤清洁，防止皮肤损伤，以及增强机体抵抗力。

疖以局部治疗为主。初期可用热敷、红外线照射等物理疗法，外敷中药金黄膏、鱼石脂软膏等促使炎症消退、局限化。当脓栓出现时，在其顶部涂以 2.5%碘酒，使其坏死脱落；局部变软成脓、波动感明显时，可切开引流。对合并有糖尿病的患者应监测血糖，给予口服降糖药物或注射胰岛素等方法调节血糖，控制感染。

痈局部治疗的初期治疗同疖，但成脓后需要立即切开引流，切开时应行"十"字切口或双"十"

字切口，切口必须超出病变边缘少许，以脓液彻底通畅引流为目的（图 10-2-1）。切开后尽量彻底清除脓液和坏死组织，每日伤口换药，促进新鲜肉芽组织生长。等待肉芽组织长好，皮损过大者可缝合关闭切口或植皮，可以缩短创面愈合时间。

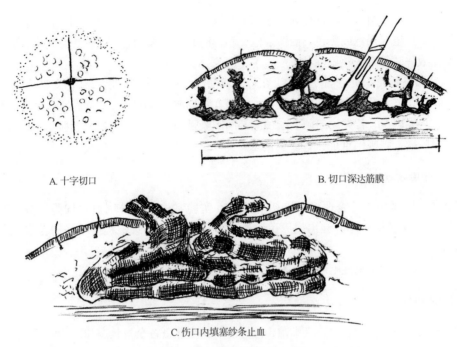

A. 十字切口　　　　　　　　　　　　　　B. 切口深达筋膜

C. 伤口内填塞纱条止血

图 10-2-1　痈切开引流术

在整个治疗过程中，注意休息，加强营养支持，补充维生素，静脉使用敏感抗生素，如青霉素类或头孢菌素类抗菌药物，以及口服清热解毒中药方剂等辅助治疗。

二、急性蜂窝织炎

急性蜂窝织炎（acute cellulitis）是由溶血性链球菌或金黄色葡萄球菌侵入皮下、筋膜或深部疏松结缔组织所引起的急性弥漫性化脓性感染。中医学称为"无名肿毒""有头疽"。

（一）病因和病理

溶血性链球菌感染后可释放溶血素、链激酶和透明质酸酶等，导致炎症不易局限，多与正常组织分界不清，炎症扩散迅速，在短期内可引起广泛的皮下组织炎性渗出、水肿，导致全身炎症反应综合征（systemic inflammatory response syndrome，SIRS）和内毒素血症，但血液细菌培养常为阴性。金黄色葡萄球菌引起组织感染后比较容易局限为脓肿，脓液呈乳黄色、稠厚。

（二）临床表现

根据细菌种类与毒性、患者状况和感染部位的不同，可分为以下四种常见类型：

1. 皮下蜂窝织炎　初起时局部皮下组织出现红、肿、热、痛，局部皮肤发红、指压后可褪色，红肿边缘界限不清，偶见大小不一的水疱，患处引流区域淋巴结肿痛。病情加重时伴有寒战、高热、头痛、乏力等全身症状，甚至出现意识障碍。

2. 产气性蜂窝织炎 致病菌多以厌氧菌为主，如肠球菌、变形杆菌或产气荚膜梭菌。好发于下腹与会阴部，感染局限于皮下结缔组织，不侵及肌层，可触感皮下捻发音，破溃后可有臭味，全身状态恶化迅速。

3. 新生儿皮下坏疽（亦称新生儿蜂窝织炎） 病变多发生背部与臀部，起病急、进展快，病变不易局限，可发生皮下组织广泛性坏死。初起时皮肤发红，触之稍硬，进而病变范围扩大，中心部分变暗变软，肤色呈灰褐色或黑色，破溃溢液，触诊时有皮下波动感。后期患儿常常伴有高热、拒乳、哭闹不安或昏睡等全身感染症状。

4. 口底、颌下蜂窝织炎 病变多发生在口腔或面部。局部皮肤轻度发红、皮温高，肿胀明显，伴有高热、呼吸急迫、吞咽困难等全身症状。当病变范围波及咽喉，可能导致喉头水肿、压迫气管而阻碍通气，呼吸困难；若炎症向颌下或颈深部间隙蔓延，可累及颌下或颈阔肌后的结缔组织；一旦累及胸腔纵隔内，呼吸困难加重，甚至窒息。

（三）诊断与鉴别诊断

根据典型的局部和全身表现可做出初步诊断。实验室检查中外周血白细胞计数升高，脓液的细胞学检查、分泌物涂片可检出病原菌；影像学检查可以对感染程度及病原菌发病部位做出准确的判断。

本病需要与硬皮病、急性咽峡炎、气性坏疽等疾病相鉴别。

（四）预防与治疗

急性蜂窝织炎预防在于避免感染细菌，注意清洁，改善患者全身状态和维持内环境的稳定，提高自身免疫力。对于合并糖尿病的患者，需要注意合理饮食，调节血糖。

药物治疗首选青霉素类或头孢类抗生素。发病早期可用50%硫酸镁湿敷，或外敷中药金黄膏、鱼石脂软膏等；若形成脓肿应及时切开引流，对于口底及颌下急性蜂窝织炎应尽早切开减压，以防喉头水肿、压迫气管；对于产气性皮下蜂窝织炎的伤口需要用3%过氧化氢液冲洗、碘伏湿敷等方式积极处理。

三、丹　毒

丹毒（erysipelas），亦称为网状淋巴管炎，是乙型溶血性链球菌侵袭感染皮肤淋巴管网所致的急性非化脓性感染。中医称丹毒为"流火""火丹"。

（一）病因和病理

致病菌是乙型溶血性链球菌，可从皮肤或黏膜的细小伤口入侵皮内的网状淋巴管，并累及皮下组织，感染蔓延迅速，如无其他感染并存，一般不化脓，也很少有组织坏死。它好发于下肢与面部，继发于病变远端皮肤或黏膜的病损，下肢丹毒常与足癣、血丝虫病有关。

（二）临床表现

潜伏期2～5日，一般起病急，常伴有发热、寒战、全身不适或恶心等前驱症状。病变多见于下肢，表现为片状微隆起的皮肤红疹、色鲜红、中间稍淡、边界清楚，局部可有烧灼样疼痛。当病变范围向外周扩展时，中央红疹消退而转变为棕黄色。常伴有周围引流区域浅表淋巴结异常肿大、有触痛。因病变复发而导致淋巴管阻塞、淋巴液淤滞，最终淋巴水肿、肢体肿胀、局部皮肤粗厚，甚至发展成"象皮肿"。

（三）诊断

依据病史、临床表现、外周血白细胞计数即可确诊。实验室检查中白细胞总数升高，以中性粒细胞为主，可出现核左移和中毒颗粒；降钙素原、C反应蛋白或超敏C反应蛋白异常；通过皮肤分泌物的革兰氏染色和细菌培养可以明确病原菌。血管超声检查可发现存在下肢深静脉血栓。当怀疑并发坏死性筋膜炎时，还需要做CT及MRI检查，明确诊断。

（四）预防与治疗

预防上首先积极寻找致病菌进入的皮肤病变，如湿疹的搔抓、破损或外伤，一旦发现这些皮肤病变应积极治疗。其次在接触丹毒患者或换药前后，应洗手消毒，防止发生交叉感染。另外，与本病发病相关的足癣、溃疡、鼻窦炎等疾病应积极治疗，避免丹毒二次复发。

丹毒药物治疗以青霉素为首选，可以口服或静脉滴注，一般于2~3日后体温可恢复正常，但仍需持续用药2周以防止复发，若对青霉素过敏者可口服红霉素或磺胺类药物。局部治疗可外敷20%~30%鱼石脂软膏，或用0.1%乳酸依沙吖啶溶液湿敷，以及抬高患肢，应用红外线照射等物理疗法。

四、浅部急性淋巴管炎和淋巴结炎

浅部急性淋巴管炎（acute superficial lymphangitis）和淋巴结炎（lymphadenitis），是乙型溶血性链球菌或金黄色葡萄球菌从皮肤、黏膜破损处侵入淋巴系统，引起淋巴管与淋巴结的急性炎症，一般属于非化脓性感染。

（一）病因和病理

细菌侵入淋巴管后，引起淋巴管壁和周围组织充血、水肿，炎症在皮下结缔组织层内沿淋巴管蔓延，表现为浅层管状淋巴管炎。炎症还可沿淋巴管扩散至引流的淋巴结，引起局部淋巴结肿大。急性淋巴结炎多数继发于口咽炎症、足癣、皮损、皮下化脓性感染和引流区域的淋巴管炎。

（二）临床表现

浅部急性淋巴管炎多见于四肢，尤其是下肢。中医上称为"红丝疔"，因为浅部病变表皮下可见红色条线，有触痛，扩展时红线向近心端延伸。

急性淋巴结炎好发于颌下、颈部、腋窝、肘内侧、腹股沟或腘窝等部位。初期局部淋巴结肿大、疼痛，但表面皮肤正常，可清晰地扪及肿大且触痛的淋巴结，大多能自行消肿痊愈；中期炎症加重，肿大淋巴结可粘连成团块，表面皮肤出现红、肿、热、痛；后期淋巴结炎性坏死形成局部脓肿，伴有波动感，进而溃破溢脓，并且出现乏力、寒战发热、白细胞计数升高等全身炎症反应。

（三）预防与治疗

浅部急性淋巴管炎重点治疗原发感染病灶。若发现皮肤出现红色条线，先用50%硫酸镁湿敷，伴随红线延长，再消毒皮肤，选用较粗针头沿红线近侧垂直刺入皮下数处，之后局部湿敷以积极控制感染。

急性淋巴结炎初期应积极治疗感染源的病变，如疖、痈、急性蜂窝织炎等，若后期形成脓肿，一般先行穿刺吸脓减压，然后在局部麻醉下切开引流，注意避免损伤邻近血管神经组织。

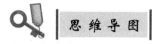
思维导图

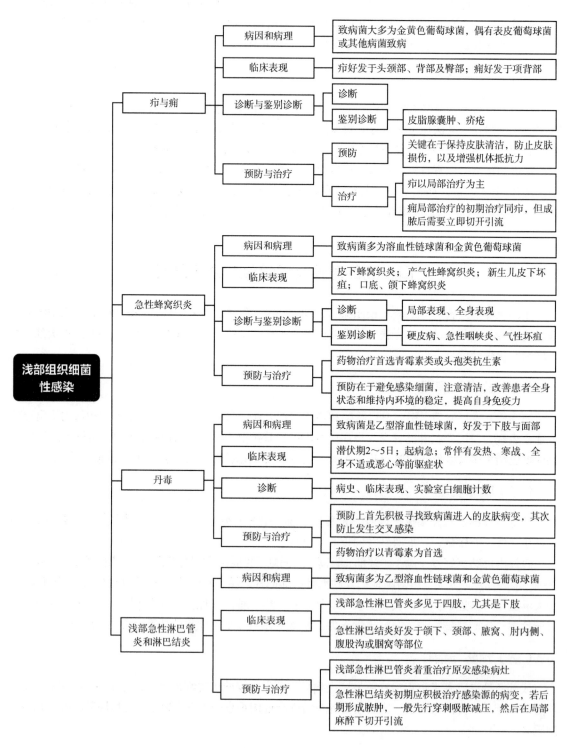

第三节 手部急性化脓性细菌感染

手部急性化脓性细菌感染是微小擦伤、针刺和切割伤等手部外伤后金黄色葡萄球菌等病原菌侵入所致的感染，严重时可造成不同程度的病残，影响手的功能。根据手部解剖结构特点进行分类（图 10-3-1），包括甲沟炎、脓性指头炎、手掌侧化脓性腱鞘炎、掌深间隙感染和滑囊炎等。

一、甲沟炎和脓性指头炎

甲沟炎（paronychia）是由于微小刺伤、挫伤、逆剥或剪指甲过深等因素，而导致指甲两侧及其周围组织的化脓性细菌感染。脓性指头炎（purulent finger inflammation）多因甲沟炎加重或指尖、手指末节皮肤受伤，导致手指末节掌面皮下化脓性细菌感染。

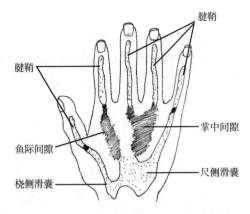

图 10-3-1 手掌侧的腱鞘、滑囊和深间隙

（一）病因和病理

手指末节皮肤与指骨骨膜间存在纵行纤维束，并将皮下组织分隔成致密的许多小间隙，当发生化脓性感染时脓液不易向四周扩散，故肿胀不明显；但脓腔压力很高，不仅神经受压、疼痛剧烈，而且还压迫末节指骨的营养血管，引起指骨缺血性坏死、骨髓炎。

（二）临床表现

1. 甲沟炎 早期指甲一侧的软组织红、肿、疼痛，进而组织坏死化脓，称为甲沟炎；甲沟炎进一步沿甲根向对侧蔓延，形成半环形脓肿，称为指甲周围炎；炎症向指甲下方蔓延，在指甲下形成脓肿，可见黄白色脓液溢出，指甲与甲床部分或完全分离，压之下陷，称为甲下脓肿。

2. 脓性指头炎 早期指尖有针刺样疼痛，组织肿胀，腔内压力增高，疼痛逐渐加剧，呈搏动性跳痛，指头红肿不明显，轻触指尖即产生剧痛，可伴有发热、乏力、白细胞计数增加等全身炎症反应。如果未治疗或治疗不当，病情进展，大部分组织缺血坏死，神经末梢也因营养障碍而麻痹，疼痛反而减轻。病情再进一步发展，指骨缺血坏死，将形成慢性骨髓炎，创口经久不愈。

（三）预防与治疗

1. 甲沟炎 未形成脓肿时，可以口服青霉素类或头孢类抗菌药物，局部给予鱼石脂软膏、金黄膏等中药外敷或红外线照射等物理治疗。一旦脓肿形成，立即沿甲沟旁纵行切开引流。甲下脓肿患者需要分离拔出部分或全部指甲，术中需要注意保护甲床（图 10-3-2）。

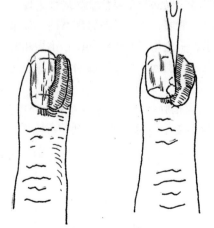

图 10-3-2 甲沟炎与切开引流

2. 脓性指头炎　初发时疼痛不剧，肿胀不明显，以鱼石脂软膏、金黄膏等中药外敷患指。当患指出现搏动性跳痛时，应早期切开减压引流，以解除指头密闭腔内的压力，减轻疼痛和避免感染再进展。手术切口应在患指侧面，而不能在掌面，以免术后瘢痕影响患者指腹感觉。手术切口不可超过指关节，以免瘢痕挛缩，导致关节活动受限。皮肤切开后，应该将皮下组织内的纤维间隔切断，以充分减压，通畅引流（图 10-3-3）。对于经久不愈的患者，建议 X 线检查，排除是否并发骨髓炎及有无死骨形成，必要时做相应清创治疗。

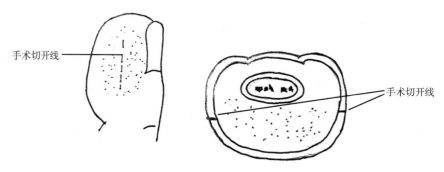

手术切开线

手术切开线

图 10-3-3　脓性指头炎及手术切开线

二、急性化脓性腱鞘炎和化脓性滑囊炎

急性化脓性腱鞘炎（acute purulent tenosynovitis）是指手指掌面的 5 条屈指肌腱所包绕的腱鞘的急性化脓性感染。小指及拇指的腱鞘炎可蔓延至各自的滑囊，引起急性化脓性滑囊炎（acute pyogenic bursitis）。

（一）病因和病理

急性化脓性腱鞘炎是手的掌面屈指肌腱鞘因深部刺伤或附近组织炎症蔓延而引起的感染，致病菌以金黄色葡萄球菌最为常见。多发生在腕和手指的屈肌腱。由于拇指和小指的腱鞘分别与桡侧、尺侧滑囊沟通，其腱鞘炎可蔓延到桡侧、尺侧滑囊引发感染，形成桡侧或尺侧化脓性滑囊炎。

（二）临床表现

1. 急性化脓性腱鞘炎　病情进展迅速，24 小时即可出现明显的局部与全身症状。局部表现为患指红肿疼痛剧烈，均匀性肿胀、发红，皮温高，无波动感，夜不能寐；患指关节轻度弯曲，呈半屈曲状，以使腱鞘处于松弛位置，减少疼痛，但主、被动屈伸患者手指均可使疼痛加剧；小指和拇指腱鞘炎可经滑囊而扩散至腕部和前臂；肌腱常可发生坏死和粘连，引起手部功能障碍。全身表现为寒战、高热、头痛、乏力等中毒症状。

2. 化脓性滑囊炎　桡侧滑囊炎由拇指的腱鞘炎引起，表现为拇指肿胀微屈、不能外展及伸直，拇指及大鱼际处压痛；尺侧滑囊炎由小指的腱鞘炎引起，表现为小指及环指半屈、被动伸直剧痛，小指及小鱼际处压痛明显。

（三）预防与治疗

本病预防的关键在于避免手部损伤，并及时处理手外伤，防止继发细菌感染。

早期处理措施与脓性指头炎相同，患指抬高、制动，使之充分休息。全身应用敏感抗生素治疗，酌情给予镇静或镇痛药物。当病情无好转或局部肿痛加剧时，尽早切开减压引流。在手指侧面，平行手指长轴纵向切开，直视下切开整个腱鞘，清除脓液。尺侧化脓性滑囊炎可沿小鱼际肌桡侧切开；桡侧化脓性滑囊炎可沿大鱼际肌尺侧切开。术后抬高患手并固定于手的功能位，当感染控制后，立即开始主动练习或被动活动，避免指关节强直，早期活动可减少肌腱粘连，红外线照射等物理疗法也可促进手部功能的康复。

三、掌深间隙急性细菌性感染

掌深间隙急性细菌性感染（acute bacterial infection of the deep palmar space）是手掌深部刺伤或由化脓性腱鞘炎蔓延引起的掌深面两个相毗邻的潜在间隙的急性感染。

（一）病因和病理

致病菌多为金黄色葡萄球菌。掌深间隙位于手掌屈肌腱和滑囊深面的疏松组织间隙，外侧为大鱼际，内侧为小鱼际。掌腱膜与第三掌骨相连的纤维结构将此间隙分为鱼际间隙和掌中间隙。示指腱鞘炎可蔓延至鱼际间隙；中指与环指腱鞘感染可蔓延至掌中间隙（图 10-3-1）。

（二）临床表现

1. 掌中间隙感染 手掌心正常凹陷消失、隆起，皮肤紧张、发白，压痛明显。中指、环指和小指处于半屈位，被动伸指可引起剧痛。手背部水肿严重。

2. 鱼际间隙感染 大鱼际和拇指指蹼明显肿胀、压痛，但掌心凹陷仍在，拇指外展稍屈，示指半屈，活动受限，特别是拇指不能完成对掌动作。

如局部感染严重，可伴有全身炎症反应，如高热、头痛、脉搏快、白细胞计数升高等。

（三）预防与治疗

1. 掌中间隙感染 药物治疗选用大剂量敏感抗生素。局部早期处理同化脓性腱鞘炎，若病情无好转，应及早切开引流。纵行切开中指与环指间的指蹼掌面，切口不应超过手掌远侧横纹，以免损伤掌浅动脉弓。用止血钳撑开皮下组织，直达掌中间隙，或在环指相对位置的掌远侧横纹处作一小切口，钝性分离，进入掌中间隙。

2. 鱼际间隙感染 一般治疗与掌中间隙感染相同。该间隙引流可直接在大鱼际最肿胀、波动最明显处作切口；或者在拇指、示指间指蹼（虎口）处作纵切口；或者在手背第二掌骨桡侧作纵切口（图 10-3-4）。

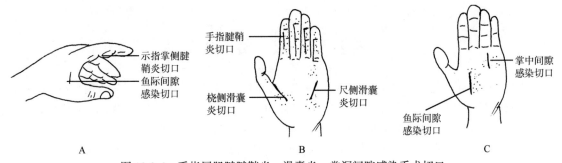

图 10-3-4 手指屈肌腱腱鞘炎、滑囊炎、掌深间隙感染手术切口

A. 示指掌侧腱鞘炎与鱼际间隙感染的切口；B. 手指腱鞘炎与桡、尺侧滑囊炎的切口；C. 掌深间隙感染的切口

思维导图

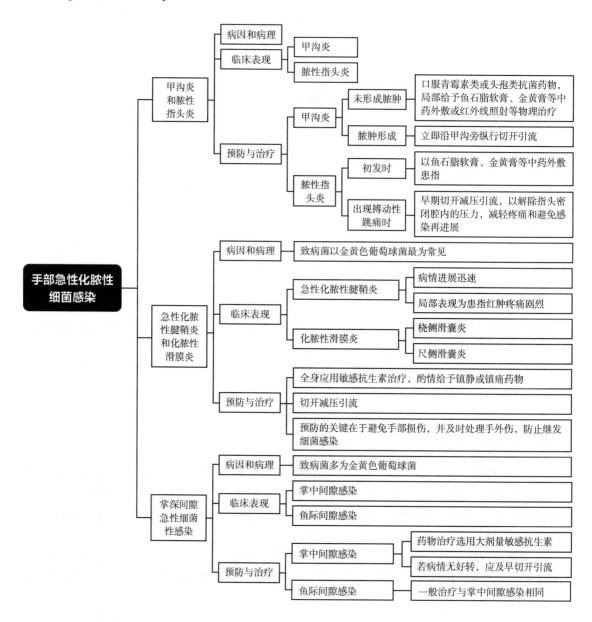

第四节　脓　毒　症

脓毒症（sepsis）是急危重症医学面临的重要临床问题，全球每年脓毒症患病人数超过1900万，其中有600万患者死亡，病死率超过1/4。脓毒症的定义为机体对感染的反应失调而导致危及生命的器官功能障碍，其病理生理机制十分复杂，过度炎症反应和免疫抑制交织存在，是一种异质性高的综合征。当脓毒症合并出现严重的循环障碍和细胞代谢紊乱时，称为脓毒症休克（septic shock）。血培养检出病原菌的脓毒症则称为菌血症（bacteremia）。

（一）病因

1. 感染因素　感染是脓毒症发病的主要原因，常继发于严重创伤后的感染和各种化脓性感染。常见致病菌包括：①革兰氏阴性菌，如大肠埃希菌、铜绿假单胞菌、变形杆菌、克雷伯菌、肠杆菌等；②革兰氏阳性菌，如金黄色葡萄球菌、表皮葡萄球菌、肠球菌（粪链球菌、尿肠球菌）、化脓性链球菌等；③厌氧菌，如脆弱拟杆菌、梭状杆菌、厌氧葡萄球菌、厌氧链球菌等；④真菌，如白色念珠菌、曲霉菌、毛霉菌、新型隐球菌等。

2. 非感染因素　糖尿病、尿毒症、长期或大量应用糖皮质激素或抗癌药物的患者，机体免疫力低下，一旦发生化脓性感染，最易引发脓毒症。

3. 其他因素　如宿主因素、医院环境和诊疗操作因素等，也可以促使脓毒症的发生。

（二）临床表现

1. 脓毒症常见的临床表现　多起病急，病情严重，发展迅速；骤起寒战，继而高热，体温达40～41℃，或者出现低温；头痛，头晕，恶心，呕吐，腹胀；面色苍白或潮红，出冷汗；神志淡漠或烦躁，谵妄或昏迷；心率加快，脉搏细速，呼吸急促；肝、脾肿大，黄疸，皮下出血，瘀斑等。

2. 常见病原菌引起脓毒症的临床特点

（1）革兰氏阳性球菌性脓毒症：常继发于严重的痈、急性蜂窝织炎、化脓性关节炎和大面积烧伤。临床特点：一般无寒战，发热呈稽留热或弛张热；面色潮红、四肢温暖，常有皮疹、呕吐、腹泻；血行播散可出现转移性脓肿，易并发心肌炎或心内膜炎；脓毒症休克发生较晚，血压下降缓慢。

（2）革兰氏阴性杆菌性脓毒症：常继发于胆道、胃肠道、尿道和大面积烧伤感染。临床特点：一般比较严重，以突发寒战开始，发热呈间歇热，有时出现三低现象（低温、低白细胞、低血压）；脓毒症休克发生早，持续时间长，表现为四肢厥冷、发绀，少尿或无尿，以外周血管阻力增加的冷休克为多见；血行播散少见，多无转移性脓肿。

（3）厌氧菌脓毒症：为厌氧菌与需氧菌掺杂形成的混合性感染，常继发于各类脓肿、会阴部感染、口腔颌面部坏死性感染。临床特点为感染灶组织坏死明显，有特殊腐臭味。

（4）真菌性脓毒症：常继发于长期使用广谱抗生素或免疫抑制剂，或长期留置静脉导管，故发生时间较晚。临床特点：突发寒战、高热，病情加重时出现神志淡漠、嗜睡、血压下降和脓毒症休克，还有结膜瘀斑、视网膜灶性絮样斑等栓塞表现。

3. 实验室检查　白细胞计数多明显升高，一般可达（20～30）$\times 10^9$/L 以上，或降低，中性粒细胞核左移，幼稚型增多，出现毒性颗粒，血小板计数减少；不同程度的酸中毒、氮质血症；溶血反应时，尿常规检查中可见蛋白质、白细胞、酮体等；肝肾功能检查提示胆红素、肌酐出现异常等。血液、脓液、穿刺液等培养有时能够检出病原体。

（三）诊断

根据 2016 年美国重症医学会年会（SCCM）与欧洲重症医学会年会（ESICM）联合发布脓毒症 3.0 的诊断标准，通常以脓毒症相关的序贯器官衰竭评分（sequential organ failure assessment, SOFA）作为客观依据来诊断脓毒症（具体评分标准见表 10-4-1）。

表 10-4-1 SOFA 评分表

项目	指标	评分
1. 呼吸系统 PaO_2/FiO_2（氧合指数）（mmHg）	≥400	0
	300~399	1
	200~299	2
	100~199+机械通气（无创/有创）	3
	<100+机械通气（无创/有创）	4
2.神经系统 Glasgow 昏迷评分	15 分	0
	13~14 分	1
	10~12 分	2
	6~9 分	3
	<6 分	4
3. 循环系统功能	MAP≥70mmHg	0
	MAP<70mmHg	1
	多巴胺≤5μg/（kg·min）或多巴酚丁胺任何剂量	2
	多巴胺 5~15μg/（kg·min）或肾上腺素≤0.1μg/（kg·min）或去甲肾上腺素≤0.1μg/（kg·min）	3
	多巴胺>15μg/（kg·min）或肾上腺素>0.1μg/（kg·min）或去甲肾上腺素>0.1μg/（kg·min）	4
4. 凝血系统血小板计数（$\times 10^9$/L）	>150	0
	101~150	1
	51~100	2
	21~50	3
	<21	4
5. 肝脏功能血清胆红素（μmol/L）	<20	0
	20~32	1
	33~101	2
	102~204	3
	>204	4
6. 肾脏功能肌酐或尿量 24h	肌酐<110μmol/L	0
	肌酐 110~170μmol/L	1
	肌酐 171~299μmol/L	2
	肌酐 300~440μmol/L 或尿量 201~500ml/24h	3
	肌酐>440μmol/L 或尿量<200ml/24h	4

按照脓毒症与脓毒症休克临床诊断流程（图 10-4-1），先使用快速 SOFA（qSOFA）对感染或疑似感染者进行初步评估。qSOFA 包括：①呼吸频率≥22 次/分；②意识状态改变；③收缩压≤100mmHg。以上 3 项每项 1 分，当符合其中 2 项或以上，即 qSOFA≥2 分时，初步诊断为脓毒症。再使用 SOFA 详细评估患者情况，一般评分越高，预后越差，最好每日动态监测 SOFA 评分变化，当 SOFA 评分≥2 分时，可以认为感染患者出现了器官衰竭的急性变化，即可诊断脓毒症。当脓毒症患者在充分液体复苏后，仍需要使用血管活性药物维持 MAP≥65mmHg，且伴血清乳酸浓

度＞2mmol/L，此时可诊断脓毒症休克。

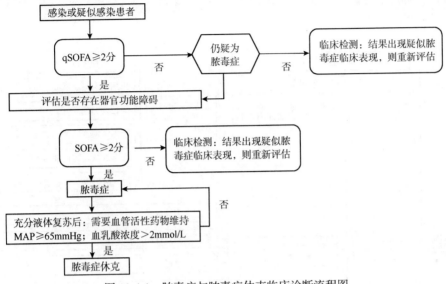

图 10-4-1　脓毒症与脓毒症休克临床诊断流程图

（四）治疗

1. 感染源的控制　首先要明确感染的原发灶，进行及时、彻底的处理，包括清除坏死组织和异物、消灭死腔、脓肿引流等，有时还要解除相关的病因，如血流障碍、消化道梗阻等。如果原发灶不明确，应进行全面检查并予以解决，特别是注意一些潜在的感染源和感染途径，例如深静脉导管感染比较容易被忽视，首要治疗措施是立即拔除静脉导管。

2. 抗菌药物的应用　对于确诊脓毒症或脓毒症休克的患者，建议在 1 小时内立即使用抗菌药物。结合原发感染灶的性质和临床特点，先应用广谱抗生素经验性治疗，再依据细菌培养及药敏试验结果调整抗生素品种。若多次细菌血培养阴性者，应考虑厌氧菌或真菌性脓毒症可能。一旦确诊真菌性脓毒症应尽量停用广谱抗生素，或改用窄谱抗生素，并全身应用抗真菌药物。抗生素的治疗疗程一般维持 7～10 日，建议每日评估抗菌药物降级可能，停药时间应在体温正常、症状消失、局部感染控制、血培养阴性后的 1～2 周。

3. 早期液体复苏治疗　液体复苏是脓毒症治疗的关键。在最初 3 小时内应给予不少于 30ml/kg 的晶体液，之后迅速补充血容量、输注新鲜血浆或人血白蛋白等支持治疗，并且控制高热、纠正电解质紊乱和维持酸碱平衡等对症治疗。建议液体复苏的初始目标为 MAP≥65mmHg，之后根据患者血流动力学的检测结果，决定下一步的液体复苏策略。

4. 其他辅助治疗　当病情严重时，在抗生素有效控制感染前提下，短期应用糖皮质激素，以减轻全身炎症反应和中毒症状，防治休克及多器官功能衰竭。对存在消化道出血风险的脓毒症患者，建议用质子泵抑制剂进行应激性溃疡预防治疗，并对耐受肠内营养的患者，建议早期启动肠内营养，促使胃肠黏膜尽快修复，预防肠道细菌移位，避免出现肠源性感染。

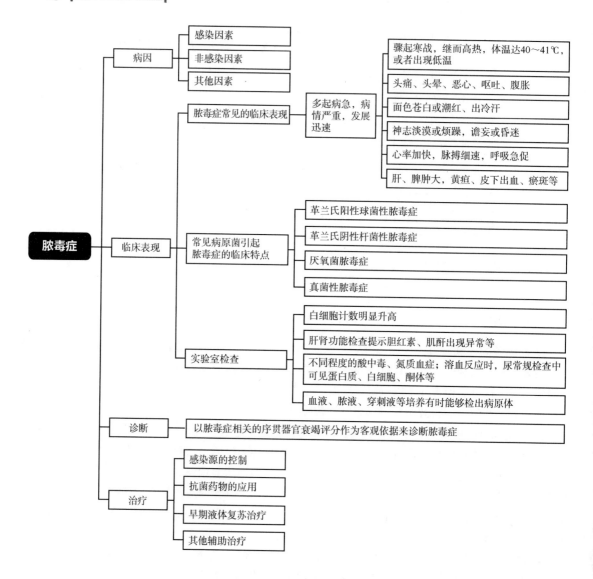

思维导图

第五节 特异性感染

特异性感染指由结核杆菌、破伤风梭菌、产气荚膜梭菌、炭疽杆菌、白色念珠菌等病原体所引起的感染，区别一般性感染，特异性感染的病原菌可以引起较为独特的病理变化，并且在病程演变及治疗处置等方面也有所不同。本节着重讲解由芽胞厌氧菌中的破伤风梭菌和梭状芽胞杆菌引起的特异性感染。

一、破 伤 风

破伤风（tetanus）是破伤风梭菌经由皮肤或黏膜伤口侵入人体，在缺氧环境下生长繁殖，产生毒素而引起肌痉挛的特异性感染。

（一）病因和病理

破伤风梭菌及其毒素不能直接侵入正常皮肤和黏膜，只有在发生开放性的损伤时，如烧伤、火器伤、开放性骨折，甚至细小的木刺或锈钉伤等造成的皮肤黏膜完整性受损，加之创面局部的缺氧环境，才会引发感染；若侵入体内的破伤风梭菌数量多，且伤口狭深、组织缺血坏死、局部缺氧，致病菌可大量繁殖，产生外毒素，导致破伤风的发生。

破伤风梭菌的主要致病因素为外毒素，即痉挛毒素和溶血毒素。痉挛毒素与神经组织有特殊亲和力，可经血液循环和淋巴系统作用于脊髓前角细胞和脑干运动神经核，引起随意肌紧张性收缩与痉挛；同时还可阻断脊髓对交感神经的抑制而导致血压升高、心率增快、自汗等。溶血毒素则可引起红细胞发生溶血，局部组织坏死和心肌损害。

（二）临床表现

破伤风潜伏期长短与伤口所在部位、感染情况和机体免疫状态有关，通常为 7～8 日，可短至 24 小时或长达数月、数年。潜伏期越短者，预后越差。新生儿破伤风的潜伏期为断脐带后 5～7 日，故临床上又称"脐风""七日风"。

1. 前驱症状 起病较缓者，发病前可有全身乏力、头晕、头痛、咀嚼无力、局部肌肉发紧、牵拉痛、反射亢进等症状。

2. 典型症状 常因轻微的刺激，如光、声等因素而诱发本症状。在疾病初期，患者会出现肌强直和肌痉挛等运动神经系统脱抑制症状。通常最先受影响的肌群是咀嚼肌，随后顺序为面部表情肌、颈、背、腹、四肢肌，最后为膈肌。相应出现的征象为：

1）牙关紧闭、张口困难；皱眉、口角下缩、咧嘴，呈现"苦笑面容"。

2）颈部强直、头后仰；当背、腹肌同时收缩，因背部肌群较为有力，躯干因而扭曲成弓，结合四肢的屈膝、弯肘、半握拳等痉挛姿态，形成"角弓反张"。

3）膈肌受影响后，发作时面唇青紫，通气困难，可出现呼吸暂停、窒息。

4）强烈痉挛收缩力可造成肌肉断裂、骨折等严重并发症。

病程一般为 3～4 周，如积极治疗、不发生特殊并发症，发作的程度可逐步减轻，缓解期平均约 1 周。但肌紧张与反射亢进可持续一段时间；恢复期间还可出现一些精神症状，如幻觉，言语、行动错乱等，但多能自行恢复。

3. 自主神经症状 破伤风梭菌所分泌的痉挛毒素抑制交感神经，出现血压波动明显、心率增快伴心律不齐、自汗等症状。

4. 几种特殊类型破伤风

（1）头面部破伤风：常与面部神经分布区、眼眶部位的创伤及慢性中耳炎相关。潜伏期通常是急性创伤后的 1～2 日。瘫痪型破伤风表现为面神经、动眼神经及舌下神经瘫痪，而非瘫痪型破伤风表现为牙关紧闭、面肌及咽肌痉挛。

（2）新生儿破伤风：破伤风梭菌侵入脐部，并产生痉挛毒素而引起新生儿以牙关紧闭和全身肌肉强直性痉挛为特征的急性感染，痉挛发作时，患儿神志清楚，因新生儿肌肉纤弱而痉挛症状多不典型，仅表现为不能啼哭和吸乳，呼吸困难等。

（三）诊断和鉴别诊断

1. 诊断 由于破伤风的肌强直和肌痉挛症状比较典型，实验室检查伤口厌氧菌培养很难发现破伤风梭菌，并且脑脊液检查各指标也基本正常。故诊断上主要根据临床表现。凡有外伤史，不论伤口大小、深浅，如果伤后出现咀嚼肌紧张、张口困难、颈部发硬、反射亢进等，均应考虑本病的可能性。

2. 鉴别诊断 本病需要与下列常见疾病相鉴别：

（1）化脓性脑膜炎：一般化脓性脑膜炎会出现高热、颅内高压、脑膜刺激征，但是牙关紧闭，全身肌肉特别是腹肌、腰背肌的挛缩不明显；脑脊液检查提示颅内压增高、白细胞计数增多。

（2）狂犬病：既往有被疯狗、猫咬伤病史，发作时以吞咽肌抽搐为主，表现为喝水不能下咽，并流涎。当患者听见水声或看见水，咽肌立即发生痉挛。

（3）其他疾病：如下颌关节炎、齿龈炎、咽喉炎、腮腺炎等，可能都会出现张不开嘴等症状，但是均没有咀嚼肌和面肌痉挛的症状。

（四）预防

破伤风是可以预防的，创伤后早期彻底清创，改善局部循环，是预防破伤风发生的重要措施。此外，注射破伤风类毒素主动免疫和伤后采用被动免疫均可以有效预防破伤风的发生。

1. 主动免疫 破伤风类毒素（tetanus toxoid，TT）即破伤风疫苗，由破伤风产生的外毒素进行解毒、加工、处理之后制成，注射入人体内之后，人体会产生破伤风抗毒素，即主动免疫过程，当机体受破伤风杆菌感染时，破伤风抗毒素能与破伤风杆菌产生的毒素进行中和，从而产生抵抗力。采用类毒素基础免疫通常需注射 3 次。首次在皮下注射 0.5ml，间隔 4～8 周再注射 0.5ml，第 2 针后 6～12 个月再注射 0.5ml，以上 3 次注射称为基础注射，可以获得较为稳定的免疫力。有基础免疫力的患者，伤后不需注射破伤风抗毒素，只要皮下注射 TT 0.5ml 即可获得足够免疫力。

2. 被动免疫 从患者体内的血清中，提取出类似抗毒素的物质做成制剂，即破伤风抗毒素（tetanus antitoxin，TAT）。当人被破伤风杆菌感染时，应用 TAT 与破伤风杆菌产生的毒素中和，属于被动免疫过程。该方法适用于未接受或未完成全程主动免疫注射，而伤口污染、清创不当以及严重的开放性损伤患者。TAT 是最常用的被动免疫制剂，但有抗原性，可导致过敏反应，治疗前一定要做皮试，若皮试为阳性，可采用脱敏法注射。常用剂量是 1500～3000U，肌内注射，伤口污染重或受伤超过 12 小时者，剂量加倍，免疫效能可维持 10 日左右。

目前最佳的被动免疫是肌内注射 250～500U 人体破伤风免疫球蛋白（tetanus immunoglobulin，TIG）。TIG 是自人体血浆免疫球蛋白中提纯或用基因重组技术制备的，一次注射后在人体可存留 4～5 周，免疫效能高于 TAT 10 倍。

（五）治疗

破伤风是一种极为严重的特异性感染疾病，临床上一经确诊，应送入监护隔离病房，避免光、声等刺激，还需要采取积极的综合治疗措施，包括清除毒素来源，中和游离毒素，控制和解除痉挛，保持呼吸道通畅和防治并发症等。

1. 伤口清创处理 凡是有伤口者通常需在控制痉挛的情况下，进行彻底清创，清除坏死组织及异物，敞开伤口以利于引流，并用 3%过氧化氢溶液冲洗。对于已愈合伤口，若痂下存在窦道或死腔，也必须进行二次清创治疗。

2. 免疫制剂的应用 尽早使用 TIG 和 TAT，可缩短病程、缓解病情，TIG 尤其适用于对 TAT 有过敏反应者。由于破伤风的发病不能确保对本病形成终生免疫，所以，在确诊破伤风 1 个月后，应给予皮下注射 0.5ml TT，并完成基础免疫注射。

3. 抗生素治疗 给予抗生素以抑制伤口中的破伤风梭菌增殖，青霉素、甲硝唑对破伤风梭菌最为有效，甲硝唑、青霉素可以联合应用。青霉素剂量为 80 万～100 万 U，肌内注射，4～6 小时一次，或 200 万～1000 万 U，每日分 2～4 次静脉滴注；甲硝唑为 2.5g/d，每日分 3～4 次口服或静脉滴注，疗程一般为 7～10 日。

4. 控制与解除痉挛 破伤风患者需要镇静镇痛甚至肌松治疗以控制肌肉痉挛，可以使用苯二氮䓬类药物、右美托咪定、芬太尼等，尤其是重度破伤风患者。虽然肌肉松弛药解痉效果显著，但是要在人工通气支持的条件下使用，防止发生呼吸抑制。由于深度镇静和肌松可能会延长气管内插管和机械通气的时间，因此，需要注意呼吸机相关性肺炎、气管狭窄、脱机困难和急性呼吸窘迫综合征的风险。

5. 保持呼吸道通畅 由于破伤风常合并窒息、肺不张、肺部感染等，因此对于重症患者应尽早进行气管切开，以便建立人工气道，改善通气，清除呼吸道分泌物，必要时可进行人工辅助呼吸，以及高压氧舱辅助治疗。

6. 营养支持治疗 由于患者可能存在自主神经功能障碍，因此每日消耗热量和水分丢失较多，需要十分注意高热量、高蛋白、高维生素补充和水电解质平衡的调整。必要时可采用鼻胃管管饲，或采用中心静脉肠外营养支持治疗。

7. 加强护理工作 对于气管切开患者应注意作好呼吸道管理工作，包括气道雾化、湿化、冲洗等。要定时翻身、拍背，以利排痰，并预防压疮。严格无菌操作，防止交叉感染。有条件的医疗机构应该安排专人护理，防止意外发生，如咬伤舌或发作时坠床造成摔伤等。

二、气 性 坏 疽

气性坏疽（gas gangrene）是梭状芽孢杆菌属细菌侵入肌肉引起的一种急性特异性感染，多见于软组织严重开放性损伤，具有病情发展急剧、预后差等临床特点。属于中医"疽"的范畴。

（一）病因和病理

本病常发生于肌肉丰富的部位，如臀部、大腿、肩胛等处。由于大动脉损伤，大片肌肉缺血缺氧坏死，组织的氧化-还原电势降至 50mV 以下，促进了局部伤口中的梭状芽孢杆菌的生长繁殖，产生大量不溶性气体如硫化氢、氮气等，并且组织细胞坏死，渗出，产生严重水肿。由于气、水夹杂，积聚在组织间，急剧膨胀，局部张力增加，尤其筋膜下张力增加压迫微血管，加重组织缺血缺氧与失活，肌肉中的大量肌糖原，通过无氧酵解反应产生乳酸，pH 下降，更有利于厌氧菌生长，形成恶性循环，使气性坏疽的病变范围迅速扩大，引发全身血管张力和心排血量下降，导致脓毒症和脓毒症休克的发生。

（二）临床表现

潜伏期 1～4 日，可短至伤后 8～10 小时。早期患者表情淡漠，有头晕、头痛、恶心、呕吐、出冷汗、烦躁不安、高热、脉搏快速（100～120 次/分）、呼吸急促表现，并有进行性贫血。晚期出现严重中毒症状，血压下降，最后出现黄疸、谵妄和昏迷。

局部表现为突然出现患处"胀裂样"剧痛，不能用一般止痛剂缓解。患处肿胀明显，压痛剧烈。伤口周围皮肤水肿、紧张、苍白、发亮，很快变为紫红色，进而变为紫黑色，并出现大小不等的水疱。伤口内肌肉由于坏死，呈暗红色或土灰色，失去弹性，刀割时肌肉组织不收缩，也不出血。伤口周围常触及皮下捻发音，表示组织间有气体存在。挤压患部，常有气泡从伤口逸出，并有稀薄、恶臭的浆液性分泌物流出。

（三）诊断与鉴别诊断

因病情发展急剧，潜伏期短，临床上重在早期诊断，诊断的重要依据就是患处的局部表现。若肌间气体量增加或呈线性或沿肌肉和筋膜面扩展，甚至深层组织内可见到气体积聚的典型征象，提示为气性坏疽。伤口分泌物涂片检查有革兰氏阳性杆菌，X线检查显示患处软组织间积气等。

本病应与下列疾病相鉴别：

1. 芽孢菌性蜂窝织炎 感染局限于皮下蜂窝组织、沿筋膜间隙迅速扩散，但不会侵犯肌肉，一般来说起病较慢，潜伏期长达 3～5 日，以伤口疼痛开始，伤口周围出现皮下捻发音，局部疼痛和全身症状较轻，水肿不明显。

2. 厌氧性链球菌性蜂窝织炎 发病较缓慢，往往在受伤后 3 日才出现症状，疼痛、局部肿胀和皮肤改变均较轻，有气肿和皮下捻发音出现，但气肿仅局限于皮下组织和筋膜，产气荚膜梭菌伤口周围有一般的炎性表现，渗出液呈浆液脓性，涂片检查可见溶血性链球菌。

3. 大肠杆菌性蜂窝织炎 临床表现为组织间气肿，且有高热和谵妄等中毒症状，但是局部肿胀发展比较慢，其脓液稀薄，呈浆液性，涂片检查可见革兰氏阴性杆菌。

（四）预防

气性坏疽只是一般性传染病，并非国家法定传染病，只要对患者进行及时清创救治且注意隔离消毒，就不会引发大面积的传染疫情。对于已经感染气性坏疽的患者应该就地隔离治疗，患者用过的一切衣物、敷料、器材均应单独收集，进行 1 小时以上的煮沸消毒。最好用高压蒸汽灭菌，换下的敷料应进行销毁，以防交叉感染。

目前彻底清创是预防创伤后发生气性坏疽的最可靠方法。在伤后 6 小时内清创，几乎可完全防止气性坏疽的发生。若受伤已超过 6 小时，在大量使用青霉素和甲硝唑等敏感抗生素情况下，清创术仍能起到良好的预防作用。

（五）治疗

早诊断早治疗，可以挽救患者的生命，减少组织的坏死或截肢率。主要措施有：

1. 手术治疗 术前积极抗休克、输血、输液以纠正脱水、电解质及酸碱平衡紊乱。急诊清创时，充分暴露伤口，作广泛多处的纵深切口，彻底切除坏死组织直至健康组织为止。如果感染仅限于某一筋膜腔，可把受累肌肉全部切除。术后建议敞开伤口，给予青霉素等有效抗生素治疗，同时每半小时用 3% 过氧化氢溶液冲洗伤口 1 次或用 1∶4000 高锰酸钾溶液持续滴入伤口，直至伤口感染完全被控制。加强营养支持治疗，给予易消化的高营养饮食。

2. 高压氧治疗 厌氧菌需在无氧或氧分压较低的环境中才能生长，氧分压增高时，其生长受到抑制，临床上用高压氧治疗气性坏疽疗效满意，但是高压氧治疗并不能代替手术治疗。

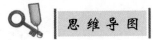思维导图

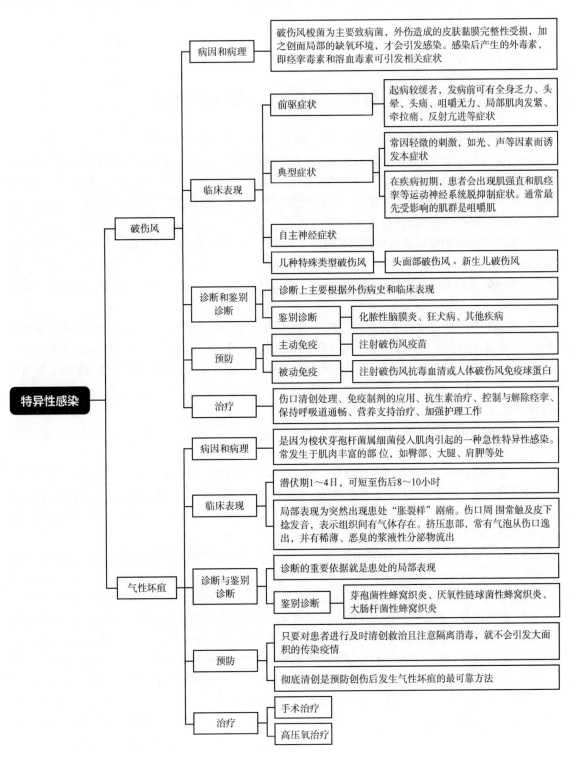

| | | 病因和病理 | 破伤风梭菌为主要致病菌，外伤造成的皮肤黏膜完整性受损，加之创面局部的缺氧环境，才会引发感染。感染后产生的外毒素，即痉挛毒素和溶血毒素可引发相关症状 |

破伤风

- 病因和病理：破伤风梭菌为主要致病菌，外伤造成的皮肤黏膜完整性受损，加之创面局部的缺氧环境，才会引发感染。感染后产生的外毒素，即痉挛毒素和溶血毒素可引发相关症状
- 临床表现
  - 前驱症状：起病较缓者，发病前可有全身乏力、头晕、头痛、咀嚼无力、局部肌肉发紧、牵拉痛、反射亢进等症状
  - 典型症状
    - 常因轻微的刺激，如光、声等因素而诱发本症状
    - 在疾病初期，患者会出现肌强直和肌痉挛等运动神经系统脱抑制症状。通常最先受影响的肌群是咀嚼肌
  - 自主神经症状
  - 几种特殊类型破伤风：头面部破伤风、新生儿破伤风
- 诊断和鉴别诊断
  - 诊断上主要根据外伤病史和临床表现
  - 鉴别诊断：化脓性脑膜炎、狂犬病、其他疾病
- 预防
  - 主动免疫：注射破伤风疫苗
  - 被动免疫：注射破伤风抗毒血清或人体破伤风免疫球蛋白
- 治疗：伤口清创处理、免疫制剂的应用、抗生素治疗、控制与解除痉挛、保持呼吸道通畅、营养支持治疗、加强护理工作

特异性感染

气性坏疽

- 病因和病理：是因为梭状芽孢杆菌属细菌侵入肌肉引起的一种急性特异性感染。常发生于肌肉丰富的部位，如臀部、大腿、肩胛等处
- 临床表现
  - 潜伏期1～4日，可短至伤后8～10小时
  - 局部表现为突然出现患处"胀裂样"剧痛。伤口周围常触及皮下捻发音，表示组织间有气体存在。挤压患部，常有气泡从伤口逸出，并有稀薄、恶臭的浆液性分泌物流出
- 诊断与鉴别诊断
  - 诊断的重要依据就是患处的局部表现
  - 鉴别诊断：芽孢菌性蜂窝织炎、厌氧性链球菌性蜂窝织炎、大肠杆菌性蜂窝织炎
- 预防
  - 只要对患者进行及时清创救治且注意隔离消毒，就不会引发大面积的传染疫情
  - 彻底清创是预防创伤后发生气性坏疽的最可靠方法
- 治疗
  - 手术治疗
  - 高压氧治疗

第六节　外科应用抗菌药的原则

在预防、控制与治疗外科感染中，合理应用抗菌药物是提高疗效、降低不良反应发生率以及减少或延缓细菌耐药发生的关键。

一、抗菌药物合理应用的基本原则

1. 细菌性感染的诊断是应用抗菌药物的前提　根据患者的症状、体征、实验室检查或放射、超声等影像学结果，诊断为细菌、真菌感染者才有应用抗菌药物指征；由结核分枝杆菌、非结核分枝杆菌、支原体、衣原体、螺旋体、立克次体及部分原虫等病原微生物所致的感染亦有指征应用抗菌药物。缺乏细菌及上述病原微生物感染的临床或实验室证据，细菌性感染诊断不能成立者，以及病毒性感染者，均无应用抗菌药物指征。

2. 致病菌种类的确认及药物敏感试验的结果是选择抗菌药物的重要依据　各种抗菌药物均有特定的抗菌谱与适应证，不同的致病菌对药物的敏感性也不同，因此，抗菌药物选用原则上应根据病原菌种类及病原菌对抗菌药物的敏感性，选取针对性强、窄谱、安全、价格适宜的最佳抗菌药物品种。

3. 抗菌药物经验治疗的诊疗策略　对于临床诊断为细菌性感染的患者，在未获知细菌培养及药敏结果前，或无法获取培养标本时，可以根据患者的感染部位、基础疾病、发病情况、发病场所、既往抗菌药物用药史及其治疗反应等推测可能的病原体，并结合当地细菌耐药性监测数据，先给予抗菌药物经验治疗。待获知病原学检测及药敏结果后，结合先前的治疗效果调整用药方案，绝不能延误患者抗感染治疗的时机。

4. 制定合理的用药方案　合理化制定抗菌治疗方案必须结合病原菌、感染部位、感染严重程度，患者的生理、病理个体情况，抗菌药物药效学和药动学证据等三方面因素。

（1）给药途径：感染局限或症状较轻、可接受口服给药者，应选用口服吸收完全的抗菌药物。重症全身感染者，应静脉给药，以确保药效。抗菌药物的局部应用宜尽量避免，因为皮肤黏膜局部应用抗菌药物后，很少能被吸收，在感染部位不能达到有效浓度，反而易导致耐药菌产生，因此治疗全身性感染或脏器感染时应避免局部应用抗菌药物。

（2）给药剂量：一般按抗菌药物的治疗剂量范围给药。治疗重症感染和抗菌药物不易达到的部位的感染（如中枢神经系统感染等），抗菌药物剂量宜较大（即治疗剂量范围高限）；而治疗单纯性下尿路感染时，多数药物尿药浓度远高于血药浓度，抗菌药物剂量宜较小（即治疗剂量范围低限）。

（3）给药次数：为保证药物在体内能发挥最大药效，杀灭感染灶病原菌，应根据药动学和药效学相结合的原则给药。如青霉素类、头孢菌素类等β-内酰胺类以及红霉素属于时间依赖性抗菌药物，应该1日多次给药；氟喹诺酮类和氨基糖苷类药物属于浓度依赖性抗菌药，应该1日一次给药。

（4）用药疗程：大多数外科感染经敏感抗生素治疗5～7日即可控制。脓毒症抗生素的治疗疗程一般维持7～10日。抗菌药物一般在体温正常、白细胞计数正常、病情好转、局部病灶控制后停药。骨髓炎、感染性心内膜炎、植入物感染等常需6～12周的疗程，过早停药可使感染不易控制。

（5）联合用药：单一药物可有效治疗的感染不需联合用药，仅在下列情况时有联合用药指征：病原菌未明的严重感染，不除外合并免疫缺陷；单一抗菌药物不能控制的严重的混合性感染；需要长疗程治疗，但病原菌易对某些抗菌药物产生耐药性的感染；病原菌内含有不同生长特点的菌群，需要不同抗菌机制的药物联合使用,如结核分枝杆菌;毒性较大的抗菌药物,联合用药时剂量可适当减少,但需有临床资料证明其同样有效。

二、围手术期预防用药的原则

围手术期抗菌药物预防应用,应根据手术切口类别、手术创伤程度、可能的污染细菌种类、手术持续时间、感染发生机会和后果严重程度、抗菌药物预防效果的循证医学证据、对细菌耐药性的影响和经济学评估等因素,综合考虑决定是否预防应用抗菌药物。

1. 清洁手术 手术部位为人体无菌部位,局部无炎症、无损伤,也不涉及呼吸道、消化道、泌尿生殖道等人体与外界相通的器官,如甲状腺、乳腺,手术部位无污染,通常不需预防应用抗菌药物。

2. 清洁-污染手术 手术部位存在大量人体寄生菌群,手术时可能污染术区造成感染,如经口咽部手术、胆道手术、子宫切除术等,需要预防应用抗菌药物。

3. 污染手术 已经造成手术部位严重污染的手术,如胃肠道、尿路、胆道体液大量溢出或开放性创伤等,必须预防应用抗菌药物。

三、抗菌药物在特殊人群中的应用

临床医生在合理地选择抗菌药物时,必须考虑患者自身生理病理的个体状况,尤其是一些特殊人群,建议遵循个体化用药原则。

1. 肾功能减退患者抗菌药物的应用 尽量避免使用肾毒性抗菌药物,确有应用指征时,严密监测肾功能情况。根据感染的严重程度、病原菌种类及药敏试验结果等选用无肾毒性或肾毒性较低的抗菌药物。使用主要经肾排泄的药物,须根据患者肾功能减退程度以及抗菌药物在人体内清除途径调整给药剂量及方法。

2. 肝功能减退患者抗菌药物的应用 抗菌药物的选用及剂量调整需要考虑:该类药物在体内清除过程对肝功能的影响程度;肝功能减退时该类药物及其代谢物发生毒性反应的可能性。

3. 老年患者抗菌药物的应用 老年人肾功能呈生理性减退,按一般常用量接受主要经肾排出的抗菌药物时,由于药物自肾排出减少,可导致药物在体内积蓄,血药浓度增高,易发生药物不良反应,所以应该按轻度肾功能减退减量给药,并且宜选用毒性低并具杀菌作用的抗菌药物,若无用药禁忌可首选青霉素类、头孢菌素类等β-内酰胺类抗菌药物。氨基糖苷类具有肾、耳毒性,应尽可能避免应用。万古霉素等药物应在有明确应用指征时慎用,必要时进行血药浓度监测,合理调整剂量,使给药方案个体化,以达到用药安全、有效的目的。

4. 新生儿患者抗菌药物的应用 新生儿期一些重要器官尚未完全发育成熟,在此期间其生长发育随日龄增加而迅速变化,因此新生儿感染应避免使用毒性大的抗菌药物,若确有应用指征,必须同时进行血药浓度监测,并及时调整剂量;避免使用可能发生严重不良反应的抗菌药物;主要经肾脏代谢的药物需减量应用;给药方案应按新生儿日龄进行适当调整。

5. 小儿患者抗菌药物的应用 尽量避免使用有耳、肾毒性的抗生素,如氨基糖苷类和万古霉素,若确有应用指征,需在使用过程中严密观察不良反应;四环素类抗生素可致牙齿黄染及牙釉质发育不良,不可用于8岁以下小儿;喹诺酮类抗生素对骨骼发育可能产生不良影响,应避免用于18岁以下未成年人。

6. 妊娠期患者抗菌药物的应用 妊娠期抗菌药物的应用需考虑药物对母体和胎儿两方面的影响。对胎儿有致畸或明显毒性作用的药物，如四环素类、喹诺酮类，应避免使用。对母体和胎儿均有毒性的药物，如氨基糖苷类和万古霉素，应避免使用，确有应用指征时，需行血药浓度监测；药物毒性低，对胎儿及母体均无明显影响，也无致畸作用，妊娠期感染时可以选用的药物是青霉素类、头孢菌素类等 β-内酰胺类抗菌药物。

7. 哺乳期患者抗菌药物的应用 哺乳期患者接受抗菌药物后，某些药物可自乳汁分泌，通常母乳中药物含量不高，不超过哺乳期患者每日用药量的 1%，其中青霉素类、头孢菌素类等 β-内酰胺类和氨基糖苷类等在乳汁中含量低。无论乳汁中药物浓度如何，均存在对乳儿潜在的影响，并可能出现不良反应，因此治疗哺乳期患者时应避免用氨基糖苷类、喹诺酮类、四环素类、氯霉素、磺胺类等药物。哺乳期患者应用任何抗菌药物时，均宜暂停哺乳。

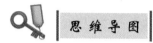 思维导图

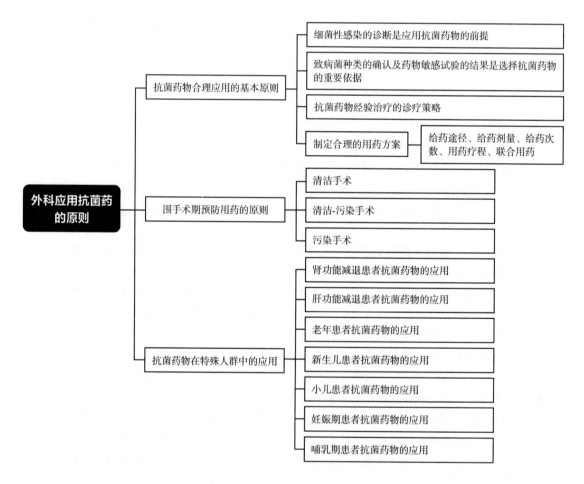

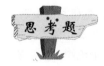 思考题

1. 试述外科感染时联合用药的适应证。
2. 试述破伤风和狂犬病临床表现的区别。
3. 试述痈和蜂窝织炎诊断和治疗的区别。
4. 试述丹毒和蜂窝织炎诊治的异同。

第十一章 损 伤

第一节 概 述

本章说课视频

一、概念与分类

（一）概念

损伤是指人体受到外界各种致伤因素作用所引起的皮肉、筋骨、脏腑等组织结构的破坏和功能障碍，以及其所带来的局部和全身反应。而创伤是指由于机械性致伤因素的作用，造成组织结构破坏和功能障碍，是常见的一种损伤。

多发性创伤也称为多发伤，是指同一致伤因子引起的两处或两处以上的解剖部位或脏器的损伤，且至少有一处损伤是危及生命的。多发伤不是几个单一伤的简单叠加，它是一种严重损伤。在灾害事故中常见。

挤压综合征（crush syndrome）是指人体四肢或躯干等肌肉丰富的部位遭受重物长时间的挤压，在挤压解除后出现身体一系列的病理生理改变，以肢体肿胀、坏死，高钾血症，肌红蛋白尿以及急性肾损伤为特点的临床综合征。

（二）分类

1. 按损伤部位分类 可分为头部损伤、颌面部损伤、颈部损伤、胸（背）部损伤、腹（腰）部损伤、骨盆损伤、脊柱损伤、四肢损伤和多发损伤等。

2. 按致伤的机制分类 可分为挫伤、擦伤、刺伤、切割伤、挤压伤、撞击伤、火器伤等。

3. 按伤后皮肤或黏膜完整性分类 可分为闭合性损伤、开放性损伤。

（1）闭合性损伤：是受钝性暴力损伤而外部无创口者，常见的闭合性损伤有：

1）挫伤：因钝性暴力或重物打击、碰撞所致的皮下组织、肌肉或体内组织器官的损伤。表现为伤部肿胀、疼痛、皮肤青紫、皮下瘀血或血肿、压痛及功能障碍。严重者可致深部血肿，内脏器官损伤，如脑挫伤、肾挫伤等。

2）扭伤：是指关节在外力作用下超过了正常的活动范围而造成的损伤。如关节过度屈伸或扭转，造成关节囊、韧带、肌腱的部分撕裂。表现为局部疼痛、肿胀、皮肤青紫和关节活动障碍等。

3）挤压伤：肌肉丰富的肢体或躯干被重物挤压所致。伤处有较广泛的组织破坏、出血或坏死。表现为受伤肢体迅速发生肿胀变硬、皮肤出现张力性水疱、皮下瘀斑、肢体麻木、运动障碍等。严重者可因挤压外力大、作用时间长而出现休克、急性肾衰竭，临床上称为挤压综合征。

4）冲击伤：又称爆震伤，是由强烈爆炸物产生高压气浪冲击波所致的损伤。其特点是体表无明显损伤，而体腔内脏器却遭受严重而广泛的损伤，如肺破裂、胃肠破裂或耳鼓膜破裂等，战时多见。

（2）开放性损伤：是指由于锐器、火器或钝性暴力作用使皮肤黏膜破损而有创口流血、深部组织与外界环境沟通者，又可根据伤道类型再分为贯通伤（既有入口又有出口者）和盲管伤（只有入口没有出口者）等。常见的开放性损伤有：

1）擦伤：皮肤被粗糙物擦过所导致的表层损伤。

2）刺伤：多为尖细锐利的物体刺入软组织所致的损伤。伤口一般较细小且较深，可合并深部血管、神经或内脏器官的损伤。刺伤物可折断遗留在组织内，易发生感染，特别是厌氧菌感染。

3）切割伤：为锐利物品切割所致的损伤。创缘整齐，多呈直线状，可深可浅，出血较多，周围组织损伤较轻，深者可使神经、血管、肌腱、脏器断裂。

4）裂伤：为钝器打击所引起的皮肤及深层软组织裂开，创缘不整齐，周围组织破坏严重且较为广泛，容易出现受损组织的坏死或感染。

5）撕脱伤：又称皮肤撕脱伤。多为头发、肢体被卷入高速转动的机器或皮带内，将大片头皮或大面积皮肤撕脱下来，造成大片皮肤剥脱，重者合并肌肉、神经、血管撕裂，撕脱组织易失去活力，广泛出血，进而继发感染。撕脱伤又分为撕脱型和碾压型两种类型。

6）火器伤：为高速弹片、枪弹所致的损伤。常伴有深部组织、器官的损伤。

4. 按伤情轻重分类　可分为轻伤、中度伤和重伤。轻伤主要是局部软组织伤，暂时失去作业能力，但仍可坚持工作，无生命危险，或只需小手术者；中度伤主要是广泛组织伤、上下肢开放性骨折、肢体挤压伤、机械性呼吸道阻塞、创伤性截肢及一般的腹腔脏器伤等，丧失作业能力和生活能力，需手术，但一般无生命危险；重伤是指危及生命或治愈后有严重残疾者。

二、病因与病理

（一）病因

损伤的病因按引起损伤的外界因素可分为：

1. 机械性因素　棍棒打击、重物压砸、刀刺切割、枪炮火器伤等。

2. 物理性因素　高温、寒冷、电流、放射线、冲击波或核辐射等。

3. 化学性因素　强酸、强碱、毒气等。

4. 生物性因素　毒蛇咬伤、狂犬咬伤、昆虫咬蜇等。

（二）病理

在致伤因素的作用下，机体迅速产生各种局部和全身性防御性反应，目的是维持机体自身内环境的稳定。不同的损伤，机体的反应也不相同。如局部软组织轻微损伤，一般以局部反应为主，全身反应较轻或持续时间短；而严重的局部损伤，特别是战伤，局部组织损伤较重，且往往有坏死组织存在，此时，不仅局部反应重，全身反应也较明显且持续时间也长，两者还可相互加重以形成恶性循环。

1. 局部反应　局部病理改变有损伤性炎症、变性、坏死和坏疽。其结果是局部产生红、痛、热和水肿或组织变性、坏死。

2. 全身反应　表现为以下重要器官功能改变：

（1）心血管：可表现为心率加快，心肌收缩加强，皮肤、肾、胃肠、骨骼肌等的血管收缩。如果损伤严重或失血、失液过多，可导致休克。

（2）肾：由于失血、失液或水分摄入不足等原因，促使肾血流量明显减少，临床上常出现尿量减少、尿比重增高、尿 pH 降低，严重时可引起肾小管坏死，造成急性肾衰竭。

（3）肺：损伤后机体能量需求和代谢率增加，再加上失血、感染等原因，导致耗氧量增加，故呼吸加深加快。

（4）脑：损伤后脑组织缺氧，临床上可出现头晕、烦躁不安、惊厥或谵妄等。

（5）胃肠和肝：损伤较重的可发生腹胀、恶心、呕吐，甚至急性胃扩张。若损伤后肝的血液灌流明显减少，则可出现血清胆红素或转氨酶增高等肝功能不全征象。

三、临床表现

损伤后表现分为全身症状和局部症状。

（一）全身症状

轻微损伤一般无全身症状。

1. 体温升高　由于局部出血或组织坏死分解的产物被吸收所致，故称为吸收热（应激性低热）。体温一般在38℃左右。若伴有继发感染，则体温更高。脑损伤可引起持续性中枢性高热。

2. 休克　创伤性休克是重度损伤常见的并发症。主要是由组织严重损害，大量出血、失液所致。表现为面色苍白、四肢湿冷、脉搏细弱、血压下降、脉压缩小等。为损伤急性期死亡的主要原因之一。

3. 尿量减少　多见于严重挤压伤、大面积烧伤和创伤性休克。一般成人24小时尿量少于400ml，称为少尿，24小时尿量少于100ml称为无尿。

（二）局部症状

1. 疼痛　局部神经末梢受到损伤物刺激和炎症反应所致，疼痛多在伤后2～3日逐渐减轻，如疼痛持续或加重，可能继发感染。

2. 肿胀及瘀斑　局部出血或炎性渗出可引起肿胀和出现瘀斑，表现为伤部红肿、青紫或瘀斑。

3. 功能障碍　主要是局部组织或器官的破坏，以及疼痛引起的保护性反应所致。若为骨折、脱位或神经损伤，则肢体功能障碍更为显著。

4. 伤口和出血　为开放性损伤所共有。不同类型的损伤其伤口大小、形状、深度和损伤的程度各异。刺伤的伤口较小，但有时可达深部组织血管或内脏，因此不能单凭伤口的大小来判断伤情的轻重。出血的速度取决于受伤血管、脏器的性质和数量。闭合性损伤时，血液流至体腔或组织间隙，称为内出血。

（三）特殊症状

1. 四肢骨损伤　畸形、骨擦音、异常活动等。

2. 躯干损伤　多见于急重症，如颅底骨折可见眼周围迟发性瘀斑；硬膜外血肿常有中间清醒期；多根多处肋骨骨折可见反常呼吸；气血胸可见呼吸困难、紫绀、休克；腹腔内脏破裂可见腹膜刺激征、失血性休克等症状；肾脏损伤可见血尿等。

四、诊　断

无论战时还是平时的损伤，多具有群体性和复合性的特点，病情大多危急而严重，甚至直接危及生命，故在接诊时应尽快分清伤类，辨别轻重，要贯彻"保存生命第一"的原则，以此来安排救治的先后，甚至"边急救，边诊断"。这就要求医护人员在平时应有良好的"急救"训练、明确的组织分工、齐全的抢救设备，还应具备多学科的协作能力。

1. 详细询问病史　了解受伤史及其全过程。包括致伤因素、受伤部位、受伤后出现的症状及初步的处理。

2. 全面系统的检查　诊断上应重视局部与整体的关系。严重损伤可能造成多部位、多脏器的损伤或合并多种致伤因素的损害。如从高处坠落，足跟或臀部先着地可造成脊椎骨折、脱位；塌方所致的挤压伤不仅可造成肢体损伤，而且能引起内脏破裂等；火器伤如子弹由臀部穿入，可能伤及腹部和胸部的重要脏器。只有进行全面、仔细的检查和分析，才能避免漏诊或误诊。

3. 恰当运用辅助检查　对损伤的诊断有一定的帮助意义，但必须在伤情允许时选用，以免增加患者痛苦，延误抢救。

4. 严密观察病情　首先应密切观察患者的神志、脉搏、血压、呼吸、体温等生命体征。注意有无窒息、休克等表现。对未明确诊断及伤情严重者，更需进行认真的动态观察，以便掌握病情的变化，及时发现问题。

5. 确定伤情　通过全面检查、严密观察、判断分析后，基本上可以确定出损伤的性质、部位、范围和程度。

五、治　　疗

损伤的治疗，要结合具体症状而采取相应的治疗措施。院前急救和院内救治是否及时和正确直接关系到伤员的生命安全和功能恢复。

（一）急救措施

急救措施包括现场急救、后送转运和急诊室初步处理。按治疗原则，因地制宜，灵活运用止血、包扎、固定、搬运和复苏术等急救技术处理。

1）开放性伤口可用无菌急救包或干净纱布敷料覆盖并绷带包扎；肢体大血管损伤应采取加压包扎或止血带止血。

2）胸部开放性损伤应尽快用厚敷料封闭伤口；张力性气胸应用粗针头于第 2 肋间锁骨中线处穿刺减压。

3）颅脑、胸腹腔内脏暴露或脱出时，应注意保护，勿随意回纳，避免污染或绞窄坏死。

4）四肢骨折须用夹板等固定；脊椎骨折须保持脊柱平直并卧硬板床再搬运，以免加重骨折的畸形或神经组织损伤。

5）昏迷患者要保持呼吸道通畅，防止窒息发生。

6）呼吸、心跳停止应就地进行心肺复苏术。

7）对断离肢体或大块组织，应用无菌或清洁布包裹，勿浸入液体内，最好用塑料袋套装，置于 4℃左右的低温条件下保存，随同伤员送医院。

8）判明无颅脑及胸腹内脏损伤而剧痛者，可使用吗啡等止痛剂，并早期给予抗菌药物预防感染。

9）及时安全地护送伤员，途中应严密观察伤情变化。

10）为使创伤急救更加有效，除了不断提高抢救技术外，还应健全阶梯式就诊系统，做到轻伤就地治疗，中度伤可到一般医院处理，重伤经初步急救后要及时转送到大医院或创伤急救中心。

（二）局部处理

对不同类型损伤，可根据伤情、时间、条件、伤口污染程度和全身情况等，采用相应局部处理方法。

1. 闭合性损伤局部处理

1）局部应予适当制动或固定，如踝腕部扭伤用绷带、小夹板等暂时固定。

2）抬高患肢，促进静脉回流，改善局部血液循环，减轻肿胀及疼痛。

3）若肿胀、瘀斑明显，早期局部进行冷敷，肿胀消退或缓解后可改为热敷或理疗，加强主动功能锻炼，以促进组织功能恢复。

4）对较大或有增大趋势的血肿，可穿刺抽血，并予加压包扎。

5）四肢骨折可行手法复位外固定，复位失败或合并神经、血管损伤时应予手术处理。

6）挤压伤如果出现伤肢肿胀严重，并有感觉、运动功能障碍时，应及早局部切开减压，以免组织缺血坏死。

7）对颅脑、脊柱、胸部和腹部闭合性损伤造成重要内脏器官损伤，如颅内出血、脊髓挫裂、血气胸、肝脾破裂等，应采取紧急相应治疗措施，如手术探查等。

8）对多处伤、复合伤处理时应重视局部和整体的关系。

2. 开放性损伤局部处理 由于有伤口或创面，故有继发感染的可能性。因此，及时正确地处理伤口，尽量清除污染物质，防止伤口感染是处理开放性损伤的关键。应根据具体伤情施行各种相应手术，如清创、植皮、骨折内固定、断肢再植术等。处理局部伤口前应注意伤员有无休克、大出血和重要脏器损伤，若有则先抢救处理，或在抗休克治疗中进行局部处理。

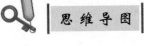 **思维导图**

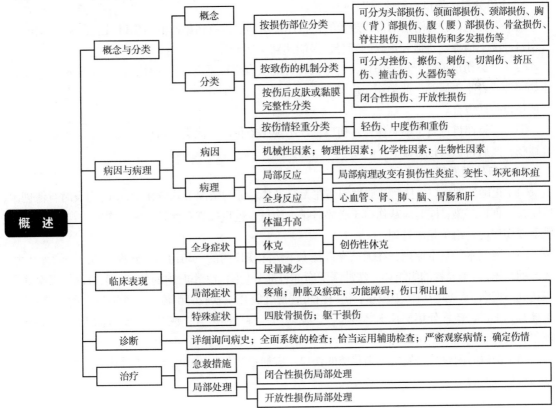

第二节 损伤修复与伤口处理

一、损 伤 修 复

损伤造成机体部分细胞组织丧失后，机体对所形成缺损进行修补恢复的过程，称为修复。修复后可完全或部分恢复原组织的结构和功能。

修复过程起始于炎症期，炎症反应处理坏死的细胞和组织碎片，然后由损伤局部周围的健康细胞分裂增生来完成修复过程。

1. 炎症期 创伤后即刻启动炎症反应，通过血管和细胞反应、免疫应答、血液凝固和纤维蛋白的溶解，以处理坏死的细胞和组织碎片，为组织再生和修复奠定基础。

2. 细胞增生和肉芽组织形成期 损伤局部周围的成纤维细胞、内皮细胞等增殖、分化、迁移、合成分泌组织基质（即胶原），与新生毛细血管、各种炎症细胞组成肉芽组织。浅表的损伤可通过上皮细胞的增殖、迁移完全覆盖创面而修复，但大多数软组织损伤则需要通过肉芽组织生成的形式来完成。

3. 塑形期 增生的组织细胞（如纤维组织）需要经过组织塑形，进一步改构和重建，使愈合组织更接近于正常，才能达到结构和功能的要求。

二、伤 口 处 理

（一）伤口分类与处理原则

1. 伤口分类 伤口一般情况下分为三类：

（1）一类伤口：为清洁伤口，患者的伤口比较清洁、没有污染。清洁伤口只要在无菌操作下进行伤口冲洗、消毒、止血和正确的缝合，多能达到一期愈合。

（2）二类伤口：属于污染伤口，这种伤口可能没有出现感染，但是伤口内有大量的污染物质，比如泥沙或者是木屑等。此类伤口应及时进行清创术，以清除污染源，将污染伤口变为清洁伤口，促使伤口一期愈合。

（3）三类伤口：属于感染伤口，伤口已经出现感染化脓。此类伤口应控制感染，加强换药，引流通畅，然后再做其他处理。

2. 伤口处理原则

（1）正确处理伤口：任何开放性创伤在无全身禁忌证的情况下均应在12小时内及时行清创术，以防发生创口感染；同时应从伤口（必要时扩大伤口）进行探查和修补，明确伤道的走向、组织或脏器损伤程度，给予相应处理。

（2）清创术的基本原则：在无菌操作技术下清除伤口内的一切污物、异物，切除一切无活力、坏死的组织,沾染异物的组织如无法冲洗干净亦可部分切除。12小时内的伤口一般可以按层次缝合，以达到一期愈合。如伤口污染较重，伤口内可置薄乳胶片或软胶管引流。12小时以上的伤口或战伤不缝合，于伤口疏松处填塞凡士林纱布，定期换药，待二期愈合；或经3～5日的观察，未见感染征象，再行延期（二期）缝合。

（3）伤后时间较长已发生感染化脓的伤口：应加强换药，通畅引流，剪除腐烂、坏死组织，促进伤口早日愈合。

（二）伤口愈合类型

伤口愈合类型可分为两种：

1. 一期愈合　组织修复以原来的细胞为主，仅含少量纤维组织，局部无感染、血肿或坏死组织，再生修复过程迅速，结构和功能修复良好。多见于损伤程度轻、范围小、无感染的伤口或创面。

2. 二期愈合　以纤维组织修复为主，不同程度地影响结构和功能恢复，多见于损伤程度重、范围大、坏死组织多，且常伴有感染而未经合理的早期外科处理的伤口。因此，在治疗时，应采取合理的措施，创造条件，争取达到一期愈合。

（三）伤口愈合的影响因素

影响伤口愈合的因素主要有局部因素和全身因素两个方面：

1. 局部因素　①伤口感染是最常见的原因。细菌感染可损害细胞和基质，导致局部炎症持久不易消退，甚至形成化脓性病灶等，均不利于组织修复及愈合。②损伤范围大、坏死组织多或有异物存留的伤口，创缘往往不能直接对合，且新生细胞和基质连接被阻隔，必然影响修复。③局部血液循环障碍使组织缺血缺氧，或由于采取的措施不当，如局部制动不足、包扎或缝合过紧等，造成组织继发性损伤也不利于愈合。

2. 全身因素　主要有营养不良，如蛋白质、维生素和铁、铜、锌等微量元素缺乏或代谢异常；大量使用细胞增生抑制剂，如皮质醇类药物等；免疫功能低下及全身性严重并发症，如多器官功能不全等。

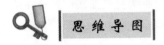
思维导图

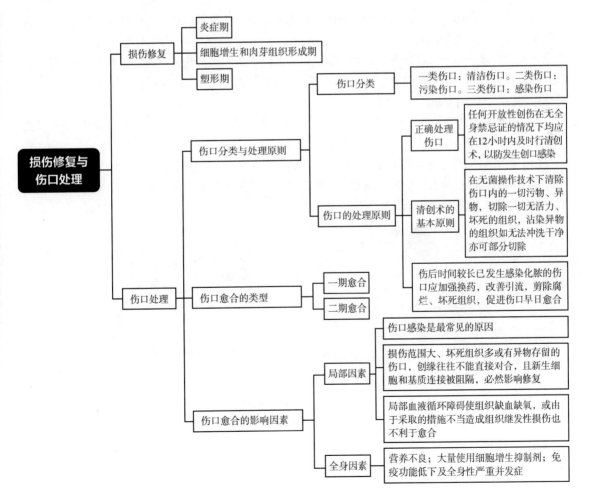

第三节 颅 脑 损 伤

一、概 述

颅脑损伤是因外界暴力作用于头部引起的损伤，可涉及头皮、颅骨、脑组织等颅腔内容物及附属物。颅脑损伤的发生率仅次于四肢损伤，居第二位，但致残率、死亡率高居首位，是 40 岁以下人群最主要的致残和死亡原因。

（一）颅脑损伤分类与分型

根据不同的分类原则，颅脑损伤可以分为不同类型：①根据受伤原因不同，可以分为钝器伤和锐器贯通伤；②根据受伤机制不同，可以分为加速损伤和减速损伤；③根据受伤部位是否与外界相通，可以分为闭合性颅脑损伤和开放性颅脑损伤；④按其病理可分为原发性和继发性两大类。

（二）颅脑损伤方式

颅脑损伤方式一般有两种：一种是暴力直接作用于头部引起的损伤，称为直接损伤；另一种是暴力作用于身体其他部位，然后传导至头部所造成的损伤，称为间接损伤。

1. 直接损伤

（1）加速性损伤：为运动着的物体撞击于静止的头部，并使其沿着外力作用的方向运动，脑损伤发生于头部被撞击的同时。

在外力直接作用于头部的瞬间，除了足以引起凹陷骨折和脑损伤外，通常还有一个使颅骨局部急速内凹和立即弹回的复杂过程，此时颅内压亦相应地急骤变化，颅内压的负压吸引力致使脑再次受到损伤（图 11-3-1A）。

（2）减速性损伤：为运动中的头部碰撞到静止的物体，头部的运动速度突然降低时发生的损伤，通常来说，减速性损伤所致的颅脑损伤较加速性损伤重。

由于脑组织与颅骨的运动速度不一致，加之颅底凹凸不平亦可引起颅内压变化，可导致脑损伤。这种损伤是脑组织被冲击到受力点周侧的骨壁，接着由于负压吸引作用，脑组织又撞击到受力点的对冲部位所致。发生在受力侧者称为冲击伤，发生在对侧者称为对冲伤（图 11-3-1B）。

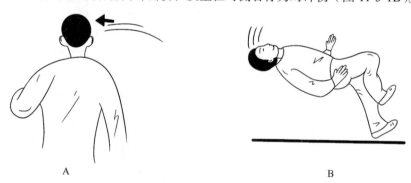

A   B

图 11-3-1 直接损伤
A. 加速性损伤，B. 减速性损伤

（3）挤压性损伤：为头部两侧同时受到外力挤压时发生的脑损伤。

2. 间接损伤

（1）传递性损伤：如坠落时臀部或双足着地，外力沿着脊柱传递到头部引起的脑损伤。

（2）甩鞭式损伤：外力作用于躯干的某部使之急剧运动时，如头部尚处于相对的静止状态，或头部的运动速度落后于躯干，则头部可因惯性作用被甩动而致脑损伤（图 11-3-2）。

（3）特殊方式损伤

1）胸部挤压伤：当胸部或腹部受到强烈的挤压时，骤然升高的胸内压或腹内压可沿颈部或腹部的血流，将冲击力传递到头部而引起脑损伤（图 11-3-3）。

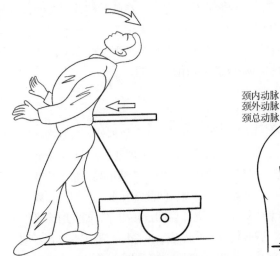

图 11-3-2 间接损伤（甩鞭样损伤）

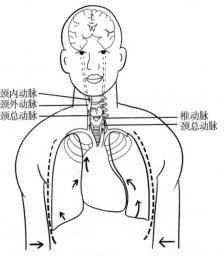

图 11-3-3 特殊方式损伤（胸部挤压伤）

2）爆震伤：高压气浪引起的爆震伤在头部可以引起各种类型的脑损伤。

3）旋转损伤：如果外力的方向不是通过"头的轴心"和枕寰关节，头部将沿着某一轴线做旋转运动，如从楼梯上滚落，颅底凹凸不平，大脑镰、小脑幕的游离缘均会对脑组织在颅内做旋转运动产生阻碍并形成剪应力，从而使脑组织相应部位受到摩擦、牵扯、扭曲、撞击、切割等物理作用而致损伤。

（三）颅内压增高

颅内压增高是神经外科常见的临床综合征。各种病理损害发展至一定阶段，颅腔内容物体积增加，由于颅腔容积固定不变，导致颅内压持续升高超过正常上限，从而引起相应的综合征。

1. 病因

1）颅内占位性病变挤占了颅内空间，如颅内血肿、脑肿瘤、脑脓肿等。

2）脑组织体积增大，如脑水肿。

3）脑脊液循环和（或）吸收障碍所致梗阻性脑积水和交通性脑积水。

4）脑血流过度灌注或静脉回流受阻，见于脑肿胀、静脉窦血栓等。

5）先天性畸形使颅腔的容积变小如狭颅症、颅底凹陷症等。

2. 颅内压形成的生理机制 颅缝闭合后颅腔的容积固定不变，约为 1400～1500ml。颅腔与脑组织、脑脊液和血液是颅内压形成的物质基础。颅腔内上述三种内容物对颅腔壁造成的压力，称为颅内压。由于颅内的脑脊液介于颅腔壁和脑组织之间，一般以脑脊液的静水压代表颅内压力，通过侧卧位腰椎穿刺或直接脑室穿刺测量来获得该压力数值，成人的正常颅内压为 80～180mmH$_2$O，儿童的正常颅内压为 40～95mmH$_2$O。临床上颅内压还可以通过采用颅内压监护装置进行持续的动态观察。

3. 颅内压增高的临床表现　头痛、呕吐和视神经乳头水肿是颅内压增高常见的临床表现，称为"颅内压增高三联征"。

（1）头痛：颅内压增高最常见的症状，颅脑损伤后，头痛部位多在额部及颞部，也可从颈枕部向前方放射至眼眶，头痛程度可轻重不同，但随颅内压逐渐增高而呈进行性加重，用力、咳嗽、弯腰或低头活动时常使头痛加重，头痛性质以胀痛和撕裂痛为多见。

（2）呕吐：当头痛剧烈时，可伴有恶心和呕吐，呕吐呈喷射性，易发生于饭后，有时可导致水电解质紊乱和体重减轻。

（3）视神经乳头水肿：这是颅内压增高的重要客观体征之一，在脑肿瘤等引起的慢性颅内压增高多见，表现为视神经乳头充血、隆起，边缘模糊不清，中央凹陷消失，静脉怒张。若视神经乳头水肿长期存在，则颜色苍白，视力减退，视野向心缩小，称为视神经继发性萎缩。此时如果颅内压增高得以解除，往往视力的恢复也并不理想，甚至继续恶化和失明。

（四）颅脑损伤的临床观察

颅脑损伤后除需要常规监测呼吸、心律、血压和氧饱和度等基本数据外，颅脑损伤后颅内压持续增高可引起一系列中枢神经系统乃至全身重要脏器功能紊乱表现和病理变化，因此需要密切观察意识状态、瞳孔、神经系统体征和生命体征的变化。一旦病情进展，颅内压持续增高，幕上病变会导致颞叶钩回疝（又称天幕裂孔疝或小脑幕切迹疝），此时患者意识模糊、同侧瞳孔散大，对光反射消失以及对侧肢体偏瘫、肌张力增高、腱反射亢进、锥体束征阳性，需立即启动抢救程序。如此时患者得不到及时救治，意识障碍会进一步加深，双侧瞳孔散大，四肢均有不全瘫痪，生命体征的改变亦逐步明显，表现为血压升高、脉搏慢而有力、呼吸减慢；随即深昏迷、四肢瘫痪，并有强直发作，称去大脑强直；如不加治疗则呼吸逐渐不规则，终于停止，接着血压下降，最后心搏停止而死亡。而幕下病变发生枕骨大孔疝（又称小脑扁桃体疝）直接压迫生命中枢延髓，患者则直接表现为呼吸、心搏骤停。

1. 意识障碍（Glasgow 评分）　表现为嗜睡、浅昏迷、昏迷以至深昏迷，患者对外界的刺激反应迟钝或消失。

原发性损伤较重者可表现为受伤后即昏迷；如血肿或水肿等继发性脑损伤为主时，意识障碍逐渐加重或可表现为"昏迷-清醒-再昏迷"的情况，一般是指患者受伤当时可出现短暂昏迷（由原发性损伤引起），数分钟或数十分钟后意识障碍好转，甚至完全清醒，继而因为血肿形成等继发性损伤致脑组织受压引起再次昏迷，中间的清醒阶段临床上常称之为"中间清醒期"。

因此，密切观察颅脑创伤患者的意识状态至关重要，临床上需要有相应的意识障碍评分标准来指导医疗实践，目前国际上最广泛运用的是格拉斯哥昏迷评分（Glasgow coma scale，GCS）法，按检查时患者睁眼、语言和运动三项反应情况给予计分（表 11-3-1）。GCS 评分越低，意识状态越差，脑损伤越重。

表 11-3-1　格拉斯哥昏迷计分（GCS）

运动反应	计分	言语反应	计分	睁眼反应	计分
按吩咐动作	6	正确	5	自动睁眼	4
定位反应	5	不正确	4	呼唤睁眼	3
屈曲反应	4	错乱	3	刺痛睁眼	2
过屈反应（去皮质）	3	难辨	2	不睁眼	1
伸展反应（去大脑）	2	不语	1		
无反应	1				

2. 瞳孔变化

（1）眼神经损伤：动眼神经副交感纤维支配瞳孔括约肌和睫状肌，如果损伤后一侧瞳孔立即散大、光反应消失，可同时伴有眼内直肌麻痹、眼球外斜，但患者意识状态并无明显下降，应考虑单纯动眼神经损伤。

（2）颈交感神经节损伤：若伤后双侧瞳孔不等大，光反射灵敏，瞳孔缩小侧眼裂变窄，眼球内陷，同侧面部潮红、少汗，为同侧霍纳（Horner）征，系颈交感神经节损伤所致。

（3）脑干受损

1）中脑受损：若双侧瞳孔大小不等，一侧或双侧时大时小，伴有眼球位置歪斜时，表示中脑受损。

2）脑桥损伤：若双侧瞳孔极度缩小，光反应消失，并伴有中枢性高热时，为脑桥损伤。

（4）脑疝（颞叶钩回疝）：两侧瞳孔不等大，初起时病侧瞳孔略缩小，光反应稍迟钝，随病情进展病侧瞳孔逐渐散大，略不规则，直接及间接光反应消失，患者意识障碍加重，而对侧瞳孔仍可正常，这是由于患侧动眼神经受到压迫牵拉。此外，患侧可有眼睑下垂、眼球外斜等；如脑疝继续发展，晚期可出现双侧瞳孔散大，光反应消失，这是脑干内动眼神经核受压致功能失常所引起，整个瞳孔变化过程为典型的颞叶钩回疝表现。

当单侧瞳孔扩大，对光反射消失，同时伴有不同程度的意识状态改变时，临床上首先要考虑到脑疝（颞叶钩回疝）的可能性。脑疝是一种非常危急的状态，因此需要密切观察患者的瞳孔变化，一旦发现单侧瞳孔扩大需要及时明确诊断，积极治疗挽救患者生命。

（5）濒危状态：双侧瞳孔均散大固定，光反应消失，多为濒危状态。

3. 神经系统体征 各部位脑组织多有不同的神经功能，不同区域脑损伤会造成相应的神经系统体征改变。如果仅伤及额、颞叶前端等所谓"哑区"，可仅表现为癫痫，而无局灶性神经系统缺损表现；若脑皮质功能区受损，可出现相应的瘫痪、失语、视野缺损、感觉障碍以及局灶性癫痫等征象。

原发性脑损伤引起的局灶症状体征在受伤当时即可出现，继发性脑损伤引起者，则在伤后逐渐出现，并持续加重。如颅脑创伤后颅内压持续升高致中脑部位功能受损，会造成受伤对侧肢体自主活动减少或消失，如脑疝继续发展使症状波及双侧，引起四肢肌力减退或间歇性地出现头颈后仰，四肢挺直，躯背过伸，呈角弓反张状，称为去大脑强直，是脑干严重受损的特征性表现。

4. 生命体征 当颅内压持续升高时，患者可发生血压、脉搏、呼吸等生命体征改变，当颅内压增高接近动脉舒张压时，可表现为血压升高、脉搏减慢、脉压增大，称库欣（Cushing）反应。此时患者若得不到及时救治，病情将进一步发展，继之出现潮式呼吸，血压下降，脉搏细弱，最终呼吸停止，心脏停搏而死亡。

此外，颅脑创伤还会引起胃、十二指肠应激性溃疡和神经性肺水肿，前者表现为消化道出血、穿孔，后者表现为呼吸急促、痰鸣，有大量泡沫状痰液，严重时均会危及生命。

5. 脑损伤分级 对脑损伤严重程度的分级方案有很多，按照 GCS 评分可将颅脑损伤分成 3 型：轻型 13～15 分；中型 9～12 分；重型 3～8 分。

二、头皮损伤

头皮损伤多种多样，可分为闭合性损伤和开放性损伤两大类，前者为头皮血肿，后者为头皮裂伤、头皮撕脱伤。按其解剖层次，头皮可分为 5 层结构，从外到内分别为皮肤层、结缔组织层、帽状腱膜层、疏松结缔组织层和骨膜层。

11-3 二维码1

1. 头皮血肿 多为钝器直接损伤,按其解剖层次可分为皮下血肿、帽状腱膜下血肿、骨膜下血肿。其临床特点及鉴别要点如表 11-3-2 所示。以上 3 种血肿可以同时发生、混杂存在。此外,如在颅骨骨折的同时合并硬脑膜和颅骨骨膜的撕裂,则脑脊液可流入帽状腱膜下腔形成"头皮下积液",此时须与帽状腱膜下血肿鉴别。3 种血肿的基本治疗方法大致相同。较小的头皮血肿在 1～2 周可以自行吸收,较大的血肿可能需 4～6 周才能吸收,或在无菌条件下抽除积血,然后加压包扎,给予预防感染治疗。

表 11-3-2 3 种头皮血肿的临床特点及鉴别要点

血肿类型	软硬度	血肿范围
皮下血肿	较硬,波动不明显	局限在头皮挫伤的中心
帽状腱膜下血肿	较软,有明显波动	可蔓延及全头,不受颅缝限制
骨膜下血肿	张力大,有波动	血肿边缘不超过颅缝

2. 头皮裂伤 多为锐器直接作用于头皮所致。由于头皮血管丰富,破裂后血管开口不易闭合,出血较多,可引起失血性休克。要检查伤口深处有无骨折及骨碎片,如发现有脑脊液和脑组织,要按开放性脑损伤处理,头皮的清创缝合时间可放宽至 24 小时。有组织缺损者,按情况施行皮下松解或转移皮瓣成形术,应用破伤风抗毒素(TAT)。

3. 头皮撕脱伤 多因发辫受机械牵扯,使大块头皮自帽状腱膜下层或连同颅骨骨膜撕脱所致。应压迫止血、抗休克、镇痛,争取 12 小时内清创缝合,注意抗感染和应用 TAT;对有头皮缺损者,要在颅骨外板上多处钻孔至板障,待以后植皮。还可应用显微外科技术行小血管吻合,头皮原位缝合。

三、颅 骨 骨 折

颅骨骨折是指头部骨骼中的一块或多块发生部分或完全断裂的疾病,多由钝性冲击引起。颅骨结构改变大多不需要特殊处理,但如果伴有受力点附近的颅骨内的组织结构损伤,如血管破裂、脑或脑神经损伤、脑膜撕裂等,则需要及时处理,否则可引起颅内血肿、神经功能受损、颅内感染及脑脊液漏等严重并发症,影响预后。

(一)发生机制

颅骨骨折的发生是暴力作用于头颅所产生的反作用力的结果,如果头颅随暴力作用的方向移动,没有形成反作用力,则不致引起骨折。

由于颅骨抗牵拉强度恒小于抗压缩强度,故当暴力作用时,总是承受牵张力的部分先破裂。如果打击面积小,多以颅骨局部形变为主;如果着力面积大,可引起颅骨整体变形,常伴发广泛脑损伤。

颅盖受打击后,着力部分先发生凹陷。若暴力速度快,作用面积小,未超过颅骨弹性范围,则颅骨随即回弹;如果超过弹性范围,则着力中心区向颅腔锥形陷入,引起先内后外的骨质破裂。若破裂止于内板,则为单纯内板骨折,后期可有慢性头痛;若外板也折裂,则可形成局部凹陷及外周环状及线形骨折。若致伤暴力作用仍未耗尽,可使骨折片陷入颅腔,形成粉碎凹陷性或洞形骨折。

暴力是横向作用时,骨折常垂直于矢状线,折向颞部和颅底,暴力是前后方向时,骨折线常平行于矢状线，向前至颅前窝，向后可达枕骨，严重可引起矢状缝分离性骨折。此外，当暴力垂直作用于身体中轴时，可沿脊柱传至颅底，轻者造成颅底线形骨折，重者可致危及生命的颅基底环形骨折，陷入颅内。

（二）分类

颅骨骨折按骨折部位分为颅盖骨折与颅底骨折；按骨折形态分为线形骨折、凹陷骨折、粉碎性骨折等，其中，线形骨折最多见，其次为凹陷骨折和颅缝分离或骨折；按骨折与外界是否相通，分为开放性骨折与闭合性骨折。

1. 颅盖骨折

颅盖骨折发生于顶部最多见，其次为额部、颞部和枕部。

（1）线形骨折（图 11-3-4）

1）临床特点：多是钝性物体作用于头皮所致，骨折线呈线条状或放射状，多而密集者为粉碎性骨折。颅缝分离亦属线形骨折。表面头皮可无明显损伤，较大的头皮血肿或颞肌肿胀常提示有骨折存在。

2）诊断：确定诊断需靠 X 线检查，CT 扫描特别是三维 CT 成像（3D-CT）更有利于明确诊断。

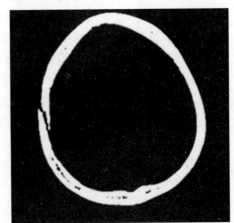

图 11-3-4　右侧顶骨线形骨折 CT 图像

3）治疗原则：单纯线形骨折一般不需要特殊处理，骨折线通过硬脑膜血管沟或静脉窦时应警惕颅内血肿，须严密观察病情变化，防止颅内血肿的形成。如果合并有脑损伤和颅内血肿，应按脑损伤和颅内血肿处理。

（2）凹陷骨折

1）临床特点：①多发生在额骨或顶枕骨，是较强暴力作用的结果，多呈全层凹陷，少数为内板凹陷。成人多为粉碎性，小儿多为乒乓球样凹陷。②可因脑受压产生局灶症状、癫痫等。③静脉窦附近的凹陷骨折可引起出血或压迫静脉窦而致颅内压增高。

2）诊断：大的凹陷骨折经触诊即可确定，小的凹陷骨折易与头皮血肿混淆，需靠 X 线检查鉴别，CT 检查可提高诊断率。

3）治疗原则：①凡出现局灶或压迫症状或骨片陷入超过 1cm 者均需手术。②静脉窦附近不表现症状或非功能区轻度凹陷骨折可不手术。

2. 颅底骨折

（1）分类：颅底骨折按其发生部位分为颅前窝骨折、颅中窝骨折、颅后窝骨折。常为线形骨折，可为颅盖骨折延伸到颅底，个别为凹陷骨折，也可由间接暴力所致。骨折线沿颅底骨质薄弱处走行，在颅前窝常为纵行或放射状，颅中窝常为横行。

（2）临床表现：颅底骨折常见的临床表现主要有：耳、鼻出血或脑脊液漏；脑神经和血管损伤；皮下或黏膜下瘀血斑。不同部位的颅底骨折各有其特点。

1）颅前窝骨折：骨折多累及眶顶和筛骨，可有鼻出血、眶周广泛瘀血斑（熊猫眼）以及广泛球结膜下出血等表现。其中"熊猫眼"对诊断具有重要意义。若脑膜、骨膜均破裂，则合并脑脊液鼻漏和（或）颅内积气，使颅腔与外界交通，故有感染可能，应视为开放性损伤。脑脊液鼻漏早期多呈血性，须与鼻衄区别。此外，颅前窝骨

11-3 二维码 4

折还常有单侧或双侧嗅觉障碍，眶内出血可致眼球突出，若视神经受波及或视神经管骨折，尚可出现不同程度的视力障碍。

11-3 二维码 5

2）颅中窝骨折：骨折往往累及岩骨，而若累及蝶骨可有鼻出血或合并脑脊液鼻漏，脑脊液经蝶窦由鼻孔流出。若累及颞骨岩部，可损伤内耳结构或中耳腔，患者常有第Ⅶ、Ⅷ脑神经损伤，表现为听力障碍和面神经周围性瘫痪，脑膜、骨膜及鼓膜均破裂时，则合并脑脊液耳漏，脑脊液经中耳由外耳道流出；若鼓膜完整，脑脊液则经咽鼓管流往鼻咽部，可误认为鼻漏。若累及蝶骨和颞骨的内侧部，可能损伤垂体或第Ⅱ、Ⅲ、Ⅳ、Ⅴ、Ⅵ脑神经。若骨折伤及颈动脉海绵窦段，可因动静脉瘘的形成而出现搏动性突眼及颅内杂音；破裂孔或颈内动脉管处的破裂，可发生致命性的鼻出血或耳出血。

3）颅后窝骨折：累及颞骨岩部后外侧时，多在伤后 1～2 日出现乳突部皮下瘀血斑（Battle 征）。若累及枕骨基底部，可在伤后数小时出现枕下部肿胀及皮下瘀血斑；枕骨大孔或岩尖后缘附近的骨折，可合并后组脑神经（第Ⅸ～Ⅻ脑神经）损伤。

（3）诊断：颅底骨折诊断主要依据临床表现，头颅 CT 特别是 3D-CT 可协助明确诊断。颅底的高分辨 CT（HRCT）可对骨折部位精确定位，MRI T_2 加权像有助于发现脑脊液漏的漏口。

（4）治疗：颅底骨折多数无需特殊治疗，而要着重处理合并的脑损伤和其他并发损伤。①耳鼻出血和脑脊液漏，不可堵塞或冲洗，以免引起颅内感染。伴脑脊液漏的颅底骨折属于开放伤，需给予抗生素治疗。多数脑脊液漏能在 2 周左右自行停止。持续 4 周以上或伴颅内积气经久不消时，应及时手术，进行脑脊液漏修补，封闭漏口。②对碎骨片压迫引起的视神经或面神经损伤，应尽早手术去除骨片。③伤及颈内动脉，造成颈内动脉-海绵窦瘘或鼻大量出血需通过介入手术治疗。

四、创伤性脑损伤

颅脑损伤中最重要的问题是脑损伤。创伤性脑损伤可分为原发性脑损伤和继发性脑损伤两大类。由于创伤性脑损伤类别纷繁，病情常常进展，治疗比较复杂，因此脑损伤的治疗将在后文中统一论述。

本部分主要介绍原发性脑损伤。

1. 脑震荡 是指头部遭受一定程度的外力打击后，即刻发生短暂的脑功能障碍。

诊断要点：

1）一定程度的颅脑外伤病史。

2）伤后立即出现短暂的意识障碍，一般 30 分钟内，可为神志不清或昏迷。

3）近事遗忘，对受伤当时的情况不能忆及。

4）神经系统检查无明显阳性体征。腰椎穿刺检查发现颅内压正常、脑脊液各项指标都在正常范围，CT 检查颅内无异常发现。

5）较重者可有恶心呕吐、皮肤苍白、出汗、血压下降、心动过缓、呼吸浅慢、肌张力降低、各种生理反射迟钝或消失等自主神经紊乱的症状，一般持续数日、数周，少数持续时间较长。

2. 脑挫裂伤 是脑挫伤和脑裂伤的统称，一般发生在着力或对冲部位，伴有不同程度的脑水肿。损伤严重或治疗不力者可引起脑疝，后果严重。

（1）临床表现

1）意识障碍程度和持续时间均较脑震荡重。

2）头痛、呕吐剧烈且持续时间较长，但如昏迷较深，呕吐中枢受抑制可不出现呕吐。

3）瞳孔改变：单纯的脑挫裂伤多无瞳孔变化，仅在受伤的瞬间出现一侧或双侧瞳孔散大，很快恢复正常。当有严重的蛛网膜下腔出血、脑室出血或脑桥损伤时可出现双侧瞳孔缩小。一侧瞳孔散大，对光反应消失，伴有对侧肢体瘫痪及昏迷加深者为颞叶钩回疝表现，应抓紧处理。动眼神经或视神经周围损伤可有该侧瞳孔散大，但意识不受影响。

4）神经系统定位体征：损伤在重要功能区者，可出现单瘫、偏瘫、失语、局限性癫痫等；有时伴发血管损伤造成功能区缺血亦可产生定位症状。

5）伴外伤性蛛网膜下腔出血可表现为剧烈头痛、烦躁、呕吐、颈强直与克尼格征阳性等。

6）生命体征改变：①血压和脉搏：在单纯脑挫裂伤时可有改变；如血压升高、脉缓表示颅内压增高，需排除颅内血肿或脑水肿；如血压下降、脉率加速等休克表现，提示身体其他部位有合并损伤，需仔细检查有无内脏出血、骨盆和长骨骨折等情况。②呼吸：轻度脑挫裂伤时呼吸无大改变，严重者由于颅内压增高则出现呼吸深慢不规则，甚至停止。③体温：初期体温常有轻微升高；蛛网膜下腔出血时可有持续低热；伤后立即出现高热39℃以上且持续不降者，常为下丘脑损伤；体温逐渐升高且持续不降者应注意有无呼吸道与颅内继发感染。

（2）影像学检查：头部CT扫描能清楚地显示脑挫裂伤的部位、程度和有无出血、水肿等继发损害，是目前最常用的检查手段。脑挫裂伤的典型CT表现为局部脑组织内有高低密度混杂影（图11-3-5），点片状高密度影为出血灶，低密度影则为水肿区。CT扫描还可了解脑室受压、中线结构移位等情况。MRI成像时间较长，躁动患者难以合作，一般少用于急性颅脑损伤的诊断，但在某些特殊情况下，如对脑干、胼胝体、脑神经的显示，对微小脑挫伤灶、轴索损伤及早期脑梗死的显示，MRI具一定优势。

（3）诊断依据：外伤后昏迷深且长者，应考虑脑挫裂伤。如出现神经系统体征、血性脑脊液等可确定诊断，但仍需排除颅内血肿的可能，此时CT扫描对明确诊断具有重大价值。腰椎穿刺有助于了解脑脊液中含血情况，同时，

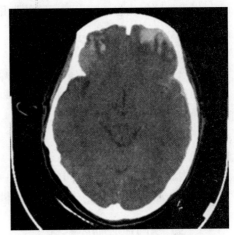

图11-3-5 双侧额叶脑挫裂伤CT图像

能够测定颅内压及引流血性脑脊液。但对有明显颅内高压的患者，应禁忌腰椎穿刺检查，以免诱发脑疝。

3. 弥漫性轴索损伤 是脑损伤后其脑组织病理检查中发现有轴索肿胀、断裂和轴索回缩球而形成的一种特殊型脑挫裂伤。好发于神经轴索聚集区，如胼胝体、脑干、灰白质交界处、小脑、内囊和基底节。临床表现如下：

1）伤后即刻发生长时间的严重意识障碍，无伤后清醒期。损伤程度越高，意识障碍越重，特别严重者数小时内即死亡，即使幸存下来，也多呈昏迷或植物状态。

2）患者可有单侧或双侧瞳孔散大，广泛损伤者可有双眼同向偏斜、向下凝视或双侧眼球分离等眼征。但此种改变缺乏特异性。

4. 下丘脑损伤 单纯下丘脑损伤较少，常与弥漫性脑损伤并存，病情严重。主要表现为意识和睡眠障碍，高热或低温，水、电解质平衡紊乱，尿崩症，消化道出血或穿孔及急性肺水肿等。

5. 原发性脑干损伤 是外力直接伤及脑干，可不伴有颅内压增高表现，常与弥漫性脑损伤并存。临床表现如下：

1）意识障碍：表现为伤后立即昏迷，昏迷程度较深，持续时间较长，可达数月。

2）眼球和瞳孔变化：表现为瞳孔大小不一，形态多变且不规则，光反射失常，眼球偏斜、凝视或眼球分离。

3）强直性发作或去大脑强直：去大脑强直比较常见，表现为头颈和躯干后伸，两上肢强直性伸展和内旋，两下肢亦强直性伸展，两足向跖侧屈曲，患者呈角弓反张状态，给予轻微刺激即可诱发。

4）生命体征改变：伤后出现呼吸、循环功能紊乱或衰竭。

5）各部分脑干损伤有以下不同特点：①中脑损伤：瞳孔大小、形态多变且不规则，对光反应减弱或消失，眼球固定，四肢肌张力增高。②脑桥损伤：双侧瞳孔极度缩小，光反射消失，眼球同向偏斜或眼球不在同一轴线上。③延髓损伤：突出表现为呼吸循环功能障碍，如呼吸不规则、潮式呼吸或呼吸停止、血压下降、心律不齐或心搏骤停等。

五、继发性脑损伤

继发性脑损伤包括脑水肿、脑肿胀和颅内血肿等，本节以颅内血肿为主要讲述内容。

（一）颅内血肿定义

颅内血肿是颅脑损伤中最常见最严重的继发性病变，发生率约占闭合性颅脑损伤的10%和重型颅脑损伤的40%～50%。如不能及时诊断和治疗，可出现血肿周边的脑组织水肿加重或进行性颅内压增高，形成脑疝而危及生命。

（二）颅内血肿分类

颅内血肿按症状出现时间分为急性血肿（3日内）、亚急性血肿（3日以后到3周内）和慢性血肿（超过3周）。按部位则分为硬脑膜外血肿、硬脑膜下血肿和脑内血肿等。

（三）颅内血肿临床表现

颅内血肿的临床表现有一定的共性，主要表现在以下三个方面：

1. 颅内压增高症状

头痛、恶心、呕吐为颅脑损伤较普遍的症状，但头痛加剧，恶心、呕吐频繁，应考虑有颅内血肿的可能；亚急性或慢性血肿可出现视神经乳头水肿。

2. 意识障碍症状　颅脑损伤后立即发生的昏迷为原发性昏迷，为脑损伤直接造成。原发性昏迷数分钟、数十分钟或数小时后患者恢复清醒或昏迷程度变浅，但颅内如有血肿形成，则可因颅内压增高及脑疝形成出现再次昏迷，称继发性昏迷。有时伴有严重脑挫裂伤，则可由原发性昏迷直接过渡到继发性昏迷，伤后一直昏迷，此时与脑挫裂伤较难鉴别，但昏迷程度有加重应考虑有颅内血肿的可能。

3. 局部症状　不同于脑挫裂伤后立即出现局灶症状，颅内血肿引起的局灶症状是逐渐出现的，累及运动区血肿可引起偏瘫、失语和局灶性癫痫，其他区域也可有相应神经功能障碍，但患者常有意识障碍，临床上无法测知。

4. 脑疝症状　幕上血肿引起的颞叶钩回疝表现为意识丧失，血肿同侧瞳孔散大、光反应消失和对侧偏瘫等；少数患者由于脑干被推移导致对侧大脑脚与小脑幕缘相挤压，可出现反常症状，瞳孔散大在血肿的对侧，偏瘫在血肿的同侧，血肿定位时应予注意，CT检查可明确诊断。

（四）不同部位颅内血肿临床特点

1. 硬脑膜外血肿　急性硬脑膜外血肿积聚于硬膜与颅骨内板分离处,并随着血肿的增大硬膜进一步分离。血肿大小、出血速度与临床表现关系密切,血肿越大病情越重,由动脉或静脉窦破裂引起的血肿,症状较重,早期即可有脑组织受压、脑疝等症状。

（1）出血部位和来源：急性硬脑膜外血肿多因头部受外力直接打击,产生着力点处的颅骨变形或骨折,伤及血管所致,血肿一般发生在受力点及其附近,因此可根据骨折线通过脑膜血管和静脉窦的部位来判断血肿部位。脑膜中动脉损伤引致的硬脑膜外血肿占3/4,其次是损伤静脉窦、板障静脉等而导致的血肿。出血部位以颞部最多,额顶部和额部次之。

（2）临床表现：典型的急性硬脑膜外血肿常见于青壮年男性颅骨线形骨折的患者,临床表现除有颅内血肿一般表现外尚有以下特点：

1）原发性脑损伤多较轻,故出现中间清醒期或中间好转期者较多,原发性昏迷时间较短。

2）颅内压增高症状明显,在中间清醒期内多有剧烈头痛、呕吐加剧,躁动,继发性昏迷伴同侧瞳孔散大；生命体征变化也较明显,可出现血压升高、脉压增大、体温上升、心率及呼吸缓慢等代偿性库欣反应,等到衰竭时,则血压下降、脉搏细弱及呼吸抑制,此时如不及时手术抢救即导致死亡。

3）局灶症状多,出血位于运动区和其邻近部位者多有对侧轻度中枢性面瘫或轻偏瘫,位于矢状窦旁的血肿出现下肢瘫痪较明显。发生脑疝时,受伤对侧肢体偏瘫,病理征阳性。

4）怀疑颅内血肿者需及时行影像学检查,首选 CT 扫描。硬脑膜外血肿绝大多数都有典型的 CT 表现：在颅骨内板下方有双凸镜形或梭形的高密度影；骨窗像常可显示骨折（图 11-3-6）。此外,血肿可见占位效应,中线结构移位,病变侧脑室受压、变形和移位。

2. 硬脑膜下血肿　是指颅内出血积聚于硬脑膜下腔,是颅内血肿中最常见者,多属急性或亚急性,出血是由脑挫裂伤皮质血管破裂引起的出血。慢性硬脑膜下血肿多有轻微头部外伤史,3 周后才出现症状,好发于老年人和婴幼儿,老年人尤以额前或枕后着力时,脑组织在颅腔内的移动度较大,最易撕破自大脑表面汇入上矢状窦的桥静脉。

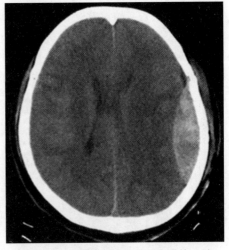

图 11-3-6　左侧顶叶急性硬脑膜外血肿
CT 图像

（1）急性硬脑膜下血肿：主要临床表现可归纳为以下几点：

1）临床症状多较严重,由于多数有脑挫裂伤及继发脑水肿同时存在,病情多危重,可迅速恶化,尤其是急性血肿,伤后一两小时即可出现濒危状态。

2）意识障碍重,多为持续昏迷或昏迷进行性加重,有中间清醒期者少见。

3）颅内压增高症状比较明显,血肿、脑挫裂伤及继发的脑水肿均可造成颅内压增高,导致头痛、恶心、呕吐及生命体征改变。

4）局灶症状可出现轻偏瘫等。

5）脑疝症状出现较快,尤其是急性血肿,一侧瞳孔散大不久,很快出现对侧瞳孔散大,去大脑强直和病理呼吸等濒危状态。

6）CT 表现：颅骨内板与脑表面之间出现高密度、等密度或混合密度的新月形影，可有助于确诊。

根据头部外伤史，伤后意识障碍逐渐加重，伴有颅内压增高症状，结合 CT 检查结果，可以确诊急性硬脑膜下血肿。

（2）亚急性硬脑膜下血肿：较少见，为伤后 3 日到 3 周内出现症状者，出血来源与急性出血相似，但损伤的血管较小且多为静脉出血，加之伴发的脑损伤较轻，故临床表现较急性缓和，常有中间清醒期，生命体征变化不明显，可有视神经乳头水肿。CT 表现为：颅骨内板下低密度、等高密度或混杂密度的新月形影像。因有充裕时间进行各项辅助检查和术前准备，预后较好。

（3）慢性硬脑膜下血肿：发病机制理尚未完全明了，但多数患者有轻微外伤史，可在伤后 3 周以上出现症状；部分患者没有损伤史，但与出血性疾病或长期服用抗凝药物有关。多数患者在伤后较长时间内有轻微头痛、头昏等一般症状，以后逐渐出现恶心、呕吐、复视、视力模糊、视神经乳头水肿等慢性颅内高压症状。

临床症状大体可归纳为以下几类：

1）慢性颅内压增高症状，如头痛、恶心呕吐和视神经乳头水肿等。

2）精神症状，如记忆力、理解力和计算能力减退，智力迟钝，精神失常等。

3）局灶症状，血肿压迫所致的局灶症状和体征，如轻偏瘫，失语和偏侧感觉障碍，但症状均较轻，也可有局限性癫痫等。

4）婴幼儿患者有类似脑积水症状。

5）CT表现：颅骨内板下低密度或等密度的新月形影像（图 11-3-7），部分也可呈现高密度或混杂密度，这与血肿腔内的凝血机制和病程有关。

本病易误诊为神经官能症、老年性痴呆、高血压脑病、脑血管意外或颅内肿瘤等，中老年人不论有无头部外伤史，如有上述临床表现时应考虑慢性硬脑膜下血肿（图 11-3-8）的可能性。

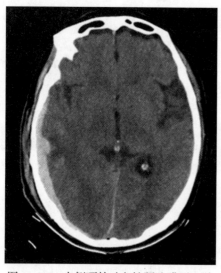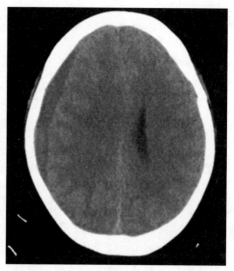

图 11-3-7　右侧顶枕叶急性硬脑膜下血肿　　图 11-3-8　右侧顶部慢性硬脑膜下血肿 CT
　　　　　　　CT 图像　　　　　　　　　　　　　　　　　图像

3. 脑内血肿　较少见，在闭合性颅脑损伤中，发生率约为 0.5%～1.0%。出血来源多数为脑挫裂伤深部的小血管。

（1）常见部位

1）额叶底面：由脑与眶顶骨嵴相挫引起。

2）颞极部：由脑与蝶骨嵴相撞引起。

3）颅骨凹陷骨折处：骨折片刺伤了脑内小血管。

（2）临床表现

1）脑内血肿常与硬脑膜下血肿伴发，偶也与硬脑膜外血肿伴发。

2）昏迷多呈持续性或进行性加深，由凹陷骨折所致者，可能有中间清醒期。

3）颅内压增高症状较明显。

4）脑局灶症状与血肿的位置有关：额叶底部和颞叶前部的血肿多无明显局灶症状；近运动区的脑内血肿多有偏瘫和失语，但局灶性癫痫少见；顶叶血肿可有偏侧感觉障碍、同向偏盲和失用等。

5）及时施行 CT 检查可证实脑内血肿的存在，表现为脑挫裂伤灶附近或脑深部白质内见到圆形或不规则高密度血肿影，同时可见血肿周围的低密度水肿区。

4. 脑室内出血与血肿　单纯的外伤性脑室内出血并不多见，主要是脑室邻近的脑内血肿破入脑室而形成。除了有原发性脑损伤、脑水肿及颅内其他血肿的临床表现外，脑室内血肿有其自身的特点：

1）大量脑室内出血可堵塞脑脊液循环通路而引起急性脑积水，颅内压急剧升高，危及生命。

2）脑室受血液刺激可引起高热等反应。

3）一般缺乏局灶症状或体征。

4）CT 检查可见脑室扩大，脑室内有高密度凝血块影或血液与脑脊液混合的中等密度影。

5. 迟发性外伤性颅内血肿　指伤后首次 CT 检查时未发现血肿，在以后再次 CT 检查中发现了血肿，或在原有血肿的部位发现新的血肿，此种现象可见于各种外伤性颅内血肿。形成机制可能是外伤当时血管受损，但尚未全层破裂，因而 CT 检查未见出血；伤后由于损伤所致的局部二氧化碳蓄积、酶的副产物释放及脑血管痉挛等因素，使得原已受损的血管壁发生破裂而出血，形成迟发性血肿。

六、开放性颅脑损伤

开放性颅脑损伤是指钝器、锐器或火器造成头皮、颅骨、硬脑膜破损，致使脑组织直接或间接与外界相通的颅脑损伤，约占颅脑损伤的 17%。硬脑膜是保护脑组织的一层坚韧的纤维屏障，硬脑膜是否破裂是区分脑损伤为闭合性或开放性的分界线。开放性颅骨骨折，颅腔虽已开放，但硬脑膜完整者不能认为是开放性颅脑损伤。颅底骨折常引起骨折部硬脑膜撕裂、脑脊液漏或气颅，故这类损伤属开放性颅脑损伤。

1. 非火器所致开放性颅脑损伤　由利器所致开放性颅脑损伤、脑挫裂伤或血肿主要由接触力所致，其脑挫裂伤和血肿常局限于着力点部位；由钝器所致者，除着力点的开放性颅脑损伤外，尚有因惯性力所致的对冲性脑挫裂伤和血肿存在。临床表现因受伤原因、方式和暴力大小不一而差别悬殊，但大多数均有不同程度的昏迷、创口及伤道内出血、局灶性脑损伤、癫痫症状；创伤局部往往掺杂有大量异物，如头发、布片、泥沙、玻璃碎片和碎骨片等，清创时如未能彻底清除，可合并颅骨或颅内感染。CT 检查有助于了解颅骨骨折、异物和碎骨片的分布，更有助于对颅脑损伤的了解（图 11-3-9）。

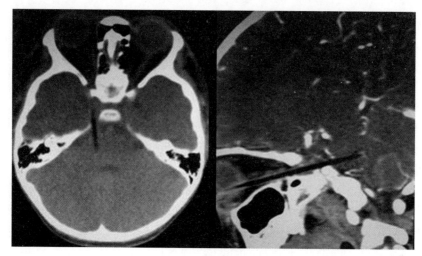

图 11-3-9 一例筷子插入颅内的 CT 轴位与矢状位图像（黑色物体即为异物）

2. 火器所致开放性颅脑损伤 除具有非火器所致开放性颅脑损伤的特点外，尚有弹片或弹头所形成的伤道。碎骨片通常位于伤道的近侧端，呈放射状分布，弹片或弹头如未穿出颅外，常在伤道的远端。火器性颅脑损伤，其伤情多较严重、变化快、疗效较差、后遗症多和死亡率高。易并发伤道感染，出现颅内化脓性炎症和脑脓肿。

七、脑损伤的处理原则

脑震荡是最轻的原发性脑损伤，无需特殊治疗，一般卧床休息 5~7 天，酌用镇静、镇痛药物，消除患者的畏惧心理，多数患者在 2 周内恢复正常，预后良好。

中医认为本病为脑络损伤，临床辨证者先应抓住一个"瘀"字。其中瘀阻脑络者头痛有定处，痛如锥刺，痛无休止，头昏头胀，时轻时重，重者昏迷目闭，不省人事；舌质紫暗或舌边有瘀点，脉涩不利。治以活血祛瘀，方用通脑逐瘀汤化裁。

除此之外，其他的原发性、继发性脑损伤病情重，而且病程过程中可加重、进展，需要及时观察，治疗处理相对比较复杂，必须遵循以下治疗原则和策略。

1. 基础治疗措施 建议对创伤性脑损伤患者尽可能收入重症监护病房（ICU），必要时气管内插管机械通气；密切观察临床症状和瞳孔变化；床头抬高 30°~45°；采用镇痛镇静措施，防止激惹和呼吸对抗；避免发热，需测量机体温度，高于 38℃需对症处理。

（1）系统基础治疗措施：入住 ICU 患者需实施系统基础治疗措施，具体包括：①中心静脉置管；②连续动脉血压监测；③氧饱和度维持在 94% 以上；④监测呼气末二氧化碳分压（$PetCO_2$）；⑤预防性抗癫痫 1 周；⑥保持最低脑灌注压（CPP）≥60mm；⑦保持血红蛋白＞7g/dl；⑧避免低钠血症；⑨保持静脉回流通畅，采取头正中位，颈围固定松紧适中。

（2）颅内压监测：头部 CT 检查发现颅内异常（颅内出血、脑挫裂伤、脑水肿、脑肿胀、脑积水、基底池受压等）的急性重型创伤性脑损伤患者（GCS 3~8 分）推荐放置颅内压监护仪，监测颅内压。

使用颅内压监护的患者推荐以下手段将颅内压维持在正常水平：①CPP 维持在 60~70mmHg；②增加镇痛镇静剂以降低颅内压；③$PaCO_2$ 控制在正常值的低限（35~38mmHg）；④渗透性治疗：快速静脉滴注甘露醇（每公斤体重 0.25~1g）或高渗盐水；⑤如果使用的是脑实质探头，可考虑同时再放置脑室外引流管（EVD）释放脑脊液降颅内压；⑥预防性抗癫痫1周（除非有证据需持续使用），行脑电监测；⑦在上述治疗基础上进一步使用肌松剂或维持轻度的低碳酸血症（$PaCO_2$维持在32～35mmHg）等。

当采用上述手段仍不能控制颅内压时则考虑手术和（或）亚低温治疗（35～36℃）。

2. 其他支持治疗

（1）摄入与营养问题：急性颅脑损伤患者常因意识不清而不能主动进食，需进行临床评估后置入胃肠管，提倡早期鼻饲肠内营养。

（2）合理使用抗菌药物：对于开放性脑损伤患者可应用抗生素。可采用经验治疗选择抗生素，但应尽早进行细菌培养，根据培养结果选择敏感抗生素，同时还需考虑药物通过血脑屏障的能力。

（3）消化道出血的处理：脑损伤的患者可合并消化道出血，表现为胃黏膜糜烂、出血等。目前临床以预防为主，常用的药物为质子泵抑制剂，如奥美拉唑。

（4）顽固性呃逆的治疗：顽固性呃逆可干扰呼吸。因膈神经或膈肌激惹所致者可采用针灸强刺激、压迫膈神经、胃肠减压或冰水刺激、膈神经封闭，加强吸氧也可达到短期疗效。

（5）急性肾衰竭的治疗：肾脏的调节功能受下丘脑-垂体后叶-抗利尿激素系统的控制，当脑损伤累及这些结构时，可引起神经源性肾功能障碍或因肾素-血管紧张素使肾小球滤过率减少，最终导致急性肾衰竭。治疗原则为早期以解除肾血管痉挛和利尿为主，可以用利尿合剂静脉滴注，每日2次；必要时可以使用连续性肾脏代替治疗（continuous renal replacement therapy，CRRT）。

（6）外伤性尿崩症的治疗：外伤性尿崩症为丘脑下部视上核及垂体柄损伤引起抗利尿激素减少所致，醋酸去氨加压素治疗有效。

（7）急性神经源性肺水肿的治疗：急性神经源性肺水肿表现为呼吸困难，咳血性泡沫痰，肺部布满水泡音，血气分析显示PaO_2降低和$PaCO_2$升高。患者应取头高位，气管切开，呼吸机辅助呼吸，必要时采用呼气末正压通气，应用呋塞米、地塞米松、西地兰以减轻肺水肿和改善肺循环。

3. 手术治疗

（1）开放性脑损伤：原则上尽早行清创缝合，力争在6小时内进行，使其成为闭合性脑损伤，在应用抗生素的情况下72小时内亦可进行清创。

（2）闭合性脑损伤：针对继发颅内血肿、广泛脑挫裂伤并有颅内压增高（经上述保守治疗颅内压仍超过22mmHg）和脑疝而进行手术。

（3）颅内血肿的手术指征：①意识障碍程度逐渐加重；②颅内压在22mmHg以上，并呈进行性增高；③有局灶性脑损伤体征；④尚无明显意识障碍或颅内压增高症状，但CT检查血肿较大（幕上者＞30ml，幕下者＞10ml），或者血肿不大，但中线结构移位超过1cm，脑室或脑池受压明显；⑤在非手术治疗过程中病情恶化。颞叶血肿最易导致颞叶钩回疝，手术指征应放宽，颞叶血肿＞20ml即可考虑手术。

（4）重度脑挫裂伤并脑水肿的手术指征：①意识障碍进行性加重或有一侧脑疝表现；②CT扫描发现中线结构明显移位，脑室明显受压；③在保守治疗过程中病情恶化者。

创伤性脑损伤患者均需密切观察，凡有手术指征者皆应考虑手术治疗，尽早去除颅内压增高的病因和解除脑受压，已经出现一侧瞳孔散大的颞叶钩回疝征象时，更应立即行清除血肿和（或）去骨瓣减压，否则将产生严重后果。

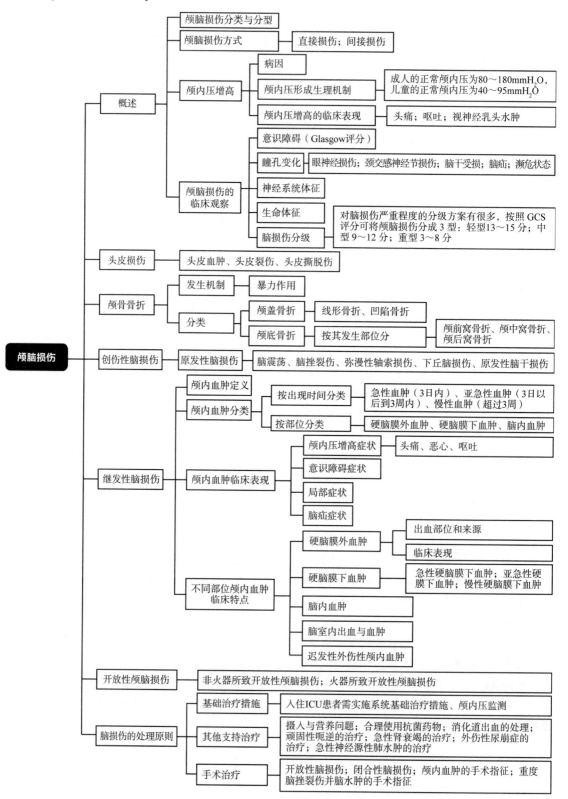

思维导图

颅脑损伤

概述
- 颅脑损伤分类与分型
- 颅脑损伤方式 —— 直接损伤；间接损伤
- 颅内压增高
  - 病因
  - 颅内压形成生理机制 —— 成人的正常颅内压为80~180mmH₂O，儿童的正常颅内压为40~95mmH₂O
  - 颅内压增高的临床表现 —— 头痛；呕吐；视神经乳头水肿
- 颅脑损伤的临床观察
  - 意识障碍（Glasgow评分）
  - 瞳孔变化 —— 眼神经损伤；颈交感神经节损伤；脑干受损；脑疝；濒危状态
  - 神经系统体征
  - 生命体征
  - 脑损伤分级 —— 对脑损伤严重程度的分级方案有很多，按照GCS评分可将颅脑损伤分成3型：轻型13~15分；中型9~12分；重型3~8分

头皮损伤 —— 头皮血肿、头皮裂伤、头皮撕脱伤

颅骨骨折
- 发生机制 —— 暴力作用
- 分类
  - 颅盖骨折 —— 线形骨折、凹陷骨折
  - 颅底骨折 —— 按其发生部位分 —— 颅前窝骨折、颅中窝骨折、颅后窝骨折

创伤性脑损伤
- 原发性脑损伤 —— 脑震荡、脑挫裂伤、弥漫性轴索损伤、下丘脑损伤、原发性脑干损伤

继发性脑损伤
- 颅内血肿定义
- 颅内血肿分类
  - 按出现时间分类 —— 急性血肿（3日内）、亚急性血肿（3日以后到3周内）、慢性血肿（超过3周）
  - 按部位分类 —— 硬脑膜外血肿、硬脑膜下血肿、脑内血肿
- 颅内血肿临床表现
  - 颅内压增高症状 —— 头痛、恶心、呕吐
  - 意识障碍症状
  - 局部症状
  - 脑疝症状
- 不同部位颅内血肿临床特点
  - 硬脑膜外血肿
    - 出血部位和来源
    - 临床表现
  - 硬脑膜下血肿 —— 急性硬脑膜下血肿；亚急性硬膜下血肿；慢性硬脑膜下血肿
  - 脑内血肿
  - 脑室内出血与血肿
  - 迟发性外伤性颅内血肿

开放性颅脑损伤 —— 非火器所致开放性颅脑损伤；火器所致开放性颅脑损伤

脑损伤的处理原则
- 基础治疗措施 —— 入住ICU患者需实施系统基础治疗措施、颅内压监测
- 其他支持治疗 —— 摄入与营养问题；合理使用抗菌药物；消化道出血的处理；顽固性呃逆的治疗；急性肾衰竭的治疗；外伤性尿崩症的治疗；急性神经源性肺水肿的治疗
- 手术治疗 —— 开放性脑损伤；闭合性脑损伤；颅内血肿的手术指征；重度脑挫裂伤并脑水肿的手术指征

第四节　胸部损伤

胸部损伤包括胸壁软组织、骨骼、胸膜和胸内脏器的损伤，常造成严重的呼吸循环功能障碍，危及生命。

一、概　　述

（一）分类

1. 根据暴力性质　胸部损伤可分为钝性伤和穿透伤。

钝性胸部损伤多由减速性、挤压性、撞击性或冲击性暴力所致，可破坏骨性胸廓的完整性，并使胸腔内的心、肺发生碰撞、挤压、旋转和扭曲，造成组织广泛挫伤，继发于挫伤的组织水肿可导致器官功能障碍或衰竭。伤员多有肋骨或胸骨骨折，常合并其他部位损伤。器官组织损伤以钝挫伤与裂伤为多见，继发于心肺组织广泛钝挫伤的组织水肿常导致急性肺损伤、心力衰竭和心律失常等。

穿透性胸部损伤多由火器或锐器暴力致伤，损伤范围直接与伤道有关，早期诊断较容易。器官组织裂伤所致的进行性出血是伤情进展快、危及患者生命的主要原因，多数穿透性胸部损伤患者需要开胸手术治疗。

2. 根据损伤是否造成胸膜腔与外界相通　胸部损伤分为闭合性和开放性损伤。

3. 根据危及生命的严重程度和可能发生的时限　胸部损伤可分为快速致命性胸部损伤、早发致命性胸部损伤和潜在迟发致命性胸部损伤。对于快速致命性胸部损伤应在院前急救和医院急诊时给予快速有效的处理。

4. 按受伤器官和组织　可分为：①胸壁、肋骨和胸骨损伤；②心脏和大血管损伤；③肺和支气管损伤；④食管损伤；⑤胸导管损伤；⑥膈损伤。

（二）病因

1. 利器伤　刀锥等锐器直接造成胸部损伤。

2. 火器伤　枪弹、炮弹等造成胸部损伤。

3. 暴力挤压　重物挤压、土埋、挤压胸部等造成损伤。

4. 冲撞伤　交通事故、重物撞击、高处坠地、高压气浪冲撞胸部造成损伤。

5. 钝器打击　铁棒、木棒、砖石等钝器击伤胸部造成损伤。

（三）病理

骨性胸廓支撑保护胸内脏器，参与呼吸功能。创伤时，骨性胸廓的损伤范围和程度往往与暴力性质、大小和方向有关。

1）在钝性暴力作用下，胸骨和肋骨骨折可破坏骨性胸廓的完整性，并使胸腔内的心、肺发生碰撞、挤压、旋转和扭曲，造成组织广泛挫伤。继发于挫伤的组织水肿可能导致器官功能障碍或衰竭。

2）正常双侧均衡的胸膜腔负压维持纵隔位置居中，一侧胸膜腔积气或积液可导致纵隔移位，使健侧肺受压，甚至影响腔静脉回流。胸骨上窝气管的位置有助于判断纵隔移位。

3）胸廓内动脉和肋间动脉压力较高，管径较大，损伤后可发生致命性大出血。

4）上腔静脉无静脉瓣，骤升的胸内压使上腔静脉压力急剧上升，会发生头、颈、肩、胸部及上肢的毛细血管扩张和破裂，引起创伤性窒息。

5）高压气浪、水浪冲击胸部可以引起肺爆震伤。

6）膈肌分隔两个压力不同的腔体，即胸腔和腹腔，胸腔压力低于腹腔。膈肌破裂时，腹内脏器和腹腔积液会突入或流入胸腔。

（四）临床表现

1. 主要症状

（1）胸痛：胸部损伤的主要症状是胸痛，常位于受伤处，并有压痛，呼吸时加剧，尤以肋骨骨折者为甚。

（2）呼吸困难：疼痛可使胸廓活动受限，呼吸浅快。如气管、支气管有血液或分泌物堵塞，不易咳出，或肺挫伤后产生出血、瘀血或肺水肿，更易导致和加重缺氧和二氧化碳潴留。如有多根肋骨骨折，胸壁软化，出现胸廓反常呼吸，则呼吸困难加重，出现气促、端坐呼吸、发绀、烦躁不安等。胸腔内大出血将引起血容量急剧下降，胸腔内大量积气，尤其是张力性气胸，将严重影响呼吸功能和阻碍静脉血液回流。

（3）休克：严重的胸部损伤致使大血管破裂、大出血，心包内出血则引起心脏压塞。可使伤员陷入休克状态。

2. 局部体征 按损伤性质和伤情轻重而有所不同，可有胸廓畸形、反常呼吸、皮下气肿、局部压痛、骨摩擦音、肺压缩和纵隔移位征象。胸部积气叩诊呈鼓音，积血则呈浊音，听诊呼吸音减低或消失，或可闻及痰鸣音、啰音。

（五）辅助检查

胸部 X 线检查可以发现有无肋骨骨折、骨折的部位和性质，确定胸膜腔内有无积气、积血和肺有无萎陷。胸部 CT 对诊断创伤的程度、范围、与周围组织的关系及并发症方面优于 X 线检查。

（六）诊断

根据外伤史，结合上述临床表现，一般不难做出初步诊断。对疑有气胸、血胸、心包积血的患者，在危急情况下应先做诊断性穿刺。胸膜腔穿刺或心包穿刺是一简便而又可靠的诊断方法，如抽出积气或积血，既能明确诊断，又能缓解症状。通过胸部 X 线检查和（或）胸部 CT 可明确诊断。

（七）治疗

胸部损伤的治疗包括院前急救处理和院内急诊处理两部分。

1. 院前急救处理 包括基本生命支持与快速致命性胸部损伤的现场紧急处理。

（1）基本生命支持：原则为维持呼吸道通畅、给氧，控制外出血，补充血容量，镇痛、固定长骨骨折、保护脊柱（尤其是颈椎），并迅速转运。

（2）快速致命性胸部损伤的现场紧急处理：对快速致命性胸部损伤患者，需在现场施行紧急处理。①气道梗阻需立即清理呼吸道，必要时人工辅助呼吸。②张力性气胸需放置具有单向活瓣作用的胸腔穿刺针或闭式胸腔引流。开放性气胸需迅速包扎和封闭胸部吸吮性伤口，安置穿刺针或引流管。③对大面积胸壁软化的连枷胸有呼吸困难者，需要有效镇痛并给予正压人工辅助呼吸。④有心包填塞者应迅速行心包穿刺减压。⑤有胸壁软化、反常呼吸运动者须局部加压包扎稳定胸廓。

2. 院内急诊处理 正确及时地诊治致命性胸部损伤并排查潜在致命性胸部损伤至关重要。有下列情况时应行急诊开胸探查手术：①进行性血胸；②心脏大血管损伤；③严重肺裂伤或气管、支气管损伤；④食管破裂；⑤胸腹联合伤；⑥胸壁大块缺损；⑦胸内存留较大的异物。

二、肋骨骨折

在胸部损伤中，肋骨骨折最为常见，可为单根或多根肋骨骨折，同一肋骨又可存在一处或多处骨折。

第 1～3 肋骨粗短，且有锁骨、肩胛骨保护，不易发生骨折。但致伤暴力巨大时，也可能发生骨折，常常同时合并锁骨、肩胛骨骨折和颈部、腋部血管神经损伤。第 4～7 肋骨较长而纤薄，易发生骨折。第 8～10 肋前端肋软骨形成肋弓与胸骨相连，第 11～12 肋前端游离，弹性都较大，不易骨折。若发生骨折，应警惕合并腹内脏器和膈肌损伤。老年人肋骨骨质疏松，脆性较大，容易发生骨折。已有恶性肿瘤转移灶的肋骨，也容易发生病理性骨折。

（一）病因

1. 直接暴力 因暴力、跌倒或钝器撞击胸部，直接作用于肋骨而发生肋骨骨折。

2. 间接暴力 胸部前后受到挤压的间接暴力，可使肋骨过度弯曲而折断。

（二）病理

1）肋骨骨折处胸壁皮肤软组织完整，不与外界相通称为闭合性肋骨骨折；肋骨断端与外界相通称为开放性肋骨骨折。

2）肋骨骨折时骨折断端移位向内，刺破壁层胸膜和肺组织，造成皮下气肿、咳血痰、咯血、严重时可造成气血胸。肋骨断端损伤肋间血管可引起大出血。

3）多根多处肋骨骨折是指在 2 根以上相邻肋骨各自发生 2 处或以上骨折，使局部胸壁失去完整肋骨支撑而软化，在自主呼吸时出现反常运动，即吸气时软化区胸壁内陷，呼气时相对外突，导致伤员出现低通气状态，甚至诱发呼吸衰竭，称为连枷胸。严重时两侧胸腔压力不均衡，可出现纵隔左右摆动，影响肺通气导致缺氧和二氧化碳潴留，同时影响静脉回流，发生呼吸和循环衰竭。

（三）临床表现

1. 主要症状 胸部疼痛，深呼吸、咳嗽或转动体位时加剧。胸痛使呼吸变浅、咳嗽无力，呼吸道分泌物增多、潴留，易致肺不张和肺部感染。

2. 主要体征 胸壁可见畸形，局部压痛明显；挤压胸廓骨折处疼痛加重，甚至产生骨摩擦音。骨折断端向内移位可刺破胸膜、肋间血管和肺组织，产生血胸、气胸、皮下气肿或咯血。连枷胸的反常呼吸运动可使伤侧肺受到塌陷胸壁的压迫，严重时可发生呼吸和循环衰竭。

（四）辅助检查

胸部 X 线片可显示肋骨骨折断裂线和断端错位，但不能显示前胸肋软骨骨折。CT 扫描及三维重建技术可清楚显示肋骨骨折和血气胸等（图 11-4-1）。

11-4 二维码
附件 1

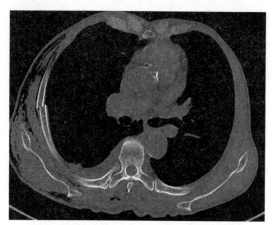

图 11-4-1　肋骨骨折 CT 检查

（五）诊断

有胸部直接或间接损伤史，出现局部疼痛、压痛，或骨擦音，或异常活动，胸廓挤压痛，即可做出临床诊断。胸部 X 线、CT 影像学检查可明确诊断。

（六）鉴别诊断

临床需与胸壁软组织损伤鉴别，通过 X 线或 CT 检查可以鉴别。

（七）治疗

肋骨骨折处理原则为有效控制疼痛，清除呼吸道分泌物，固定胸廓，防治并发症。

1. 非手术治疗

（1）闭合性单处肋骨骨折：采用多头胸带或弹性胸带固定胸廓，能减少肋骨断端活动、减轻疼痛。这种方法也适用于胸背部、胸侧壁多根多处肋骨骨折，胸壁软化范围小而反常呼吸运动不严重的患者。

（2）闭合性多根多处肋骨骨折：在胸壁软化区局部压迫包扎或用厚敷料覆盖，胶布固定。这只适用于现场急救或胸壁软化范围较小者。

有效镇痛和呼吸管理是主要治疗原则。咳嗽无力、呼吸道分泌物滞留的伤员，应施行纤维支气管镜吸痰和肺部物理治疗，出现呼吸功能不全的伤员，需要气管内插管呼吸机正压通气，正压通气对浮动胸壁可起到"内固定"作用。

2. 手术治疗　闭合性多根多处肋骨骨折，如长期胸壁浮动，可施行常规手术或电视胸腔镜下固定肋骨，术中采用肋骨夹板、克氏针或不锈钢丝等固定肋骨断端。开放性肋骨骨折，胸壁伤口需彻底清创，选用上述方法固定肋骨断端。如有胸膜破裂，需实行胸膜腔引流术。手术后应用抗生素，以预防感染。

（八）并发症

肋骨骨折后，如有断端移位，可刺破肋间血管、肺脏，引起胸壁血肿、血胸、气胸或血气胸，肺部及胸腔感染。连枷胸可造成反常呼吸，严重者发生呼吸衰竭。

三、气　胸

正常情况下，胸膜腔是胸腔壁胸膜与脏胸膜之间的腔隙，脏、壁胸膜在肺根处移行，形成左、右两个封闭的胸膜间隙，呈负压状态，内有少许浆液，可减轻摩擦。

胸膜腔内积气称为气胸，多由于肺组织、气管、支气管、食管破裂，空气逸入胸膜腔，或因胸壁伤口穿破胸膜，胸膜腔与外界相通，外界空气进入所致。气胸可以分为闭合性气胸、开放性气胸和张力性气胸三类。当胸膜腔因炎症、手术等原因发生粘连，胸腔积气则会局限于某些区域，出现局限性气胸。

（一）病因

1. 闭合性气胸　多为胸部挫伤、肋骨骨折，骨折断端刺破肺脏，空气漏入胸膜腔所引起。

2. 开放性气胸　多由锐器、火器等造成胸壁开放性损伤或胸壁缺损，使胸膜腔与外界相通，空气进入胸膜腔所致。

3. 张力性气胸　为气管、支气管或肺损伤处形成活瓣，气体随每次吸气进入胸膜腔并积累增多，导致胸膜腔压力高于大气压，又称为高压性气胸。

（二）病理

1. 闭合性气胸　胸内压仍低于大气压。胸膜腔积气量决定伤侧肺萎陷的程度。随着胸腔内积气与肺萎陷程度增加，肺表面裂口缩小，直至吸气时也不开放，气胸则趋于稳定并可缓慢吸收。伤侧肺萎陷使肺呼吸面积减少，通气血流比失衡，影响肺通气和换气功能。伤侧胸内压增加引起纵隔向健侧移位。

2. 开放性气胸

（1）伤侧胸膜腔负压消失：外界空气经胸壁伤口或软组织缺损处，随呼吸自由进出胸膜腔。空气出入量与胸壁伤口大小有密切关系，伤口大于气管口径时，空气出入量多，胸内压几乎等于大气压，伤侧肺将完全萎陷，丧失呼吸功能。

（2）纵隔扑动：伤侧胸内压显著高于健侧，纵隔向健侧移位，进一步使健侧肺扩张受限。呼、吸气时，出现两侧胸膜腔压力不均衡的周期性变化，使纵隔在吸气时移向健侧，呼气时移向伤侧，称为纵隔扑动。纵隔扑动和移位影响腔静脉回心血流，可引起严重循环功能障碍。

（3）残气的对流：吸气时健侧肺扩张，吸进的气体不仅有来自气管进入的外界空气，也有吸入伤侧肺和支气管内的残气；呼气时健侧肺呼出的气体不仅从上呼吸道排出体外，同时也有部分进入伤侧支气管和肺内。这种含二氧化碳量高而含氧量低的气体在两侧肺内重复交换将造成严重缺氧。

3. 张力性气胸　伤侧肺严重萎陷，纵隔显著向健侧移位，健侧肺受压，腔静脉回流障碍。高于大气压的胸内压，驱使气体经支气管、气管周围疏松结缔组织或壁层胸膜裂伤处，进入纵隔或胸壁软组织，形成纵隔气肿或面、颈、胸部的皮下气肿。

（三）临床表现

1. 闭合性气胸　根据胸膜腔内积气的量与速度，轻者可无症状，重者有明显呼吸困难。体检可能发现伤侧胸廓饱满，呼吸活动度降低，气管向健侧移位，伤侧胸部叩诊呈鼓音，呼吸音降低。

2. 开放性气胸　伤员出现明显呼吸困难、鼻翼扇动、口唇发绀、颈静脉怒张。伤侧胸壁可见伴有气体进出胸腔发出吸吮样声音的伤口，称为胸部吸吮性伤口。气管向健侧移位，伤侧胸部叩诊呈鼓音，呼吸音消失，严重者可发生休克。

3. 张力性气胸　临床表现为严重或极度呼吸困难、烦躁、意识障碍、大汗淋漓、发绀。气管明显移向健侧，颈静脉怒张，多有皮下气肿。伤侧胸部饱满，叩诊呈鼓音，呼吸音消失。患者多有脉搏细快、血压降低等循环障碍表现。

（四）辅助检查

闭合性气胸，胸部 X 线及 CT 检查可显示不同程度的肺萎陷和胸膜腔积气，有时可伴有少量胸腔积液。开放性气胸，胸部 X 线及 CT 检查可见伤侧胸腔大量积气，肺萎陷，纵隔移向健侧。

张力性气胸，胸部 X 线及 CT 检查显示胸腔严重积气，肺完全萎陷、纵隔移位，并可能有纵隔和皮下气肿。

（五）诊断

胸部损伤，患者出现憋闷、呼吸困难或发绀，即应考虑气胸的可能。胸部 X 线及 CT 检查帮助确诊。

（六）鉴别诊断

外伤性气胸应与自发性气胸鉴别。后者系因肺泡发育不良，形成肺大疱，由于咳嗽、深呼吸等造成肺大疱破裂，空气漏入胸膜腔所致。胸部 X 线及 CT 检查有助于鉴别诊断。

（七）治疗

气胸治疗需行胸腔闭式引流术。胸腔闭式引流术的适应证：①中、大量气胸，开放性气胸，张力性气胸；②经胸腔穿刺术治疗，伤员下肺无法复张者；③需使用机械通气或人工通气的气胸或血气胸者；④拔除胸腔引流管后气胸或血胸复发者；⑤剖胸手术。

胸腔闭式引流术方法为：根据临床诊断确定安置引流管的部位，气胸引流一般在前胸壁锁骨中线第 2 肋间隙，血胸引流则在腋中线与腋后线间第 6 或第 7 肋间隙。

1. 闭合性气胸　如发生缓慢且积气量少，无需特殊处理，胸腔内的积气一般可在 1～2 周内自行吸收。大量气胸需进行胸膜腔穿刺，或行闭式胸腔引流术，排除积气，促使肺尽早膨胀。

2. 开放性气胸

（1）院前急救处理：立即将开放性气胸变为闭合性气胸，使用无菌敷料如凡士林纱布或普通纱布、棉垫或清洁器材如塑料袋、衣物、碗杯等制作不透气敷料和压迫物，在伤员用力呼气末封盖吸吮性伤口，并加压包扎。

（2）院内急救处理：给氧，补充血容量，纠正休克；清创、缝合胸壁伤口，并作胸腔闭式引流；给予抗生素，鼓励伤员咳嗽排痰，预防感染。如疑有胸腔内脏器损伤或进行性出血，则需行开胸探查手术。

3. 张力性气胸　是可迅速致死的危急重症。

（1）入院前或院内急救：需迅速使用粗针头穿刺胸膜腔减压，并外接单向活瓣装置；在紧急时可在针柄部外接剪有小口的外科手套、柔软塑料袋或气球等，使胸腔内高压气体易于排出，而外界空气不能进入胸腔。

（2）进一步处理：应安置胸腔闭式引流，使用抗生素预防感染。闭式引流装置可连接负压引流瓶，以利加快气体排除，促使肺膨胀。待漏气停止 24 小时后，X 线检查证实肺已膨胀，方可拔除引流管。持续漏气而肺难以膨胀时需考虑开胸或胸腔镜探查治疗。

（八）并发症

气胸可并发肺部感染、胸腔积液、脓胸等，严重者出现呼吸衰竭，甚至死亡。

四、血　　胸

胸膜腔积血称为血胸，由胸部损伤引起者称为损伤性血胸，与气胸同时存在者称为血气胸。

（一）病因

胸部损伤，如出现肋骨骨折，错位断端可刺破肋间血管、肺组织而出血。或开放性损伤，伤及心脏、胸内大血管及其分支、胸壁、肺组织、膈肌和心包血管而出血。

（二）病理

①血胸发生后不但因血容量丢失影响循环功能，还可压迫肺，减少呼吸面积。血胸推移纵隔，使健侧肺受压，并影响腔静脉回流。②当胸腔内迅速积聚大量血液，超过肺、心包和膈肌运动所起的去纤维蛋白作用时，胸腔内积血发生凝固，形成凝固性血胸。凝血块机化后形成纤维板，限制肺与胸廓活动，损害呼吸功能。③经伤口或肺破裂口侵入的细菌，会在积血中迅速繁殖，引起感染性血胸，最终导致脓血胸。④持续大量出血所致胸膜腔积血称为进行性血胸。少数伤员因肋骨断端活动刺破肋间血管或血管破裂处血凝块脱落，发生延迟出现的胸腔内积血，称为迟发性血胸。

（三）临床表现

1. 血胸症状、体征 血胸的临床表现与出血量、出速度和个人体质有关。在成人伤员，胸腔积血量≤500ml 为少量血胸，500~1000ml 为中量，>1000ml 为大量血胸。伤员会出现不同程度的面色苍白、脉搏细速、血压下降和末梢血管充盈不良等低血容量休克表现，并有呼吸急促、肋间隙饱满、气管向健侧移位、伤侧叩诊浊音和呼吸音减低等胸腔积液的临床表现。胸膜腔穿刺抽出血液可明确诊断。

2. 进行性血胸 具备以下征象则提示存在进行性血胸：

1）持续脉搏加快、血压降低，或虽经补充血容量血压仍不稳定。

2）闭式胸腔引流量每小时超过 200ml，持续 3 小时。

3）血红蛋白量、红细胞计数和血细胞比容进行性降低，引流胸腔积血的血红蛋白量和红细胞计数与周围血相接近，且迅速凝固。

3. 感染性血胸 血胸患者出现以下情况时，应考虑感染性血胸：

1）有畏寒、高热等感染的全身表现。

2）抽出胸腔积血 1ml，加入 5ml 蒸馏水，无感染呈淡红透明状，如有感染则出现混浊或絮状物。

3）胸腔积血白细胞计数明显增加。

4）积血涂片和细菌培养发现致病菌。

4. 凝固性血胸 如胸腔闭式引流量减少，患者有憋闷、呼吸费力，或血氧饱和度低，CT 检查提示胸腔内高密度影，应考虑凝固性血胸。

（四）辅助检查

胸部 X 线及 CT 检查表现为胸腔积液征象。

（五）诊断

胸部损伤后出现憋闷、呼吸困难、血压下降等症状，结合血红蛋白、红细胞计数等实验室检查以及影像学检查即可做出初步诊断。胸膜腔穿刺抽出血液即可确诊。

（六）鉴别诊断

应与气胸鉴别。后者主要表现为呼吸困难，影像学检查提示胸腔积气。

（七）治疗

1. 非进行性血胸 患者如为非进行性血胸,治疗原则是补充血容量和解除血胸对肺和纵隔的压迫。胸腔积血量少,可采用胸腔穿刺及时排出积血。中等量以上血胸、血胸持续存在会增加发生凝固性或感染性血胸的可能性,应行胸腔闭式引流,有利于早期排除积血、促使肺膨胀,改善呼吸功能,并使用抗生素预防感染。

2. 进行性血胸 在输血、补液、纠正低血容量休克的同时应及时开胸探查,进行手术止血。

3. 凝固性血胸 应待患者情况稳定后尽早手术,清除血块,并剥除胸膜表面血凝块和机化形成的纤维包膜。

4. 感染性血胸 其处理原则是充分引流、抗感染和加强营养支持疗法。如果临床疗效不佳或肺复张不良,应尽早手术清除感染性积血,行纤维膜剥除术。

可采用电视胸腔镜用于凝固性血胸、感染性血胸的处理。

（八）并发症

血胸易发生失血性休克、肺不张、脓胸、呼吸衰竭,甚至危及生命。

五、创伤性窒息

（一）病因

创伤性窒息是钝性暴力作用于胸部所致的上半身广泛皮肤、黏膜、末梢毛细血管淤血及出血性损害。

（二）病理

当胸部与上腹部受到暴力挤压时,患者声门紧闭,胸内压骤然剧增,右心房血液经无静脉瓣的上腔静脉系统逆流,造成上半身末梢静脉及毛细血管过度充盈扩张并破裂出血。

（三）临床表现

伤员面、颈、上胸部皮肤出现针尖大小的紫蓝色瘀斑,以面部与眼眶部最为明显。口腔、球结膜、鼻腔黏膜瘀斑,甚至出血。视网膜或视神经出血可产生暂时性或永久性视力障碍。鼓膜破裂可致外耳道出血、耳鸣,甚至听力障碍。

伤后多数患者有暂时性意识障碍、烦躁不安、头昏、谵妄,甚至四肢痉挛性抽搐,瞳孔可扩大或极度缩小,上述表现可能与脑内轻微点状出血和脑水肿有关。若有颅内静脉破裂,患者可发生昏迷或死亡。

（四）治疗

创伤性窒息患者预后取决于承受挤压压力大小、持续时间长短和有无合并伤。患者在严密观察下对症处理,皮肤黏膜的出血点及瘀斑多数于 2~3 周后自行吸收消退。少数伤员在压力移除后可发生心跳呼吸停止,应做好充分抢救准备。有合并伤者应针对具体伤情给予积极处理。

六、肺　损　伤

（一）病因

根据致伤原因和损伤的特点，肺损伤可表现为肺裂伤、肺挫伤和肺爆震（冲击）伤。肺裂伤大多为锐性器械致伤，肺挫伤大多为钝性暴力致伤，肺爆震伤是由爆炸产生的高压气浪或水波浪冲击损伤肺组织所致。

（二）病理

肺裂伤伴有脏胸膜裂伤者可发生血气胸，而脏胸膜完整者则多形成肺内血肿。肺挫伤在伤后发生炎症反应致毛细血管通透性增加，炎症细胞浸润和炎性介质释放，使损伤区域发生水肿，大面积肺间质和肺泡水肿则引起换气障碍，导致低氧血症。肺爆震伤损伤肺组织导致肺出血和肺水肿。

（三）临床表现

肺裂伤所致血气胸的临床表现如前血气胸所述。肺挫伤患者表现为呼吸困难、咯血、血性泡沫痰及肺部啰音，重者出现低氧血症，并常伴有连枷胸。肺爆震伤轻者仅有短暂的胸痛、胸闷；重者可出现呼吸困难、发绀及口鼻流出血性泡样液体，部分伤员可在24~48小时后发展为急性呼吸窘迫综合征（ARDS）。

（四）辅助检查

胸部X线及CT检查可发现肺裂伤所致血气胸，CT检查对于肺挫伤的范围和严重程度判断准确率高于常规X线胸片检查。

（五）诊断

根据病史、临床表现、影像学检查，可以诊断。

（六）治疗

及时处理合并伤；保持呼吸道通畅；氧气吸入；限制晶体液过量输入；早期合理使用肾上腺皮质激素；低氧血症使用机械通气支持；预防和治疗感染。

七、心　脏　损　伤

心脏损伤可分为钝性心脏损伤与穿透性心脏损伤。钝性损伤多由胸前区撞击、减速、挤压、高处坠落、冲击等暴力所致，心脏在等容收缩期遭受钝性暴力损伤的后果最为严重。穿透伤多由锐器、刃器或火器所致，多数伤员死于受伤现场。

（一）钝性心脏损伤

1. 临床表现　轻度心肌挫伤可能无明显症状，中、重度挫伤可能出现胸痛、心悸、气促，甚至心绞痛等症状。患者可能存在胸前壁软组织损伤和胸骨骨折。

2. 辅助检查

（1）心电图：可出现ST段抬高、T波低平或倒置，房性、室性期前收缩或心动过速等心律失常。

（2）超声心动图：可显示心脏结构和挫伤心肌节段功能异常，经食管超声心动图能提高心肌挫伤的检出率。

（3）心肌酶学检测：动态检测血液磷酸肌酸激酶及其同工酶、乳酸脱氢酶及其同工酶的活性有意义，心肌肌钙蛋白 I 或 T 测定特异性更高。

3. 诊断　钝性心脏损伤的诊断主要依赖临床医师对这一伤情的认识和警惕性，重视辅助检查的综合分析。

4. 治疗　对于心肌挫伤的患者早期应该严密监护，充分休息、吸氧、镇痛等。积极预防可能致死的并发症，如心律失常和心力衰竭，这些严重并发症一般在伤后早期出现，但也有迟发者。如果患者的血流动力学不稳定、心电图异常或上述心肌标志物异常，应转入 ICU 监护治疗。

（二）穿透性心脏损伤

1. 临床表现　表现为静脉压升高、颈静脉怒张，心音遥远、心搏微弱，脉压小、动脉压降低的贝克三联征（Beck's triad）。致伤物和致伤动能较大时，心包和心脏裂口较大，心包裂口不易被血凝块阻塞，大部分出血流入胸腔，主要表现为失血性休克。即使解除心脏压塞，控制出血，也难以迅速纠正失血性休克，抢救相对困难。

2. 诊断

1）胸部伤口位于心脏体表投影区域或其附近。

2）伤后短时间出现与失血量不相符的循环不稳定。

3）贝克三联征或失血性休克和大量血胸的征象。

3. 治疗

1）伤员已有心脏压塞或失血性休克表现，应立即在急诊手术室施行开胸手术。在气管内插管全身麻醉下，切开心包缓解压塞，控制出血，迅速补充血容量，缝合修补心脏裂口。

2）心脏介入诊治过程中发生的医源性心脏损伤，多为导丝尖端所致，因破口较小，发现后应立即终止操作、拔除导丝，给予鱼精蛋白中和肝素抗凝作用，进行心包穿刺抽吸治疗。经上述处理，心包仍有持续出血，患者循环不稳定，甚至有心脏压塞表现者，应积极开胸手术修复。

八、膈肌损伤

膈肌破裂时，腹内脏器和腹腔积液会疝入或流入胸腔。根据致伤暴力不同，膈肌损伤可分为钝性膈肌损伤和穿透性膈肌损伤。

（一）钝性膈肌损伤

1. 临床表现　血气胸和疝入胸腔的腹腔脏器引起肺受压和纵隔移位，导致呼吸困难、伤侧胸部呼吸音降低，叩诊呈浊音或鼓音等。疝入胸腔的腹内脏器发生嵌顿与绞窄，可出现腹痛、呕吐、腹胀和腹膜刺激征等消化道梗阻或腹膜炎表现。

2. 诊断　值得注意的是，膈肌破裂后初期可能不易诊断，临床体征和胸部 X 线检查结果均缺乏特异性，CT 检查有助于明确诊断。膈疝患者应谨慎做胸腔穿刺或闭式胸腔引流术，以免伤及疝入胸腔的腹内脏器。

3. 治疗　一旦高度怀疑或确诊为创伤性膈破裂或膈疝，应尽早进行手术探查和膈肌修补术。视具体伤情选择经胸、经腹或胸腹复合手术径路。

（二）穿透性膈肌损伤

1. 临床表现 穿透性暴力同时伤及胸部、腹部内脏和膈肌，致伤物入口位于胸部，称为胸腹联合伤；致伤物入口位于腹部，称为腹胸联合伤。受损胸部脏器多为肺与心脏，受损腹部脏器多为肝、脾，其他依次为胃、结肠、小肠等。火器伤动能大、穿透力强，多造成贯通伤，甚至造成穹窿状膈肌多处贯通伤；刃器则多为盲管伤。穿透性暴力所致单纯膈肌伤较为少见。胸腹或腹胸联合伤除了伤口处大量外出血、失血性休克等临床表现外，多数可能同时存在血胸，血气胸，心包积血，腹腔积血、积气和空腔脏器穿孔所致的腹膜炎等体征。

2. 诊断 床旁超声检查可快速、准确地判断胸腹腔积血情况。胸腔穿刺术和腹腔穿刺术是判断胸腹腔积血的简单而有效的措施。胸腹部 X 线检查和 CT 检查有助于明确金属异物存留、血气胸、腹内脏器疝入胸腔、膈下游离气体和腹腔积血。

3. 治疗 穿透性膈肌损伤应急诊手术治疗。首先处理胸部吸吮伤口和张力性气胸，积极纠正休克，并迅速手术。根据伤情与临床表现选择经胸或经腹切口，控制胸腹腔内出血，仔细探查胸腹腔器官，并对损伤的器官与膈肌予以修补。

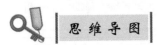
思维导图

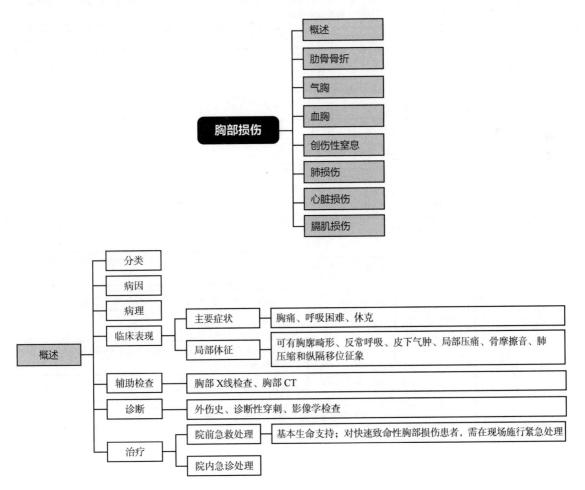

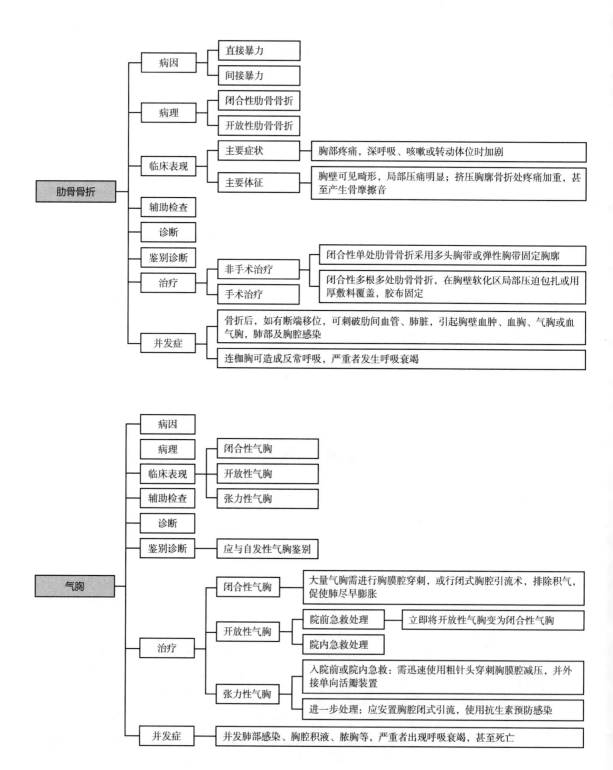

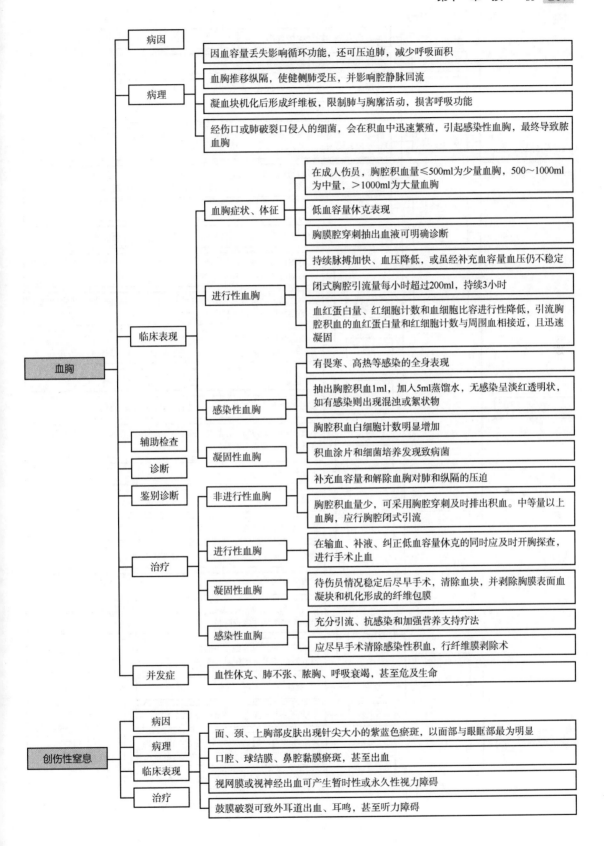

血胸

病因

病理
- 因血容量丢失影响循环功能，还可压迫肺，减少呼吸面积
- 血胸推移纵隔，使健侧肺受压，并影响腔静脉回流
- 凝血块机化后形成纤维板，限制肺与胸廓活动，损害呼吸功能
- 经伤口或肺破裂口侵入的细菌，会在积血中迅速繁殖，引起感染性血胸，最终导致脓血胸

临床表现

血胸症状、体征
- 在成人伤员，胸腔积血量≤500ml为少量血胸，500~1000ml为中量，>1000ml为大量血胸
- 低血容量休克表现
- 胸膜腔穿刺抽出血液可明确诊断

进行性血胸
- 持续脉搏加快、血压降低，或虽经补充血容量血压仍不稳定
- 闭式胸腔引流量每小时超过200ml，持续3小时
- 血红蛋白量、红细胞计数和血细胞比容进行性降低，引流胸腔积血的血红蛋白量和红细胞计数与周围血相接近，且迅速凝固

感染性血胸
- 有畏寒、高热等感染的全身表现
- 抽出胸腔积血1ml，加入5ml蒸馏水，无感染呈淡红透明状，如有感染则出现混浊或絮状物
- 胸腔积血白细胞计数明显增加

凝固性血胸
- 积血涂片和细菌培养发现致病菌

辅助检查

诊断

鉴别诊断

治疗

非进行性血胸
- 补充血容量和解除血胸对肺和纵隔的压迫
- 胸腔积血量少，可采用胸腔穿刺及时排出积血。中等量以上血胸，应行胸腔闭式引流

进行性血胸
- 在输血、补液、纠正低血容量休克的同时应及时开胸探查，进行手术止血

凝固性血胸
- 待伤员情况稳定后尽早手术，清除血块，并剥除胸膜表面血凝块和机化形成的纤维包膜

感染性血胸
- 充分引流、抗感染和加强营养支持疗法
- 应尽早手术清除感染性积血，行纤维膜剥除术

并发症
- 血性休克、肺不张、脓胸、呼吸衰竭，甚至危及生命

创伤性窒息

病因

病理

临床表现

治疗
- 面、颈、上胸部皮肤出现针尖大小的紫蓝色瘀斑，以面部与眼眶部最为明显
- 口腔、球结膜、鼻腔黏膜瘀斑，甚至出血
- 视网膜或视神经出血可产生暂时性或永久性视力障碍
- 鼓膜破裂可致外耳道出血、耳鸣，甚至听力障碍

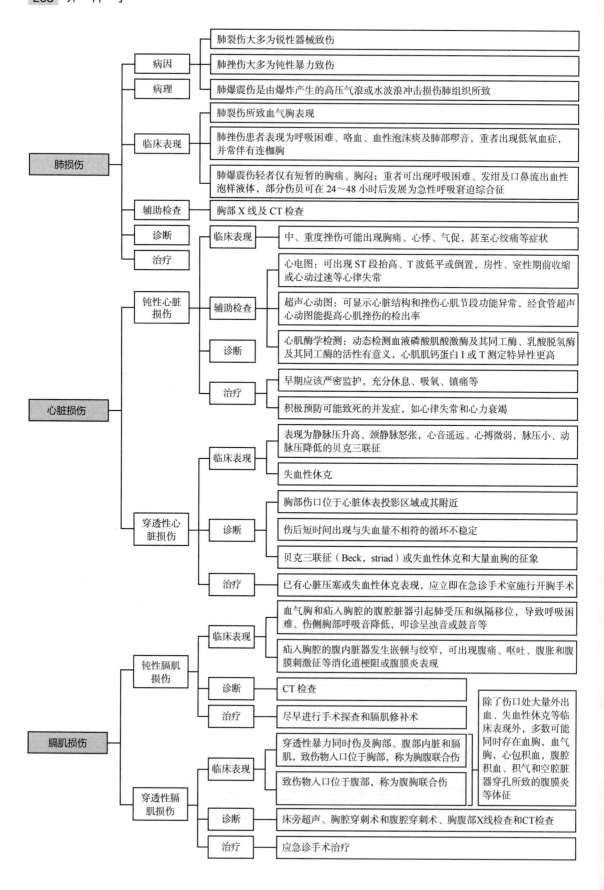

肺损伤

- 病因
  - 肺裂伤大多为锐性器械致伤
  - 肺挫伤大多为钝性暴力致伤
- 病理
  - 肺爆震伤是由爆炸产生的高压气浪或水波浪冲击损伤肺组织所致
- 临床表现
  - 肺裂伤所致血气胸表现
  - 肺挫伤患者表现为呼吸困难、咯血、血性泡沫痰及肺部啰音，重者出现低氧血症，并常伴有连枷胸
  - 肺爆震伤轻者仅有短暂的胸痛、胸闷；重者可出现呼吸困难、发绀及口鼻流出血性泡样液体，部分伤员可在24～48小时后发展为急性呼吸窘迫综合征
- 辅助检查
  - 胸部X线及CT检查
- 诊断
- 治疗

心脏损伤

- 钝性心脏损伤
  - 临床表现
    - 中、重度挫伤可能出现胸痛、心悸、气促，甚至心绞痛等症状
  - 辅助检查
    - 心电图：可出现ST段抬高、T波低平或倒置，房性、室性期前收缩或心动过速等心律失常
    - 超声心动图：可显示心脏结构和挫伤心肌节段功能异常，经食管超声心动图能提高心肌挫伤的检出率
  - 诊断
    - 心肌酶学检测：动态检测血液磷酸肌酸激酶及其同工酶、乳酸脱氢酶及其同工酶的活性有意义，心肌肌钙蛋白I或T测定特异性更高
  - 治疗
    - 早期应该严密监护，充分休息、吸氧、镇痛等
    - 积极预防可能致死的并发症，如心律失常和心力衰竭
- 穿透性心脏损伤
  - 临床表现
    - 表现为静脉压升高、颈静脉怒张，心音遥远、心搏微弱，脉压小、动脉压降低的贝克三联征
    - 失血性休克
  - 诊断
    - 胸部伤口位于心脏体表投影区域或其附近
    - 伤后短时间出现与失血量不相符的循环不稳定
    - 贝克三联征（Beck, striad）或失血性休克和大量血胸的征象
  - 治疗
    - 已有心脏压塞或失血性休克表现，应立即在急诊手术室施行开胸手术

膈肌损伤

- 钝性膈肌损伤
  - 临床表现
    - 血气胸和疝入胸腔的腹腔脏器引起肺受压和纵隔移位，导致呼吸困难、伤侧胸部呼吸音降低，叩诊呈浊音或鼓音等
    - 疝入胸腔的腹内脏器发生嵌顿与绞窄，可出现腹痛、呕吐、腹胀和腹膜刺激征等消化道梗阻或腹膜炎表现
  - 诊断
    - CT检查
  - 治疗
    - 尽早进行手术探查和膈肌修补术
- 穿透性膈肌损伤
  - 临床表现
    - 穿透性暴力同时伤及胸部、腹部内脏和膈肌，致伤物入口位于胸部，称为胸腹联合伤
    - 致伤物入口位于腹部，称为腹胸联合伤
    - （右侧注）除了伤口处大量外出血、失血性休克等临床表现外，多数可能同时存在血胸，血气胸，心包积血，腹腔积血、积气和空腔脏器穿孔所致的腹膜炎等体征
  - 诊断
    - 床旁超声、胸腔穿刺术和腹腔穿刺术、胸腹部X线检查和CT检查
  - 治疗
    - 应急诊手术治疗

第五节　腹部损伤

腹部损伤包括机械性损伤（创伤）、化学性损伤和放射性损伤。无论在平时或战时均较常见。其发病率在平时占各种创伤的 0.5%~2.0%，在战时则为 2%~8.1%。腹部损伤常合并腹部内脏损伤，如未能及时正确救治，会有相当高的死亡率和致残率。随着我国交通事业快速发展，交通事故的致伤率明显增加，腹部损伤的发生率也显著上升。

一、概　　述

（一）病因和分类

根据损伤是否穿透腹壁以及腹腔是否与外界相通，腹部损伤可分为开放性损伤和闭合性损伤两大类。

开放性损伤常由刀刃、枪弹、弹片等利器所引起，闭合性损伤常系坠落、碰撞、冲击、挤压、拳打脚踢、棍棒等钝性暴力所致。无论开放伤性损伤还是闭合性损伤，都可导致腹部内脏损伤。开放性损伤中常见的受损内脏依次是肝脏、小肠、胃、结肠、大血管等；闭合性损伤中依次是脾脏、肾脏、小肠、肝脏、肠系膜等。胰腺、十二指肠、膈、直肠等由于解剖位置较深，损伤发生率较低。

开放性损伤有腹膜破损者为穿透伤，无腹膜破损者为非穿透伤；其中投射物有入口、出口者为贯通伤，有入口无出口者为盲管伤。闭合性损伤可能仅局限于腹壁，也可同时兼有内脏损伤。此外，穿刺、内镜、灌肠、刮宫、腹部手术等各种诊疗措施导致的腹部损伤称为医源性损伤。

（二）临床表现

由于致伤原因及伤情的不同，腹部损伤后的临床表现差异极大，可以无明显症状和体征，也可以出现重度休克甚至濒死状态。

一般单纯腹部闭合伤的症状和体征较轻，可表现为受伤部位疼痛，局限性腹壁肿胀和压痛，有时可见皮下瘀斑。如为内脏挫伤，可有腹痛或无明显症状，严重者主要的病理变化是腹腔内出血或腹膜炎。

腹部空腔脏器破裂的主要表现是弥漫性腹膜炎，出现明显的腹膜刺激征和胃肠道反应，表现为腹痛迅速扩展至全腹，多有恶心、呕吐、全腹部压痛、反跳痛、肌紧张，并随腹腔感染的加重而有全身感染的表现，伤者可有气腹征、呕血、便血，继而肠麻痹后出现腹胀。在早期可因腹腔大量渗出而有低血容量性休克；后期随腹腔感染加重，出现感染性休克。胰腺虽为实质性脏器，但其断裂后具有强大消化能力的胰液漏入腹腔，其主要表现与空腔脏器伤相似。

腹部实质性脏器损伤的主要表现为腹腔内或腹膜后出血，表现为面色苍白、脉细速、血压下降或出现休克。也可有腹膜刺激征，但并不剧烈，一般只有轻、中度的压痛及反跳痛，可伴有恶心、呕吐等症状。腹腔内出血量多者可出现腹胀和移动性浊音，红细胞计数、血红蛋白和血细胞比容均进行性下降。肠系膜血管或其他血管损伤的主要表现为出血性休克，与实质性脏器伤相似。

（三）诊断

详细询问外伤史和细致的体格检查、结合理化检查和影像学检查是诊断腹部损伤的主要依据。腹部损伤诊断的重点是确定患者有无合并内脏损伤，闭合性损伤比开放性损伤的诊断难度更大。

1. 开放性损伤　要慎重考虑是否为穿透伤。有腹膜刺激征或腹内组织、内脏自腹壁伤口显露者显然腹膜已穿透，且绝大多数都有内脏损伤。对于任何开放性腹部伤口均应在清创时彻底探查，必要时扩大伤口以探清整个伤道，如证实伤道穿透腹腔，则应剖腹探查腹腔。有些伤口虽经探查并未进入腹腔，但不应完全排除腹腔脏器损伤的可能，腹部非穿透性伤仍有 5%～10%合并有内脏损伤。

穿透伤诊断还应注意：①穿透伤的入口或出口可能不在腹部，而可能在胸、肩、腰、臀或会阴等处；②有些腹壁切线伤虽未穿透腹膜，但并不能排除内脏损伤的可能；③穿透伤的入、出口与伤道不一定呈直线，因受伤时的姿势与检查时可能不同，低速或已减速投射物可能遇到阻力大的组织而转向；④伤口大小与伤情的严重程度不一定成正比。

2. 闭合性损伤　在对腹部受伤部位做重点查体的同时，不应忽视全身各系统的检查，因为腹部同时存在多个器官损伤或合并其他部位器官损伤（多发性创伤）的概率相当高。对于症状体征表现不明显、诊断不明确的伤员更应进行全面检查和系统观察，以获得明确诊断。一般按以下程序进行：首先判断有无内脏损伤，其次判断为何种脏器损伤，并确定有无剖腹探查指征，最后明确是否为多发性损伤。

（1）有无内脏损伤

1）详细了解外伤史：对暴力程度、性质、速度、方向、作用部位和伤后病情发展的了解，有助于判断是否有腹部及其他部位的内脏损伤。

2）全身系统检查和腹部的重点检查：对生命体征进行系统观察，以腹部直接受暴力作用的部位及该部位相应的脏器作为检查重点，特别注意有无腹膜刺激征、肝浊音界是否缩小或消失、有无腹部移动性浊音、肠鸣音是否减弱或消失，并通过直肠指检了解直肠前后方有无压痛、肿胀、波动等。有时需反复检查才能发现重要阳性体征，有助于及时做出诊断。

3）进行必要的辅助检查

A. 实验室检查：实质性脏器破裂出血时有红细胞、血红蛋白、血细胞比容的数值下降。空腔脏器损伤随腹膜炎的进展，白细胞计数进行性升高。胰、十二指肠损伤时血、尿淀粉酶升高有重要诊断价值。

B. X 线胸、腹透视或摄片：可以观察到空腔脏器破裂的气腹征、腹腔积液，包括腹膜后脏器穿孔的腰大肌区域的积气征。肝脾破裂时可见该侧膈肌升高及血肿、血凝块引起的肝脾大小和外形改变，同时还可以观察胸腔、肋骨、骨盆的情况，以及是否存在多器官、多部位损伤的表现。

C. B 超：主要用于诊断肝、脾、胰、肾等实质脏器的损伤，能根据脏器的形态和包膜连续性，以及周围积液情况，提示损伤的有无、部位和程度。如果空腔脏器周围有积液，可以在超声引导下腹腔穿刺，有助于诊断。B 超为非侵入性检查方法，可在床边多次进行。

D. CT 检查：CT 能够清晰地显示实质器官损伤的部位及范围，为选择治疗方案提供重要依据。CT 对空腔器官损伤的诊断也有一定价值。血管造影剂增强的 CT 能鉴别有无活动性出血及其部位。

E. 诊断性腹腔穿刺和腹腔灌洗术：多用于经以上检查仍然诊断不明者，特别是醉酒、昏迷、休克的伤员。诊断性腹腔穿刺术是提高诊断率的有效方法。抽取腹腔内容物，肉眼观察是否有不凝的血液、胃肠液、胆汁、尿液、浑浊腹水等，如肉眼不能判别，尚需进行实验室检查，确定有无红细胞、白细胞、脓细胞、胃肠液、胆汁、胰液（测定胰淀粉酶）。任何一项阳性均有助于判断有无腹部内脏伤及可能损伤的器官。但腹腔穿刺检查如为阴性并不能完全排除内脏器官损伤的可能性。

F. 诊断性腹腔镜检查：可应用于一般状况良好而不能明确有无或何种腹内脏器伤的患者。腹腔镜可直接窥视而确诊损伤，且可明确受伤的部位和程度，特别是可以确认损伤的器官有无活动性出血，使部分出血已停止者避免不必要的剖腹术。有些损伤可在腹腔镜下进行治疗。但二氧化碳气腹可引起高碳酸血症和因抬高膈肌而影响呼吸，大静脉损伤时更有发生气体栓塞的危险。

G. 其他检查：可疑肝、脾、胰、肾、十二指肠等脏器损伤，经上述检查方法未能证实者，选择性血管造影可有一定诊断价值。实质性器官破裂时，可见动脉像的造影剂外漏，实质像的血管缺如及静脉像的早期充盈。MRI 检查对血管损伤和某些特殊部位的血肿如十二指肠壁间血肿有较高的诊断价值，而磁共振胆胰管成像（MRCP）适用于胆道损伤的诊断。

H. 严密观察：对于暂时不能明确有无腹部内脏损伤而生命体征尚平稳的患者，严密观察也是诊断的一个重要措施。观察期间要反复检查伤情，并根据伤情变化不断综合分析，尽早做出诊断而不致贻误治疗。

观察的内容一般包括：每 15～30 分钟测定一次血压、脉率和呼吸；每 30 分钟检查一次腹部体征，注意腹膜刺激征程度和范围的改变；每 30～60 分钟测定一次红细胞数、血红蛋白和血细胞比容，了解是否有所下降，并复查白细胞数是否上升；必要时可重复进行诊断性腹腔穿刺或灌洗术、超声等。

除了随时掌握伤情变化外，观察期间应做到不随便搬动伤者，以免加重伤情，暂禁食水，以免有胃肠道穿孔而加重腹腔污染。为了给可能需要进行的手术治疗创造条件，观察期间还应进行以下处理：积极补充血容量，并防治休克；应用广谱抗生素以预防或治疗可能存在的腹内感染；疑有空腔脏器破裂或有明显腹胀时，应进行胃肠减压。

I. 剖腹探查术：是外科重要的诊断手段之一，但不可无指征地滥用。对于受伤程度较重的闭合性腹部损伤，症状、体征表现明显并有以下表现者，均为剖腹探查的指征：①早期即有休克征象，并逐渐加重。②有持续、剧烈的腹痛，腹痛范围持续扩大并伴恶心、呕吐。③有明显腹膜刺激征；证实有气腹征；腹部出现移动性浊音。④有便血、呕血、血尿；直肠指检发现其前壁有压痛、波动感或指套染血。

手术应在适当准备后，在良好的麻醉下进行。探查应全面、有序，按常规腹腔探查原则进行全面探查，以避免漏诊和意外发生。

（2）何种脏器损伤：实质脏器伤和空腔脏器伤的临床表现各有特点，应据此进行鉴别。判断是何种器官的损伤，可依据各个器官的解剖生理特点及损伤后所出现的临床特征进行综合分析、判断，有时需在手术探查时方能确定。以下几点可作为术前分析、判断的参考：

1）有恶心、呕吐、便血、气腹者多为胃肠道损伤，消化液的化学性刺激是自上而下递减的，而细菌的密度则是自上而下递增的。故胃、十二指肠破裂后立即出现剧烈腹痛和明显的腹膜刺激征；结肠破裂早期，腹痛和腹膜刺激征相对较轻，但腹腔感染与全身中毒症状则日益严重。

2）腹痛与腹膜刺激征最严重的部位常是受伤脏器的所在。

3）有膈面刺激表现（同侧肩部牵涉痛）者，提示上腹部脏器伤，以肝、脾破裂为多见。

4）暴力直接作用的部位与受伤脏器的部位常是一致的，该处常有伤痕。

5）有低位肋骨骨折者常有肝、脾破裂的可能。骨盆骨折者，提示直肠、膀胱、尿道损伤的可能。

6）有排尿困难、血尿、会阴部牵涉痛者，提示有泌尿系脏器损伤的可能。

（3）是否为多发性损伤：在诊断时还应注意损伤的多发性问题，不能漏诊，以免延误治疗引起严重后果。手术中常规系统探查是不可省略的步骤。多发性损伤有以下几种可能：

1）腹内某一脏器多处损伤，如刺刀刺入腹腔（或一粒子弹穿入）可能同时发生小肠的多个穿孔。

2）腹内有2个及2个以上的脏器同时损伤，如车祸可同时引起脾破裂、结肠穿孔。

3）同时合并腹腔以外的脏器伤，如合并颅脑、胸腔等处的损伤，这些损伤有时对生命的威胁更大，需要优先处理。

（四）治疗

穿透性开放损伤和闭合性腹内损伤多需手术。

1. 紧急处理　穿透性损伤如伴腹内脏器或组织自腹壁伤口突出，可用消毒碗覆盖保护，勿予强行回纳，以免加重腹腔污染。回纳应在手术室经麻醉后进行。

对于已确诊或高度怀疑腹内脏器损伤者，处理的原则是做好紧急术前准备，力争尽早手术。如腹部以外另有伴发损伤，应全面权衡轻重缓急，首先处理对生命威胁最大的损伤，如进展迅速的颅脑外伤。对危重的病例，心肺复苏是压倒一切的任务，解除气道梗阻是首要一环，其次要迅速控制大出血、消除开放性气胸或张力性气胸，同时尽快恢复循环血容量、纠正休克等。如无上述情况，腹部创伤的救治就应当放在优先的地位。

2. 准备手术　腹腔脏器损伤的伤者很容易发生休克，故防治休克是救治中的重要环节。休克诊断已明确者，可给予镇静剂或止痛药；已发生休克的腹腔内出血者，要积极抗休克，力争在收缩压回升至90mmHg以上后进行手术；若在积极治疗下休克仍未能纠正，提示腹内可能有活动性大出血，应当机立断，在抗休克的同时迅速剖腹止血。空腔脏器破裂者，休克发生较晚，多数属低血容量性休克，应在纠正休克的前提下进行手术治疗。少数因同时伴有感染性休克导致休克不易纠正者，也可在抗休克的同时进行手术治疗。对于空腔脏器破裂者应当使用足量广谱抗生素。

3. 切口选择　手术切口常选择腹部正中切口，进腹迅速，创伤和出血较少，能满足彻底探查腹腔内所有部位的需要。根据需要还可向上、向下延长切口，或向侧方添加切口甚至联合开胸。腹部有开放伤时，不宜通过扩大伤口去探查腹腔，以免伤口感染和愈合不良。

4. 腹腔探查　有腹腔内出血时，开腹后应立即吸出积血，清除凝血块，迅速查明出血来源进行相应处理。肝、脾、肠系膜和腹膜后的胰、肾是常见的出血来源。决定腹腔探查顺序时可以参考：根据术前诊断或判断，首先探查受伤的脏器；凝血块集中处一般即是出血部位。若出血猛烈，危及生命，一时又无法判明来源时，可用手指压迫腹主动脉穿过膈肌处，暂时控制出血，争得时间补充血容量，查明原因再作处理。

如果没有腹腔内大出血，则应对腹腔脏器进行系统、有序的探查，做到既不遗漏伤情，又避免不必要的重复探查。探查次序原则上应先探查肝、脾等实质性器官，同时探查膈肌、胆囊等有无损伤；接着从胃开始，逐段探查十二指肠第一段、空肠、回肠、大肠以及其系膜，然后探查盆腔脏器，再后则切开胃结肠韧带显露网膜囊，检查胃后壁和胰腺；如有必要，最后还应切开后腹膜探查十二指肠二、三、四段。

探查过程中发现的出血性损伤或脏器破裂，应随时进行止血或夹闭破口。探查次序也可根据切开腹膜时所见决定探查顺序，如有气体逸出，提示胃肠道破裂，如见到食物残渣应先探查上消化道，见到粪便先探查下消化道，见到胆汁先探查肝外胆道及十二指肠等。纤维蛋白沉积最多或网膜包裹处往往是穿孔所在部位。

5. 手术处理 探查结束应对伤情作全面估计，然后按轻重缓急逐一予以处理。原则上应先处理出血性损伤，后处理空腔器官破裂伤。对于空腔器官破裂伤，应先处理污染重的损伤，后处理污染轻的损伤。

6. 关腹 关腹前应彻底清除腹腔内残留的液体和异物，恢复腹腔内脏器的正常解剖关系；用生理盐水冲洗腹腔，污染严重的部位应反复冲洗；根据需要选用乳胶管引流或双套管负压吸引；腹壁切口污染不重者，可以分层缝合，污染较重者可在皮下放置乳胶片引流，或暂不缝合皮肤和皮下组织，留作延期缝合。

二、常见内脏损伤

（一）脾损伤

1. 病因 按损伤原因，脾损伤可分为创伤性破裂、医源性破裂和自发性破裂三种，以创伤性破裂为多见。腹部闭合性损伤、开放性损伤，均较易伤及脾脏，常伴有左下胸肋骨骨折。穿透性损伤往往伴有邻近脏器损伤，如胃、肠、膈肌损伤。医源性损伤可见于胃、结肠手术中过分牵拉胃脾韧带、脾结肠韧带，结肠镜检查中强行通过结肠脾曲、复苏时用力按压胸部，腹腔穿刺时也偶有伤及。自发性破裂见于病理性肿大的脾脏，因腹内压骤增或无明显原因而破裂。

2. 病理 脾脏是一个富于血供的器官，质软而脆。脾脏损伤后，主要因为出血引起休克，甚至危及生命。脾破裂有三种类型：真性脾破裂（脾实质与脾被膜同时破裂）、中央型脾破裂和包膜下脾破裂（脾包膜完整，脾实质的深部或浅部破裂）。包膜下破裂出血量较小，早期对血流动力学影响小，但应警惕包膜破裂引起大出血的可能。真性脾破裂及中央型脾破裂出血迅猛，损伤初期即可出现休克表现。

3. 临床表现 临床上所见的脾破裂，约 85% 为真性脾破裂。表现为腹部疼痛，尤以左季肋区疼痛明显，破裂部位较多见于脾上极及膈面，有时在裂口对应部位有肋骨骨折。破裂如发生在脏面，尤其是邻近脾门者，有脾蒂撕裂的可能，出血量很大，患者可迅速发生休克、死亡。

4. 辅助检查 超声、CT 检查可显示脾脏包膜、脾实质损伤，腹腔积血。

5. 诊断 腹部损伤后，腹部疼痛，尤其是左季肋区疼痛、压痛，腹部叩诊有浊音，或伴有休克表现，应高度警惕脾破裂可能。超声、CT 检查可明确诊断。

6. 治疗 处理原则是"抢救生命第一，保脾第二"。如条件允许应尽量保留脾或脾组织。

11-5 二维码1

1）无休克或容易纠正的一过性休克，超声或 CT 等影像检查证实脾裂伤比较局限、表浅，无其他腹腔脏器合并伤，可在严密观察血压、脉搏、腹部体征、血细胞比容及影像学变化的前提下行非手术治疗。主要措施为绝对卧床休息至少 1 周，禁食、水，输血补液，应用止血药物和抗生素等。

2）观察中如发现继续出血，或发现有其他脏器损伤，应立即手术。不符合非手术治疗条件的伤者，应尽快手术探查，以免延误治疗。

3）手术探查时，要彻底查明伤情，如果损伤轻，可保留脾，根据伤情采用不同的处理方法，如生物胶粘合止血、物理凝固止血、单纯缝合修补、脾动脉结扎及部分脾切除等。如果损伤严重，如脾中心部碎裂，脾门撕裂，缝合修补不能有效止血或有大量失活组织，或伴有多发伤，伤情严重，需迅速施行全脾切除术。

4）在野战条件下，或病理性脾发生的破裂，应行全脾切除术。

5）脾被膜下破裂形成的较大血肿，或少数脾真性破裂后被网膜等周围组织包裹形成的局限性血肿，可因轻微外力作用，导致被膜或包裹组织胀破而发生大出血，称延迟性脾破裂，一般发生在伤后 2 周，也有的迟至数月以后，临床上应特别注意，一旦发生，应立即手术。

7. 并发症 可发生腹腔感染、积液等。行脾脏切除术后，可导致腹腔感染、胰漏、血小板增多、血栓栓塞性疾病等。脾切除术后的患者，尤其是婴幼儿，对感染的抵抗力减弱，甚至可发生以肺炎球菌为主要病原菌的凶险性感染，严重者可导致死亡。

（二）肝损伤

1. 病因 腹部暴力损伤，特别是右季肋区损伤，均可导致肝损伤。

2. 病理 肝脏为腹腔内最大的实质性脏器、血运丰富，肝外伤的病理类型与脾外伤相似，但肝被膜下破裂也有转为真性破裂的可能，而中央型肝破裂形成的血肿，可以被吸收，但有继发感染形成肝脓肿的可能。

3. 临床表现 主要表现为失血性休克，胆汁性腹膜炎和继发性感染。因肝外伤后可能有胆汁溢出，故腹痛和腹膜刺激征常较脾破裂伤者更为明显。肝破裂后，血液有时可通过受伤的胆管进入十二指肠而出现黑便或呕血，称外伤性胆道出血。

4. 辅助检查 B 超与 CT 检查，可发现肝脏损伤、血肿及腹腔积血等，对诊断有较大帮助。

5. 诊断 腹部损伤后，患者出现腹痛，血压下降等休克表现，右季肋区压痛，应高度警惕肝损伤可能。B 超与 CT 检查帮助确诊。

6. 治疗

（1）非手术治疗：轻度肝实质裂伤，血流动力学指标稳定，或经补充血容量后保持稳定，可在严密观察下进行非手术治疗。

（2）手术治疗：生命体征经补充血容量后仍不稳定或需大量输血才能维持血压者，表明仍有活动性出血，应尽早手术。手术治疗的基本要求是确切止血，彻底清创，消除胆汁溢漏，建立通畅的引流。手术方法包括填塞压迫、缝合止血、血管结扎、肝切除术。

7. 并发症 如损伤重，引流不畅，可引起胆汁性腹膜炎、腹腔脓肿、肝功能损害等。

（三）胰腺损伤

1. 病因 胰腺损伤多因上腹部外力冲击，强力挤压胰腺于脊柱所致。因此，损伤多发生在胰的颈、体部。胰腺损伤后发生胰漏或胰瘘，胰液腐蚀性强，又影响消化功能，故胰腺损伤的病情较重，死亡率高达 20% 左右。

2. 病理 胰腺是人体内仅次于肝脏的第二大消化腺并有内分泌功能，损伤后，由于胰液外漏、胰酶激活，可刺激腹膜引起剧烈腹痛，进一步继发细菌感染，可导致全身炎症反应综合征，严重者发生多器官功能障碍而危及生命。

3. 临床表现 上腹明显压痛和肌紧张，还可因膈肌受刺激而出现肩部疼痛。外渗的胰液经网膜孔或破裂的小网膜进入腹腔，可很快引起弥漫性腹膜炎伴剧烈腹痛。单纯的胰腺钝性伤，无或仅有少量胰液外漏，临床表现可不明显，往往容易延误诊断。部分病例渗液局限于网膜囊内，直至形成胰腺假性囊肿才被发现。因此，凡上腹部创伤，都应考虑到胰腺损伤的可能。

4. 辅助检查 血淀粉酶和腹腔穿刺液的淀粉酶升高，对诊断有参考价值。上消化道穿孔时血淀粉酶和腹腔液淀粉酶也会升高，应加以鉴别。应注意的是，有些胰腺损伤可无淀粉酶升高。

超声可发现胰腺回声不均和周围积血、积液。CT 或 MRI 检查，能显示胰腺轮廓是否整齐及周围有无积血、积液。

5. 诊断 腹部外伤，上腹部疼痛，向腰背部放射，伴腹膜炎，影像学检查提示胰腺形态改变、肿胀，周围积血或渗出者，应考虑胰腺损伤可能。

6. 治疗 上腹部创伤，高度怀疑或诊断为胰腺损伤，特别是有明显腹膜刺激征者，应立即手术探查胰腺。胰腺严重挫裂伤或断裂者，手术时较易确诊；而损伤范围不大者可能漏诊。

手术原则是彻底止血，控制胰液外漏和充分引流。如有合并伤，同时予以处理。

7. 并发症 胰腺损伤可发生胰漏、腹腔出血、腹腔脓肿、胰腺囊肿等，如胰腺损伤严重，可导致胰腺内外分泌功能障碍等。

（四）胃和十二指肠损伤

1. 胃损伤

（1）病因：腹部闭合性损伤时胃很少受累，但在饱腹时可发生。上腹或下胸部的穿透伤则常导致胃损伤，且多伴有肝、脾、横膈及胰腺等损伤。胃镜检查及吞入锐利异物也可引起穿孔，但很少见。

（2）病理：单纯胃壁损伤，可引起胃壁血肿。如胃穿孔或破裂，胃液漏入腹腔，由于胃酸刺激，可导致腹膜炎，甚至休克，也可由于血管损伤而出现失血表现。如继发细菌性感染，可发生细菌性腹膜炎。

（3）临床表现：若损伤未波及胃壁全层，可无明显症状。若全层破裂，立即出现剧烈腹痛及腹膜刺激征，胃管引流出血性液体。单纯胃后壁破裂时症状体征不典型，有时不易诊断。

（4）辅助检查：胃穿透伤，腹部平片或 CT 可显示腹腔游离气体。

（5）诊断：上腹部或下胸部损伤，如出现明显腹痛，腹肌紧张、压痛，肝浊音界消失，CT 检查提示膈下游离气体，应警惕胃损伤可能。

（6）治疗：空腹时发生小的胃损伤，腹腔污染程度轻，无明显腹膜炎表现者，可以采取非手术治疗，包括禁食、胃肠减压等，同时密切观察病情变化。损伤较重者，应立即手术探查，包括切开胃结肠韧带探查胃后壁，还应特别注意检查大小网膜附着处，以防遗漏小的破损。穿透伤者，胃的前后壁可能都有破口。边缘整齐的裂口，止血后可直接缝合。边缘有挫伤或失活组织者，需修整后缝合。广泛损伤者，可行胃部分切除术。

2. 十二指肠损伤

（1）病因：上腹部钝挫伤或穿透伤，可能直接损伤十二指肠。十二指肠镜检查、治疗等，也偶有医源性损伤。

（2）病理：十二指肠损伤后，十二指肠液外漏，其中碱性液体及胆汁刺激，可产生腹膜炎。继发细菌感染，可形成脓肿及严重全身性感染。

（3）临床表现：十二指肠损伤如发生在腹腔内部分，胰液和胆汁经破口流入腹腔，在早期就有腹膜炎症状。闭合伤所致的腹膜后十二指肠破裂，早期症状体征多不明显，及时识别较为困难。如有下述情况应提高警惕：右上腹或腰部持续性疼痛且进行性加重，可向右肩及右睾丸放射；右上腹及右腰部有明显的固定压痛；腹部体征相对轻微而全身情况不断恶化；有时可有血性呕吐物；直肠指检有时可在骶前扪及捻发音，提示气体已达到盆腔腹膜后间隙。

（4）辅助检查：血清淀粉酶升高；X线腹部平片可见腰大肌轮廓模糊，有时可见腹膜后呈花斑状积气改变并逐渐扩展；胃管内注入水溶性碘剂可见外溢；CT或MRI显示腹膜后及右肾前间隙有气泡。

（5）诊断：上腹部钝挫伤或十二指肠检查后，出现腹部剧烈疼痛、腹膜炎表现，X线腹部平片或CT检查提示腹腔游离气体，即应考虑十二指肠损伤可能。

（6）治疗：关键是抗休克和及时手术处理。

手术方法主要有下列几种。单纯修补术、带蒂肠片修补术、十二指肠空肠Roux-en-Y吻合术、十二指肠憩室化手术、胰十二指肠切除。

（五）小肠损伤

1. 病因 腹部遭受暴力引起的闭合性损伤，由于压力冲击，可造成小肠破裂、系膜损伤，也可由贯穿伤直接损伤小肠，严重者可有多处损伤，甚至肠管完全离断。

2. 病理 小肠损伤如限于肠壁和系膜，可发生血肿、出血。如有肠管破裂，由于肠液漏入腹腔，可产生腹膜炎，随着继发细菌感染，可形成腹腔脓肿，甚至引起严重的全身炎症反应、休克等。

11-5 二维码2

3. 临床表现 小肠损伤后可在早期即出现明显的腹膜炎，故诊断一般并不困难。小肠穿孔仅少数患者有气腹，所以如无气腹表现不能否定小肠穿孔的诊断。一部分患者的小肠裂口不大，或穿破后被食物残渣、纤维蛋白素甚至突出的黏膜所堵塞，可能无弥漫性腹膜炎的表现。

4. 辅助检查 如有小肠破裂，腹部X线平片及CT检查提示腹腔内游离气体。如系膜损伤，可发现系膜肿胀、模糊，腹腔内积液。

5. 诊断 腹部损伤后出现腹痛、腹膜炎，影像学检查提示腹腔内游离气体，应警惕小肠损伤可能。

6. 治疗 小肠损伤一经诊断，均需手术治疗。手术时要对整个小肠和系膜进行系统细致的探查，系膜血肿即使不大也应切开检查以免遗漏小的穿孔。手术方式以简单修补为主，一般采用间断横向缝合以防修补后肠腔发生狭窄。有以下情况时，应施行小肠部分切除吻合术：①裂口较大或裂口边缘部肠壁组织挫伤严重；②小段肠管有多处破裂；③肠管大部分或完全断裂；④肠管严重挫伤、血运障碍；⑤肠壁内或系膜缘有大血肿；⑥肠系膜损伤影响肠壁血液循环。

（六）结肠损伤

1. 病因 腹部闭合性损伤及贯通伤，均有损伤结肠可能，异物、灌肠、结肠镜检查及治疗等，亦偶有结肠损伤的发生。

2. 病理 由于结肠壁薄、血液供应差、含菌量大，故结肠损伤主要产生细菌性腹膜炎，严重者导致感染性休克。

3. 临床表现 因结肠内容物液体成分少而细菌含量多，故腹膜炎出现得较晚，但较严重。一部分结肠位于腹膜后，受伤后容易漏诊，常常导致严重的腹膜后感染。

4. 辅助检查 腹部平片及CT检查常表现为肠管胀气、腹腔积液或游离气体。

5. 诊断 腹部损伤后，如发生腹胀、发热或感染性休克，应警惕结肠损伤的可能。腹部平片及CT检查可帮助确诊。

6. 治疗　除少数裂口小、腹腔污染轻、全身情况良好的患者，可以考虑一期修补或一期切除吻合（尤其是右半结肠）外，大部分患者先采用肠造口术或肠外置术处理，待 3～4 周后患者情况好转时，再关闭瘘口。

（七）直肠损伤

1. 病因　盆腔损伤，灌肠、异物、结肠检查及治疗等，均有损伤直肠的可能。

2. 病理　如损伤在腹膜反折之上，主要因粪便外溢，表现为细菌性腹膜炎。如发生在反折之下，则将引起严重的直肠周围间隙感染，无明显腹膜炎症状，容易延误诊断。

3. 临床表现　如损伤发生在直肠上段，其临床表现与结肠破裂基本相似；如发生在腹膜外直肠，其临床表现为：①血液从肛门排出；②会阴部、骶尾部、臀部、大腿部的开放伤口有粪便溢出；③尿液中有粪便残渣；④尿液从肛门排出。直肠损伤后，直肠指检可发现直肠内有出血，有时还可摸到直肠破裂口。怀疑直肠损伤而指诊阴性者，必要时行结肠镜检查。

4. 辅助检查　CT 检查可发现直肠壁不均匀、血肿，直肠周围积气、积液等。

5. 诊断　腹盆部损伤后，如出现坠痛、发热，直肠内有血液排出，或会阴部、骶尾部开放伤口有粪便溢出，应警惕直肠损伤的可能。CT 检查帮助鉴别诊断。

6. 治疗　直肠会阴部损伤应按损伤的部位和程度选择不同的术式。直肠损伤的处理原则是早期彻底清创，修补直肠破损，行转流性结肠造瘘和直肠周围间隙彻底引流。直肠上段破裂，应剖腹进行修补，如属毁损性严重损伤，可切除后端端吻合，同时行乙状结肠双腔造瘘术，2～3 个月后闭合造口、还纳。直肠下段破裂时，应充分引流直肠周围间隙以防感染扩散，并施行乙状结肠造口术，使粪便改道直至直肠伤口愈合。

（八）腹膜后血肿

1. 病因　外伤性腹膜后血肿多系高处坠落、挤压、车祸等所致腹膜后脏器（胰、肾、十二指肠）损伤，或骨盆、下段脊柱骨折和腹膜后血管损伤所引起。出血后，血液可在腹膜后间隙广泛扩散形成巨大血肿，还可渗入肠系膜间。

2. 病理　腹膜后血肿和感染不易局限，可导致严重全身性感染。

3. 临床表现　腹膜后血肿因出血程度与范围各异，临床表现并不恒定，并常因有合并损伤而被掩盖。除部分伤者可有髂腰部瘀斑外，突出的表现是内出血征象、腰背痛和肠麻痹；伴尿路损伤者则常有血尿；血肿进入盆腔者可有里急后重感，并可借直肠指诊触及骶前区伴有波动感的隆起。有时因后腹膜破损而使血液流至腹腔内，故腹腔穿刺或灌洗具有一定诊断价值。

4. 辅助检查　超声或 CT 检查可发现腹膜后血肿、气体等。

5. 诊断　根据病史、临床表现、辅助检查可以明确诊断。

6. 治疗　除积极防治休克和感染外，如生命体征平稳，可暂对症治疗观察。如血肿进行性增大、出血难以控制，需行剖腹探查，因腹膜后血肿常伴大血管或内脏损伤。

手术中如见后腹膜并未破损，可先估计血肿范围和大小，在全面探查腹内脏器并对其损伤做相应处理后，再对血肿的范围和大小进行一次估计。如血肿有所扩展，则应切开后腹膜，寻找破损血管，予以结扎或修补；如无扩展，可不予切开后腹膜，因完整的后腹膜对血肿可起压迫作用，使出血得以控制，特别是盆腔内腹膜后血肿，出血多来自压力较低的盆腔静脉丛，出血自控的可能性较大。

如血肿位置主要在两侧腰大肌外缘、膈肌脚和骶岬之间，血肿可来自腹主动脉、腹腔动脉、下腔静脉、肝静脉以及肝的裸区部分、胰腺或腹膜后十二指肠的损伤，此范围内的腹膜后血肿不论是否扩展，原则上均应切开后腹膜，予以探查，以便对受损血管或脏器做必要的处理。剖腹探查时如见后腹膜已破损，则应探查血肿。探查时，应尽力找到并控制出血点，无法控制时，可用纱条填塞，静脉出血常可因此停止。填塞的纱条应在术后 4～7 日内逐渐取出，以免引起感染。感染是腹膜后血肿最重要的并发症。也可行血管介入造影，明确出血部位施行血管栓堵。

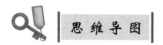

思维导图

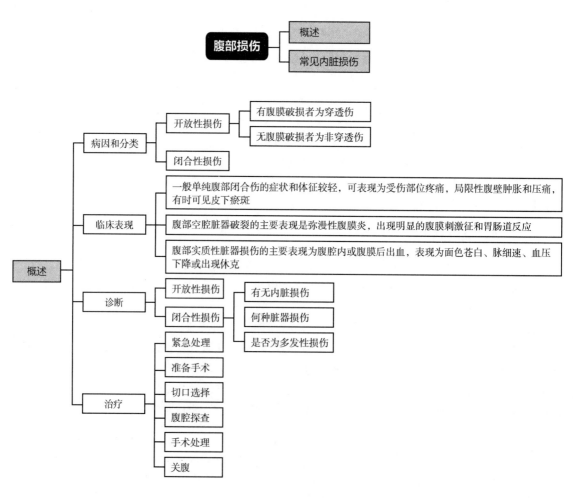

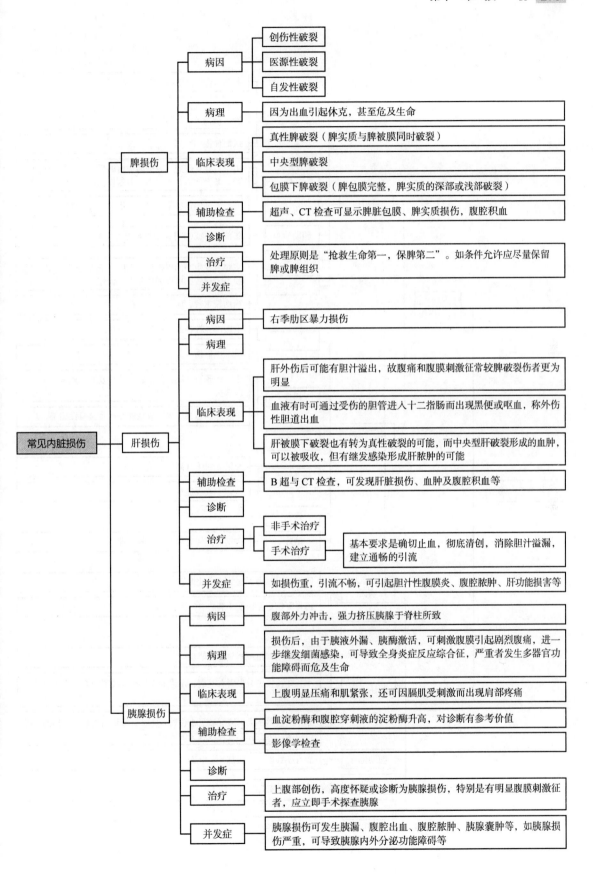

常见内脏损伤

脾损伤

- 病因
  - 创伤性破裂
  - 医源性破裂
  - 自发性破裂
- 病理 —— 因为出血引起休克，甚至危及生命
- 临床表现
  - 真性脾破裂（脾实质与脾被膜同时破裂）
  - 中央型脾破裂
  - 包膜下脾破裂（脾包膜完整，脾实质的深部或浅部破裂）
- 辅助检查 —— 超声、CT 检查可显示脾脏包膜、脾实质损伤，腹腔积血
- 诊断
- 治疗 —— 处理原则是"抢救生命第一，保脾第二"。如条件允许应尽量保留脾或脾组织
- 并发症

肝损伤

- 病因 —— 右季肋区暴力损伤
- 病理
- 临床表现
  - 肝外伤后可能有胆汁溢出，故腹痛和腹膜刺激征常较脾破裂伤者更为明显
  - 血液有时可通过受伤的胆管进入十二指肠而出现黑便或呕血，称外伤性胆道出血
  - 肝被膜下破裂也有转为真性破裂的可能，而中央型肝破裂形成的血肿，可以被吸收，但有继发感染形成肝脓肿的可能
- 辅助检查 —— B 超与 CT 检查，可发现肝脏损伤、血肿及腹腔积血等
- 诊断
- 治疗
  - 非手术治疗
  - 手术治疗 —— 基本要求是确切止血，彻底清创，消除胆汁溢漏，建立通畅的引流
- 并发症 —— 如损伤重，引流不畅，可引起胆汁性腹膜炎、腹腔脓肿、肝功能损害等

胰腺损伤

- 病因 —— 腹部外力冲击，强力挤压胰腺于脊柱所致
- 病理 —— 损伤后，由于胰液外漏、胰酶激活，可刺激腹膜引起剧烈腹痛，进一步继发细菌感染，可导致全身炎症反应综合征，严重者发生多器官功能障碍而危及生命
- 临床表现 —— 上腹明显压痛和肌紧张，还可因膈肌受刺激而出现肩部疼痛
- 辅助检查
  - 血淀粉酶和腹腔穿刺液的淀粉酶升高，对诊断有参考价值
  - 影像学检查
- 诊断
- 治疗 —— 上腹部创伤，高度怀疑或诊断为胰腺损伤，特别是有明显腹膜刺激征者，应立即手术探查胰腺
- 并发症 —— 胰腺损伤可发生胰漏、腹腔出血、腹腔脓肿、胰腺囊肿等，如胰腺损伤严重，可导致胰腺内外分泌功能障碍等

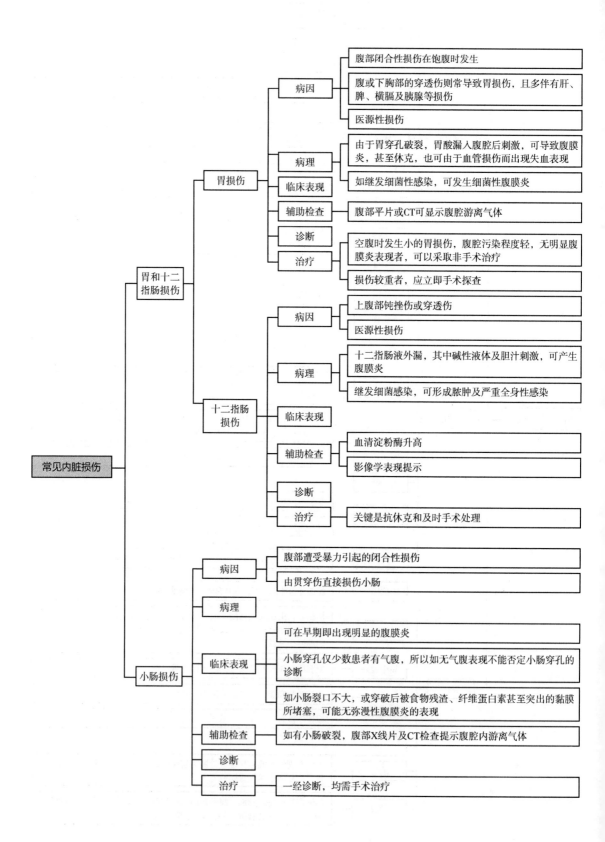

常见内脏损伤

胃和十二指肠损伤

胃损伤

病因
- 腹部闭合性损伤在饱腹时发生
- 腹或下胸部的穿透伤则常导致胃损伤，且多伴有肝、脾、横膈及胰腺等损伤
- 医源性损伤

病理
- 由于胃穿孔破裂，胃酸漏入腹腔后刺激，可导致腹膜炎，甚至休克，也可由于血管损伤而出现失血表现

临床表现
- 如继发细菌性感染，可发生细菌性腹膜炎

辅助检查
- 腹部平片或CT可显示腹腔游离气体

诊断

治疗
- 空腹时发生小的胃损伤，腹腔污染程度轻，无明显腹膜炎表现者，可以采取非手术治疗
- 损伤较重者，应立即手术探查

十二指肠损伤

病因
- 上腹部钝挫伤或穿透伤
- 医源性损伤

病理
- 十二指肠液外漏，其中碱性液体及胆汁刺激，可产生腹膜炎
- 继发细菌感染，可形成脓肿及严重全身性感染

临床表现

辅助检查
- 血清淀粉酶升高
- 影像学表现提示

诊断

治疗
- 关键是抗休克和及时手术处理

小肠损伤

病因
- 腹部遭受暴力引起的闭合性损伤
- 由贯穿伤直接损伤小肠

病理

临床表现
- 可在早期即出现明显的腹膜炎
- 小肠穿孔仅少数患者有气腹，所以如无气腹表现不能否定小肠穿孔的诊断
- 如小肠裂口不大，或穿破后被食物残渣、纤维蛋白素甚至突出的黏膜所堵塞，可能无弥漫性腹膜炎的表现

辅助检查
- 如有小肠破裂，腹部X线片及CT检查提示腹腔内游离气体

诊断

治疗
- 一经诊断，均需手术治疗

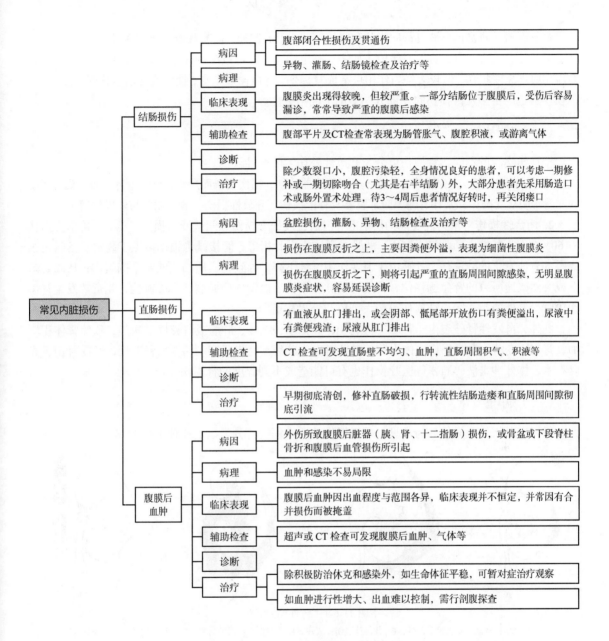

第六节　泌尿系损伤

泌尿系损伤中，最常见的是男性尿道损伤，肾和膀胱损伤次之，输尿管损伤较少见。泌尿系损伤大多是胸、腹、腰部或骨盆严重损伤的合并伤。在处理泌尿系损伤时，应详细询问病史，尽可能直接询问受伤者。对于损伤严重而无意识的患者则应获取受伤的直接证据，这些证据可提醒医生在体检或尿液分析未发现异常时，警惕有泌尿系损伤的可能，在处理损伤前积极的复苏至关重要，包括迅速建立呼吸通道，控制出血和抗休克。

一、肾 损 伤

肾脏深藏于肾窝内，被覆肾周脂肪和肾周筋膜，上有膈肌，前有腹壁及腹腔脏器，后有腰大肌、腰方肌，外有第 10～12 肋骨等保护，加之有一定活动度，可以缓冲外来暴力的作用，因而轻度外力作用时不易受损伤，但较大暴力作用可造成肾损伤。肾血循环丰富，挫伤或轻度裂伤时容易愈合。肾损伤常是严重多发性损伤的一部分，多见于成年男性。

（一）病因

按损伤病因的不同，肾损伤可分为开放性外伤、闭合性外伤。

1. 开放性损伤　多为弹片、枪弹、刀刃等锐器致伤，损伤复杂而严重，可发生肾实质、集合系统和血管等明显受破坏，常伴有胸、腹部脏器及脊椎损伤。开放性损伤一般有创口与外界相通。

2. 闭合性损伤　常为钝性暴力所引起，包括直接暴力损伤和间接暴力损伤。其中直接暴力损伤占 60%左右，如撞击、跌打、挤压、肋骨或脊椎横突骨折等；间接暴力损伤多见于高空坠落时足跟或臀部着地发生的减速伤，肾脏由于惯性作用继续下降，导致肾实质损伤或肾蒂撕裂伤；从高处落下或突然减速所致的肾急剧移位，可使肾动脉被牵拉、血管内膜撕裂，形成血栓，儿童常发生肾盂输尿管交界处撕裂。闭合性损伤一般无创口与外界相通。

此外，自发性肾破裂由于肾脏本身病变，如积水、结核、肿瘤或肾囊性疾病等，致使肾体积增加，肾实质变薄，轻微损伤或体力劳动时即可发生破裂。经皮肾穿刺活检、肾造瘘、经皮肾镜激光碎石术、体外冲击波碎石术等医疗操作也有可能造成不同程度的肾损伤。

（二）病理

肾损伤以闭合性损伤最为常见，根据损伤的严重程度可分为以下 4 种（图 11-6-1）。

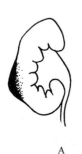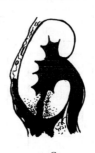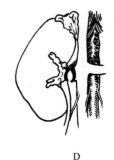

A　　　　　　　　　B　　　　　　　　　C　　　　　　　　　D

图 11-6-1　肾外伤的类型

A. 肾挫伤：肾瘀斑及包膜下血肿；B. 肾部分裂伤：表浅肾皮质裂伤及肾周围血肿；C. 肾全层裂伤；D. 肾蒂损伤

1. 肾挫伤　大多数患者属于此类损伤，表现为肾实质毛细血管破裂、微小裂口、小血肿，肾包膜未破，有包膜下小血肿形成或局部淤血。轻度肾损伤一般不发生肾脏之外的血肿，无尿外渗。约半数患者可出现镜下血尿，持续 2～5 日消失，可以自愈。

2. 肾部分裂伤　表现为肾部分裂伤，伴有肾包膜破裂，可致肾周围血肿。如有肾盂肾盏黏膜破裂，则可有明显血尿，此类损伤通常不引起严重的尿外渗，保守治疗大多数可自行愈合。

3. 肾全层裂伤　肾实质严重损伤，外及肾包膜，内达肾盂肾盏黏膜，常伴肾周围血肿和尿外渗，血肿破入集合系统，可引起严重血尿。严重时肾脏一极可完全撕脱或呈粉碎状，后者有"粉碎肾"之称。此类肾损伤的症状明显，后果严重，均需手术治疗。

4. 肾蒂损伤 此类损伤因肾蒂血管撕裂，包括肾动、静脉主干或分支血管撕裂或离断，可引起大出血、休克。常因就诊或处理不及时而死亡。

肾损伤晚期病理改变包括长期尿外渗形成尿囊肿；血肿、尿外渗引起组织纤维化，压迫肾盂输尿管交界处导致肾积水；肾蒂周围纤维化压迫肾动脉，可引起肾血管性高血压等。

（三）临床表现

肾损伤的临床表现与损伤类型和程度有关，有时同一肾脏可同时存在多种病理类型损伤。在合并其他器官损伤时，肾损伤的症状有时可被其他器官损伤表现而掩盖，不易被察觉。其主要症状如下：

1. 血尿 绝大多数肾损伤患者均可出现血尿，轻者为镜下血尿，重者出现肉眼血尿，可伴有条状血块和肾绞痛。如肾挫伤涉及肾集合系统时可出现镜下血尿或轻度肉眼血尿。若肾近集合系统部位裂伤伴有肾盏肾盂黏膜破裂，则可有明显的血尿。肾全层裂伤则呈大量全程肉眼血尿。有时血尿的严重程度与肾损伤程度并不一致，如血块阻塞尿路或肾蒂血管断裂、肾动脉血栓形成、肾盂或输尿管断裂等情况可能只有轻微血尿或无血尿。血尿时间延长常与继发感染或动静脉瘘形成有关。

2. 腹痛 多数患者有伤侧腰部或上腹部疼痛，体检可有腰部压痛和叩击痛，严重时腰肌紧张和强直。肾包膜下血肿、肾周围软组织损伤、出血或尿外渗而引起病侧腰、腹部疼痛，常为钝痛。血液、尿液进入腹腔或合并腹内脏器损伤时，可出现全腹疼痛和腹膜刺激症状，血块通过输尿管时可发生肾绞痛。

3. 腰部肿块 损伤严重时，血液、外渗尿进入肾周围组织可使局部肿胀，形成肿块，有明显触痛和肌肉僵硬。外伤侧常有皮下瘀斑或擦伤。当血肿和尿外渗继发感染时可伴有全身中毒症状，表现为发热和白细胞计数及中性粒细胞比例升高。开放性肾损伤时应注意伤口位置及深度。

4. 休克 多见于粉碎肾或肾蒂损伤的患者。严重肾裂伤、肾蒂血管破裂或合并其他脏器损伤时，因损伤和失血常发生休克，可危及生命。伤后即刻出现休克可能为剧烈疼痛所致，短期内很快出现休克常提示严重的内出血。

（四）辅助检查

1. 实验室检查 尿常规中多提示红细胞异常增多；全血细胞分析中血红蛋白和血细胞比容持续降低提示有活动性出血。

2. 影像学检查 根据损伤病史及临床表现，诊断肾损伤并不困难。早期积极的影像学检查可以发现肾损伤部位、程度、有无尿外渗以及对侧肾情况。根据病情轻重，有选择地进行以下检查：

（1）超声：能提示肾损伤的部位和程度，有无包膜下和肾周血肿、尿外渗，其他器官损伤及对侧肾情况等。须注意肾蒂血管情况，如肾动静脉的血流等。

（2）X线检查：①X线平片：轻度的肾损伤X线平片检查可无明显改变，严重的肾裂伤、肾粉碎伤或肾盂破裂时，可见肾影模糊不清、腰大肌影不清晰等，还可以发现脊柱、肋骨骨折等现象。②大剂量静脉尿路造影：肾盂肾盏裂伤时，可见造影剂向肾实质内甚至肾周外渗，肾内血肿可见肾盏肾盂受压变形。③动脉造影：能显示肾血管及其分支的损伤情况。因该检查费时且为有创检查，故不作为常规检查，仅在肾动脉分支损伤导致持续或继发出血，并有条件行选择性肾动脉栓塞时进行该项检查。

（3）CT：平扫和增强 CT 可清晰显示肾实质裂伤程度、尿外渗和血肿范围，以及肾组织有无活力，还可区分血肿在肾内、肾包膜下或在肾周，并可了解与其他脏器的关系。CT 检查是肾损伤影像学检查的"金标准"。CT 尿路成像（CTU）可发现患肾造影剂排泄减少、造影剂外渗等，可评价肾损伤的范围和程度。CT 血管成像（CTA）可显示肾动脉和肾实质损伤的情况，也可了解有无肾动静脉瘘或创伤性肾动脉瘤，若伤侧肾动脉完全梗阻，提示有损伤性血栓形成。

（4）MRI：诊断肾损伤的作用与 CT 类似，但对血肿的显示比 CT 更具特征性，但一般不作为常规检查。

（五）诊断

结合患者的病史、症状、体征和实验室检查和影像学检查可做出初步诊断。

（六）治疗

肾损伤的处理与损伤程度直接相关，要根据患者伤后的一般情况、受伤范围和程度，以及有无其他器官的严重损伤而确定。轻微肾挫伤一般症状轻微，经短期休息可以康复，大多数患者属于此类损伤。多数肾部分裂伤可行保守治疗或者介入栓塞治疗，仅少数需手术治疗。

1. 急救治疗 有大出血、休克的患者需迅速给以抢救措施，积极复苏处理，观察生命体征，进行输血、补液等抗休克治疗。病情稳定后，应尽快行相关检查，以确定肾损伤的范围和程度，同时明确有无合并其他器官损伤，做好手术探查的准备。

2. 保守治疗 轻度肾损伤以及未合并胸腹脏器损伤的病例，常采用保守治疗，包括：①绝对卧床休息 2~4 周，症状完全消失 2~3 个月后方可参加体力劳动或竞技运动。②应用镇静、镇痛、止血药及抗感染治疗；加强支持疗法、补充血容量和热量、维持水电解质平衡、保持足够尿量。③观察血尿情况，动态检测血红蛋白和血细胞比容，了解出血情况；每日检查伤侧局部情况，如触及肿块，应准确测量并记录其大小，以便比较；定时监测生命指征及局部体征的变化。

3. 手术治疗 一旦确定为严重肾裂伤、粉碎肾或肾蒂伤应立即手术探查。保守治疗期间出现下列指征也应施行手术探查：①经积极抗休克后症状不见改善，仍提示有内出血；②血尿逐渐加重，血红蛋白和血细胞比容继续降低；③腰、腹部肿块明显增大；④并疑有腹腔内其他脏器损伤。

手术方式：肾损伤患者一般经腹或腰部切口施行手术。先探查并处理腹腔损伤脏器，再切开后腹膜，显露并阻断肾动脉，然后切开肾周筋膜和脂肪囊探查肾脏。肾周筋膜为控制肾继续出血的屏障，在未控制肾动脉之前不宜切开肾周筋膜，否则易发生难以控制的出血，而被迫施行不必要的肾切除。可根据肾损伤的程度施行破裂的肾实质缝合修复、肾部分切除或选择性肾动脉栓塞术。

二、膀 胱 损 伤

膀胱是位于腹膜外盆腔内的空腔脏器，空虚时位于骨盆深处，受到周围筋膜、肌肉、骨盆及其他软组织的保护，除贯通伤或骨盆骨折外，一般不易发生膀胱损伤。膀胱充盈 300ml 以上尿液时其壁紧张而薄，膀胱底部高出耻骨联合伸展至下腹部，易遭受损伤。儿童的骨盆浅，膀胱稍有充盈即可突出至下腹部，故更易受到损伤。

（一）病因

根据损伤的病因不同，膀胱损伤可分为开放性损伤、闭合性损伤、医源性损伤和自发性破裂四类。

1. 开放性损伤 多由战时弹片、子弹或锐器贯通所致，常合并其他脏器损伤，如直肠、阴道损伤，形成腹壁尿瘘、膀胱直肠瘘或膀胱阴道瘘。

2. 闭合性损伤 此类病因最常见。多为钝性暴力的直接或间接作用导致。当膀胱充盈时，若下腹遭撞击、挤压极易发生膀胱损伤。可见于酒后膀胱过度充盈，受力后膀胱破裂。有时骨盆骨折，断端或游离骨片会直接刺破膀胱壁。产程过长，膀胱壁被压在胎头与耻骨联合之间也易引起缺血性坏死，可致膀胱阴道瘘。

3. 医源性损伤　医源性损伤多见于膀胱镜检查或治疗时的损伤，如膀胱颈部、前列腺、膀胱癌等电切术、膀胱碎石术等。盆腔手术、腹股沟疝修补术、阴道手术等有时也可能伤及膀胱。压力性尿失禁行经阴道无张力尿道中段悬吊（TVT）手术时也有发生膀胱损伤的可能。

4. 自发性破裂　有病变的膀胱，如膀胱结核、长期接受放射治疗的膀胱过度膨胀，发生破裂，称为自发性破裂。

（二）病理

根据损伤程度和部位，可以分为膀胱挫伤和膀胱破裂两类。

1. 膀胱挫伤　损伤范围仅伤及膀胱黏膜或肌层，膀胱壁未穿破，可出现局部出血或形成血肿，无尿外渗，可发生血尿。

2. 膀胱破裂　严重损伤可发生膀胱破裂，可分为腹膜外型和腹膜内型两类（图 11-6-2）。

（1）腹膜外型：单纯膀胱壁破裂，而腹膜完整，尿液极易外渗入膀胱周围组织及耻骨后间隙，沿骨盆筋膜到盆底，或沿输尿管周围疏松组织蔓延到肾区，如继发感染可形成严重的盆腔炎及脓肿。大多由膀胱前壁破裂引起，常伴有骨盆骨折。

（2）腹膜内型：多发生于膀胱充盈时。膀胱壁破裂伴腹膜破裂，裂口与腹腔相通，尿液流入腹腔，可引起严重的尿源性腹膜炎。多见于膀胱后壁和顶部损伤。

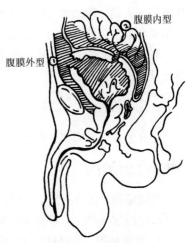

图 11-6-2　膀胱损伤

（三）临床表现

膀胱壁轻度挫伤仅有下腹部疼痛和轻微终末血尿，短期内自行消失。膀胱全层破裂时症状明显，因腹膜外型和腹膜内型的破裂不同而有其特殊的表现。

1. 症状

（1）腹痛：多表现为下腹和耻骨后疼痛，有骨盆骨折时症状会更加明显，并可放射至会阴、直肠及下肢。腹膜外破裂时，尿外渗及血肿可引起下腹部疼痛、压痛及肌紧张，直肠指检可触及直肠前壁饱满并有触痛。腹膜内破裂时，尿液流入腹腔常引起急性腹膜炎症状；如果腹腔内尿液较多，可有移动性浊音。

（2）排尿困难和血尿：膀胱破裂后，尿液流入腹腔和膀胱周围时，患者有尿急和排尿感，但不能排出尿液或仅排出少量血尿。

（3）开放性损伤可有体表伤口漏尿，如与直肠、阴道相通，可有肛门、阴道漏尿等。

（4）休克：多为创伤和出血所致。如大量尿液进入腹腔，刺激腹膜引起剧烈腹痛导致休克；如合并其他脏器大量出血，可发生失血性休克；膀胱破裂致尿外渗，如长时间得不到处理，并发感染，可引起感染性休克。

此外，闭合性损伤时，体表皮肤常有肿胀、血肿和皮肤瘀斑。腹膜内型膀胱破裂时，大量尿液进入腹腔内，因腹膜具有半透膜作用，将尿素氮吸收到血液中而产生氮质血症。

2. 体征　耻骨上区压痛，直肠指检触及直肠前壁有饱满感，提示腹膜外膀胱破裂；全腹剧痛，腹肌紧张，压痛及反跳痛，并有移动性浊音，提示腹膜内膀胱破裂。

（四）辅助检查

1. X 线检查　如有骨盆骨折，腹部平片可以显示骨折状况和膀胱内有无碎骨片。膀胱造影是诊断膀胱破裂最可靠的方法，自导尿管向膀胱内注入 15%泛影葡胺 300ml，摄前后位片，可发现膀胱外有造影剂残留。腹膜内膀胱破裂时，可见造影剂衬托的肠祥。也可注入空气造影，如空气进入腹腔，膈下见到游离气体，则为腹膜内膀胱破裂。

2. 导尿试验　导尿管插入膀胱后，如引流出 300ml 以上的清亮尿液，基本上可排除膀胱破裂；如顺利插入膀胱但不能导出尿液或仅导出少量血尿，则膀胱破裂的可能性大。此时可经导尿管向膀胱内注入灭菌生理盐水 200～300ml，片刻后再引出。液体外漏时引出量会减少，腹腔液体回流时引出量会增多。若液体出入量差异大，提示膀胱破裂。

3. CT　可发现膀胱周围血肿，增强后延迟扫描也可发现造影剂外渗现象。在诊断复合伤中具有独特的优势。

（五）诊断

结合患者外伤病史、典型的临床表现、体征和影像学检查常能确定膀胱损伤的诊断。

（六）治疗

处理原则：闭合膀胱壁伤口；保持通畅的尿液引流，或完全的尿流改道；充分引流膀胱周围及其他部位的尿外渗。应根据损伤的类型和程度进行相应处理。

1. 紧急处理　积极抗休克治疗，如输液、输血、镇痛及镇静。应尽早合理使用广谱抗生素预防感染。

2. 保守治疗　轻度的膀胱闭合性挫伤或膀胱造影显示仅有少量尿外渗且症状较轻者，可从尿道插入导尿管持续引流尿液 10 日左右，并保持通畅，同时使用抗生素，预防感染，多可自愈。

3. 手术治疗　膀胱破裂伴有出血和尿外渗，病情严重者，须尽早施行手术。显露并切开膀胱，清除外渗尿液，修补膀胱裂口，并做耻骨上膀胱造瘘。如腹膜内破裂，应行剖腹探查，同时处理其他内脏损伤，吸尽腹腔积液，缝合膀胱裂口，并予保留尿管引流。手术方式根据不同情况可选择开放手术或者腹腔镜膀胱修补术。

三、尿 道 损 伤

尿道损伤是泌尿系最常见的损伤，多见于男性，约占 97%，女性尿道损伤仅为 3%。男性尿道以尿生殖膈为界，分为前、后两段。前尿道包括球部和阴茎部，后尿道包括前列腺部和膜部，以球部和膜部损伤最为多见。如果处理不当，极易发生尿道狭窄、梗阻、尿漏、假道形成或性功能障碍等。因此，早期诊断和正确处理十分重要。

（一）病因

尿道损伤可分为开放性损伤、闭合性损伤和医源性损伤三类。

1. 开放性损伤　多因弹片、锐器伤所致，常伴有阴囊、阴茎或会阴部贯通伤。

2. 闭合性损伤　多为挫伤、撕裂伤。

3. 医源性损伤　是指尿道腔内器械操作不当所致的尿道内暴力伤。

各种损伤以外来暴力引起的闭合伤最为常见。

（二）病理

根据尿道损伤程度可分为挫伤、裂伤和断裂。

1. 尿道挫伤 仅有局部水肿和出血，愈合后一般不发生尿道狭窄。

2. 尿道裂伤 尿道部分全层断裂，尚有部分尿道壁完整，可引起尿道周围血肿和尿外渗，愈合后往往有瘢痕性尿道狭窄。

3. 尿道断裂 伤处完全离断，断端退缩、分离；血肿较大时可发生尿潴留，用力排尿则发生尿外渗。

尿道球部裂伤或断裂时，血液及尿液渗入会阴浅筋膜包绕的会阴浅袋，使阴囊肿胀。若继续发展，可沿会阴前筋膜蔓延，使会阴、阴茎肿胀，并可沿腹壁浅筋膜深层，向上扩展至腹壁，但在腹股沟和三角韧带处受限。尿道阴茎部损伤时，如阴茎深筋膜完整，血液及尿液渗入局限于阴茎深筋膜内，表现为阴茎肿胀；如阴茎筋膜亦破裂，尿外渗范围扩大，与尿道球部损伤相同。尿外渗如不及时处理，可继发感染和组织坏死，引起全身脓毒血症。

（三）临床表现

1. 尿道出血 损伤后即有鲜血自尿道外口滴出或溢出，为前尿道损伤最常见的症状。

2. 疼痛 局部常有疼痛及压痛，也常见排尿痛，并向阴茎头部及会阴部放射。

3. 排尿困难 严重尿道损伤致尿道裂伤或断裂时，可引起排尿困难或尿潴留。因疼痛而致括约肌痉挛也可引起排尿困难。

4. 血肿及尿外渗 尿道骑跨伤可引起会阴部、阴囊处肿胀、瘀斑及蝶形血肿。尿道裂伤或断裂后，尿液可从裂口处渗入周围组织，前尿道损伤如阴茎筋膜完整，其尿外渗局限于阴茎，表现为阴茎肿胀；如阴茎筋膜破裂而会阴浅筋膜完整，则尿液可外渗至阴囊或前腹壁。后尿道破裂尿外渗在尿生殖膈以上，可聚积于前列腺与膀胱周围。开放性损伤，则尿液可从皮肤、肠道或阴道创伤口流出，最终形成尿瘘（图 11-6-3）。

5. 休克 损伤严重合并大出血时，可导致失血性休克。

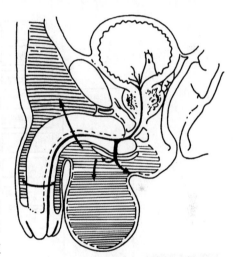

图 11-6-3 尿道损伤渗血渗液示意图

（四）辅助检查

1. 诊断性导尿 可了解尿道的完整性和连续性。如一次导尿成功，提示尿道损伤不严重，可保留导尿管引流尿液并支撑尿道，应注意固定好导尿管，避免导尿管滑脱和二次插管。如果导尿管滑脱，第二次再插有失败的可能。如一次插入困难，说明可能有尿道裂伤或断裂伤，不应勉强反复试插，以免加重损伤，易感染。

2. 逆行尿道造影 可显示尿道损伤部位及程度。尿道挫伤无造影剂外溢；如有外溢则提示部分裂伤；如造影剂未进入后尿道而大量外溢，提示尿道有严重裂伤或断裂。

3. 影像学检查 X 线摄片可显示骨盆骨折，有助于后尿道损伤诊断；B 超可了解有无膀胱周围血肿及尿外渗情况；CT 和 MRI 可帮助了解骨盆骨折及周围组织脏器损伤情况。

（五）诊断

根据患者的病史（如外伤史、会阴部骑跨伤史、尿道内器械操作史等）、典型症状、血肿以及尿外渗的区域可做出初步诊断。诊断性导尿和逆行尿道造影及影像学检查可明确诊断。

（六）治疗

1. 紧急处理 尿道球部海绵体严重出血可致休克,应立即压迫会阴部止血,并进行抗休克治疗;合并骨盆骨折的患者,不能随意搬动,避免加重出血或损伤;尿道损伤合并急性尿潴留的患者,紧急情况下可行耻骨上膀胱穿刺造瘘术,引流膀胱内尿液。

2. 手术治疗

可行尿道吻合术。

（1）前尿道横断或撕裂:经会阴切口,理论上可行一期修复术。清除血肿,行尿道断端吻合术,留置导尿管 2～3 周,同时耻骨上膀胱造瘘引流。

（2）后尿道损伤:原则上分期手术。一期膀胱造瘘术,减少损伤部位尿液外渗,可以避免因尿道内操作而进一步损伤尿道,二期再行尿道吻合术。尿道不完全撕裂者一般在 3 周内愈合,恢复排尿。部分患者早期可行尿道会师复位术,留置导尿管 3～4 周,可以避免二期尿道吻合术。

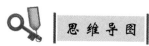 **思维导图**

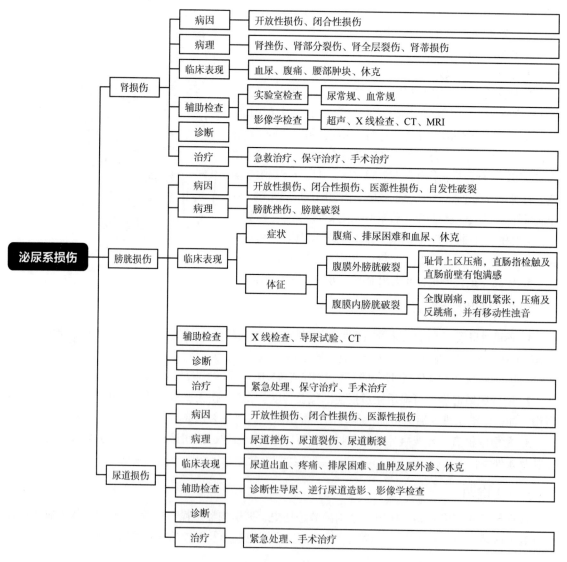

第七节 烧 伤

由火焰、热液、高温气体、激光、炽热金属液体或固体等所引起的组织损害，称为烧伤。单纯由热力因子引起的烧伤，是狭义的烧伤，又称烫伤、灼伤。其他原因所致的烧伤常以病因称之，如电烧伤、化学烧伤等。烧伤是和平、战时的常见损伤，平时年发病率约为总人口 5‰～10‰，其中 10% 的患者需住院治疗。

一、病 理

烧伤的病理改变取决于热源的温度和作用时间的长短，此外和机体的状态也有一定关系。一般将烧伤临床发展过程分为四期，各期之间相互交错，烧伤越重，其关系越密切。

（一）体液渗出期

1. 局部组织变性坏死和炎性渗出　热力作用于皮肤、黏膜后，直接的局部病理改变是不同层次的细胞变性、坏死。热力低、暴露时间短者损害的层次浅，组织细胞凝固坏死少；否则其损害可达深部，组织坏死后形成焦痂，甚至炭化。此种炎性渗出的量与烧伤面积的大小成比例，其渗出的速度，一般以伤后 6～12 小时内最快，持续 24～36 小时，严重烧伤可延至 48 小时以上。

2. 血容量减少甚至引起休克　小面积的浅度烧伤，体液渗出主要表现为局部组织水肿，一般对有效循环血量无明显影响。但成人烧伤面积达 20% 以上就可能因体液大量渗出而发生低血容量性休克，烧伤面积越大，体液丧失越多，就更易发生低血容量性休克，而且也更加严重。低血容量性休克是烧伤早期死亡的主要原因。

在较大面积烧伤，防治休克是此期的关键。

（二）急性感染期

烧伤创面容易感染，致病菌在早期多为皮肤的常驻菌（葡萄球菌、链球菌等），抗生素使用后可转变为以革兰氏阴性杆菌为主的混合感染，或绿脓杆菌甚至真菌感染。多来源于创面、胃肠道、呼吸道或静脉导管等。主要原因有：

1. 皮肤、黏膜（如肠黏膜）**机械屏障破损**　易受细菌入侵。

2. 机体免疫功能降低　大面积烧伤后，尤其是早期，机体参与抗感染的免疫系统各部分均受不同程度损害，免疫球蛋白和补体丢失或被消耗。

3. 机体抵抗力下降　大面积烧伤后 3～10 日处于水肿回吸收阶段，由于休克对全身的影响，受伤组织释放的各种因子的作用，以及低蛋白和营养障碍，局部创面未完全修复，细菌入侵、内毒素的释放等，均造成机体抵抗力低下。

4. 易感性增加　早期缺血缺氧损害是机体易发生全身性感染的重要因素之一。

烧伤的创面感染会大大延长烧伤愈合的时间和增加愈合难度，并可使原本较浅表的烧伤感染加深。严重者局部感染也可发展为全身性感染脓毒症与感染性休克，甚至多次反复发生，是烧伤后期患者死亡的主要原因。防治感染是此期的关键。

（三）创面修复期

创面修复过程在伤后不久即开始。创面自然修复所需时间与烧伤原因、深度、面积等多种因素有关，如真皮受伤轻微，则可无瘢痕愈合；如真皮大部分破坏，愈合只能靠残存的少量真皮，需3～4周，可遗留瘢痕；如真皮完全破坏，愈合全靠肉芽与瘢痕组织完成，甚至长年不能愈合。Ⅲ度烧伤和发生严重感染的深Ⅱ度烧伤焦痂溶解期，大量坏死组织液化易于细菌增殖，脱痂或做广泛的切痂后大片创面裸露易于细菌入侵，而且体液和营养物质大量丧失，是发生全身性感染（烧伤脓毒症）的又一高峰时窗。此期的关键是加强营养，增强机体修复功能和抵抗力，积极消灭创面和防治感染。

（四）康复期

深度烧伤后的瘢痕挛缩可以毁容或致残，需要康复锻炼、整形等以期恢复；某些器官功能及心理障碍也需要恢复；深Ⅱ度和Ⅲ度创面愈合后，常有瘙痒或疼痛、反复出现水疱，甚至破溃，并发感染，"残余创面"现象将持续较长时间才能终止；严重大面积深度烧伤愈合后，由于大部分汗腺被毁导致机体调节体温能力下降，无法适应高温环境、发热等状况，常需2～3年的调整。

重度烧伤、休克持续时间较长、合并严重感染、广泛应用各种药物均容易对各有关器官造成伤害，发生肝肾等脏器功能障碍或衰竭，是重要的死亡原因，应在治疗过程中密切注意观察，及早防治。

二、临床表现和诊断

烧伤的局部临床表现是显而易见的，但不应该忽略其全身性反应和并发症的表现。除了要准确认识和评估烧伤的面积和深度外。还要密切关注全身系统的功能状态。

（一）烧伤面积的估算

烧伤面积的估算是指皮肤烧伤区域占全身体表面积的百分数。国内常用中国九分法（role of nine）和手掌法。

1. 中国九分法 为便于记忆，将体表面积划分为11个9%的等份，另加1%，构成100%的总体表面积，即头、面、颈=1×9%（各占3%），双上肢=2×9%（单侧上肢为9%，上臂、前臂、手分别为3.5%、3%、2.5%），躯干前后加外阴部=3×9%（胸腹部占13%，背部除去臀部为13%，另会阴部为1%），双下肢和臀部=5×9%+1%（单侧臀部、大腿、小腿、足分别为2.5%、10.5%、6.5%、3.5%）（表11-7-1，图11-7-1）。

表11-7-1 中国新九分法

部位			占成人体表面积（%）	占儿童体表面积（%）
头颈	发部	3	9×1（9%）	9+（12-年龄）
	面部	3		
	颈部	3		
双上肢	双上臂	7	9×2（18%）	9×2
	双前臂	6		
	双手	5		

续表

部位			占成人体表面积（%）	占儿童体表面积（%）
躯干	躯干前	13	9×3（27%）	9×3
	躯干后	13		
	会阴	1		
双下肢	双臀	5	9×5+1（46%）	9×5+1-（12-年龄）
	双大腿	21		
	双小腿	13		
	双足	7		

2. 手掌法　不论性别、年龄，患者并指的掌面约占体表面积的1%。可用患者的手直接测量，亦可用消毒纸片按患者手掌的大小剪下，以之比拟测量。此法可辅助九分法，测算小面积烧伤较便捷（图11-7-2）。

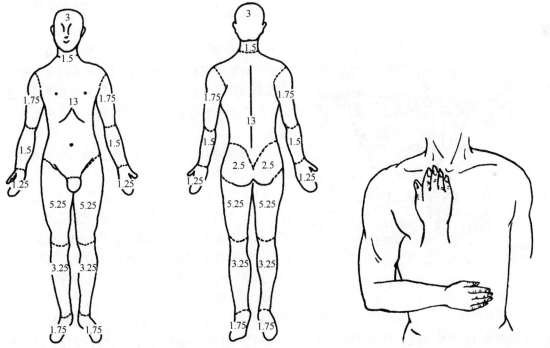

图 11-7-1　成人体表各部所占百分比示意图　　　　图 11-7-2　手掌法（手指并拢单掌面积为体表面积的1%）

3. 儿童估算法　儿童头大，下肢小，而且随年龄增长其比例有变化，其他部位的相对体表面积则与成人大致相同。可按下法计算：头面颈部面积占比=[9+（12-年龄）]%，双下肢面积占比=[46-（12-年龄）]%。

4. 女性特殊注意事项　一般成年女性的臀部和双足各占6%。

（二）烧伤深度的判定

一般采用三度四分法（表11-7-2），即将烧伤深度分为Ⅰ度、Ⅱ度（Ⅱ度烧伤又分为浅Ⅱ度和深Ⅱ度）、Ⅲ度。一般将Ⅰ度和浅Ⅱ度烧伤称浅度烧伤，深Ⅱ度和Ⅲ度烧伤称深度烧伤。组织损害层次见图 11-7-3。

表 11-7-2　烧伤深度的识别

烧伤深度		深度	病理	创面表现	愈合过程
Ⅰ度（红斑）		达表皮角质层	局部血管扩张、充血、渗出	红、肿、热、痛、感觉过敏、表面干燥	2～3 日后痊愈，无瘢痕
Ⅱ度（水疱）	浅Ⅱ度	达真皮浅层，部分生发层健在	血浆渗出，积于表皮与真皮之间	剧痛，感觉过敏，有水疱，基底均匀发红潮湿，水肿明显	1～2 周痊愈，无瘢痕
	深Ⅱ度	达真皮深层，有皮肤附件残留	局部组织坏死，皮下层渗出明显	痛觉迟钝，有水疱，基底苍白，间有红色斑点，潮湿	3～4 周痊愈，有轻度瘢痕
Ⅲ度（焦痂）		达皮肤全层，甚至深达皮下组织、肌肉、骨骼	皮肤坏死，蛋白凝固，形成焦痂	痛觉消失，无弹性，干燥，无水疱，如皮革状，蜡白、焦黄或炭化	2～4 周焦痂脱落，须植皮才能愈合，可形成瘢痕和瘢痕挛缩

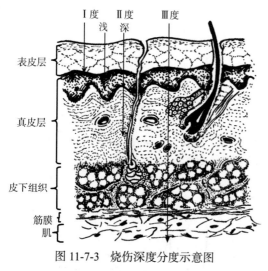

图 11-7-3　烧伤深度分度示意图

1. Ⅰ度烧伤　仅伤及表皮，生发层健在。有烧灼感、表面红斑状、干燥、轻度疼痛和感觉过敏，皮温稍增高。再生能力强，3～5 日表皮皱缩脱落愈合，短期内可有色素沉着，不留瘢痕。又称红斑性损伤。

2. Ⅱ度烧伤　烧伤达真皮层，局部出现水疱，故又称水疱性烧伤。再分为两度：

（1）浅Ⅱ度烧伤：伤及真皮浅层，部分生发层健在。有大小不一的水疱形成，水疱饱满较大，内含淡黄色澄清液体，水疱破碎后其下的创面鲜红、肿胀、渗液明显，有剧痛和感觉过敏，皮温升高。若无感染，约 1～2 周创面可愈合，可有色素沉着，一般不留瘢痕。

（2）深Ⅱ度烧伤：伤及真皮深层，仅残留少数真皮网状层和皮肤附件的小岛。其水疱较小或扁薄，其创面浅红或红白相间，底部肿胀，渗液少，或可见细网状的栓塞血管。皮肤感觉稍迟钝，但拔毛发仍有痛感，皮温稍低。若无感染，可通过上皮小岛扩展融合修复，创面可在 3～4 周愈合，有轻度瘢痕，多不影响功能。

3. Ⅲ度烧伤　烧伤达皮肤全层，甚至深达皮下组织、肌肉、骨骼，因皮肤坏死、脱水后形成焦痂，又称为焦痂型烧伤。创面蜡白或焦黄，甚至炭化，无水疱，硬如皮革，干燥，无渗液，发凉，针刺和拔毛无痛觉。可见粗大栓塞的树枝状血管网（真皮下血管丛栓塞），以四肢内侧皮肤薄弱处较为典型。由于皮肤及其附件全部被毁，3～4 周后焦痂自溶脱落形成肉芽创面，小的创面可通过创缘的健康皮肤上皮生长修复、肉芽组织形成瘢痕愈合；创面大者难以愈合，修复有赖于植皮。愈合后丧失皮肤功能，瘢痕挛缩常造成畸形而致残。常并发创面感染，愈合更为困难。

对烧伤深度的估计，目前也有"四度五分法"，与三度四分法的不同之处在于将三度四分法Ⅲ

度烧伤中损伤达深筋膜以下的烧伤，称为Ⅳ度烧伤。

（三）烧伤严重程度分度

为指导急救和治疗、明确预后，临床常依据烧伤的面积和深度将伤员分为轻度、中度、重度及特重烧伤等（表 11-7-3）。常用如下分度法：

表 11-7-3　烧伤严重程度分度

严重程度	成人		儿童	
	Ⅱ度烧伤面积	Ⅲ度烧伤面积	Ⅱ度烧伤面积	Ⅲ度烧伤面积
轻度	<10%	0	<5%	0
中度	11%～30%	<10%	5%～15%	<5%
重度	31%～50%	11%～20%	16%～25%	6%～10%
特重	>50%	>20%	>25%	>10%

1. 轻度烧伤　Ⅱ度烧伤面积 10%以下（儿童在 5%以下）。

2. 中度烧伤　Ⅱ度烧伤面积 11%～30%（儿童 5%～15%），或有Ⅲ度烧伤但面积不足 10%（儿童在 5%以下）。

3. 重度烧伤　Ⅱ度以上烧伤总面积 31%～50%（儿童 16%～25%）；或Ⅲ度烧伤面积 11%～20%（儿童Ⅲ度烧伤面积 6%～10%）；或虽总面积、Ⅱ度烧伤面积、Ⅲ度烧伤面积不到上述标准，但为呼吸道烧伤、化学烧伤、已有休克等并发症或合并有其他严重创伤者，也应列为重度烧伤。

4. 特重烧伤　烧伤总面积 50%以上（儿童 25%以上）；或Ⅲ度烧伤 20%以上（儿童 10%）。

（四）全身反应和并发症

中度以上的烧伤都有发生并发症的可能。一旦发生并发症，轻者延长治疗时间，重者可致残，甚至死亡。故应早发现、早预防、早治疗。

1. 早期的低血容量性休克　中度以上烧伤均有发生的可能，应早做预防。一方面要密切监测，另一方面要及时补充血容量。一旦发生应及时有效地处理。

2. 呼吸道烧伤　呼吸道烧伤又称吸入性烧伤。除了由于吸入火焰、干热空气、蒸汽热力损伤引起外，有毒或有刺激性的气体（如一氧化碳、氰化物等）或烟雾，被吸入至下呼吸道，会引起局部腐蚀或全身中毒。呼吸道烧伤在城市的火灾中很常见。吸入有毒气体和大量烟雾者甚至可在现场就陷于窒息、昏迷、死亡。合并重度吸入性损伤可使烧伤死亡率增加 20%～40%，现场急救和早期处理应该注意。

3. 烧伤感染　大面积烧伤的创面很易发生感染，表层感染易于发现；包扎的创面应定期打开检查，如发现渗出增加、恶臭、全身发热应立即打开检查；Ⅲ度烧伤的痂下感染应切除松动的焦痂检查。感染的创面应定期做细菌培养及药敏试验，供用药参考。

创面的感染很易发展为全身性感染（烧伤脓毒症）。在伤后 3～7 日的水肿回收期、3～4 周的焦痂溶解期或做广泛的切痂后，都是容易发生烧伤脓毒症的时期，更应注意。其临床表现为高热（或体温不升）、寒战、烦躁、谵妄或反应淡漠、恶心、腹胀、脉搏加速、呼吸急促，白细胞计数明显升高（或下降）、创面萎陷、色泽转暗、肉芽组织水肿糜烂、出现出血斑点。严重者发展为感染性休克。只要有创面存在就有可能发生创面感染，并可发展为全身性感染，故伤员可多次反复地发生脓毒症。

4. 器官的功能障碍或衰竭 创伤的应激反应、烧伤休克、脓毒症、广泛的用药等均可能造成心、肺、肾等器官的损害，出现相应的临床表现，应在治疗过程中密切注意观察，及早防治。

三、治　疗

小面积浅度烧伤按外科原则，及时给予清创、保护创面，大多能自行愈合。大面积深度烧伤的全身反应重、并发症多、死亡率和伤残率高，治疗原则是：①早期及时补液，迅速纠正休克，维持呼吸道通畅；②使用有效抗生素，及时有效地防治全身性感染；③尽早切除深度烧伤组织，用自、异体皮移植覆盖，促进创面修复，减少感染来源；④积极治疗严重吸入性损伤，采取有效措施防治脏器功能障碍；⑤实施早期救治与功能恢复重建一体化理念，早期重视心理、外观和功能的康复。

（一）现场急救、转送

现场急救的主要原则是使伤员迅速脱离现场，去除致伤原因，保护创面，适当镇静止痛，防治各种并发症与合并伤，迅速安全护送，减少现场伤亡。具体措施如下：

1. 立即去除致伤原因、脱离现场 尽快扑灭身上的火焰，劝止其带火站立或奔跑呼叫，以防头面部烧伤或吸入性损伤；如为热液烧伤立即剪脱衣服，化学物品烧伤可用清水反复冲洗。迅速脱离密闭和通风不良的现场。及时冷疗防止热力继续加深损伤，减轻疼痛、减少渗出和水肿，越早效果越好。面积不大的肢体烧伤置于水中（水温一般为 15～20℃）或用冷水浸湿的毛巾、纱垫等敷于创面。一般至冷疗后不再有剧痛为止，多需 0.5～1 小时。

2. 密切观察患者生命体征 检查有无心跳、呼吸停止及复合伤、大出血、窒息、开放性气胸、骨折、严重中毒等危及患者生命的情况，应先施行简单的相应急救处理，同时将患者迅速撤离现场。

3. 保持呼吸道通畅 烟雾、热力等吸入性损伤，应注意保持呼吸道通畅。合并一氧化碳中毒者应移至通风处，有条件者应吸入氧气。

4. 保护创面 用各种现成的消毒敷料或清洁布单覆盖包扎烧伤区，保护创面，严防创面二次污染、损伤。避免涂抹有色药物，干扰对烧伤深度判定。

5. 其他救治措施

1）严重口渴、烦躁不安者常提示休克严重，应迅速建立静脉通道加快输液，现场不具备输液条件者，可口服含盐饮料，以防单纯大量饮水发生水中毒。转送路程较远者，应留置导尿管，观察尿量。

2）安慰和鼓励患者，减少精神和疼痛刺激。适当应用镇静止痛药哌替啶（杜冷丁）、地西泮等。已有休克者，需经静脉用药，但应防药物积蓄或过量，避免抑制呼吸中枢。

6. 转送 严重大面积烧伤者，如不能在伤后 1～2 小时内送到附近医院，应就地积极抗休克治疗或加做气管切开，待休克控制后再转送。转送途中继续输液治疗，陪同医护人员密切观察生命体征。

（二）烧伤的治疗

1. 轻度烧伤的治疗　小面积烧伤即轻度烧伤，对全身的影响不大，故主要是对局部创面的处理。主要措施是：用适当的镇静止痛药，清创，酌情给予包扎疗法或暴露、半暴露疗法，常规给予破伤风抗毒素，一般可不用抗生素治疗（如创面污染较重，伤后未及时到医院处理可适当应用）。头、面、颈部和会阴部的烧伤可采用暴露疗法，其他部位可采用包扎治疗。

2. 中、重度烧伤的治疗　中度以上烧伤可有明显的全身反应和并发症，甚至可威胁生命，故应优先处理，待情况稳定后方能处理局部问题。主要措施是：①创面清理，判断伤情，监测生命体征，判断有无吸入性损伤及其他合并伤，严重吸入性损伤应及早行气管切开。②建立静脉通道，输液防治休克。③留置导尿管，监测尿液。④清创，估算烧伤面积和深度（应绘图示意）。特别应注意肢体、躯干有无Ⅲ度环状焦痂的压迫，如影响血液循环或呼吸，应行焦痂切开减张术。有呼吸困难者予以吸氧或辅助呼吸。⑤根据烧伤面积、深度、体重和补液反应，调整制订补液计划。⑥广泛大面积深度烧伤暴露疗法。⑦注射破伤风抗毒素，使用广谱抗生素防治感染。

（1）烧伤休克的处理：休克是严重烧伤的常见并发症，可危及生命。主要为体液丢失所致低血容量性休克。液体疗法是防治烧伤休克的主要措施。

防治低血容量性休克的主要措施是按补液公式及时补足血容量，同时给予心肌保护或心血管活性药物，防治心肌损害和心功能降低。

1）中度以上烧伤于现场急救时，如无静脉输液条件可先给予烧伤饮料（含氯化钠 0.3% 及碳酸氢钠 0.15%，葡萄糖适量）口服；如有条件静脉输液者可给予平衡盐液或生理盐水。

2）中度以上烧伤于入院后立即建立静脉通路，根据烧伤面积计算其输入量。对于应补充的液量，国内常用的计算方法如下：

A. 补液总量 = 因烧伤而损失之液量 + 当日生理需要量。

B. 当日生理需要量：成人可给予 5%～10% 葡萄糖液 2000ml。小儿应按年龄、体重计算。

C. 因烧伤而损失的液量：第 1 个 24 小时成人Ⅱ、Ⅲ度烧伤以每 1% 烧伤面积给予 1.5ml/kg；第 2 个 24 小时为其半量；第 3 日后的输液量则视病情酌情补充。计算出的因烧伤而损失的液量与生理需要量相加即为每日补液总量。

D. 补液的品种：晶体液可给予平衡液（可按等渗盐水和等渗碳酸氢钠溶液 2:1 的比例补充，或给予乳酸林格液/碳酸氢钠林格液）或生理盐水；胶体液可给予血浆、血浆代用品（右旋糖酐、羟乙基淀粉、4% 琥珀酰明胶等，但用量不宜超过 1000ml）或适量成分血液制品（补液后休克无明显好转，血细胞比容低于 40%；大面积深度烧伤或深度电烧伤，红细胞破坏严重者；合并出血者）。补液品种的比例：广泛深度烧伤每 1% 面积Ⅱ、Ⅲ度烧伤每千克体重补充晶体液与胶体液之比为 1:1，即各为 0.75ml/kg；轻度烧伤每 1% 烧伤面积晶体液与胶体液之比为 2:1，即晶体液 1ml/kg，胶体液 0.5ml/kg。电解质液、胶体和水分（5%～10% 葡萄糖液）应交替输入。

E. 补液的速度：第一个 24 小时的补液总量平均分为 2 份，第一个 8 小时输入一半，后 16 小时平均输入余下的半量。可先将预备输入的液体分别分成若干份，如无特殊可按晶体、胶体、糖的次序输入。如于第一个 24 小时已将休克纠正，第二个 24 小时的补液可以匀速输入。

（2）全身性感染（烧伤脓毒症）的防治：烧伤脓毒症是重要的死亡原因，必须注意防治。虽然在烧伤的全过程都可发生，但在伤后 2～3 日的组织间液回收期，焦痂广泛分离或切痂时，以及烧伤后期身体虚弱之时最易发生。烧伤感染途径的多样性，包括外源性（创面）与内源性（消化系统、呼吸系统、泌尿系统）以及静脉导管感染等。

1）预防创面感染。积极增强机体抵抗力是预防烧伤脓毒症的基础。同时应严格执行消毒隔离制度，预防和减少感染，防止交叉感染；正确处理、尽早消灭创面，对深度烧伤创面尽早切除焦痂、消痂植皮并将其全覆盖；严格静脉输液无菌操作；加强各种管道（气管套管、有创监测管道、导尿管等）的管理。

2）积极纠正休克。防治组织器官缺血缺氧损害、维护机体的防御功能，保护肠黏膜屏障，对防止感染有重要意义。

3）合理使用抗生素。

A. 严格把控用药时机：①烧伤的炎性渗出和回收阶段；②广泛溶痂阶段；③切痂植皮或其他手术的围手术期；④并发其他感染性疾病时，如肺炎、化脓性静脉炎等。

B. 根据烧伤程度应用抗生素：轻度烧伤可不用抗生素。中度以上的烧伤，伤后 5～7 日内可应用高效广谱抗生素，但应避免长时间连续使用。

C. 选择敏感抗生素：积极定期行创面分泌物细菌培养和药敏试验，指导敏感抗生素的选择；若有全身感染伴有发热寒战同时做血培养，根据结果调整用药。

D. 联合用药：早期的全身性感染多为革兰氏阴性菌和阳性菌的混合感染，可联合应用一种第三代头孢菌素和一种氨基糖苷类抗生素静脉滴注，待病原学复查报告后，再予调整；后期感染常为绿脓杆菌、真菌的感染，应有针对性地选用药物。需要注意的是，感染症状控制后应及时停药，不能留待体温完全正常。因为烧伤创面未修复前，一定程度的体温升高是不可避免的，要明辨体温升高的原因及时停用抗生素，以防导致体内菌群失调或二重感染（如真菌感染）。

应用高效价免疫球蛋白，重视内脏并发症的防治和对症治疗等。感染严重者，还可酌情采用连续性血液透析，以清除毒素和炎症介质等致炎物质。

（3）烧伤创面的处理

1）清创：待病情稳定后，对创面做初期处理，在镇痛剂或适当麻醉下进行烧伤创面清创术。除去伤区杂物，剃净伤区及其周边毛发、指（趾）甲，清洁周围健康皮肤，用生理盐水或消毒液冲洗创面，用纱布轻轻拭净污垢或异物，忌刷洗或用力擦洗创面。浅Ⅱ度水疱皮应予保留，水疱大者，可用消毒空针抽去水疱液，已脱落及深Ⅱ度创面的水疱皮均应清除。Ⅲ度烧伤的创面不必冲洗，只涂复合碘等，使其保持干燥、清洁。

2）包扎疗法：适用于四肢或躯干小范围的烧伤。清创后创面覆盖薄层粗网眼油纱布或其他生物敷料，若有指（趾）烧伤隔开各指（趾）外加覆 3～5cm 厚的敷料，均匀用力加压包扎。包扎的范围宜超出创周 5cm。四肢应从肢端开始包扎，直到烧伤区的上方。关节部位应保持功能位。包扎后如渗液浸透外层敷料，应及时更换（内层油纱布不更换）或加厚。如无感染迹象，可在 7～10 日更换敷料，深度烧伤一般应在 2 日左右更换敷料；如油纱布仍干爽，继续只换外层敷料；如发现创面已有感染，按感染创面处理。

3）暴露疗法：将创面暴露于空气中，创面干燥后形成的血清痂可保护创面。用红外线照射、电吹风吹可加快血清痂形成。暴露疗法最适用于头、面、颈部和会阴部烧伤。大面积烧伤也多应用暴露疗法，便于创面护理观察，同时创面干燥也可减少创面感染发生。实施暴露疗法的要点是：清创后将伤员安置在隔离病室，保持室内空气洁净、干燥，室温 30～32℃，相对湿度 40%，创面应尽量裸露于空气中。对于躯干的环周烧伤，所用褥垫、床单、罩布均应灭菌，并协助伤员勤翻身，避免某一部位的创面不能暴露而长期受压和浸渍。

实施暴露疗法的早期，也可涂以收敛性较强的中草药制剂，促使创面干燥成痂。也可涂 1%磺胺嘧啶银霜剂、碘伏等外用抗菌药物。

4）烧伤痂皮去除：原则：①10%以下的深度烧伤，全身情况稳定者，应早期一次手术去痂（切、削痂）；②中小面积烧伤无休克者，可在伤后立即切痂，如有休克或深度不易判明时，则应在休克基本被纠正后进行；③面积 30%以上者，一般应于伤后 48 小时后，待血流动力学和全身情况趋于稳定时再行切痂。手术可一次或分次进行，一般每次切除面积以 15%～30%为宜。在严密的血流动力学监护下，甚至可将 60%左右的Ⅲ度创面一次全部切除。

痂皮的去除方法包括切痂、削痂、蚕食脱痂以及药物脱痂。

5）植皮术：大面积深度烧伤患者健康皮肤所剩无几，多主张采用积极的手术治疗，包括早期除痂并立即皮肤移植。植皮的方式根据烧伤的面积、深度及可能的供皮区大小而定。在自体皮源不足时，可采用异体或异种皮移植，此种皮在 2～4 周左右将会溶解、脱落，但在其生存期间可覆盖保护创面、防止感染，故称之为"生物敷料"。自体皮以大张中厚皮片的植皮为好，但大面积烧伤常常供皮区有限，只好将大张的中厚皮片或薄皮片制成网状，使其伸张后覆盖更大的区域。还可将皮片裁成 1.0cm 见方大小的邮票状，甚至制成小粒状，以一定的间隔种植，皮片或皮粒成活后其表皮可以向周围扩展生长一定范围，覆盖较大的创面。还可将异体或异种皮制成条状或打孔，将自体皮与之相间或相嵌种植，随着异体、异种皮自溶的过程，自体皮存活并扩展生长，覆盖全部创面。

6）感染创面的预防和处理：感染不仅侵蚀组织、阻碍创面愈合，而且可导致脓毒症及其他相关的并发症，甚至威胁生命，故应积极处理。主要处理原则是控制感染、促进组织新生、消灭创面。其措施是通过加强换药，清除脓性分泌物和坏死组织，形成不利于细菌生长的环境，促使创面长出新鲜、健康的肉芽组织，抵抗细菌入侵，并使创面愈合。具体方法为：

A. 创面处理：半暴露法（感染处覆盖薄层油纱布，用于脓液及坏死组织不多者）、湿敷法（用于分泌物多时）、浸浴法（用于坏死组织多时）等。及早充分引流，去除坏死组织，尽快封闭创面。

B. 药物处理：创面感染较严重时可适当局部使用抗生素。一般原则是拟用于全身的抗生素不应在局部应用。①对一般化脓菌感染可选用呋喃西林、氯己定、黄连素、四季青等湿敷或清洗。②绿脓杆菌感染：创面可选用乙酸、10%磺胺米隆、磺胺嘧啶银等湿敷或制成霜剂涂布。③真菌感染：创面可选用大蒜液、碘甘油、制霉菌素等，全身使用抗真菌药物。如有可能，停用广谱抗生素和激素。若真菌感染仅限于皮肤、皮下组织，可广泛切除后植皮以尽快封闭创面。对局限于肢体创面深层的真菌感染，发生肌肉广泛坏死者，可考虑截肢。

C. 植皮：较大的创面感染基本控制后，肉芽生长良好，应及时植皮，尽早消灭创面，保存较多的功能。

（4）各种器官并发症的防治：严重烧伤时早期的低血容量性休克、后期的感染性休克、各种药物的应用、创伤和炎症反应过程各种介质的作用、营养和代谢的障碍等，对各种器官造成多方面的影响和毒性作用，都会导致多种器官的并发症、器官的功能障碍和衰竭。应在烧伤治疗过程中经常保持警惕，并及时发现，尽早防治；当发现某一器官已有功能障碍的表现时，应及时调整治疗方案，停止对该器官的损害，去除病因是治疗的关键。平稳地、较快地渡过休克期，维持正常的营养、代谢和生理功能是防治的基础。处理方法同非烧伤者。

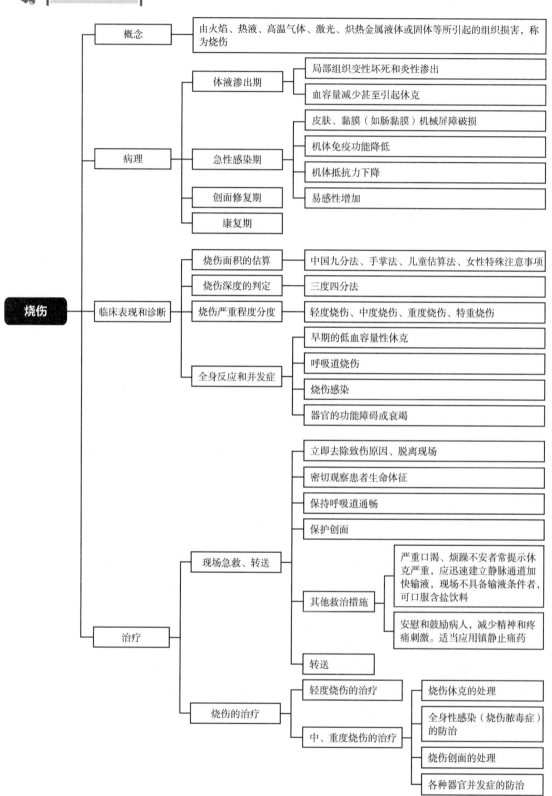

第八节 冷 伤

冷伤是低温寒冷侵袭所引起的损伤，分两类：一类称非冻结性冷伤，由10℃以下至冰点以上的低温加以潮湿条件所造成，如冻疮、战壕足、水浸足、水浸手等。另一类称冻结性冷伤，由冰点以下的低温（一般在−5℃以下）所造成，分局部冷伤（又称冷伤）和全身冷伤（又称冻僵）。损伤程度与寒冷的强度、风速、湿度、受冻时间以及人体局部和全身的状态有直接关系。在寒冷地区不论平时、战时均可发生冷伤，尤其战时，冷伤往往急剧增多。一般多参照烧伤面积计算方法来计算冷伤面积。

一、非冻结性冷伤

人体接触10℃以下至冰点以上的低温加以潮湿条件所造成的组织伤害，称为非冻结性冷伤。多发生在肢体末端、耳、鼻等处，在长江流域比北方多见。

（一）病理

冻疮发生可能因低温、潮湿的作用，使血管处于长时间收缩或痉挛状态，继而发生血管持续扩张、血液淤滞，血细胞和体液外渗，局部渗血、淤血、水肿等。有的毛细血管甚至小动、静脉受损后发生血栓。严重者可出现水疱、皮肤坏死。

（二）临床表现

足、手等部位常见，先有寒冷感和针刺样疼痛，皮肤苍白，可起水疱；去除水疱皮后见创面发红、有渗液；并发感染后形成糜烂或溃疡。常有个体易发因素，易复发，可能与患病后局部皮肤抵抗力降低有关。有的战壕足、浸渍足治愈后，再遇低温时患足可有疼痛、发麻、苍白等反应，甚至可诱发闭塞性血管病。

（三）治疗

发生冻疮后，局部表皮未糜烂者可涂冻疮膏，每日湿敷数次。有糜烂或溃疡者可用含抗菌药和皮质类的软膏，也可用冻疮膏。战壕足、水浸足除了局部处理，还可用温经通络、活血化瘀的中药以改善肢体循环。

（四）预防

冬季在野外劳动、执勤时，应有防寒、防水服装。患过冻疮者，特别是儿童，在寒冷季节应注意手、足、耳等的保暖，并可涂擦防冻疮霜剂。

二、冻结性冷伤

人体接触冰点以下的低温所造成的组织伤害，称为冻结性冷伤。如野外遇到暴风雪、陷入冰雪中，或工作时不慎受到制冷剂（液氮、干冰等）损伤，均可造成冻结性冷伤。其特点是组织冻结，造成严重的血管功能障碍，同时伴有深部组织或重要器官的功能损害。

（一）病理

1. 原发性冻结冷伤 人体局部接触冰点以下的低温时，发生强烈的血管收缩反应，以避免热量的散失，维持机体的中心体温。如接触低温的时间稍久或温度过低，则局部的细胞外液甚至连同细胞内液都形成冰晶体，随着时间的延长，冰晶体逐渐增大，细胞外液中电解质浓度和渗透压升高。细胞内水分向细胞外大量渗出，造成细胞内脱水、蛋白质变性及酶活力降低。导致细胞内能量代谢物质耗竭，使细胞线粒体的呼吸率下降，大量代谢中间产物堆积，最终引起受冻组织死亡。此外，冰晶体对组织细胞尚可引起直接的损伤，使细胞间桥断裂或细胞膜破裂，造成细胞死亡。

2. 继发性冻结冷伤 冻结组织在冻融时可引起更为严重的损害，是由于复温后冻区血流暂时恢复，血管扩张充血，但由于毛细血管通透性增加，渗出增加，水肿增剧，进而血流减慢淤滞，甚至血栓形成，导致组织坏死。

3. 全身冻结性冷伤 全身受低温侵袭后，人体发生外周血管强烈收缩和寒战反应以阻止体温下降；仍不能对抗严寒时，体温则由表及里全面下降，中心体温也降低，使心血管、脑和其他器官均受损害，如不及时抢救，可直接导致死亡。

（二）临床表现

1. 局部冻结性冷伤 在冻融以前，伤处皮肤苍白、温度低、麻木刺痛，不易区分其深度。复温后不同深度的创面表现有所不同。依损害程度一般分为四度：

（1）Ⅰ度（红斑性冷伤）：损伤在表皮层。受冻皮肤红肿、充血，自觉热、痒或灼痛。症状多在数日后消失。愈合后除表皮脱落外，不留瘢痕。

（2）Ⅱ度（水疱性冷伤）：损伤达真皮层。除上述症状外，红肿更显著，伴有水疱，疱内为血清样液，有时可为血性。局部疼痛较剧，但感觉迟钝，对针刺、冷、热感觉消失。1～2日后疱内液体吸收，形成痂皮。如无感染，2～3周后脱痂痊愈，一般少有瘢痕。

（3）Ⅲ度（焦痂性冷伤）：损伤达全皮层，严重者可深至皮下组织、肌肉、骨骼，甚至使整个肢体坏死。开始复温后，可表现为Ⅲ度冷伤，但水疱为血性，随后皮肤逐渐变褐、变黑，以至坏死。有的一开始皮肤即变白，逐渐坏死。一般多为干性坏死，但如有广泛血栓形成、水肿和感染时，也可为湿性坏死。

（4）Ⅳ度（坏疽性冷伤）：损伤深达肌肉、骨骼，甚至肢体坏死，表面呈死灰色、无水疱；坏死组织与健康组织的分界在20日左右明显，通常呈干性坏死，也可并发感染而成湿性坏疽。局部表现类似Ⅲ度冷伤，治愈后多留有功能障碍或致残。

2. 全身冻结性冷伤 开始时有寒战、苍白、发热、疲乏、无力、打呵欠等表现，继而出现肢体僵硬、幻觉或意识模糊，甚至昏迷、心律失常、呼吸抑制、心跳呼吸骤停。患者如能得到抢救，其心跳呼吸虽可恢复，但常有心室纤颤、低血压、休克等，呼吸道分泌物多或发生肺水肿，尿量少或发生急性肾衰竭，其他器官也可发生功能障碍。

（三）治疗

1. 急救和复温 迅速使伤员脱离寒冷环境和冰冻物体，尽快用40～42℃的温水浸泡伤肢或浸浴全身，20～30分钟见冻区组织软化、皮肤转红、甲床潮红、皮温达36℃即可，不宜过久浸泡。浸泡时水量要足够，水温要稳定。如无热水，可将冻肢置于自身或救护者的身体温暖部位。以达复温目的。切勿强行拉脱与肢体冻结在一起的衣物，严禁火烤、雪搓、冷水浸泡或猛力捶打冻区，以免造成伤害。适当给予镇静止痛剂，对有呼吸心搏骤停者进行复苏术。

2. 局部冻结伤的治疗 Ⅰ度冻伤创面一般无需特殊处理，保持创面干燥和清洁即可。Ⅱ度冻伤创面在复温解冻消毒后，应注意保护水疱，用软干纱布包扎，让其痂下愈合；如有感染，先敷以抗菌湿纱布，以后再敷冻疮膏。Ⅲ度、Ⅳ度冻伤采用暴露疗法，保持创面清洁干燥，待坏死组织边缘或分界线清楚、周围炎症减轻或消散、感染控制后将坏死组织切除（包括坏死的指、趾）。肉芽形成、创面久不愈合者可予植皮。

3. 一般的全身治疗 Ⅲ度以上冻伤还需要注射破伤风抗毒素，全身应用抗生素。应用扩张血管、疏通微循环药物和适当的营养支持等全身治疗。

4. 全身冻结伤的治疗 首先采用体表复温和中心复温的方法使患者复温。复温后要防治休克，维护呼吸功能，注意纠正心律不齐和酸中毒，防止多器官功能衰竭的发生。

（四）预防

在寒冷条件下的居民和部队，均需注意防寒、防湿。衣着温暖不透风，尽可能减少暴露在低温的体表面积，外露部位适当涂抹油脂。保持衣着、鞋袜等干燥，沾湿者及时更换。治疗汗足（如用 5%甲醛液、5%硼酸粉、15%枯矾粉等）。在严寒环境中要适当活动，避免久站或蹲地不动。进入低温环境工作以前，可进适量高热量饮食。不宜饮酒，因为饮酒后常不注意防寒，而且可能增加散热。对可能遭遇酷寒（如进入高海拔或高纬度地区）的人员，应事先进行耐寒训练，如行冷水浴、冰上运动等。

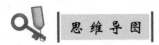
思维导图

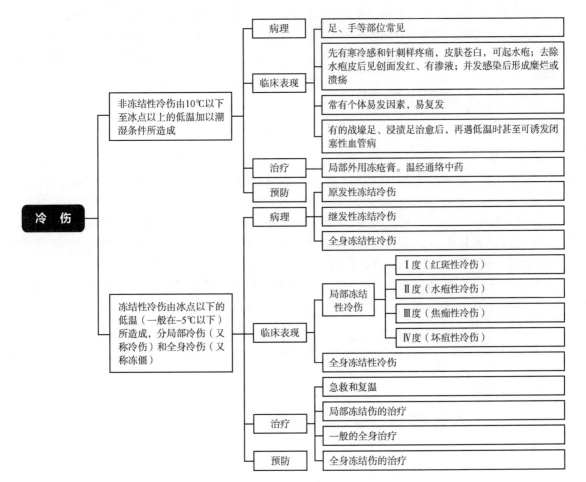

第九节 咬 蜇 伤

人类经常会受到自然界动物的侵袭，一般情况不严重，但有些伤害也可造成伤残或致命。

一、狗 咬 伤

（一）概念

被狗咬伤后特别重要的是要判断是否为狂犬咬伤，因狂犬咬伤可传染狂犬病。

狂犬一般表现为颈软、低头、垂耳、尾巴下拖、乱叫、声嘶、无目的乱窜、不能正常转头转身，多在发病后5～7日死亡。如怀疑咬人的狗是狂犬，应将其活捉、隔离观察10日。如在观察期间出现上述病态或死亡，应将其送卫生防疫部门检疫鉴定，并可认定伤员是被狂犬咬伤。

这是一种致命的感染，一旦发病，尚无有效的治疗方法，预后很差。全世界每年有近3万人死于狂犬病，犬咬伤是主要原因。自狂犬咬伤后到发病可有10日到数月的潜伏期，一般为30～60日。

（二）临床表现

普通犬咬伤：主要为伤口软组织损伤，表现为伤口处疼痛、出血，继之可并发热。

狂犬咬伤：发病初期时伤口周围麻木、疼痛，渐渐扩散到整个肢体；继之出现发热、烦躁、易兴奋、乏力、吞咽困难、恐水以及咽喉痉挛，伴流涎、多汗、心率快；最后出现肌肉瘫痪、昏迷、循环衰竭而死亡。

伤员必须在发病前早做预防处理。

（三）治疗

1. 伤口处理 浅小的伤口可常规消毒处理。深大的伤口应立即清创，清除异物与坏死组织，先用生理盐水反复长时间冲洗伤口，后用75%酒精或碘伏消毒周围皮肤，伤口内再用3%过氧化氢溶液冲洗，必要时扩大伤口以利引流。

2. 注射疫苗 除常规注射破伤风抗毒素1500U外，清创术前给予抗生素预防感染。

对疑被狂犬咬伤者，应按规定注射精制狂犬病疫苗。按世界卫生组织（WHO）建议，疫苗以注射于皮内为好。在受伤后当日、第3日、第7日在上臂三角肌部位皮内注射2点（每点0.1ml），再于伤后第14日、第29日各注射1点，共5剂。并建议对婴儿做免疫接种时注射含狂犬病疫苗的联合疫苗。

3. 隔离治疗 对疑为狂犬病发作患者应立即送传染病医院隔离治疗。

二、毒 蛇 咬 伤

（一）概念

蛇分为毒蛇与无毒蛇两大类，我国有蛇类约170种，其中50余种为毒蛇，剧毒者10余种。蛇咬伤以南方为多。北方地区主要为蝮蛇；长江流域和浙、闽地区以五步蛇、竹叶青为主；分布于粤、桂、台的主要为眼镜蛇、蝰蛇。

蛇毒是含有多种毒蛋白、溶组织酶以及多肽的复合物，不同性质的蛇毒其化学成分不同。蛇毒可分为神经毒与血液毒两种。根据所分泌的蛇毒性质，毒蛇大致可分为三类：神经毒为主的，如金环蛇、银环蛇等；血液毒为主的，如竹叶青、五步蛇（尖吻蝮）、蝰蛇、龟壳花蛇等；混合毒的，如眼镜王蛇、眼镜蛇等。眼镜王蛇的蛇毒毒性最强，咬伤后死亡率最高。

（二）临床表现

1. 神经毒的临床表现

（1）局部症状：伤口出血少或不出血，疼痛、红肿较轻。不久即出现麻木感并向近心端蔓延。

（2）全身症状：主要表现为肌肉麻痹，最重要的是呼吸肌麻痹和循环衰竭，可于较短时间内致命。一般在咬伤后 0.5～3 小时出现眩晕、眼花、头痛、胸闷、气促、恶心呕吐、疲乏无力、步态不稳、头低垂及眼睑下垂等。继之出现视物模糊、喉头不适、言语不清及吞咽呼吸困难、发绀。如未能及时抢救可因呼吸肌麻痹、循环衰竭而死亡。要注意有些患者全身症状发生较迟，以致忽视，待病情严重时已难以抢救。

2. 血液毒的临床表现

（1）局部症状：血液毒具有强烈的溶组织、溶血和抗凝作用，局部症状出现较早且重。伤处疼痛剧烈，咬痕处出血不止。伤处肿胀明显，并迅速向近侧蔓延，皮肤发绀、起水疱或血疱，皮下出血、瘀斑，有明显的淋巴管炎及淋巴结肿痛，严重者伤处软组织迅速坏死。如治疗不及时，可继发严重化脓感染，以致肢体坏死。

（2）全身症状：全身症状来势凶猛、严重，表现为畏寒、发热、心悸、气促，严重者迅速出现烦躁不安、谵语、呼吸困难、血压下降。有全身性的出血倾向，包括鼻衄、球结膜出血、咯血、呕血、便血、血尿、胸腹腔大出血及颅内出血等。患者常因急性肾衰竭和心力衰竭而死亡。病程危险期长，并发症多。

3. 混合毒的临床表现 兼有上述两种毒素所引起的临床表现，局部症状明显，全身症状发展也快。严重者发展迅速，可于短时间内死亡。如被眼镜王蛇咬伤可在 1～2 小时内死亡。造成死亡的主要原因是神经毒的作用。

（三）诊断

确认有被蛇咬伤的病史，咬伤局部有牙痕。

1. 根据毒蛇辨认 被咬后将蛇活捉或打死，并将其带至诊室，多可辨认是否为毒蛇，以及何种毒蛇。一般毒蛇的头呈三角形，体粗而短，尾短而钝，颈部较细，身体斑纹鲜明，唇腭上有 1 对毒腺和毒牙，毒牙粗长。

2. 靠咬伤的牙痕判断 该方法对于缺乏经验者是困难的。无毒蛇的牙痕是 1 排或 2 排细牙痕，有毒蛇咬伤除细牙痕外，其前方有 1 对大而深的毒牙痕。由于咬伤时的位置不同，有时可能为 1 个牙痕，或 3～4 个大牙痕。

3. 根据局部和全身临床表现不同而鉴别 其诊断较迟，对可疑患者不应任其自动回家，应留下观察。

（四）治疗

主要治疗原则是早期延缓和阻止蛇毒的吸收和扩散，排出或破坏伤口内的毒素，对抗或减轻毒性作用，防治各种并发症，使患者恢复健康。

1. 防止毒素吸收和扩散 ①早期绑扎肢体：在咬伤的近心端用带子、绳子或其他代用品绑扎，其松紧以阻止静脉和淋巴回流为度。每隔 20 分钟松开 2~3 分钟，以免淤血时间过长。②延缓蛇毒的吸收：伤肢应下垂、少动，切忌奔跑。将伤肢浸入凉水中，3~4 小时后可以冰袋敷之。

2. 排出或破坏伤口内的毒素 用 0.05%高锰酸钾溶液、3%过氧化氢溶液冲洗伤口，以牙痕为中心适当扩大伤口，取出断牙，由近端向远端按压或吸引以排挤出毒液。用胰蛋白酶 2000~6000U 注射于伤口周围或肢体近端以破坏毒素。

3. 应用中成药 如南通（季德胜）蛇药、上海蛇药、广州（何晓生）蛇药等。

4. 使用针对性的抗蛇毒血清 有单价和多价两种，根据可能咬伤的蛇种而选用，用前须做过敏试验。

5. 防治多器官功能衰竭 如呼吸肌麻痹、休克、急性肾衰竭、广泛出血等的处理。

6. 防止感染 应用抗生素、破伤风抗毒素、伤口引流、换药、清除坏死组织等。

三、昆虫蜇伤

（一）蜂蜇伤

蜂有蜜蜂、黄蜂、大黄蜂等，均能用尾刺蜇人，尾刺连有毒腺，蜇人时可将蜂毒注入皮内，引起局部与全身症状。

1. 临床表现 局部出现红肿、疼痛，蜜蜂蜇伤后一般较短时间内即可自行消退。黄蜂蜂毒的毒性较剧烈，蜇伤后局部肿痛明显，可出现全身症状，伤口一般不留蜂刺。如蜂刺留在伤口内，易致感染、化脓，特别是眼蜇伤危害更大，可以致盲。被蜂群蜇伤则可引起全身症状，有发热、头昏、恶心、呕吐、烦躁不安等，甚至发生面色苍白、呼吸困难、休克、昏迷。如果患者对蜂毒过敏，即使单一的蜂蜇伤亦可引起上述表现，或出现荨麻疹、哮喘、过敏性休克。

2. 处理 蜜蜂蜇伤后尽量拔除蜂刺，局部以弱碱液（如 3%氨水、2%~3%碳酸氢钠溶液、肥皂水）清洗或湿敷，局部症状严重者可予局部封闭、抗过敏药物，外敷中药蛇药片的糊剂，并口服蛇药片。黄蜂蜇伤局部应用弱酸性溶液（醋或 0.1%的稀盐酸）清洗。局部症状较重者，可进行局部封闭和使用镇痛药伤处注射。蜂蜇后全身症状严重者应采取相应急救措施，静脉输液给予葡萄糖酸钙、利多卡因、麻黄碱等，对蜂毒过敏者可给予抗过敏药物，积极防治休克、感染、肾功能衰竭。

（二）蝎蜇伤

蝎尾部呈钩状，其末端有毒囊和刺，蜇人时毒刺刺入人体，并注入毒液。蝎毒是一种神经毒，可以引起局部和全身反应。

1. 临床表现 被蝎蜇后局部红肿、疼痛，数日方可消失。蜇伤部位出现水疱，甚至局部组织坏死，引流区淋巴结肿大、疼痛。全身可出现寒战、发热、张口困难、言语不利、恶心、流涎、烦躁、谵妄，严重时心律失常、血压下降、内出血、抽搐、昏迷。儿童被蜇后后果尤为严重，可因呼吸、循环衰竭而致死。

2. 处理 蜇伤处先以弱碱性溶液清洗，除去毒刺，剧痛者蜇伤处周围可用利多卡因、奎宁、伊米丁等注射。静脉输液给予葡萄糖酸钙、地塞米松或抗蝎毒血清，并给予对症支持治疗。局部组织坏死或有感染时可使用抗生素。

（三）蜈蚣咬伤

蜈蚣的第一对足呈钳钩状，中空并与毒囊相连。蜈蚣咬人时，毒液从它的一对中空的"利爪"

中排出，注入皮下。其毒液成分和黄蜂等昆虫的毒液成分相似。

1. 临床表现　可使伤处红肿、疼痛，严重者附近淋巴结肿大、疼痛，并可出现头痛、发热、呕吐，甚至抽搐、昏迷。一般蜈蚣越大毒性越大，蜇伤后全身症状明显。小儿被咬中毒症状重时，甚至可以致命。

2. 处理　其处理方法基本与蝎蜇伤相同，伤口应以碱性液洗涤，伤口周围组织以 0.25% 普鲁卡因封闭，口服及局部敷用南通蛇药。局部有坏死感染或淋巴管炎时，加用抗生素。

（四）蚂蟥咬伤

蚂蟥又称水蛭，栖息于水沟、稻田，人在水中作业时可被叮咬。水蛭的吸盘叮在人或动物的皮肤上，用吸盘内的腭齿咬伤皮肤，并分泌水蛭素使血液不凝，从而吸取人或动物的血。

1. 临床表现　被叮咬处局部可见一水肿性丘疹，中心有瘀点，很快消退，少有不良后果。

2. 处理　可用手轻拍使之脱落。不可直接用力拉扯，以免拉断水蛭使吸盘残留体内。也可用食盐、酒精、碘酒涂在水蛭身上，或用烟头、火焰灼烤，均可使之自然脱落。伤口流血不止可用干纱布或棉球压迫止血。处理伤口时如有蛭盘残留应将其取出，局部消毒包扎即可。

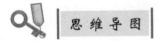
思维导图

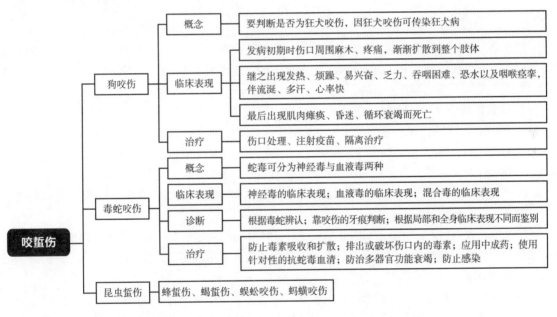

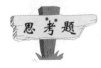
思考题

1. 根据影响伤口愈合的因素，举例说明临床常见伤口需要注意的事项。
2. 根据伤口的类型，谈谈不同伤口的处理及注意事项。
3. 若遇到车祸患者，常常合并多部位的损伤，谈谈如何快速评估病情及采取哪些措施。
4. 若遇到一锐器造成胸部损伤的患者，该如何处理？
5. 遇到一烧伤患者，如何计算他的烧伤面积？应该采取哪些治疗措施？

第十二章 肿 瘤

本章说课视频

第一节 概 述

肿瘤（tumor）是机体细胞在各种始动与促进因素作用下产生增生与异常分化所形成的新生物。新生物一旦形成，不因病因消除而停止增生。生长不受正常机体生理调节，而且破坏正常组织与器官。

肿瘤可分为良性肿瘤和恶性肿瘤。目前恶性肿瘤仍然是人类死亡的重要原因之一。肺癌、食管癌、胃癌、大肠癌、肝癌、宫颈癌、白血病、恶性淋巴瘤、鼻咽癌等都是我国常见的肿瘤。

一、病 因

肿瘤的发病原因比较复杂，涉及多种因素。除了外在因素的作用，人体内在因素对肿瘤的发生和发展也具有重要影响，包括免疫缺陷、内分泌失调、遗传因素等。此外，各种肿瘤的发病率与年龄、性别、地域、环境等有一定的关系。

1. 外在因素

（1）长期慢性刺激：某些致癌因子加上长期慢性刺激是造成癌变的重要因素。例如长期吃过热、过硬食物及饮酒、吸烟与食管癌、肺癌的发生有关；生长在易受摩擦部位的黑痣，经过长期反复刺激或摩擦可能发生癌变。

（2）长期接触化学致癌物质：常见的如环碳氢化合物（如甲氨基偶氮苯）、亚硝胺化合物等，可致癌变、突变和畸形。

（3）生物致癌因素：血吸虫可引起结肠癌。某些肿瘤与病毒有关，如鼻咽癌、白血病、肉瘤的癌细胞中发现有病毒颗粒，但病毒在病因学上的作用有待进一步研究。

2. 内在因素

（1）神经功能紊乱：精神刺激、过度紧张或抑郁等多种精神因素与癌肿的发生密切相关。

（2）内分泌失调：激素对某些内分泌器官如甲状腺和副性腺器官（前列腺、子宫、乳腺）肿瘤的发生、发展有密切关系。

（3）免疫缺陷：先天或后天免疫缺陷者易发生恶性肿瘤。如胸腺发育不完全而淋巴细胞缺少时，可发生淋巴瘤。先天性丙种球蛋白缺乏者淋巴细胞性白血病发生率高。

（4）遗传因素：少数肿瘤发病有一定的家族性。例如肠息肉癌变、乳腺癌、肝癌、胃癌、视网膜细胞肿瘤、宫颈癌等。

（5）胚胎残留因素：少数肿瘤的发生与胚胎残留组织有关。某些残留组织细胞在体内可能呈暂时静止状态，但在某些因素作用下可以发展成为肿瘤，如畸胎瘤、皮样囊肿、腮裂源性肿瘤等。

二、病　理

1. 分类

（1）良性肿瘤：细胞分化程度较高、与正常组织相似，呈膨胀性生长，发展较慢，肿瘤组织四周有结缔组织增生，形成完整包膜，与周围正常组织之间界限明显。良性肿瘤一般对人体健康影响不大，但如位于重要器官（颅内、胸腔内）亦可危及生命。少数良性肿瘤亦可恶变。常见的良性肿瘤有纤维瘤、脂肪瘤、血管瘤、腺瘤等。

（2）恶性肿瘤：细胞分化程度较低，分化越低其恶性程度越高。其特点是生长快，呈进行性、浸润性生长，具有侵犯周围组织的能力，无完整包膜，分界不清，肿瘤细胞可侵入淋巴管及血管，向远处转移扩散，对人体的危害极大。

恶性肿瘤在组织学上分为两大类：源于上皮组织者称为癌；源于间叶组织者称为肉瘤。同时有上皮及间叶组织的恶性肿瘤称为癌肉瘤。

各种恶性肿瘤的恶性程度有所不同。低度恶性的肿瘤局部呈浸润生长，早期罕见转移；高度恶性的肿瘤早期可有转移。

交界性肿瘤的肿瘤组织虽属良性，但有恶变倾向，属于良性与恶性之间的过渡类型。

2. 肿瘤的病理形态和组织学特点

（1）肿瘤的外形特点：肿瘤的外形因受部位及周围组织的影响而多种多样。实体瘤可有球形、结节形、覃伞形、息肉状、树枝状等。良性肿瘤常常界限明确，或有完整包膜；恶性肿瘤呈浸润性生长，边界常不清。

（2）肿瘤的组织学特点：肿瘤的构成分为实质和间质两部分，实质部分为瘤细胞，间质部分则为含有血管、淋巴管的结缔组织，起着支持和营养瘤细胞的作用。肿瘤的组织学类型与它的细胞分化程度和功能活性等多因素有关。一般来讲，瘤细胞分化程度越高，其形态与结构就越接近其来源的组织；反之，细胞分化程度越低，则难以确定其组织来源，通常将其命名为未分化肿瘤。

（3）生物行为：恶性肿瘤细胞具有如下特性：

1）自主性生长：缺乏接触抑制，表现为持续不断地恶性增殖，且能在细胞高度密集的状态下生长，有丰富的血供。

2）浸润性生长：是通过肿瘤细胞粘连酶降解、移动、基质内增殖等一系列过程来完成的。

3）转移：癌细胞可脱离原发部位而独立生长。

4）肿瘤的自发消退：肿瘤的消退多是在经一定治疗后发生的，但也有极少数恶性肿瘤未经任何治疗而自发缓解、消退。

5）肿瘤的逆转：一般是指恶性肿瘤在某些体内、外分化诱导剂的存在下，重新分化而向正常方向逆转的现象。

三、恶性肿瘤的扩散方式

1. 直接蔓延　肿瘤由原发部位侵入邻近的组织及器官。也称浸润生长，例如乳腺癌穿透肌肉和胸壁而侵入胸膜。

2. 淋巴转移　肿瘤细胞侵入淋巴管，随淋巴液流到区域淋巴结，继续生长繁殖，形成淋巴转移癌，也有少数呈"跳跃式"转移，即不经区域淋巴结而转移至"第二、第三站"淋巴结。最后经胸导管或大淋巴管进入静脉和血循环，发生血行转移。

3. 血行转移　肿瘤细胞进入静脉血流，随血循环转移至远处器官，常见的是肺、胃、肝、脑等继发恶性肿瘤。

4. 种植性转移　内脏器官肿瘤侵犯浆膜面时，肿瘤细胞脱落，黏附于他处浆膜上发展为种植性癌，例如胃癌的癌细胞可种植在膀胱直肠窝。

四、肿瘤的 TNM 分期

对恶性肿瘤的分期有助于合理制订治疗方案，正确地评价疗效，判断预后。

1）国际抗癌联盟提出的 TNM 分期法是目前被广泛采用的分期法。

T 是指原发肿瘤（tumor）、N 为淋巴结（lymphnode）、M 为远处转移（metastasis）。

2）根据病灶大小及浸润深度等在字母后标以 0～4 的数字表示肿瘤发展程度。

1 代表小，4 代表大，0 代表无，以此 3 项决其分期，不同的 TNM 的组合，诊断为不同的期别，在临床无法判断肿瘤体积时，则以 T_X 表示。

五、临　床　表　现

良性肿瘤除了发生在内分泌器官，如胰岛细胞瘤可引起功能亢进外，一般并无全身症状。位于特殊部位的良性肿瘤，可由于瘤体过大压迫邻近器官而产生症状，如甲状腺腺瘤压迫气管产生呼吸困难。恶性肿瘤包块生长较快，多无包膜，与周围组织界限不清，活动受限。位于体表的良性肿瘤与恶性肿瘤的鉴别要点见表 12-1-1。

表 12-1-1　良性肿瘤和恶性肿瘤的区别

鉴别点	良性肿瘤	恶性肿瘤
生长速度	慢	快
生长方式	膨胀性生长	浸润性生长
与周围组织关系	有包膜，不侵犯周围组织，界限清楚，活动度大	多无包膜，破坏周围组织，界限不清，活动受限
转移	不转移	易转移
全身影响	一般不影响全身情况，如体积巨大或发生于重要器官，亦可威胁生命	晚期严重影响全身，可出现恶病质，常导致死亡
治疗后	不易复发	容易复发

1. 局部表现

（1）肿块：位于体表或浅在的肿瘤，肿块常是第一表现。良性肿瘤多生长慢，包块多活动，有明显边界。恶性肿瘤则生长快，质硬不活动，常边界不清。

（2）疼痛：是恶性肿瘤晚期常见症状，由于肿块的膨胀性生长、破溃或感染等使末梢神经或神经干受刺激或压迫所致，可出现局部刺痛、跳痛、灼热痛、隐痛或放射痛，或爆裂样疼痛，常难以忍受，尤以夜间更明显。有些良性肿瘤，如神经鞘瘤也会疼痛。

（3）溃疡及出血：如肿瘤生长过快，可致肿块血供不足而继发坏死，或继发感染而形成溃烂，引起出血等，如肺癌引起咯血，大肠癌引起消化道便血，膀胱癌引起血尿等。

（4）梗阻：肿瘤生长可导致空腔器官梗阻，出现不同症状。如胰头癌、胆管癌可合并阻塞性黄疸，胃癌伴幽门梗阻可致呕吐。

（5）转移症状及体腔积液：如区域淋巴结肿大，相应部位静脉回流受阻，致肢体水肿或静脉曲张；骨转移可有疼痛或触及硬结，甚至发生病理性骨折；肿瘤出现浆膜面的转移往往引起体腔积液，如肺癌、肝癌、胃癌可致癌性胸水、腹水等。

2. 全身症状 良性及早期恶性肿瘤多无明显的全身症状。恶性肿瘤患者常见的非特异性全身症状有贫血、低热、消瘦、乏力等。晚期患者往往出现恶病质及远处转移症状，伴发多器官功能衰竭。

六、诊 断

1. 一般情况 要注意年龄、病程及其他病史。

（1）年龄：儿童肿瘤多为胚胎性肿瘤或白血病。青少年肿瘤多为肉瘤，如骨、软组织及淋巴造血系统肉瘤。癌多发生于中年以上。

（2）病程：良性者病程较长，恶性者较短。但良性肿瘤伴出血或感染时可突然增大，如有恶变也可增长迅速。低度恶性肿瘤发展较慢，如皮肤基底细胞癌、甲状腺乳头状癌。老年患者的恶性肿瘤发展速度相对较慢。

（3）其他病史：①有些肿瘤有家族多发或遗传倾向。如临床可疑为胃癌、大肠癌、食管癌、乳腺癌、鼻咽癌者，需注意有无家族史。②有些肿瘤有明显的癌前病变或相关疾病的病史。如胃癌与萎缩性胃炎、慢性胃溃疡、胃息肉有关，乳头状瘤或癌与黏膜白斑有关，大肠癌与肠道腺瘤性息肉病有关。③在个人史中，如吸烟、长期饮酒、饮食习惯、职业因素相关的接触与暴露史等均需仔细询问，详细记录于病史中。

2. 物理检查

（1）全身体检：注意一般常规体检，了解全身基本情况，特别是心、肺、肝、肾等重要器官功能。肿瘤转移多见部位如颈、锁骨上、腹股沟淋巴结等均需注意；腹内肿瘤者，肝脏触诊及直肠指检等不可疏漏。

（2）局部检查：①肿块的部位：明确肿块所在解剖部位，对邻近器官有无压迫、阻塞及出血等。②肿瘤的性状：肿瘤大小、形态、硬度、表面温度、血管分布、有无包膜及活动度等常有助于诊断。良性者大多有包膜，质地接近相应的组织，如骨瘤质硬、脂肪瘤质软可呈囊性感。恶性者多无包膜，质硬，表面血管丰富或表面温度较相应部位高，生长迅速扩展快，浸润生长者边界不清且肿块固定。恶性肿瘤可有坏死、液化、溃疡、出血等继发症状。少数巨大良性肿瘤，亦可出现浅表溃疡与出血。

3. 实验室检查 血、尿、胃液、粪便、骨髓等检查都可作为不同肿瘤的辅助诊断方法。

（1）常规检查：包括血、尿及粪便常规检查。胃肠道肿瘤患者可伴贫血及大便隐血；泌尿系统肿瘤可有血尿。恶性肿瘤患者常可伴血沉加快。常规检查的异常发现并非恶性肿瘤的特异性标志，但该类阳性结果常可为诊断提供有价值的线索。

（2）血清学检查：用生化方法可测定人体内由肿瘤细胞产生的分布在血液、分泌物、排泄物中的肿瘤标志物（tumor marker）。肿瘤标志物可以是酶、糖蛋白、激素、胚胎性抗原或肿瘤代谢产物。大多数肿瘤标志物在恶性肿瘤和正常组织之间并无质的差异而仅为量的差别，故特异性较差，但可作为辅助诊断，对疗效判定和随访具有一定的价值。如酶学检查中，肝及成骨细胞分泌的碱性磷酸酶（ALP）对肝癌、骨肉瘤患者具有辅助诊断的作用。糖蛋白中，肺癌者血清 α 酸性糖蛋白，消化系统癌 CA19-9、CA50 等增高。激素水平测定，内分泌器官肿瘤可出现激素分泌的增加，出现内分泌-肿瘤综合征，如垂体肿瘤致生长激素过高。肿瘤标志物中癌胚抗原（CEA）对于胃肠道肿瘤具有辅助诊治的作用。甲胎蛋白（AFP）在我国用于肝癌普查，效果良好。EB 病毒抗体可作为鼻咽癌早期诊断较特异的方法。

4. 流式细胞测定（flow cytometry，FCM） 通过测定细胞 DNA 含量、细胞体积、蛋白质含量、酶活性、细胞膜受体和表面抗原等许多重要参数，结合肿瘤病理类型用以判断肿瘤恶性程度及推测其预后。

5. 影像学检查

（1）X 线检查：可以帮助定位，了解肿瘤范围、性质和与邻近器官的关系，有助于进一步明确诊断。不同肿瘤在 X 线下有不同的特殊影像学表现，要根据病情选用适宜的检查方法。如普通造影、插管造影、利用器官排泄特点进行造影、特殊 X 线显影，如静脉肾盂造影、血管造影、空气造影、乳腺钼靶等诊断不同部位的肿瘤。

（2）超声波检查：B 超检查对于确定肿瘤的部位、性质、范围有较大的诊断价值，常用于肝、胆、胰、肾、膀胱、前列腺、子宫和卵巢等肿瘤的诊断和定位，在超声引导下的穿刺活检成功率达 80% 以上。

（3）CT：CT 平扫和增强检查可以显示出软组织肿块，对脑、肝、胆、胰、肾、肾上腺、盆腔、膀胱等部位的肿瘤均可显示。常用于颅内肿瘤、实质性脏器肿瘤、实质性肿块及淋巴结等的鉴别诊断。

（4）MRI：人体内存在的氢原子核中的质子在强磁场下，激发氢质子发生共振，产生的电磁波被接收线圈接收并作空间定位，形成人体组织的生理或病理 MRI 图像，以供临床诊断。MRI 对神经系统及软组织显像尤为清晰。

（5）PET：以正电子核素标记为示踪剂，通过正电子产生的 γ 光子、重建出示踪剂在体内的断层图像，对脑肿瘤、结肠癌、肺癌等诊断率可高达 90% 左右。目前应用的大多为 PET 和 CT 的结合检查，称 PET-CT。

（6）放射性核素检查：通过测定某些组织对放射性核素的吸收情况，来辅助诊断肿瘤。临床上甲状腺肿瘤、肝肿瘤、骨肿瘤、脑肿瘤及大肠癌等常用放射性核素检查，一般可显示直径在 2cm 以上的病灶。骨肿瘤诊断阳性率较高，且可早于 X 线显影，能较早发现骨转移瘤，但易有假阳性。胃肠道肿瘤阳性率低。

6. 内镜检查　是诊断肿瘤的重要方法，可直接观察空腔脏器内肿瘤的部位及表面病变情况，还可以通过内镜钳取活体组织明确病理诊断。常用的内镜有支气管镜、食管镜、胃十二指肠镜、膀胱镜、结肠镜和胆道镜等。目前超声内镜广泛用于临床。

7. 病理学检查　为目前确定肿瘤的直接而可靠的依据，也常常是对肿瘤进行治疗的先决条件。

（1）临床细胞学检查：此法取材方便、易被接受，被临床广泛应用。①体液自然脱落细胞：肿瘤细胞易于脱落，标本取自胸水、腹水、尿液沉渣及痰液与阴道涂片。②黏膜细胞：食管拉网、胃黏膜洗脱液、宫颈刮片及内镜下肿瘤表面刷脱细胞。③细针吸取：用针和注射器吸取肿瘤细胞进行涂片染色检查。

（2）病理组织学检查：根据肿瘤所在部位、大小及性质等，应用不同的方法。①穿刺活检：用专门设计的针头在局麻下获取组织小块，所取得的标本可做组织学诊断。穿刺活检通常用于皮下软组织或某些内脏的实性肿块。缺点是穿刺活检有促进肿瘤转移的可能，应严格掌握适应证。穿刺时应避开大血管和空腔脏器。②钳取活检：多应用于体表或腔道黏膜的表浅肿瘤，特别是外生性或溃疡性肿瘤。它适用于皮肤、口唇、口腔黏膜、鼻咽、子宫颈等处，也可在进行内镜检查时获取肿瘤组织。③经手术完整切除或于手术中切取部分组织做快速（冷冻）切片诊断。对色素性结节或痣，尤其疑有黑色素瘤者，一般不做部分切取或穿刺取材，应完整切除检查。各类活检有促使恶性肿瘤扩散的潜在可能，应在术前短期内或术中施行。

8. 肿瘤分子诊断

（1）病理组织免疫组织化学检查：利用特异抗体与组织切片中的相关蛋白抗原结合，经过荧光素、过氧化物酶、金属离子等显色剂的处理，使抗原-抗体结合物显现出来。具有特异性强、敏感性高、定位准确、形态与功能相结合等优点，对提高肿瘤诊断准确率、判别组织来源、发现微小癌灶、正确分期及恶性程度判断等有重要意义。

（2）病理组织的基因检查：利用目前的基因测序技术对病理组织中的相关基因进行直接测序以了解其突变的情况并指导临床相关治疗。随着病理分类标准的进一步发展，目前该技术的重要性越来越受到认可。

（3）液体活检：由于临床上肿瘤标本的获取较为困难，目前将从各种体液中获得肿瘤分子诊断的手段统称为液体活检。液体活检具有创伤小、可重复进行的优点。对一些在治疗中易发生的耐药基因突变具有特别的优势。但目前液体活检的方法还在不断改进中，尚无法完全替代传统的病理组织活检。

七、治　疗

良性肿瘤及交界性肿瘤以手术切除为主。交界性肿瘤必须彻底切除，否则极易复发或恶性变。恶性肿瘤主要有外科治疗、化学治疗、放射治疗、靶向治疗、免疫治疗及中医药治疗等。具体治疗方案应经多科医师参与的多学科协作诊疗模式（multidisciplinary team, MDT）讨论，结合肿瘤性质、分期和患者全身状态而选择决定。

（一）手术治疗

手术治疗是治疗肿瘤的主要手段之一，对大多数早期和较早期实体肿瘤来说手术切除肿瘤仍然是首选的治疗方法。良性肿瘤经完整切除后，可获得治愈。即使恶性实体瘤，只要癌细胞尚未扩散，手术治疗仍有较大的治愈机会。按其应用目的可以分为根治性手术、姑息性手术等。

1. 根治性手术　指手术切除了全部肿瘤组织及肿瘤可能累及的周围组织和区域淋巴结，以求达到彻底治愈的目的。广义的根治性手术包括瘤切除术、广泛切除术、根治术和扩大根治术等。

2. 姑息性手术　目的是缓解症状、减轻痛苦、改善生存质量、延长生存期、减少和防止并发症。如晚期胃癌行姑息性胃大部切除术，以解除胃癌出血。直肠癌梗阻行乙状结肠造口术。卵巢切除治疗绝经前晚期乳腺癌或复发病例，尤其是雌激素受体阳性者。

实施肿瘤外科手术除遵循外科学一般原则外，还应遵循肿瘤外科的基本原则。其基本思想是防止术中肿瘤细胞的脱落种植和血行转移。①不切割原则：手术中不直接切割癌肿组织，由四周向中央解剖，一切操作均应在远离癌肿的正常组织中进行。②整块切除（en-bloc resection）原则：将原发病灶和所属区域淋巴结做连续性的整块切除，而不应将其分别切除。③不接触（no-touch）原则：目的是防止手术操作过程中肿瘤细胞的种植和转移。其主要内容为手术中的任何操作均不接触肿瘤本身，包括局部的转移病灶。

（二）化学治疗

化学治疗（chemotherapy）简称化疗，近来发展迅速，已成为肿瘤的主要治疗手段之一。

1. 肿瘤化疗适应证　根据化疗疗效的不同，其临床应用范围有下述几种：

（1）首选化疗的恶性肿瘤：目前一些肿瘤单独应用化疗已可能治愈，这些肿瘤有恶性滋养细胞肿瘤（绒癌、恶性葡萄胎）、睾丸精原细胞瘤、Burkitt 淋巴瘤、大细胞淋巴瘤、中枢神经系统淋巴瘤、小细胞肺癌、急性淋巴细胞白血病、胚胎性横纹肌肉瘤等。

（2）可获长期缓解的肿瘤：应用化疗可使一些肿瘤缓解或使肿瘤缩小，或可使手术范围缩小以尽可能多地保留器官功能，如颗粒细胞白血病、部分霍奇金淋巴瘤、肾母细胞瘤、乳腺癌、肛管癌、膀胱癌、喉癌、骨肉瘤及软组织肉瘤等。

（3）化疗配合其他治疗有一定作用的肿瘤：一些肿瘤在手术或放疗后应用化疗可进一步提高疗效，如胃肠道癌、鼻咽癌、宫颈癌、前列腺癌、非小细胞肺癌等。

2. 抗肿瘤药物　肿瘤细胞增殖周期大致可分为以下 4 个时期。①G_1 期：脱氧核糖核酸（DNA）合成前期。此期主要合成 RNA 及蛋白质等，是为向下期过渡做准备。②S 期：DNA 合成期。是进行 DNA 复制的时期，此期之末 DNA 含量增加一倍，也合成少量的 RNA 及蛋白质。抗代谢类化疗药物对此期有特异作用，可以干扰 DNA 的合成。其中羟基脲、阿糖胞苷的特异性较高。甲氨蝶呤、巯嘌呤、氟尿嘧啶亦属此类。③G_2 期：DNA 合成后期。此期 DNA 合成结束，正进入分裂的准备阶段，仅合成少量的 RNA 及蛋白质。④M 期：有丝分裂期。又分前、中、后、末四个时期。经过此期后，每个细胞即分化为两个细胞。此期生物活性最低，DNA 与 RNA 合成均停止，仅有微量蛋白质合成。另外尚有处于休眠状态的非增殖细胞（G_0 期）。

（1）常用抗肿瘤药物分类

1）细胞毒素类药物：烷化剂类药物的氮芥基团可作用于 DNA、RNA、酶和蛋白质，导致细胞死亡。如环磷酰胺、氮芥、卡莫司汀（卡氮芥）、白消安、洛莫司汀（环己亚硝脲）等。

2）抗代谢类药：此类药物对核酸代谢物与酶的结合反应有相互竞争作用，影响与阻断了核酸的合成。如氟尿嘧啶、替加氟（呋喃氟尿嘧啶）、甲氨蝶呤、巯嘌呤、阿糖胞苷等。

3）抗生素类：有抗肿瘤作用的抗生素如放线菌素 D（更生霉素）、丝裂霉素、阿霉素、平阳霉素、博来霉素等。

4）生物碱类：长春碱类主要干扰细胞内纺锤体的形成，使细胞停留在有丝分裂中期。其他还有羟喜树碱、紫杉醇及鬼臼毒素类依托泊苷（VP-16）、替尼泊苷（VM-26）等。

5）激素和抗激素类：能改变内环境进而影响肿瘤生长，有的能增强机体对肿瘤侵害的抵抗力。常用的有他莫昔芬（三苯氧胺）、托瑞米芬、氟他胺、己烯雌酚、黄体酮、丙酸睾酮、甲状腺素、泼尼松等。

6）其他：不属于以上诸类如丙卡巴肼、羟基脲、L-门冬酰胺酶、铂类、抗癌锑、达卡巴嗪等。

7）分子靶向药物：除了上述 6 类根据化学特性来分类的化疗药物外，近年出现了一些以肿瘤相关的特异分子为靶点而尚未明确归类的药物。它们在化学特性上可以是单克隆抗体和小分子化合物。其作用靶点可以是细胞受体、信号转导和抗血管生成等。单抗类常用的有曲妥珠单抗、利妥昔单抗、西妥昔单抗和贝伐珠单抗等。小分子化合物大多为各种磷酸激酶的抑制剂，目前常用的有伊马替尼、吉非替尼等。

（2）根据药物对细胞增殖周期的不同作用分类

抗肿瘤药物对各时期的肿瘤细胞有不同敏感度，根据药物对细胞增殖周期的不同作用分类如下：

1）细胞周期非特异性药物：该类药物对增殖或非增殖细胞均有作用，如氮芥类及抗生素类。

2）细胞周期特异性药物：作用于细胞增殖的整个或大部分周期时相者，如氟尿嘧啶等抗代谢类药物。

3）细胞周期时相特异药物：药物选择性作用于某一时相，如阿糖胞苷、羟基脲抑制 S 期，长春新碱对 M 期有抑制作用。

3. 化疗方式　其临床应用主要包括诱导化疗（induction chemotherapy）、辅助化疗（adjuvant chemotherapy）和新辅助化疗（neoadjuvant chemotherapy）、转化化疗（conversion chemotherapy）。

（1）诱导化疗：用于化疗可治愈的肿瘤或晚期播散的姑息治疗。在晚期肿瘤的姑息治疗时，为了减轻联合化疗方案的毒副作用，有时在前期联合化疗取得一定疗效或肿瘤稳定后，只保留联合化疗方案中毒性较低的个别药物继续治疗，等到肿瘤正常进展后再应用联合化疗方案的方法被称为维持治疗（maintenance treatment）。

（2）辅助化疗和新辅助化疗：辅助化疗常用于肿瘤经有效的局部治疗后，如在癌根治术后或治愈性放疗后，目的是清除可能残留的远处微小癌灶，以提高局部治疗效果。新辅助化疗针对的是尚可根治切除肿瘤病灶但直接进行手术治疗后复发风险较大的患者，其目的在于减少术后复发或肿瘤降期。临床应用中发现有些患者肿瘤降期后，能达到缩小手术范围以保留更多器官组织的效果。新辅助化疗一般也有固定疗程，但在实行过程中需要检测病灶对治疗的反应，以便及时调整方案。除化疗外，放射治疗也被应用于辅助或新辅助治疗。

（3）转化化疗：是针对临床判断无法切除或仅勉强可切除但会带来较严重器官毁损的实体瘤，试图通过术前治疗争取使肿瘤退缩以能达到根治切除或尽可能保留较多人体器官组织的疗法。转化治疗要求达到肿瘤降期，其方案常选用诱导化疗中肿瘤反应率最高的方案，以试图在较短的疗程中获得较高的转化切除率。除化疗外，放射治疗也被应用于转化治疗。

4. 给药方式　抗癌药的用法一般是静脉滴注和注射，全身用药还包括口服治疗和肌内注射。为了增高药物在肿瘤局部的浓度，有时可采用肿瘤内注射、腔内注射、局部涂抹、动脉内注入或者局部灌注的给药方法。静脉给药的剂量与时间可有不同方法。联合用药为应用不同作用类别的药物以提高疗效，减轻不良反应，可同时投药或序贯给药。

5. 化疗不良反应　因为抗癌治疗对正常细胞也有一定的影响，尤其是生长增殖的正常细胞，所以用药后可能出现各种不良反应。常见的有：①白细胞、血小板减少；②消化道反应，如恶心、呕吐、腹泻、口腔溃疡等；③毛发脱落；④免疫功能降低，容易并发细菌和真菌感染。

（三）放射疗法

放射疗法是利用各种放射性物质如 X 线、γ 射线或高速电子、中子、质子照射肿瘤，使其生长受到抑制而死亡。分化越低的癌细胞对放射线越敏感，疗效越好，用于不宜手术的癌肿，或于手术前后配合使用，以提高疗效。

放疗方法：①外照射：常用的有深部 X 线、^{60}Co，用于治疗深部恶性肿瘤，如鼻咽癌、食管癌等，中浅层 X 线治疗常用于治疗皮肤癌及皮肤毛细血管瘤等。随着计算机导航技术的发展，立体定向放射外科和适形放射治疗等技术在临床上运用越来越广泛，其目的就是将高照射剂量精准定位于肿瘤，减少肿瘤周边正常组织承受的放射剂量，从而提高放射效率，减轻患者放射反应。②腔内照射：常用的有镭、^{60}Co，放于体腔内肿瘤的表面，例如宫颈癌、阴道癌、鼻咽癌等。③组织内插入：将镭或 ^{60}Co 针插入肿瘤组织内治疗，如用于舌癌早期。

根据对放射线的敏感程度，可将肿瘤分为 3 类：①对放射线敏感的肿瘤，如造血系统肿瘤、性腺肿瘤、淋巴肉瘤、霍奇金病、多发性骨髓瘤、精原细胞瘤、卵巢无性细胞瘤等。②对放射线中度敏感的肿瘤，如鼻咽癌、宫颈癌、乳腺癌、皮肤癌、食管癌、肺癌等。③对放射线低敏感的肿瘤，如胃癌、大肠癌、软组织肉瘤、黑色素瘤等。

放射线治疗可产生放射反应，如食欲不振、恶心、白细胞和血小板减少。并可引起局部组织炎症反应和脱皮等。

（四）其他治疗

1. 免疫治疗　通过调动人体免疫力，达到治疗肿瘤目的的治疗方法。肿瘤相关抗原的存在和细胞免疫学的发展为肿瘤免疫治疗打下了基础。免疫疗法有下列 3 种：

（1）非特异性刺激免疫疗法：将卡介苗、麻疹疫苗或百日咳疫苗注射于肿瘤患者，对人体的免疫系统进行非特异性刺激。

（2）特异性刺激免疫疗法：可在同一类型的肿瘤患者中做血型配对，进行交叉移植肿瘤，然后再交叉输入白细胞和血浆；或用自身的肿瘤组织经过处理后，再注入患者本身。

（3）补充宿主免疫能力：输入经组织培养及处理的自身淋巴细胞或相容性符合的异体淋巴细胞。

2. 生物疗法 从操作模式来分，主要包括细胞治疗和非细胞治疗（包括抗体、多肽或蛋白质疫苗、基因疫苗、体内基因治疗等）。

3. 靶向治疗 近年出现了一些以肿瘤相关的特异分子作为靶点而尚未明确归类的药物。包括单克隆抗体和小分子化合物。单克隆抗体类常用的有曲妥珠单抗、利妥昔单抗、西妥昔单抗和贝伐珠单抗等。小分子化合物大多为各种磷酸激酶的抑制剂，目前常用的有伊马替尼、吉非替尼等。治疗作用特点是选择性较强，副作用较轻。

4. 内镜治疗 内镜下的肿瘤切除，如膀胱镜下膀胱癌切除、内镜下消化道肿瘤切除。

5. 射频消融 多用于肝脏肿瘤，在原发性肝癌章节具体介绍。

6. 介入治疗 在肝癌、肺癌的治疗中应用较多，在经介入治疗后如果肿瘤缩小，也可采取手术切除，或多次反复治疗使肿瘤得以控制或缓解。

（五）中医药治疗

中医学与西医学各具优势，均已成为恶性肿瘤综合疗法的有效手段之一。中医学认为肿瘤属于癥瘕包块，与血、瘀、痰关系密切。其治疗方法有活血化瘀法、软坚散结法、化痰祛湿法、扶正固本法、清热解毒法、疏肝理气法、通经活络法、以毒攻毒法等，其中对扶正固本法、活血化瘀法的研究较深入，临床实践证明这两大法则对肿瘤有多方面的治疗调节作用。

八、肿瘤的预防和随访

1）肿瘤预防和随访在实际工作中的作用越来越重要。

2）国际抗癌联盟提出了恶性肿瘤的三级预防概念：一级预防是病因预防，消除或者减少可能致癌的因素，减少癌症的发病率。二级预防旨在早期发现、早期诊断、早期治疗恶性肿瘤，降低癌症的死亡率。三级预防是对症支持治疗，可改善生存质量或者延长生存时间。

3）肿瘤患者应终身随访，定期对患者进行复查，应该明确随访目的、随访制度、复查内容。

A. 随访目的：①早期发现有无复发或转移病灶。②研究、评价、比较各种恶性肿瘤治疗方法的疗效，提供改进综合治疗的依据，以进一步提高疗效。③随访对肿瘤患者有心理治疗和支持的作用。

B. 随访制度：在恶性肿瘤治疗后最初2年内，每3个月至少随访1次，以后每半年复查1次，超过5年后每年复查1次（终身）。

C. 复查内容：视不同的肿瘤而有所不同，主要包括：①肿瘤切除后有无局部和区域淋巴结复发情况；②肿瘤有无全身转移情况；③肿瘤相关的标志物、激素和生化指标检查；④机体免疫功能测定。

思维导图

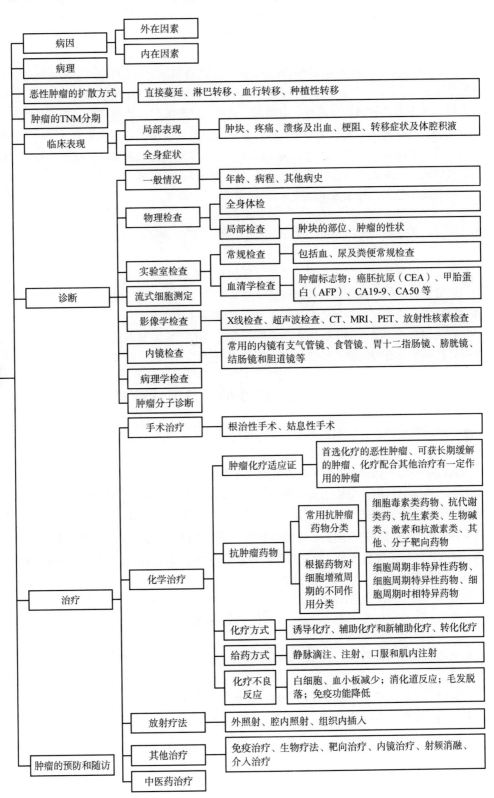

第二节 常见体表肿物

一、脂 肪 瘤

脂肪瘤是由分化良好的脂肪组织增生所形成的良性肿瘤。中间有纤维组织间隔形成分叶状,外有一层薄的结缔组织包膜,可发生于任何部位,但以皮下组织处多见。可以单发或多发,好发于肩、背、臀部。

位于皮下的脂肪瘤大小不等,呈圆形、扁圆形或分叶状,边界清楚,基部较宽泛,质软,有假性波动感,与周围组织无粘连,基底部可移动,但活动度不大。一般无自觉症状,发展缓慢,极少恶变。另一种脂肪瘤常见于四肢、胸腹部皮下,为多发性圆形或椭圆形结节,较小,质地略硬,界清,有触痛,临床表现为脂肪沉积性斑块,称为痛性脂肪瘤或多发性脂肪瘤。

一般无须处理,较大者可以手术切除。

二、纤 维 瘤

纤维瘤由纤维结缔组织构成,可见于任何年龄和任何部位。

可分为软、硬两种。软者又称皮赘,通常有蒂,大小不等,柔软无弹性,多见于面、颈及胸背部;硬纤维瘤也称韧带样瘤,是一种少见的肌腱膜过度增生。

宜早期手术切除。由于临床上与早期低度恶性的纤维肉瘤不易鉴别,故手术后需做病理检查。腹壁硬性纤维瘤有浸润性且易恶性变,应早期进行广泛切除。

三、良性神经鞘源性肿瘤

良性神经鞘源性肿瘤包括神经鞘瘤与神经纤维瘤。前者由鞘细胞组成,后者为特殊软纤维,具有折光的神经纤维细胞并伴有少量神经索。

神经鞘瘤位于体表者,可见于四肢神经干的分布部位,分为中央型和边缘型。中央型源于神经干中央,肿瘤呈梭形,包膜即为神经纤维,手术不慎易切断神经,应沿神经纵行方向切开,包膜内剥离出肿瘤。边缘型源于神经边缘,神经索沿肿瘤侧面而行,易手术摘除。

神经纤维瘤可夹杂有脂肪、毛细血管等,为多发性,且常对称,大多无症状,但也可伴明显疼痛,皮肤常伴咖啡样色素斑,肿块可如乳房状悬垂,本病可伴有智力低下,或不明原因头痛、头晕,可有家族聚集倾向。

四、皮脂腺囊肿

皮脂腺囊肿又称粉瘤,因皮脂腺腺管阻塞,皮脂淤积形成,成年人较多见,好发于头面部、肩部及臀部。

囊肿可单发或多发,多呈圆形,直径多在 1~3cm,略隆起,质软,界清,表面与皮肤粘连,稍可移动,肿物中央皮肤表面可见一小孔,此为腺体导管开口处,有时可见一黑色粉样小栓,其内容物为灰白色、豆腐渣样物质,有臭味。一般无自觉症状,合并感染时局部可出现红肿、疼痛、触痛、化脓甚至破溃。

本病应手术切除。手术时须将囊肿及紧连于皮肤的导管开口一并切除,否则残留的囊壁组织可再形成囊肿。并发感染时，应先以控制感染，波动感明显者可用中药外敷拔脓，或切开引流，待炎症消退或伤口愈合后再行手术完整切除。

五、皮 样 囊 肿

皮样囊肿由胚胎期上皮残留而产生，囊壁由皮肤及其附属器所组成。囊腔内有脱落的上皮细胞、毛发、皮脂等粥样物，偶有骨及软骨。

本病为先天性囊性肿物，多在幼儿和青年期发现。好发于眼眶周围、鼻根、枕部和口底等处，圆形，位于皮下深层，单发，大多为 1~2cm 大小，质地较硬，不与皮肤粘连，但与基底组织粘连甚紧，不易推动。颅骨可因肿物长期压迫而有凹陷，严重者可破坏颅骨入颅内，X 线片可显示颅骨受压或局限性骨质缺损，缺损呈圆形或椭圆形，界限清楚，边缘骨质密度增加。皮样囊肿生长缓慢，少数有恶变可能。

宜手术切除，囊肿部位较深者可嵌入骨组织，甚至与深部重要结构相连，术中应注意避免误伤。

六、表 皮 囊 肿

表皮囊肿又称表皮样囊肿，是一种真皮内有角质的囊肿。可因先天性上皮残留或外伤（尤其是刺伤）将表皮植入皮下面形成。后者又称为植入性或外伤性表皮囊肿。

以头皮、颈、背部多见，外伤性囊肿则多见于掌、跖部。囊肿呈单个或多发，大小不等，增长缓慢，呈圆形，光滑，质较硬，有囊性感，与基底不粘连，可移动，可与表面皮肤粘连，但无皮脂腺囊肿的开口小孔。若发生于足着力点处，可有压迫性疼痛。囊肿可继发感染或恶变。

宜手术切除，切除时应包括表皮和囊肿周围的皮下组织，对可疑恶变者应做较大范围的切除，并做病理检查。

七、血 管 瘤

血管瘤是由血管组织构成的一种良性肿瘤，生长缓慢，好发于头面、颈部，其次为四肢、躯干，亦可见于口腔、深部组织及器官内。可分为 3 种不同类型。

1. 毛细血管瘤 由真皮内增生、扩张的毛细血管构成。好发于婴幼儿头、面、颈部或成人的胸腹部，年幼时有自行消退的可能，单发或多发，色鲜红或暗红，呈边缘不规则、不高出皮肤的斑片，或高出皮肤，分叶，似草莓样。大小不一，界限清楚，压之可褪色。

2. 海绵状血管瘤 由内皮细胞增生构成的血管迂曲、扩张并汇集一处而成。常见于头部、颈部，也可发生于其他部位及内脏。瘤体呈紫红或暗红色，柔软如海绵，大小不等，边界清楚，位于皮下或黏膜下组织内者可边界不清。指压柔软有波动感，偶有少数呈柔韧或坚实感，无波动和杂音。X线片可能有钙化影。

3. 蔓状血管瘤 由较粗的迂曲血管构成，在动静脉畸形的基础上发生。多发于头皮，瘤体外观常见蚯蚓状蜿蜒迂曲的血管，有压缩性和膨胀性，紫红色，有搏动、震颤及血管杂音，局部温度稍高。肿瘤周围有交通的小动脉，如将其压迫则搏动消失。血管瘤有时会突然破溃，可引起危及生命的大出血。

血管瘤的治疗以手术切除为主。婴儿和儿童的毛细血管瘤对放射线敏感，也可采用放射疗法。海绵状血管瘤可行硬化剂注射，如 5% 的鱼肝油酸钠或 40% 尿素等。表浅的小血管瘤也可选用冷冻、激光、电烙等疗法。

八、黑痣及黑色素瘤

1. 黑痣 是先天性的黑色素斑，大小不一，数目不定，生长缓慢。可见于身体各部，面、颈为好发部位，少数发生在黏膜，如口腔、阴唇等处。根据病理形态不同可分为皮内痣、交界痣和混合痣。

（1）皮内痣：痣细胞位于真皮层内。一般较局限，直径小于1cm，表面光滑，界限清楚，亦有成片或疣状者，常有毛发生长，颜色均匀较深，呈浅褐、深褐或墨黑色。一般不发生恶性变。

（2）交界痣：痣细胞集中于表皮与真皮交界处，呈淡棕、棕黑或蓝黑色的斑疹或丘疹。多见于手掌、足底、口唇及外生殖器。表面平坦或稍高出皮面，光滑，无毛发，直径 1～2cm，色素分布不均匀，有恶变倾向。

（3）混合痣：上述两型混合而成，有发生恶变的可能。其恶变征象如下：①迅速增大；②色素突然不断加深；③发生疼痛、感染、溃疡或出血；④周围出现卫星状小瘤或色素环；⑤局部淋巴结肿大。

对黑痣的治疗应采取慎重态度，如有下列情况可考虑行手术治疗：①位于手掌、足底、腰部等易受刺激或摩擦部位者。②怀疑为交界痣或有恶变征象者。③影响面容美观，切除后可改善外貌者。

非手术疗法如低温、冷冻、激光、药物烧灼等，多限于小而浅表的黑痣。

2. 黑色素瘤 是高度恶性的肿瘤，也称恶性黑色素瘤。好发部位为下肢、足部，其次为头颅、上肢、眼、指甲下面和阴唇处。主要症状为迅速长大的肿块，呈黑色或淡蓝色，向四周和深部呈浸润性生长，边界不清，可有破溃、出血、结痂，周缘有时有炎症反应，可有痒感或微痛感。病变发展迅速，早期即可出现区域淋巴结转移，晚期可经血行转移至肺、肝、骨、脑等器官。

黑色素瘤恶性度高，预后极差，一旦确诊应早期进行广泛根治性切除，包括区域淋巴结的清扫。四肢黑色素瘤有时需行截肢术。术后配合化疗、放疗和免疫疗法。对高度怀疑恶变者，应尽量避免行部分切除活检，争取一次切除，以防止肿瘤扩散。

九、淋 巴 管 瘤

淋巴管瘤是增生和扩张的淋巴管形成的一种良性肿瘤，其内部充满淋巴液，多见于小儿。发展缓慢，自行消退者极少见。可分为毛细淋巴管瘤、海绵状淋巴管瘤和囊性淋巴管瘤。

1. 毛细淋巴管瘤 又称单纯性淋巴管瘤。多发于皮肤，呈淡黄色，透明，穿刺有黏液样液体溢出，表面光滑柔软，部分有压缩性。瘤体较小且无症状者不必治疗，有症状或瘤体较大者可行手术切除。

2. 海绵状淋巴管瘤 由扩张迂曲的淋巴管组成，多发于皮肤、皮下组织、肌肉结缔组织间隙中，有压迫性。对于范围小者可用硬化剂或放射疗法，较大或影响功能者需行手术治疗。

3. 囊性淋巴管瘤 又称水瘤。为充满淋巴液的先天性囊肿，与周围淋巴管不相连，发病部位以颈部为主，可蔓延至胸部，亦可见于其他部位。生长缓慢，柔软，囊性，呈分叶状，透光试验阳性。穿刺可抽出草黄色有胆固醇结晶的液体，透明，易凝固，性状与淋巴液相同。一般无症状，较大者可有压迫气管、食管症状，偶有继发感染而呈炎症表现。可以施行手术切除，但如有囊壁残留则极易复发。

十、皮　肤　癌

皮肤癌常见的为基底细胞癌和鳞状细胞癌（简称鳞癌），多见于头面部和下肢。

1. 基底细胞癌　皮肤基底细胞癌来源于皮肤或附件基底细胞，发展缓慢，呈浸润性生长，很少有血行转移和淋巴转移。亦可同时伴色素增多，呈黑色，称色素性基底细胞癌，临床上易误诊为恶性黑色素瘤，但质较硬，表面呈蜡状；破溃者呈鼠咬状溃疡边缘。好发于头面，如鼻梁旁、眼睑等处。对放射线敏感，故可行放疗；早期也可手术切除。

2. 鳞癌　早期即可呈溃疡，常继发于慢性溃疡或慢性窦道开口，或瘢痕部的溃疡经久不愈而癌变。表面呈菜花状，边缘隆起不规则，底部不平，易出血，常伴感染致恶臭。可发生局部浸润及区域淋巴结转移。在下肢者常伴骨髓炎或骨膜炎。手术治疗为主，需行区域淋巴结清扫。对放疗亦敏感，但不易根治。在下肢者严重时伴骨髓浸润，常需截肢。

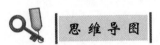

思维导图

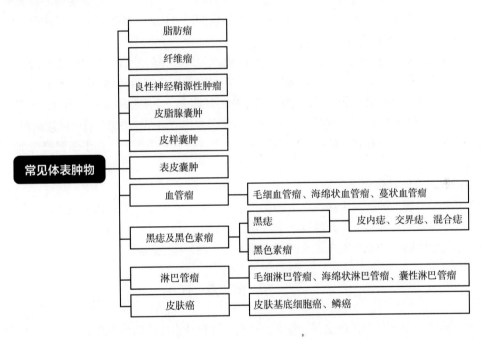

第三节　肺　癌

肺癌（lung cancer）又称原发性支气管肺癌。指的是源于支气管黏膜上皮或肺泡上皮的恶性肿瘤。近几十年来全世界肺癌的发病率明显增加，患者发病年龄大多在 40 岁以上，男女比例约为（3～5）∶1。

一、病　因

肺癌的病因至今仍未彻底明确。根据各国的大量研究，目前公认下列因素与肺癌的发病有密切关系。

1. 吸烟 长期大量吸烟及被动吸烟是肺癌的主要病因之一。

2. 职业接触 环境致癌因素与肺癌的发病率增加有关。某些金属和非金属物质,如铀、铬、镍、锡、铍、氡、砷、石棉等已被认为有致癌作用。厨房油烟是女性肺癌发病的重要原因。

3. 大气污染 肺癌的发病率和死亡率在城市及工业发达地区高于农村,这可能与大气污染和烟尘中致癌物质含量较高有关。

4. 人体内在因素 如免疫状态、代谢活动、遗传因素、肺部慢性感染等也可能对肺癌的发病有影响。

二、病　理

目前肺癌病理学分类采用的是 2015 年 WHO 修订的病理分型标准,其中较为常见的肺癌病理类型有以下几种:

1. 肺癌常见病理类型

（1）鳞癌:与吸烟关系密切,男性占多数。大多起源于较大的支气管,常为中心型肺癌。鳞癌的分化程度不一,生长速度较缓慢,病程较长,肿块较大时可以发生中心坏死,形成厚壁空洞。常先经淋巴转移,血行转移发生相对较晚。

（2）腺癌:近年来发病率上升明显,已超越鳞癌成为最常见的肿瘤。发病年龄普遍低于鳞癌和小细胞肺癌,多为周围型,一般生长较慢,但有时在早期即发生血行转移,淋巴转移相对较晚。

（3）小细胞癌:与吸烟关系密切。老年男性、中心型多见。小细胞癌为神经内分泌起源,恶性程度高,生长快,早期可出现淋巴转移和血行转移。对放射和化学治疗较敏感,但可迅速耐药,预后差。

部分肺癌患者可同时存在不同类型的癌肿组织,如腺癌和鳞癌混合,非小细胞癌与小细胞癌并存等。

2. 以肿瘤发生的部位分类

（1）中央型肺癌:肿瘤发生在段以上的支气管,亦发生在叶支气管及段支气管。

（2）周围型肺癌:肿瘤发生在段以下支气管。

（3）弥漫型肺癌:肿瘤发生在细支气管或肺泡,弥漫分布于两肺。

三、扩 散 方 式

1. 淋巴转移 是常见的扩散途径。癌细胞经支气管和肺血管周围的淋巴管,先侵入邻近的肺段或肺叶支气管周围的淋巴结,然后根据肺癌所在部位,到达肺门或气管隆凸下淋巴结,再侵入纵隔和气管旁淋巴结,最后累及锁骨上前斜角肌淋巴结。纵隔和气管旁以及颈部淋巴结转移一般发生在同侧,也可以在对侧,即所谓交叉转移。也可向腋下或上腹部主动脉旁淋巴结转移,以未分化小细胞癌多见。

2. 局部直接蔓延 癌组织沿支气管及肺泡孔向同侧附近或对侧肺直接蔓延,以肺泡细胞癌多见。也可向四周,如纵隔、心包、横膈、胸膜和肺侵犯,时常由近向远处扩散,以肺鳞癌、腺癌多见。

3. 血行转移 是肺癌的晚期表现。小细胞肺癌和腺癌的血行转移较鳞癌更常见。通常癌细胞直接侵入肺静脉,然后经左心随大循环血流而转移到全身各处器官,常见的有肝、骨骼、脑、肾上腺等。也可通过血行发生肺内转移。

4. 局部种植 常见于手术切口处或胸腔穿刺针孔处。

四、肺癌临床分期

T 指肿瘤原发灶，N 指淋巴结转移情况，M 指远处转移情况（表 12-3-1）。

表 12-3-1 2016 年第 8 版国际肺癌分期标准

分期		T	N	M
隐匿性癌		T_X	N_0	M_0
0 期		T_{is}	N_0	M_0
I 期	I A	T_1	N_0	M_0
	I B	T_{2a}	N_0	M_0
II 期	II A	T_{2b}	N_0	M_0
		T_1	N_1	M_0
	II B	T_{2a}	N_1	M_0
		T_{2b}	N_1	M_0
		T_3	N_0	M_0
III 期	III A	T_1, T_2	N_2	M_0
		T_3	N_1, N_2	M_0
	III B	T_4	N_0, N_1	M_0
		T_4	N_2	M_0
		任何 T	N_3	M_0
IV 期		任何 T	任何 N	M_1

T 分期（原发肿瘤）：

T_X：原发肿瘤大小无法测量；或痰脱落细胞、支气管冲洗液中找到癌细胞，影像学检查和支气管镜检查未发现原发肿瘤。

T_0：没有原发肿瘤的证据。

T_{is}：原位癌。

T_{1a}：原发肿瘤最大径≤1cm，局限于肺和脏胸膜内，未累及主支气管；或局限于管壁的肿瘤，不论大小。

T_{1b}：1cm＜原发肿瘤最大径≤2cm，其他同 T_{1a}。

T_{1c}：2cm＜原发肿瘤最大径≤3cm。

T_{2a}：3cm＜原发肿瘤最大径≤4cm；或具有以下任一种情况：累及主支气管但未及隆突；累及脏胸膜；伴有部分或全肺肺炎、肺不张。

T_{2b}：4cm＜肿瘤最大径≤5cm；其他同 T_{2a}。

T_3：5cm＜肿瘤最大径≤7cm，或具有以下任一种情况：累及周围组织胸壁、心包壁；原发肿瘤同一肺叶出现卫星结节。

T_4：肿瘤最大径＞7cm，或侵及心脏、食管、气管、纵隔、横膈、隆突或椎体；原发肿瘤同侧不同肺叶出现卫星结节。

N 分区（区域淋巴结）：

N_x：淋巴结转移情况无法判断。

N_0：无区域淋巴结转移。

N_1：同侧支气管或肺门淋巴结转移。

N_2：同侧纵隔和（或）隆突下淋巴结转移。

N_3：对侧纵隔和（或）对侧肺门，和（或）同侧或对侧前斜角肌或锁骨上区淋巴结转移。

M 分期（远处转移）：

M_x：无法评价有无远处转移。

M_0：无远处转移。

M_{1a}：胸膜播散（恶性胸腔积液、心包积液或胸膜结节）。

M_{1b}：单发转移灶原发肿瘤对侧肺叶出现卫星结节；有远处转移（肺/胸膜外）。

M_{1c}：多发转移灶，其余同 M_{1b}。

五、临 床 表 现

肺癌的临床表现与肿瘤的部位、大小、是否压迫或侵犯邻近器官，以及有无转移等有密切关系。

1. 早期表现

1）早期肺癌特别是周围型肺癌往往无任何症状，大多在行胸部 X 线片或胸部 CT 检查时发现。

2）随着肿瘤的进展，出现不同的症状。临床常见症状包括咳嗽、血痰、胸痛、发热、气促。其中最常见的症状为咳嗽，往往为刺激性呛咳。

3）当肿瘤增大阻塞支气管时，继发肺部感染，痰量增多，伴有脓性痰液。血痰常见于中心型肺癌，通常为痰中带血点、血丝或间断地少量咯血，大量咯血则很少见。

2. 晚期局部压迫　局部晚期肺癌压迫或侵犯邻近器官时可产生下列症状和体征：

1）压迫或侵犯膈神经，引起同侧膈肌麻痹。

2）压迫或侵犯喉返神经，引起声带麻痹，声音嘶哑。

3）压迫上腔静脉，引起上腔静脉梗阻综合征，表现为面部、颈部、上肢和上胸部静脉怒张，皮下组织水肿。

4）胸膜腔种植，可引起胸腔积液，常为血性积液，导致气促；癌肿侵犯胸膜及胸壁，还可引起持续性剧烈胸痛。

5）癌肿侵入纵隔，压迫食管，可引起吞咽困难。

6）肺上沟瘤，亦称 Pancoast 瘤（Pancoast tumor），侵入纵隔和压迫位于胸廓入口的器官或组织，如第 1 肋骨、锁骨下动脉和静脉、臂丛神经、颈交感神经等，产生剧烈胸肩背痛、上肢静脉怒张、水肿、臂痛和上肢运动障碍，也可引起同侧上眼睑下垂、瞳孔缩小、眼球内陷、面部无汗等颈交感神经综合征（Horner 综合征）。

3. 远处转移　按侵入的器官不同产生不同症状，如脑转移可引起头痛、恶心呕吐或其他的神经系统症状和体征。

4. 副瘤综合征　少数肺癌病例，由于肿瘤产生内分泌物质，临床上呈现非转移性的全身症状，如骨关节病综合征（杵状指、骨关节痛、骨膜增生等）、库欣综合征、兰伯特-伊顿（Lambert-Eaton）综合征、男性乳腺增大、多发性肌肉神经痛等。这些症状在切除肺癌后有可能会消失。

六、诊　　断

肺癌早期无典型临床症状，其临床表现与肿瘤大小、部位有关，常见的临床表现为刺激性呛咳、痰中带血等。

1. 一般情况　早期诊断具有重要意义，肺癌只有在病变早期得到诊断、治疗，才能获得较好的疗效。对 40 岁以上人员定期进行 CT 筛查或胸部 X 线检查；对中年人久咳不愈或出现血痰或 X 线检查发现肺部块影者，应考虑肺癌的可能，进一步检查并随访。

2. 影像学检查方法

（1）胸部正侧位片：是临床最基本的检查手段，可发现较典型的结节病灶，对微小病灶较难发现和甄别。

（2）CT：低剂量胸部 CT 是目前肺癌筛查最有效的手段。

1）CT 薄层扫描，分辨率高，可以显示直径更小、密度更低的病变。

2）胸部 CT 图像避免了病变与正常组织互相重叠，可发现一般 X 线检查隐藏区的病变（如肺尖、脊柱旁、心脏后、纵隔等处）。

3）CT 不但可以显示病灶的局部影像特征，还可以评估肿瘤范围（图 12-3-1）、肿瘤与邻近器官关系、淋巴结转移状况，为制定肺癌的治疗方案提供重要依据。

4）肺癌常见的 CT 征象有分叶征、毛刺征、空泡征、空气支气管征、肿瘤滋养动脉、血管切迹和集束征、胸膜凹陷或牵拉征、偏心空洞等征象（图 12-3-2）。

5）部分早期肺腺癌在 CT 中可表现为磨玻璃样病灶（ground-glass opacity，GGO）。中心型肺癌 CT 表现为肺门肿块，还可表现支气管内占位、管腔狭窄、阻塞、管壁增厚，同时伴有肺门增大，以及阻塞性肺炎或肺不张等改变（图 12-3-3）。

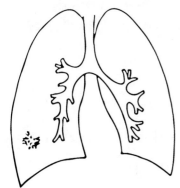
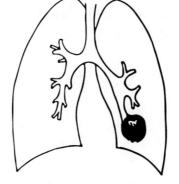
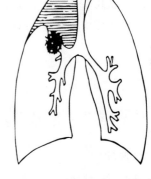

图 12-3-1 右下叶周围型肺癌 　　图 12-3-2 左下叶癌性偏心性空洞 　　图 12-3-3 右上叶中心型肺癌
（肺不张）

（3）PET：是利用正常细胞和肿瘤细胞对放射性核素标记的脱氧葡萄糖的摄取不同而显像，癌性肿瘤的糖代谢高于正常细胞，表现为局部放射性浓聚。PET 检查可用于肺结节的鉴别诊断、肺癌分期、转移灶检测、疗效评价、肿瘤复发转移监测等。

（4）MRI：并非肺癌诊断的常用检查手段，对碘过敏不能行增强 CT 扫描的患者可考虑行 MRI 检查。

（5）超声：对于肺癌分期具有重要意义，除腹部超声（主要是肝和肾上腺）外，对胸腔积液定位、锁骨上区淋巴结等也是重要的辅助检查手段。

（6）骨扫描：采用 ^{99m}Tc 标记的二膦酸盐进行骨代谢显像是肺癌骨转移筛查的重要手段。

3. 其他有助于明确病理的检查方法

（1）痰细胞学检查：肺癌脱落的癌细胞可随痰液咳出，痰细胞学检查找到癌细胞，可以明确诊断。中央型肺癌，特别是有血痰的病例，痰中找到癌细胞的机会较高。临床可疑肺癌者应连续送检痰液 3 次或 3 次以上做细胞学检查。

（2）支气管镜检查：临床怀疑的肺癌病例应常规进行支气管镜检查，其主要目的是：①观察气管和支气管中的病变，并取得病理证据（包括在直视下钳取、刷检、肺泡灌洗）；②病灶准确定位，对制定手术切除范围、方式有重要意义；③发现可能同时存在的气管内原发癌。近年新出现的自发荧光电子支气管镜技术能进一步提高对肉眼未能观察到的原位癌或隐性肺癌的诊断。

（3）支气管内超声引导针吸活检术（endobronchial ultrasound-guided transbronchial needle aspiration，EBUS-TBNA）：通过气管镜，在超声引导下，对纵隔或肺门淋巴结进行细针穿刺针吸活检，用于肺癌病理获取和淋巴结分期。与纵隔镜检查相比，它具有更加微创的优势。

（4）纵隔镜检查：全麻下经颈部或胸骨旁局部切口，直视下对气管周围、隆突下区域淋巴结做组织活检，明确有无淋巴结转移。纵隔镜取材量大，诊断准确率高，如临床需要应积极采用。

（5）胸腔镜检查：在其他检查未能取得病理诊断且临床高度怀疑肺癌时可考虑电视胸腔镜手术（video-assisted thoracic surgery，VATS），全面探查胸腔内情况，可针对性地进行活检。

（6）经胸壁针吸细胞学或组织学检查（transthoracic needle aspiration，TTNA）：对于肺外周的肿块，常规的痰细胞学或支气管镜等检查难以确诊的病例，可考虑行 TTNA。

（7）胸水检查：对于怀疑肺癌转移所致的胸水，可抽取胸水做涂片检查，寻找癌细胞。

（8）转移病灶活检：怀疑转移的体表淋巴结（如锁骨上淋巴结），或皮下结节，可切取病灶组织做病理切片检查，或穿刺取组织做涂片检查，以明确诊断。

七、鉴 别 诊 断

肺癌按发生部位、病理类型和不同分期，在临床上可以有多种表现，常需要和下列疾病鉴别。

1. 肺结核

（1）肺结核球：易与周围型肺癌混淆。肺结核球多见于青年，一般病程较长，发展缓慢。病变常位于上叶尖后段或下叶背段。X 线片上块影密度不均匀，可见到稀疏透光区和钙化点，肺内常另有散在性结节病灶。

（2）粟粒性肺结核：易与某些肺腺癌混淆。粟粒性肺结核常见于青年，常伴有发热、盗汗等全身中毒症状，抗结核药物治疗可改善症状，病灶逐渐吸收。

（3）肺门淋巴结结核：在 X 线片上表现为肺门块影，可误诊为中心型肺癌。肺门淋巴结结核多见于青少年，常有结核感染症状，很少有咯血。肺癌可以与肺结核合并存在。

2. 肺部炎症

（1）支气管肺炎：肺癌产生的阻塞性肺炎，易被误诊为支气管肺炎。支气管肺炎发病较急，发热、寒战等感染症状比较明显。X 线片上表现为边界模糊的片状或斑点状阴影，密度不均匀，且不局限于一个肺段或肺叶。经抗菌药物治疗后，症状迅速消失，肺病变吸收也较快。

（2）肺脓肿：肺癌中央部分坏死液化形成时，X 线片表现易与肺脓肿混淆。肺脓肿在急性期有明显感染症状，痰量多，呈脓性，X 线片上空洞壁较薄，内壁光滑，常有液平面，脓肿周围的肺组织或胸膜常有炎性病变。支气管造影空洞多可充盈，并常伴有支气管扩张。癌性空洞常表现为偏心，厚壁，内壁不规则。

3. 肺部其他肿瘤

（1）肺良性肿瘤：如错构瘤、纤维瘤、软骨瘤等有时需与周围型肺癌鉴别。一般肺良性肿瘤病程较长，生长缓慢，临床上大多没有症状。在 X 线片上呈现接近圆形的块影，密度均匀，可以有钙化点，轮廓整齐，多无分叶状。

（2）支气管腺瘤：是一种低度恶性的肿瘤。发病年龄比肺癌早，女性发病率较高。临床表现可以与肺癌相似，常反复咯血。X线片上的表现，有时也与肺癌相似。经支气管镜检查，诊断未能明确者宜尽早行胸腔镜或剖胸探查术。

（3）炎性假瘤：慢性非特异性炎症疾病引起的类瘤样病变，以青壮年居多，患者多无症状，X线片表现为边界清楚的结节状影，阴影近侧可伴有指向肺门的粗大肺纹理，为炎症吸收不全所致。

4. 纵隔淋巴肉瘤　易与中心型肺癌相混淆。纵隔淋巴肉瘤生长迅速、临床上常有发热和其他部位表浅淋巴结肿大。在X线片上表现为两侧气管旁和肺门淋巴结肿大，纵隔镜检查亦有助于明确诊断。对放射疗法高度敏感。

八、治　疗

肺癌的治疗方法主要有外科手术治疗、放疗、化疗、靶向治疗、免疫治疗等。

1. 治疗原则　小细胞肺癌远处转移早，除早期（$T_{1\sim2}N_0M_0$）的患者适于手术治疗外，其他应以非手术治疗为主。而非小细胞肺癌（non-small cell lung cancer，NSCLC）则依据确诊时的TNM分期治疗（表12-3-2）。

表 12-3-2　非小细胞肺癌分期治疗原则

TNM 分期	一般治疗原则
ⅠA	手术治疗
ⅠB	手术治疗+术后化疗
Ⅱ	手术治疗+术后化疗
ⅢA	多学科综合治疗；化疗、放疗+手术治疗
ⅢB	多学科综合治疗；化疗、放疗
Ⅳ	综合治疗，根据基因突变情况考虑靶向治疗，化疗或者免疫治疗

2. 手术治疗

（1）手术适应证：手术治疗的适应证是Ⅰ、Ⅱ期和部分经过选择的ⅢA期（如 $T_3N_1M_0$）的非小细胞肺癌和 $T_{1\sim2}N_0M_0$ 的小细胞肺癌。

（2）手术禁忌证：①已经明确有远处转移的。②同侧胸内重要器官侵犯的，如累及心脏及大血管。③胸外淋巴结转移或者对侧胸内转移。④严重的心肺肝肾功能障碍，全身情况差不能耐受手术。

（3）手术方式：手术原则为切除肺部肿瘤、转移淋巴结与受侵的邻近组织。

①肺叶切除：适用于病变局限于肺叶内的大多数周围型肺癌及部分中央型肺癌。要求包括标准的肺叶切除，加系统性肺门及纵隔淋巴结清扫。②全肺切除：主要适用于中央型肺癌。③袖状肺叶切除：主要适用于中央型肺癌侵及支气管开口者。近年来由于VATS的发展，以上手术均能在电视胸腔镜下完成，且创伤小，恢复快。

3. 放疗 是肺癌局部治疗手段之一。对有纵隔淋巴结转移的肺癌，全剂量放疗联合化疗是主要的治疗模式；对有远处转移的肺癌，放疗一般用于对症治疗，是姑息治疗方法。一些早期肺癌患者，因高龄或心肺等重要器官不能耐受手术者，放疗也可作为一种局部治疗手段。手术后放疗用于处理术后的切缘残留或局部晚期的病例。在各种类型的肺癌中，小细胞癌对放疗敏感性较高，鳞癌次之。晚期肺癌患者合并有阻塞性肺炎、肺不张、上腔静脉阻塞综合征或骨转移引起剧烈疼痛者以及癌肿复发的患者，也可进行姑息性放疗，以减轻症状。

4. 化疗 是一种全身疗法，常与手术、放疗、免疫、中医药等疗法综合运用，以防止肿瘤转移和复发，提高患者生存率。目前肺癌化疗的方式有新辅助化疗（术前化疗）、辅助化疗（术后化疗）和系统性化疗。肺癌的标准化疗方案是包含铂类药的两药联合方案。

5. 其他治疗

（1）免疫疗法：主要针对抑制 T 细胞的程序性死亡受体 1（PD-1）及其配体（PD-L1）通路的单克隆抗体药物，可以纠正被肺癌细胞表达的 PD-L1 分子抑制的免疫反应，从而特异性杀伤肿瘤。可使少数晚期患者获得远期生存。

（2）介入治疗：选择性支气管动脉灌注化疗药物是近年来用放射介入学方法治疗中晚期肺癌的重要疗法。

（3）靶向治疗：针对肿瘤特有的和依赖的驱动基因异常进行的治疗称为靶向治疗。它具有针对性强、对该肿瘤具有较好的疗效，且副作用轻的特点。奥希替尼是高效选择性表皮生长因子受体（EGFR）抑制剂，为目前常用的靶向药之一。

（4）中医药治疗：中医药已经成为肺癌治疗的重要组成部分。中医药在诸多方面，如稳定瘤灶，增加机体免疫功能、延长带瘤生存时间、提高生活质量、改善临床症状、减轻放化疗毒副作用等，均显示出一定的疗效和优势。中医药参与下的综合治疗模式在增强整体疗效的同时，填补了现代医学治疗的不足，并获得较多的诊治经验，产生了一些有效的单方和成药。

（5）冷冻疗法：多在手术中对不能彻底切除的癌肿进行接触冷冻治疗。

（6）热疗：利用高温消灭肿瘤细胞，或配合放疗、化疗，可以提高疗效。

（7）光敏疗法：利用激光血卟啉技术治疗中心型肺癌或者晚期患者解除气道阻塞，可达到姑息治疗的目的。

九、预后及预防

目前所有治疗肺癌的方法均不令人满意，患者预后与病理类型、TNM 分期及患者的全身情况密切相关，戒烟、良好的生活方式和定时体检是重要的预防方式，早发现、早诊断、早治疗，可降低肺癌患者的死亡率。

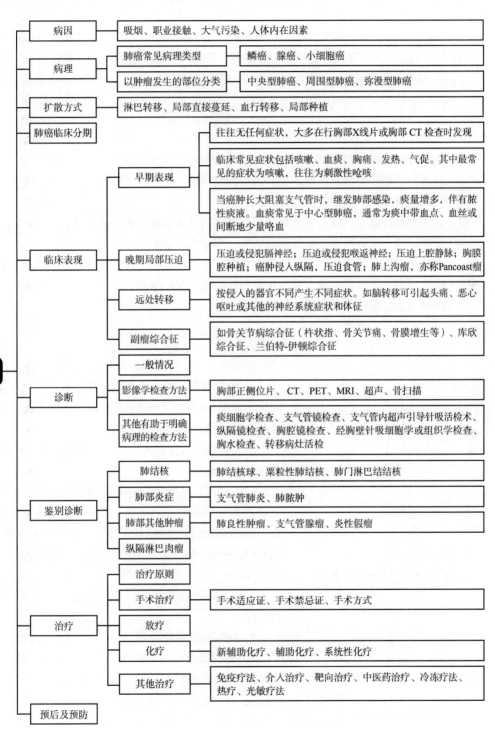

思维导图

病因 —— 吸烟、职业接触、大气污染、人体内在因素

病理
- 肺癌常见病理类型 —— 鳞癌、腺癌、小细胞癌
- 以肿瘤发生的部位分类 —— 中央型肺癌、周围型肺癌、弥漫型肺癌

扩散方式 —— 淋巴转移、局部直接蔓延、血行转移、局部种植

肺癌临床分期

临床表现
- 早期表现
  - 往往无任何症状，大多在行胸部X线片或胸部CT检查时发现
  - 临床常见症状包括咳嗽、血痰、胸痛、发热、气促。其中最常见的症状为咳嗽，往往为刺激性呛咳
  - 当癌肿长大阻塞支气管时，继发肺部感染，痰量增多，伴有脓性痰液。血痰常见于中心型肺癌，通常为痰中带血点、血丝或间断地少量咯血
- 晚期局部压迫 —— 压迫或侵犯膈神经；压迫或侵犯喉返神经；压迫上腔静脉；胸膜腔种植；癌肿侵入纵隔，压迫食管；肺上沟瘤，亦称Pancoast瘤
- 远处转移 —— 按侵入的器官不同产生不同症状。如脑转移可引起头痛、恶心呕吐或其他的神经系统症状和体征
- 副瘤综合征 —— 如骨关节病综合征（杵状指、骨关节痛、骨膜增生等）、库欣综合征、兰伯特-伊顿综合征

诊断
- 一般情况
- 影像学检查方法 —— 胸部正侧位片、CT、PET、MRI、超声、骨扫描
- 其他有助于明确病理的检查方法 —— 痰细胞学检查、支气管镜检查、支气管内超声引导针吸活检术、纵隔镜检查、胸腔镜检查、经胸壁针吸细胞学或组织学检查、胸水检查、转移病灶活检

鉴别诊断
- 肺结核 —— 肺结核球、粟粒性肺结核、肺门淋巴结结核
- 肺部炎症 —— 支气管肺炎、肺脓肿
- 肺部其他肿瘤 —— 肺良性肿瘤、支气管腺瘤、炎性假瘤
- 纵隔淋巴肉瘤

治疗
- 治疗原则
- 手术治疗 —— 手术适应证、手术禁忌证、手术方式
- 放疗
- 化疗 —— 新辅助化疗、辅助化疗、系统性化疗
- 其他治疗 —— 免疫疗法、介入治疗、靶向治疗、中医药治疗、冷冻疗法、热疗、光敏疗法

预后及预防

肺癌

第四节 食 管 癌

食管癌（esophageal cancer）是常见的消化道恶性肿瘤之一，目前被列为全球第八大癌症，每年新发食管癌病例约 180 万例。我国食管癌的发病率和死亡率居世界第一。食管癌好发于 40 岁以上者，以 60～64 岁发病率最高，男性多于女性。在我国河南、河北、山西三省交界地区发病率最高。

一、病 因

食管癌发病的确切病因尚未明确，但与下列因素有关：

1）摄入含亚硝胺类化合物及被霉菌污染的食物。

2）缺乏微量元素：如钼、硒、锌、铁、氟等。

3）物理因素及饮食习惯：喜食热、粗、硬食物及进食过快者发病率高。

4）遗传因素：少数患者有家庭倾向病史，有遗传易感因素。

5）食管慢性炎症的刺激：如反流性食管炎、食管裂孔疝、食管憩室、贲门失弛缓症等。

6）环境因素：环境污染重、碱性土壤和丘陵地区发病率高。

7）性别因素：男性多于女性，比例约为 2∶1。

二、病 理

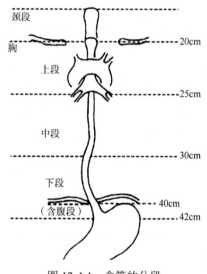

图 12-4-1 食管的分段

1. 食管分段 临床上采用美国癌症联合会（AJCC）和国际抗癌联盟（UICC）食管分段标准（第 8 版）：以原发肿瘤中心所在部位进行判定（图 12-4-1）：

（1）颈段：自食管入口（环状软骨水平）至胸骨切迹，距门齿约 20cm。

（2）胸段：从胸骨切迹至食管裂孔上缘，长度约 20cm，又被分为上、中、下三段。胸上段从胸骨切迹至奇静脉弓下缘，距门齿约 25cm；胸中段从奇静脉弓下缘至下肺静脉下缘，距门齿约 30cm；胸下段从下肺静脉下缘至食管裂孔上缘，距门齿约 40cm。

（3）腹段：为食管裂孔上缘至胃食管交界处，距门齿约 42cm。

2. 发病部位病理特点

1）食管癌可以发生在食管的各个部分，但食管中段癌占半数以上，次之为下段食管和贲门，约占 1/3，上段则较少见。

2）从组织学看，食管癌大多为鳞癌，占 80% 以上，腺癌少见。

3）胃食管交界部癌可向上延伸累及食管下段，肿瘤中心距离胃食管交界≤2cm 则按食管癌进行分期，如距离＞2cm 则按胃癌进行分期。

4）食管癌的细胞分化程度一般较好，但也有少数为未分化癌，恶性程度高。

5）癌变早期：病变局限于黏膜或黏膜下层，未侵犯肌层，亦未转移到淋巴结，病变部位黏膜较粗糙，呈颗粒状或乳头状隆起，黏膜表面亦可呈现轻度糜烂、斑块，少见肿块。

6）癌变中、晚期：癌肿持续发展，逐渐累及食管全周形成环状狭窄，并沿食管壁向上、下端扩展。同时，癌肿突入食管腔内造成不同程度的梗阻，还可穿透食管壁，侵入纵隔或心包。

3. 病理形态分型 按病理形态，临床上食管癌可分为 4 型：

（1）髓质型：癌肿广泛侵及食管各层及全周，食管呈管状肥厚，向腔内外扩展，使癌瘤的上下端边缘呈坡状隆起。切面灰白色，呈致密的实体肿块。

（2）缩窄型：又称硬化型，癌肿环形生长，造成管腔狭窄，常较早出现食管阻塞。

（3）蕈伞型：瘤体呈卵圆形扁平肿块状，向腔内呈蘑菇样突起。

（4）溃疡型：瘤体的黏膜面呈深陷而边缘清楚的溃疡。溃疡的大小和外形不一，深入肌层，阻塞程度较轻。

三、扩 散 方 式

1. 直接浸润 癌肿最先向黏膜下层扩散，继而向上、下及全层浸润，很易穿透疏松的外膜侵入邻近器官。

2. 淋巴转移 是最主要的转移途径。上段食管癌常转移至锁骨上淋巴结及颈部淋巴结。中、下段食管癌常转移至气管旁淋巴结、贲门淋巴结及胃左动脉旁淋巴结。但各段均可向上端或下端转移。另外，食管黏膜及黏膜下层有丰富的淋巴管相互交通，癌细胞可沿淋巴管向上、下扩散。肿瘤的显微扩散范围大于肉眼所见，故手术应切除足够长度，以免残留。

3. 血行转移 食管癌血行转移发生较晚，常见转移部位是肝、肺、骨、肾等。

四、食管癌临床分期

国际抗癌联盟和美国癌症联合会 2017 年共同发布了最新食管癌和胃食管交界癌 TNM 分期法，分期的依据主要是肿瘤浸润深度、淋巴结以及远处转移情况。

根据 TNM 的不同组合可将食管鳞癌划分为 0～Ⅳ临床病理分期（表 12-4-1）；将食管腺癌/食管胃交界部腺癌划分为 0～Ⅳ临床病理分期（表 12-4-2）。

表 12-4-1 食管鳞癌临床 TNM 分期

分期	TNM
0	T_{is}（HGD）$N_0 M_0$
Ⅰ	$T_1 N_{0\sim1} M_0$
Ⅱ	$T_2 N_{0\sim1} M_0$
	$T_3 N_0 M_0$
Ⅲ	$T_3 N_1 M_0$
	$T_{1\sim3} N_2 M_0$
ⅣA	$T_4 N_{0\sim2} M_0$
	任何 T $N_3 M_0$
ⅣB	任何 T 任何 N M_1

表 12-4-2　食管腺癌/食管胃交界部腺癌临床 TNM 分期

分期	TNM
0	T_{is}（HGD）$N_0 M_0$
I	$T_1 N_0 M_0$
IIA	$T_1 N_1 M_0$
IIB	$T_2 N_0 M_0$
III	$T_2 N_1 M_0$
	$T_3 N_{0\sim1} M_0$
	$T_{4a} N_{0\sim1} M_0$
IVA	$T_{1\sim4a} N_2 M_0$
	$T_{4b} N_{0\sim2} M_0$
	任何 T $N_3 M_0$
IVB	任何 T 任何 N M_1

T 代表原发肿瘤浸润食管的深度：

T_X：原发肿瘤不能评价。

T_0：没有原发肿瘤的证据。

T_{is}：高级别上皮内瘤变/异型增生。

T_1：肿瘤侵及黏膜固有层、黏膜肌层或黏膜下层。

T_{1a}：肿瘤侵及黏膜固有层或黏膜肌层。

T_{1b}：肿瘤侵及黏膜下层。

T_2：肿瘤侵及固有肌层。

T_3：肿瘤侵及食管纤维膜。

T_4：肿瘤侵及邻近结构。

T_{4a}：肿瘤侵及胸膜、心包、奇静脉、膈肌或腹膜。

T_{4b}：肿瘤侵及其他邻近结构，如主动脉、椎体或气道。

N 表示区域淋巴结的转移情况：

N_X：区域淋巴结不能评价。

N_0：无区域淋巴结转移。

N_1：1～2 个区域淋巴结转移。

N_2：3～6 个区域淋巴结转移。

N_3：≥7 个区域淋巴结转移。

M 代表肿瘤远处转移的情况：

M_0：无远处转移。

M_1：有远处转移。

鳞癌 G 分期：

G_x 分化程度不能确定。

G_1 高分化癌，有明显的角化珠结构及较少量的非角化基底样细胞成分，肿瘤细胞呈片状分布，有丝分裂少。

G_2 中分化癌，呈现出各种不同的组织学表现，从角化不全到角化程度很低再到角化珠基本不可见。

G_3 低分化癌，主要由基底样细胞组成的大小不一的巢状结构，内有大量中心性坏死；由片状或铺路石样肿瘤细胞组成的巢状结构，其中偶见少量的角化不全细胞或角化的细胞。

五、临床表现

1. 症状

（1）早期症状：①疼痛：食管癌的早期症状往往不明显，最常见的早期症状有胸骨后疼痛，吞咽时明显，疼痛呈烧灼样或刺痛。②哽噎及异物感：进食时哽噎感及食物通过缓慢，并有停滞感或异物感。哽噎停滞感常通过吞咽汤水后缓解、消失。症状时轻时重，进展缓慢。另外有咽部异物感，这可能是由癌引起反射性痉挛，阻碍唾液下咽所致。

（2）典型症状：①吞咽困难：食管癌的典型症状为进行性吞咽困难。初始进食硬质食物难于下咽，需饮用汤水送下，继则不能吞咽软食，逐步改为半流质、流质饮食。最后流质甚至唾液亦不能下咽。有时由于梗阻致炎症水肿减轻或肿瘤组织坏死脱落，食管梗阻症状可暂时减轻。②营养不良：由于进食困难，食量不足，患者常呈现消瘦、脱水、虚弱乏力、营养不良、贫血等症状。

（3）晚期症状：晚期患者极度消瘦、衰竭，呈现恶病质。①肿瘤转移症状：癌肿直接侵犯邻近器官组织或发生淋巴、血行转移。有时可在锁骨上区触及肿大的转移淋巴结；肝脏转移时可有多发结节性肿块；骨转移时转移部位有刺痛；有时皮肤可出现转移结节。②肿瘤局部浸润症状：病变穿透支气管或气管则形成食管气管瘘，出现进食呛咳、肺炎及脓胸等。癌肿侵犯喉返神经，可出现声音嘶哑，多发生在左侧；侵犯膈神经时引起膈肌麻痹；压迫颈交感神经节可产生 Horner 综合征。

2. 体征

早期临床检查无明显体征，当中晚期时可出现左锁骨肿大淋巴结、肝脏肿块以及腹水、胸水等远处转移征象。

六、诊　断

早期诊断对治疗食管癌非常重要。有条件时应对高发地区开展群众性普查。年龄超过 40 岁，一旦出现进食不畅、轻度梗噎感，应做进一步检查。

1. 影像学检查

（1）食管气钡双重造影：对诊断食管癌非常重要。早期可见到以下表现：①食管黏膜皱襞紊乱、粗糙，可有中断现象；②小的充盈缺损呈结节状；③食管壁僵硬，蠕动中断；④小龛影。中晚期食管癌患者则可见明显的不规则或蕈伞状充盈缺损，管腔狭窄和梗阻，梗阻部位上端食管可扩张。

（2）CT：能显示食管的浸润层次、向外扩展深度及有无纵隔淋巴结或腹内脏器转移等，对判断能否手术切除提供帮助。

（3）PET：多用于对食管癌进行分期，对淋巴结性质做出判断，有助于手术方案的选择及指导术中淋巴结清扫，同时对判断术后疗效和选择放疗方案有较大价值。

2. 内镜检查

（1）纤维胃镜检查：对于临床上怀疑食管癌的患者，应尽早做胃镜检查，可直接窥见病灶，明确病变部位、形态和范围，并可采取活组织供病理切片检查，判定肿瘤的组织学类型和癌细胞的分化程度。

（2）超声内镜检查（EUS）：可判断肿瘤侵犯深度、食管周围组织及结构有无受累，以及局部淋巴结转移情况。进行术前 T 分期及 N 分期。

3. 其他检查

食管拉网脱落细胞学检查：我国创用的带网气囊食管脱落细胞检查，是将带网的气囊吞入胃内，再给气囊注入一定量的气体，然后把网囊分段拉出体外，行拉出物细胞学检查。这是一种简便易行的诊断方法，早期病变阳性率可达 90%～95%。

七、鉴别诊断

食管癌应与其他吞咽障碍的疾病相鉴别：

1. 贲门失弛缓症　患者一般年龄较轻，病程长，症状时轻时重；食管吞钡造影检查示食管下端呈光滑的鸟嘴状狭窄；食管动力学测定有助于诊断。

2. 食管良性狭窄　多有强酸、强碱等化学灼伤史，食管吞钡造影检查示不规则细线状狭窄，狭窄范围较广泛，边缘较光滑。

3. 食管良性肿瘤　常见平滑肌瘤，此病发病者较年轻，病程较长，食管吞钡造影检查示食管黏膜光滑完整，食管腔外压迫表现为圆形、卵圆形边缘光滑的充盈缺损。

4. 食管炎　有类似早期食管癌的刺痛和灼痛，但无明显的进行性加重，食管吞钡造影检查无黏膜皱襞紊乱断裂，狭窄部分可扩张。鉴别困难者应行纤维胃镜检查。

八、治　　疗

食管癌的治疗原则是多学科综合治疗，即包括内镜下治疗、手术治疗、放疗、化疗和中医药治疗等。

1. 内镜治疗　早期食管癌及癌前病变可以采用内镜下治疗，包括内镜黏膜切除术（endoscopic mucosal resection，EMR）、内镜黏膜下剥离术（endoscopic submucosal dissection，ESD）、射频消融、冷冻治疗等，但应严格掌握手术适应证。

2. 手术治疗　外科手术仍是治疗食管癌的首选方法，但必须结合患者的全身情况、病变部位与范围及有无转移等情况，术前应进行精确的 TNM 分期，选择适当的手术方式。目前以胸（腹）腔镜为代表的微创技术广泛应用于食管癌外科。

（1）手术适应证：①全身情况良好，各主要脏器功能可以耐受手术。②Ⅰ、Ⅱ期和部分Ⅲ期食管癌（$T_3N_1M_0$ 和部分 $T_4N_1M_0$）。③放疗后复发，无远处转移。④对较长的鳞癌估计切除可能性不大而患者全身情况良好者，可先采用术前放化疗，待瘤体缩小后再评估有无手术指征。

（2）手术禁忌证：①恶病质患者。②有严重心、肺功能不全，不能耐受手术者。③肿瘤外侵，有侵入邻近脏器征象和远处转移者。

（3）手术切除可能性评估：①病变越早，切除率越高。②髓质型及蕈伞型切除率较缩窄型、溃疡型高。③下段食管癌切除率高，中段次之，上段较低。④病变周围有软组织块影较无软组织块影者切除率低。⑤食管轴有改变者较无改变者低。

（4）手术方法：包括传统开放手术或联合胸（腹）腔镜手术，根据病变的部位及患者的具体情况决定术式。食管癌切除术的手术途径根据癌肿部位及范围决定，常用的手术入路包括单纯左胸切口、右胸和腹部两切口、颈-胸-腹三切口、胸腹联合切口等不同术式。目前临床常用经右胸的两切口或三切口入路，因其更符合肿瘤学原则。

1）根治性食管癌切除：手术方式是肿瘤完全性切除（切除的长度应在距癌瘤上、下缘 5cm），消化道重建和胸、腹两野或颈、胸、腹三野淋巴结清扫。

消化道重建的部位也因为食管癌的位置而有所不同，食管下段癌的吻合口部位通常在主动脉弓上，而食管中段或上段癌则吻合口多选择颈部（图 12-4-2）。消化道重建中最常用的食管替代物是胃，也可根据患者个体情况选择结肠和空肠（图 12-4-3）。

2）姑息性手术：已属晚期的食管癌不能施行根治性手术并有高度梗阻患者，可行胃造口手术或食管腔内置管术。

3）非开胸食管内翻剥脱术：对于早期食管癌，全身情况差或心肺功能不全而不能耐受开胸术的患者，可分别经颈、腹部切口用剥脱器行食管内翻剥脱术，于颈部施行食管胃吻合。

（5）术后并发症：发生率为 6%～20%，常见的术后并发症是吻合口瘘、吻合口狭窄和乳糜胸、喉返神经损伤等，吻合口瘘是较严重的并发症。

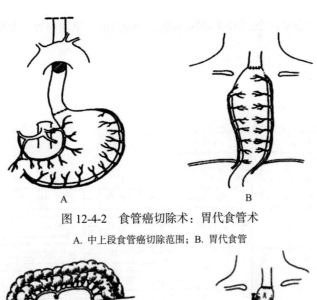

图 12-4-2　食管癌切除术：胃代食管术

A. 中上段食管癌切除范围；B. 胃代食管

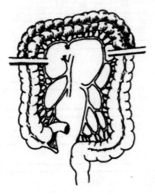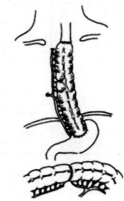

图 12-4-3　结肠代食管术

3. 放疗

（1）术前放疗：可扩大手术适应证，增加手术切除率，提高远期生存率。一般放疗结束 2～3 周后再做手术。

（2）术后放疗：对术中切除不完全的残留癌组织在术后 3～6 周开始术后放疗。

（3）根治性放疗：多用于颈段或胸上段食管癌；也可用于有手术禁忌证且尚可耐受放疗者。三维适形放疗是目前较先进的放疗技术。

4. 化疗　可用于中晚期食管癌患者，也可配合手术治疗和放疗。化疗可分为姑息化疗、新辅助化疗（术前化疗）和辅助化疗（术后化疗）。术前化疗可以使肿瘤缩小，提高手术切除率，减少术后复发，但同时也会增加手术并发症和死亡率。术后化疗可以杀灭残余的癌细胞，减少术后扩散，同时预防肿瘤复发。常用的化疗药物有顺铂、紫杉醇、5-氟尿嘧啶等。部分患者采取放化疗联合，适用局部晚期食管癌但无全身远处转移，可以进行新辅助同步或序贯放化疗，然后重新评估疗效以决定是否外科手术治疗或继续根治性放化疗。

5. 中医药治疗　根据患者的主诉和四诊，辨证论治，可在不同阶段发挥作用；可以改善临床症状，提高患者的生活质量，减少化疗副反应，延长生存期。

九、预后及预防

食管癌的总体 5 年生存率约为 20%。对于新发食管癌患者应建立完整病案和相关资料档案，治疗后定期随访。对于有发病高危因素或出现早期症状的人群，早期筛查，及早诊断治疗。

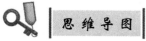思维导图

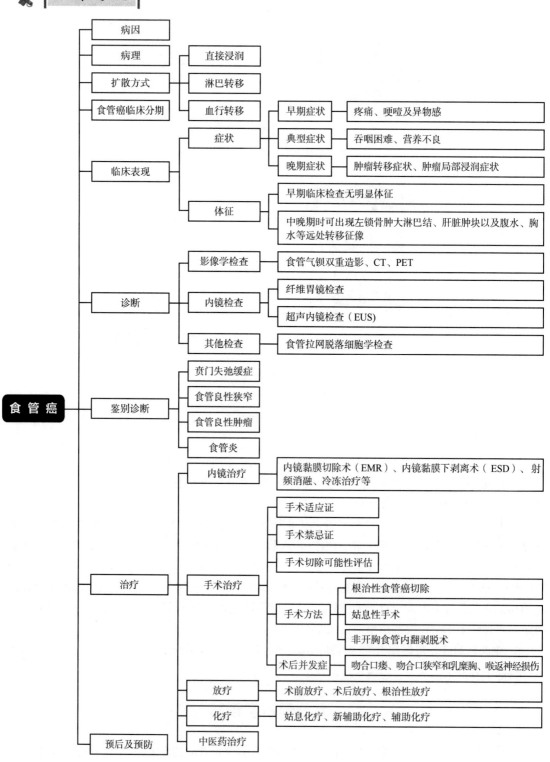

第五节 胃 癌

胃癌（gastric carcinoma）是我国最常见的恶性肿瘤之一，在消化道恶性肿瘤中发病率居第二位，好发年龄在 50 岁以上，男女发病率之比约为 2∶1。

一、病 因

胃癌的病因尚不十分明确，与以下因素有关：

1. 地域环境因素 胃癌的发病有明显的地域性差别，我国的东部沿海地区胃癌发病率明显高于南方地区。世界范围内，日本、韩国、中国发病率很高，美国很低。

2. 饮食生活因素 长期食用盐腌、熏烤食品的人群胃癌发病率较高，主要与食物中亚硝胺类化合物、多环芳烃化合物和真菌毒素等致癌物有关；此外胃癌发生与食物中长期缺乏新鲜蔬菜与水果也有一定关系；吸烟者的胃癌发病率比不吸烟者高。

3. 幽门螺杆菌（Helicobacter pylori，HP）**感染** 是诱发胃癌的一个主要因素，HP 感染率高的国家和地区常有较高的胃癌发病率，HP 可通过多种途径引起胃黏膜炎症和损伤，具有致癌作用。且随着 HP 抗体滴数的升高，胃癌的危险性也相应增加。

4. 胃部慢性疾病 胃息肉、慢性萎缩性胃炎伴胃黏膜肠上皮化生或黏膜上皮异型增生、胃部分切除后的残胃等均易发生胃癌。胃息肉包括炎性息肉、增生性息肉和腺瘤，前两者恶变可能性小，胃腺瘤的癌变率为 10%～20%，尤其多见于直径超过 2cm 者。胃大部切除术后残胃黏膜发生慢性炎症改变，可能在术后 15～25 年发展为残胃癌。

5. 基因和遗传 目前认为，胃癌的发生发展是一个多因素、多步骤、多基因参与的复杂病理过程，涉及多种癌基因、抑癌基因、凋亡相关基因与转移相关基因等改变。

二、病 理

胃癌可发生在胃的任何部位，但以胃窦部最为多见，约占一半，根据胃癌的大体形态、浸润深度等分为早期胃癌和进展期胃癌。

1. 早期胃癌 指癌组织浸润深度仅限于黏膜或黏膜下层，不论有无淋巴结转移和病灶大小。若符合以上条件，癌灶直径为 10mm 以下者为小胃癌，小于 5mm 者为微小胃癌。内镜检查可将早期胃癌分为四型：①Ⅰ型：隆起型，癌灶突向胃腔；②Ⅱ型：表浅型，癌灶比较平坦没有明显的隆起与凹陷；其中Ⅱ型还可以分为 3 个亚型，即ⅡA 浅表隆起型、ⅡB 浅表平坦型、ⅡC 浅表凹陷型。③Ⅲ型：凹陷型，表现为较深的溃疡。④混合型：ⅡC 联合Ⅲ型。

2. 进展期胃癌 指癌组织浸润超过黏膜下层，进入肌层或已穿过肌层达浆膜者。根据肿瘤的外生性和内生性部分的相对比例，国际上用 Borrmann 分型（图 12-5-1），

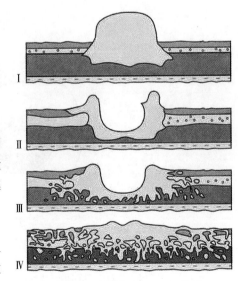

图 12-5-1 胃癌 Borrmann 分型

将浸润至固有肌层以下的进展期胃癌划分为四型：①Ⅰ型：息肉样型，或称结节型，边界清楚突入胃腔的块状癌灶；②Ⅱ型：溃疡局限型，边界清楚并略隆起的溃疡状癌灶；③Ⅲ型：浸润溃疡型，边界不清的溃疡，癌灶向周围浸润；④Ⅳ型：弥漫浸润型，癌肿沿胃壁各层全周呈浸润生长，边界不清。

3. 组织类型 WHO 2000 年将胃癌分为：①乳头状腺癌；②管状腺癌；③黏液腺癌；④印戒细胞癌；⑤腺鳞癌；⑥鳞状细胞癌；⑦小细胞癌；⑧未分化癌；⑨类癌；⑩其他。胃癌绝大部分为腺癌。

芬兰 Lauren 分类法：根据胃癌的组织结构和生物学行为，将胃癌分为肠型和弥漫型。肠型胃癌起源于肠化生黏膜，一般具有明显的腺管结构，癌细胞呈柱状或立方形，可见刷状缘，癌细胞分泌酸性黏液物质，类似于肠癌的结构；常伴有萎缩性胃炎和肠化生，多见于老年男性，病程较长，发病率较高，预后较好。弥漫型胃癌起源于胃固有黏膜，癌细胞分化较差，呈弥漫性生长，缺乏细胞连接，一般不形成腺管，许多低分化腺癌和印戒细胞癌属于此型；多见于年轻女性，易出现淋巴结转移和远处转移，预后较差。

三、扩 散 方 式

1. 直接浸润 浸润性生长的癌肿突破浆膜后，易浸润扩散至癌旁的网膜、结肠以及邻近的肝、脾、胰腺等器官。当癌细胞侵及黏膜下层后，可沿组织间隙与淋巴网蔓延，胃底贲门癌易侵及食管下端；胃窦癌可浸润至十二指肠。

2. 淋巴转移 淋巴转移是胃癌的主要转移途径；早期胃癌的淋巴结转移率近 20%，进展期胃癌的淋巴转移率则高达 70%左右。胃癌的淋巴转移率与癌灶的浸润深度呈正相关，引流胃的区域淋巴结有 16 组（图 12-5-2）。淋巴结转移通常循序渐进，由近及远，即先由原发部位经淋巴网向胃周淋巴结转移（1~6 组），继之癌细胞随支配胃的血管，沿血管周围淋巴结向心性转移；部分患者可表现为跳跃式转移；晚期胃癌可沿胸导管向左锁骨上淋巴结转移，或沿肝圆韧带淋巴管向脐周转移。

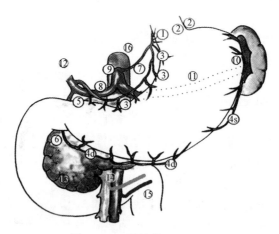

图 12-5-2 胃的淋巴结分布

①贲门右淋巴结；②贲门左淋巴结；③胃小弯淋巴结；④胃大弯淋巴结，左群为 4s，右群为 4d；⑤幽门上淋巴结；⑥幽门下淋巴结；⑦胃左动脉旁淋巴结；⑧肝总动脉旁淋巴结；⑨腹腔动脉旁淋巴结；⑩脾门淋巴结；⑪脾动脉旁淋巴结；⑫肝十二指肠韧带内淋巴结；⑬胰十二指肠淋巴结；⑭肠系膜上血管旁淋巴结；⑮结肠中动脉周围淋巴结；⑯腹主动脉旁淋巴结

3. 血行转移 血行转移多发生在癌症晚期，癌细胞进入门静脉或体循环向身体其他部位播散，常见的受累器官有肝、肺、骨髓、脑等，其中最常见的是肝转移。

4. 种植转移 癌组织浸出胃浆膜，使癌细胞脱落种植在腹腔脏器浆膜或壁腹膜上，形成种植性转移结节。女性胃癌患者可形成卵巢转移性肿瘤，称为 Krukenberg 瘤。当腹膜广泛种植性转移时常伴有癌性腹水。若盆腔种植于直肠膀胱陷窝内或直肠子宫陷窝内时，部分患者直肠指检可触到转移的肿块。

四、胃癌临床分期

国际抗癌联盟和美国癌症联合会 2010 年共同发布了最新胃癌 TNM 分期法，分期的依据主要是肿瘤浸润深度、淋巴结以及远处转移情况。

根据 TNM 的不同组合可将胃癌划分为 Ⅰ～Ⅳ临床病理分期（表 12-5-1）。

表 12-5-1 胃癌的临床病理分期

	N_0	N_1	N_2	N_3
T_1	ⅠA	ⅠB	ⅡA	ⅡB
T_2	ⅠB	ⅡA	ⅡB	ⅢA
T_3	ⅡA	ⅡB	ⅢA	ⅢB
T_{4a}	ⅡB	ⅢA	ⅢB	ⅢC
T_{4b}	ⅢB	ⅢB	ⅢC	ⅢC
M_1	Ⅳ			

T 代表原发肿瘤浸润胃壁的深度：

T_1：肿瘤侵及固有层、黏膜肌层或黏膜下层。

T_2：肿瘤浸润至固有肌层。

T_3：肿瘤穿透浆膜下结缔组织而未侵犯脏腹膜或邻近结构。

T_{4a}：肿瘤侵犯浆膜。

T_{4b}：肿瘤侵犯邻近组织或脏器。

N 表示局部淋巴结的转移情况：

N_0：无淋巴结转移。

N_1：1～2 个区域淋巴结转移。

N_2：3～6 个区域淋巴结转移。

N_3：7 个以上区域淋巴结转移。

M 代表肿瘤远处转移的情况：

M_0：无远处转移。

M_1：有远处转移。

五、临 床 表 现

1. 症状 早期胃癌多无症状，可逐渐出现非特异性上消化道症状，如进食后饱胀不适、食欲减退、上腹部疼痛等。胃窦癌早期常出现类似消化性溃疡的症状，按溃疡治疗后部分症状可暂时缓解，易被忽视。随着肿瘤的继续发展，患者可出现乏力、食欲下降、上腹不规律疼痛加重、消瘦、体重减轻。

根据肿瘤的部位症状亦有不同；发生在食管胃结合部的癌可有胸骨后疼痛和进食梗噎感；幽门

管附近的癌生长到一定程度可导致幽门部分或完全性梗阻而发生呕吐，呕吐物多为宿食和胃液；当肿瘤破溃或侵犯胃周血管后可有呕血、黑便等上消化道出血症状，偶可见肿瘤生长破溃引起胃穿孔。

2. 体征 早期患者多无明显体征，中晚期患者可有中上腹压痛、触及上腹部质硬固定的肿块、左锁骨上淋巴结肿大、直肠指检可触及直肠前凹肿块、腹水、黄疸、营养不良甚至恶病质等表现。

六、诊　断

早期胃癌 5 年生存率可达 90%以上，明显优于进展期胃癌，因此胃癌的早期诊断、早期治疗是提高生存期的关键。对于以下情况的人群需定期检查：①既往无胃病史而出现消化道症状者；②有消化性溃疡病史，近期疼痛症状明显改变者；③有胃癌家族病史者；④有萎缩性胃炎、胃溃疡、胃息肉、胃大部切除病史者；⑤有不明原因的贫血或短期内体重明显减轻者。目前临床常用于诊断胃癌的检查方法有如下几种：

1. 内镜检查

（1）胃镜检查：是确诊胃癌最有效的方法，可确定肿瘤的位置及大小，并获得组织标本行病理检查。内镜检查时注意早期隆起型胃癌应与良性息肉相鉴别，凹陷型胃癌应与良性溃疡相鉴别。

（2）超声胃镜检查：超声胃镜可以确定肿瘤的侵犯深度，发现胃周肿大淋巴结，是治疗前分期的重要检查方法之一。对于早期胃癌，超声胃镜是评估能否实施内镜黏膜切除术（EMR）或者内镜黏膜下剥离术（ESD）等内镜下切除手术的术前必要检查。

2. 影像学检查

（1）CT：螺旋 CT 平扫及增强扫描在评价胃癌病变范围、局部淋巴结转移和远处转移状况等方面具有重要价值，是胃癌术前分期的常规检查方法。

（2）MRI：对 CT 造影剂过敏者或其他影像学检查怀疑转移者可使用，MRI 有助于判断腹膜转移状态以及肝转移的评估。

（3）X 线钡餐检查：是诊断胃癌的常用方法，优点是痛苦小易被患者接受，缺点是不如胃镜直观且不能取活检进行组织学检查。X 线下征象主要有龛影、充盈缺损、胃壁僵硬等改变。同时对于胃食管结合部肿瘤可评估肿瘤侵犯食管下端的范围，作为术前评估的重要检查。

（4）PET：对常规影像学检查无法明确的转移性病灶，可酌情使用。

3. 血清肿瘤标志物 临床上胃癌常用的血清肿瘤标志物指标有 CEA、CA19-9、CA125，在部分胃癌血清中可见有所升高，可联合影像学检查等协助于胃癌诊断，同时可作为判断肿瘤预后及治疗效果的指标。

4. 其他检查 部分胃癌患者的大便潜血可持续阳性；对怀疑腹膜转移或腹腔内播散者，可考虑腹腔镜探查。

七、鉴 别 诊 断

胃癌在临床上常需与胃良性肿瘤、胃间质瘤、胃淋巴瘤、良性胃溃疡等相鉴别。在胃癌患者上腹部发现肿块时应与胰腺肿块或横结肠肿块相鉴别；胃癌肝转移时应与原发性肝癌相鉴别；胃癌晚期出现腹水时，还须与结核性腹膜炎及门静脉高压症的腹水相鉴别。

八、治　疗

胃癌的治疗策略是以外科手术为主要方式的综合治疗。部分早期胃癌可内镜下切除，进展期胃癌予以足够范围的胃切除和区域淋巴结清扫术；化疗适用于不可切除或术后复发的患者，也可用于胃癌根治性手术前后的辅助治疗；同时中医药治疗、靶向治疗以及免疫治疗均在疾病不同时期发挥作用。

1. 内镜下治疗 适用于早期胃癌。对于直径小于 2cm 的无溃疡表现的分化型黏膜内癌，可行 EMR 或 ESD。对于肿瘤浸润深度达到黏膜下层、无法完整切除和可能存在淋巴结转移的早期胃癌，则是内镜下治疗的禁忌证，应采用规范的外科根治性手术。

2. 手术治疗

（1）根治性手术：胃癌根治术应遵循充分切除原发癌灶，按临床分期标准清扫胃周围淋巴结，重建消化道的原则。①应切除足够的胃，以保证切缘阴性（胃切断线距肿瘤边缘大于 5cm，远端胃癌应切除十二指肠第一部 3~4cm，近端胃癌应切除食管下端 3~4cm），临床常见有全胃切除、远端胃切除、近端胃切除等术式。②淋巴结清扫范围以 D（Dissection）表示，依据不同的胃切除术式系统地规定了淋巴结清扫范围（表 12-5-2）；D 级标准可分为 D_1 和 D_2 手术。D_1 手术仅适用于临床分期为 T_1N_0，并且不适合内镜下切除的早期胃癌；进展期胃癌或临床发现淋巴结转移，均应行 D_2 淋巴结清扫。③手术方式有传统开腹手术和腹腔镜手术，其中腹腔镜胃癌根治术近年来在临床上得到逐步开展，但针对突破浆膜的胃癌行腹腔镜手术尚存在争议。

表 12-5-2 胃癌根治术淋巴结清扫范围

	全胃切除术	远端胃切除术
D_0 手术		淋巴结清扫未达到 D_1 手术
D_1 手术	第 1~7 组	第 1、3、4、5、6、7 组
D_2 手术	D_1+第 8a、9、10、11p、11d、12a 组	D_1+第 8a、9、11p、12a 组

（2）姑息性手术：仅适用于有远处转移或肿瘤侵犯重要脏器无法切除而同时合并出血、穿孔、梗阻等情况者，行胃切除术、胃空肠吻合术、空肠造口、穿孔修补等术式，以解除症状、提高生活质量为目的。

3. 化疗 早期胃癌根治术后原则上不必辅助化疗。进展期胃癌根治术后无论有无淋巴结转移均需化疗；部分根治性手术前新辅助化疗的目的是使肿瘤降期，提高切除率；根治性手术后辅助化疗的目的是降低复发转移概率。对于不可切除性、复发性或姑息性手术后等胃癌晚期患者，化疗可能有控制肿瘤进展等效果。施行化疗的胃癌患者应当有明确病理诊断，一般情况良好，心、肝、肾与造血功能正常，无严重并发症。常用的胃癌化疗给药途径有口服给药、静脉给药、腹膜腔给药等。常用的化疗药物包括 5-氟尿嘧啶、卡培他滨、替吉奥、多西紫杉醇、奥沙利铂、伊立替康等，常选用单药或联合用药方案。

4. 其他疗法 包括中医药治疗、免疫治疗、靶向治疗、支持治疗等。中医辨证用药可在不同阶段发挥作用；免疫治疗主要包括非特异性免疫制剂，如卡介苗、短小棒状杆菌、香菇多糖等；靶向治疗包括曲妥珠单抗（抗 HER2 抗体）、西妥昔单抗（抗 EGFR 抗体）、贝伐珠单抗（抗 VEGF 抗体）等，对晚期胃癌治疗有一定的疗效。支持治疗包括纠正贫血、改善营养状况、改善食欲、缓解梗阻、镇痛、心理治疗等。

九、预后及预防

胃癌的预后与发现时肿瘤分期明显相关，需加强针对性普查，争取早期发现、早期治疗。同时需减少腌制、熏烤食品的食用，多吃鲜蔬菜与水果；积极治疗 HP 感染、胃息肉、慢性萎缩性胃炎等。

思维导图

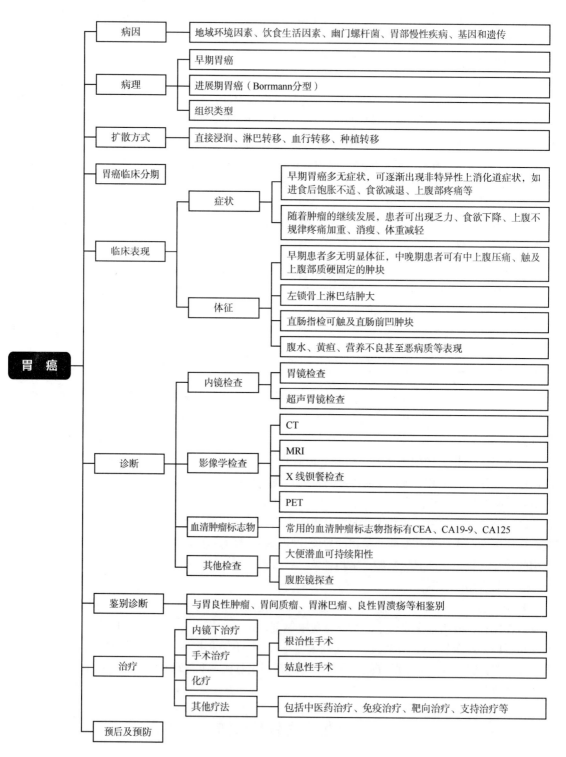

第六节 大 肠 癌

大肠癌包括结肠癌（colon cancer）和直肠癌（rectal cancer），在我国的发病率和死亡率均呈上升趋势。城市地区远高于农村，且结肠癌的发病率上升显著。

一、结 肠 癌

结肠癌是胃肠道中常见的恶性肿瘤，我国以 41～65 岁人群发病率高。近 20 年来尤其在大城市，发病率明显上升，且有结肠癌多于直肠癌的趋势。

（一）病因

结肠癌病因虽未明确，但其相关的高危因素逐渐被认识。流行病学、临床、病理等方面的研究发现，可能与下列因素有关。

1. 饮食 高脂低渣饮食习惯及食物中纤维较少增加了致癌风险。

2. 大肠其他病史 结肠腺瘤、慢性溃疡性结肠炎以及结肠血吸虫病肉芽肿，与结肠癌的发生有较密切的关系。慢性溃疡性结肠炎发生大肠癌变的可能性较高，一般认为是在炎症增生过程中常可形成假性息肉，进而发生癌变。大肠腺瘤可视为大肠癌的癌前病变。

3. 家族遗传史 遗传易感性在结肠癌的发病中也具有重要地位，大肠癌患者双亲、兄弟姐妹的发病率比一般人高 3～4 倍，如遗传性非息肉性结肠癌的错配修复基因突变携带者的家族成员应视为结肠癌的一组高危人群。有些病如家族性肠息肉病，已被公认为癌前病变。

4. 其他因素 放射损伤、肠道 pH 值、年龄、肥胖、人种、吸烟等因素与大肠癌的发病也有一定的关系。

（二）病理

1. 大体分型 根据肿瘤的大体形态可区分为溃疡型、肿块型、浸润型三型（图 12-6-1）。

（1）溃疡型：多见，占 50% 以上。肿瘤形成深达或贯穿肌层之溃疡，形状为圆形或卵圆形，中心凹陷，边缘凸起，向肠壁深层生长并向周围浸润。早期即可有溃疡，易出血，此型分化程度较低，转移较早。

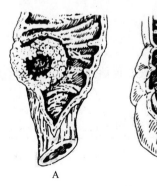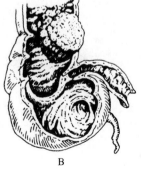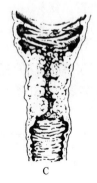

图 12-6-1　结肠癌大体分型

A. 溃疡型；B. 肿块型；C. 浸润型

（2）肿块型：瘤体较大，向腔内生长，可呈球形、半球形或菜花形，瘤体中间常有溃疡、浸润性小，预后较好，好发于右侧结肠。

（3）浸润型：瘤体不大，纤维组织较多，结构致密，癌肿沿肠壁各层弥漫浸润，使局部肠壁增厚、肠腔狭窄，容易引起梗阻，但表面常无明显溃疡或隆起。此型分化程度低，转移早而预后差，好发于左侧结肠。

2. 组织学分型

（1）腺癌：结、直肠腺癌细胞主要是柱状细胞、黏液分泌细胞和未分化细胞。主要为管状腺癌和乳头状腺癌，占 75%～85%，其次为黏液腺癌，占 10%～20%。①管状腺癌：癌细胞排列呈腺管或腺泡状排列。根据其分化程度可分为高分化腺癌、中分化腺癌和低分化腺癌。②乳头状腺癌：癌细胞排列组成粗细不等的乳头状结构，乳头中心索为少量血管间质。③黏液腺癌：由分泌黏液的癌细胞构成，瘤组织内有大量黏液为其特征，恶性度较高。④印戒细胞癌：肿瘤由弥漫成片的印戒细胞构成，胞核深染，偏于胞质一侧，似戒指样，恶性程度高，预后差。

（2）腺鳞癌：亦称腺棘细胞癌，肿瘤由腺癌细胞和鳞癌细胞构成。其分化多为中分化至低分化。腺鳞癌较少见，主要位于直肠下段和肛管。

（3）未分化癌：癌细胞弥漫呈片或呈团状，不形成腺管状结构，细胞排列无规律，瘤细胞较小，形态较一致，预后差。结、直肠癌可以在一个肿瘤中出现两种或两种以上的组织类型，且分化程度并非完全一致。

（三）扩散方式

1. 直接浸润　癌细胞常沿肠管呈环状浸润，并向肠壁深层发展，侵及肌层、浆膜层，亦可侵及附近的组织及器官。

2. 淋巴转移　结肠的淋巴引流有 4 组。①结肠壁淋巴结：位于结肠壁的脂肪层内。②结肠旁淋巴结：在结肠系膜内。③中间淋巴结：在供应结肠的动脉根部。④中央淋巴结：即腹主动脉旁淋巴结。结肠癌的淋巴结转移可呈跳跃型转移。

3. 血行转移　是大肠癌发生远处转移的主要途径，癌细胞可侵入毛细血管和小静脉。通过肠系膜下静脉转移到肝、肺、脑等部位。

4. 种植转移　分为腹腔内种植和肠腔内脱落种植两类。前者指脱落的癌细胞可种植在壁腹膜或脏腹膜上，由于重力的作用，盆腔的最低位置直肠膀胱窝及子宫直肠窝最为多见。后者指脱落的癌细胞在肠腔内种植在大肠的远端部位。另外，在手术切除后，脱落的癌细胞可种植到吻合口处及腹部切口处而在这些部位复发。

（四）大肠癌临床分期

分期目的在于了解肿瘤发展过程，拟定有效的治疗方案及评估预后。UICC 结直肠癌 2017 年第八版 TNM 分期法如表 12-6-1 所示。

表 12-6-1　大肠癌 TNM 分期表

期别	T	N	M
0	T_{is}	N_0	M_0
I	T_1	N_0	M_0
	T_2	N_0	M_0

续表

期别	T	N	M
ⅡA	T_3	N_0	M_0
ⅡB	T_{4a}	N_0	M_0
ⅡC	T_{4b}	N_0	M_0
ⅢA	$T_{1\sim2}$	N_1/N_{1c}	M_0
	T_1	N_{2a}	M_0
ⅢB	$T_{3\sim4a}$	N_1/N_{1c}	M_0
	$T_{2\sim3}$	N_{2a}	M_0
	$T_{1\sim2}$	N_{2b}	M_0
ⅢC	T_{4a}	N_{2a}	M_0
	$T_{3\sim4a}$	N_{2b}	M_0
	T_{4b}	$N_{1\sim2}$	M_0
Ⅳ	任何 T	任何 N	M_{1a}
ⅣB	任何 T	任何 N	M_{1b}
ⅣC	任何 T	任何 N	M_{1c}

T 代表原发肿瘤：

　　T_x：原发肿瘤无法评价。

　　T_0：无原发肿瘤证据。

　　T_{is}：原位癌、黏膜内癌（肿瘤侵犯黏膜固有层但未突破黏膜肌层）。

　　T_1：肿瘤侵犯黏膜下层（肿瘤突破黏膜肌层但未累及固有肌层）。

　　T_2：肿瘤侵犯固有肌层。

　　T_3：穿透固有肌层至浆膜下或侵犯无腹膜覆盖的结直肠旁组织。

　　T_{4a}：肿瘤穿透脏腹膜。

　　T_{4b}：侵犯或粘连于其他器官或结构。

N 为区域淋巴结：

　　N_x：代表区域淋巴结无法评价。

　　N_0：无区域淋巴结转移。

　　N_1：1～3 个区域淋巴结转移（淋巴结中的肿瘤直径≥0.2mm），或者区域淋巴结无转移，但存在任意数目的肿瘤结节。

　　N_{1a}：有 1 个区域淋巴结转移。

　　N_{1b}：有 2～3 个区域淋巴结转移。

　　N_{1c}：浆膜下、肠系膜、无腹膜覆盖结肠/直肠周围组织内有肿瘤种植（tumor deposit, TD），无区域淋巴结转移。

　　N_2：4 个及 4 个以上区域淋巴结转移。

　　N_{2a}：4～6 个区域淋巴结转移。

　　N_{2b}：7 个及更多区域淋巴结转移。

M 为远处转移：

　　M_x：无法估计远处转移。

　　M_0：无远处转移。

　　M_1：有远处转移。

　　M_{1a}：远处转移局限于单个器官（如肝、肺、卵巢、非区域淋巴结），但没有腹膜转移。

　　M_{1b}：远处转移分布于 1 个以上的器官。

　　M_{1c}：腹膜转移有或没有其他器官转移。

　　TNM 分期与结直肠癌预后的关系：结直肠癌的 TNM 分期基本能够客观反映其预后。国外资料显示：Ⅰ期患者的 5 年生存率超过 90%，Ⅱ～Ⅲ期约为 70%；Ⅳ期可根治性切除者约占 30%，姑息治疗者约占 8%。

（五）临床表现

结肠癌早期常无特殊症状，发展后主要有下列症状：

1. 排便习惯与粪便性状的改变　常为最早出现的症状。多表现为排便次数增加，腹泻，便秘，粪便中带血、脓液或黏液。

2. 腹痛　常为定位不确切的持续性疼痛，或仅为腹部不适或腹胀感，出现肠梗阻时则腹痛加重或为阵发性绞痛。

3. 腹部肿块　多为瘤体本身，有时可能为梗阻近侧肠腔内的积粪。肿块大多坚硬，呈结节状。如为横结肠和乙状结肠癌可有一定活动度。如癌肿穿透并发感染，则肿块固定，且可有明显压痛。

4. 肠梗阻症状　一般属结肠癌的中晚期症状，多表现为慢性低位不完全肠梗阻，主要表现是腹胀和便秘，腹部胀痛或阵发性绞痛。当发生完全梗阻时，症状加剧。左侧结肠癌有时可以急性完全性结肠梗阻为首发症状。

5. 全身症状　由于慢性失血、癌肿溃烂、感染、毒素吸收等，患者可出现贫血、消瘦、乏力、低热等。病程晚期可出现肝大、黄疸、水肿、腹水、直肠前凹陷肿块、锁骨上淋巴结肿大及恶病质等。

由于癌肿病理类型和部位的不同，临床表现也有区别。一般右半结肠肠腔体积大，右侧结肠癌隆起型多见，易坏死出血及感染，因此以腹痛、腹部肿块和全身症状为主；降结肠肠腔体积小，左侧结肠癌浸润型多见，易引起肠腔狭窄梗阻，因此以梗阻症状、排便习惯与粪便性状改变等症状为主。左、右半结肠癌的分子生物学差异大，药物敏感性不同，预后也不同。

（六）诊断

结肠癌早期临床症状并不明显，随着病程发展常常出现大便习惯及性状改变，尤以便血及腹胀为常见临床症状。

1. 一般情况　大肠癌的早期症状多不明显，凡 40 岁以上的患者有以下任一表现者，应列为高危人群：①有结肠癌家族史。②有癌症史或肠道腺瘤、息肉史。③大便隐血试验阳性者。④以下 5 种表现具有 2 项以上者：黏液血便、慢性腹泻、慢性便秘、慢性阑尾炎及精神创伤史。高危人群定期结肠镜检查。

2. 大便潜血检查　此为大规模普查或高危人群结直肠癌初筛手段，阳性者须进一步检查。

3. 内镜检查　包括直肠镜、乙状结肠镜和结肠镜检查。直肠镜和乙状结肠镜适用于病变位置较低的结直肠病变。所有疑似结直肠癌患者均推荐纤维结肠镜或电子结肠镜检查。通过内镜检查不仅可以观察肿物大小、距肛缘位置、形态、局部浸润的范围，还可及时对可疑病变行病理学活组织检查。内镜检查之前必须做好肠道准备，检查前进流质饮食、服用泻剂，或行清洁洗肠，使肠腔内粪便排净。

4. 影像检查

（1）X 线钡剂灌肠或气钡双重对比造影检查：可见肠腔内肿块、管腔狭窄或龛影，对诊断结肠癌有很大的价值。

（2）B 超：超声内镜检查可了解肿瘤有无复发转移、侵犯深度。具有方便快捷的优越性。

（3）CT 检查：为术前常用的检查方法，可明确病变侵犯肠壁的深度、向壁外蔓延的范围和远处转移的部位。同时对提供结直肠恶性肿瘤的分期、发现复发肿瘤、评价肿瘤对各种治疗的反应等提供有效依据。

5. 血清肿瘤标志物　对结直肠癌诊断和术后检测较有意义的肿瘤标志物是 CEA。血清 CEA 水平与 TNM 分期呈正相关。TNM Ⅰ 期、Ⅱ 期、Ⅲ 期、Ⅳ 期患者 CEA 血清阳性率依次分别是 25%、45%、75% 和 85%。结直肠癌患者在诊断、治疗前、评价疗效、随访时必须检测 CEA。有肝转移患者建议检测甲胎蛋白（AFP），有卵巢转移患者建议检测糖蛋白抗原（CA125）。此外多种分子标志物应用于粪便 DNA 检查，使早期筛查结直肠癌正在逐渐推广。

（七）鉴别诊断

结肠癌的鉴别诊断主要是溃疡性结肠炎、阑尾炎、肠结核、结肠息肉及阿米巴脓肿等。最可靠的鉴别是通过结肠镜取活组织检查。

1. 溃疡性结肠炎 本病可以出现腹泻、黏液便、脓血便、大便次数增多、腹胀、腹痛、消瘦、贫血等症状，与结肠癌的症状相似，纤维结肠镜检查及活检是有效的鉴别方法。

2. 阑尾炎 回盲部癌可因局部疼痛和压痛而被误诊为阑尾炎。

3. 肠结核 好发部位在回肠末端、盲肠及升结肠。常见症状有腹痛、腹泻、便秘、消瘦、乏力、腹部肿块等。但肠结核患者全身症状更加明显，如午后低热或不规则发热、盗汗、消瘦乏力，需注意鉴别。

4. 结肠息肉及阿米巴脓肿 可以通过粪便检查及纤维结肠镜检查与结肠癌相鉴别。

（八）治疗

结肠癌的治疗是以手术切除为主的综合治疗。

1. 手术治疗 手术切除仍然是结肠癌的主要治疗方法。术前一般需行充分的肠道准备，主要是排空肠道和适量肠道抗生素应用。

（1）结肠癌根治性手术：要求整块切除肿瘤及其远、近两端 10cm 以上的肠管，并包括系膜和区域淋巴结。常用术式包括：

1）右半结肠切除术：适用于盲肠、升结肠、结肠肝曲的癌肿。切除范围包括右半横结肠以近及回肠末段和相应系膜、胃第 6 组淋巴结（图 12-6-2），行回肠与横结肠端端或端侧吻合。

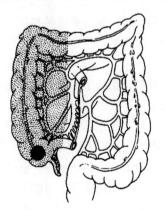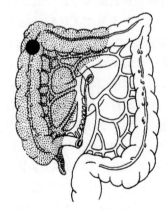

图 12-6-2　右半结肠切除范围

2）横结肠切除术：适用于横结肠癌。切除范围包括肝曲或脾曲的整个横结肠、大网膜及其相应系膜及胃第 6 组淋巴结（图 12-6-3），行升结肠和降结肠端端吻合。

3）左半结肠切除术：适用于结肠脾曲和降结肠癌。切除范围包括横结肠左半以远及部分或全部乙状结肠（图 12-6-4），然后做结肠间或结肠与直肠端端吻合术。

4）乙状结肠切除术：适用于乙状结肠癌（图 12-6-5）。

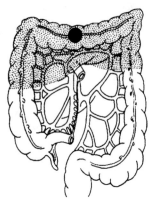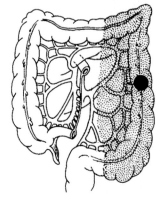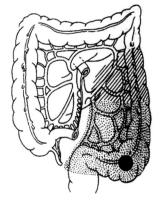

图 12-6-3　横结肠切除范围　　　图 12-6-4　左半结肠切除范围　　　图 12-6-5　乙状结肠切除范围

近年来由于腔镜微创手术技术的发展，以上手术多数能在腹腔镜下完成，且腔镜手术有创伤小、恢复快等优点。

（2）姑息性手术：对于肿瘤无法切除并且合并有肠梗阻的患者，在梗阻的近侧做结肠造口，以缓解患者梗阻症状、延长患者生命。

2. 化疗　利用肿瘤细胞对化学药品的高敏感性，选择性杀灭肿瘤。给药途径有全身静脉给药、术后腹腔热灌注化疗等。结直肠癌的化疗均以氟尿嘧啶为基础用药，以全身静脉化疗为主。

（1）辅助化疗：根治术后全身（辅助）化疗能提高Ⅲ期和部分Ⅱ期结、直肠癌的 5 年生存率。目前辅助化疗主要有两个方案，持续 3～6 个月：①FOLFOX 方案（奥沙利铂、亚叶酸钙与氟尿嘧啶的联合用药）②CAPEOX 方案（奥沙利铂与卡培他滨的联合用药）。

（2）新辅助化疗：在肿瘤的转化治疗中有着重要的意义，可使肿瘤降期，提高手术切除率。

（3）局部化疗：腹腔化疗药物植入、腹腔热灌注化疗和经肝动脉化疗等局部化疗已在临床开展，有待临床研究明确其在直肠癌治疗中的地位。

（4）姑息化疗：对于晚期无法根治的直肠癌，姑息化疗可控制肿瘤进展和延长生存时间。

3. 放疗　通过放射线的聚焦杀灭照射野的肿瘤细胞，属于局部治疗。围术期的放疗可提高治愈的机会；姑息放疗可缓解症状。

（1）术前放疗：术前新辅助放疗可缩小肿瘤并降低分期，提高手术切除率和降低局部复发率。

（2）术后、术中放疗：能有效减少环周切缘肿瘤的复发、盆侧壁淋巴结转移等情况。

（3）姑息放疗：对于无法根治的晚期或复发患者放疗可用于缓解局部症状。

4. 其他治疗　分子靶向治疗常用的靶向药物包括以表皮生长因子受体（EGFR）信号传导通路为靶点和以血管内皮生长因子（VEGF）为靶点的两类药物，针对晚期结直肠癌，靶向药物与化疗药合用增加了疗效。大肠癌由于存在息肉-腺瘤-腺癌的演变序列，为预防提供了可能，目前常用阻断演进的物质如非甾体抗炎药导致息肉退缩，此外维生素 E、维生素 C、维生素 A 可抑制直肠腺瘤上皮增生。

5. 中医药治疗　中医药辨证施治可广泛应用于结肠癌治疗的全过程。

（九）预防

1）保持合理的膳食结构，荤素搭配，多食新鲜水果、蔬菜、粗粮等，少食高脂饮食。

2）保持每日排便，且排便通畅。

3）及时治疗各种胃肠疾病，包括良性息肉、增生及溃疡等。

4）40 岁后每 2～3 年做一次定期肠镜检查，一旦发现大便异常而无法解释时，一定要查明原因。

5）尽量做到早诊断、早治疗。

二、直 肠 癌

直肠癌（carcinoma of the rectum）分为低位直肠癌（距肛缘 5cm 以内）、中位直肠癌（距肛缘 5～10cm）和高位直肠癌（距肛缘 10cm 以上），以肿瘤下缘确定位置。中国人直肠癌的特点：①低位直肠癌所占的比例高，约占直肠癌的 60%～70%，绝大多数癌肿可在直肠指诊时触及。②直肠癌比结肠癌发病率高。

（一）病因、病理与分期

病因、大体分型、组织学分类和临床病理分期与结肠癌相同，参见结肠癌。

（二）扩散与转移

1. 直接浸润　癌肿首先直接向肠壁深层浸润，向肠壁纵轴浸润发生较晚。癌肿浸润肠壁一圈约需 1.5～2 年。可直接浸润邻近脏器如子宫、膀胱等，尤以中低位直肠癌为甚。

2. 淋巴转移　是主要的扩散途径。高位直肠癌向上沿直肠上动脉、肠系膜下动脉及腹主动脉周围淋巴结转移。发生逆行性转移的现象非常少见。如淋巴液正常流向的淋巴结发生转移且流出受阻时，可逆行向下转移。中低位直肠癌以向上方和侧方转移为主。故手术切缘距肿瘤下缘 2cm 始为安全。齿状线周围的癌肿可向上侧、下方转移，向下方转移可表现为腹股沟淋巴结肿大。

3. 血行转移　癌肿侵入静脉后沿门静脉转移至肝；也可由髂静脉转移至肺、骨和脑等。直肠癌常常易发生肝肺转移。

4. 种植转移　直肠癌种植转移的机会较小，高位直肠癌可发生种植转移。

（三）临床表现

1. 症状　直肠癌早期无明显症状，癌肿影响排便或破溃出血时才出现症状。常常表现为便血、便频、便细、黏液便、肛门痛、里急后重、便秘。便血为大便表面带血及黏液，甚至有脓血便。癌肿侵犯周围组织或转移远处器官引起相应症状：侵犯前列腺、膀胱，可出现尿频、尿痛、血尿。侵犯阴道，可出现阴道异常分泌物。侵犯骶前神经可出现骶尾部剧烈持续性疼痛。

2. 体征

（1）直肠指诊触及肿物：60%～70% 能在直肠指诊时触及，因此，直肠指诊是诊断低位直肠癌最重要的体格检查，凡遇直肠刺激症状、便血、大便变细等均应采用。指诊应记录肿物的方位、大小、硬度、形状与肛缘的距离以及指套染血情况。

（2）腹股沟淋巴结肿大：由于齿状线上、下淋巴引流的不同特点，腹股沟淋巴结肿大多见于累及齿状线以下的直肠癌。

（3）并发症或晚期体征：肠梗阻可表现为腹部膨隆、肠鸣音亢进；肝转移可表现为肝大、黄疸、移动性浊音；晚期可表现为营养不良或恶病质。

（四）诊断

直肠癌早期多无明显临床症状，随着病情的发展，常常出现鲜血便及梗阻等症状。

1. 体格检查 直肠指检：可以判断肿瘤的方位、大小、硬度、形状与距肛缘的距离以及有无出血情况。

2. 实验室检查 与结肠癌类似，直肠癌没有敏感而且特异的实验室检查指标。

3. 内镜检查 见结肠癌。

4. 影像学检查 对于已经获得病理诊断的直肠癌，影像学检查对于评估临床分期、预后和制定治疗方案有着重要的意义。

（1）直肠腔内超声：通过将超声探头置入直肠，可以清晰分辨肿瘤侵袭的深度及范围，腔内超声对 T 分期的敏感性为 81%～96%，特异性为 91%～98%。

（2）MRI：盆腔增强 MRI 不但能评估肿瘤浸润肠壁深度，淋巴结是否转移，更重要的是能准确分辨直肠系膜筋膜是否受累。MRI 对直肠癌 T 分期及术后盆腔、会阴复发的诊断较 CT 优越。目前为低位直肠癌分期的金标准。

（3）CT：胸腹盆增强 CT 主要用于评估多发于肝、肺的远处转移。肝、肺多数大于 1cm 的病变可以通过 CT 准确判定是否转移。盆腔 CT 对软组织的分辨能力不如 MRI。

（4）PET-CT：主要被推荐用于 2 种情况：①已有淋巴结转移的结直肠癌；②术后检查怀疑复发转移。

（五）鉴别诊断

1. 痔 痔和直肠癌不难鉴别，痔一般多为无痛性便血，血色鲜红且不与大便相混合；直肠癌的便血常伴有黏液而出现黏液血便和直肠刺激症状。对便血患者必须常规行直肠指诊。

2. 肛瘘 常由肛窦炎形成肛旁脓肿所致，患者有肛旁脓肿病史，局部红肿疼痛，与直肠癌症状差异较明显，鉴别比较容易。

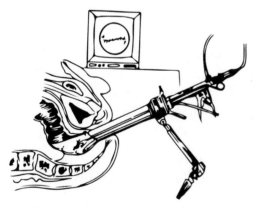

图 12-6-6 经肛门内镜直肠肿物切除术

3. 直肠息肉及直肠腺瘤 常常通过直肠指检及内镜检查和活检加以鉴别。

（六）治疗

直肠癌的治疗是以手术切除为主的综合治疗。

1. 手术治疗 手术切除肿瘤是效果最确切的治疗手段之一。手术的方式根据肿瘤的位置、分期、细胞分型、体型及控便能力来综合选择。

（1）局部切除：适用于 T₁ 以内的直肠癌，保证切缘距瘤体大于 3cm。有经肛的局部切除、骶后入路局部切除术、内镜下的局部切除（图 12-6-6）。

（2）根治性切除：要求完整的切除整块癌肿、彻底清扫区域淋巴结、切除与血管伴行的完整直肠系膜。主要手术方式包括腹会阴切除术（Miles 手术），低位前切除术（Dixon 手术），经腹直肠癌切除、近端造口、远端封闭手术（Hartmann 手术）。

1）腹会阴切除术（Miles 手术）：低位直肠癌推荐使用。Miles 于 1908 年提出的直肠癌根治术，同时经腹部、会阴两个入路进行整块肿瘤切除和淋巴结清扫。会阴部需切除部分肛提肌、坐骨肛门窝内脂肪、肛管及肛门周围约 3～5cm 的皮肤、皮下组织及全部肛管括约肌（图 12-6-7），于左下腹行永久性乙状结肠单腔造口。

2）低位前切除术（Dixon 手术）：推荐中上段直肠癌采用。Dixon 在 1948 年提出的直肠癌保肛手术，切除肿瘤后一期吻合、恢复肠管连续性，是目前应用最多的直肠癌根治术（图 12-6-8）。根治原则要求肿瘤远端距切缘至少 2cm；低位直肠癌至少 1cm。只要肛门外括约肌和肛提肌未受累，保证环周切缘阴性的前提下，均可采用。

3）经腹直肠癌切除、近端造口、远端封闭手术（Hartmann 手术）（图 12-6-9）：适用于一般情况很差，不能耐受 Miles 手术或急性梗阻不宜行 Dixon 手术的患者。Hartmann 早在 1879 年提出该直肠癌术式，切除肿瘤后近端结肠造口，远端残腔封闭。由于避免了肛门部操作，手术时间缩短。

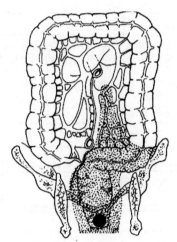
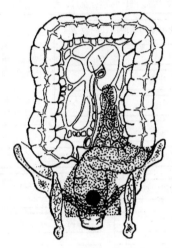
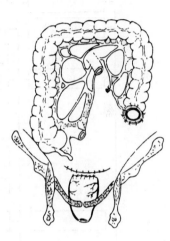

图 12-6-7　Miles 手术　　　　图 12-6-8　Dixon 手术　　　　图 12-6-9　Hartmann 手术

（3）姑息切除：晚期直肠癌的姑息性手术以解除痛苦和处理并发症为主要目的。如直肠癌梗阻导致排便困难的乙状结肠双腔造口。

2. 化疗　同结肠癌所述。

3. 放疗　同结肠癌所述。

4. 其他治疗　直肠癌形成梗阻且不能手术者，可以采用烧灼、激光、冷冻等局部治疗法，或者放置金属支架或肠梗阻导管以减轻梗阻。手术无法切除的多发性肝转移，可采用超声或者 CT 引导的介入消融尽量减少病灶。晚期患者应注意支持治疗，以改善生活质量为原则。

5. 中医药治疗　中医药辨证施治可广泛应用于直肠癌治疗的全过程。

（七）预后及预防

同结肠癌。

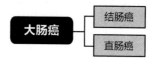

思维导图

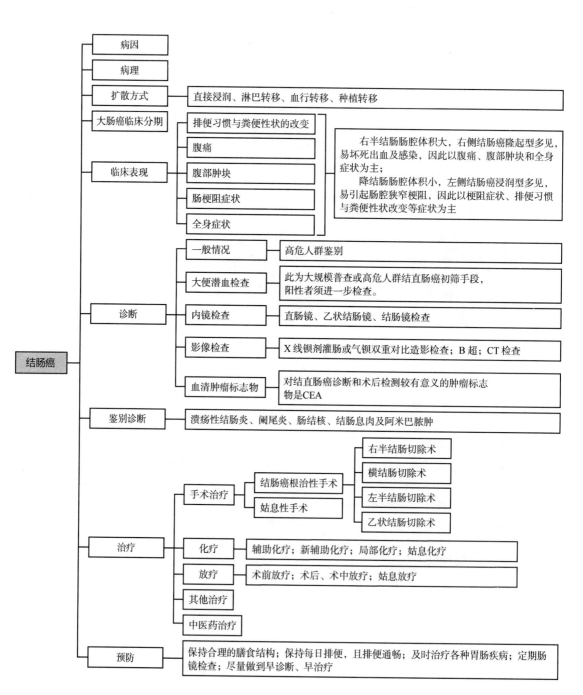

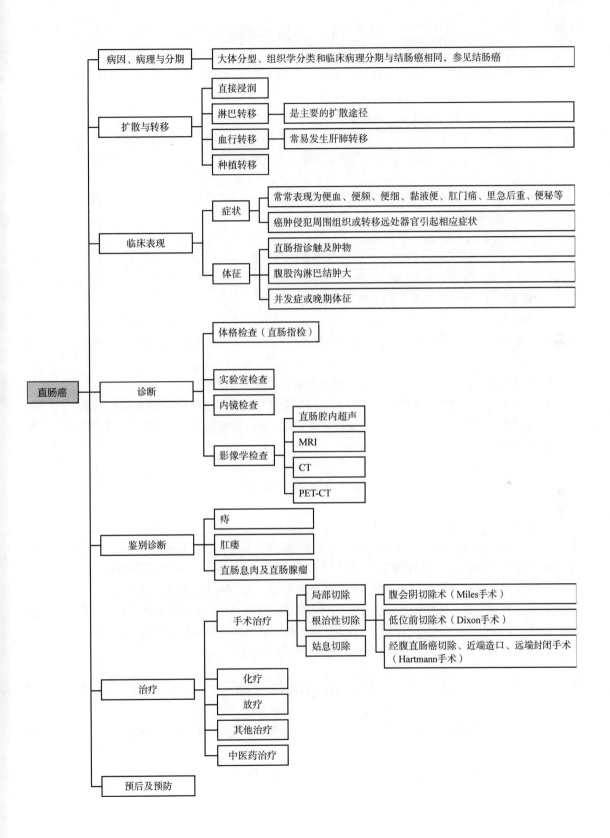

直肠癌

- 病因、病理与分期 —— 大体分型、组织学分类和临床病理分期与结肠癌相同，参见结肠癌
- 扩散与转移
  - 直接浸润
  - 淋巴转移 —— 是主要的扩散途径
  - 血行转移 —— 常易发生肝肺转移
  - 种植转移
- 临床表现
  - 症状
    - 常常表现为便血、便频、便细、黏液便、肛门痛、里急后重、便秘等
    - 癌肿侵犯周围组织或转移远处器官引起相应症状
  - 体征
    - 直肠指诊触及肿物
    - 腹股沟淋巴结肿大
    - 并发症或晚期体征
- 诊断
  - 体格检查（直肠指检）
  - 实验室检查
  - 内镜检查
  - 影像学检查
    - 直肠腔内超声
    - MRI
    - CT
    - PET-CT
- 鉴别诊断
  - 痔
  - 肛瘘
  - 直肠息肉及直肠腺瘤
- 治疗
  - 手术治疗
    - 局部切除
    - 根治性切除
      - 腹会阴切除术（Miles手术）
      - 低位前切除术（Dixon手术）
    - 姑息切除
      - 经腹直肠癌切除、近端造口、远端封闭手术（Hartmann手术）
  - 化疗
  - 放疗
  - 其他治疗
  - 中医药治疗
- 预后及预防

第七节　原发性肝癌

原发性肝恶性肿瘤（primary malignant tumor of the liver）包括肝细胞癌、肝内胆管癌和肝肉瘤。是我国常见的恶性肿瘤，年死亡率在我国占肿瘤死亡率的第二位。本病患者年龄多为 40～50 岁，男性多于女性，东南沿海地区发病率高于其他地区。

一、病　　因

病因不明，普遍认为是多种致癌因素作用的结果，主要与肝硬化、病毒性肝炎、黄曲霉素等某些化学致癌物质和水土因素有关。

二、病　　理

1. 病理形态　分为巨块型、结节型和弥漫型。

2. 肿瘤大小　传统上分为小肝癌（直径≤5cm）和大肝癌（直径＞5cm）两类。新的分类：微小肝癌（直径≤2cm）、小肝癌（2cm＜直径≤5cm）、大肝癌（5cm＜直径≤10cm）和巨大肝癌（直径＞10cm）。

3. 生长方式　分为浸润型、膨胀型、浸润膨胀混合型和弥漫型。

4. 组织学类型　分为肝细胞癌、胆管细胞癌和混合型癌三类，其中肝细胞癌最多见。

5. 癌细胞分化程度　分为四级。Ⅰ级为高度分化；Ⅱ、Ⅲ级为中度分化；Ⅳ级为低度分化。其中以中度分化多见。

三、扩　散　方　式

1. 血行转移　是最常见的转移方式。癌细胞在发展过程中极易侵犯肝静脉和门静脉，这种浸润在早期即可发生。癌肿的静脉浸润是转移的病理基础。癌栓从肝内小静脉形成后逐渐波及较大静脉，癌栓脱落后又可形成肝内多发性播散。癌栓脱落后可进入肺小静脉，形成肺的转移灶。

2. 直接浸润　癌肿可直接浸及肝包膜，形成癌结节，结节破裂可造成严重出血。

3. 淋巴转移　也是转移的常见途径，主要累及肝门淋巴结，严重者可累及胰周、腹膜后、主动脉旁及锁骨上淋巴结，其中以肝门淋巴结最常见。胆管淋巴转移较血行转移更为常见。

4. 种植转移　偶尔会发生，如种植于腹膜后形成血性腹水。

四、肝癌临床分期

TNM 分期主要根据原发肿瘤情况（T）、淋巴结侵犯（N）及有无远处转移（M）来对肿瘤进行分期，一般将肿瘤分为 4 期（表 12-7-1）。

表 12-7-1　原发性肝癌 TNM 分期

分期	T（原发瘤）	N（局部淋巴结）	M（远处转移）
Ⅰ	T_1	N_0	M_0
Ⅱ	T_2	N_0	M_0

续表

分期	T（原发瘤）	N（局部淋巴结）	M（远处转移）
ⅢA	T_3	N_0	M_0
ⅢB	T_4	N_0	M_0
ⅢC	任何 T	N_1	M_0
Ⅳ	任何 T	任何 N	M_1

T_1：孤立肿瘤，不伴血管侵犯。

T_2：①孤立肿瘤，伴血管侵犯。②多发性肿瘤，最大直径≤5cm。

T_3：①多发性肿瘤，最大直径＞5cm。②肿瘤侵犯门静脉或肝静脉一级分支。

T_4：①肿瘤侵犯除胆囊以外的其他邻近器官。②肿瘤穿透肝脏包膜。

N_0：无局部淋巴结侵犯。

N_1：有局部淋巴结侵犯。

M_0：无远处转移。

M_1：有远处转移。

五、临 床 表 现

1. 主要症状　原发性肝癌起病隐匿、早期缺乏典型临床表现，中晚期可出现下列症状：

（1）肝区疼痛：中晚期肝癌的主要症状，多为右上腹或中上腹持续性隐痛、胀痛或刺痛、夜间或劳累后加重。疼痛是由于肝包膜被快速增长的肿瘤牵拉所致。

（2）全身及消化道症状：可见发热、乏力、消瘦、食欲减退、黄疸、腹胀等。

（3）癌旁表现：多种多样，主要有低血糖症、红细胞增多症、高钙血症和高胆固醇血症；也可以有皮肤铁卟啉症、女性化、类癌综合征、肥大性骨关节病、高血压和甲状腺功能亢进。

（4）转移灶症状：如发生转移，可出现相应的远处转移症状，有时成为发现肝癌的首发症状。

2. 主要体征

（1）肝大：为中晚期肝癌最常见的体征。肝呈进行性肿大，质地坚硬，表面凹凸不平，边缘钝而不整齐，常有不同程度的压痛。

（2）黄疸：多见于弥漫型肝癌或胆管细胞癌，常由癌块压迫或侵犯肝门附近的胆管，或由癌组织或血块脱落引起胆道梗阻所致。

（3）腹水：呈草绿色或血性。其成因多为腹膜受浸润、门静脉受压、门静脉或肝静脉内的癌栓形成以及合并肝硬化等。

此外，合并肝硬化者常有肝掌、蜘蛛痣、男性乳房增大、脾大、腹壁静脉曲张以及食管-胃底静脉曲张等。

六、诊　　断

1. 一般情况　要了解患者相关病史体征，尤其有慢性肝病史者。肝癌早期多无明显临床症状，一旦出现肝区疼痛、黄疸、发热等症状多属于肝癌中晚期。

2. 实验室检查

（1）血清甲胎蛋白（AFP）检测：是当前肝癌筛选及诊断的最常用方法。诊断标准为：AFP≥

400μg/L，并能排除慢性肝炎、肝硬化、睾丸或卵巢胚胎性肿瘤以及妊娠等即可考虑肝癌的诊断。AFP 轻度升高者应做动态观察，并对比分析肝功能变化，有助于判断。约 30%的肝癌患者 AFP 正常，检测 AFP 异质体有助于提高诊断率。

（2）血清酶学检查及其他肿瘤标志物检查：肝癌患者血清磷酸酶、γ-谷氨酰转移酶、乳酸脱氢酶的某些同功异构酶可增高，但对肝癌的诊断缺乏特异性。绝大多数胆管细胞癌患者 AFP 正常，但部分患者 CEA 或 CA19-9 增高。

3. 影像学检查

（1）B 超检查：是肝癌诊断中最常用而有效的方法。可显示肝内有包膜较完整的实质性占位性病变，仔细检查可发现直径 1～2cm 的肝癌。

（2）CT：可显示直径 2cm 以上的肿瘤，对肝癌的诊断符合率达 90%以上，可检出 1cm 左右的微小肝癌，是诊断小肝癌和微小肝癌的最佳方法。CT 能明确显示肿瘤的位置、大小、数目以及与周围脏器及重要血管的关系，并可测定无肿瘤侧的肝体积，对判断肿瘤能否切除及手术的安全性很有价值。应用 CT 肝动脉造影，即肝动脉注入碘化油后再行 CT 检查，有时能显示直径仅 2mm 的微小肝癌。

（3）PET-CT：利用放射性核素标记的配体与相应特异性受体相结合，进行器官和代谢分析，能比解剖影像更早探出组织代谢异常。对于发现肿瘤、选择治疗方案有指导意义，有助于转移性肝癌的诊断。

（4）MRI：对良、恶性肿瘤，尤其是血管瘤的鉴别可能优于 CT；MRI 可做门静脉、下腔静脉、肝静脉及胆道重建成像，有利于发现这些管道内有无癌栓。

（5）肝动脉造影：此方法诊断肝癌的敏感率最高，可达 95%左右。但患者要接受大量 X 线辐射，有创且价格昂贵，仅在上述检查均不能确诊时才考虑采用。

（6）X 线检查：肝右叶的肿瘤可发现膈肌抬高、运动受限或局部隆起。肝左外叶或右肝下部巨大肝癌在行胃肠钡餐检查时可见胃或结肠肝曲被推压的现象。此外，还可显示有无食管-胃底静脉曲张和肺、骨转移灶。

（7）肝穿刺活组织检查：超声引导下肝穿刺针吸细胞学检查对找到肿瘤细胞有确诊意义；但可能出现假阴性，偶尔会引起肿瘤破裂、穿刺针道出血和癌细胞沿针道扩散。对诊断困难或不适宜手术者，为指导下一步治疗，可做此项检查。但如不能排除肝血管瘤，应禁止采用。

（8）腹腔镜检查：对位于肝表面的肿瘤有诊断价值。

在选择以上辅助检查时，应充分考虑方法快速、经济、无创或微创和诊断率高等原则。能够满足以上要求的只有 B 超检查和 AFP 定量测定，因此这两项检查为目前肝癌的一线诊断方法。

七、鉴 别 诊 断

1. 转移性肝癌 与原发性肝癌比较，一般病情发展缓慢，症状较轻，其中以继发于胃癌的最多，其次为肺、结肠、胰腺、乳腺等部位的肿瘤。常表现为多个结节型病灶，AFP 一般多为阴性，患者 CEA 升高有助于诊断。

2. 肝硬化 大的肝硬化结节影像学检查可显示肝占位性病变，特别是 AFP 阳性或轻度升高时，两者鉴别常有困难。应根据详细病史、体格检查并结合实验室检查，仔细分辨。

3. 肝良性肿瘤 患者全身情况好、病情发展慢，病程长，往往不伴有肝硬化。常见的有肝海绵状血管瘤、肝腺瘤等。鉴别诊断主要依靠 AFP 测定、B 超、CT、MRI 及肝血管造影。

4. 邻近肝区的肝外肿瘤　如胃癌、胰腺、胆囊及腹膜后脏器（如右肾、肾上腺）的肿瘤，可在上腹部出现肿块，特别是腹膜后肿瘤可将右肝推向前方，触诊时可能误认为肝大。AFP 检测、B 超、CT、MRI 等影像学检查以及其他特殊检查（静脉血管造影、胃肠钡餐检查及肝动脉造影等）有助于鉴别诊断。

八、治　疗

早诊断、早采用以手术切除为主的综合治疗，尤其是手术结合靶向及免疫治疗是提高肝癌患者长期治疗效果的关键。

1. 部分肝切除　是治疗肝癌首选和最有效的方法。肝切除可以通过开腹施行，也可有选择地采用经腹腔镜或机器人辅助下施行。总体上，肝癌切除术后 5 年生存率为 30%～50%。影响手术治疗效果的主要因素是肿瘤数目、血管侵犯、肿瘤分化程度和 AFP 水平等。

（1）肝部分切除手术的基本原则

1）彻底性：完整切除肿瘤，切缘无残留肿瘤。适用于：①单发肝癌，周围界限较清楚或有假包膜形成，受肿瘤破坏的肝体积<30%；或虽受肿瘤破坏的肝体积>30%，但无瘤侧肝脏已有明显代偿性增大，>50%全肝体积。②多发性肿瘤，肿瘤结节数目<3 个，且局限于肝脏的某一段或某一叶内。③影像学检查无肝段以上的脉管受侵犯。④无肝外转移性肿瘤，或仅有可切除的单个转移肿瘤。

2）安全性：保留有足够功能肝组织（具有良好血供、良好的血液和胆汁回流）以便术后肝功能代偿，降低手术死亡率及减少手术并发症。

（2）术前全面评估

1）通常采用功能状态评分（ECOG PS 评分）来初步评估患者的全身情况。

2）采用 Child-Pugh 评分、吲哚菁绿（ICG）清除试验或瞬时弹性成像测定肝脏硬度，评价肝功能储备情况。更为精确地评价门脉高压的程度，有助于筛选适合手术的患者。

3）如预期保留肝组织体积较小，则采用 CT 和（或）MRI 测定剩余肝的体积，并计算剩余肝体积占标准化肝脏体积的百分比。

4）一般认为 Child-Pugh A 级、吲哚菁绿 15 分钟滞留率（ICG R-15）<30%是实施手术切除的必要条件；余肝体积占标准肝体积的 40% 以上（肝硬化患者）或 30%以上（无肝硬化患者），也是实施手术切除的必要条件。

（3）肝部分切除手术的适应证

1）肝脏储备功能良好的ⅠA 期、ⅠB 期和ⅡA 期肝癌是手术切除的首选适应证。

2）ⅡB 期肝癌患者，如果肿瘤局限在同一段或同侧半肝者，或可同时行术中射频消融处理切除范围外的病灶，即使肿瘤数目>3 枚，手术切除有可能获得比其他治疗方式更好的效果，但需更谨慎的术前评估。

（4）手术方式选择

1）腹腔镜与常规开腹手术均为肝切除的方式，两者预后无显著差异，但前者可能降低术后并发症，缩短住院时间。

2）少于 3 段以内的小部分肝切除或肿瘤靠近肝脏边缘的局部肝癌切除，建议优先考虑采用腔镜肝切除。

3）对合并肝功能损伤者，腹腔镜下射频消融术也可获得较好的结果。

4）解剖学切除与非解剖性切除均为常用的手术技巧。

2. 肝移植　由于同时切除肿瘤和硬化的肝，因此可以获得较好的长期治疗效果。鉴于供肝匮乏和治疗费用昂贵，原则上选择肝功能 C 级的小肝癌病例行肝移植。

国际上大多按照米兰标准（单个肿瘤<5cm；2 个或 3 个肿瘤，直径均<3cm，无血管侵犯或肝外转移）选择肝癌患者行肝移植。

3. 肿瘤消融　微波、射频、冷冻或注射无水酒精治疗，通过超声引导经皮穿刺完成，适用于瘤体较小、不能或不宜手术切除者，肝切除术后用于治疗转移、肿瘤复发者，优点是安全、简便、创伤小。

4. 放疗　一般认为，对于小肝癌施行立体定向放射治疗（stereotactic body radiation therapy，SBRT）可作为根治性放疗，而中晚期肝癌放疗大多属于姑息性放疗，其目的是缓解或者减轻症状，改善生活质量以及延长带瘤生存期。对局限于肝内的大肝癌患者，有一部分可以通过局部放疗转化为可手术切除，从而可能达到根治目的。

5. 经肝动脉和（或）门静脉区域化疗或经肝动脉化疗栓塞（TACE）　用于治疗不可切除的肝癌或者作为术后的辅助治疗，常用药物为氟尿嘧啶、丝裂霉素、顺铂、卡铂等，常用栓塞剂为碘化油。有些不能行手术切除的大或巨大肝癌，经此方式治疗后，部分可获得手术切除机会。

6. 全身药物治疗　包括生物、分子靶向药物（如索拉非尼）及中医药治疗肝癌，临床上多与其他疗法配合应用，对保护或改善肝功能、减轻不良反应、提高机体免疫力均有较好的作用。

7. 中医药治疗　适合于原发性肝癌各期的患者。中医治疗肝癌的基本点为辨实祛邪不伤正、辨虚扶正以达邪，选方遣药需要全面考虑。具体应以疏肝健脾、益气养阴、清热解毒、化痰软坚、理气活血等为治则。

手术切除是目前治疗肝癌首选的和最有效的方法。肝癌以综合治疗效果为好，能改善患者全身情况，延长生命。

九、预后与预防

1. 预后　原发性肝癌的预后取决于早期诊断与早期治疗。近年来，由于早期诊断率的提高，肝癌的手术切除率大大增加，加上现有的靶向和免疫的综合治疗，原发性肝癌术后的 5 年生存率显著提高。

2. 预防　①要及时接种乙肝疫苗，预防病毒性肝炎。②养成良好的生活习惯，戒烟戒酒，避免熬夜，调畅情志。③合理安排饮食，避免进食致癌物质，如含黄曲霉素的发霉坚果等。④遵医嘱合理用药，合理使用具有肝功能损害作用的药物，可降低肝癌的发病率。⑤有原发性肝癌家族史的人群要警惕，定期到医院行 AFP 检测和肝脏超声检查。

思维导图

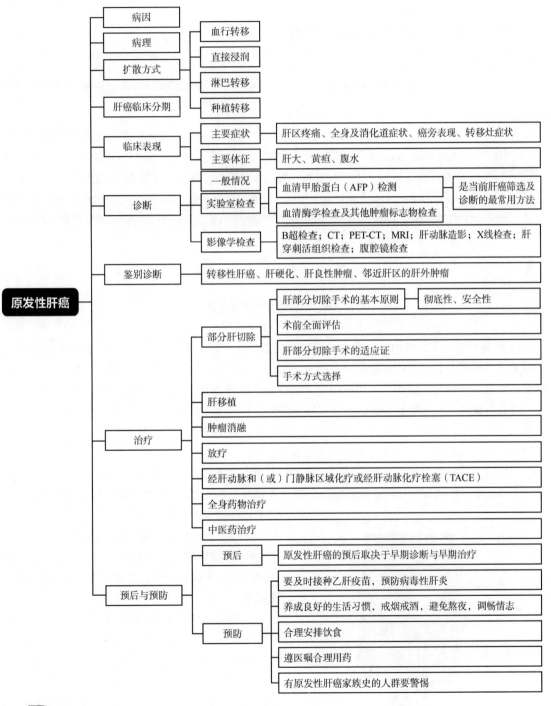

1. 结合这一章节所学的内容，谈谈对肿瘤根治性手术的理解。
2. 简述临床诊疗一个直肠癌病例的基本思路。
3. 请以晚期NSCLC 规范诊疗为例，谈谈如何做好肿瘤的多学科综合治疗。
4. 试述中西医结合治疗恶性肿瘤的应用和优势。

第十三章 甲状腺疾病

本章说课视频

　　甲状腺是人体内最大的内分泌腺，甲状腺素对人体起着重要的作用。甲状腺疾病（thyroid disease）在外科临床十分常见，包括甲状腺发育异常（甲状腺缺如、异位甲状腺、甲状舌管囊肿），急性、亚急性、慢性甲状腺炎，毒性（有甲状腺功能亢进症状）及非毒性（无甲状腺功能亢进症状）甲状腺肿和甲状腺肿瘤。临床特点是在喉结两侧出现漫肿或结节、肿块，皮色多数不变，随吞咽而上下移动。其发病原因复杂，某些疾病的发病机制至今仍不清楚。

第一节 概　　述

一、甲状腺的解剖

　　1. 解剖概要　甲状腺由左、右两个侧叶和峡部构成，呈"H"形。侧叶位于喉与气管的两侧，上极通常平甲状软骨，下极多数位于第5～6气管软骨环之间，峡部多数位于第2～4气管软骨环的前面，时有锥状叶与舌骨相连。甲状腺侧叶的背面有甲状旁腺，内侧毗邻喉、咽、食管。

　　甲状腺由内、外两层被膜包裹。内层被膜很薄、紧贴腺体并形成纤维束伸入腺实质，将甲状腺分隔成大小不等的小叶，又称为甲状腺固有被膜；外层被膜为气管前筋膜的延续，包绕并固定甲状腺于气管和环状软骨上，又称为甲状腺外科被膜。

　　甲状腺外层被膜在侧叶内侧和峡部后面与甲状软骨、环状软骨以及气管软骨环的软骨膜附着并增厚，形成甲状腺悬韧带，将甲状腺固定于喉及气管壁上。因此，吞咽时，甲状腺可随喉上下移动。临床上借此鉴别颈部肿块是否与甲状腺有关。

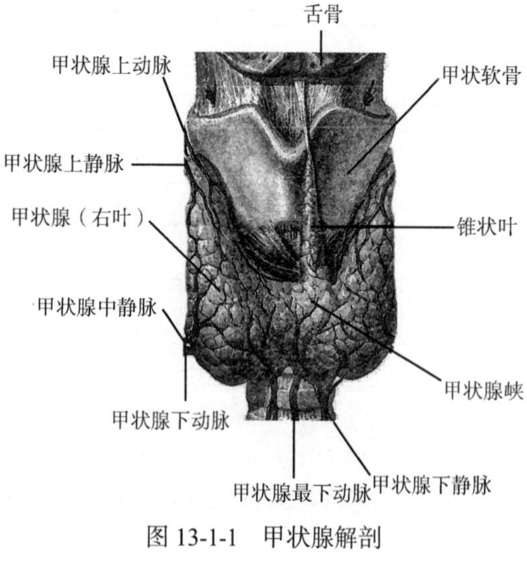

　　在内、外层被膜之间有疏松的结缔组织、甲状旁腺和喉返神经经过，甲状腺手术时应在两层被膜之间进行，为保护甲状旁腺和喉返神经应紧贴内层被膜逐一分离（图13-1-1）。

　　2. 血液供应　甲状腺的血供非常丰富，主要源于甲状腺上动脉（颈外动脉的分支）和甲状腺下动脉（锁骨下动脉的分支），偶有甲状腺最下动脉。

　　甲状腺上动脉沿喉两侧下行，在甲状腺上极分为前、后两支进入腺体；甲状腺下动脉分支进入甲状腺侧叶背面；甲状腺最下动脉起自无名动脉或主动脉弓，在气管前面上行至甲状腺峡部或一叶下极。甲状腺上、下动脉的分支之间，以及甲状腺上、下

图中标注：
舌骨
甲状腺上动脉
甲状软骨
甲状腺上静脉
甲状腺（右叶）
锥状叶
甲状腺中静脉
甲状腺峡
甲状腺下动脉
甲状腺最下动脉　甲状腺下静脉

图 13-1-1　甲状腺解剖

动脉分支与咽喉部、气管、食管的动脉分支之间，都有广泛的吻合支相互交通，故在手术时，虽将甲状腺上、下动脉全部结扎，甲状腺残留部分仍有血液供应。

甲状腺的静脉在腺体形成网状，然后汇合成甲状腺上、中、下静脉。甲状腺上静脉与甲状腺上动脉伴行流入颈内静脉，甲状腺中静脉常单行流入颈内静脉，甲状腺下静脉由甲状腺下方流入无名静脉。

3. 淋巴引流 甲状腺内淋巴管网极为丰富，逐渐向甲状腺包膜下集中，形成集合管，然后伴或不伴行周边静脉引出甲状腺，汇入颈部淋巴结。

颈部淋巴结分七区（图13-1-2）：第Ⅰ区，颏下区和颌下区淋巴结，下以二腹肌前腹为界，上以下颌骨为界；第Ⅱ区，颈内静脉淋巴结上组，上以二腹肌后腹为界，下以舌骨为界，前界为胸骨舌骨肌侧缘，后界为胸锁乳突肌后缘；第Ⅲ区，颈内静脉淋巴结中组，从舌骨水平至肩胛舌骨肌下腹与颈内静脉交叉处；第Ⅳ区，颈内静脉淋巴结下组，从肩胛舌骨肌下腹到锁骨上；第Ⅴ区，颈后三角区，后界为斜方肌，前界为胸锁乳突肌后缘，下界为锁骨；第Ⅵ区（中央组），气管周围淋巴结，包括环甲膜淋巴结，气管、甲状腺周围淋巴结，咽后淋巴结等；第Ⅶ区，胸骨上凹陷至前上纵隔淋巴结。

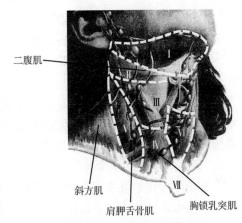

二腹肌

斜方肌

肩胛舌骨肌

胸锁乳突肌

图13-1-2 颈部淋巴结分区

4. 周围神经 甲状腺主要受交感神经和副交感神经支配，与手术关系密切的是喉返神经和喉上神经。

喉返神经起自迷走神经，上行于甲状腺背面、气管食管沟之间，向上入喉并分为前、后两支，前支支配声带的内收肌，后支支配声带的外展肌，共同调节声带的运动。喉返神经多在甲状腺下动脉的分支间穿过，手术处理甲状腺下动脉时应远离腺体背面结扎，以防损伤喉返神经（图13-1-3）。喉返神经一侧后支损伤可无明显临床症状；一侧前支或一侧主干损伤可出现暂时性声音嘶哑；两侧前支或两侧主干损伤，可有或无明显呼吸困难，但将有永久性声嘶或失音；两侧后支损伤将导致严重呼吸困难甚至窒息。

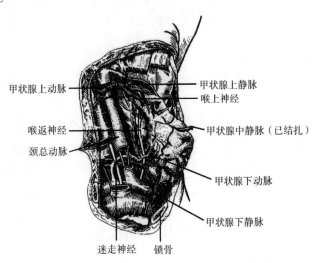

甲状腺上动脉

喉返神经

颈总动脉

迷走神经 锁骨

甲状腺上静脉
喉上神经

甲状腺中静脉（已结扎）

甲状腺下动脉

甲状腺下静脉

图13-1-3 甲状腺下动脉与喉返神经的关系

喉上神经亦来自迷走神经，在甲状腺上极上方 2～3cm 处分为内、外两支，内支（感觉支）分布在喉黏膜上，损伤后可产生饮水呛咳的症状；外支（运动支）与甲状腺上动脉伴行，支配环甲肌，使声带紧张，损伤后可导致发音减弱，易于疲劳。结扎甲状腺上动脉时应紧靠腺体结扎，切忌大块结扎，以防损伤喉上神经。

二、甲状腺的生理功能

甲状腺是人体最大的内分泌腺，成人重 20～30g。甲状腺的主要功能是合成、贮存和分泌甲状腺素，以维持机体的生长发育和正常代谢。

1. 甲状腺素的合成与释放　甲状腺的结构和功能单位是滤泡，20～40 个滤泡由被膜的结缔组织包绕构成一个小叶。

滤泡由单层滤泡上皮细胞组成，其首先在基底面从血中摄取氨基酸，在粗面内质网合成蛋白质，在高尔基复合体内加糖形成甲状腺球蛋白，通过分泌小泡分泌到滤泡腔贮存。与此同时，基底面细胞膜上的碘 ATP 酶可从血中摄取碘离子，在细胞内过氧化物酶的作用下碘被活化，由细胞内游离而进入滤泡腔，与甲状腺球蛋白的酪氨酸残基结合形成碘化的甲状腺球蛋白。

在垂体分泌的促甲状腺素（TSH）的作用下，滤泡上皮以胞饮的方式将碘化的甲状腺球蛋白重新吸收入胞质内，吞饮小泡互相融合形成较大的吞饮泡，再与溶酶体融合。在溶酶体内蛋白水解酶的作用下，甲状腺球蛋白中碘化的酪氨酸残基被水解，形成大量的四碘甲状腺原氨酸（T_4）和少量的三碘甲状腺原氨酸（T_3），经细胞基底部释放入毛细血管。在血液循环中绝大部分甲状腺素与血浆蛋白质结合在一起，只有极少量游离状态的 T_3、T_4（FT_3、FT_4）发挥其生理作用。

甲状腺的功能活动受下丘脑-垂体-甲状腺轴控制系统和甲状腺腺体自身的控制、调节。垂体叶分泌的 TSH 能加速甲状腺素分泌和促进甲状腺素合成，而甲状腺素的释放又对 TSH 起反馈作用。TSH 的分泌除受甲状腺素反馈性抑制的影响外，主要受下丘脑促甲状腺素释放激素（TRH）的直接刺激。而甲状腺素释放增多时除对垂体 TSH 释放有抑制作用外，也对下丘脑释放的 TRH 有对抗作用，间接地抑制 TSH 分泌。此外，当血浆中无机碘含量升高时，能刺激甲状腺摄碘及其与酪氨酸结合而生成较多的甲状腺素；当血浆无机碘蓄积到一个临界值后，便发生碘与酪氨酸结合的进行性抑制及甲状腺素合成与释放的降低。

2. 甲状腺素的主要作用

1）加快全身细胞利用氧的效能，加速蛋白质、碳水化合物和脂肪的分解，全面提高人体的代谢，增加热量的产生。

2）促进人体的生长发育，在出生后影响脑与长骨的生长、发育。

甲状腺内还存在滤泡旁细胞，又称 C 细胞，成团聚集在滤泡之间，少量镶嵌于滤泡上皮细胞之间，能合成和分泌降钙素（CT）及降钙素基因相关肽。降钙素通过促进成骨细胞分泌类骨质、钙盐沉着和抑制骨质内钙的溶解使血钙降低。

三、甲状腺的检查

一般经仔细的四诊检查即可初步明确甲状腺疾病的诊断。正常甲状腺柔软，表面光滑，不易触及，随吞咽上下移动。

（一）体位

应嘱患者端坐，双手放在两膝，显露颈部并使患者头部略为俯下，使颈部肌肉筋膜松弛。

（二）望诊

观察颈部两侧是否对称，有无肿块隆起，有无血管怒张，有无随吞咽上下移动。如不易辨认时再让患者头向后仰，两手放于枕后再进行观察即较明显。

（三）触诊

望诊不能明确甲状腺肿大的范围或轮廓时，可用触诊协助。检查者可站在患者的背后，双手拇指放在颈后，用其他手指从甲状软骨两侧进行触摸；也可在患者的对面以拇指和其他手指在甲状软骨两侧进行触诊，并同时让患者做吞咽动作。注意肿块的部位、形态、大小、硬度、活动度、表面光滑度和有无压痛、搏动或震颤等。甲状腺肿大可分三度：Ⅰ度：不能看出肿大但能触及者；Ⅱ度：能看到肿大又能触及，但在胸锁乳突肌以内者；Ⅲ度：肿大超过胸锁乳突肌者。

（四）听诊

检查甲状腺区能否听到连续性血管杂音。

（五）其他

（1）甲状腺核素扫描：若甲状腺肿大，或有结节、肿块等，可进行甲状腺核素扫描。一般来讲，用 ^{131}I 扫描见无摄碘功能的结节，称为冷结节，这类结节癌发生率达 10%～20%，为临床医师所重视；结节区摄碘率低于其周围正常甲状腺组织者称为凉结节。冷、凉结节均可见于甲状腺囊肿、甲状腺腺瘤囊性变或内出血、甲状腺癌、结节性甲状腺肿、亚急性甲状腺炎、慢性淋巴细胞性甲状腺炎、甲状腺结核。结节区摄碘率与其周围正常甲状腺组织类同者称为温结节，多为结节性甲状腺肿、甲状腺腺瘤、慢性淋巴细胞性甲状腺炎、亚急性甲状腺炎恢复期及某些甲状腺癌。一般认为凉、温结节的癌发生率比冷结节低。结节区摄碘率高于其周围正常甲状腺组织者称为热结节，多认为此种结节的癌发生率最低，多为甲状腺腺瘤、结节性甲状腺肿，偶可见于慢性淋巴细胞性甲状腺炎。

（2）影像学检查：进行 B 超、CT 等检查。

（3）病理学检查：^{131}I 扫描及 B 超、CT 等检查并不能确定甲状腺肿物性质，除了结合临床进行分析外，还须通过穿刺活检进行病理组织学检查。

（4）实验室检查：可进行甲状腺功能（T_3、T_4、FT_3、FT_4、TSH）、甲状腺抗体（甲状腺球蛋白抗体、甲状腺过氧化物酶抗体及促甲状腺激素受体抗体）、血清蛋白结合碘等测定，但应结合临床表现、影像学检查等综合考虑及评估它们的临床意义。

思维导图

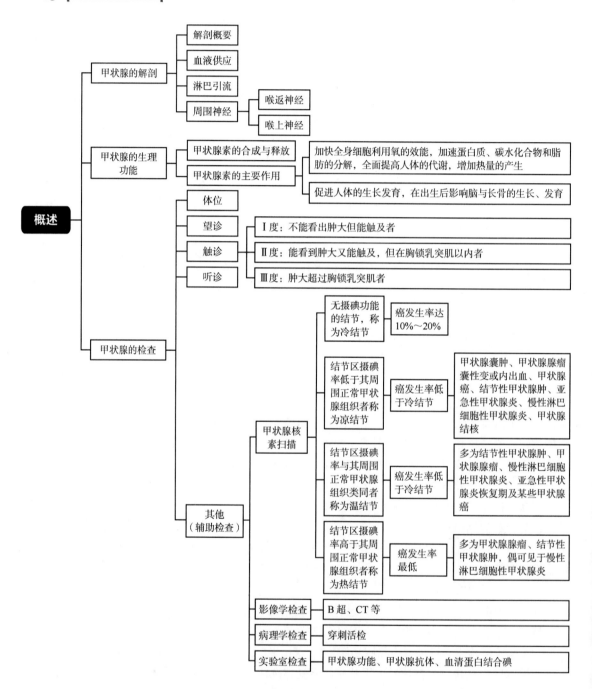

第二节　单纯性甲状腺肿

单纯性甲状腺肿（simple goiter）又称地方性甲状腺肿（endemic goiter），系指甲状腺肿大而无甲亢或甲减症状者。此病在缺碘地区发病率较高，女性多见，男女发病率之比约为1∶6，发病年龄以10~30岁为高峰期。

（一）病因

1. 甲状腺原料（碘）缺乏 这是单纯性甲状腺肿的主要原因。高原、山区土壤中的碘盐被冲洗流失，以致饮水和食物中含碘量不足，因此，此区域的居民患此病的较多。由于缺碘引起甲状腺素合成不足、分泌减少，便反馈性地引起垂体 TSH 分泌增高并刺激甲状腺增生和代偿性肿大。初期，因缺碘时间较短，甲状腺滤泡上皮增生并有新的滤泡形成，增生、扩张的滤泡较为均匀地散布在腺体各部，滤泡腔内胶质积存，形成弥漫性甲状腺肿，后期随着病变继续发展，扩张的滤泡便聚集成多个大小不等的结节，形成结节性甲状腺肿（nodular goiter）。有的结节因血液供应不良发生退行性变时，还可引起囊肿或纤维化、钙化等改变。

2. 甲状腺素需要量增高 青春发育期、妊娠期或绝经期的妇女，对甲状腺素的需要量暂时性增高，发生轻度弥漫性甲状腺肿，这是一种生理现象，常在成年或妊娠分娩以后自行缩小，又称为生理性甲状腺肿。

3. 甲状腺素合成和分泌障碍 某些食物、药物或饮水中存在致甲状腺肿因子，如硫脲嘧啶（或久食含有硫脲的卷心菜、大头菜）、过氯酸钾、对氨基水杨酸等，这些物质通过干扰碘的利用，进而影响甲状腺素合成。先天缺乏合成甲状腺素的酶可引起先天性甲状腺肿。

（二）病理

1）早期弥漫性滤泡上皮增生，又称实质性甲状腺肿，多见于青少年，此时 TSH 分泌增多，甲状腺滤泡上皮细胞增生，甲状腺弥漫性肿大，表面光滑，切面呈深褐色颗粒状。

2）中期呈弥漫性胶性甲状腺肿，又称单纯性甲状腺肿、地方性甲状腺肿，年轻妇女和孕妇多见，甲状腺弥漫性肿大，表面光滑，切面呈红褐色半透明的胶样，地方性甲状腺肿血液中无机碘含量及尿排碘量都减少，T_4 减少，TSH 增高，摄 ^{131}I 率高。

3）晚期呈结节性甲状腺肿，又称腺瘤样甲状腺肿。反复持续多年，逐渐发展成晚期结节性阶段。甲状腺常呈双侧不对称性肿大，表面呈大小不一的结节状，包膜不规则增厚，切面见甲状腺组织被纤维组织分成结节状。结节性甲状腺肿结节特点：①结节数量：多少不一，少者可 1 个或几个，多者无数结节布满全部甲状腺；②结节大小：大小不一致，最小直径可小于 1cm，最大者可达数厘米；③结节色泽：因滤泡的大小与胶质的多少不同而异，有的结节较大，胶质多则呈暗红色半透明状结构，有的胶质较少则略呈实质性，在结节内常见新老出血灶或偶见钙化灶。

三期共同的病理改变是血清甲状腺球蛋白（TG）升高及 T_3/T_4 值上升。

（三）临床表现

本病一般无全身症状，甲状腺不同程度的肿大和肿大结节对周围器官引起的压迫症状是本病主要的临床表现。

（1）甲状腺肿大：病程早期，甲状腺呈对称、弥漫性肿大，腺体表面光滑，质地柔软，随吞咽上下移动。随后，在肿大腺体的一侧或两侧可扪及多个（或单个）结节；通常存在多年，增长缓慢。当发生囊肿样变的结节内并发囊内出血时，可引起结节迅速增大，可伴有疼痛。

（2）压迫症状：单纯性甲状腺肿体积较大时可压迫气管、食管和喉返神经。如压迫气管可造成气管弯曲、移位和气道狭窄影响呼吸。开始只在剧烈活动时感觉气促，发展严重时，甚至休息睡觉也有呼吸困难；受压过久还可使气管软骨变性、软化。少数喉返神经或食管受压的患者可出现声音嘶哑或吞咽困难。

病程长久、体积巨大的甲状腺肿，可下垂于颈下胸骨前方。甲状腺肿向胸骨后延伸生长形成胸骨后甲状腺肿，易压迫气管和食管，还可压迫上腔静脉，造成颜面部青紫色浮肿，颈部和胸部表浅静脉扩张。

（3）结节性甲状腺肿：持续日久，本病可逐渐发展成结节性甲状腺肿，可继发甲亢，也可发生恶变。

（四）辅助检查

（1）甲状腺功能检查：基础代谢率（BMR）正常或偏低。T_3正常或增高，T_4正常或偏低。

（2）放射性核素检查：摄^{131}I率增高，但峰值不提前。甲状腺^{131}I扫描，甲状腺弥漫性增大早期放射性均匀；结节性甲状腺肿放射性分布常不均匀，呈现有功能或无功能的结节。

（3）影像学检查：B超检查有助于发现甲状腺内囊性、实质性或混合性多发结节的存在。颈部X线检查可发现不规则的胸骨后甲状腺肿及钙化的结节，还能确定气管是否受压、移位及狭窄。

（4）喉镜检查：了解声带运动状态，以确定喉返神经有无受压。

（五）诊断

单纯性甲状腺肿的诊断主要根据患者有甲状腺肿大症状，而临床或检查示甲状腺功能基本正常者结合影像学检查可以诊断。对于居住于高原山区缺碘地带的甲状腺肿患者或家属中有类似病情者常能及时做出单纯性甲状腺肿的诊断。

（六）鉴别诊断

（1）甲状腺腺瘤：甲状腺有单个或多个光滑结节，不伴有甲状腺肿大。

（2）慢性淋巴细胞性甲状腺炎：起病缓慢，一般无全身症状；也可仅表现为甲状腺弥漫性肿大，质地较硬；摄^{131}I率正常或下降，T_3、T_4正常或下降，甲状腺自身抗体滴度明显增高可鉴别。

（3）亚急性甲状腺炎：甲状腺常不对称肿大，质硬而表面光滑，疼痛，常始于甲状腺的一侧，很快向腺体其他部位扩展。甲状腺摄^{131}I率显著降低。

（4）甲状腺癌：单纯性甲状腺肿出现结节时，特别当结节内出血，迅速增大，显示冷结节，易误诊为甲状腺癌，应加以鉴别，必要时行甲状腺针刺活检。

（七）治疗

（1）食疗：生理性甲状腺肿，可不给予药物治疗，宜多食含碘丰富的海带、紫菜等食物。

（2）药物治疗：20岁以下的弥漫性单纯甲状腺肿，可给予小剂量甲状腺素制剂以抑制垂体前叶TSH的分泌，补充内生甲状腺激素的不足，缓解甲状腺的增生和肿大。

（3）手术治疗：有以下情况时，应及时施行甲状腺手术：①因气管、食管或喉返神经受压引起临床症状者；②胸骨后甲状腺肿；③巨大甲状腺肿影响生活和工作者；④腺体内结节继发功能亢进者；⑤腺体内结节疑有恶变者。手术方式多采用甲状腺次全切除术。

（八）预防

全国各地已普遍进行了甲状腺肿的普查和防治工作，发病率已大大降低。在流行地区，甲状腺肿的集体预防极为重要。

1. 用加碘盐烹调食物 一般多用碘化食盐，每10~20kg食盐中均匀加入碘化钾或碘化钠1.0g即可满足人体每日的需要量。

2. 肌内注射碘油 有些地区采用肌内注射碘油预防，较服用加碘盐更为有效、可靠。碘油在体内吸收很慢，并可随身体需碘情况自行调节。

3. 食用含碘食物 在青春发育期、妊娠期和哺乳期，可经常用海带或其他海产生物佐餐预防。

4. 调畅情志 常保持心情舒畅，勿动气郁怒。

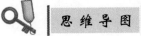

思维导图

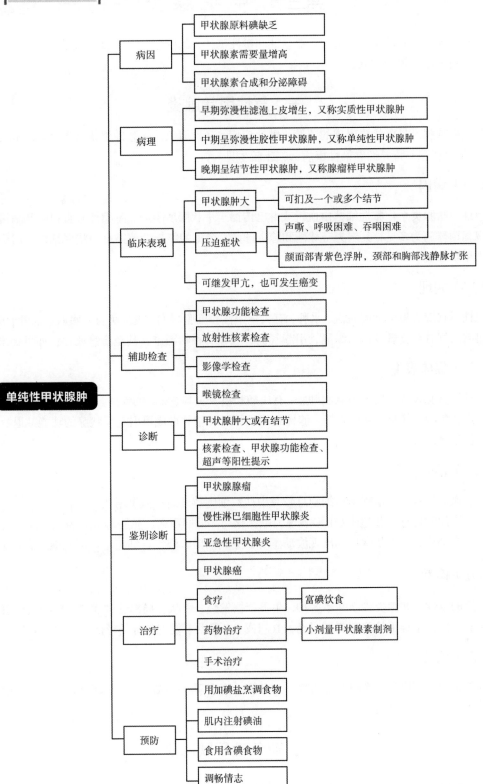

第三节　甲 状 腺 炎

甲状腺炎（thyroiditis）分急性、亚急性和慢性三类，其中急性甲状腺炎临床少见，亚急性和慢性甲状腺炎临床上较为常见。

一、急性甲状腺炎

急性甲状腺炎是甲状腺出现的急性化脓性疾病，又称为急性化脓性甲状腺炎（acute thyroiditis, AST），是甲状腺非特异性感染性疾病，临床较少见。

（一）病因

急性甲状腺炎系化脓性细菌由血行或淋巴传播至甲状腺所引起，感染灶来自口咽和扁桃体。致病菌以葡萄球菌为多见，其次为链球菌和肺炎球菌，罕见的特异性感染有甲状腺结核、霉菌性及放线菌性甲状腺炎。

（二）病理

急性甲状腺炎见甲状腺充血、水肿，有大量中性粒细胞浸润。炎症可自行吸收，也可形成脓肿。脓肿可破入气管或食管及深入纵隔，引起气促、咳嗽、吞咽困难，甚至窒息死亡；亦可穿出皮肤。

（三）临床表现

急性甲状腺炎数日内见甲状腺肿胀，有压痛和波及至耳、枕部的疼痛。严重的可引起压迫症状：气促、声音嘶哑、甚至吞咽困难等。腺体组织的坏死和脓肿形成可引起甲状腺的功能减退。患者全身可有体温增高等。

（四）辅助检查

（1）血液检查：血常规示白细胞总数及中性粒细胞数升高；血沉增快。

（2）影像学检查：B超或CT多表现为甲状腺局部低回声区，脓肿形成后表现为液性暗区。

（3）穿刺检查：甲状腺局部出现波动感时，穿刺抽出脓液，行细菌培养可明确致病菌。

（五）诊断

典型的急性甲状腺炎诊断并不困难，主要依据发热、甲状腺局部红肿痛热、白细胞总数及中性粒细胞数升高，结合甲状腺穿刺可明确，B超或CT有助于发现脓肿的形成。

（六）治疗

局部早期宜用冷敷，晚期宜用热敷。全身给予抗生素。有脓肿时应早期行切开引流，以免脓肿破入气管、食管、纵隔内。

二、亚急性甲状腺炎

亚急性甲状腺炎（subacute thyroiditis）又称亚急性非化脓性甲状腺炎、De Quervain 甲状腺炎或巨细胞性甲状腺炎、肉芽肿性甲状腺炎（granulomatous thyroiditis）、病毒性甲状腺炎等。多见于30～40岁的成人，女性多见，男女发病之比约1:（3～4）。

（一）病因

本病原因尚不明，目前多认为与病毒感染有关，因常在上呼吸道感染、病毒性感冒、病毒性腮腺炎后2～3周发病。亦有认为与遗传因素有关，因组织相容性抗原HLA-Bw35阳性的个体发病率比正常人高16倍。

（二）病理

本病甲状腺呈炎性反应，轻度不规则肿大，常不对称，质略硬，包膜与周围组织轻度粘连。

切面见病变呈灰白或淡黄色，质实，橡皮样。病变早期滤泡上皮破坏，胶质外溢，炎性细胞浸润。随后因外溢的胶质激起炎症反应，在其周围有异物巨细胞出现和结核样肉芽肿形成，在病变滤泡周围出现巨细胞性肉芽肿是其特征。

病变区显示水肿，淋巴细胞、浆细胞和嗜酸性粒细胞浸润。本病常在数周至数月（一般为3个月左右）自然消退。愈合时表现为滤泡上皮再生和间质纤维化，有时愈后可再复发。由于甲状腺滤泡被破坏，甲状腺素的突然释放可引起一过性的甲状腺功能亢进症状；继而由于甲状腺素合成障碍，约10%的患者可表现一定程度的甲状腺功能低下。

（三）临床表现

本病多数表现为甲状腺突然肿胀、发硬，吞咽困难及疼痛，并向患侧耳颞处放射，可伴有发热。常始于甲状腺的一侧，很快向腺体其他部位扩展。有一过性甲亢症状，一般3～4日或1～2周达到高峰后缓解消退，后期偶有甲减的表现。随病程变化有时一叶肿胀消退后另一叶出现新的肿块。病程约为3个月，愈后甲状腺功能多不减退。

（四）辅助检查

本病见血沉增快。血清T_3，T_4浓度升高，但甲状腺摄取^{131}I率显著降低（分离现象）。

（五）诊断

本病病前2～3周常有上呼吸道感染史。病后1周内基础代谢率略高，血清T_3，T_4浓度升高，但甲状腺摄^{131}I率显著降低，这种分离现象有助于诊断。如试用泼尼松治疗，甲状腺肿胀很快消退，疼痛缓解，亦可诊断。本病须注意与原发性甲状腺功能亢进症、慢性淋巴细胞性甲状腺炎、结节性甲状腺肿继发甲亢等相鉴别。

（六）治疗

肾上腺皮质激素是治疗本病最有效的药物。泼尼松每日4次，每次5mg，2周后逐渐减量，维持1～2个月；同时加用甲状腺干制剂，效果较好。若甲状腺肿痛特别明显，病程处于暂时性甲状腺功能低下者，疗程不宜太短，以免复发。对轻症者可用非甾体类药物等缓解症状。停药后如果复发，则予放射治疗，效果较持久。本病用抗生素治疗无效。

三、慢性甲状腺炎

慢性甲状腺炎（chronic thyroiditis）包括：①慢性淋巴细胞性甲状腺炎；②慢性侵袭性甲状腺炎；③无痛性甲状腺炎（painless thyroiditis）：又称无病征性甲状腺炎（silent thyroiditis），多见于中青年女性，甲状腺无痛性肿大，无压痛，可有短暂甲亢，血清 T_3、T_4 升高，甲状腺摄碘率降低，血中可检测出抗甲状腺自身抗体；④产后及流产后甲状腺炎和幼年甲状腺炎：与无痛性甲状腺炎基本相似，可能是一过性免疫反应。

（一）慢性淋巴细胞性甲状腺炎

慢性淋巴细胞性甲状腺炎（chronic lymphocytic thyroiditis）又称桥本甲状腺炎（Hashimoto's thyroiditis）或桥本病（Hashimoto's disease），是一种自身免疫性疾病，也是甲状腺功能减退最常见的原因。本病多见于 30～50 岁女性，男女之比约为 1∶（10～20），青少年也不少见。具有甲状腺内淋巴细胞浸润和血清中抗体出现的特点。

1. 病因　本病甲状腺损害的机制可能是基因决定的抗原物特异性抑制 T 淋巴细胞（T_8）的缺乏，导致细胞毒性 T 淋巴细胞无控制地侵犯滤泡上皮细胞；同时，辅助 T 淋巴细胞（T_4）功能活跃，促使 B 淋巴细胞产生大量自身抗体，造成自体甲状腺的破坏。本病患者血清中可检测出抗甲状腺球蛋白抗体（TGA）、抗甲状腺微粒体抗体（TMA）、甲状腺刺激抗体（TSAb）等多种抗体，所以一般认为本病是一种自身免疫性疾病。与患者有血缘关系的人群中约有 50% 抗甲状腺抗体呈阳性，说明与遗传因素也有一定的关系。

2. 病理　本病甲状腺对称性弥漫性肿大，质韧而有弹性，有细结节，与周围无粘连，切面呈黄灰或灰白色匀质性肉样组织。组织学显示甲状腺滤泡广泛被淋巴细胞和浆细胞浸润，并形成淋巴滤泡及生发中心，这是本病的特异表现。晚期，甲状腺萎缩伴广泛纤维化。病程初期常有不同程度的甲亢表现，随着病变的发展，甲状腺组织被破坏，遂出现不同程度的甲状腺功能低下症状。

3. 临床表现　本病多为无痛性弥漫性甲状腺肿，对称、质硬、表面光滑，病程较长者可扪及结节，多伴甲状腺功能减退，腺肿较大者可有压迫症状。

4. 辅助检查　本病 TGA 与 TMA 均呈阳性；基础代谢率低；甲状腺摄 ^{131}I 率减少；针吸活检可见淋巴细胞成堆。

5. 诊断　如果中年妇女出现甲状腺弥漫性肿大、质地坚韧，应考虑本病的可能性。结合辅助检查可以诊断，疑难时可行穿刺活检以确诊。

6. 治疗

1）可长期用甲状腺素制剂治疗。宜从小剂量开始，以后逐渐增加。疗程视病情而定，有时需终身服用。

2）免疫抑制治疗，泼尼松每日 15～30mg，一般用药 1～2 个月，缓慢减量后停药，不宜长期应用。

3）有明显压迫症状者，经药物治疗后甲状腺不缩小，或疑有恶变者，可手术治疗。

（二）慢性侵袭性甲状腺炎

慢性侵袭性甲状腺炎又称慢性侵袭性纤维性甲状腺炎、硬化性甲状腺炎、Riedel 甲状腺炎或木样甲状腺炎，是甲状腺慢性进行性纤维增生并侵犯邻近组织的炎症性疾病。好发于中老年女性，男女发病之比约为 1∶3，以 30～60 岁者多见。本病罕见，为甲状腺炎最少见者。

1. 病因　本病病因不明，可能与纤维化疾病有关，因常与其他部位的纤维性疾病同时存在，如特发性纵隔纤维化、后腹膜纤维化、乳腺纤维化、泪腺纤维化、硬化性胆囊炎等。

2. 病理　本病甲状腺中等大，病变可累及整个甲状腺或局限于一叶的部分区域。组织切面呈灰白或黄白色，质坚韧，切之有软骨样感。病变部位的甲状腺组织完全被破坏而由纤维瘢痕组织所代替，致密的纤维组织压迫使滤泡萎缩，血管壁增厚。有血管周围炎，伴有淋巴细胞、浆细胞、多核细胞浸润。纤维组织可越过甲状腺包膜侵入邻近的组织，与食管、气管及胸锁乳突肌等广泛粘连。其病理特征是：侵犯甲状腺的一部分，多侵犯周围组织，病灶内无淋巴滤泡形成，主要为瘢痕组织。

3. 临床表现　本病起病缓慢，部分患者有疼痛感。甲状腺大小正常或轻、中度肿大，出现单侧或双侧肿块，质硬如石，超过癌的质地。常与周围组织紧密粘连，可伴压迫症状，如声音嘶哑、呼吸困难、吞咽困难等。偶有甲低表现。

4. 辅助检查　本病甲状腺功能 T_3、T_4、TSH 及基础代谢率，血清蛋白结合碘、摄 ^{131}I 率均可在正常水平，晚期 TSH 可升高，而其余各项均减低；血沉增快；白细胞数正常或轻度升高；抗甲状腺抗体一般不高；甲状腺扫描病灶部位多为冷结节。

5. 诊断与鉴别诊断　根据甲状腺无痛性肿块、固定、质硬、抗甲状腺抗体通常不高，一般即可做出诊断。但须与慢性淋巴细胞性甲状腺炎及甲状腺癌，特别是未分化癌进行鉴别。

（1）慢性淋巴细胞性甲状腺炎：甲状腺弥漫性肿大，质地较硬；摄 ^{131}I 率正常或下降，T_3、T_4 正常或下降，血清中多种抗甲状腺抗体呈阳性。

（2）甲状腺癌：病史短，病程进展快，早期多为单发结节，结节生长快、质硬、表面不光滑，颈部淋巴结常肿大，不能随吞咽动作上下移动；甲状腺扫描为冷结节，穿刺抽吸细胞学检查能帮助确定癌的诊断。

6. 治疗　可用肾上腺皮质激素治疗，但疗效不肯定。伴有甲低时可适当给予甲状腺激素。有明显压迫症状时可手术治疗，可行甲状腺峡部切除或局限性肿块切除。由于粘连紧密，切除腺体时应避免损伤邻近组织。

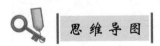

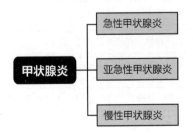

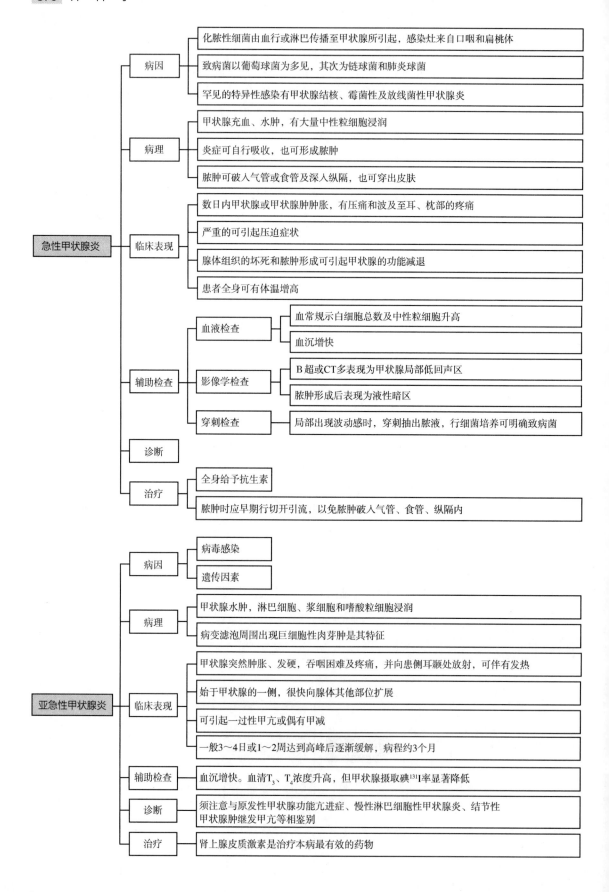

急性甲状腺炎

- 病因
  - 化脓性细菌由血行或淋巴传播至甲状腺所引起，感染灶来自口咽和扁桃体
  - 致病菌以葡萄球菌为多见，其次为链球菌和肺炎球菌
  - 罕见的特异性感染有甲状腺结核、霉菌性及放线菌性甲状腺炎
- 病理
  - 甲状腺充血、水肿，有大量中性粒细胞浸润
  - 炎症可自行吸收，也可形成脓肿
  - 脓肿可破入气管或食管及深入纵隔，也可穿出皮肤
- 临床表现
  - 数日内甲状腺或甲状腺肿肿胀，有压痛和波及至耳、枕部的疼痛
  - 严重的可引起压迫症状
  - 腺体组织的坏死和脓肿形成可引起甲状腺的功能减退
  - 患者全身可有体温增高
- 辅助检查
  - 血液检查
    - 血常规示白细胞总数及中性粒细胞升高
    - 血沉增快
  - 影像学检查
    - B超或CT多表现为甲状腺局部低回声区
    - 脓肿形成后表现为液性暗区
  - 穿刺检查
    - 局部出现波动感时，穿刺抽出脓液，行细菌培养可明确致病菌
- 诊断
- 治疗
  - 全身给予抗生素
  - 脓肿时应早期行切开引流，以免脓肿破入气管、食管、纵隔内

亚急性甲状腺炎

- 病因
  - 病毒感染
  - 遗传因素
- 病理
  - 甲状腺水肿，淋巴细胞、浆细胞和嗜酸粒细胞浸润
  - 病变滤泡周围出现巨细胞性肉芽肿是其特征
- 临床表现
  - 甲状腺突然肿胀、发硬，吞咽困难及疼痛，并向患侧耳颞处放射，可伴有发热
  - 始于甲状腺的一侧，很快向腺体其他部位扩展
  - 可引起一过性甲亢或偶有甲减
  - 一般3～4日或1～2周达到高峰后逐渐缓解，病程约3个月
- 辅助检查
  - 血沉增快。血清T_3、T_4浓度升高，但甲状腺摄取碘[131]I率显著降低
- 诊断
  - 须注意与原发性甲状腺功能亢进症、慢性淋巴细胞性甲状腺炎、结节性甲状腺肿继发甲亢等相鉴别
- 治疗
  - 肾上腺皮质激素是治疗本病最有效的药物

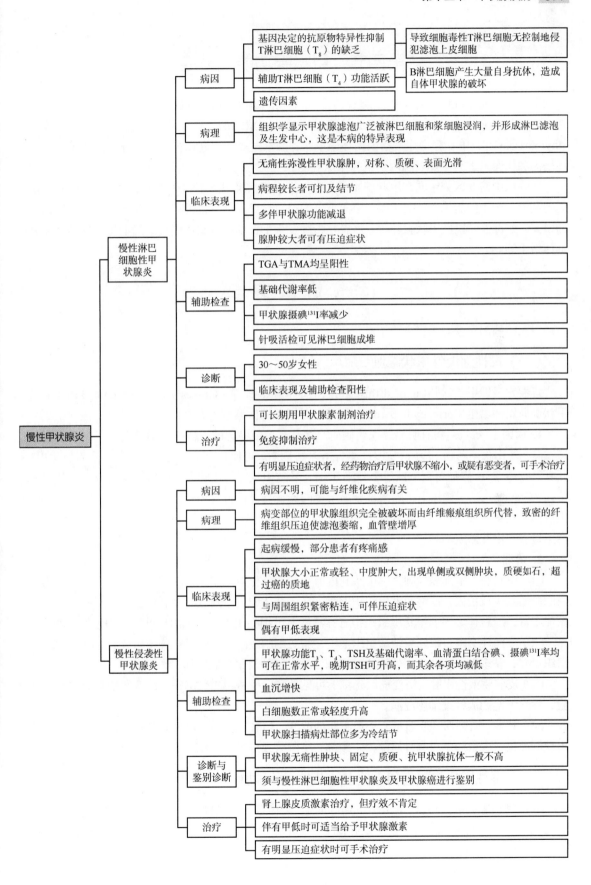

慢性甲状腺炎

慢性淋巴细胞性甲状腺炎
- 病因
  - 基因决定的抗原物特异性抑制T淋巴细胞（T_8）的缺乏 —— 导致细胞毒性T淋巴细胞无控制地侵犯滤泡上皮细胞
  - 辅助T淋巴细胞（T_4）功能活跃 —— B淋巴细胞产生大量自身抗体，造成自体甲状腺的破坏
  - 遗传因素
- 病理
  - 组织学显示甲状腺滤泡广泛被淋巴细胞和浆细胞浸润，并形成淋巴滤泡及生发中心，这是本病的特异表现
- 临床表现
  - 无痛性弥漫性甲状腺肿，对称、质硬、表面光滑
  - 病程较长者可扪及结节
  - 多伴甲状腺功能减退
  - 腺肿较大者可有压迫症状
- 辅助检查
  - TGA与TMA均呈阳性
  - 基础代谢率低
  - 甲状腺摄碘[131]I率减少
  - 针吸活检可见淋巴细胞成堆
- 诊断
  - 30～50岁女性
  - 临床表现及辅助检查阳性
- 治疗
  - 可长期用甲状腺素制剂治疗
  - 免疫抑制治疗
  - 有明显压迫症状者，经药物治疗后甲状腺不缩小，或疑有恶变者，可手术治疗

慢性侵袭性甲状腺炎
- 病因
  - 病因不明，可能与纤维化疾病有关
- 病理
  - 病变部位的甲状腺组织完全被破坏而由纤维瘢痕组织所代替，致密的纤维组织压迫使滤泡萎缩，血管壁增厚
- 临床表现
  - 起病缓慢，部分患者有疼痛感
  - 甲状腺大小正常或轻、中度肿大，出现单侧或双侧肿块，质硬如石，超过癌的质地
  - 与周围组织紧密粘连，可伴压迫症状
  - 偶有甲低表现
- 辅助检查
  - 甲状腺功能T_3、T_4、TSH及基础代谢率、血清蛋白结合碘、摄碘[131]I率均可在正常水平，晚期TSH可升高，而其余各项均减低
  - 血沉增快
  - 白细胞数正常或轻度升高
  - 甲状腺扫描病灶部位多为冷结节
- 诊断与鉴别诊断
  - 甲状腺无痛性肿块、固定、质硬、抗甲状腺抗体一般不高
  - 须与慢性淋巴细胞性甲状腺炎及甲状腺癌进行鉴别
- 治疗
  - 肾上腺皮质激素治疗，但疗效不肯定
  - 伴有甲低时可适当给予甲状腺激素
  - 有明显压迫症状时可手术治疗

第四节 甲状腺功能亢进症

甲状腺功能亢进症（hyperthyroidism）简称甲亢，是由于甲状腺腺体本身合成或分泌甲状腺激素（thyroid hormone，TH）过多，甲状腺呈现高功能状态的一组疾病。甲亢可引起甲状腺毒症（thyrotoxicosis），甲状腺毒症是指因循环中甲状腺激素过多，引起以神经、循环、消化等系统兴奋性增高和代谢亢进为主要表现的一组临床综合征。

在临床中需要区分甲亢和甲状腺毒症，甲亢指甲状腺组织产生和释放激素过多，而甲状腺毒症更强调甲亢产生的后果。根据病因，甲亢可分为原发性甲亢和继发性甲亢，前者是甲状腺原因引发的甲亢，如毒性弥漫性甲状腺肿等；后者是指继发于下丘脑或者垂体病变引发的甲亢，如垂体瘤或垂体增生等。

一、病 因 病 理

甲亢的病因迄今尚未完全明了。

（一）毒性弥漫性甲状腺肿

毒性弥漫性甲状腺肿（toxic diffuse goiter）又称 Graves 病（Graves's disease，GD）、Basedow 病、甲状腺原发性增生（primary hyperplasia）等，是甲状腺激素水平升高的最常见病因。

1. 病因 Graves 病有明显的遗传倾向。在具有遗传易感的人群（特别是女性）中，吸烟、高碘饮食、使用含碘药物、应激、感染、妊娠等环境因素，可使具有潜在性甲亢高危的患者发生甲亢。此外，垂体 TSH 腺瘤可自主性过多分泌 TSH，导致甲状腺增生肿大和甲状腺激素分泌增多，发生甲亢，Graves 病是一种伴甲状腺激素分泌增多的器官特异性自身免疫性疾病。患者的 B 淋巴细胞产生抗体，其中一些可以与甲状腺滤泡细胞上的 TSH 受体结合并使受体活化，刺激甲状腺的增长并产生过多的甲状腺素。

2. 病理

（1）甲状腺：呈弥漫性肿大。甲状腺内血管增生、充血。滤泡上皮细胞增生，成柱状，滤泡腔内的胶质减少或消失，滤泡间淋巴组织增生。高尔基体肥大，附近有多囊泡，内质网增大增粗，核糖体丰富，线粒体增多。甲状腺组织中有弥漫性淋巴细胞浸润，甚至出现淋巴组织生发中心。

（2）浸润性突眼：眼球后结缔组织增生，脂肪细胞浸润，眼外肌水肿增粗、肌纤维变性，纤维组织增多，黏多糖沉积及透明质酸增多沉积，淋巴细胞及浆细胞浸润。

（3）皮肤黏液性水肿：病变皮肤光镜下可见黏蛋白样透明质酸沉积，伴多数带有颗粒的肥大细胞、吞噬细胞和成纤维细胞浸润。

（4）其他：骨骼肌、心肌可有类似眼肌的改变，但较轻。病久可见肝脏脂肪浸润、坏死，甚至出现肝硬化。少数病例可有骨质疏松。颈部、支气管及纵隔淋巴结肿大，尚有脾大等。

（二）毒性甲状腺腺瘤和毒性多结节性甲状腺肿

毒性甲状腺腺瘤（toxic thyroid adenoma），又称自主性功能亢进性甲状腺腺瘤（autonomous hyperfunctioning adenoma），和毒性多结节性甲状腺肿（toxic multinodular goiter）是甲状腺激素水平增高的较少见原因。

1. 病因 与普通所见弥漫性甲状腺肿功能亢进者不同,高功能结节并非促甲状腺素受体抗体的刺激引起。毒性多结节性甲状腺肿常见于 50 岁以上的长期合并非毒性多结节性甲状腺肿的老年患者,非毒性甲状腺结节由于未知原因变的功能自主,其产生甲状腺激素的功能不受 TSH 调控。

2. 病理 结节可单个或多个,单个结节可有 2～3cm 大小,质地坚韧,显微镜下结节可呈腺瘤改变。结节周围的甲状腺组织由于 TSH 受反馈抑制而呈萎缩性改变,对侧甲状腺组织常萎缩。毒性多结节性甲状腺肿患者甲状腺组织大小不等,严重肿大者可延伸至胸骨后。

二、临 床 表 现

(一)症状与体征

1. 毒性弥漫性甲状腺肿 毒性弥漫性甲状腺肿多见于女性,男女之比数为 1：(4～6),各年龄组均可发病,以 20～40 岁最多见。多起病缓慢。在表现典型时,高代谢症群、甲状腺肿和眼征三方面的表现均较明显,但如病情较轻可与神经症相混淆。有的患者可以某些特殊症状如突眼、肌病等为主要表现,老年和儿童患者的表现常不典型。随着诊断水平的提高,轻症和不典型患者的诊出率已明显上升。典型病例常有下列表现:

(1)甲状腺肿:多数患者以甲状腺肿大为主诉,呈弥漫性对称性肿大、质软,随吞咽上下移动。少数患者的甲状腺肿大不对称或肿大不明显。一般不引起压迫症状。因甲状腺的血流量增多,故触诊可有震颤或听诊闻及血管杂音。

(2)高代谢综合征:患者怕热、多汗。常有低热,发生危象时可出现高热,患者常有心动过速、心悸、食欲亢进,但体重下降、疲乏无力。

(3)眼征

1)非浸润性突眼:又称良性突眼,占大多数。一般属于对称性,有时一侧突眼先于另一侧。主要改变为眼睑及眼外部的表现,球后组织改变不大。具有睑裂增宽、眼球内侧聚合不能或欠佳、上眼睑挛缩导致眼下视时不能随眼球下落、眼上视时额部皮肤不能皱起四种典型眼征。

2)浸润性突眼:又称内分泌性突眼、眼肌麻痹性突眼或恶性突眼,较少见,病情较严重。也可见于甲状腺功能亢进症状不明显或无高代谢症的患者。

(4)神经系统症状:因交感神经功能的过度兴奋引起。患者常性情急躁,易激动,多言,失眠,两手颤动。有时出现幻觉,甚至狂躁,但也有寡言、抑郁不欢者。

(5)心血管系统症状:心率加速,心动强而有力,脉率每分钟常达 100 次以上(休息及睡眠时仍快)。脉压增大(主要由于收缩压升高)、心悸,严重病例出现心律失常,以心房颤动最常见,最后可发生心力衰竭。脉率增快及脉压增大常作为判断病情程度和治疗效果的重要标志。

(6)生殖系统症状:内分泌紊乱,女性可出现月经失调,如月经减少,周期延长甚至闭经;男性多有阳痿,偶有乳房发育。

(7)运动系统症状:主要表现为肌肉软弱无力,少数可表现为甲亢性肌病,即进行性肌无力和肌肉萎缩,多见于近心端的肩胛和骨盆带肌群。少数可见指端粗厚、重症肌无力和骨质疏松。

(8)消化系统症状:食欲亢进、稀便、排便次数增加。重症可见肝大、肝功能异常,偶有黄疸。

(9)造血系统症状:外周血白细胞总数和粒细胞数可降低,淋巴细胞和单核细胞增多,可有低色素性贫血。可伴血小板减少性紫癜。

(10)皮肤及指端症状:小部分患者有典型的对称性黏液性水肿,局部皮肤增厚变粗,可伴继发感染和色素沉着；增生性骨膜下骨炎，类似杵状指。

2. 毒性甲状腺腺瘤和毒性多结节性甲状腺肿　毒性甲状腺腺瘤和毒性多结节性甲状腺肿多见于中老年患者，临床表现常不典型，诊断有时有困难。甲亢症状一般较轻，某些患者仅有心动过速、消瘦、乏力或腹泻，表情淡漠或抑郁。

（二）辅助检查

（1）甲状腺功能检测：血清 T_3 和 T_4 含量的测定尤其是 T_3 测定对甲亢的诊断具有较高的敏感性，因甲亢时血清 T_3 可高于正常 4 倍左右，而 T_4 仅为正常的 2.5 倍。

（2）甲状腺自身抗体检测：未治疗的 Graves 病 80% 以上 TSH 受体刺激抗体（TRAb）和 TSH 受体刺激性抗体（TSAb）阳性，随治疗转阴。Graves 病甲状腺过氧化物酶抗体（TGAb）和甲状腺球蛋白抗体（TPOAb）均为阳性，但滴度不如桥本甲状腺炎高。

（3）影像学检查：超声检查示毒性弥漫性甲状腺肿可见患者甲状腺腺体呈弥漫性或局灶性回声减低，在回声减低处，血流信号明显增加，彩色多普勒血流成像（CDFI）呈"火海征"。甲状腺上动脉和腺体内动脉流速明显加快、阻力减低。此外也可以应用 CT、MRI 等有助于疑为甲状腺肿和球后病变性质的诊断。

（4）甲状腺摄 ^{131}I 率的测定 正常甲状腺 24 小时内摄取的 ^{131}I 为人体总量的 30%～40%。如果在 2 小时内甲状腺摄 ^{131}I 量超过人体总量的 25%，或在 24 小时内超过人体总量的 50%，且摄 ^{131}I 高峰前移，均表示有甲亢。

（5）放射性碘甲状腺显像：一些毒性甲状腺腺瘤和毒性多结节性甲状腺肿的患者表现为不规则的放射性碘浓聚，而另一些患者表现为一个或多个显著的碘浓聚的热结节，结节间的甲状腺组织几乎没有碘的摄入。

三、诊　　断

本病诊断主要依靠临床表现，结合辅助检查。根据有甲亢症状，如性情急躁，食欲亢进，形体消瘦，体重显著减轻，容易激动，心悸，怕热，多汗，失眠，两手颤动，脉快有力，脉压增大；以及甲状腺弥漫性肿大，可触及震颤或闻及血管杂音；和基础代谢率、T_3、T_4、摄 ^{131}I 率均增高，可以做出诊断。

四、鉴别诊断

（1）单纯性甲状腺肿：甲状腺肿大，但无甲亢症状及甲状腺血管杂音；摄 ^{131}I 率可升高，但无高峰前移，T_3、T_4 检查正常。

（2）亚急性甲状腺炎：甲状腺常不对称肿大，质硬而表面光滑，疼痛，常始于甲状腺的一侧，很快向腺体其他部位扩展。甲状腺摄 ^{131}I 率显著降低。

（3）自主神经功能紊乱：绝经期或青春期自主神经功能紊乱，有时可伴有单纯性甲状腺肿及摄 ^{131}I 率升高，易误诊为甲亢；但患者体重不减轻、食欲不亢进，虽可有震颤，但多为不规则粗颤，心动过速于睡眠后消失。

（4）神经衰弱：患者常感心悸、气短、易激动、乏力、多汗和体重下降等，心率快，但休息和睡眠时即减慢至正常；手掌凉而湿，不发烫，无突眼；甲状腺一般不肿大；基础代谢率可增高，但

T_3、T_4、摄 ^{131}I 率均不增高，可以做出诊断。

五、治 疗

（一）手术治疗

对中度以上的甲亢，甲状腺大部切除术仍是目前最常用而有效的疗法之一。优点：手术的痊愈率达 90%～95%，手术死亡率低于 1%。缺点：有一定的并发症，且 4%～5% 的患者术后甲亢复发，也有少数患者术后发生甲状腺功能减退。

1. 手术适应证

1）中度以上的原发性甲亢。

2）继发性甲亢或高功能甲状腺腺瘤。

3）腺体较大，有压迫症状，或胸骨后甲状腺肿等类型甲亢。

4）抗甲状腺药物或 ^{131}I 治疗后复发者，或坚持长期用药有困难者。

5）妊娠早、中期的甲亢患者。凡具有上述指征者，应考虑手术治疗，并可以不终止妊娠。

2. 手术禁忌证

1）青少年患者。

2）症状较轻者。

3）老年患者或有严重器质性疾病不能耐受手术者。

4）高度突眼者。

5）术后复发性甲亢。

3. 手术原则 手术行双侧甲状腺次全切除术，手术可选择常规或腔镜方式。切除腺体量应根据腺体大小或甲亢程度决定。通常需切除腺体的 80%～90%，并同时切除峡部；每侧残留腺体以成人拇指末节大小为恰当（3～4g）。腺体切除过少容易引起复发，过多又容易发生甲状腺功能低下。保留两叶腺体背侧面部分，有助于保护喉返神经和甲状旁腺。

4. 术前准备 患者在代谢高亢的情况下手术危险性很大，因此为了保证手术顺利进行和减少术后并发症，术前必须做好充分而完善的术前准备。术前开始准备的基础条件是：甲亢症状基本控制，情绪稳定，睡眠好转，食量稳定，体重增加等；脉率稳定在 90 次/分以下；基础代谢率正常；连续 2 次测定 T_3、T_4 正常；抗甲状腺药物已是维持量阶段。

（1）一般准备：首先要消除患者的顾虑和恐惧情绪。精神过度紧张或失眠者可适当应用镇静和安眠药；心率过快者可口服普萘洛尔（心得安）10mg，每日 3 次；发生心力衰竭者应予洋地黄。

（2）术前检查：除全面体格检查和必要的检验外，还应包括：①颈部摄片，了解有无气管受压或移位；②心电图检查，详细检查心脏有无扩大、杂音或心律不齐等；③喉镜检查，确定声带功能；④测定基础代谢率，了解甲亢程度。

（3）药物准备是用于降低基础代谢率，是术前准备的重要环节。

1）抗甲状腺素药物加碘剂联合准备法：可先用硫氧嘧啶类药物，如甲基或丙基硫氧嘧啶，或甲巯咪唑、卡比马唑等，待甲亢症状得到基本控制后（患者情绪稳定，睡眠良好，体重增加，脉压正常，脉率在 90 次/分以下，基础代谢率升高低于正常值的 20%），即停服并改服 1～2 周碘剂。

常用的碘剂是复方碘化钾溶液（Lugol 液），每日 3 次；第 1 日每次 3 滴，第 2 日每次 4 滴，以后逐日每次增加 1 滴，至每次 16 滴为止，然后维持此剂量，3～7 日内进行手术。

由于硫脲类药物能使甲状腺肿大和动脉性充血，手术时极易发生出血，增加了手术的困难和危险，因此，服用硫脲类药物后必须改用或加用能使甲状腺缩小变硬、血管数减少以利于手术的碘剂。而且碘剂还可以抑制蛋白水解酶，减少甲状腺球蛋白的分解，从而抑制甲状腺素释放，2～3 周达高峰，此时是最佳手术时期。若服碘剂超过 4 周以上，基础代谢率将又复升，症状重新出现，甚至恶化，不宜手术。其原因在于碘剂只抑制甲状腺素释放，而不抑制其合成，因此一旦停服碘剂后，贮存于甲状腺滤泡内的甲状腺球蛋白大量分解，甲亢症状可能重新出现，甚至比原来更为严重，故应预计好服碘剂的时间，凡不准备施行手术治疗的患者一律不要服用碘剂。此法虽安全可靠，但准备时间较长。

2）单用碘剂准备法：不用抗甲状腺素药物，仅单用碘剂（用法与用量同上），2～3 周后甲亢症状得到基本控制，便可进行手术。此法只适用于轻度甲亢患者以及继发性甲亢和高功能腺瘤患者。

3）普萘洛尔准备法：对于常规应用碘剂或合并应用抗甲状腺素药物不能耐受或效果不佳的患者，可单用普萘洛尔或与碘剂合用作术前准备。剂量为每 6 小时给药 1 次，口服，每次 20～60mg，一般在 4～7 日后脉率即降至正常水平，可以施行手术。但最末一次口服心得安须在术前 1～2 小时，术后 4～6 小时开始继续口服心得安 4～7 日，因心得安在体内的有效半衰期不到 8 小时。此外，术前不用阿托品，以免引起心动过速。

5. 术后注意事项 术后观察和护理：术后当日应密切注意患者呼吸、体温、脉搏、血压的变化，预防术后并发症。患者采用半卧位，以利呼吸和引流。帮助患者及时排出痰液，保持呼吸道通畅。术后需继续服用复方碘化钾溶液，每日 3 次，每次 10 滴，共 1 周左右；或由每日 3 次，每次 16 滴开始，逐日每次减少 1 滴，至每次 5 滴停服。

6. 常见手术的并发症及其防治原则

（1）术后呼吸困难和窒息：多发生在术后 48 小时内，是术后最严重的并发症，如不及时发现、处理，则可危及患者生命。

1）常见原因：①出血及血肿压迫气管：多因手术时止血（特别是腺体断面止血）不完善，偶因血管结扎线滑脱所致。②喉头水肿：主要是手术创伤所致，也可因气管内插管引起。③气管塌陷：是气管壁长期受肿大甲状腺压迫而发生软化，切除甲状腺腺体大部分后软化的气管壁失去支撑的结果。④双侧喉返神经损伤。

2）临床表现：以进行性呼吸困难为主要临床表现，轻者有时临床不易发现，中度者往往坐立不安、烦躁，重者可有端坐呼吸、吸气性三凹征，甚至口唇、指端发绀，窒息。

3）处理原则：如还有颈部肿胀、切口渗出鲜血时，多为切口内出血所致，必须立即行床旁抢救，及时剪开缝线，敞开切口，迅速除去血肿；如此时患者呼吸仍无改善，则应立即施行气管切开或气管内插管；情况好转后，再送手术室做进一步检查、止血和其他处理。若为喉头水肿，轻者无须特殊治疗，中等者可采用皮质激素雾化吸入、静脉滴注氢化可的松 300mg/d，严重者应紧急做气管切开。因此，术后应常规在患者床旁配备气管插管、气管切开包、吸引器和供氧设备等，以备急用。

（2）喉返神经损伤：发生率约为 0.5%。损伤的后果与损伤的性质（永久性或暂时性）和范围（单侧或双侧）密切相关。

1）常见原因：大多数是因手术处理甲状腺下极时，不慎将喉返神经切断、缝扎、挫夹、电刀热损伤、牵拉等直接损伤所致，术中或术后立即出现症状。少数也可由血肿压迫或瘢痕组织牵拉而发生，术后数日才出现症状。

2）临床表现：喉返神经含支配声带的运动神经纤维，一侧喉返神经损伤可引起声音嘶哑，术后虽可由健侧声带代偿性地向患侧过度内收而恢复发音，但喉镜检查显示患侧声带依然不能内收，因此不能恢复其原有的音色。双侧喉返神经视其损伤全支、前支或后支等不同的平面，可导致失音或严重的呼吸困难，甚至窒息。

3）处理原则：双侧喉返神经损伤出现呼吸困难甚至窒息时，需立即做气管切开。切断、缝扎引起者属永久性损伤，常须行神经吻合或拆除缝扎线；挫夹、牵拉、血肿压迫等所致则多为暂时性，经理疗等及时处理后，一般能在 3~6 个月内逐渐恢复。

（3）喉上神经损伤：多发生于处理甲状腺上极时，因离腺体太远、分离不仔细和将神经与周围组织一同大束结扎所引起。喉上神经分内（感觉）外（运动）两支。若损伤外支会使环甲肌瘫痪，引起声带松弛、音调降低；内支损伤，则喉部黏膜感觉丧失，进食特别是饮水时，容易误咽而发生呛咳。一般经理疗、针灸多可自行恢复。

（4）手足抽搐

1）常见病因：手术时甲状旁腺被误切、挫伤或血供障碍，致血钙浓度降低，当血钙浓度下降至 2.0mmol/L 以下，严重者可降至 1.0~1.5mmol/L，神经肌肉的应激性显著增高，多在术后 1~3 日出现手足抽搐。

2）临床表现：轻者多数患者只有面部、唇部或手足部的针刺样麻木感或强直感，经 2~3 周后，未受损伤的甲状旁腺增大，或血供恢复，起到代偿作用，症状便可消失。严重者可出现面肌和手足伴有疼痛的持续性痉挛，每日发作多次，每次持续 10~20 分钟或更长，严重者可发生喉和膈肌痉挛，引起窒息死亡。

3）处理原则：切除甲状腺时，注意保留腺体背面部分的完整。切下甲状腺标本时要立即仔细检查其背面甲状旁腺有无误切，如发现误切，应设法将甲状旁腺移植到胸锁乳突肌中，是避免此并发症发生的关键。

发生手足抽搐后，应限制摄入肉类、乳品和蛋类等食品（因含磷较高，影响钙吸收）。抽搐发作时，立即静脉注射 10%葡萄糖酸钙或氯化钙 10~20ml。症状轻者可口服葡萄糖酸钙或乳酸钙 2~4g，每日 3 次。症状较重或长期不能恢复者，可加服维生素 D_3，每日 5 万~10 万 U，以促进钙在肠道内的吸收。口服双氢速甾醇（双氢速变固醇）（DT10）油剂能明显提高血中钙含量，降低神经肌肉的应激性。定期检测血钙，以调整钙剂的用量。

永久性甲状旁腺功能减退者，可用显微外科的方法行同种异体带血管的甲状腺-甲状旁腺移植。

（5）甲状腺危象

1）常见原因：甲状腺危象是甲亢的严重并发症，发病机制尚不完全清楚，多因甲状腺素过量释放引起暴发性肾上腺素能兴奋所致。其发生多与术前准备不够、甲亢症状未能很好控制及手术应激有关。

2）临床表现：多发生在术后 12~36 小时内，表现为高热（体温＞39℃）、脉快（脉搏＞120次/分），同时合并神经、循环及消化系统严重功能紊乱症状，如烦躁、谵妄、大汗、呕吐、水泻等，若不及时处理，可迅速发展至昏迷、虚脱、休克甚至死亡，死亡率为 20%~30%。

3）处理原则

A. 一般治疗：①镇静剂常用苯巴比妥钠 100mg，或冬眠合剂 Ⅱ 号半量，肌内注射 6~8 小时 1次。②降温可用退热剂、冬眠药物和物理降温等综合方法，保持患者体温在 37℃左右。③静脉输入大量葡萄糖溶液补充能量。④吸氧，以减轻组织的缺氧。⑤有心力衰竭者加用洋地黄制剂。

B. 碘剂：口服复方碘化钾溶液，首次为 3~5ml，或紧急时用 10%碘化钠 5~10ml 加入 10%葡萄糖液 500ml 中静脉滴注，以降低血液中甲状腺激素水平，或抑制外周 T_4 转化为 T_3。

C. 肾上腺素能阻滞剂：可选用利血平 1～2mg 肌内注射或胍乙啶 10～20mg 口服。前者用药 4～8 小时后危象可有所减轻，后者在 12 小时后起效。

D. β 受体抑制剂：普萘洛尔 5mg 加入 5%～10% 葡萄糖液 100ml 中静脉滴注，以降低周围组织对肾上腺素及儿茶酚胺的反应。

E. 激素：氢化可的松，每日 200～400mg，分次静脉滴注，以拮抗过多甲状腺激素的反应。

F. 抗甲状腺药物：阻断甲状腺激素的合成，一般首选丙硫氧嘧啶，每次 200～300mg，6 小时口服 1 次，神志不清者可经鼻饲管中注入。

（6）甲状腺功能减退：多因甲状腺组织切除过多或残留腺体的血液供应不足所致。表现为皮肤和皮下组织水肿，面部尤甚，按之不留凹痕，且较干燥；毛发疏落；常感疲乏，性情淡漠，反应较迟钝，动作缓慢，性欲减退；脉率慢，体温低，基础代谢降低。行甲状腺大部切除术时应保留足够的甲状腺组织（如拇指末节大小）及残留腺体的血液供应。发生甲状腺功能减退时应给予甲状腺素制剂。

（二）^{131}I 治疗

此法治疗甲亢安全、便捷、经济、疗效好。总治愈率在 90% 以上，一次治愈率达 50%～70%。复发率低，仅 1%～4%。并发症少且无痛苦，所以目前已成为治疗甲亢的重要方法之一。^{131}I 大量浓聚在甲状腺，使甲状腺受到集中辐射，腺体功能受到抑制，甚至部分坏死、机化而使甲状腺缩小，因此 ^{131}I 治疗甲亢被称为"不动刀的甲状腺部分切除术"。

（1）适应证：对抗甲状腺药物过敏或药物治疗失效者；自主功能性甲状腺结节（AFTN）；成年（18 岁以上）甲状腺弥漫性肿大的甲亢；手术后复发或有手术禁忌证的甲亢。Graves 病甲亢患者具备下列情况时尤其适用 ^{131}I 治疗：抗甲状腺药物疗效差或多次复发者；病程较长或中老年患者；对抗甲状腺药物过敏或出现其他不良反应；甲亢合并肝功能损伤；甲亢合并白细胞或血小板减少；甲亢合并心脏病；其他特殊类型甲亢。

（2）禁忌证：妊娠期、哺乳期及未婚未孕的甲亢患者；急性感染未控制者；近期有心肌梗死、治疗性肺结核或严重肝病者；有甲状腺危象先兆者；胸骨后甲状腺肿并甲亢者。Graves 患者合并疑似或确诊甲状腺癌。

（3）^{131}I 治疗弊端：为甲状腺破坏性治疗，可能因甲减需要终身应用甲状腺激素替代治疗；治疗后可能会加重部分患者的眼病；需要进行相关辐射防护。

（三）药物治疗

（1）适应证：新生儿及年龄在 20 岁以下的甲亢患者；发病时间短、病情较轻，甲状腺弥漫性肿大较小；合并有严重心、肝、肾功能障碍者；妊娠晚期甲亢患者；甲亢手术后复发但又不适用于 ^{131}I 治疗者；作为 ^{131}I 治疗或手术治疗的准备治疗。

（2）常用药物：目前常用的抗甲状腺药物有丙硫氧嘧啶、甲硫氧嘧啶、甲巯咪唑、卡比马唑。其作用机制是通过阻止甲状腺内酪氨酸碘化以及碘化酪氨酸的缩合，从而抑制甲状腺激素的合成，即通过阻断甲状腺激素的合成达到治疗效果。

以上药物均有致白细胞减少的不良反应及药物过敏反应，应用时应注意。

思维导图

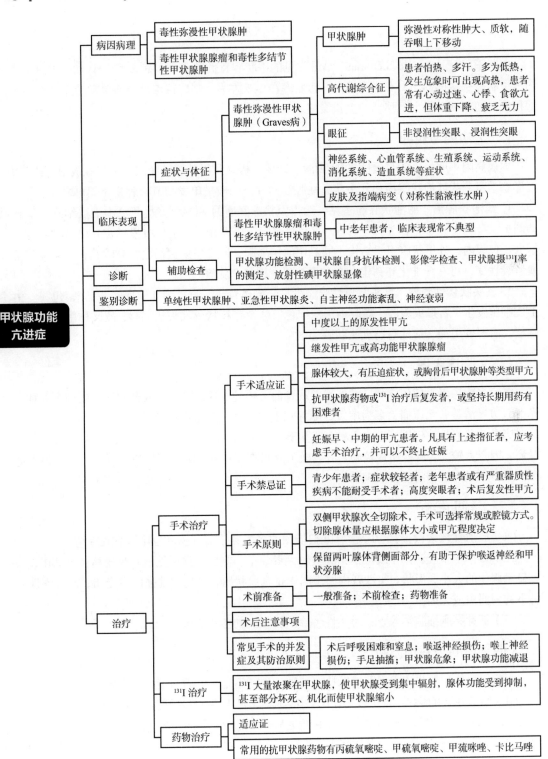

第五节　甲状腺肿瘤

甲状腺肿瘤分良性和恶性肿瘤两类，良性多为腺瘤，恶性多为癌。

一、甲状腺腺瘤

甲状腺腺瘤（thyroid adenoma）是最常见的甲状腺良性肿瘤。本病多发生于 40 岁以下的妇女，约占甲状腺疾病的 60%，有恶变倾向，恶变率在 10% 左右。临床特点是颈前单发的无痛性肿块，质地稍硬，随吞咽动作上下移动，生长缓慢。

（一）病因与病理

本病病因不明，可能与慢性 TSH 刺激、缺碘、摄入致甲状腺肿物质、甲状腺放射等因素有关。按形态学可分为滤泡状腺瘤和乳头状囊性腺瘤两种。一般呈单发结节状肿物，偶可多发。

1. 滤泡状腺瘤　滤泡状腺瘤多见，约占甲状腺腺瘤的 90%。发生于滤泡上皮细胞，呈圆形或卵圆形结节状肿物，直径为 2～5cm，有完整包膜，表面光滑，生长缓慢；合并出血时瘤体可迅速增大。包膜内、外甲状腺组织结构不同。切面稍隆起，通常呈淡黄褐色，质较软，较大腺瘤常有出血、囊性变，可有纤维化和钙化，有时囊腔可占据整个腺瘤。

2. 乳头状囊性腺瘤　乳头状囊性腺瘤少见，瘤体较小，直径为 1～2cm，有完整包膜。由滤泡上皮细胞发生，常形成囊腔，囊腔内为棕红色液体及颗粒状或乳头状突起，故又称甲状腺乳头状囊腺瘤。有恶变可能，应注意与乳头状腺癌区分。

（二）临床表现

本病多数患者无任何症状，常偶然发现颈前无痛性肿块，呈圆形或椭圆形，质韧有弹性，表面光滑，边界清楚，无压痛，多为单发，随吞咽上下移动，腺瘤生长缓慢。

当乳头状囊性腺瘤因囊壁血管破裂发生囊内出血时，肿瘤可在短期内迅速增大，局部出现胀痛、触痛，因张力较大，肿瘤质地较硬。肿物较大时可有压迫感，有时可压迫气管移位，但很少造成呼吸困难，罕见喉返神经受压表现。

（三）辅助检查

（1）放射性核素检查：^{131}I 及 ^{99m}Tc 扫描图像多为温结节，也可为热结节或冷结节。

（2）影像学检查：①X 线检查：肿块较大者颈正、侧位片常可见气管受压移位。②B 超检查：可显示腺瘤的大小、形状。实性者内回声高于正常甲状腺，呈均匀性强回声光团；伴有囊性变时则呈不均匀回声或无回声。

（3）细针穿刺细胞学检查：对实性者诊断有较大的参考价值。

（四）诊断与鉴别诊断

本病根据典型的临床表现及辅助检查结果，诊断不难，但需与下列疾病鉴别。

（1）结节性甲状腺肿：与其单发结节较难鉴别。多见于地方性甲状腺肿流行地区，但亦可散发。病程较长，初为双侧甲状腺弥漫性肿大，可由单发逐渐出现大小不等的多个结节，质韧或较软，表面光滑，包膜常不完整。核素扫描显示甲状腺增大及放射性分布不均匀。而甲状腺腺瘤多年保持单发且包膜完整。

（2）甲状舌骨囊肿：青少年多见，肿块位于颈中线，呈半球形或球形，有囊性感，伸舌时肿块内缩。

（3）甲状腺癌：可发生于任何年龄。早期多为单发结节，病史短，病情进展快，结节质地硬、固定、表面不光滑，不能随吞咽动作上下移动，颈部淋巴结肿大等；甲状腺扫描为冷结节。穿刺抽吸细胞学检查能帮助确定诊断。

（五）治疗

甲状腺腺瘤是发生于甲状腺的良性肿瘤，原则上应早期切除，手术治疗是最有效的方法。因甲状腺腺瘤有引起甲亢（发生率约为 20%）和恶变（发生率约为 10%）的可能，应根据肿瘤大小、部位，多采用甲状腺部分切除、次全切除或近全切除术。若术中标本冰冻病理有恶变者，按照甲状腺癌手术处理。术后对于出现甲状腺功能减退者，应给予优甲乐或甲状腺素片治疗。

二、甲状腺癌

甲状腺癌（thyroid carcinoma）是最常见的甲状腺恶性肿瘤，约占所有恶性肿瘤的 1%，占癌症死亡病例的 0.4%。除髓样癌外，绝大部分甲状腺癌起源于滤泡上皮细胞。好发于女性，年龄在 7～20 岁和 40～45 岁各出现发病高峰。临床特点是颈前正中或两侧出现质硬、表面高低不平的肿块，不随吞咽动作而上下移动。

（一）病因

甲状腺癌的病因尚未明了，其发生与多种因素有关，如放射性损害（X 线外照射）、致甲状腺肿物质、TSH 的刺激、遗传等。

致甲状腺肿物质可使人的 TSH 分泌增加，TSH 能刺激甲状腺细胞增生，先引起甲状腺弥漫性肿大，而后形成结节、腺瘤、甲状腺癌。甲状腺癌患者应用甲状腺素抑制了 TSH 的分泌，可使其缩小甚至消失，说明与内分泌因素有关。

颈部放射线照射是人类甲状腺癌的肯定原因，有报道青少年甲状腺癌中48%～74%有颈部放射治疗史。

摄入碘过多时甲状腺乳头状癌发生率比较高，这可能由甲状腺的修复性增生的促癌作用所致。地方性甲状腺肿的地区甲状腺癌比较多见，供给碘化食盐后并不能降低其发病率，虽滤泡性癌减少，但乳头状癌增多。少数是在良性甲状腺肿大基础上癌变，而大部分则从开始即为癌。

（二）病理

甲状腺癌的组织学表现亦有很大的差异，有时与良性肿瘤或增生性病变鉴别较困难，甲状腺癌的病理类型可分为以下几类：

1. 乳头状癌　乳头状癌起源于甲状腺滤泡上皮细胞，约占成人甲状腺癌的60%和儿童甲状腺癌的全部。多见于30～45岁女性，常有多中心病灶，约1/3 累及双侧甲状腺。生长缓慢，多数无包膜，质地较坚实，切面呈灰白色，境界清楚，与周围褐色之正常组织形成鲜明对照，但边界不齐，常有放射状浸润条索伸向周围。肿瘤呈细小颗粒绒毛乳头状，中央呈瘤痕性凹陷，常伴有钙化，甚至骨化，部分有囊腔形成。囊腔内含稀薄的棕色液体，并常见乳头状突起。颈淋巴结转移早、常见。分化好，恶性程度低，预后好。

近年，甲状腺乳头状癌（papillary thyroid carcinoma，PTC）发病趋势呈全球化激增，其中甲状腺微小乳头状癌（papillary thyroid micro carcinoma，PTMC）所占比重逐渐上升，世界卫生组织（WHO）定义肿瘤最大直径≤10mm 的甲状腺乳头状癌为甲状腺微小乳头状癌（PTMC）。

2. 滤泡状癌　滤泡状癌起源于甲状腺滤泡上皮细胞，约占15%，常见于50岁左右中年人，女性约为男性的 2～3 倍。常为孤立性结节，少数为多个结节，圆形、卵圆形或分叶状，瘤体较乳头状癌略大，质硬。切面灰白、灰红或红褐色，鱼肉样，境界清楚，可有包膜。肿瘤生长较快属中度恶性，且有侵犯血管倾向，33%可经血运转移到肺、肝和骨及中枢神经系统。颈淋巴结转移仅占 10%，因此病人预后不如乳头状癌。

乳头状癌和滤泡状腺癌统称为分化型甲状腺癌，约占成人甲状腺癌的 90%以上。

3. 髓样癌　髓样癌较少见，约占 7%，男女发病率相似。起源于滤泡旁降钙素分泌细胞（C 细胞），可分泌降钙素。肿块质硬，为灰白或灰红色，细胞排列呈巢状、束状、带状或腺管状，无乳头或滤泡结构，呈未分化状，间质内有淀粉样物沉积。恶性程度中等，可有颈淋巴结侵犯和血行转移，预后不如乳头状癌，但较未分化癌好。

4. 未分化癌　未分化癌起源于甲状腺滤泡上皮细胞，占 5%～15%，多见于 70 岁左右老年人。生长迅速，呈广泛浸润性生长，浸润至周围组织，形成巨大肿块，肿块质硬实，境界不清，切面灰红、略红色或灰白色，肉样，可见出血、坏死。高度恶性，约 50%早期便有颈淋巴结转移，还直接侵犯气管、喉返神经或食管，或经血运向肺、骨等远处转移。预后很差，平均存活 3～6 个月，1 年存活率仅 5%～15%。

在临床还有其他极少见的鳞癌等病理类型。总之，不同病理类型的甲状腺癌，其生物学特性、临床表现、诊断、治疗及预后均有所不同。

（三）临床表现

1. 甲状腺肿块　甲状腺肿块或结节为本病常见症状，多为单发，也可多发或累及双侧，质硬、表面不平、边界欠清、活动度较差，在吞咽时上下移动性小。未分化癌可在短期内出现上述症状，除肿块增长明显外，还伴有侵犯周围组织的特性。

2. 压迫症状　本病肿块可压迫侵犯气管，使之移位，出现呼吸困难或咯血；压迫食管，可引起吞咽障碍；压迫侵犯喉返神经可出现声音嘶哑；颈交感神经节受压引起霍纳（Horner）综合征，表现为患侧上眼睑下垂，睑裂狭窄，瞳孔缩小，眼球凹陷及颜面无汗等；侵犯颈丛出现耳、枕、肩等处疼痛。颈静脉受压或受侵者可出现患侧面部浮肿、颈静脉怒张等。

3. 局部、远处转移　本病肿块常在颈部，出现硬而固定的肿大淋巴结，可为首要表现；远处转移多见于扁骨（如颅骨、椎骨、骨盆）和肺。未分化癌颈淋巴结转移发生较早。有的患者甲状腺肿块不明显，以颈、肺、骨骼的转移癌为突出症状而就医时，应仔细检查甲状腺是否癌变。

4. 其他　髓样癌常有家族史，除有颈部肿块外，由于癌肿产生 5-羟色胺（5-HT）和降钙素（CT）、前列腺素（PG）、肠血管活性肠肽（VIP）等，患者可出现腹泻、心悸、颜面潮红和血钙降低等症状。对合并家族史者，应注意多发性内分泌肿瘤综合征Ⅱ型（MEN-Ⅱ）的可能。

（四）辅助检查

（1）实验室检查：放射免疫测定血浆降钙素，对髓样癌有诊断价值。

（2）放射性同位素检查：同位素 ^{131}I、^{99m}T 等检查只能反映结节的形态和有无摄碘功能，不能确定其性质，但在热结节、温结节、凉结节、冷结节中，甲状腺癌的可能性依次递增。

（3）影像学检查

1）X 线检查：颈部组织正、侧位片常见甲状腺肿瘤内散在钙化阴影及气管受压和移位。肺及骨 X 线检查可发现转移灶。

2）B 超：可检测甲状腺肿块的形态、大小、数目，可确定其为囊性还是实性。

（4）穿刺细胞学检查与病理切片：甲状腺可以切除的肿块一般不作术前活检，必要时手术中行快速冰冻切片。较大肿块需明确诊断者，若患者无明显呼吸困难，可行针吸或切取活检。颈部疑为因转移而肿大的淋巴结可作切除或切取活检。

（五）甲状腺癌临床分期

2017 年美国癌症联合委员会（AJCC）在甲状腺癌 TNM 分期中，更注重肿瘤浸润程度、病理组织学类型及年龄，具体如表 13-5-1 所示。

表 13-5-1　甲状腺癌的临床分期

分期	分化型甲状腺癌		髓样癌（所有年龄）	未分化癌（所有年龄）
	55 岁以下	55 岁及以上		
Ⅰ期	任何 TNM_0	$T_{1\sim2}N_{0\sim1}M_0$	$T_1N_0M_0$	
Ⅱ期	任何 TNM_1	$T_{1\sim2}N_{0\sim1}M_0$, $T_{3a}/T_{3b}NM_0$	$T_{2\sim3}N_0M_0$	
Ⅲ期		$T_{4a}NM_0$	$T_{1\sim3}N_{1a}M_0$	
Ⅳ期		ⅣA 期 $T_{4b}NM_0$	ⅣA 期 $T_{1\sim3}N_{1b}M_0$, $T_{4a}NM_0$	ⅣA 期 $T_{1\sim3a}$
		ⅣB 期 TNM_1	ⅣB 期 $T_{4b}NM_0$	ⅣB 期 $T_{1\sim3a}N_1M_0$, $T_{3b\sim4}NM_0$
			ⅣC 期 TNM_1	ⅣC 期 TNM_1

T：原发肿瘤
所有的分级可再分为：a. 孤立性肿瘤；b. 多灶性肿瘤（其中最大者决定分级）
注：未分化癌 T 分期与分化型甲状腺癌 T 分期相同
T_X　原发肿瘤不能评估
T_0　没有原发肿瘤证据
T_1　肿瘤最大径≥2cm，且在甲状腺内
T_{1a}　肿瘤最大径≤1cm，且在甲状腺内
T_{1b}　肿瘤最大径>1cm，≤2cm；且在甲状腺内
T_2　肿瘤最大径>2cm，≤4cm；且在甲状腺内
T_3　肿瘤最大径>4cm，且在甲状腺内，或任何肿瘤伴甲状腺外浸润（如累及胸骨甲状肌或甲状腺周围软组织）
T_{3a}　肿瘤最大直径>4cm，且限在甲状腺腺体内的肿瘤
T_{3b}　任何大小的肿瘤伴有明显的侵袭带状肌的腺外侵袭（包括胸骨舌骨肌、胸骨甲状肌、甲状舌骨肌、肩胛舌骨肌）
T_{4a}　适度进展性疾病
任何肿瘤浸润超过包膜浸润皮下软组织、喉、气管、食管、喉返神经
T_{4b}　远处转移
肿瘤浸润椎前筋膜或包绕颈动脉或纵隔血管
N：区域淋巴结
区域淋巴结包括颈中央区、颈侧区和纵隔上淋巴结
N_X　区域淋巴结不能评估
N_0　无证据表明存在区域淋巴结转移
N_{0a}发现 1 个或多个经细胞学或组织学证实为良性的淋巴结
N_{0b}无放射学或临床证据表明存在区域淋巴结转移
N_1　区域淋巴结转移
N_{1a}　Ⅵ区转移（气管前、气管旁、喉前/Delphian 淋巴结）或纵隔上淋巴结（Ⅶ区），包括单侧或双侧转移
N_{1b}　转移至单侧、双侧或对侧颈部或上纵隔淋巴结
M：远处转移
M_0无远处转移
M_1有远处转移

具体准确的临床分期有待手术中的探查，确切的病理分期则有待术后的病理切片报告出来后方可确立。对甲状腺癌患者，手术医师在术前有必要对患者的临床分期作出比较准确的预计，尽可能使手术方案制订得较为合理。

（六）诊断

若甲状腺肿块质硬而固定，与周围器官粘连；颈淋巴结肿大，或有压迫症状者，或存在多年的

甲状腺肿块,在短期内迅速增大者,均应怀疑为甲状腺癌。超声等辅助检查有助于诊断。应注意与慢性淋巴细胞性甲状腺炎鉴别,细针穿刺细胞学检查可帮助诊断。颈淋巴结转移在未分化癌发生较早。此外,血清降钙素测定可协助诊断髓样癌。

(七) 鉴别诊断

甲状腺癌应与慢性淋巴性甲状腺炎、结节性甲状腺肿、甲状腺腺瘤等鉴别。

(1) 慢性淋巴性甲状腺炎:表现为甲状腺弥漫性肿大,腺体虽硬,但表面较平,无明显结节,可摸到肿大的锥体叶。颈部多无肿大的淋巴结。虽也可压迫气管、食管,引起轻度呼吸困难或吞咽困难,但一般不压迫喉返神经或颈交感神经节。鉴别困难时,可行穿刺细胞学检查。

(2) 结节性甲状腺肿:病史较长,多数为双侧腺叶弥漫肿大,有多个大小不等的结节,表面光滑,质韧或较软,可随吞咽上下移动,B超检查多为囊性,可有明显钙化区,肿块很少产生压迫症状。

(3) 甲状腺腺瘤:甲状腺肿块局限,表面光滑,界限清楚,质坚韧,活动度好,能随吞咽动作上下移动,生长缓慢,预后好。

(八) 治疗

不同类型的甲状腺癌其恶性程度和转移途径不同,故其治疗原则亦不尽相同,除未分化癌以外,首选的治疗方法是外科手术,并辅助应用放射性核素、TSH 抑制等治疗。

1. 手术治疗 根据甲状腺癌的临床分期,可选择不同的手术方式,即个体化手术原则。手术治疗包括甲状腺本身的切除及颈淋巴结清扫。

分化型甲状腺癌:甲状腺的切除范围目前虽有分歧,但最小范围为腺叶切除已达共识。

诊断明确的甲状腺癌,有以下任何一条指征者需行甲状腺全切或近全切:①颈部有放射史;②已有远处转移;③双侧癌结节;④甲状腺外侵犯;⑤肿块直径大于 4cm;⑥不良病理类型:高细胞型、柱状细胞型、弥漫硬化型、岛状细胞或分化程度低的变型;⑦双侧颈部多发淋巴结转移。

仅对满足以下所有条件者建议行腺叶切除:①无颈部放射史;②无远处转移;③无甲状腺外侵犯;④无其他不良病理类型;⑤肿块直径小于 1cm。因良性病变行腺叶切除术后病理证实为分化型甲状腺癌者,若切缘阴性、对侧正常、肿块直径小于 1cm,可观察;否则,须再行手术。髓样癌多主张甲状腺全切或近全切。

颈淋巴结清扫的范围目前仍有分歧,但中央区颈淋巴结 (Ⅵ) 清扫已基本达到共识。甲状腺癌最易转移的Ⅵ区被清扫,有助于临床分期,指导治疗,以及减少再次手术的可能。目前对临床淋巴结阴性患者不作预防性颈淋巴结清扫;而阳性患者可选择根治性颈淋巴结清扫术、扩大根治性颈淋巴结清扫术及改良根治性颈淋巴结清扫术,主要依据器官受累程度和淋巴结转移范围。没有器官受累时一般选择改良根治性颈淋巴结清扫术,即指保留胸锁乳突肌、颈内静脉及副神经的Ⅱ~Ⅵ区颈淋巴结清扫。

腔镜甲状腺手术 (包括经胸前入路、经腋窝入路、经口入路等) 和机器人甲状腺手术已在国内多中心开展。

2. 放射性核素治疗 甲状腺乳头状癌、滤泡状癌术后可应用 ^{131}I 治疗。适合于 45 岁以上、多发癌灶、局部侵袭性肿瘤及存在远处转移的患者。目的是利用甲状腺组织和分化型甲状腺癌细胞具有摄 ^{131}I 的功能 (吸 ^{131}I 率>1%并显像) 检测复发或转移灶,利用 ^{131}I 发射出的 β 射线破坏残余甲状腺组织和癌细胞,减少复发。

3. 内分泌治疗 甲状腺癌做近全切或全切除者应终身服用甲状腺素片或左甲状腺素,以预防甲状腺功能减退及抑制 TSH。利用分化型甲状腺癌细胞存在 TSH 受体依赖 TSH 的特性,通过甲状腺素降低 TSH 抑制甲状腺癌的生长。定期复查 T₄及 TSH，并结合患者的年龄、心脏功能情况、对甲状腺药物的耐受度等及时调整用药剂量。对于高危复发患者 TSH 需抑制在 0.1 以下，中危患者 TSH 抑制在 0.1～0.5，低危患者 TSH 抑制在 0.5～2 之间即可。建议中高危患者终身抑制，低危患者进行 5～10 年抑制后改为替代治疗。

4. 放射线照射治疗 放射线照射治疗多用于不能切除、有远处转移、碘难治的未分化型甲状腺癌的治疗。虽可控制颈部的局部病灶，但对患者生存率并无明显的改善。

附 颈部肿物的鉴别诊断

颈部肿物临床上非常多见，常常是就诊患者的主要症状或唯一主诉。但是肿块并不是一种疾病，而是许多疾病都可能出现的症状体征之一，因此，明确肿块的性质，及时做出正确的诊断和鉴别诊断是非常重要的。

一、颈部的解剖分区

颈部被胸锁乳突肌和斜方肌的前缘分为颈前区、颈外侧区及颈后区三部分；两侧胸锁乳突肌之间的颈前区又以舌骨和二腹肌为界分为舌骨上区和舌骨下区；舌骨上区分为一个正中的颏下区和两个颌下区；胸锁乳突肌和同侧斜方肌间的颈外侧区又以胸锁乳突肌后缘为界分为胸锁乳突肌区和颈后三角区；颈后三角区又以肩胛舌骨肌为界分为枕三角区和锁骨上窝（图 13-5-1）。

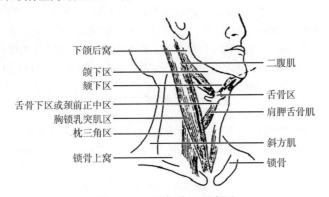

图 13-5-1 颈部分区示意图

颈部各区常见肿块如表 13-5-2 所示。

表 13-5-2 颈部各区常见肿块

部位	单发性肿块	多发性肿块
颌下、颏下区	颌下腺炎、颏下皮样囊肿	急、慢性淋巴结炎
颈前正中区	甲状腺舌管囊肿、各种甲状腺疾病	
颈侧区	胸腺咽管囊肿、囊状淋巴管瘤、颈动脉体瘤、血管瘤	急、慢性淋巴结炎，淋巴结结核，转移性肿瘤，恶性淋巴瘤
锁骨上区		转移性肿瘤、淋巴结结核
颈后区	纤维瘤、脂肪瘤（也可发生于其他区）	急、慢性淋巴结炎
腮腺区	腮腺炎、腮腺混合瘤或癌	

二、颈部常见肿块

（一）慢性淋巴结炎

因头、面、颈部和口腔的炎症导致淋巴接纳区域的淋巴结肿大，多见于颈侧区或颌下、颏下区。行 B 超检查以及必要时行淋巴结穿刺或活检病理检查帮助与恶性病变鉴别。

（二）转移性肿瘤

转移性肿瘤约占颈部恶性肿瘤的 3/4，85%多见于头颈部癌（如鼻咽癌和甲状腺癌）转移。锁骨上窝淋巴结转移要注意胸腹部肿瘤的跳跃式转移（如胃肠道、胰腺癌肿多经胸导管转移至左锁骨上淋巴结）。另有少数原发病灶隐匿的转移癌。

（三）恶性淋巴瘤

恶性淋巴瘤多见于青年男性的淋巴组织实体瘤，分为霍奇金淋巴瘤和非霍奇金淋巴瘤。先发于一侧或两侧颈侧区淋巴结肿大，迅速生长并粘连成团。需要淋巴结活检病理检查确诊。

（四）甲状舌管囊肿

甲状舌管囊肿多见于 15 岁以下儿童，男女比例 2：1，是与甲状腺发育有关的甲状腺舌管退化不全所致先天性囊肿。主要为颈前区中线、舌骨下方有直径 1～2cm 的圆形囊性肿块，边界清楚，表面光滑，可随吞咽或伸舌、缩舌而上下移动。治疗需完整切除囊肿或瘘管，为避免复发应切除部分舌骨以彻底清除囊壁或窦道，术中冰冻切片检查有无恶变。

（五）颈部淋巴结结核

颈部淋巴结结核多见于儿童和青年人，常为结核杆菌经扁桃体、龋齿侵入所致，约 5%继发于肺和支气管结核病变。颈部一侧或两侧位于胸锁乳突肌前、后缘的多个大小不等的肿大淋巴结，初期较硬，无痛，可推动；进而粘连融合形成不易推动的结节性肿块；最后发生干酪样坏死、液化，形成寒性脓肿，可破溃后形成经久不愈的窦道或慢性溃疡。少部分患者还可有低热、盗汗、食欲缺乏、消瘦等全身症状。诊断困难时可以行穿刺活检和其他影像学检查。

三、颈部肿块的诊断

颈部肿物的诊断要根据肿物的部位、特征，结合病史、体检和其他临床资料进行分析。必要时可行肿物活检，活检最好采用切除肿物的方法而不宜切取。穿刺针吸细胞学检查也有一定的诊断意义。颈部肿物诊断程序归纳见图 13-5-2。

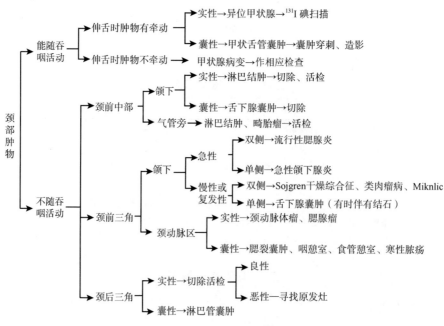

图 13-5-2　颈部肿物诊断程序

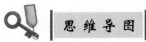思 维 导 图

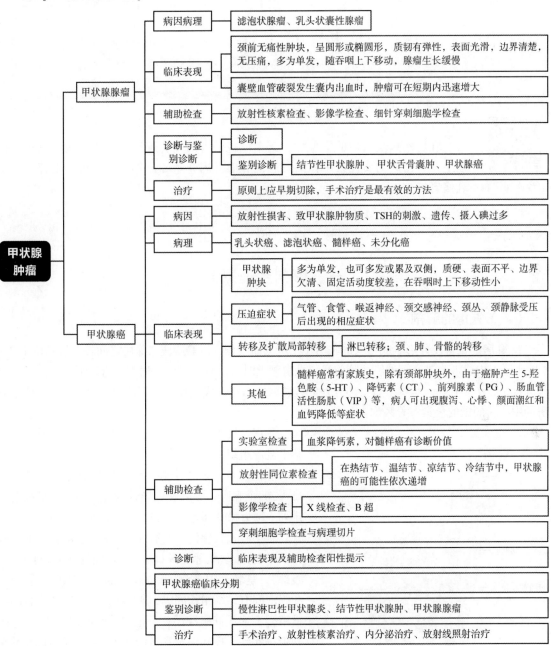

甲状腺肿瘤
├─ 甲状腺腺瘤
│   ├─ 病因病理 ── 滤泡状腺瘤、乳头状囊性腺瘤
│   ├─ 临床表现
│   │   ├─ 颈前无痛性肿块，呈圆形或椭圆形，质韧有弹性，表面光滑，边界清楚，无压痛，多为单发，随吞咽上下移动，腺瘤生长缓慢
│   │   └─ 囊壁血管破裂发生囊内出血时，肿瘤可在短期内迅速增大
│   ├─ 辅助检查 ── 放射性核素检查、影像学检查、细针穿刺细胞学检查
│   ├─ 诊断与鉴别诊断
│   │   ├─ 诊断
│   │   └─ 鉴别诊断 ── 结节性甲状腺肿、甲状舌骨囊肿、甲状腺癌
│   └─ 治疗 ── 原则上应早期切除，手术治疗是最有效的方法
└─ 甲状腺癌
    ├─ 病因 ── 放射性损害、致甲状腺肿物质、TSH的刺激、遗传、摄入碘过多
    ├─ 病理 ── 乳头状癌、滤泡状癌、髓样癌、未分化癌
    ├─ 临床表现
    │   ├─ 甲状腺肿块 ── 多为单发，也可多发或累及双侧，质硬、表面不平、边界欠清、固定活动度较差，在吞咽时上下移动性小
    │   ├─ 压迫症状 ── 气管、食管、喉返神经、颈交感神经、颈丛、颈静脉受压后出现的相应症状
    │   ├─ 转移及扩散局部转移 ── 淋巴转移；颈、肺、骨骼的转移
    │   └─ 其他 ── 髓样癌常有家族史，除有颈部肿块外，由于癌肿产生5-羟色胺（5-HT）、降钙素（CT）、前列腺素（PG）、肠血管活性肠肽（VIP）等，病人可出现腹泻、心悸、颜面潮红和血钙降低等症状
    ├─ 辅助检查
    │   ├─ 实验室检查 ── 血浆降钙素，对髓样癌有诊断价值
    │   ├─ 放射性同位素检查 ── 在热结节、温结节、凉结节、冷结节中，甲状腺癌的可能性依次递增
    │   ├─ 影像学检查 ── X线检查、B超
    │   └─ 穿刺细胞学检查与病理切片
    ├─ 诊断 ── 临床表现及辅助检查阳性提示
    ├─ 甲状腺癌临床分期
    ├─ 鉴别诊断 ── 慢性淋巴性甲状腺炎、结节性甲状腺肿、甲状腺腺瘤
    └─ 治疗 ── 手术治疗、放射性核素治疗、内分泌治疗、放射线照射治疗

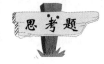思考题

1. 甲状腺危象是由于术后甲状腺素过量释放引起的，如何有效地减少术后甲状腺危象的发生？

2. 甲状腺癌手术切除术后，通常嘱患者口服甲状腺素片，术后如何评估甲状腺素片的作用及剂量，查阅相关资料后谈谈你的看法。

3. 甲状腺乳头状癌在临床上较为常见，浅谈你对手术原则的看法？

第十四章 乳房疾病

本章说课视频

乳房疾病是女性的常见病，其中危害最大的是乳腺癌，它的发病率近年来持续上升，已成为女性第一位高发恶性肿瘤。因儿童和成年男子乳房不发育，故患乳病者极少。

第一节 概　述

一、解剖生理概要

（一）乳房的解剖

1. 乳房的位置及外形　成年人的乳房位于胸大肌浅面，浅筋膜浅、深层之间，上下界位于 2～6 肋水平，内缘近胸骨旁，外缘达腋前线，乳房肥大时可达腋中线旁。通常呈穹窿形，在未产妇更像圆锥，经产妇有一定程度下垂。部分外上方的腺体组织形成乳腺腋尾部可伸向腋窝。乳头位于乳房的中心，周围的色素沉着区称为乳晕。

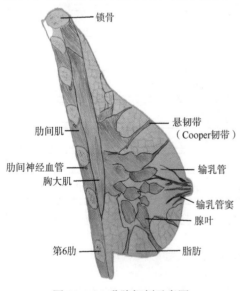

图 14-1-1　乳腺解剖示意图

乳房主要由皮肤、皮下组织和乳腺组织组成。解剖学上乳腺组织的基本结构单位是腺小叶，腺小叶由小乳管和腺泡组成，若干个腺小叶聚集组成腺叶。乳腺有 15～20 个腺叶，腺叶和乳导管以乳头为中心呈放射状排列。每个腺叶都是一个独立的导管系统，包括乳腺导管、腺小叶及其腺泡。约有 10 个主要引流乳汁的乳管开口于乳头，乳管靠近开口的 1/3 段略为膨大，称为"壶腹部"，是乳管内乳头状瘤的好发部位。腺叶、腺小叶和腺泡间有结缔组织间隔，腺叶间还有与皮肤垂直的纤维束，上连浅筋膜浅层，下连浅筋膜深层，称 Cooper 韧带，起到支撑和固定乳房的作用（图 14-1-1）。乳腺癌或者其他伴有纤维化病变（如慢性炎症或外伤后）的乳腺疾病侵及乳房悬韧带时会造成该韧带的挛缩或弹性下降，从而引起乳房表面皮肤因牵拉出现凹陷，形成酒窝征。

2. 乳房的血供　乳房的血供主要来源于内乳动脉和胸外侧动脉。乳房的 60%血供（主要是内侧带和中央带大部分）靠内乳动脉的穿支供应。乳房剩余的 40%血供（主要是外侧带）由胸外侧动脉、胸肩峰动脉、胸背动脉穿支，以及第 3～5 肋间动脉穿支共同提供。胸壁和乳腺的静脉回流涉及的主要静脉是胸内侧静脉穿支、腋静脉分支和肋间后静脉穿支。

3. 乳房的淋巴引流　乳房的淋巴网甚为丰富，其淋巴液输出有四个途径：①腋窝途径：大部分乳腺淋巴液沿胸大肌外缘向腋窝淋巴结汇流，又可分成：胸小肌外侧缘以下为下群，胸小肌后方为中群，胸小肌内侧缘以上为上群，由腋淋巴结可再向上达锁骨下淋巴结。有少量淋巴管可沿胸大肌、胸小肌间淋巴结直达锁骨下淋巴结。②内乳途径：部分的淋巴回流可沿肋间隙到内乳淋巴结，内乳淋巴结分布在第1～6肋间隙乳内动静脉周围，以第1～3肋间隙较多见。③乳房深部淋巴管可沿腹直肌鞘及肝镰状韧带到肝脏。④乳房皮肤淋巴网可沿皮下淋巴管到对侧乳房、腋窝及两侧腹股沟淋巴结。

4. 乳房的神经　乳房的神经支配主要来自躯体感觉神经和与血管相伴随的自主神经。一般而言，乳头和乳晕富含躯体感觉神经，而乳腺实质主要由自主神经支配。

（二）乳房的生理

乳腺是许多内分泌腺的靶器官，其生理活动受脑垂体、卵巢及肾上腺皮质等分泌的激素影响。在不同的年龄阶段，乳腺的生理状态在各激素影响下表现不同。垂体可产生促性腺激素直接影响乳房，青春期后卵巢开始周期性分泌雌激素及孕激素刺激乳腺。妊娠期由胎盘分泌的雌激素使小叶增生，乳管伸长，促使乳腺进一步发育，分娩后由于垂体前叶分泌的催乳素的作用使腺泡分泌乳汁。哺乳期后乳腺组织复旧，但不能恢复到原有状态。绝经期后体内的雌激素主要来自肾上腺及脂肪，但影响逐渐减弱，腺体随之退化。

二、乳房检查

患者采取坐位或者仰卧位进行乳房检查，检查时注意保护患者隐私，坐位时患者两臂自然下垂或置于膝上，仰卧位检查时可在肩背部垫一枕头使胸部适当抬起，充分显露双乳以利于两侧对比。月经正常的妇女，在月经来潮后的第9～11天是检查乳腺的最佳时间。

（一）视诊

（1）外形：观察两侧乳房的发育情况，是否对称，大小是否相似，是否有局限性隆起或凹陷。

（2）皮肤：皮肤有无发红、水肿、破溃、橘皮样变、静脉曲张、"酒窝征"等。

（3）乳头：两侧乳头是否在同一水平，是否有乳头回缩凹陷，乳头乳晕是否有糜烂、脱屑。

（二）扪诊

1）扪诊前详细询问病史，是否有人工植入物。采用手指掌面扪诊，循序对乳房外上（包括腋尾部）、外下、内下、内上各象限及中央区作全面检查，先健侧后患侧进行扪诊。

2）发现乳房肿块后，应注意肿块的部位、大小、质地、边界是否清楚、表面是否光滑、活动度如何。不同性质的肿块，因其生长方式及与周围组织关系不同，临床触诊结果不一。一般来说，良性肿瘤的边界清楚，活动度大。恶性肿瘤的边界不清，质地硬，表面不光滑，活动度小。

3）扪诊腋窝淋巴结，采用站立位或坐位。先自腋顶部从上而下扪查腋顶部淋巴结，然后用手指掌面转向腋窝前壁检查胸大肌外缘后淋巴结，站在患者背后，扪查背阔肌前内侧淋巴结，最后检查锁骨下及锁骨上淋巴结。当发现有肿大淋巴结时，应注意其大小，质地，有无压痛，有无融合，活动度如何。

（三）影像学检查

1. 乳腺 X 射线摄影（mammography） 是常用的影像学检查方法，广泛用于乳腺癌的普查和诊断。绝大多数的乳腺癌表现为高密度的肿块，边缘不规则或呈毛刺状；有时可伴有颗粒细小、密集的钙化点；亦可出现因癌肿牵拉正常腺体导致的乳腺结构扭曲变形；以上征象可单一出现或数者兼有。

2. 超声 超声检查无创、简单、易行，是诊断乳腺疾病的重要方法，尤其对囊性病变检出有优势，并且可以对病变部位进行血供情况观察，提高其判断的敏感性，对肿瘤的定性诊断可提供有价值的依据。适用于致密型乳腺病变的评价，是乳房 X 线摄影检查的有效补充。

3. MRI MRI 能三维成像，使病灶定位更准确，显示更直观，对实性及囊性肿块有较好的鉴别率，对微小病灶、多中心、多病灶的发现及评价病变范围有优势。

4. 其他影像学检查 对乳头溢液而未能触及肿块者，可行乳腺纤维导管内镜或乳管造影检查，以寻找溢液导管内是否存在肿瘤。

（四）病理学检查

1. 细胞学诊断 对于乳头溢液者，可将溢出的液体直接涂抹到玻片上，固定后寻找肿瘤细胞帮助诊断。对于影像学发现的可疑肿块，还可以进行细针针吸细胞学（fine needle aspiration cytology，FNAC）检查，此法已为临床广泛应用，具有经济、快捷、无损伤穿刺等特点，但此方法假阴性率占 10% 到 20%，当结果与临床判断明显不符时，可多次针吸帮助明确诊断。

2. 组织学诊断 组织学诊断常用方法有空芯针穿刺活检术（core needle biopsy，CNB）、真空辅助旋切活检系统（vacuum assisted biopsy system，VAB）。组织学诊断准确率高，可达 90%～97%。对疑为乳腺癌者，如上述方法不能明确，可将肿块连同周围乳腺组织一并切除，作快速病理检查，而不宜做切取活检。

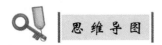

思 维 导 图

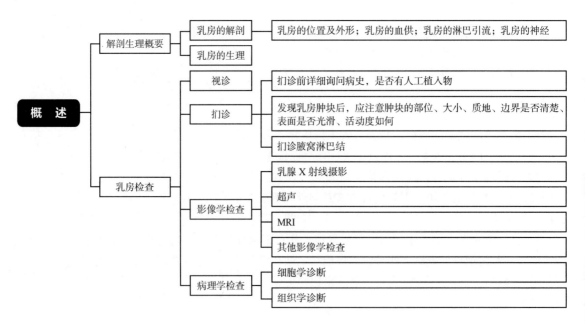

第二节 急性乳腺炎

急性乳腺炎（acute mastitis）是乳腺的急性化脓性感染，占乳腺感染性疾病的 75%，多为产后哺乳的妇女，尤以初产妇更为多见，多发生在产后 3~4 周。因乳房血管丰富，早期就可出现寒战、高热及心动过快等脓毒血症表现。

一、病 因

急性乳腺炎的发生多由金黄色葡萄球菌或链球菌感染引起，少数由大肠杆菌引起。由于产后机体免疫力下降，给病原菌的侵入、生长、繁殖创造了有利条件。乳汁淤积，排乳不畅是发病的基础。产后体虚、免疫力低下、长期哺乳、母亲个人卫生较差，容易发生本病。

（一）乳汁淤积

乳汁淤积是发生乳腺炎的重要原因。促成乳汁淤积的原因有：①乳头过小或内陷：婴儿吮乳困难，不能将乳汁吸尽。②输乳管阻塞：由于外伤或先天乳管畸形，造成输乳管阻塞或乳汁排出不畅。③乳汁浓稠：初产妇不知调养，在腺管尚未通畅时过食滋腻饮食，致使乳汁浓稠、排泄不畅。④乳汁过多：婴儿吸饱后乳汁仍有盈余，或因初产妇哺乳方法不当，未让婴儿吸尽，致使过多的乳汁在腺叶中积滞。淤积的乳汁是细菌生长的良好培养基，有利于入侵的细菌等病原菌的生长及繁殖，为发病提供了必要条件。

（二）细菌入侵

造成病原菌侵入的原因较多，常见的有三种：

1）细菌等病原菌经伤口侵入：因婴儿吸吮易导致乳头的损伤，病原菌由此侵入，沿淋巴管蔓延至乳腺腺叶间或腺小叶间的脂肪、纤维等组织内引起急性炎症。

2）病原菌逆行感染：婴儿口含乳头而睡或婴儿患有口腔炎，也会使细菌等病原菌经乳头的输乳管侵入，逆行至乳腺小叶内，或停留在乳汁中，继而扩散到乳腺。葡萄球菌感染一般侵入较深，趋向于化脓，脓肿形成后可穿破纤维隔，形成多房性脓肿，而链球菌感染常引起弥漫性炎症，导致严重的全身中毒症状。

3）产后其他部位感染细菌等病原菌，如上呼吸道感染、急性扁桃体炎等经血液循环至乳房，引起急性乳腺炎的发生。

二、病 理

乳腺从单纯炎症肿胀开始，到最后形成脓肿，病理变化过程中可见到大量的白细胞、淋巴细胞、浆细胞和组织细胞的炎性浸润，后期常可出现大量的组织分解和变性坏死。一般起初呈蜂窝织炎样表现，数天后可形成脓肿，脓肿可以是单房或多房性。脓肿可向外溃破，深部脓肿还可达乳房与胸肌间的疏松组织中，形成乳腺后脓肿（retromammary abscess）（图 14-2-1）。

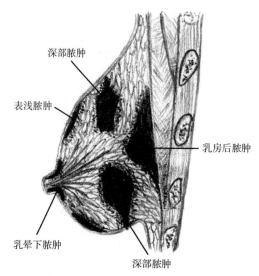

深部脓肿

表浅脓肿

乳房后脓肿

乳晕下脓肿

深部脓肿

图 14-2-1　不同部位的乳房脓肿

三、临 床 表 现

（一）症状

1. 乳房肿胀疼痛　初起时患乳肿大，胀痛或触痛，伴乳汁排泄不畅。病情发展到成脓阶段时，患部疼痛加剧，呈持续性、搏动性疼痛或刺痛。脓成溃破后脓流通畅，则逐渐肿消痛止。

2. 发热　初起时可出现恶寒发热，化脓时可有高热、寒战。若感染严重，并发败血症者，常可在突然的剧烈寒战后，出现高达 40～41℃的发热。

3. 其他症状　初起时可出现骨节酸痛、胸闷、呕吐、恶心等症状，化脓时可有口渴、食欲不振、小便黄、大便干结等症状。

（二）体征

发病前常有乳头、乳晕皲裂或乳汁淤积等，初起时患部压痛，局部红、肿、热、痛，触及浸润性硬块，有压痛；脓肿形成后有波动感伴同侧腋下淋巴结肿大，触痛，皮色微红。

四、辅 助 检 查

（一）实验室检查

1. 血常规检查　白细胞总数及中性粒细胞比例明显增高，白细胞总数常高于 $10.0 \times 10^9/L$，中性粒细胞常可达 0.75～0.85。初期白细胞计数一般正常，成脓期白细胞总数及中性粒细胞数增加。若并发脓毒败血症时，白细胞总数常在 $16 \times 10^9/L$ 以上，中性粒细胞常达 0.85 以上。

2. 脓液细菌培养及药敏试验　脓液细菌培养及药敏试验有助于确定致病菌种类，从而有针对性地选择抗生素。

（二）影像学检查

1. B超检查 B超检查示炎症区乳房组织增厚，内部回声较正常组织低，分布欠均匀。当有脓肿形成时，可见数目不一、大小形态不等的无回声区，边缘欠清晰。脓肿部位较深者，此项检查可明确脓肿的位置，有利于准确切开排脓。

2. 乳腺 X 射线摄影 乳腺组织由于炎性水肿，X 线上表现为边界模糊的片状密度增高阴影，乳腺小梁结构模糊不清，皮肤增厚，皮下脂肪组织模糊，血管影增多增粗。各种异常变化在使用抗生素治疗后得到显著改善。

（三）其他检查

诊断性穿刺：对于急性乳腺炎是否已形成脓肿，尤其是深部脓肿，可行穿刺抽脓术，有助于确诊并判断脓肿位置。

五、诊 断 要 点

本病多发生在初产妇的哺乳期，发病前常有乳头、乳晕皲裂或乳汁淤积。发病时乳房肿胀、疼痛或畏寒发热；局部红、肿、热、痛，触及浸润性硬块，有压痛；脓肿形成后有波动；同侧腋下淋巴结肿大，触痛；白细胞及中性粒细胞计数增多；超声检查有液性暗区；穿刺可抽出脓液。

六、鉴 别 诊 断

1. 乳腺导管扩张症 乳腺导管扩张症多发生于非哺乳期，患侧多伴有乳头内陷，有粉刺样或油脂样带臭味的分泌物。肿块位于乳晕部，表面呈结节样。继发感染时，则红、肿、热、痛或破溃流脓，创口久不愈合或反复发作，形成乳晕部创口通向乳头孔的瘘管。

2. 炎性乳腺癌 炎性乳腺癌好发于年轻女性，较常发生在妊娠期或哺乳期，患乳呈广泛浸润的韧性肿胀，发展迅速，病灶表面皮肤发热，紫红或暗红，呈橘皮样变，同侧腋窝可触及肿大淋巴结。患者全身炎症反应轻微或无，局部多无明显疼痛和压痛。血常规检查中白细胞及中性粒细胞数值无明显升高。哺乳期患者怀疑本病可先行停止哺乳，诊断困难时可行活体组织病理检查或穿刺针吸细胞学检查明确诊断。

七、治 疗

本病治疗原则是排空乳汁、消除感染，治疗过程中一般鼓励健侧继续哺乳喂养。

（一）初期治疗

初期脓肿形成前，治疗主要以排空乳汁为主。

1）此时期为了使乳汁不积存在乳腺内，应尽量排空，可用吸乳器吸出乳汁，或手法按摩挤出乳汁，若早期感染不严重不必停止哺乳，可让婴儿吸吮乳汁。

2）局部热敷，每日3～4次，有利于早期炎症消散；亦可用25%硫酸镁外敷。

3）早期呈蜂窝织炎表现而未形成脓肿之前，抗生素的规范应用可获得良好效果。因本病主要病原菌为金黄色葡萄球菌，可应用青霉素或苯唑西林钠，或头孢一代抗生素如头孢拉啶等，不必等待细菌培养结果。对青霉素过敏时可考虑用红霉素。抗生素通过乳汁而影响婴儿健康，运用时应综合考虑，因此如四环素、氨基糖苷类、喹诺酮类、磺胺药以及甲硝唑等药物应避免使用。

（二）脓肿形成后治疗

脓肿形成后，治疗主要以及时切开引流，放置引流物为主。

1）为了尽量避免损伤乳管、形成乳瘘，手术切口的选择应按以乳头为中心呈放射状切开到乳晕处为止。乳晕部分的脓肿，位置表浅者，可沿乳晕的边缘做弧形切口。深部脓肿或乳房后脓肿形成时，可沿乳房下缘做弧形切口，经乳房后间隙做引流，保证引流的通畅（图14-2-2）。

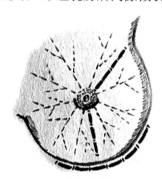

图 14-2-2　乳房脓肿的切口

2）若感染严重或脓肿切开引流后并发乳瘘时，应完全停止哺乳，可以口服己烯雌酚 1～2mg，每日 3 次，共 2～3 日；或肌内注射苯甲酸雌二醇，每次 2mg，每日 1 次，直至乳汁停止分泌。

（三）中医治疗

中医中药治疗急性乳腺炎具有一定优势和特色，临床疗效显著。中医治疗本病的特点是辨证施治，内外兼顾，配合中医传统疗法如按摩、外治、针灸等方法，系统综合治疗是中医药治疗急性乳腺炎的一大特色。

根据辨证施治的原则，分期辨证治疗，郁滞期（肝胃郁热证）以疏肝清胃、通乳消肿为法，方选瓜蒌牛蒡汤加减（瓜蒌、牛蒡子、黄芩、栀子、连翘、皂角刺等）；成脓期（热毒炽盛证）以清热解毒、托里透脓为法，方选五味消毒饮合透脓散加减（金银花、野菊花、紫花地丁、蒲公英、当归、皂角刺等）；溃后期（正虚邪滞证）以益气和营、托毒生肌为法，方选托里消毒散加减（党参、川芎、白芍、白术、黄芪、白芷等）。

八、预　　防

1）及早纠正乳头内陷。妊娠后期常用温水清洗乳头，或用 75% 酒精擦洗。

2）培养良好的哺乳习惯，注意乳头和乳儿口腔的清洁，每次哺乳后排空乳汁，防止淤积。

3）忌食辛辣刺激、过肥过腻的食物。

4）保持心情舒畅，起居适宜。

5）避免婴儿含乳头而睡等不良习惯，婴儿口腔有炎症者，应积极治疗，否则细菌可从婴儿口腔进入乳房而增加感染的机会。

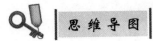

思维导图

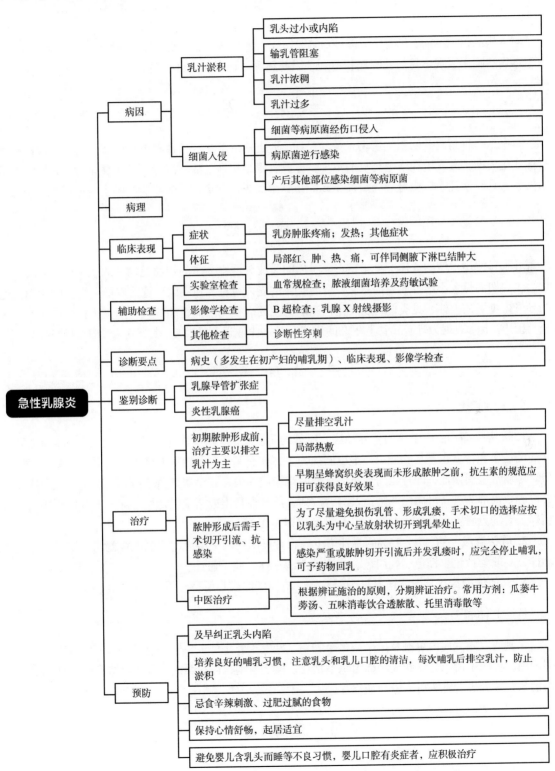

第三节　乳腺囊性增生病

乳腺囊性增生病（breast cystic hyperplasia）亦称乳腺病，是妇女的多发病，常见于中年妇女。由于对本病的认识不同，本病还有多种命名，如乳腺小叶增生症、乳腺结构不良症、纤维囊性病等。由于本病的临床表现不易与乳腺癌相鉴别，因此正确认识本病十分重要。

一、病　　因

本病是一种与内分泌紊乱密切相关的疾病，本质是由于乳腺导管和小叶在结构上的退行性和进行性变化失衡，造成生理增生与复旧不全，导致乳腺结构紊乱症。流行病学研究显示，其发病与情绪失调、月经紊乱、口服避孕药、高脂高能量饮食、人流次数、接触毒物、哺乳时间等因素有关。

二、病　　理

乳腺囊性增生病的大体所见丰富多彩，以间质成分增生为主的切面呈均一的灰白色；以囊肿变化为主的切面见大小不等的囊性扩张，有时扩张的囊内可见出血；以导管上皮增生为主的切面与癌的导管内进展的大体所见类似；以硬化性腺病为主的病变与浸润性癌的大体所见类似，二者不易区分。组织学上常表现为乳腺导管上皮及间质成分的增生或退行性改变，其又可分为不同的病理类型。

三、临 床 表 现

（一）症状

1. 乳房疼痛　由于个体的差异和病变所处的阶段不同，以及病变的轻重程度不一样，所以乳房疼痛的性质和程度也不尽相同。一般以胀痛为主，亦有刺痛，牵拉痛或隐痛，可累及一侧或双侧乳房。疼痛常呈周期性，即月经前加重，月经后减轻或消失，或疼痛随情绪波动而变化。乳房疼痛主要以肿块局部为甚，可向患侧腋窝及肩背放射，甚者在行走或活动时加剧。部分患者伴乳头疼痛及瘙痒。有的患者乳痛发作无规律性，与月经周期不相关。

2. 乳头溢液　约 5%～15% 的囊性增生病患者可出现乳头溢液，单侧或双侧均可发生，多呈被动性，一般为黄色、棕色、乳白色、浆液性或清水样，偶见血性。

3. 其他伴随症状　本病还可见胸闷不舒、精神抑郁或心烦易怒等。

（二）体征

一侧或双侧乳房内可触及单个或多个肿块，好发于乳房外上象限，也可分散于整个乳房内，与周围组织界限不清，与皮肤或深部组织不粘连，推之可动，可有触痛，可随情绪及月经周期的变化而消长，部分患者乳头可有溢液或瘙痒。

四、辅 助 检 查

乳腺彩超、钼靶 X 线检查也有助于诊断本病。

五、诊断要点

一般根据临床表现特点诊断并不困难，但要特别注意乳腺癌与本病有同时存在的可能。当局限性乳腺增生的肿块明显时，要注意结合乳腺超声、X线等影像学上的表现，与乳腺癌相鉴别。

六、鉴别诊断

1. 乳腺纤维瘤　多见于20～25岁青年女性，临床主要表现为乳房内无痛性肿块，一般多为单发，亦有两侧乳房多发者，体检时乳房内可触及单个或多个圆形或椭圆形肿块，边界清楚，质地硬而不坚，表面光滑，活动度好，无触痛或有轻度触痛，腋淋巴结不肿大，乳房钼靶X线摄片可见乳房内有一致密阴影，边界清楚，与临床触诊的大小一致，肿块阴影的边缘可见细窄的透明晕。乳腺纤维瘤的肿块质硬光滑，无痛和活动度好，易于和乳腺囊性增生病相鉴别。

2. 积乳囊肿　多见于哺乳期妇女，多数患者有轻微胀痛或沉重感，肿块边界清楚，表面光滑，质柔韧而有囊性感，肿块活动度好。钼靶X线摄片见圆形或椭圆形的透亮区，轮廓锐利光滑，呈脂肪样密度。常见于较深的乳腺部分。细针穿刺可抽得乳汁或黏稠乳酪样物。

3. 乳腺癌　乳腺癌乳房肿块质地坚硬，形态不规则，活动度差，伴疼痛症状占本病患者的少数，疼痛多为刺痛、隐痛。如肿块侵及皮肤可出现"橘皮样变"。钼靶X线摄片可见高密度肿块影，中央可见钙化点，肿块周围多可见长短不一的毛刺状边缘，这些重要征象是乳腺癌与乳腺囊性增生病的鉴别要点。

七、治疗

（一）非手术治疗

目前本病的治疗主要是对症治疗。中医药在本病治疗中疗效显著，常用逍遥散、柴胡舒肝散、小金丸等。对于症状较重者，可用他莫昔芬治疗，于月经干净后5天开始服用，每天两次，每次10mg，一般治疗周期为15天。该药治疗效果好，但因对于子宫内膜及卵巢有影响而不宜长期服用。

对局限性乳腺囊性增生病，应在月经干净后5天内复查，若肿块变软、缩小或消退，则可予以观察并继续中药治疗。

（二）手术治疗

若肿块无明显消退者，或在观察过程中，对局部病灶有恶性病变可疑时，应予切除并作快速病理检查。如有不典型上皮增生，同时有对侧乳腺癌或有乳腺癌家族史等高危因素者，以及年龄大，肿块周围乳腺组织增生也较明显者，可作单纯乳房切除术。

八、预防

1）保持良好的情绪和心理健康。

2）合理的膳食。

3）舒适胸罩和内衣。

4）适当的运动。

5）定期自查和体检。

思维导图

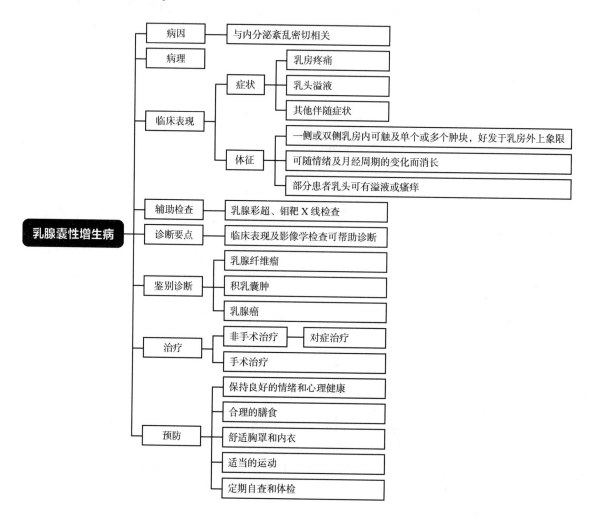

第四节 乳房良性肿瘤

女性乳房肿瘤的发病率甚高，良性肿瘤中以纤维腺瘤（fibroadenoma）最常见，约占良性肿瘤的 3/4，其次为导管内乳头状瘤（intraductal papilloma），约占良性肿瘤的 1/5。恶性肿瘤中的绝大多数是乳腺癌（breast cancer），肉瘤发生率不到 2%，男性乳腺癌也极少见，发病率约为女性的 1%。

一、乳腺纤维腺瘤

乳腺纤维腺瘤是发生于乳腺小叶内纤维组织和腺上皮混合性增生的肿瘤，也是乳腺疾病中最常见的良性肿瘤。青年女性常见，高发年龄是 20～25 岁，其次为 15～20 岁和 25～30 岁，约 75% 为单发，少数属多发。

（一）病因

本病发病原因和发病机制至今尚不十分清楚，现代研究认为其发病因素与内分泌失调有关，主要表现在两个方面：一是乳腺小叶内纤维细胞对雌激素敏感性异常增高；二是雌激素的过度刺激。

（二）病理

本病是结缔组织和上皮组织同时增生，形成的界线清楚的良性肿瘤，依其组织学特征，纤维腺瘤又可分为不同的几种亚型，细胞成分多，肌上皮细胞呈圆形或梭形的裸核细胞，腺上皮细胞呈树枝状、腺管状或以大的细胞团出现，有时能见到黏液瘤样变化的间质。

（三）临床表现

本病常于无意中发现乳房肿块，多为单发，亦可多发，或在双侧乳腺内同时或先后发生。肿块多呈圆形、卵圆形或扁形，边界清楚，表面光滑，质地实韧，活动度好，与皮肤或胸肌无粘连，多无疼痛、压痛及乳头异常分泌。肿瘤大小从 0.3～24cm 不等，大多数在 3cm 以内。

该肿瘤可发生于乳腺各部位，以外上象限为多。肿瘤通常生长速度很慢，数年或十余年无变化，月经周期对肿瘤生长多无影响，有的在月经期有轻微胀痛感，妊娠和哺乳期略增大。有少数急骤增大，称巨纤维腺瘤。一般腋窝淋巴结无肿大。如果静止多年后肿瘤突然迅速增大，出现疼痛及腋窝淋巴结肿大等表现，要高度怀疑为恶性肿瘤。

（四）辅助检查

1. B 超检查　超声图像上的肿瘤轮廓规则，边界清楚，包膜完整光滑，探头加压后肿块活动性好，部分包膜较强时有侧壁声影，内部为均质的较低回声或等回声，肿瘤较大时呈分叶状，少数肿瘤可见钙化影。较大的纤维腺瘤在彩色多普勒上可见阻力较低的血流信号。

2. 乳腺钼靶 X 线摄片　乳腺钼靶 X 线摄片可见边缘整齐的圆形或椭圆形均匀致密的阴影，边缘清楚，其周围可见环形透亮带；偶见规整粗大的钙化点，一般较为粗糙，形态多样，呈现斑点状、环状、块状、花边状等。青年女性乳腺致密者，纤维瘤往往较难显影。

3. 病理学检查　肿块细针吸取细胞学检查可见到密集的导管上皮细胞，并见到散在的、为数众多的裸核细胞。细胞形态规则完整，细胞间聚合性好，染色质均匀，必要时可做肿块切除活检。

（五）诊断要点

本病多发生于 20～30 岁青年女性，通常无意中触到乳房内质韧肿物，呈圆形或椭圆形，表面光滑，边界清楚，活动度好，生长较为缓慢。根据临床表现和辅助检查诊断并不困难。

（六）鉴别诊断

1. 乳腺癌　乳腺癌起源于乳腺上皮细胞，肿块形态不规则，触诊质地坚硬，表面欠光滑，无包膜，与正常组织界限不清，常与周围组织及皮肤粘连，局部皮肤呈"橘皮样变"。肿块多生长迅速，炎性乳腺癌可出现乳房迅速红肿甚至溃烂，同侧腋下可触及肿大的淋巴结。超声影像表现为不规则低回声肿物，后方回声衰减。X 线检查可见肿块密度高于周围腺体，且边缘不清，可有毛刺状表现，亦可见细如针尖的钙化点。如有必要病理学检查也可鉴别。

2. 乳腺增生病　乳腺增生病肿块多为扁平片块状或颗粒状，常见多个肿块或双侧乳房发病。大多数患者伴乳房疼痛，且肿块和疼痛与月经周期及情绪变化相关。有时在乳腺增生基础上可伴纤维腺瘤的形成，可辅助 X 线、B 超等检查加以区分。

3. 乳腺囊肿　积乳囊肿或乳腺增生病形成的囊肿，肿块与纤维腺瘤很难区分，可借助超声检查，囊肿大多可显示液性暗区，有时其内容物呈乳酪样，此时超声也无法区别，肿块穿刺可出现乳酪样物质，以此鉴别。

（七）治疗

本病一般发展缓慢，虽属良性，但也有发生恶变的可能，一旦发现，应积极治疗。目前尚无理想的药物治疗能将肿块消除，根治本病的方法是手术切除。切下肿块后必须进行常规病理检查，若有恶变，应立即按恶性病变给予相关治疗。由于乳腺纤维腺瘤可在妊娠期或哺乳期迅速增大，故以怀孕以前手术切除为宜。

（八）预防

1）平素宜保持心情舒畅，尽量避免精神刺激。

2）改变不良的生活方式及饮食习惯，以低热量、少刺激的饮食为主。尽量不吸烟、不饮酒、不熬夜。

3）定期进行自我检查，发现异常及时就医诊治，定期体检。

4）患者如出现病变，应积极配合治疗，有恶变可能的，应从速进行手术治疗；已行手术的患者，术后应定期复查，并可配合服用药物做预防性治疗。

二、乳管内乳头状瘤

乳管内乳头状瘤多见于经产妇，占乳房良性肿瘤的 20% 左右，70% 发生在 35～50 岁生育过的女性，其高发年龄组为 40～48 岁之间。绝大多数为单发性，约占 90%，主要起源于乳腺的大导管近乳头的壶腹部，瘤体很小，带蒂而有绒毛，且有很多壁薄的血管，故易出血。而多发性者则主要起源于乳房周围区域的中小导管，其中约 25% 为双侧发病。

（一）病因

目前本病病因尚不十分明确，许多学者认为与乳腺囊性增生性疾病的病因相似，即雌激素过度刺激，造成了导管上皮局限性乳头状增生。病程较长，少数可发生癌变。

（二）病理

乳管内乳头状瘤的基本病变是导管上皮和间质增生，形成以纤维脉管束为中轴的乳头状结构。乳头及腔壁表面被覆双层细胞，其下为基底膜，上皮与基底膜之间可见肌上皮细胞。有的乳头反复分支，相互融合，呈腺样结构。还常见局灶性上皮细胞增生、乳头融合成实性细胞团及大汗腺样化生等改变。

（三）临床表现

本病临床一般无明显自觉症状，主要表现为自发性、间歇性乳头溢血，约 70%～90% 有此症状，常因乳头溢液污染内衣而引起注意。溢液可为血性、暗棕色或黄色液体。肿瘤小，常不能触及，偶可见较大肿块者。当肿瘤阻塞大导管时，可有乳头、乳晕区胀痛，乳晕下或乳晕附近偶可触及小结节。一般不伴有腋窝淋巴结肿大。

根据临床表现及病理组织形态差异，将本病分为单发性（中央性）导管内乳头状瘤和多发性（周围性）导管内乳头状瘤。单发性病变多发生在距乳头中心部位的大导管内，乳头溢血的症状最常见。多发性病变常位于乳房边缘部位之中小导管或腺泡内，乳头溢血较少见，患者多无特殊不适感，但此类病变更易癌变。

（四）辅助检查

1. 乳腺导管造影 乳管内乳头状瘤多位于主导管及二级分支导管，表现为单发或多发的圆形或椭圆形充盈缺损。可有远端乳导管扩张，或出现导管梗阻，梗阻处呈弧形杯口状，管壁光滑、完整，无浸润现象。中小乳管内乳头状瘤主要表现为乳管梗阻现象。较大的乳腺导管内乳头状瘤可见病变导管扩张，呈囊状，管壁光滑完整，期间可见分叶状充盈缺损。

2. 乳导管镜检查 通过此法可帮助明确诊断，乳管内乳头状瘤呈粉红色或鲜红色突出于导管壁或堵塞乳导管。

3. 乳腺 B 超及乳腺钼靶片 多数乳管内乳头状瘤在彩超及钼靶影像上较难发现。对部分瘤体较大者，乳腺 B 超及乳腺钼靶片对诊断也有一定参考价值。

4. 脱落细胞学或针吸细胞学检查 将乳头溢液涂片进行细胞学检查，如能找到瘤细胞，则可明确诊断。对于可触及肿物的病例，采用针吸细胞学检查，可与乳腺癌鉴别。

（五）诊断要点

本病多见于 35～50 岁妇女，多因出现乳头溢液就诊，一般无明显自觉症状，根据临床特点、乳腺超声及乳腺导管镜辅助检查可诊断，但最终确诊需要根据病理检查结果。

（六）鉴别诊断

1. 乳管内乳头状癌 可发生在乳腺内的大小导管内，早期有乳头溢血性液体，与乳头状瘤较难鉴别。乳头状癌瘤体一般较大，生长缓慢，肿瘤外有包膜，其内含有丰富的血管，细胞分化较差，癌细胞可穿透增厚的导管壁浸润到周围间质内，导管造影可见导管部分或完全中断，管壁被破坏。

2. 乳腺增生病 为乳腺的良性病变，乳房内可触及增生的腺体，按压患部或附近，可见有一个或多个乳管口溢液，多为黄白透明浆液或血性液体。可出现乳房胀痛，且乳房胀痛与乳头溢液多为周期性，与月经相关。

3. 乳管扩张症 乳管扩张症乳头溢液多为淡黄色液体，偶有溢血。乳管造影可见乳晕下大导管显著扩张、迂曲，严重者呈囊性，无充盈缺损。

（七）治疗

本病治疗以手术为主，对单发的乳管内乳头状瘤应切除病变的乳管系统。术前准确定位是手术成功的关键。因为部分患者术前触不到肿块，即使部分术前触到肿块，但在术中因挤压而缩小或消失。术中沿确定溢液的乳管口，插入钝头细针注射亚甲蓝，沿亚甲蓝显色部位做放射状切口，游离皮肤至乳头，轻轻将针头上下挑动，辨明乳管，找到扩张的乳腺管，确定该腺管的位置。常规做病理检查，乳管内乳头状瘤一般属良性，恶变率为 6%～8%，起源于小乳管的乳头状瘤恶变率高，应注意。术后病理如有恶变，应酌情施行相应手术。

1. 乳房区段切除术　即切除病变的乳腺导管及周围乳腺组织，手术范围包括乳头状瘤的全部腺管组织。适用于除年轻、未婚、未育者外的所有病例。切除范围要足够，以防复发，并进行病理检查。

2. 乳房局部切除术　如肿块不明显，临床上出现血性溢液者，可行乳房局部或区段的按压，如出现溢液且临床上症状和体征符合乳头状瘤，可行乳房局部切除，即将整个乳管连同肿瘤及部分周围正常乳房组织一并切除。在术前难以准确定位的情况下，该术式切除病灶有一定盲目性，故首选病变导管所在的区段切除手术。

3. 乳房单纯切除术　适应证为：①年龄在 50 岁以上的患者；②挤压乳房的多个部位，导致多孔血性溢液；③病理诊断有局限性上皮高度不典型增生，细胞生长活跃，有恶变趋势者；④45 岁以上乳头状瘤为多发性病灶范围广者。

本病治疗时应特别注意不可将导管内乳头状瘤误诊为乳头状癌而行根治术，当术中冰冻切片不能确定时，可先作区段切除术，待石蜡切片证实为恶性时应立即制定适宜的手术方案。

（八）预防

1）调畅情志，保持心理健康，避免不良情绪的发生。

2）合理安排作息时间，劳逸结合。

3）合理健康饮食，遵循"低脂肪高纤维"的饮食原则，禁烟酒，忌食燥热、辛辣刺激食物。

4）加强有关乳腺健康知识的学习，掌握乳腺的自查方法。因其具有一定的癌变倾向，需定期复查或自查。

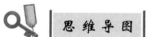
思维导图

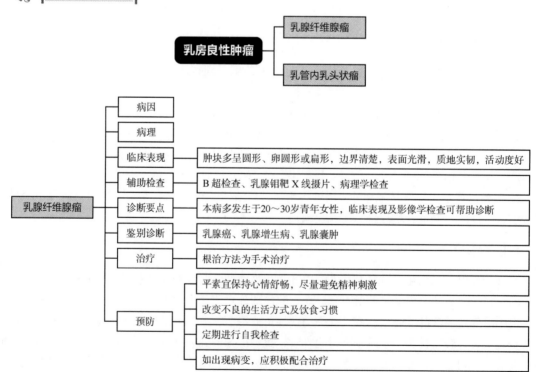

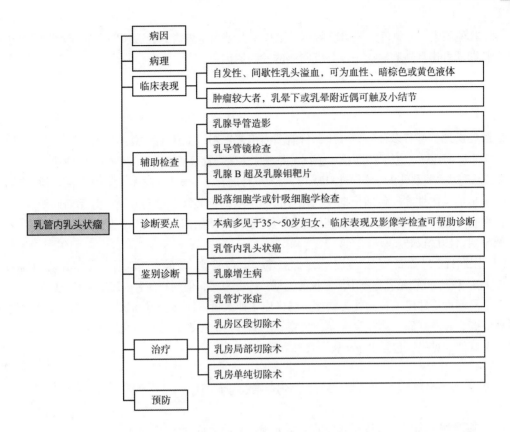

第五节 乳 腺 癌

乳腺癌（breast cancer）是女性最常见的恶性肿瘤之一。在我国占全身各种恶性肿瘤的 7%～10%，在妇女中的发病率仅次于宫颈癌，并呈逐年上升趋势，部分大城市报道乳腺癌已居女性恶性肿瘤的首位。临床特点是乳房部肿块，质地坚硬，推之难移，溃后凸如泛莲或菜花，或凹陷如岩穴。

一、病　　因

乳腺癌的病因尚未完全明了，目前认为与下列因素有关：

（1）内分泌因素：乳腺是雌激素、孕激素及泌乳素等多种内分泌激素的靶器官。本病大都发生在 40～60 岁绝经前后的妇女，其中又以 45～49 岁和 60～64 岁为最多，说明其发病与性激素的变化有很大关系。现已证实雌激素中的雌酮与雌二醇对乳腺癌的发病有明显促进作用；孕酮被认为有致癌和抑癌的双重作用；催乳素在乳腺癌的发病过程中有反向作用。临床上月经初潮早于 12 岁，绝经晚于 55 岁，第一胎足月生产年龄迟于 35 岁者，以及 40 岁以上未婚、未育者，乳腺癌发病率均较高。与西方国家相比，我国乳腺癌发病年龄更年轻。

（2）遗传因素：直系亲属中有绝经前乳腺癌患者，其姐妹及女儿发生乳腺癌的机会较正常人群高 3～8 倍。目前研究证实 *BRCA1*、*BRCA2* 为乳腺癌易感基因。

（3）饮食与肥胖：高脂饮食及过于肥胖会影响组织内脂溶性雌激素的浓度，可加强或延长雌激素对乳腺上皮的刺激，从而增加发病机会。流行病学研究发现脂肪的摄取与乳腺癌的死亡率有明显的关系，尤其在绝经后的妇女。

（4）其他因素：一侧乳房曾患乳腺癌及上皮不典型增生患者，乳腺癌的发病率均明显高于正常妇女。长期的乳房良性肿瘤病史也是乳腺癌的发病原因。

二、病　理

乳腺癌病理类型有多种分型方法，目前国内仍多采用以下病理分型：

（1）非浸润性癌：包括导管内原位癌（癌细胞未突破导管壁基底膜、小叶原位癌[①]）癌细胞未突破末梢乳管或腺泡基底膜及乳头湿疹样乳腺癌（伴发浸润性癌者，不属于此类）。此型属早期，预后较好。

（2）早期浸润性癌：包括早期浸润性导管癌（癌细胞突破管壁基底膜，开始向间质浸润）、早期浸润性小叶癌（癌细胞突破末梢乳管或腺泡基底膜，开始向间质浸润，但仍局限于小叶内）。此型仍属早期，预后较好。

（3）浸润性非特殊癌：包括浸润性小叶癌、浸润性导管癌、硬癌、髓样癌（无大量淋巴细胞浸润）、单纯、腺癌等。此型是乳腺癌中最常见的类型，约占80%，但判断预后尚需结合其他因素。

（4）浸润性特殊癌：包括乳头状癌、髓样癌（伴大量淋巴细胞浸润）、小管癌（高分化腺癌）、腺样囊性癌、黏液腺癌、大汗腺样癌、鳞癌等。部分特殊类型乳腺癌分化程度较高，预后尚好。

（5）其他少见癌：包括Paget病、炎性乳腺癌。

三、扩 散 方 式

1. 直接浸润　癌细胞直接侵入皮肤、胸筋膜、胸肌等周围组织。

2. 淋巴转移　淋巴转移主要途径有：①癌细胞经胸大肌外侧缘淋巴管侵入同侧腋窝淋巴结，然后侵入锁骨下淋巴结至锁骨上淋巴结，进而可经胸导管左或右淋巴管侵入静脉血流而向远处转移；②癌细胞从内侧淋巴管沿着乳内淋巴管的肋间穿支引流到胸骨旁淋巴结，继而到达锁骨上淋巴结，并可通过同样途径侵入静脉血流（图14-5-1）。

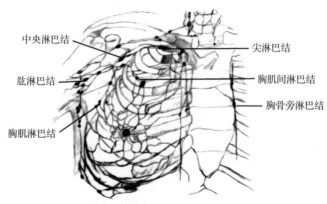

中央淋巴结　　尖淋巴结
肱淋巴结　　胸肌间淋巴结
　　　　　　胸骨旁淋巴结
胸肌淋巴结

图14-5-1　乳房淋巴输出途径

3. 血运转移　过去认为乳腺癌血行转移多发生在晚期，现经研究发现有些早期乳腺癌在临床发现肿块之前就已有血行转移。癌细胞既可经淋巴途径进入静脉血流，也可直接侵入血液循环。最常见的远处转移依次为骨、肺、肝、脑；在骨骼的转移依次为椎体、骨盆、股骨。

---

①：WHO 2012年制定的第4版组织学分类将小叶原位癌归入小叶内瘤变。

四、临 床 表 现

（1）乳房肿块：早期表现为患侧乳房出现无痛、单发的小肿块，肿块位于外上象限最多见，其次是乳头、乳晕区和内上象限，常是患者在无意中发现。肿块质地较硬，甚至呈岩石样，表面不光滑，与周围组织分界不清，活动度差，随着肿瘤增大，可引起乳房局部隆起。乳腺癌发展至晚期，可侵入胸肌筋膜、胸肌，肿瘤固定于胸壁不易被推动。

（2）乳房疼痛：多数乳腺癌患者常以无痛性肿块就诊，当乳腺癌发展至一定阶段，可伴有不同程度疼痛，表现为持续性或阵发性乳房刺痛、钝痛、或隐痛。

（3）乳房皮肤改变：肿瘤累及 Cooper 韧带，可使其短缩而致肿瘤表面皮肤凹陷出现"酒窝征"，肿瘤侵及皮下淋巴管使其堵塞，淋巴回流障碍，出现真皮水肿，皮肤呈"橘皮样"改变。进一步侵犯皮内淋巴管，可在肿瘤周围形成卫星结节，多数小结节成片分布，称"铠甲样变"。有时皮肤可溃破而形成溃疡，这种溃疡常伴恶臭，并且容易出血。炎性乳腺癌（inflammatory carcinoma of the breast）并不多见，局部皮肤可呈炎症样表现，包括发红、水肿、增厚、粗糙、表面温度升高。

（4）乳头乳晕改变：若邻近乳头或乳晕的癌肿侵入乳管，使之缩短，则将乳头牵拉向癌肿一侧，进而出现乳头扁平、回缩、凹陷，甚至完全回缩到乳晕下。乳头湿疹样乳腺癌（Paget carcinoma of the breast）少见，表现为乳头有瘙痒、烧灼感，以后出现乳头和乳晕的皮肤变粗糙、糜烂如湿疹样，进而形成溃疡，有时覆盖黄褐色鳞屑样痂皮，部分病例可触及乳晕区肿块。少数患者可出现不同程度的乳头溢液。

（5）乳房外形不对称：由于肿瘤浸润，患侧乳房轮廓可出现外凸或凹陷等改变。或乳头受牵拉，或乳房上抬，令两侧乳头不在同一水平面上。

（6）区域淋巴结肿大：乳腺癌淋巴转移最初多见于腋窝，肿大淋巴结质硬、无痛、可被推动；随病情发展，肿大淋巴结数目增多，并可融合成团，甚至与皮肤或深部组织粘连。

五、辅 助 检 查

（一）血液学检查

目前尚无乳腺癌特异性标志物，癌胚抗原（CEA）的阳性率为 20%～70%；单克隆抗体 CA15-3 的阳性率为 33%～60%，可供临床诊断和随诊参考。

（二）影像学检查

（1）乳腺钼靶 X 线摄影：钼靶影像上常表现为高密度的肿块影，形态不规则，可见"毛刺状"边缘；肿块内部或周围可伴有不定型砂砾状或针尖样大小钙化灶；部分乳腺癌无明显肿块影，但可见乳腺正常结构被扭曲。较典型者，当看到乳头乳晕变形明显，组织破坏形成边缘不规则的三角形致密影，即"漏斗征"时，可高度怀疑乳腺癌。

（2）超声检查：典型的乳腺癌超声声像表现为肿块为明显的低回声，形态多不规则，部分周边可见"蟹足状"边缘，或可伴有"恶性晕"征，肿块纵横比>1，肿块内可见散在点状小钙化，后方回声衰减等征象。

（3）MRI 检查：多数浸润癌 MRI 平扫表现为不规则的星芒状、蟹足样、T_1 低但 T_2 高信号影，个别可呈椭圆形、卵圆形或分叶状。乳腺癌因血运丰富，在注入造影剂后，多数病变的时间信号曲线表现为初始期明显的对比增强，之后快速流出的特点。目前认为早期迅速强化（1分钟内）和强化迅速消失是乳腺癌的典型表现之一，约占 50%左右。

（4）导管内镜检查：导管内癌伴乳头溢血时，表现为沿管壁纵向蔓延的灰白病灶，呈不规则隆起状，触之易出血，管壁僵硬，病灶处取组织液涂片可见癌细胞。

（5）针吸细胞学检查：采用细针刺入肿瘤组织中，通过注射器的负压作用，吸取少量细胞，涂片后镜下确定疾病性质，从而达到诊断目的。阳性率大于90%，但由于单独细胞学检查无法确定组织学类型、分子分型及受体检测，故诊断价值受限。

（6）组织病理学检查：包括空芯针穿刺活检及切除活检，诊断准确率高。

六、诊　断

1）年龄：发病年龄多在40～60岁。

2）肿块：早期症状是乳内出现单发的无痛性肿块，质硬，不易被推动，肿块多生长速度较快。

3）乳头改变：部分患者可出现乳头牵向肿块方向；或牵拉内陷；患乳收缩抬高。

4）皮肤改变：表面皮肤可出现"酒窝征"或"橘皮样"改变，部分较大者或伴皮肤溃烂，流恶臭血水，疮形凹似弹坑或凸似菜花。

5）转移表现：部分患者可触及腋窝或锁骨上、下等处肿大的淋巴结，部分可固定不移；甚至可有咳嗽、胸痛、呼吸困难、腰痛等症状，此时多提示肿瘤已出现远处转移。

6）乳房X线摄片、B超、针吸细胞学检查和活组织切片检查等有助于进一步明确诊断。

七、鉴别诊断

乳腺癌诊断时应与下列疾病鉴别：

1. 乳腺纤维腺瘤　常见于青年女性，肿瘤大多为圆形或椭圆形，边界清楚，活动度大，发展缓慢，彩超影像表现为形态规则的低回声肿物，边界清楚。一般易于鉴别。

2. 乳腺囊性增生病　乳腺囊性增生病特点是乳房胀痛，肿块大小与质地随月经周期性缓解或加重。肿块或局部乳腺腺体增厚与周围乳腺组织分界不明显，若影像学检查未发现可疑肿物，且月经来潮后"肿块"缩小、变软，则可选择定期复诊，进行观察。

3. 浆细胞性乳腺炎　是一种无菌性炎症，也可见于绝经前后女性，患病者多伴乳头内陷，发病时常可出现乳晕周围红、肿、疼痛等症状，并在乳晕周围疼痛处出现质硬肿块，亦可出现皮肤粘连、橘皮样水肿以及腋淋巴结肿大等征象，易误诊为乳腺癌。该病以乳晕旁肿块为主要表现时，需与乳腺癌鉴别，穿刺活组织检查可帮助明确诊断。

4. 乳腺叶状肿瘤　曾被称为叶状囊肉瘤，是由结缔组织和上皮成分构成的肿瘤，目前依据组织学形态将叶状肿瘤分为良性、交界性和恶性。肿块多为单侧发病，瘤体呈圆形或分叶结节状，质硬韧，边界清楚，推之可移动，极少数有压痛，瘤体巨大者可达20cm，恶性叶状肿瘤亦很少发生腋窝淋巴结转移。钼靶X线表现为巨大的密度均匀肿块，周边可见细窄透明晕，瘤体四周血管扩张，恶变者可表现为肿瘤向周围组织浸润，边缘模糊。

八、乳腺癌临床分期

由于乳腺癌不同发展阶段，其治疗及预后均有所不同，为了更好地制定治疗计划和估计预后，对于乳腺癌除了明确诊断外，还需进一步评估病变发展的程度，因此需要有统一的分期方法。现多建议采用美国癌症联合委员会（American Joint Committee on Cancer，AJCC）2017年制定出版的第八版乳腺癌TNM分期方法，方法详见表14-5-1。

表 14-5-1 乳腺癌临床 TNM 分期

0 期	T_{is}	N_0	M_0
Ⅰa 期	T_1	N_0	M_0
Ⅰb 期	T_0	N_{1mi}	M_0
	T_1	N_{1mi}	M_0
Ⅱa 期	T_0	N_1	M_0
	T_1	N_1	M_0
	T_2	N_0	M_0
Ⅱb 期	T_2	N_1	M_0
	T_3	N_0	M_0
Ⅲa 期	T_0	N_2	M_0
	T_1	N_2	M_0
	T_2	N_2	M_0
	T_3	N_1, N_2	M_0
Ⅲb 期	T_4	N_0, N_1, N_2	M_0
Ⅲc 期	任何 T	N_3	M_0
Ⅳ 期	任何 T	任何 N	M_1

1. 原发肿瘤（T）

T_x　原发肿瘤无法确定（或者已切除）

T_0　原发肿瘤未查出

T_{is}　原位癌

T_{is}（DCIS）导管原位癌

T_{is}（Paget）不伴肿块的乳头 Page 病

T_{1mic}　微小浸润癌，最大径≤1mm

T_{1a}　1mm＜癌瘤最大径≤5mm

T_{1b}　5mm＜癌瘤最大径≤10mm

T_{1c}　10mm＜癌瘤最大径≤20mm

T_2　20mm＜癌瘤最大径≤50mm

T_3　癌瘤最大径＞50mm

T_{4a}　侵犯胸壁

T_{4b}　患侧乳房皮肤水肿（包括橘皮样改变）、破溃或卫星状结节

T_{4c}　T_{4a} 和 T_{4b} 共存

T_{4d}　炎性乳腺癌

2. 区域淋巴结（N）

N_x　区域淋巴结无法分析（如已切除）

N_0　区域淋巴结无转移

N_1　同侧腋窝淋巴结转移，可活动

N_{1mi}　微小转移灶，0.2mm＜转移灶≤2.0mm

N_{2a}　同侧转移性淋巴结相互融合或与其他组织固定

N_{2b}　临床无明显证据显示腋窝淋巴结转移，但有明显乳腺内侧淋巴结转移

N_{3a}　同侧锁骨下淋巴结转移

N_{3b}　腋窝淋巴结转移并乳腺内侧淋巴结转移

N_{3c}　同侧锁骨上淋巴结转移

3. 远处转移（M）

M_0　无远处转移的临床或影像学证据

c_{M0}（i+）无远处转移的症状和体征，也没有转移的临床或影像学证据，但通过分子检测和镜检，在循环血液、骨髓或非区域淋巴结中发现不超过 2.0mm 的病灶

M_1　经临床和影像学检查能发现远处的转移灶，或组织学证实超过 2.0mm 的病灶

九、治　疗

目前乳腺癌的治疗策略是以手术治疗为主的综合治疗。对于早中期乳腺癌患者，应早发现、早

诊断、早治疗，手术治疗是首选。晚期患者或全身情况差、主要脏器有严重疾病或年老体弱不能耐受手术者，应将提高生活质量作为治疗目标。

（一）手术治疗

近年来基于乳腺癌的生物学行为进行的研究，认识到乳腺癌自发病开始即是一个全身性疾病，因此治疗上缩小手术范围、加强术后综合辅助治疗越来越重要。手术方式的选择应结合患者本人意愿，根据病理分型、疾病分期及辅助治疗的条件而定。对可切除的乳腺癌患者，手术应达到局部及区域淋巴结最大程度的清除，以提高生存率，然后再考虑外观及功能。

1. 乳房改良根治术（modified radical mastectomy） 包括两种术式：①保留胸大肌，切除胸小肌，淋巴结清除范围与根治术相仿；②保留胸大、小肌，该术式不易清除腋上组淋巴结。根据大量病例观察，认为Ⅰ期、Ⅱ期乳腺癌应用根治术及改良根治术的生存率无明显差异，且该术式保留了胸肌，术后外观效果较好，是目前常用的手术方式。

2. 保留乳房的乳腺癌切除术（conservative surgery） 手术目的是完整切除肿块。适合于乳腺癌临床Ⅰ期、Ⅱ期，且乳房有适当体积，术后能保持外观效果者。原发灶切除范围应包括肿瘤、肿瘤周围 2cm 的组织，确保标本的边缘无肿瘤细胞浸润，术后必须辅以放疗等。本术式禁忌施行于无法获得切缘阴性者。近年来随着患者对美容效果要求的提高及技术的发展，保乳手术在我国的开展逐渐增加。

3. 乳房全切除术（total mastectomy） 此术式适宜于原位癌、微小癌及年迈体弱不宜作根治术者，手术范围必须切除整个患侧乳房，包括腋尾部及胸大肌筋膜。

4. 乳房根治术（radical mastectomy） 被誉为"乳腺癌经典根治术"，此术式手术创伤大，要求切除范围包括整个患侧乳房、胸大肌、胸小肌，以及腋窝Ⅰ、Ⅱ、Ⅲ组淋巴结。术后易出现患侧上肢水肿，胸部畸形及较高的皮瓣坏死率等严重的并发症，目前此术式使用较少。

5. 扩大根治术（extensive radical mastectomy） 在根治术的基础上还需同时切除胸廓内动、静脉及其周围的淋巴结（即胸骨旁淋巴结），大量研究表明扩大根治术较根治术的疗效并无显著提高，相反，术后并发症增多，死亡率高。目前此术式已很少被采用。

6. 前哨淋巴结活检术及腋淋巴结清扫术（sentinel lymph node biopsy and axillary lymph node dissection） 对临床腋淋巴结阳性的乳腺癌患者常规行腋淋巴结清扫术，范围包括Ⅰ、Ⅱ组腋淋巴结。对临床腋淋巴结阴性的乳腺癌患者，可先行前哨淋巴结活检术，前哨淋巴结是指接受乳腺癌病灶引流的第一站淋巴结，可采用示踪剂显示后切除活检。根据前哨淋巴结的病理结果判断腋淋巴结是否有肿瘤转移，对前哨淋巴结阴性的乳腺癌患者可不常规作腋淋巴结清扫。

（二）化疗

乳腺癌是实体瘤中应用化疗（chemotherapy）最有效的肿瘤之一，化疗在整个治疗中占有重要地位。手术尽可能切除肿瘤后，残存的肿瘤细胞易被化学抗癌药物杀灭。

浸润性乳腺癌伴腋淋巴结转移者是应用辅助化疗的指征，对腋淋巴结阴性者是否应用辅助化疗尚有不同意见，一般认为腋淋巴结阴性而有高危复发因素者，诸如原发肿瘤直径大于 2cm，组织学分级差，雌、孕激素受体阴性，癌基因表皮生长因子受体（HER-2）有过度表达者，适宜应用术后辅助化疗。

对肿瘤分化差、分期晚的病例常用蒽环类紫杉类联合化疗方案，如 EC（表柔比星、环磷酰胺）—T（多西他赛或紫杉醇）方案等。对于肿瘤分化较好、分期较早的病例可考虑基于紫杉类的方案，如 TC 方案（多西他赛或紫杉醇、环磷酰胺）等。CMF 方案（环磷酰胺、甲氨蝶呤、氟尿嘧啶）现已很少使用。化疗前患者应无明显骨髓抑制及肝功能异常，化疗期间应定期检查血常规、肝功能及肾功能。应用多柔比星者要注意心脏毒性，表柔比星的心脏毒性和骨髓抑制作用较多柔比星低，因而其应用更为广泛。其他效果较好的化疗药有长春瑞滨、铂类等。

（三）内分泌治疗

乳腺癌细胞中雌激素受体（ER）含量高者，称激素依赖性肿瘤，内分泌治疗（endocrinotherapy）有效。ER 含量低者，称激素非依赖性肿瘤，内分泌治疗效果差。因此，对激素受体阳性的病人应使用内分泌治疗。

内分泌治疗的一个重要进展是他莫昔芬（tamoxifen）的应用。他莫昔芬系非甾体激素的抗雌激素药物，其结构式与雌激素相似，可在靶器官内与雌二醇争夺 ER，他莫昔芬与 ER 复合物能影响基因转录，从而抑制肿瘤细胞生长。临床应用表明，该药可降低乳腺癌术后复发及转移，减少对侧乳腺癌的发生率。该药安全有效，副作用有潮热、恶心、呕吐、静脉血栓形成、眼部副作用、阴道干燥或分泌物多。有资料证明芳香化酶抑制剂，如阿那曲唑、来曲唑、依西美坦等对绝经后患者效果优于他莫昔芬，这类药物能抑制肾上腺分泌的雄激素转变为雌激素过程中的芳香化环节，从而降低雌二醇，达到治疗乳腺癌的目的。但服用芳香化酶抑制剂的患者骨相关事件发生率较他莫昔芬增高。

（四）放疗

放疗（radiotherapy）是乳腺癌局部治疗的手段之一，在保留乳房的乳腺癌手术后，放疗具有重要地位，应于肿块局部广泛切除后给予适当剂量放疗。单纯乳房切除术后可根据患者年龄、疾病分期分类等情况，决定是否应用放疗。

（五）分子靶向治疗（molecular targeted therapy）

乳腺癌的靶向治疗是在细胞分子水平上，针对研究已经明确的致癌位点设计相应的靶向药物，特异性地与致癌靶位相结合导致肿瘤细胞死亡。通过转基因技术制备的曲妥珠单抗，是最早问世的乳腺癌靶向药物，它对 HER-2 过度表达的乳腺癌患者有良好效果，可降低该类乳腺癌患者术后的复发转移风险，提高无病生存期。已应用于临床的分子靶向药物还包括：帕妥珠单抗、T-DM1、拉帕替尼、贝伐单抗、CDK4/6 抑制剂等。

（六）术前新辅助治疗

新辅助治疗是指在手术前进行化疗、内分泌治疗和分子靶向治疗等全身药物治疗。满足肿瘤大于 5cm、腋窝淋巴结转移、HER-2 阳性、有保乳意愿，但肿瘤大小与乳房体积比例大，难以保乳者等情况之一，治疗前充分评估患者局部肿瘤及全身情况，可选用合理的术前新辅助药物治疗方案。新辅助治疗应按照既定方案完成周期，并及时讨论手术时机及合理术式。

十、预后及预防

（一）乳腺癌的预后

乳腺癌的预后与年龄、肿瘤大小、病理组织学类型、肿瘤组织分化程度、激素受体状态、HER-2 过表达、淋巴结转移、社会心理因素等关系密切。

（二）乳腺癌预防

乳腺癌是女性最常见的恶性肿瘤之一，部分大城市报告乳腺癌占女性恶性肿瘤首位，对患者身心造成极大痛苦。乳腺癌病因尚不清楚，目前尚难以提出确切的病因学预防（一级预防），但重视乳腺癌早期发现（二级预防）、加强乳腺癌相关知识的普及、学会乳房自查、关注心理健康，对于乳腺癌的防治同样至关重要。早发现、早诊断、早治疗，可提高乳腺癌患者的生存率。在我国一般推荐乳腺超声联合钼靶作为筛查方法。对于有 *BRCA* 基因突变的女性，可考虑行预防性乳房全切术。

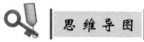
思维导图

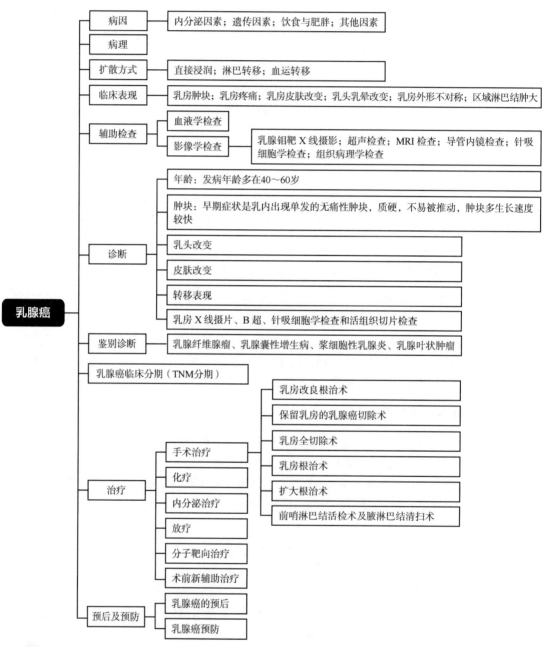

	病因	内分泌因素；遗传因素；饮食与肥胖；其他因素
	病理	
	扩散方式	直接浸润；淋巴转移；血运转移
	临床表现	乳房肿块；乳房疼痛；乳房皮肤改变；乳头乳晕改变；乳房外形不对称；区域淋巴结肿大

辅助检查
- 血液学检查
- 影像学检查：乳腺钼靶 X 线摄影；超声检查；MRI 检查；导管内镜检查；针吸细胞学检查；组织病理学检查

诊断
- 年龄：发病年龄多在40～60岁
- 肿块：早期症状是乳内出现单发的无痛性肿块，质硬，不易被推动，肿块多生长速度较快
- 乳头改变
- 皮肤改变
- 转移表现
- 乳房 X 线摄片、B 超、针吸细胞学检查和活组织切片检查

乳腺癌

鉴别诊断：乳腺纤维腺瘤、乳腺囊性增生病、浆细胞性乳腺炎、乳腺叶状肿瘤

乳腺癌临床分期（TNM分期）

治疗
- 手术治疗
  - 乳房改良根治术
  - 保留乳房的乳腺癌切除术
  - 乳房全切除术
  - 乳房根治术
  - 扩大根治术
  - 前哨淋巴结活检术及腋淋巴结清扫术
- 化疗
- 内分泌治疗
- 放疗
- 分子靶向治疗
- 术前新辅助治疗

预后及预防
- 乳腺癌的预后
- 乳腺癌预防

思考题

1. 乳腺囊性增生病常发生在中年妇女，谈谈你对其中西治疗的看法？
2. 乳腺癌是女性最常见的恶性肿瘤之一，该病的治疗原则如何？

第十五章 急 腹 症

第一节 概　述

本章说课视频

急腹症（acute abdomen）是以急性腹痛为主要临床表现的腹部疾病的总称，具有起病急、进展快、病情重、变化多、病因复杂的特点，需要早期诊断和及时治疗。一旦延误诊断或治疗不当，将会给病人带来严重危害，甚至死亡，因此应引起高度重视。急腹症涉及外科、内科、妇产科等多个学科，而普通外科急腹症主要包括急性阑尾炎、急性胆囊炎、急性胰腺炎、急性肠梗阻、溃疡急性穿孔等。

一、病　因

（一）内因

内因是急腹症发生的内在依据。它与机体内各组织器官的机能、代谢、结构的特性有关，也受遗传和体质等因素的影响。

（1）解剖结构的特点：如阑尾是一个内腔狭窄的盲管，易被粪石梗阻而引起急性阑尾炎；小肠有旋转活动度大的特点，故容易发生扭转；由于胰管和胆管的"共同通道"，使胰腺容易遭受胆汁逆流的损害；腹腔实质性器官血管丰富且质地较脆，受伤后易发生破裂及出血。

（2）生理功能失调：如胃酸降低可使原来寄居于小肠中下段的蛔虫迁居到上消化道，从而容易发生胆道蛔虫病；胆道收缩与胆总管括约肌的舒张功能发生紊乱可产生胆绞痛。

（3）代谢功能的紊乱：如胆石症的形成与胆汁成分的改变有关；含酶消化液的活化可引起胰腺的自身消化。

（4）免疫抗病机能的强弱：非特异性免疫机能的强弱与炎症性急腹症的发生、发展及预后有着密切的关系。

（二）外因

外因是指导致急腹症发生的机体外部因素，即致病因子。

（1）机械性创伤：如外伤可致腹内脏器破裂或出血；某些机械刺激（如洗胃、内镜检查）可致胃、十二指肠、结肠穿孔等。

（2）饮食因素：由于饮食不节而诱发的急腹症比较常见。如暴饮暴食可以成为溃疡急性穿孔的诱发因素；饮酒和高脂肪饮食可诱发胆绞痛或急性胰腺炎；饱餐后从事过强的体力劳动可引起肠扭转等。

（3）病原感染：微生物、寄生虫的感染是急腹症较常见的致病因素。如炎症性急腹症常由致病细菌感染引起；胆道蛔虫、蛔虫性肠梗阻由蛔虫所致。

（4）寒温不适：如气候骤变、过食生冷可诱发胆绞痛、肠绞痛、溃疡等。

（5）其他：如异物、结石、粪块、药物等都可成为急腹症的致病因素。

外因是变化的条件，内因是变化的根据，外因通过内因起作用。急腹症的发生常是内、外多种因素综合作用的结果。外界致病因子作用于机体后，只有当机体内在的调节功能以及抗病机能发生障碍时，才能发挥其致病作用。当刺激过强，损伤力过大，超过机体所能抗御的范围时，外因对疾病的发生往往又有着决定性意义。因此，对待各种不同的急腹症，还应明确病因，预防疾病进一步发展。

二、病 理

常见急腹症的基本病理变化可归纳为五类，即功能障碍、炎症、穿孔、梗阻与出血。

（一）功能障碍

功能障碍指神经-体液调节失常而出现的脏器功能紊乱，临床上表现为急性腹痛，但往往查不到形态学的改变，但病情发展可以转化为器质性病变。临床上常因精神刺激、寒温不适、饮食不调等引起调节机能的障碍，致胆道运动及胃肠道收缩与舒张功能的失调，出现胆绞痛、肠绞痛、腹胀、呕吐、腹泻、消化不良等症状。

（二）炎症

当腹内脏器受到细菌感染而发生炎症时，除有红、肿、热、痛及功能障碍外，还可出现发热、白细胞计数增高以及随之而来的系统功能的变化。炎症按渗出物的特性和累及组织的深浅可分为三类：

（1）黏液性炎症：炎症局限于黏膜，呈现充血、水肿，炎性细胞浸润、分泌增加，全身反应较轻。

（2）化脓性炎症：多由化脓性细菌引起，炎症区有大量中性粒细胞浸润，组织变性及坏死明显，坏死组织和细菌崩解产物与中性粒细胞汇集形成脓液。由于外观呈蜂窝组织样，容易使炎症扩散，故亦称为蜂窝组织炎。全身中毒反应往往较重，可出现各种不同的并发症。

（3）坏疽性炎症：由于局部血运严重障碍而导致组织坏死。在炎症性急腹症中，此类病变容易造成组织穿孔、炎症扩散而致弥漫性腹膜炎，或可因炎症局部纤维化粘连而形成局限性腹膜炎或腹腔脓肿。全身中毒反应严重，甚至可出现感染性休克。

（三）穿孔

穿孔常是空腔脏器原有病变恶化的结果，也可由于受到外界致病因子的刺激而诱发，或受到强大的外力作用而发生。急腹症中常见的有急性胃十二指肠穿孔、胆囊穿孔、阑尾穿孔及肠穿孔等。穿孔发生后机体通常有抗御穿孔和进行修复的内在功能，如大网膜的覆盖、周围组织的粘连及创面肉芽组织生长等。穿孔对机体的影响不仅与机体的抗病力强弱有关，还与原发病的性质，穿孔的大小，流出物的量、化学性质以及病原微生物的毒力等因素有关。部分可自愈，有的需要手术修补穿孔，有的可形成脓肿、内瘘或导致严重的弥漫性腹膜炎。

（四）梗阻

梗阻指空腔器官及管道系统阻塞不通，急腹症中以梗阻为主要病理变化的疾病有肠梗阻、阑尾炎、胆道梗阻、胰管梗阻和尿路梗阻等。

（1）梗阻产生的原因：①神经-体液调节紊乱，管道某处强烈痉挛或过度弛缓；②管壁因炎症、水肿、增生或肿瘤而增厚；③管腔内结石、粪块、寄生虫、异物、肿瘤等堵塞；④管腔外淋巴结、炎性肿块、粘连带、肿瘤等压迫或牵扯；⑤局部血液循环障碍。

（2）梗阻后病理变化：梗阻发生时，梗阻以上的管腔平滑肌收缩明显加强，故肠梗阻患者可有阵发性的肠蠕动加强而伴有肠鸣音亢进及肠绞痛；胆道梗阻的患者胆管收缩加强而出现胆绞痛。当梗阻迅速发展，梗阻以上管腔的压力增高，肠梗阻时会出现腹胀、呕吐；胆道梗阻时会出现黄疸，进而可导致血运障碍而发生管壁坏死、穿孔。如梗阻为慢性持续发展，则可使梗阻以上的管腔扩大、管壁肥厚；实质脏器因长期受压，细胞变性坏死，结缔组织增生，从而发生硬化或萎缩（如肝、肾的硬化及萎缩）。梗阻对代谢功能也有影响，可引起胃肠道的消化吸收障碍，水、电解质及酸碱平衡的失调。

（五）出血

如胃十二指肠溃疡出血、胆道出血、肝脾等实质脏器破裂出血等。这一类疾病出血的机理主要是血管破裂；另一类是由于毛细血管损伤而发生的渗血，见于绞窄性肠梗阻、出血性胰腺炎等。出血时机体会出现一系列代偿性反应，如全身可有心率加快、血管收缩、组织间液向血管内渗入、肾滤过率下降、肾小管对水和钠的重吸收增加以补充血容量的不足等；局部则可出现反射性血管收缩、血小板凝集和组织释放凝血活酶，以促进血液凝固等。出血的后果决定于出血量及速度，如失血量达总量的 1/4 时可发生休克，若不及时抢救则可危及生命。

三、急腹症的临床诊断

（一）病史

全面详细地了解病史、客观地进行分析是诊断急腹症的关键，既要包括各个方面，重点又应放在腹痛方面。

1. 年龄与性别 婴幼儿以先天性消化道畸形、肠套叠、绞窄性疝多见；儿童以蛔虫性肠梗阻、嵌顿性疝常见；青壮年人以急性阑尾炎、胃十二指肠溃疡穿孔、急性胆囊炎、胆石症多见；老年人以消化道癌肿穿孔或梗阻、乙状结肠扭转、胆道感染多见。胃十二指肠溃疡穿孔以男性居多，急性胰腺炎以女性居多。

2. 既往史 很多急腹症是慢性病的急性发作：如疑为溃疡急性穿孔，应询问有无溃疡病史；阑尾炎、胆道疾病、泌尿系结石等过去常有类似发作史；粘连性肠梗阻患者常有腹部手术、炎症或外伤史；女性患者的月经史对诊断与鉴别诊断也十分重要。

3. 起病情况 发病时的情况对疾病的判定很有帮助。如先有发热、呕吐，后有腹痛，常为内科疾患；先有腹痛，后有发热、呕吐，则常为外科疾患。胰腺炎、溃疡急性穿孔多在暴饮暴食后发生；胆囊炎及胆石症多在进食油腻食物后发病。

4. 腹痛情况 腹痛是急腹症共有的症状，对腹痛的详细了解和分析是诊断急腹症的关键。

（1）腹痛发生的诱发因素：要注意了解腹痛发生前有无饮食、饮酒、过度劳累等情况，从而对诊断提供线索。腹痛的发生常与饮食有关，如暴饮暴食后引发胃十二指肠溃疡穿孔、急性胰腺炎；进食油腻食物可诱发胆囊炎、胆石症；剧烈运动后可发生肠扭转。

（2）腹痛发生的缓急：开始时腹痛轻，随后逐渐加重，多为炎症性病变；腹痛突然发生，进展快，多见于实质性脏器破裂、空腔脏器穿孔和急性梗阻等。

（3）腹痛的部位：一般来说腹痛开始部位或疼痛最明显部位即为病变所在部位，如胃十二指肠溃疡穿孔，疼痛始于上腹部，后波及全腹。但要注意以下情况：①反射性腹痛，指腹腔以外的疾病由于病变刺激肋间神经和腰神经，可引起腹部的反射性疼痛，如肺炎、胸膜炎等；②转移性腹痛，如阑尾炎的腹痛可始于上腹部或脐周，再转移至右下腹；③异位内脏病变，如左下腹阑尾、全内脏转位等。

（4）腹痛的性质：腹痛的性质一般可以反映病变的类型。持续性腹痛一般是腹腔内炎症或出血，如阑尾炎、腹内实质脏器破裂出血等；阵发性腹痛多为空腔脏器梗阻或痉挛所致，如胆道蛔虫症、机械性肠梗阻、胆石症等；持续性腹痛阵发性加重多因炎症和梗阻同时存在，如胆总管结石合并感染等，不同性质的疾病又可引起不同特点的腹痛，常可分为隐痛、钝痛、绞痛、刺痛、刀割样痛、钻顶样痛等。

（5）腹痛的程度：腹痛的程度一般反映腹内病变的轻重，但因个体对疼痛敏感程度不同而有差异，应予注意。功能性疾病的疼痛可以比较剧烈；如泌尿系结石出现肾绞痛；但病变组织坏死时腹痛表现反而可以不严重，如阑尾炎穿孔后腹痛可能减轻。

（6）疼痛的放射：由于病变的刺激，通过腹腔神经和相应的脊髓段可反射在与病变器官不一致的体表，如胆囊炎、胆道结石的疼痛可放射至右肩部；胰腺炎引起腰背部及左肩部疼痛；肾、输尿管结石的疼痛可放射至下腹及会阴部。

5. 腹痛伴随的症状　急腹症在腹痛的同时还伴随炎性症状和消化道症状。

（1）发热：腹腔内感染性疾病均可出现不同程度的发热，发热程度与感染严重程度有关，严重感染可出现寒战、高热。急腹症往往是先腹痛后发热，而内科疾病多先发热后腹痛。

（2）恶心、呕吐：急腹症常先出现腹痛，继而出现恶心、呕吐，早期多为反射性呕吐；晚期多为消化道梗阻所致逆流性呕吐。上消化道出血时呕吐物为鲜血或咖啡样物；低位肠梗阻呕吐物为粪水样；高位小肠梗阻呕吐物为胆汁样。

（3）排便、排气：腹痛伴有停止排气排便，可能是肠梗阻所致；腹腔炎性病变可引起腹胀、便秘；肠道炎症可致腹泻伴里急后重；排柏油样便则为上消化道出血；排果酱样血便是小儿肠套叠的特征。

6. 其他　腹痛伴有尿频、尿急、尿痛、血尿或排尿困难，应考虑到泌尿系疾患；腹痛伴有阴道异常出血，应考虑妇科疾病。

（二）体格检查

1. 全身检查　首先应对患者全身状况做全面的了解，包括体位、表情、神志、肤色、重要器官的功能状态，还要检查体温、脉搏、呼吸、血压，观察有无脱水、酸碱平衡失调和休克征象。

2. 腹部检查　急腹症的患者应重点做腹部检查，范围包括上至两乳、下至腹股沟区。

（1）视诊：观察有无手术瘢痕，腹部轮廓是否对称，腹式呼吸的强弱，有无胃肠型、肠蠕动波、包块、静脉曲张等，如急性腹膜炎患者的腹式呼吸可减弱或消失；全腹膨隆多表示有气腹、腹水或低位肠梗阻；有肠型、蠕动波提示机械性肠梗阻。

（2）触诊：腹部触诊在急腹症的诊断中尤为重要。检查时患者取仰卧屈膝位，使腹部处于松弛状态，应先从无痛区开始检查，后查病变部位。一般先让患者自己用一手指点出腹部疼痛最明显的部位，重点检查有无压痛、肌紧张和反跳痛等腹膜刺激症状，以及波及的范围、程度，腹膜刺激征的存在表示炎症已波及腹膜，如胃十二指肠溃疡穿孔、胆囊穿孔，腹膜受到胃液、胰液、胆汁等强酸强碱的强烈刺激，会出现腹壁高度肌紧张而呈"板状腹"。但老年人、幼儿、经产妇、肥胖的患者腹膜刺激征常较实际病情为轻，不能如实反映病变的轻重，应加以注意。另外，还要检查有无包块，确定其位置、大小、形状、质地、活动度和有无压痛。如急性胆囊炎可触及肿大压痛的胆囊；胃肠道的晚期癌肿可扪及质硬的腹部肿块；肠套叠可触及"腊肠样"肿块。

（3）叩诊：肠梗阻时叩诊呈鼓音；肝浊音界缩小或消失，提示胃肠道穿孔引起气腹；移动性浊音表示腹腔内有炎性渗出液、内出血、消化道穿孔等。

（4）听诊：肠鸣音亢进为急性肠炎、机械性肠梗阻的表现；有气过水声、金属音是肠梗阻特有的体征，音调越高亢，说明梗阻越完全；肠鸣音减弱或消失为麻痹性肠梗阻的表现；幽门梗阻、急性胃扩张可出现震水音。

3. 直肠、阴道指诊 应注意有无肿块、触痛、波动感及指套染血。如盆腔炎、阑尾炎可有触痛；盆腔脓肿、盆腔积血可在直肠前壁有饱满感或波动感、触痛；直肠癌肿可触及质硬肿块；肠套叠、直肠癌可见指套染血。已婚妇女怀疑有妇科疾病时，需做腹壁阴道双合诊，以协助诊断。

4. 腹腔穿刺及腹腔灌洗 腹腔穿刺及腹腔灌洗对诊断不确切的急腹症具有重要的诊断价值。如抽出血性液体，多为实质性脏器破裂出血、绞窄性肠梗阻、急性出血性胰腺炎；含有食物残渣，常表示胃或十二指肠溃疡穿孔；含有粪水样物，常表示下消化道穿孔；含有胆汁样液体，应考虑为胆囊穿孔、胆管穿孔、十二指肠溃疡穿孔。

（三）辅助检查

通过详细收集病史和仔细的体格检查，大多数急腹症可以得出正确或基本正确的诊断，但往往需要选择应用一些相关的辅助检查进一步确定疾病的部位、性质、程度以及做鉴别诊断。需要注意的是，对急腹症的患者，应根据病情的需要，合理地选用必要的检查方法，如能通过病史、体格检查及简单易行的、有针对性的辅助检查可确诊者，应避免不必要的烦琐检查，以争取时间早期治疗。

（1）血液检查：白细胞计数检查可提示有无炎症；红细胞计数、血红蛋白和血细胞比容的动态观察如出现进行性下降则提示有内脏活动性出血。

（2）尿液检查：尿中的红细胞、白细胞、葡萄糖、酮体等，对诊断泌尿系统疾病等有重要意义。

（3）粪便检查：上消化道出血可出现柏油样便或潜血试验阳性；肠道炎症时可见大便中白细胞增多；大便时排出鲜红色血性液体应考虑结肠溃疡、痔疮、肠道肿瘤出血等。

（4）血、尿生化检查：急性胰腺炎时血、尿淀粉酶均可升高；肝、胆道疾病应做血清胆红素、肝肾功能测定；肠梗阻的患者应了解血清钾离子、钠离子、氯离子浓度及二氧化碳结合力等；中老年患者应常规检查血糖。

（5）X线检查：平片检查可排除胸部疾病引起的腹痛，有助于诊断胃肠道穿孔、肠梗阻、腹腔内积液及脓肿、胆道和尿路结石；X线造影检查对胆道疾病、泌尿系疾病、胃肠道疾病亦有重大价值，如可以诊断肠梗阻、肠套叠、消化道肿瘤、胆道结石、泌尿系结石等。

（6）B超检查：特别是对肝、胆、脾、胰、肾的疾病有较大的诊断意义，对了解腹腔脓肿、膈下脓肿的部位、大小及定位穿刺引流也较为常用。

（7）内镜检查：消化道出血患者可通过胃镜、十二指肠镜、结肠镜等检查了解出血部位及原因；胆管、胰腺疾病可通过十二指肠镜做内镜逆行胰胆管造影（ERCP）；结肠的疾病常使用纤维结肠镜进行检查。

（8）CT、MRI检查：常用于肝、胆、脾、肾、腹膜后、盆腔等疾病及实质性脏器破裂的诊断，其在急腹症诊断及鉴别诊断中有较大的应用价值。

（9）选择性动脉造影检查：对部分消化道出血或肝破裂出血等有一定的诊断价值，部分病变还可同时行栓塞止血。

（10）腹腔镜检查：对疑难急腹症，特别是不能排除妇科急症者，可采用腹腔镜检查明确诊断。对急性胆囊炎、急性阑尾炎、肝囊肿破裂、异位妊娠破裂等疾病可同时进行腹腔镜手术治疗。

四、急腹症的处理原则

（一）治疗原则

1）尽快明确诊断，针对病因采取相应措施。如暂时不能明确诊断，应采取措施维持重要脏器的功能，并严密观察病情变化，采取进一步的措施明确诊断。

2）诊断尚未明确时，禁用强效镇痛剂，以免掩盖病情，延误诊断。

3）需要进行手术治疗或探查者，必须依据病情进行相应的术前准备。如诊断不能明确，但有下列情况需要行急诊手术探查：①脏器有血运障碍，如肠坏死；②腹膜炎不能局限，有扩散倾向；③腹腔有活动性出血；④非手术治疗病情无改善或恶化。

4）手术原则是救命放在首位，其次是根治疾病。手术选择力求简单又解决问题。在全身情况许可情况下，尽可能将病灶一次根治；病情危重者，可先控制病情，待平稳后再行根治性手术。

（二）治疗方法

1. 非手术疗法

（1）体位：常采用半卧位，可使腹腔液体局限，减少毒素吸收，便于引流，又利于改善心肺功能。

（2）禁食与胃肠减压：重症感染、频繁呕吐或胃肠梗阻者应禁食，也可为中转手术做好准备。使用胃肠减压抽出胃内容物，有利于胃肠穿孔的修复及降低胃肠道的压力，利于消除腹胀、腹痛及梗阻，恢复胃肠道的正常功能。

（3）抗生素的应用：对预防和治疗细菌感染性疾病有重要作用。根据病情选择广谱的抗生素或联合用药，必要时可做细菌培养和药物敏感试验，合理选用有效的抗生素。

（4）输液输血：维持水、电解质与酸碱平衡，维持有效的循环血量，可防治休克及重要器官的功能衰竭，对出血性疾病、严重创伤、严重感染等应给予及时输血。

（5）解痉止痛：常使用阿托品、东莨菪碱缓解由于腹腔内脏平滑肌痉挛引起的腹痛。诊断明确的患者出现难忍的剧烈疼痛，可使用布桂嗪、哌替啶等麻醉镇痛药；但诊断未明的急腹症禁用麻醉镇痛药物，以免掩盖病情，延误诊治。

（6）抗休克：在急腹症中，以感染性休克及低血容量性休克为多见，应积极治疗，抢救患者生命。要根据病情，采用抗感染、止血、应用血管活性药物及肾上腺皮质激素，纠正酸中毒、失血及水电解质的平衡失调。

2. 手术疗法 是治疗急腹症的一种重要手段，主要包括：①病灶切除：如阑尾切除、坏死肠段切除、胃大部分切除、胆囊切除等。②修补病变：如肠穿孔修补术、嵌顿疝的修补术等。③减压造瘘：如胆囊造瘘、胆总管 T 管引流、胃造瘘、肠造瘘等。④腹腔引流：在腹腔放置各种不同的引流管引出腹腔积液、积血或脓液，消除腹腔内炎症，有利于胃肠功能恢复，常用于腹膜炎、胃肠穿孔、腹腔脓肿等。

思维导图

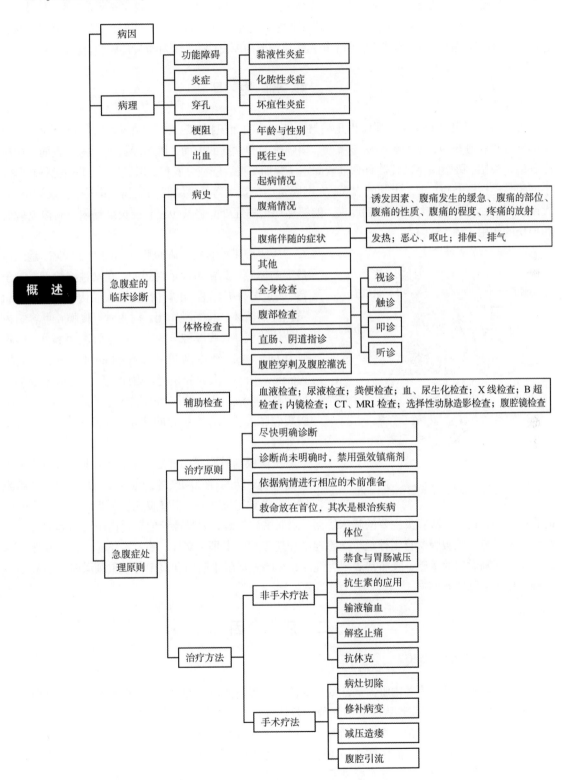

第二节 急性腹膜炎

急性腹膜炎是由细菌感染、化学性刺激或物理性损伤等引起的腹膜和腹膜腔的炎症，是外科最为常见的急腹症。按病因可分为细菌性和非细菌性；按累及范围可分为局限性和弥漫性；按临床经过可分为急性、亚急性和慢性。急性腹膜炎临床上按发病机制分为原发性腹膜炎和继发性腹膜炎。

一、解 剖 生 理

腹膜是一层很薄的浆膜，其面积几乎与全身皮肤的面积相等，$1.7\sim2.0m^2$。腹膜可分为相互连续的壁腹膜和脏腹膜，壁腹膜贴附于腹壁、横膈脏面和盆壁的内面；脏腹膜覆盖于内脏表面，构成内脏的浆膜层。脏腹膜将内脏器官悬垂或固定于膈肌、腹后壁或盆腔壁，形成韧带、肠系膜和网膜。小网膜是连接肝与胃、十二指肠的腹膜；大网膜是连接胃大弯至横结肠的腹膜，呈围裙状遮被小肠。大网膜富含血供和脂肪组织，活动度大，能够移动至病灶处并将其包裹，使炎症局限，有修复病变和损伤的作用（图 15-2-1）。

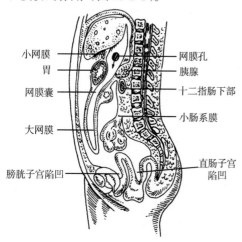

图 15-2-1 腹膜解剖图

小网膜
胃
网膜囊
大网膜
膀胱子宫陷凹
网膜孔
胰腺
十二指肠下部
小肠系膜
直肠子宫陷凹

腹膜腔是壁腹膜和脏腹膜之间的潜在间隙，是人体最大的体腔。其在男性是封闭的，在女性经输卵管、子宫、阴道与外界相通。正常情况下，腹腔内有 $75\sim100ml$ 黄色澄清液体，起润滑作用。病变时，腹膜腔可容纳数升液体或气体。腹膜腔分为大、小腹膜腔两部分，即腹腔和网膜囊，经由网膜孔（epiploic foramen，又称 Winslow 孔）与大腹腔相通。因此腹膜炎时应采取半卧位，避免脓液流入小腹腔而造成治疗上的困难，利于小腹膜腔脓液流入大腹膜腔的盆腔部而减少毒性吸收，便于处理。

壁腹膜与脏腹膜的神经来源并不相同。壁腹膜主要受体神经（肋间神经和腰神经分支）支配，对各种刺激敏感，痛觉定位准确。当壁腹膜受刺激时可引起反射性的腹肌紧张，是诊断腹膜炎主要的临床依据。膈肌受到刺激，因膈神经的反射作用可引起肩部放射性疼痛或打嗝。脏腹膜受自主神经（交感神经和迷走神经末梢）支配，痛觉定位差，但对膨胀、牵拉、压迫等刺激较为敏感，腹痛常表现为钝痛，多感觉局限于脐周和腹中部；重刺激时常引起心率变慢、血压下降和肠麻痹。

二、病 因

（一）继发性腹膜炎

继发性腹膜炎是由腹腔内脏器病灶的病原菌感染腹膜而造成的腹膜炎。临床上可由多种原因导致（图 15-2-2）。引起继发性腹膜炎的细菌主要是胃肠道内的常驻菌群，以大肠埃希菌最为多见，其次为厌氧拟杆菌、链球菌、变形杆菌等。一般都是混合性感染，故毒性较强。其病因分述如下：

（1）腹腔内脏器穿孔、损伤破裂：如胃十二指肠溃疡急性穿孔，胃肠内容物流入腹腔产生化学性刺激，诱发化学性腹膜炎，继发感染后成为化脓性腹膜炎；急性胆囊炎，胆囊壁坏死穿孔，造成

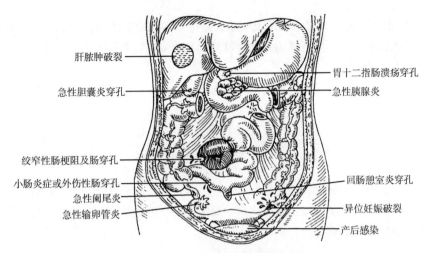

图 15-2-2 急性腹膜炎的常见原因

严重的胆汁性腹膜炎；外伤造成的肠管、膀胱破裂，腹腔污染及经腹壁伤口进入细菌，也可迅速形成腹膜炎，是腹部损伤常见的并发症。

（2）腹内脏器官炎症扩散：也是急性继发性腹膜炎的常见原因，如急性阑尾炎、急性胰腺炎、女性生殖器官化脓性感染等，含有细菌的渗出液在腹腔内扩散引起腹膜炎。

（3）其他：如腹部手术中的腹腔污染，胃肠道、胆管、胰腺吻合口渗漏，是急性腹膜炎产生的另一常见原因。

（二）原发性腹膜炎

原发性腹膜炎又称自发性腹膜炎，即腹腔内无原发病灶。临床上较少见，致病菌多为溶血性链球菌、肺炎双球菌或大肠埃希菌。细菌进入腹腔的途径为：①血行播散，致病菌如肺炎双球菌和链球菌从呼吸道或泌尿系的感染灶，通过血行播散至腹膜。婴幼儿的原发性腹膜炎多属此类。②上行性感染，来自女性生殖道的细菌，通过输卵管直接向上扩散至腹腔，如淋菌性腹膜炎。③直接扩散，如泌尿系感染时，细菌可通过腹膜层直接扩散至腹膜腔。④透壁性感染，正常情况下，肠腔内细菌是不能通过肠壁的。但在某些情况下，如肝硬化并发腹水、肾病、猩红热或营养不良等机体抵抗力低下时，肠腔内细菌即有可能通过肠壁进入腹膜腔，发生细菌移位导致腹膜炎。原发性腹膜炎感染范围很大，与脓液的性质及细菌种类有关。常见的溶血性链球菌的脓液稀薄，无臭味。

三、病　理

胃肠内容物或致病细菌进入腹腔后，机体立即产生防御反应，腹膜充血、水肿并失去光泽。相继产生大量清亮浆液性渗出液，以稀释腹腔内毒素及减少刺激，并出现大量的巨噬细胞、中性粒细胞，加以坏死组织、细菌和凝固的纤维蛋白，使渗出液变浑浊而形成脓液。以大肠埃希杆菌为主的脓液呈黄绿色，常与其他致病菌混合感染而变得稠厚，并有粪便的特殊臭味。

腹膜炎的结局取决于两方面，一方面是患者全身的和腹膜局部的防御能力，另一方面是污染细菌的性质、数量和时间。如年轻体壮者抗病能力强，感染较轻，治疗及时，病变附近的肠管与大网膜互相粘连融合，可把感染局限于腹腔内的一个部位，成为局限性腹膜炎。之后，渗出物可逐渐被吸收，炎症完全消散而痊愈；如未被完全吸收而聚积于膈下、肠袢间、髂窝、盆腔等处，则形成局限性脓肿。反之，则感染不能局限，并迅速扩散而形成弥漫性腹膜炎，腹膜严重充血、水肿，渗出液增加，导致水、电解质和酸碱平衡紊乱及吸收大量毒素而致发生休克，同时肠管高度充血、水肿，肠蠕动减弱或消失而形成麻痹性肠梗阻，此时麻痹的肠管高度膨胀，可迫使膈肌上升，影响心肺功能，可加重休克而致死亡。

腹膜炎治愈后，腹腔内所形成的粘连大多数无不良后果，一部分可能会造成肠管粘连成角或扭曲而发生机械性肠梗阻。

四、临 床 表 现

由于病因不同，腹膜炎的症状可能是突然出现，也可能是逐渐发生。如一般情况下空腔脏器的损伤破裂或穿孔引起的腹膜炎可以是突然出现。而阑尾炎、胆囊炎等引起的腹膜炎多先有原发病病灶，后逐渐出现腹膜炎的表现。

（一）症状

（1）腹痛：是最常见、最主要的临床表现。疼痛程度随病因、炎症轻重、年龄及身体素质等而轻重不同。疼痛呈持续性，一般都较剧烈，因深呼吸、转动身体而加剧，故患者常蜷曲侧卧，不愿改变体位，疼痛多自原发病变部位开始，进而延及全腹或局限于一定范围，但疼痛最明显的区域常为原发病灶所在部位。

（2）恶心、呕吐：也是常见的早期症状。初期多是腹膜受到刺激而引起的反射性呕吐，吐出物多是胃内容物；后期多因发生麻痹性肠梗阻而吐出黄绿色胆汁，甚至棕褐色粪水样内容物，且呕吐更频繁而量多。

（3）感染中毒症状：腹膜炎发生后患者可出现高热、脉速、呼吸浅快、大汗、口干。若病情进一步发展，可出现面色苍白、全身虚弱、眼窝凹陷、皮肤干燥、四肢发凉、呼吸急促、口唇发绀、舌干苔厚、脉细微弱、体温骤升或下降、血压下降、神志恍惚或不清，表明已有重度缺水、代谢性酸中毒及休克。

（二）体征

（1）体温、脉搏：其变化与炎症的轻重相关。初期表现为正常，后期体温逐渐升高、脉搏逐渐加快；若是原发病变为炎症性，如阑尾炎，则发生腹膜炎之前体温就已升高，发生腹膜炎后体温更高；年老体弱的患者体温升高不明显，脉搏多加快，如脉搏增快而体温反而下降者，多为病情恶化的征象。

（2）腹部体征

1）视诊：早期腹部平坦，腹式呼吸减弱或消失；后期出现明显腹胀。腹胀加重是病情恶化的重要标志。

2）触诊：腹部压痛（tenderness）、腹肌紧张（rigidity）和反跳痛（rebound tenderness），三者合称为腹膜刺激征（signs of peritoneal irritation）是腹膜炎的典型体征，尤以原发病灶所在部位最为明显。腹肌紧张的程度随病因和患者的全身状况不同而异。胃肠或胆囊穿孔可引起强烈的腹肌紧张，甚至呈"木板样"强直。幼儿、老人或极度衰弱的患者腹肌紧张可不明显，易被忽视。

3）叩诊：因胃肠道内胀气，全腹叩诊呈鼓音；胃十二指肠穿孔时，肝浊音界可缩小或消失；腹腔内积液较多时，可有移动性浊音；局限性明显叩击痛的存在常提示原发病灶所在部位。

4）听诊：肠鸣音减弱，肠麻痹时肠鸣音可能完全消失。

（3）直肠指检：直肠前窝有触痛、饱满或波动感，为盆腔感染或脓肿形成的征象。

五、辅助检查

（一）实验室检查

白细胞计数及中性粒细胞比例均增高。若白细胞计数不增高，仅中性粒细胞比例增高，甚至有中毒颗粒出现，说明病情险恶。若机体反应能力低下，预后不良。

（二）影像学检查

（1）腹部立位平片检查：小肠普遍胀气并有多个小液平面是肠麻痹的征象；胃肠穿孔时，多数可见到膈下有游离气体。

（2）B超检查：显示腹腔内有不等量的液体，但不能鉴别液体性质。

（3）CT检查：腹膜炎时腹腔胀气明显，有时超声难以明确诊断，选择CT检查尤为重要。CT对腹腔内实质性脏器病变（如急性胰腺炎）的诊断帮助较大，并有助于确定腹腔内液体量，诊断准确率可达95%。

（三）腹腔穿刺

根据叩诊或B超检查进行定位，一般在两侧下腹部髂前上棘内下方进行诊断性腹腔穿刺抽液，根据抽出液体的性质来判断病因。抽出液可为透明、浑浊、脓性、血性、含食物残渣或粪便等几种情况。结核性腹膜炎为草绿色透明腹水。胃十二指肠急性穿孔时抽出液呈黄色、浑浊、含胆汁、无臭味，饱餐后穿孔时抽出液可含食物残渣。急性阑尾炎穿孔时抽出液为稀薄脓性略有臭味。绞窄性肠梗阻时抽出液为血性、臭味重。急性重症胰腺炎时抽出液为血性、淀粉酶含量高；若抽出不凝固血，提示可能有腹腔内出血；若抽出全血且放置后凝固，需排除是否为误刺入血管。抽出液还可作涂片镜检及细菌培养等检查。腹腔内液体少于100ml时，腹腔穿刺往往抽不出液体，可注入一定量生理盐水后再行抽液检查。如直肠指检发现直肠前壁饱满、触痛，提示已形成盆腔脓肿，可经肛门直肠前穿刺抽液有助诊断。已婚女性患者可作经阴道（超声）检查或经后穹窿穿刺检查。

六、诊　　断

根据持续性腹痛，腹部明显的压痛、反跳痛、肌紧张等腹膜刺激征以及肠鸣音的减弱或消失，白细胞计数及中性粒细胞比例增高，必要时借助诊断性腹腔穿刺和腹部X线等检查，腹膜炎的诊断一般是比较容易的，但有时确定原发病灶较为困难，应用腹腔镜探查术有助于明确原发病。儿童在上呼吸道感染期间突然腹痛、呕吐，出现明显的腹部体征时，应仔细分析是原发性腹膜炎，还是由于肺部炎症刺激肋间神经所致。

七、治　　疗

急性腹膜炎治疗方法的选择取决于引起腹膜炎的原因与性质。

（一）非手术治疗

1. 适应证　对病情较轻，或病程较长超过24小时，且腹部体征逐渐减轻者，或伴有严重心肺等脏器疾病不能耐受手术者，可行非手术治疗。非手术治疗也是手术前的准备。

2. 治疗

（1）体位：患者无休克时，宜取半卧位，以促使腹腔渗出液流向盆腔，利于炎症的局限及引流，减轻毒素吸收，且可促使腹内脏器下移，腹肌松弛，减轻因腹胀挤压膈肌而影响呼吸和循环。要鼓励患者经常活动双腿，以防止下肢静脉血栓的形成。休克患者则取平卧位或头、躯干和下肢各抬高约20°的体位。

（2）禁食、胃肠减压：胃肠道穿孔的患者必须禁食，留置胃管，持续胃肠减压，抽出胃肠道的内容物和气体，以减少消化道内容物继续流入腹腔，减轻胃肠内积气，改善胃壁的血运，有利于炎症的局限和吸收，促进穿孔的闭合及胃肠道功能的恢复。

（3）纠正水、电解质紊乱：由于禁食、胃肠减压及腹腔内大量渗液，易造成体内水、电解质的紊乱。根据患者的出入量及应补充的水量计算需补充的液体总量（晶体、胶体），以纠正水、电解质和酸碱失衡的失调；严重感染、失血等病情危重的患者应补充血容量，纠正贫血和低蛋白血症；注意监测脉搏、血压、尿量、中心静脉压、血常规、血气分析等，以调整输液的成分和速度，维持尿量每小时 30~50ml。急性腹膜炎中毒症状重并有休克时，如补液、输血仍未能改善患者状况，可以用一定剂量的激素，以减轻中毒症状、缓解病情。也可以根据患者的脉搏、血压、中心静脉压等情况应用血管收缩剂或扩张剂，以多巴胺微量泵入较为安全有效。

（4）抗生素的选择：根据腹膜炎和中毒症状的严重程度，以及病原菌的不同，必要时参考细菌培养和药物敏感试验的结果，选用有效的抗生素以控制感染。急性腹膜炎常为混合性感染，临床上多联合应用抗生素。

（5）补充热量和营养支持：急性腹膜炎的代谢率约为正常人的 140%，每日需要的热量达 12 550~16 740kJ（3000~4000kcal）。当热量补充不足时，体内大量蛋白质首先被消耗，使患者的抵抗力及愈合能力下降。在输入葡萄糖供给一部分热量的同时应补充白蛋白、氨基酸等。静脉输入脂肪乳可获较高热量。长期不能进食的患者应尽早给予肠外营养；手术时已作空肠造口者，肠管功能恢复后可给予肠内营养。

（6）镇静、止痛、吸氧：可减轻患者的痛苦与恐惧心理。已经确诊、治疗方案已确定及手术后的患者，可用哌替啶类麻醉镇痛药。但诊断不清或需进行观察的患者，暂不能用麻醉镇痛药，以免掩盖病情。

（二）手术治疗

对于病情严重或经非手术治疗无效的急性腹膜炎患者，常采用以手术为主的综合治疗。

1. 适应证

1）腹腔内严重病变所致的腹膜炎，中毒症状严重，甚至有休克表现，如坏疽性穿孔性阑尾炎、胆囊坏疽穿孔、胃肠道穿孔、重症胰腺炎、腹腔内脏器损伤破裂、胃肠道手术后短期内吻合口瘘导致的腹膜炎等。

2）腹膜炎病因不明确，且无局限趋势者。

3）经上述非手术治疗 6~8 小时后（一般不超过 12 小时），腹膜炎症状及体征不缓解反而加重者。

2. 方法

（1）积极的术前准备：包括禁食、胃肠减压、纠正水电解质和酸碱平衡失调、酌情输血、使用抗生素及抗休克治疗、选用合适的麻醉方法。

（2）处理原发病灶：手术的重要目的在于切除病灶或缝闭穿孔，如切除坏疽的阑尾、胆囊和坏死的肠段等。胃十二指肠溃疡穿孔则应根据病情施行胃大部切除或单纯穿孔修补术。

（3）清理腹腔：开腹后立即用吸引器吸净腹腔内的脓液及渗出液，清除食物残渣、粪便和异物等。脓液多积聚在原发病灶附近、膈下、两侧结肠旁沟及盆腔内。是否进行腹腔冲洗要酌情而定，腹腔污染重的弥漫性腹膜炎可用甲硝唑及温生理盐水冲洗腹腔至清洁。腹腔内有脓苔、假膜和纤维蛋白分隔时，应予清除以利引流。对已局限或已包裹的腹膜炎，可用纱布擦拭，不宜冲洗，以防炎症扩散。关腹前一般不在腹腔内应用抗生素，以免造成严重粘连。

（4）腹腔引流：坏死器官未能切除（如重症胰腺炎），或有较多坏死组织无法清除，腹腔内有继续渗血、渗液或有吻合口瘘发生的可能，以及局限性脓肿形成者，应在适当的位置放置引流管，可酌情选用硅胶管、乳胶管或双腔引流管等引流，引流管的腹腔内段应剪多个侧孔，其大小应与引流管内径接近。将引流管放在病灶附近最低位，注意防止引流管折曲，保证引流顺畅。必要时放两条以上引流管，术后可作腹腔灌洗。有些病例可通过经皮穿刺行腹腔脓肿引流。

（5）术后处理：除与术前准备基本相同的处理方法外，主要是预防和解除麻痹性肠梗阻，促进胃肠功能的恢复，减少肠粘连的发生，预防和及时处理各种并发症。针灸治疗对术后止痛、消除腹胀、促进排气等有一定的促进作用，可酌情选用中医药治疗，使患者早日恢复健康。

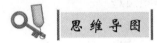

思维导图

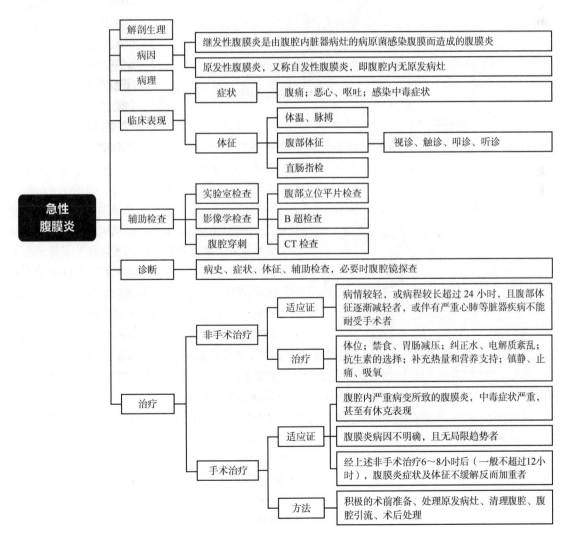

第三节 急性阑尾炎

急性阑尾炎（acute appendicitis）是外科常见的疾病之一，也是最多见的急腹症，发病率居各种急腹症的首位。可发生于任何年龄，但多见于青壮年。

一、解 剖 生 理

阑尾是位于盲肠内后方的一个蚓蚓状盲管，近端开口于盲肠，位于回盲瓣下方 2～3cm 处（图 15-3-1）。可分为基底、体、尖端三部分。长短、粗细变异很大，长度从 2～20cm 不等，一般为 6～8cm，直径 0.5～0.7cm。基底与盲肠相通，两者交界处有阑尾瓣。但其尖端可指向任何方向，常

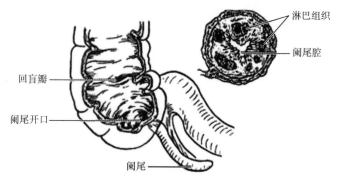

图 15-3-1　阑尾的解剖

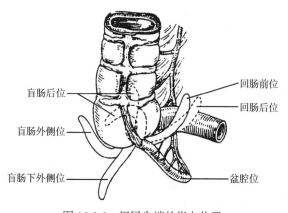

图 15-3-2　阑尾尖端的指向位置

见有回肠后位、盲肠后位、盆腔位、盲肠外侧位等（图 15-3-2）。由于阑尾系膜短，故阑尾呈弧形或袢状改变，并容易扭曲。阑尾系膜内有阑尾动脉、阑尾静脉、淋巴和神经。阑尾动脉多起自回结肠动脉，属于回结肠动脉的终末支，无交通支，沿系膜达阑尾尖端，故血运障碍时阑尾容易发生坏死。阑尾静脉经回结肠静脉汇入肠系膜上静脉，最后汇入门静脉进入肝脏，因此阑尾化脓性炎症时，细菌栓子可进入门静脉、肝脏，引起门静脉炎和肝脓肿。阑尾的神经由交感神经纤维经腹腔丛和内脏小神经传入，由于其传入的脊髓节段在第 10、11 胸节，所以当急性阑尾炎发病开始时，常表现为脐周的牵涉痛，属内脏性疼痛。

阑尾壁的组织结构与结肠相似，分为黏膜层、黏膜下层、环肌层、纵肌层及浆膜层。阑尾是一个淋巴器官，参与 B 淋巴细胞的产生和成熟，具有一定的免疫功能。

阑尾的体表投影是在右侧髂前上棘与脐部连线的中、外 1/3 交点处，临床上称之为阑尾点或麦氏（McBurney）点（图 15-3-3）。

二、病 因

（1）阑尾管腔阻塞：是急性阑尾炎最常见的病因。阑尾管腔细，开口狭小，系膜短使阑尾蜷曲，

阑尾管腔易于阻塞；而阑尾管腔阻塞最常见的原因是淋巴滤泡的明显增生，多见于年轻人，占60%左右；粪石也是阑尾腔阻塞的原因之一，占35%左右；异物、食物残渣、炎性狭窄、蛔虫、肿瘤等则是较少见的病因。阑尾管腔阻塞后阑尾黏膜仍继续分泌黏液，腔内压力上升，血运发生障碍，阑尾炎症则加剧。

（2）细菌入侵：阑尾炎的病理改变为细菌感染性炎症，致病菌多为各种革兰氏阴性杆菌和厌氧菌。当机体抵抗能力低下时，阑尾腔内的细菌可直接侵入损伤黏膜或细菌经血液循环到达阑尾而产生炎症。

（3）其他：阑尾先天畸形，如阑尾过长、过度扭曲、管腔细小、血运障碍等都是急性阑尾炎的病因，胃肠道功能障碍引起内脏神经反射，导致肠管肌肉和血管痉挛，黏膜受损，细菌入侵而致急性炎症。

三、病 理

急性阑尾炎在不同的发展阶段可出现不同的病理变化，可归纳为四种临床类型：

（1）急性单纯性阑尾炎：属病变早期或轻型阑尾炎。炎症多只限于黏膜及黏膜下层。阑尾外观轻度肿胀，浆膜充血并失去正常光泽，表面有少量纤维素性渗出物。镜下阑尾壁各层均有水肿和中性粒细胞浸润，黏膜上有小溃疡和出血点。临床症状和体征均较轻。

（2）急性化脓性阑尾炎：常由单纯性阑尾炎发展而来。阑尾显著肿胀，浆膜高度充血，附着纤维素性（脓性）渗出物，并与周围组织或大网膜粘连。镜下阑尾黏膜的溃疡面加大并深达肌层和浆膜层，管壁各层有小脓肿形成，腔内亦有积脓。阑尾周围的腹腔内有稀薄脓液，形成局限性腹膜炎。临床症状和体征较重。此型亦称急性蜂窝织炎性阑尾炎。

（3）坏疽性及穿孔性阑尾炎：病程进一步发展。阑尾管壁坏死或部分坏死，呈暗紫色或黑色，可局限在一部分或累及整条阑尾，阑尾腔内积脓，压力升高，阑尾壁血液循环障碍。穿孔部位多在阑尾根部和尖端。穿孔后感染扩散，则可引起急性弥漫性腹膜炎。此型是一种重型的阑尾炎。

（4）阑尾周围脓肿：急性阑尾炎化脓坏疽或穿孔，大网膜或周围肠管形成粘连包裹，脓液则局限于右下腹而形成阑尾周围脓肿或炎性肿块。

急性阑尾炎的转归有以下几种：①炎症消退：一部分单纯性阑尾炎经及时的药物治疗后炎症消退。多数将转为慢性阑尾炎，易反复发作。②炎症局限：化脓、坏疽或穿孔性阑尾炎被大网膜包裹粘连，炎症局限，形成阑尾周围脓肿。需用大量抗生素、中药，或两者联合应用治疗，治疗效果缓慢。③炎症扩散：阑尾炎症较重，发展迅速，未得到及时手术切除，又未能被大网膜包裹，炎症进一步扩散，则发展为弥漫性腹膜炎、化脓性门静脉炎、感染性休克等一系列严重的并发症。

四、临 床 表 现

（一）症状

1. 转移性右下腹疼痛 约70%～80%的患者具有这种典型的腹痛特点，腹痛多起始于上腹部或脐周围，呈阵发性疼痛并逐渐加重，数小时后，有时甚至1～2天，疼痛转移至右下腹部。部分病例发病开始即出现右下腹痛。

腹痛的性质、程度和位置与阑尾炎病理类型有一定的关系，如单纯性阑尾炎多表现为轻度隐痛或钝痛；化脓性阑尾炎一般为阵发性胀痛或剧痛；坏疽性阑尾炎多表现为持续性剧烈腹痛；穿孔性阑尾炎因阑尾腔压力降低，腹痛可暂时减轻，但出现腹膜炎后，腹痛又会持续加剧。阑尾炎的位置不同，其腹痛部位也有差异，如盲肠后位的阑尾引起的阑尾炎疼痛在右侧腰部，肝下区的阑尾引的阑尾炎疼痛在右上腹，盆位的阑尾引起的阑尾炎腹痛在耻骨上区，盲肠异位者，急性阑尾炎的疼痛部位亦随之变化，而极少数的阑尾位于左下腹部，临床上需仔细判断。

2. 胃肠道症状 初期可能出现厌食，恶心、呕吐，但程度较轻。有的可能会表现为腹泻。若是盆腔位的阑尾，则炎症刺激直肠和膀胱，会引起里急后重感等排便不适症状。若出现弥漫性腹膜炎时可致麻痹性肠梗阻。

3. 全身症状 早期可出现乏力，症状一般不明显。炎症加重时出现中毒症状，心率增快，体温升高。阑尾穿孔时体温会更高，达39℃或40℃。如发生门静脉炎时可出现寒战、高热和轻度黄疸。当阑尾化脓坏疽穿孔并腹腔广泛感染时，并发弥漫性腹膜炎，可同时出现血容量不足及败血症的相关表现，还可进一步合并其他脏器功能的衰竭。

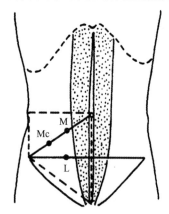

图 15-3-3 阑尾压痛点
M：Morris 点；Mc：McBurney 点；
L：Lanz 点。以上点线围成的四边形区域为 Rapp 压痛区

（二）体征

1. 右下腹压痛 右下腹局限性压痛是急性阑尾炎最常见的重要体征。压痛点通常位于麦氏点（图 15-3-3），但可随阑尾位置和阑尾尖端的位置而改变，但压痛点始终在固定位置。当早期腹痛尚未转移至右下腹时，麦氏点也可有固定的压痛。炎症加重，压痛的范围也随之扩大。如阑尾穿孔时，疼痛和压痛的范围可波及全腹。

2. 腹膜刺激征 包括反跳痛（Blumberg 征），腹肌紧张，肠鸣音减弱或消失等，为炎症波及壁腹膜时出现的防卫性反应。提示阑尾炎症加重，出现化脓、坏疽或穿孔等病理改变。

3. 右下腹肿块 若阑尾周围脓肿形成，右下腹可扪及痛性包块，边界不清而固定。

4. 辅助诊断的其他体征

（1）结肠充气试验（Rovsing 征）：患者仰卧位，医生右手压迫左下腹降结肠，左手沿结肠逆行挤压，引起右下腹疼痛者为阳性，提示阑尾炎的存在。

（2）腰大肌试验（Psoas 征）：患者左侧卧位，医生以左手扶住患者右髋部，右手将患者右大腿向后过伸，引起右下腹疼痛者为阳性，提示阑尾位于腰大肌前方，盲肠后位或腹膜后位。

（3）闭孔内肌试验（Obturator 征）：患者仰卧位，医生将患者右髋和右膝屈曲 90°并向内旋转，以拉紧右侧闭孔内肌，引起右下腹疼痛者为阳性，提示阑尾靠近闭孔内肌，为盆腔位阑尾炎。

（4）经肛门直肠指检：直肠右前方有触痛，提示炎性阑尾位置较低。当阑尾穿孔时直肠前壁压痛广泛。当形成阑尾周围脓肿时，可触及痛性肿块。

五、辅 助 检 查

（一）实验室检查

多数患者白细胞数升高，中性粒细胞比例也有不同程度的升高。白细胞计数常为（10～20）×10⁹/L，可发生核左移。少数患者白细胞可无明显升高，多见于单纯性阑尾炎或老年患者。尿常规一般无阳性发现，如尿中出现少数红细胞，说明炎性阑尾与输尿管或膀胱相靠近。但应与泌尿系疾病相鉴别。

（二）影像学检查

（1）腹部平片：可见盲肠扩张和液气平面，偶尔可见钙化的肠石和异物影，可帮助诊断。

（2）超声：可发现肿大的阑尾或脓肿。

（3）CT：敏感性优于超声，尤其有助于阑尾周围脓肿的诊断。对不典型的阑尾炎在诊断有困难时可参考应用。

（三）腹腔镜检查

腹腔镜检查可直观地了解阑尾情况，也能分辨与阑尾炎有相似症状的其他脏器疾病，对明确诊断具有决定性作用。明确诊断后，同时还可行经腹腔镜阑尾切除术。对于难于鉴别诊断的阑尾炎，采用腹腔镜检查有明显优势。

六、诊　断

急性阑尾炎的诊断主要依靠病史、临床症状、体检所见和实验室检查。但症状不典型的阑尾炎，或特殊类型阑尾炎，诊断则有一定的困难，需要严密观察，反复检查，全面分析，以减少误诊。

特殊类型急性阑尾炎包括：

（1）小儿急性阑尾炎（2岁以下患儿）：发病率较成人低，多发生在上呼吸道感染和肠炎同时，压痛范围一般较广，但腹肌紧张不明显，穿孔率高，腹膜炎不易局限。患者高热、恶心呕吐频数，易造成脱水和酸中毒。

（2）老年急性阑尾炎（60岁以上）：转移性右下腹痛常不明显，压痛、反跳痛多不显著，因机体反应性差，故症状与体征往往不典型，体征虽轻，但病理改变较重，穿孔率较青壮年为高。

（3）妊娠期急性阑尾炎：随着妊娠月数的增加而阑尾压痛点不固定，腹肌紧张和压痛均不明显，穿孔后由于增大子宫的影响，腹膜炎不易局限，炎症刺激子宫可导致流产或早产。

（4）异位急性阑尾炎：症状、体征多不典型，有盆腔内、盲肠后、腹膜外、肝下、左下腹等不同部位的阑尾炎。

（5）腹腔脓肿：是阑尾炎未经及时治疗的后果，以阑尾周围脓肿最常见，也可在腹腔其他部位形成脓肿，常见部位有盆腔、膈下或肠间隙等处。临床表现有麻痹性肠梗阻所致腹胀、压痛性肿块和全身感染中毒症状等。B超和CT检查可协助定位。一经诊断即应在超声引导下穿刺抽脓、冲洗或置管引流，必要时手术切开引流。亦可选择中药治疗，效果较好。阑尾脓肿非手术疗法治愈后其复发率很高，因此应在治愈后3个月左右择期手术切除阑尾，比急诊手术效果好。

七、鉴别诊断

需与急性阑尾炎相鉴别的疾病主要有：

1. 急性胃肠炎　急性胃肠炎一般有饮食不洁病史，表现为恶心、呕吐、腹泻和腹部压痛等症状，但无右下腹固定压痛和腹膜刺激征，肠鸣音亢进，粪便常规可见脓细胞及未消化食物。

2. 胃十二指肠溃疡穿孔　胃十二指肠溃疡穿孔患者多有溃疡病史，表现为突然出现的上腹部剧烈疼痛并迅速波及全腹。部分穿孔溢出的胃内容物可沿升结肠旁沟流至右下腹部，出现类似急性阑尾炎的转移性右下腹痛，容易误认为是急性阑尾炎。但胃十二指肠溃疡穿孔腹膜刺激征明显，肠鸣音消失。胸腹部X线或CT检查可发现膈下有游离气体，必要时可行诊断性腹腔穿刺加以鉴别。

3. 急性肠系膜淋巴结炎 急性肠系膜淋巴结炎多见于儿童，往往先有上呼吸道感染史，或其他部位淋巴结肿痛病史，腹痛、压痛相对较轻且广泛，位置偏内侧，并可随体位变更。腹部超声或CT 检查可发现腹腔淋巴结肿大，有助于鉴别诊断。

4. 右侧肺炎或右侧胸膜炎 可出现右下腹反射性疼痛，甚至出现右下腹压痛和肌紧张，体温升高，但常伴有右侧胸痛及呼吸系统的症状和体征，腹部无固定显著压痛点。胸部听诊可闻及啰音、摩擦音、呼吸音减弱等阳性体征。胸部 X 线检查有鉴别意义。

5. 胆道系统感染性疾病 右上腹持续性疼痛，阵发性加剧，可伴有右肩部放射痛，Murphy 征阳性，高位阑尾或胆囊位置较低时，需予以鉴别。

6. 右侧输尿管结石 多呈突然发生的右下腹阵发性剧烈绞痛，疼痛向会阴部、外生殖器放射。右下腹无明显压痛，或仅有沿右侧输尿管径路的轻度深压痛，常伴有肾区叩击痛。尿中查到大量红细胞。超声、X 线平片或 CT 可发现结石。

7. 妇产科疾病 育龄妇女特别要注意妇产科疾病。

（1）异位妊娠破裂：表现为突然下腹痛，常有急性失血症状和腹腔内出血的体征，有停经史及阴道不规则出血史；阴道检查、阴道后穹窿穿刺、诊断性腹腔穿刺、血 HCG 测定及盆腔 B 超等检查有助于诊断。

（2）卵巢滤泡或黄体囊肿破裂、出血：临床表现与异位妊娠相似，但病情较轻，卵巢滤泡破裂多发病于两次月经的中期，黄体囊肿破裂多在月经中期以后，下次月经前 14 天以内。疼痛多为突发性，开始较剧烈，随后可渐减轻，可出现内出血征象，一般无消化道症状。有时因子宫直肠窝积血刺激直肠而产生下坠感或便意。必要时行腹腔或阴道后穹窿穿刺。

（3）急性输卵管炎和急性盆腔炎：多发于已婚妇女，疼痛起于下腹部，逐渐向上扩展，可伴有腰痛；腹部压痛点较低，直肠指诊盆腔有对称性压痛；伴发热及白细胞计数升高，常有脓性白带，阴道后穹窿穿刺可获脓液，涂片检查细菌阳性。

（4）卵巢囊肿蒂扭转：有明显而剧烈腹痛，腹痛多为阵发性绞痛，但位置偏低，腹部或盆腔检查中可扪及有压痛性的肿块。超声检查有助于诊断和鉴别诊断。

上述疾病有其各自特点，应仔细鉴别。如患者有持续性右下腹痛，不能用其他诊断解释以排除急性阑尾炎时，应密切观察或根据病情及时手术探查。

八、治　疗

（一）手术治疗

绝大多数急性阑尾炎一旦确诊，应尽早行阑尾切除术，可通过传统的开腹或腹腔镜完成。目前临床上多采用腹腔镜阑尾切除术，尤其是体型大或肥胖，需要大切口的开腹手术，选择腹腔镜更有优势。早期急性阑尾炎还处于管腔阻塞或仅有充血水肿时，行手术切除时手术操作较简易，术后并发症少。若阑尾化脓坏疽或穿孔后再手术，不但操作困难且术后并发症会明显增加。术前即应用抗生素，有助于防止术后感染的发生。对术前诊断不确定者，拟选择剖腹探查或腹腔镜检查。对腹腔渗液严重，或腹腔已有脓液的急性化脓性或坏疽性阑尾炎，应同时行腹腔引流；对阑尾周围脓肿，如有扩散趋势，可行脓肿穿刺引流或切开引流。

（二）非手术治疗

1. 适应证 非手术治疗主要是应用中西医结合法治疗急性阑尾炎，非手术治疗仅适用于单纯性阑尾炎及急性阑尾炎的早期阶段；或患者不接受手术治疗，全身情况差或客观条件不允许，伴存其他严重器质性疾病有手术禁忌证者。

2. 治疗方法

（1）针刺：取足三里、上巨虚、阑尾穴，配合右下腹压痛最明显处的阿是穴，每日2次，强刺激，每次留针30～60分钟。加用电针可提高疗效。

（2）中药：急性阑尾炎的治疗原则为清热解毒、行气活血、通里攻下、祛瘀排脓。

（3）腹腔穿刺抽脓及穿刺置管引流：对较大和脓液多的阑尾周围脓肿，除药物治疗外，可在B超引导下进行脓肿穿刺抽脓，或在合适的位置放入引流管，以减少脓肿的张力，改善血液循环，并能进行冲洗或局部应用抗生素，利于脓肿的吸收消散。

（4）抗生素：根据阑尾炎的类型并结合全身的情况来选择有效的抗生素和补液治疗。抗生素选择需覆盖肠道需氧和厌氧菌群。

（5）其他疗法：一般应卧床休息，采取有效的半卧位；补液以纠正水、电解质紊乱；右下腹外敷药物，如双柏散、金黄膏等；根据腹膜炎的轻重进食流质食物或禁食；出现弥漫性腹膜炎伴有肠麻痹者，应行胃肠减压；严密观察病情变化，治疗期间如病情加重，应尽快行手术治疗。

九、并 发 症

（一）急性阑尾炎并发症

（1）腹腔脓肿：是因急性阑尾炎未及时治疗而形成。表现为麻痹性肠梗阻的腹胀症状、压痛性肿块和全身感染中毒症状等。在阑尾周围形成的阑尾周围脓肿最常见，也可在腹腔其他部位形成脓肿，常见的有盆腔、膈下或肠间隙等处。治疗上可在超声引导下穿刺抽脓冲洗或置管引流，必要时行手术切开引流术。也可选择中药治疗阑尾周围脓肿，有较好的效果。但阑尾脓肿非手术疗法治愈后易复发，因此在治愈后3个月左右行择期阑尾切除手术。

（2）内、外瘘形成：阑尾周围脓肿如未及时引流，少数病例脓肿可向小肠或大肠内穿破，亦可向膀胱、阴道或腹壁穿破，形成各种内瘘或外瘘，此时脓液可经瘘管排出。

（3）化脓性门静脉炎：急性阑尾炎时阑尾静脉中的感染性血栓，可沿肠系膜上静脉至门静脉，导致化脓性门静脉炎。表现为寒战、高热、肝大、剑突下压痛、轻度黄疸等，病情进一步加重会产生感染性休克和脓毒症，治疗延误可发展为细菌性肝脓肿。需尽快行阑尾切除术并予以大剂量抗生素治疗。

（二）阑尾切除术后并发症

（1）出血：阑尾系膜的结扎松脱，引起系膜血管出血。表现为腹痛、腹胀和失血性休克等症状。这一并发症关键在于预防，阑尾系膜结扎要确切，系膜肥厚者应分束结扎，结扎线距切断的系膜缘要有一定距离（>1cm），系膜结扎线及时剪除，不要再次牵拉以免松脱。一旦发现出血，应立即输血及补液，必要时需紧急再次手术止血。

（2）切口感染：是最常见的术后并发症。表现为术后2～3日体温升高，切口胀痛或跳痛，局部红肿、压痛等。在急性化脓性或穿孔性阑尾炎中多见。近年来，随着外科技术的提高和有效抗生素的使用，此并发症已较少见。采用术中加强切口保护，切口冲洗，彻底止血，消灭死腔等措施可预防切口感染。处理原则：可先行试穿刺抽出脓液，或于波动处拆除缝线，排出脓液，放置引流，定期换药。短期可治愈。

（3）粘连性肠梗阻：是阑尾切除术后较常见的远期并发症，与局部炎症重、手术损伤、切口异物、术后卧床等多种原因有关。一旦诊断为急性阑尾炎，应早期手术，术后早期离床活动可适当预防此并发症。

（4）阑尾残株炎：阑尾残端保留过长（＞1cm）时，或者粪石残留，术后残株可使炎症复发，仍表现为阑尾炎的症状。应行钡剂灌肠透视检查以明确诊断。症状较重时应再次手术切除阑尾残株。

（5）粪瘘：较少见。产生术后粪瘘的原因有多种，阑尾残端单纯结扎，其结扎线脱落；盲肠原为结核、癌症等；盲肠组织水肿脆弱，术中缝合时裂伤。粪瘘发生时如已局限化，不至发生弥漫性腹膜炎，类似阑尾周围脓肿的临床表现。如为非结核或肿瘤病变等，一般经非手术治疗粪瘘可闭合自愈。

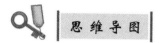
思维导图

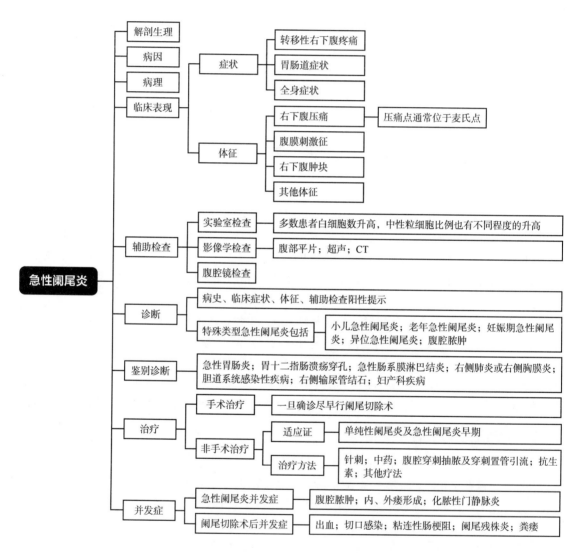

第四节　胆石症及胆道感染

胆石症（cholelithiasis）和胆道感染（biliary tract infection）是外科常见疾病，其发病率有逐年上升趋势，发病率仅次于阑尾炎而居外科急腹症第二位，在部分城市和地区甚至超过阑尾炎而成为最常见的外科急腹症。

胆道包括胆囊、胆总管、肝总管和肝胆管系统,根据感染或结石发生的部位分别称之为胆囊炎、胆管炎、胆囊结石、肝胆管结石和肝外胆管结石等,胆道感染和胆石症的发病在临床上既有其共性,又有其不同之处,须予以注意。

一、解 剖 生 理

(一)胆道系统的解剖

1. 肝内胆管 起自毛细胆管,汇集成小叶间胆管,小叶间胆管汇合成肝段胆管,肝段胆管汇合成肝叶胆管及肝内部分的左右肝管。左、右肝管为一级胆管,小叶间胆管为二级胆管,各肝段胆管为三级胆管。肝内胆管、肝动脉和门静脉各级分支的分布和走行大体一致,三者共同为一结缔组织鞘(Glisson 鞘)包绕。

2. 肝外胆管 由胆囊、胆囊管、左肝管和右肝管、肝总管以及胆总管组成。左肝管细而长,约长 2.5~4cm;右肝管短而粗,约长 1~3cm。左、右肝管出肝脏后,在肝门部汇合而成肝总管。左、右肝管,门静脉左、右支,肝动脉左、右支,淋巴管及神经等出入肝门所形成的结构称为肝蒂,走行于肝十二指肠韧带内。于肝门处,左、右肝管及肝总管多在前偏右,肝动脉左、右支及主干居中偏左,门静脉左、右支及主干在两者后方;左、右肝管的汇合点位置最高,门静脉左、右支的分叉点稍低;肝固有动脉左、右支的分叉点最低(图 15-4-1)。

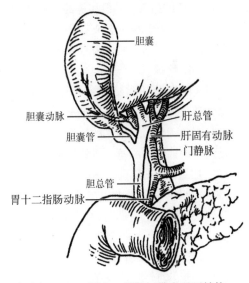

图 15-4-1 肝十二指肠韧带内重要结构

肝总管直径通常为 0.4~0.6cm,长约 3cm,最长可达 7cm,与胆囊管汇合形成胆总管。有时肝总管前方有肝固有动脉发出的肝右动脉或胆囊动脉越过,6%~10%的人有副肝管,1.4%的人可无肝总管,此为胆道手术时应注意的解剖变异。胆总管长约 4~8cm,直径0.6~0.8cm。

为便于理解,将胆总管分为四段:

(1)十二指肠上段:约长 1~4cm,沿肝十二指肠韧带右缘下行,临床上常在此段行胆总管探查、引流。

(2)十二指肠后段:约长 2cm,沿十二指肠第一段后方,其后方为下腔静脉,左侧有门静脉和胃十二指肠动脉。

(3)胰腺段:长约 1~2cm,在胰头后方的胆管沟内或胰腺实质内下行。与胰头部关系密切,胰头肿块常压迫或侵犯此处造成梗阻性黄疸。

(4)十二指肠壁内段:约长 1cm,行至十二指肠降部中段,斜行进入肠管后内侧壁。胆总管与主胰管在肠壁内汇合,膨大呈壶状,亦称 Vater 壶腹。壶腹周围有 Oddi 括约肌包绕,末端大多开口于十二指肠乳头。胆总管和主胰管的汇合常发生解剖变异:胆总管与主胰管汇合后形成一个管道开口于十二指肠(约占 70%);胆总管与主胰管没有汇合形成一个管道,而是在十二指肠有一个共同的开口（约占 20%）；胆总管与主胰管分别开口于十二指肠（约占 10%）。Oddi 括约肌主要包括胆管括约肌、胰管括约肌和壶腹括约肌，具有控制和调节胆总管和胰管的开放、防止十二指肠内容物反流的作用。

3. 胆囊 长 5～8cm，宽 2～3cm，容积约 50ml，借疏松结缔组织附着于肝右叶底部的胆囊窝内。胆囊分为底、体、颈、管四个部分。胆囊颈部向外凸出形成哈德门袋（Hartmann pouch），哈德门袋常与胆总管或十二指肠因炎症而形成粘连，遮蔽胆囊管，胆囊结石往往容易嵌顿在此处，胆囊颈部逐渐变细与胆囊管相接，胆囊管长 1～5cm，直径 0.2～0.4cm，内部有防止胆汁逆流作用的螺旋状黏膜皱襞。胆囊管与肝总管汇合的位置变异颇多，可在肝总管的前方、后方或在左侧与之汇合，有时很高，有时很低，手术时应格外注意。

胆囊三角区（Calot triangle）是由肝下缘、胆囊管与肝总管围成的三角形区域，约 80%的胆囊动脉在这个三角内通过。胆囊三角区内近胆囊颈部有一个大淋巴结，称为前哨淋巴结，约 70%的胆囊动脉在其下方通过，这是胆道手术中安全处理胆囊动脉的重要标志。

4. 胆道的血管、淋巴和神经 胆道有丰富的血液供应，主要来自胃十二指肠动脉、肝总动脉和肝右动脉，这些动脉的分支在胆管壁周围相互吻合成丛状。胆囊、胆囊管、胆总管上部由胆囊动脉供血；胆总管下部的血供来自胰十二指肠动脉及十二指肠后动脉的分支。胆囊静脉和肝外胆道静脉直接汇入门静脉。

胆囊的淋巴引流入胆囊淋巴结和肝淋巴结，并与肝内的淋巴管有吻合。肝外胆管的淋巴引流入肝总管和胆总管后方的淋巴结。

胆道系统分布着丰富的神经纤维，主要来自腹腔丛发出的迷走神经和交感神经。术中过度牵拉胆囊致迷走神经受激惹，可诱发胆心反射，产生胆心综合征，甚至发生心搏骤停，需高度重视。

5. 胆道的结构 肝内胆管起源于毛细胆管。胆管壁由单层立方上皮渐变成单层柱状上皮。

肝外胆管黏膜层由单层柱状上皮构成，含杯状细胞和其他含黏液的细胞；肌层含平滑肌和弹力纤维层，受刺激时肌纤维可痉挛性收缩引起绞痛；浆膜层由结缔组织组成，含神经纤维和血管分支。

胆囊黏膜层由高柱状细胞组成，具吸收作用；底部含小管泡状腺体，可分泌黏液。胆囊内众多的黏膜皱襞，有增加浓缩胆汁的能力。肌层内层呈纵行，外层呈环行，夹以弹力纤维。外膜层由结缔组织及肝包膜延续而来的浆膜形成。

（二）胆道系统的生理功能

1. 胆汁的生成、分泌和代谢

（1）胆汁的分泌和功能：肝细胞能不断地生成和分泌胆汁酸和胆汁，胆囊具有储存和浓缩胆汁的功效。当脂肪进入十二指肠时，胆囊便将胆汁排入十二指肠内对脂肪进行乳化。成人每日分泌胆汁约 800～1200ml，经胆管输送到胆囊，约占胆汁分泌量的 3/4，胆管细胞分泌的黏液约占 1/4。

胆汁呈中性或弱碱性，主要生理功能是：①乳化脂肪：刺激胰脂肪酶的分泌并使之激活，水解脂类，促使脂肪、胆固醇和脂溶性维生素的吸收；②清除毒素及代谢产物：胆汁参与胆固醇和胆红素的代谢及清除；③抑制肠内致病菌生长繁殖和内毒素形成；④刺激肠蠕动；⑤中和胃酸。

（2）胆汁分泌的调节：胆汁分泌受神经及体液因素的调节。进食后，胆汁分泌增加，尤其是以高蛋白饮食刺激性最强。胆汁通过胆总管进入十二指肠，以消化脂类食物，促进脂溶性维生素的吸收。迷走神经兴奋，胆汁的分泌量会增加，而交感神经则起相反作用。在促进胆汁分泌过程中，主要以促胰液素、促胃液素、胆囊收缩素（cholecystokinin，CCK）为显著因子，其中促胰液素分泌胆汁的作用最强。胃酸、脂肪和蛋白质的分解产物由胃进入十二指肠后,刺激十二指肠黏膜分泌促胰液素和 CCK,两者均可引起胆囊平滑肌收缩和 Oddi 括约肌松弛。

（3）胆汁的代谢:胆固醇不溶于水而溶于胆汁,胆汁中的胆盐和磷脂形成的微胶粒将胆固醇包裹于其中,使其溶解,当胆盐与磷脂的比例为（2~3）:1 时,胆固醇的溶解度最大。胆盐由胆固醇在肝内合成后随胆汁分泌至胆囊内储存并浓缩。进食时,胆盐随胆汁排至肠道,其中 95% 的胆盐被肠道（主要在回肠）吸收入肝,称为肠肝循环;5% 随粪便和尿液排出体外。因此,肝每天只需产生少量的胆盐（0.2~0.6g/d）即可保持胆盐池的稳定。

非结合胆红素在肝内与葡萄糖醛酸结合,形成可溶性结合胆红素并随胆汁排入肠道,经回肠下段及结肠内细菌作用转变为胆素原,小部分被肠道吸收,形成胆色素的肠肝循环。

2. 胆管的生理功能　胆管主要生理功能是输送胆汁。肝脏分泌的胆汁经过肝左管、肝右管、肝总管、胆囊管进入胆囊内储存,已完成浓缩的胆汁会继续从胆囊管和胆总管排入十二指肠内,在此过程中主要由胆囊和 Oddi 括约肌协调完成。主要体现在:空腹时,肝胰壶腹括约肌（Oddi 括约肌）保持收缩状态,管腔内的压力升高,胆汁流向压力较低的胆囊并在胆囊内浓缩和储存。进餐后,尤其进高脂肪食物,在神经体液因素调节下,迷走神经兴奋,食物中的脂肪、蛋白质和胃酸促进十二指肠释放胆囊收缩素,加快胆囊收缩节律,使得肝胰壶腹括约肌舒张,胆汁最后会排入十二指肠腔内。另外,在胆汁的形成过程中,胆管分泌的黏液也起到重要参与作用。

3. 胆囊的生理功能

（1）浓缩储存胆汁:胆囊容积仅为 30~60ml,从肝排出的胆汁流入舒张的胆囊内储存,24 小时内能接纳约 500ml 胆汁。胆囊黏膜具有很强的选择性吸收水和钠、氯等电解质的功能,胆囊每小时吸收水约 3ml,可将胆汁浓缩 5~10 倍而储存于胆囊内。

（2）排出胆汁:胆囊的收缩可使胆汁排出并调节胆管内压力。肝脏细胞分泌胆汁的过程是持续的,从肝排出的胆汁由于胆总管括约肌处于收缩状态,胆汁可流入舒张的胆囊内。进食后,胆囊持续收缩 30~60 分钟左右,这一过程可通过胆囊平滑肌收缩和 Oddi 括约肌松弛来实现将胆汁排入肠腔。胆囊的分泌和吸收、收缩功能受神经系统和体液因素（胃肠道激素、代谢产物、药物等）的调节。

每次排胆时相长短与食物的种类和量有关,尤其在进食高脂类食物后,胆囊收缩素会显著释放。胆囊收缩素是餐后胆囊收缩的主要生理性刺激因子。餐后 40 分钟,胆囊排空 50%~70% 内容物;餐后 60~90 分钟,CCK 浓度下降,胆汁重新贮存至胆囊并进一步浓缩,并且每次排胆完成时会有约 15% 容量的胆汁留在胆囊内。

（3）分泌功能:胆囊还能分泌黏液,有润滑、保护胆管壁和胆囊黏膜,免于胆汁侵蚀的作用。胆囊黏膜每天分泌的黏液性物质以黏蛋白为主,大约 20ml。当胆囊管发生梗阻性病变时,胆汁中胆红素被吸收,胆囊黏膜分泌黏液增加,胆囊内积存的胆汁会由"金黄色或橘棕色"转变为"无色透明"的液体,称"白胆汁"。当胆囊存在炎症,发病的时候还会诱导钙离子的分泌。

二、影像学检查

影像学检查是诊断胆道系统疾病的主要手段,常用的检查方法有:

1. 超声检查　目前胆道系统最为广泛的检查方法是超声（US）,该类检查技术具有敏感、准确、无创、便捷等优点且费用低廉,可作为首选影像学检查手段。超声除了能高效地显示胆囊外,还可以显示胆管的扩张程度。对胆囊结石及肝内胆管结石诊断准确率高达 90% 以上,但直径小于 4mm

的胆管及结石则不容易得到准确的影像学判断。尤其在胆管内气体充盈的情况下，对梗阻部位及结石的判断会更加困难。胆囊结石典型表现为胆囊液体暗区中可见稳定的强回声光团其后伴声影，结石可随患者体位移动。肝外胆管结石因胃肠道气体干扰，将会影响超声确诊的概率（仅为 80% 左右）。超声可以根据胆管有无扩张、扩张部位和程度，判断黄疸的性质以及胆道阻塞的部位。胆总管结石形成后，堵塞胆管，将会造成胆总管不同程度扩张，严重者可将管径延伸至 3cm 以上，肝内胆管亦会发生扩张状态。后天性胆管扩张主要是由于下端堵塞或者狭窄形成，从而引起上段胆管全程扩张。

肝内胆管内径＞4mm 和胆总管内径＞10mm，提示胆管扩张及胆总管下端或壶腹部梗阻。另外，超声对于急慢性胆囊炎、胆系肿瘤、先天性胆道畸形等其他胆道疾病也有较高的诊断准确率。有些检查和治疗还可以在超声引导下进行，如胆囊穿刺置管术，经皮肝胆管穿刺造影、引流和取石等。手术中超声检查在胆道疾病的诊断及治疗中也发挥重要作用。

2. 经皮肝穿刺胆管造影（percutaneous transhepatic cholangiography，PTC）**和经皮肝穿刺胆管引流**（percutaneous transhepatic biliary drainage，PTCD） PTC 是在 X 线或超声引导下经皮穿刺将导管置入肝内胆管，注射造影剂后使肝内外胆管迅速显影，清晰地显示肝内外胆管病变部位、范围和严重程度等，有助于黄疸的诊断和鉴别诊断以及胆道疾病定性。但易诱发胆汁漏、胆道出血、气胸及胆道感染等危急重并发症。另外，可通过 PTCD 进行术前减黄或置放胆管内支架用作治疗。

3. 内镜逆行胰胆管造影术（endoscopic retrograde cholangiopan- creatography，ERCP） 是经纤维十二指肠镜通过十二指肠乳头将导管插入胆管和（或）胰管内进行造影的方法。经纤维十二指肠镜可直接观察十二指肠及乳头部的情况，发现病变后可取材活检；ERCP 可显示胆管和胰管，帮助了解有无解剖变异、病变，必要时可收集十二指肠液、胆汁及胰液。通过这项技术，还可以对有些疾病进行治疗，如肝外胆管及胆总管结石可行内镜下 Oddi 括约肌切开术取石；对不明原因梗阻性黄疸可经内镜行鼻胆管引流术等。ERCP 并发症包括胰腺炎、出血、穿孔和胆道感染等。

4. 术中及术后胆管造影 手术时可经胆囊管插管、胆总管穿刺或置管行胆道造影，了解有无胆道系统解剖变异、残留结石及胆管狭窄和通畅情况，帮助确定手术方式。对肝内、外胆管置放导管（包括 T 管）引流者，拔管前应常规经导管或 T 管行胆道造影。

5. 胆道镜检查 手术中胆道镜检查用于辅助诊断和（或）治疗，如观察胆管内有无狭窄、肿瘤、结石，经胆道镜取活组织检查，利用网篮取石等。术后可经 T 管瘘管或皮下空肠盲袢行胆道镜检查，施行碎石、取石、冲洗、球囊扩张及止血等治疗。

6. CT 对胆道系统疾病的确诊具有重要价值，多用于超声检查之后，为胆道系统疾病的一项重要影像学检查措施。能够显示胆道系统不同层面的图像，确定胆道梗阻的原因及部位，对肝内外胆管结石的诊断效果优于超声。增强 CT 能使胆管与胆道周围软组织对比更加明显，清晰地显示胆道系统的立体解剖结构，对于胆道系统肿瘤诊断、术前和术后评估及分期有重要作用。

7. MRI 和磁共振胆胰管成像 MRI 具有无创、无辐射、软组织分辨率高、任意断面成像和多数参数成像以及无需对比剂即可进行血管等组织成像等优势，可用于胆道肿瘤可切除性评估及复杂胆道系统疾病的鉴别诊断。磁共振胆胰管成像（magnetic resonance cholangio pancreatography，MRCP）能直观显示胆管分支形态，正常肝内、外胆管显示率高达 90%～100%，呈边缘光整的树枝状高信号，对胆管狭窄、胆管损伤、肝内外胆管结石、胆道系统变异以及胆道梗阻的定位均有重要价值。

8. 内镜超声（endoscopic ultrasonography，EUS） 可显示胆管及十二指肠肠壁的层次结构，对判断壶腹周围病变的性质和累及范围有重要价值。判断困难时，可在超声引导下行穿刺活检，明确病理诊断。

三、胆 石 症

胆石症包括发生在胆管和胆囊的结石，是常见病和多发病。随着人民物质生活水平的提高，我国胆囊结石的发病率逐渐增加，而原发性胆管结石的发病率逐渐下降。

（一）概述

胆石中包含的化学成分是有差异的，据此将其分为 3 类，A 为黑色素结石，B～D 为胆色素类结石，E～H 为胆固醇结石（图 15-4-2）。

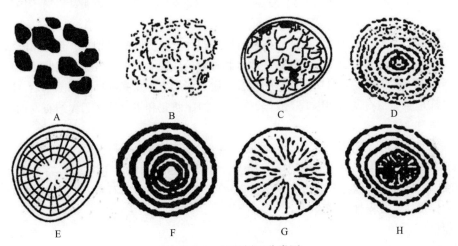

图 15-4-2　胆石剖面分类图

A. 黑色素结石；B～D. 胆色素类结石；E～H. 胆固醇结石

1. 胆固醇结石　主要由胆固醇结晶所构成。可划分为：混合性结石和纯胆固醇结石。经过相关检测发现结石内部的胆固醇含量＞70%，或者纯胆固醇结石中胆固醇含量＞90%，皆可划分为胆固醇结石，80%以上胆囊结石属于此类。而混合性结石主要由胆固醇、胆红素、钙盐等多种成分混合而成。肉眼下观察胆固醇结石多呈黄色、白黄色、暗黄色，形状、大小不规则，结石小者直径如砂粒、大者高达数厘米，呈多面体、圆形或椭圆形。质地较硬，表面抛光，剖面呈放射性条纹状。X线检查多不显影。

2. 胆色素类结石　胆色素类结石胆固醇含量应低于 40%，分为胆色素钙结石和黑色素结石。前者又称棕色石，主要含非结合性胆红素的钙盐和去结合的胆盐，以及饱和的长链脂肪酸、胆固醇、细菌、黏蛋白等成分，呈粒状、长条状甚至呈铸管形，结石形状大小不一，质地较软易碎，肉眼下见棕色或褐色，好发于肝内外各级胆管。黑色素结石主要为聚合的胆红素钙以及各种钙盐和黏液糖蛋白所构成，呈黑色，不含细菌、质较硬，好发于胆囊内。临床上多见于溶血性贫血、肝硬化、心脏瓣膜置换术后患者。

3. 其他结石　此外，还有碳酸钙、磷酸钙或柠檬酸钙为主要成分的少见结石。如果结石钙盐含量较多，X线检查常可显影。

胆石可发生在胆管系统的任何部位，胆囊内的结石为胆囊结石，左右肝管汇合部以下的肝总管和胆总管内的结石为肝外胆管结石，汇合部以上的为肝内胆管结石。

（二）胆囊结石

胆囊结石（cholecystolithiasis）是发生于胆囊的结石疾病，是世界范围的常见病、多发病。结石成分主要以胆固醇结石或以胆固醇为主的混合性结石和黑色素结石为主。该病多见于成年人，多发生于 40～50 岁人群，女性多于男性，发病率有着明显的上升趋势，肥胖人群或是有家族史的人发病风险高。

1. 病因 胆囊结石的致病因素繁多，是多种发病因素作用的结果。任何影响胆固醇与胆汁酸磷脂浓度比例和造成胆汁淤积的因素都能导致结石形成。

（1）胆囊病变：胆囊发生病变将会导致胆囊收缩功能发生异常，导致胆汁淤滞于内，加大成石的概率。

（2）饱和代谢因素：女性激素中的雌激素可促进胆汁中的胆固醇过饱和，与胆固醇结石形成有关，所以胆固醇结石在女性中多发。如某些地区和种族的居民、肥胖、妊娠、高脂肪饮食、长期肠外营养、糖尿病、高脂血症、胃切除或胃肠吻合术后、回肠末端疾病和回肠切除术后、肝硬化、溶血性贫血等都是胆囊结石发病的因素。我国北京、上海、西北和华北地区胆囊结石发病率较高，可能与饮食习惯有关。

2. 病理 胆囊结石可导致胆绞痛，急、慢性胆囊炎，甚至诱发胆囊癌。

3. 临床表现 胆囊结石根据临床表现可分为无症状胆囊结石和有症状胆囊结石。无症状胆囊结石患者即临床上无任何症状，多通过影像学检查发现。有症状胆囊结石患者，其典型症状可表现为胆绞痛，常伴发急性或慢性胆囊炎。

（1）症状

1）胆绞痛：是胆囊结石特征性的症状，系由结石嵌顿于胆囊颈部或胆囊管，造成胆囊排空受阻，胆囊内压力升高，诱发胆囊、胆道平滑肌及 Oddi 括约肌强力痉挛收缩而引起的绞痛，常在饱餐、进食油腻食物后或睡眠中体位改变时发作。其典型表现为右上腹或上腹部持续疼痛伴阵发性加剧，每次持续时间为 15～30 分钟，疼痛可放射至右肩胛部和背部，可伴恶心、呕吐等胆源性消化不良症状，严重者可以出现大汗淋漓、坐立不安、弯腰打滚。同时胆绞痛具有复发性，当患者出现第一次胆绞痛后，100%的患者会在 5 年内再次发作。20%的患者可能会继续发展造成更严重危害。

2）上腹部隐痛：是胆囊结石患者的主要表现之一，多数患者常在进食过多油腻食物、工作紧张或休息不好时出现上腹部或右上腹隐隐作痛，可伴腹胀、嗳气、呃逆等症状。临床中常因其症状与脾胃病反应相似而被误诊为"胃病"。

（2）体征：右上腹部有程度不同的压痛，严重患者可有反跳痛和腹肌紧张，Murphy 征阳性，有时可扪到肿大的胆囊。

4. 辅助检查 临床中许多患者并无典型的临床症状，需借助影像学检查确诊。由于腹部超声可显示胆囊外形改变，胆囊壁的厚薄及囊腔内外异常声像，其诊断准确率接近 100%，推荐作为首选检查方法。当超声显示胆囊内出现形态稳定的强回声团和强回声带，边界清楚光亮，并能在多个断面中得到证实，且强回声团可随体位的改变依重力方向在胆囊内移动，同时强回声团后方有声影时，即可确诊为胆囊结石。

5. 诊断 目前对于胆囊结石的诊断，主要通过患者的临床症状、体格检查、实验室检查以及相应的影像学资料进行确诊。

Mirizzi 综合征是特殊类型的胆囊结石，其形成的解剖因素是胆囊管与肝总管伴行过长或者胆囊管与肝总管汇合位置过低，较大的结石持续嵌顿于胆囊颈部及胆囊管，引起肝总管或胆总管不同程度的梗阻;反复的炎症发作导致胆囊肝总管瘘,胆囊管消失,结石部分或全部堵塞肝总管(图15-4-3)。临床特点是反复发作的胆囊炎及胆管炎，明显的梗阻性黄疸。胆道影像检查可见胆囊增大、肝总管扩张、胆总管正常。

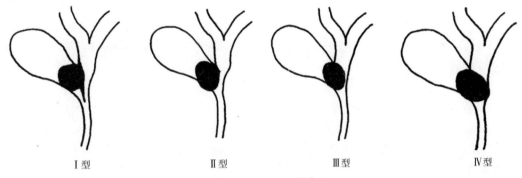

Ⅰ型　　　　　Ⅱ型　　　　　Ⅲ型　　　　　Ⅳ型

图 15-4-3　Mirizzi 综合征

6. 治疗　对于有症状和（或）并发症的胆囊结石，首选胆囊切除术治疗。下列情况应考虑手术治疗：①结石数量多及结石直径>2~3cm；②胆囊壁钙化或瓷性胆囊（porcelain gallbladder）；③伴有胆囊息肉>1cm；④胆囊壁增厚（>3mm）即伴有慢性胆囊炎；⑤胆源性胰腺炎反复发作者。

腹腔镜胆囊切除（laparoscopic cholecystectomy, LC）已是常规手术，具有损伤小、恢复快、疼痛轻、腹部瘢痕不易发现等优点。

（三）肝外胆管结石

肝外胆管结石是指存在于肝总管或胆总管内的结石，约占胆石症的 10%~20%。其可分为原发性结石和继发性结石。

1. 病因

（1）原发性结石：是指结石最初形成的部位就位于胆总管内，多为棕色胆色素类结石。其形成与胆道感染、胆道梗阻、胆管节段性扩张，以及胆道异物如蛔虫残体、虫卵、华支睾吸虫、缝线线结等因素相关。

（2）继发性结石：多数是由胆囊内结石通过胆囊管掉入胆管，并停留于胆管内；少数来源于肝内胆管结石，继发性结石多为胆固醇结石或黑色素结石。

2. 病理　结石停留于胆管内主要导致：

（1）急性和慢性胆管炎：结石梗阻在胆管内，胆汁引流不畅造成胆汁淤积，容易引起感染，感染过程中，胆管上皮细胞受炎症刺激充血水肿又进一步加重胆管梗阻；反复的胆管炎症使管壁纤维化并增厚、狭窄，近端胆管扩张。

（2）全身感染：胆管梗阻后，胆道内压增加，胆管内压力过高会造成肝内的毛细胆管破溃和血液屏障的破坏，胆汁中的细菌和毒素可经毛细胆管逆行进入血液循环，刺激机体免疫系统导致全身炎症反应综合征，形成毒血症甚至脓毒血症、感染性休克及多器官功能衰竭等。

（3）肝损害：当结石并发急性胆道感染时，可引发化脓性胆管炎，导致肝脏实质充血、水肿，肝细胞变性、坏死，形成胆源性肝脓肿；结石长期梗阻或反复胆管炎发作致使胆管发生狭窄、胆管扩张、阻塞部位以上的肝脏纤维化和萎缩，最终引起胆汁性肝硬化。

（4）胆源性胰腺炎：结石嵌顿于壶腹部时，由于胆总管与胰管共同的通路被阻塞，胰液排出受阻甚至逆流，出现急性或慢性胰腺炎。

（5）胆管癌：长时间的结石刺激和反复胆管炎，刺激胆管上皮增生、再生、化生，并逐步发展而致胆管壁发生癌变，胆管癌的发生率约为 5%～12%。

3. 临床表现 肝外胆管结石临床表现可分为三大类型：①静止型：一般无症状或仅有上腹部不适，常在体检时被发现；②梗阻型：表现为黄疸、肝区和上腹部持续疼痛不适、消化功能减退等胆道梗阻症状；③胆管炎型：表现为反复发作的急性化脓性胆管炎，典型的症状为 Charcot 三联征：腹痛、寒战高热和黄疸。如伴有休克、中枢神经系统受抑制的表现，即为 Reynolds 五联症时，诊断为急性重症胆管炎。

（1）症状

1）腹痛：发生在剑突下或右上腹，多为绞痛，呈阵发性发作，或为持续性疼痛阵发性加剧，可向右肩或背部放射，常伴恶心、呕吐等消化道症状。这是结石下移嵌顿于胆总管下端或壶腹部、胆总管平滑肌或 Oddi 括约肌痉挛所致。若由于胆管扩张或平滑肌松弛而导致结石上浮，嵌顿解除，腹痛等症状缓解。

2）寒战、高热：胆管梗阻继发感染导致胆管炎，胆管壁充血水肿进一步加重梗阻，致胆管内压升高，细菌及毒素逆行经毛细胆管入肝窦至肝静脉，再进入体循环引起全身感染。约 2/3 的患者可在病程中出现寒战高热，一般表现为弛张热，体温可高达 39～40℃。

3）黄疸：胆管梗阻后可出现黄疸，其轻重程度、发生和持续时间取决于胆管梗阻的程度、部位和有无并发感染。胆管部分梗阻者，黄疸程度较轻；胆管完全梗阻者，黄疸较深；结石嵌顿在 Oddi 括约肌部位常导致胆管完全梗阻，黄疸呈进行性加深。合并胆管炎时，胆管黏膜与结石的间隙由于水肿而缩小甚至消失，黄疸逐渐明显，随着炎症的发作及控制，黄疸呈间歇性和波动性。出现黄疸时常伴有尿色加深，粪色变浅，完全梗阻时大便呈陶土样，患者可出现皮肤瘙痒。

（2）体征：平日无发作时无阳性体征，或仅有剑突下和右上腹深压痛。如合并胆管炎时，可有不同程度的腹膜炎征象，主要在右上腹。如有广泛渗出或穿孔，也可出现弥漫性腹膜炎体征。胆囊或可触及，有触痛。

4. 辅助检查

（1）实验室检查：对有症状的胆道结石的诊断具有重要意义。主要表现为血清总胆红素及结合胆红素升高，大多数其直接胆红素/总胆红素＞1/2，肝功能异常主要表现为肝脏酶学的改变，如谷丙转氨酶（ALT）、碱性磷酸酶（ALP）、γ-谷酰胺转酞酶（γ-GT）的升高。尿中胆红素升高，尿胆原降低或消失，粪便中尿胆原减少。当合并胆管炎时，外周血白细胞及中性粒细胞数升高。此外，当胆总管结石发生梗阻时，凝血酶原国际标准化率可增高。

（2）影像学检查

1）B超：为结石病的首选检查方法。其可提供结石影像，并能明确其大小、部位，肝内外胆管有无扩张。但其在诊断远端胆总管结石时容易受体表脂肪和肠道内气体的影响。

2）内镜超声（EUS）：不受胃肠气体及胆石密度影响，对胆管结石有较高的敏感度，并且具有无创性的优点，可作为腹部超声及 CT 诊断不清时的补充检查手段。

3）PTC及ERCP：为有创性检查，可清楚地显示胆管系统的全貌，全面了解病变的部位，但其可导致胆管炎、急性胰腺炎和出血、胆漏等并发症。且 ERCP 有时需作 Oddi 括约肌切开取石，会损伤括约肌功能，导致反流性胆管炎。

4）CT扫描：不受厚层脂肪组织、肠腔气体影响，能准确发现胆管扩张和结石的部位，但由于 CT 图像中胆道为负影，对软组织密度结石和等密度结石及泥沙样结石诊断困难，可造成误诊及漏诊。

5）MRCP：作为无创检查的一种方法，可清楚地显示并掌握"胆管树"，能够清晰地表现出肝内外胆管狭窄梗阻和扩张的程度，全面了解结石分布情况，但其对于无肝内胆管扩张的肝内胆管小结石敏感性不及 CT，故需结合 CT 图像同时进行诊断。

5. 诊断要点 肝外胆管结石诊断多依据临床表现及影像学检查。有典型的 Charcot 三联征者，一般不难诊断。但仅有三联征中 1～2 项表现，则需借助实验室检查及影像学检查以明确诊断。

6. 鉴别诊断

（1）右肾绞痛：始发于右腰或胁腹部，可向右股内侧或外生殖器放射，伴肉眼或镜下血尿，无发热，腹软，无腹膜刺激征，右肾区叩击痛或脐旁输尿管行程压痛。腹部平片或 B 超可显示肾、输尿管区结石。

（2）肠绞痛：以脐周为主。如为机械性肠梗阻，则伴恶心、呕吐，腹胀，无肛门排气排便。腹部可见肠型，肠鸣音亢进，或可闻气过水声；可有不同程度和范围的腹部压痛和（或）腹膜刺激征。腹部平片显示有肠胀气和气液平面。

（3）壶腹癌或胰头癌：出现黄疸者需进行鉴别诊断。壶腹癌或胰头癌起病缓，黄疸呈进行性加深，伴皮肤瘙痒，大便呈陶土色，可无腹痛或腹痛较轻、或仅有上腹不适。同时因结石堵塞或压迫胆胰管开口处，胆汁、胰液不能排入肠道帮助消化食物，出现食欲减退和腹胀、腹泻等消化不良症状，一般不伴寒战高热。查体时，腹软，无腹膜刺激征，可触及肝脏及胆囊肿大；晚期时出现腹水或恶病质表现。ERCP 或 MRCP 和 CT 检查有助于诊断。EUS 检查对鉴别诊断有较大帮助。

7. 治疗

（1）非手术治疗：也可作为术前准备。治疗措施包括：①抗感染，应用抗生素应根据敏感细菌选择用药，经验治疗可选用在胆汁中浓度较高的，主要针对革兰氏阴性细菌的抗生素；②解痉；③利胆，包括一些中药或中成药；④纠正水、电解质及酸碱平衡紊乱；⑤营养支持，加强营养支持和补充维生素，禁食患者应使用肠外营养；⑥护肝及纠正凝血功能异常。争取在胆道感染控制后才行择期手术治疗。

（2）手术治疗：①胆总管切开取石 T 形管引流术，可采用腹腔镜或开腹手术。②胆肠吻合术：亦称胆汁内引流术。常用的吻合方式为胆总管与空肠 Roux-en-Y 吻合术（图 15-4-4）。③Oddi 括约肌切开成形术及微创外科治疗。

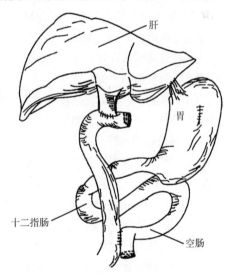

图 15-4-4　胆管空肠 Roux-en-Y 吻合

（四）肝内胆管结石

肝内胆管结石又称肝胆管结石（hepatolithiasis），是指发生于左、右肝管汇合部以上各个分支胆管内的结石，是我国常见而难治的胆道疾病。

1. 病因 其病因复杂，主要与胆道感染、胆道寄生虫（蛔虫、华支睾吸虫）、胆汁淤滞、胆管解剖变异、营养不良等有关。结石绝大多数为含有细菌的棕色胆色素结石，常呈肝段、肝叶分布，但也有多肝段、肝叶结石，多见于肝左外叶及右后叶，与此两肝叶的肝管与肝总管汇合的解剖关系致胆汁引流不畅有关。肝内胆管结石易进入胆总管，成为继发的肝外胆管结石。

2. 病理 其病理改变有：

（1）肝胆管梗阻：可由结石的阻塞或反复胆管感染引起的炎症性狭窄造成，阻塞近端的胆管扩张、充满结石，长时间的梗阻导致梗阻以上的肝段或肝叶纤维化或萎缩，如大面积的胆管梗阻最终引起胆汁性肝硬化及门脉高压症。

（2）肝内胆管炎：结石导致胆汁引流不畅，容易引起胆管内感染，反复感染加重胆管的炎症狭窄；急性感染可发生化脓性胆管炎、肝脓肿、全身脓毒症、胆道出血。

（3）肝内胆管癌：肝胆管长期受结石、炎症及胆汁中致癌物质的刺激，可发生癌变。

3. 临床表现

（1）症状

1）腹痛：此病具有明显发作期和间歇期或隐匿期。在间歇期或隐匿期患者可无任何临床症状仅有上腹和胸背部胀痛不适。许多患者因体检或其他疾病做超声等影像检查时偶然发现。

2）发热：当感染加重或结石脱落阻塞肝外胆管诱发胆管炎时可出现相应的胆管炎表现，典型者可出现寒战、高热、腹痛 Charcot 三联症。

3）黄疸：合并肝外胆管结石、双侧肝胆管结石的患者可呈持续性黄疸，但局限型的肝内胆管结石患者，如局限于某肝段、肝叶的可无黄疸或黄疸较轻。

4）全身症状：胆道感染严重时甚至会出现急性梗阻性化脓性胆管炎、全身脓毒血症、感染性休克、乃至多脏器功能衰竭；反复胆管炎可导致胆源性肝脓肿，甚至脓肿穿破膈肌和胸膜、部分组织而形成胆管支气管瘘，咳出胆砂或胆汁样痰。

5）肝硬化：结石长期阻塞致肝叶萎缩纤维化甚至肝硬化，则表现为黄疸、腹水、门静脉高压和上消化道出血、肝衰竭。

如果腹痛持续存在，进行性体重减轻，感染难以控制，腹部出现肿物或腹壁瘘管流出黏液样液，应考虑肝胆管癌的可能。

（2）体征：肝内胆管结石患者在间歇期通常没有特殊的体征，发作期时部分患者可出现肝区的压痛和叩击痛，少数病例可触及肿大或不对称的肝。如有其他并发症，则出现相应的体征。

4. 辅助检查

（1）实验室检查：急性胆管炎时外周血白细胞数升高、分类中性粒细胞数增高并左移，肝功能酶学检查可提示血清转氨酶急剧升高，血清胆红素、碱性磷酸酶、谷氨酰转肽酶升高。当糖链抗原（CA19-9）或 CEA 明显升高时应高度怀疑恶性病变。

（2）影像学检查：超声检查可显示肝内胆管结石及部位，根据肝胆管扩张范围可判断狭窄的部位，但需与肝内钙化灶鉴别，后者常无相应的胆管扩张。PTC、ERCP、MRCP 均能直接观察胆管树，可观察到胆管内结石影、胆管狭窄及近端胆管扩张，或胆管树显示不全、某部分胆管不显影、左右胆管影呈不对称等。CT 或 MRI 对肝硬化或癌变者有重要诊断价值。

5. 诊断要点　肝内胆管结石的诊断主要依赖影像学检查，包括超声、CT、PTC、磁共振（MRI）及磁共振胆胰管造影（MRCP）、经内镜逆行胰胆管造影术（ERCP）等。

6. 治疗　无症状的胆管结石可不治疗，仅定期观察、随访即可。临床症状反复出现者应手术治疗，原则为尽可能取净结石、解除胆道狭窄及梗阻、去除结石部位和感染病灶、恢复和建立通畅的胆汁引流、防止结石的复发。手术方法包括：①胆管切开取石；②胆肠吻合术；③部分肝切除术。

四、胆 道 感 染

胆道感染主要是胆囊炎和不同部位的胆管炎，分为急性、亚急性和慢性炎症。胆道感染主要因胆道梗阻、胆汁淤滞造成，胆道结石是导致梗阻的最主要原因，而反复感染可促进结石形成并进一步加重胆道梗阻。

（一）急性结石性胆囊炎

急性结石性胆囊炎（acute calculous cholecystitis）初期的炎症可能是结石直接损伤受压部位的胆囊黏膜引起，细菌感染是在胆汁淤滞的情况下出现的。

1. 病因

（1）胆囊管梗阻：胆囊结石移动至胆囊管附近时，可堵塞胆囊管或嵌顿于胆囊颈，嵌顿的结石直接损伤黏膜，以致胆汁排出受阻，胆汁滞留、浓缩。高浓度的胆汁酸盐具有细胞毒性，引起细胞损害，加重黏膜的炎症，引起水肿甚至坏死。

（2）细菌感染：致病菌多从胆道逆行进入胆囊、或经血液循环或经淋巴途径进入胆囊，在胆汁流出不畅时造成感染。致病菌主要是革兰氏阴性杆菌，以大肠埃希菌最常见，其他有克雷伯菌、粪肠球菌、铜绿假单胞菌等。常合并厌氧菌感染。

2. 病理　急性结石性胆囊炎病理进程可根据炎症的轻重程度作出区分。

1）病变的起始阶段，胆囊管梗阻，黏膜充血、水肿，胆囊内渗出液增加，胆囊肿大，此时为急性单纯性胆囊炎。此阶段采取措施解除梗阻，炎症消退，大部分组织可恢复原来结构，不遗留瘢痕。

2）如果病因没有解除，炎症继续发展，病变波及胆囊壁全层，白细胞浸润，浆膜也有纤维素或脓性渗出，成为化脓性胆囊炎。这一阶段治愈后也会产生纤维组织增生、瘢痕化，容易再发生胆囊炎症。胆囊炎反复发作则迁延为慢性炎症，胆囊可完全瘢痕化而萎缩。

3）如果胆囊管梗阻未解除，胆囊内压继续升高，导致胆囊壁血管受压后血液循环障碍，引起胆囊壁组织缺血坏疽，则为坏疽性胆囊炎。胆囊壁坏死穿孔，会导致胆汁性腹膜炎，穿孔部位多发生在胆囊底部和颈部；如胆囊整体坏疽，则胆囊功能消失。急性胆囊炎的炎症可累及邻近器官，甚至穿破至十二指肠、结肠等形成胆囊胃肠道内瘘，可因内瘘减压反而使急性炎症迅速消退。

3. 临床表现

（1）症状

1）腹痛：急性发作，主要是上腹部疼痛。夜间发作常见，饱餐、进食肥腻食物常诱发发作。开始时仅有上腹胀痛不适，逐渐发展至呈阵发性绞痛；疼痛放射到右肩、肩胛和背部。伴恶心、呕吐、厌食、便秘等消化道症状。如病情发展，疼痛可为持续性、阵发性加剧。

2）发热：患者常有轻至中度发热，通常无寒战，可有畏寒，如出现寒战高热，表明病情严重，如胆囊坏疽、穿孔，或胆囊积脓，或合并急性胆管炎。

3）黄疸：10%～20%的患者可出现轻度黄疸，可能是胆色素通过受损的胆囊黏膜进入血液循环，或邻近炎症引起 Oddi 括约肌痉挛所致。约 10%～15%的患者因合并胆总管结石导致黄疸。

（2）体征：右上腹胆囊区域可有压痛，压痛程度个体间有差异，炎症波及浆膜时可有腹肌紧张及反跳痛，Murphy 征阳性。有些患者可触及肿大胆囊并有触痛。如胆囊被大网膜包裹，则形成边界不清、压痛固定的肿块；如发生坏疽、穿孔则出现弥漫性腹膜炎表现。

4. 辅助检查

（1）实验室检查：患者可出现白细胞升高，老年人可不升高。血白细胞及中性粒细胞比例明显增高提示胆囊化脓甚至坏疽。血清丙氨酸转移酶、碱性磷酸酶常升高，约 1/2 的患者血清胆红素升高，1/3 的患者血清淀粉酶升高。

（2）超声检查：可显示胆囊增大、胆囊壁增厚（>4mm）、胆囊周围有渗出液，明显水肿时见"双边征"。并可探及胆囊内结石影像，胆囊结石显示强回声，其后有声影。同时可以探查肝内外胆管有无扩张，初步判断胆道有无梗阻，以及梗阻部位及原因。对急性胆囊炎的诊断准确率为85%～95%。必要时可做 CT、MRI 检查。

5. 诊断要点 超声是急性结石性胆囊炎的首选影像学诊断方法。根据患者的起病诱因、症状及体征结合实验室和影像学检查，诊断一般无困难。

6. 鉴别诊断 需要作出鉴别的疾病包括：消化性溃疡穿孔、急性胰腺炎、高位阑尾炎、肝脓肿、胆囊癌、结肠肝曲癌或小肠憩室穿孔以及右侧肺炎、胸膜炎和肝炎等疾病。

7. 治疗 急性结石性胆囊炎最终需手术治疗，原则上应争取择期手术。对于胆囊结石引发急性胆囊炎患者应先积极非手术治疗，待日后再行腹腔镜下胆囊切除术。对于老年患者因急性期手术风险大者可先行经皮经肝胆囊穿刺外引流术，以期降低手术风险，避免胆道损伤的发生，择期再行胆囊切除术。

（1）非手术治疗：包括急性单纯性胆囊炎病情有缓解趋势者，也可作为术前的准备。方法包括禁食、输液、营养支持、补充维生素、纠正水电解质及酸碱代谢失衡、抗感染。抗感染可选用对革兰氏阴性细菌及厌氧菌有效的抗生素，同时应用解痉止痛、消炎利胆药物。

对老年患者，应监测血糖及心、肺、肾等器官功能，治疗并存疾病。治疗期间应密切观察病情变化，随时调整治疗方案，如病情加重，应及时决定手术治疗。大多数患者经非手术治疗能够控制病情发展，待日后行择期手术。

（2）手术治疗：急性期手术力求安全、简单、有效，对年老体弱、合并多个重要脏器疾病者，选择手术方法应慎重。

1）急诊手术的适应证：①发病在48～72小时内者；②经非手术治疗无效或病情恶化者；③有胆囊穿孔、弥漫性腹膜炎、并发急性化脓性胆管炎、急性坏死性胰腺炎等并发症者。

2）手术方法：①胆囊切除术：首选腹腔镜胆囊切除，也可应用传统的或小切口的胆囊切除；②部分胆囊切除术：如估计分离胆囊床困难或可能出血者，可保留胆囊床部分胆囊壁，用物理或化学方法破坏该处的黏膜，胆囊其余部分予以切除；③胆囊造口术：对高危患者或局部粘连解剖不清者，可先行造口术减压引流，3个月后再行胆囊切除术；④超声引导下经皮经肝胆囊穿刺引流术（pereutaneous transatlantic gallbladder drainage，PTGD）：可减低胆囊内压，急性期过后再择期手术，适用于病情危重又不宜手术的化脓性胆囊炎患者。

（二）急性非结石性胆囊炎

急性非结石性胆囊炎（acute acalculous cholecystitis）发生率约占急性胆囊炎的5%。

1. 病因 病因仍不清楚，通常在严重创伤、烧伤、腹部非胆道手术后如腹主动脉瘤手术、脓毒症等危重患者中发生，约70%的患者伴有动脉粥样硬化；也有学者认为其是长期肠外营养、艾滋病的并发症。

2. 病理 本病病理变化与急性结石性胆囊炎相似，但病情发展更迅速。致病因素主要是胆汁淤滞和缺血，导致细菌的繁殖且血供减少，更容易出现胆囊坏疽、穿孔。

3. 临床表现 本病多见于男性、老年患者，临床表现与急性胆囊炎相似。腹痛症状常因患者伴有其他严重疾病而被掩盖，易误诊和延误治疗。对危重的、严重创伤及长期应用肠外营养的患者，出现右上腹疼痛并伴有发热时应警惕本病的发生。若右上腹压痛及腹膜刺激征阳性，或触及肿大胆囊、Murphy 征阳性时，应及时作进一步检查。

4. 诊断要点 发病早期超声检查不易诊断，CT 检查有帮助，而肝胆系统核素扫描后约97%的患者可获得诊断。

5. 治疗　因本病易坏疽穿孔，一经诊断，应及早手术治疗。可选用胆囊切除、胆囊造口术或 PTGD 治疗。未能确诊或病情较轻者，应在严密观察下行积极的非手术治疗，一旦病情恶化，及时实施手术。

（三）急性梗阻性化脓性胆管炎

急性梗阻性化脓性胆管炎（acute obstructive suppurative cholangitis，AOSC）是急性胆管炎的严重阶段，也称急性重症胆管炎（acute cholangitis of severe type，ACST）。本病的发病基础是胆道梗阻及细菌感染。急性胆管炎时，如胆道梗阻未解除，胆管内细菌引起的感染没有得到控制，逐渐发展至 AOSC，并威胁患者生命。

1. 病因　在我国，AOSC 最常见的病因是肝内外胆管结石，其次为胆道寄生虫和胆管狭窄。在欧美等发达国家常见的原因是恶性肿瘤、胆道良性病变引起的狭窄。近年随着手术及介入治疗的增加，由胆肠吻合口狭窄、PTC、ERCP 置放内支架等引起者逐渐增多。

2. 病理　在梗阻的情况下经胆汁进入肝内的细菌大部分被单核-吞噬细胞系统吞噬，约 10% 的细菌可逆行入血，形成菌血症，大量的细菌毒素引起全身炎症反应、血流动力学改变和 MODS。

3. 临床表现

（1）症状：本病多见于青壮年，男女发病比例大致相当。本病起病急，病情发展迅速，可分为肝外梗阻和肝内梗阻两种，多数患者有反复胆道感染病史和（或）胆道手术史。临床上主要表现为上腹部剧烈疼痛、寒战高热和黄疸，称为 Charcot 三联征，是胆管炎的基本表现和早期症状。当胆管梗阻和感染进一步加重时，出现休克和神志改变，与上述症状统称为 AOSC 的 Reynolds 五联征。

1）肝外胆管梗阻合并感染临床主要表现为上腹部剧烈疼痛、寒战高热和明显黄疸。

2）肝内胆管左右肝管汇合以上梗阻合并感染者，腹痛轻微，一般无黄疸，以寒战高热为主要表现。常伴有恶心、呕吐等消化道症状。神经系统症状主要表现为神情淡漠、嗜睡、神志不清，甚至昏迷；合并休克可表现为烦躁不安、谵妄等。

（2）体征：体温常呈弛张热或持续升高达 39～40℃以上，脉搏迅疾而弱，血压降低。口唇发绀，甲床青紫，全身皮肤可能有出血点和皮下瘀斑。剑突下或右上腹有压痛，可有腹膜刺激征。肝脏肿大并有压痛和叩击痛。胆总管梗阻者胆囊肿大。

4. 辅助检查

（1）实验室检查

1）白细胞计数明显升高，可超过 20×10^9/L。中性粒细胞比例升高伴核左移。但在重症病例或继发胆源性败血症时，白细胞计数可低于正常或仅有核左移和胞浆内中毒颗粒。

2）胆红素测定：血清总胆红素、结合胆红素的测定和尿胆原、尿胆红素试验，均表现为梗阻性黄疸的特征。

3）血清酶学测定：血清碱性磷酸酶显著升高，血清转氨酶轻度升高。如胆管梗阻时间较长，肝功能有不同程度的损害，凝血酶原时间可延长。

4）动脉血气分析：可有 PaO_2 下降、氧饱和度降低。常见有代谢性酸中毒及缺水、低钠血症等电解质紊乱。

（2）影像学检查

1）超声检查：已成为本病首选的检查方法，可在床边进行，能及时了解结石梗阻部位、肝内外胆管扩张情况及病变性质。检查胆囊结石、胆总管结石及肝内胆管结石的诊断符合率分别为 95%～98%、70%～80%、80%～90%，对诊断很有帮助。

2）腹部 CT 检查：当高度怀疑肝内外胆管梗阻而超声检查未能确立诊断时，可行 CT 检查。扫描图像不仅可以看到肝胆管扩张、结石、肿瘤、肝脏增大或萎缩等征象，有时还可发现肝脓肿。CT 对于明确梗阻部位、梗阻的原因明显优于超声检查，其准确率可达 90%以上。

对需要同时行 PTCD 或经内镜鼻胆管引流术（endoscopic nasobiliary drainage，ENBD）减压者可行 PTC 或 ERCP 检查。

5. 诊断要点 典型的临床表现结合实验室和影像学检查，诊断一般无困难。

6. 治疗 本病治疗原则是立即解除胆道梗阻并通畅引流胆汁，尽快纠正休克、酸碱失衡及水电解质紊乱，当胆管内压降低后，患者情况常能暂时改善，有利于争取时间继续进一步治疗。

（1）非手术治疗：既是治疗手段，又可作为术前准备。主要包括：

1）抗休克治疗：维持有效的输液通道，尽快恢复血容量。必要时可选用多巴胺等升压药物治疗。

2）抗感染：联合应用足量抗生素，根据细菌培养及抗生素敏感度测定结果调整抗生素应用。

3）纠正酸碱失衡：本病酸碱失衡以代谢性酸中毒最为常见。纠正代谢性酸中毒可以改善微循环，防止弥散性血管内凝血的发生和发展。常用 5%碳酸氢钠 250～500ml 静脉滴注。

4）对症治疗：如降温、使用维生素和支持治疗。

5）如经短时间治疗后患者仍不好转应考虑应用血管活性药物以提高血压：肾上腺皮质激素可以保护细胞膜和对抗细菌毒素，应用抑制炎症反应。

6）经以上治疗病情仍未改善，应在抗休克的同时紧急行胆道引流治疗。

（2）手术治疗：紧急胆管减压引流，只有使胆道压力降低，才有可能中止胆汁或细菌向血液的反流，阻止病情的恶化。胆道减压主要为抢救患者生命，方法力求简单有效，包括：

1）内镜鼻胆管引流（ENBD）：此法快捷简便，为首选治疗方法。手术创伤小，能有效地减低胆道内压，并能根据需要放置 2 周或更长时间。但对高位胆管梗阻引起的胆管炎引流效果不佳。另外，鼻导管管径较细，易被黏膜脓性胆汁和胆泥所堵塞。因此，泥沙样胆结石引起者，不宜采用 ENBD。

2）胆总管切开减压、T 管引流：紧急减压后，病情有可能立即趋于稳定，但对较高位置的肝内胆管梗阻，胆总管切开往往不能有效减压。如手术中发现有较大的脓肿，可一并处理；如为多发小脓肿，则只能行胆管引流。胆囊造口术常难以达到有效的引流，一般不宜采用。

3）经皮经肝穿刺胆管引流（PTCD）：操作简单，能及时减压，对较高位胆管或非结石性阻塞效果较好。为老年、危重不耐手术患者首选。但引流管容易脱落和被结石堵塞，其禁忌证为凝血机制严重障碍、腹腔积液、有出血倾向或肝肾功能接近衰竭者。

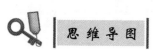

思 维 导 图

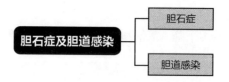

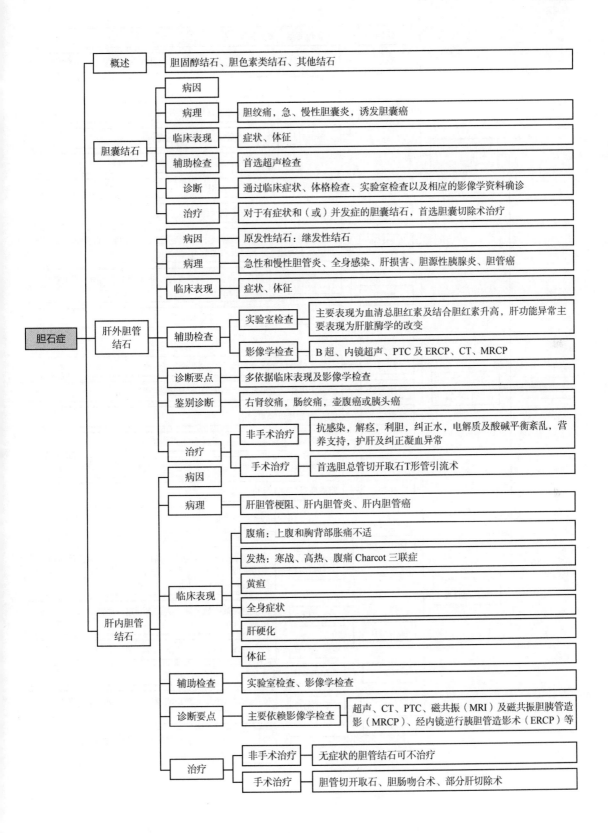

概述 —— 胆固醇结石、胆色素类结石、其他结石

胆囊结石
- 病因
- 病理 —— 胆绞痛，急、慢性胆囊炎，诱发胆囊癌
- 临床表现 —— 症状、体征
- 辅助检查 —— 首选超声检查
- 诊断 —— 通过临床症状、体格检查、实验室检查以及相应的影像学资料确诊
- 治疗 —— 对于有症状和（或）并发症的胆囊结石，首选胆囊切除术治疗

胆石症

肝外胆管结石
- 病因 —— 原发性结石：继发性结石
- 病理 —— 急性和慢性胆管炎、全身感染、肝损害、胆源性胰腺炎、胆管癌
- 临床表现 —— 症状、体征
- 辅助检查
  - 实验室检查 —— 主要表现为血清总胆红素及结合胆红素升高，肝功能异常主要表现为肝脏酶学的改变
  - 影像学检查 —— B超、内镜超声、PTC及ERCP、CT、MRCP
- 诊断要点 —— 多依据临床表现及影像学检查
- 鉴别诊断 —— 右肾绞痛，肠绞痛，壶腹癌或胰头癌
- 治疗
  - 非手术治疗 —— 抗感染，解痉，利胆，纠正水、电解质及酸碱平衡紊乱，营养支持，护肝及纠正凝血异常
  - 手术治疗 —— 首选胆总管切开取石T形管引流术

肝内胆管结石
- 病因
- 病理 —— 肝胆管梗阻、肝内胆管炎、肝内胆管癌
- 临床表现
  - 腹痛：上腹和胸背部胀痛不适
  - 发热：寒战、高热、腹痛 Charcot 三联症
  - 黄疸
  - 全身症状
  - 肝硬化
  - 体征
- 辅助检查 —— 实验室检查、影像学检查
- 诊断要点 —— 主要依赖影像学检查 —— 超声、CT、PTC、磁共振（MRI）及磁共振胆胰管造影（MRCP）、经内镜逆行胰胆管造影术（ERCP）等
- 治疗
  - 非手术治疗 —— 无症状的胆管结石可不治疗
  - 手术治疗 —— 胆管切开取石、胆肠吻合术、部分肝切除术

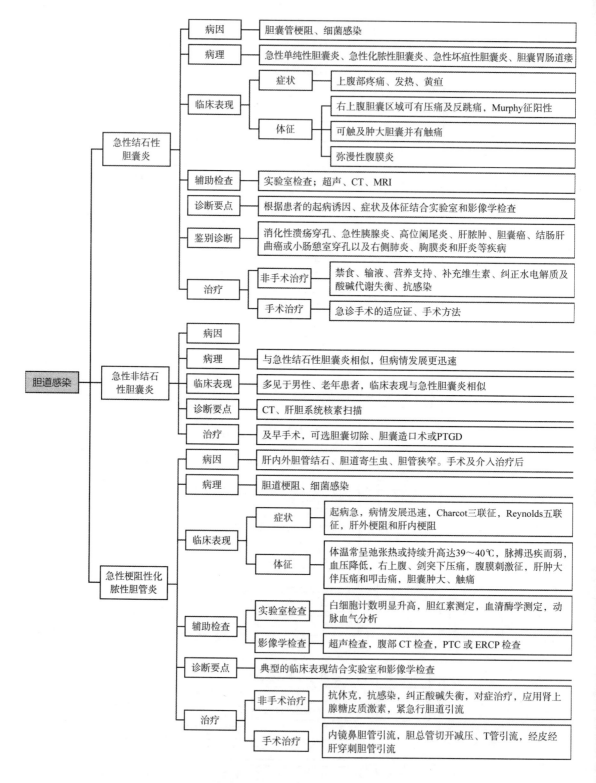

第五节 急性胰腺炎

急性胰腺炎（acute pancreatitis，AP）是指多种病因引起胰酶激活，继以胰腺局部炎症反应为主要特征，伴或不伴有其他器官功能改变的疾病，是外科常见的急腹症之一。重症急性胰腺炎病情十分凶险，病死率高。

一、解剖生理

（一）胰腺大体解剖

胰腺（pancreas）是横置于腹膜后的蚕型腺体，质软，无纤维包膜，分为胰头、胰颈、胰体、胰尾4个部分。右侧的胰头较为膨大，被十二指肠曲包绕，其上后部有胆总管穿过，下部经肠系膜上静脉后方向左突出至肠系膜上动脉右侧，称钩突（uncinate process）。中间为胰体，横过第1、2腰椎的前方，其后紧贴腰椎椎体，占胰腺的大部分，上腹部受外力冲击时其易被挤压而致伤。胰头和胰体之间的狭窄部为胰颈，其后有肠系膜上动、静脉。胰体向左侧延伸为胰尾，有腹膜包绕，其末端毗邻脾门。

主胰管（Wirsung 管）直径约 2～3mm，横贯胰腺全长。由胰尾附近的小叶导管汇合而成，在胰体右行，与胆总管一起斜行穿过十二指肠降部肠壁，汇合形成膨大的肝胰壶腹（Vater 壶腹），末端通常开口于十二指肠乳头；部分人虽有共同开口，但两者之间有分隔；少数人两者分别开口于十二指肠（图 15-5-1）。部分人在胰头部主胰管上方有副胰管（Santorini 管），通常与主胰管相连，引流胰头前上部的胰液，开口于十二指肠小乳头。

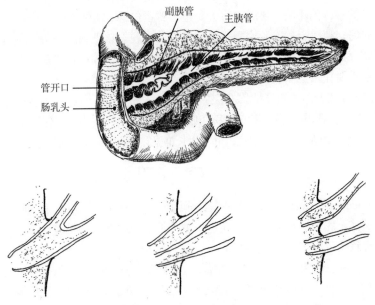

副胰管　主胰管

管开口

肠乳头

图 15-5-1　胰管的解剖关系

（二）胰腺的血管、淋巴和神经

胰腺的血供来源比较广泛，主要由腹腔动脉干和肠系膜上动脉供血。胰头血供的主要来源为胃十二指肠动脉和肠系膜上动脉构成的胰十二指肠前、后动脉弓。胰体尾部主要由脾动脉的分支：胰背动脉、胰大动脉和胰横动脉构成的胰腺内动脉网（图 15-5-2）供血。胰腺的静脉多与同名动脉伴行，回流入脾静脉、肠系膜上静脉和门静脉。

胰腺的淋巴管发自胰腺腺泡周围，在小叶间汇成稍大的淋巴管，沿伴行血管注入胰十二指肠前方、后方，胰腺上缘淋巴结与脾门淋巴结。胰腺的多个淋巴结群与幽门上下、肝门、横结肠系膜及腹主动脉等处淋巴结相连通。胰腺受交感神经和副交感神经的双重支配，胰腺的疼痛感觉主要由交感神经支配，副交感神经传出纤维对胰岛、腺泡和导管起调节作用。

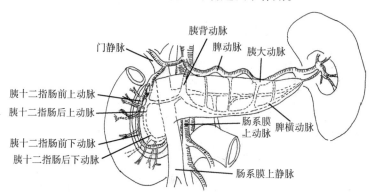

图 15-5-2 胰腺的血液供应

（三）胰腺的生理功能

胰腺具有外分泌和内分泌两种功能。外分泌腺由腺泡和腺管组成，外分泌物总称为胰液，胰液分泌受迷走神经和体液双重控制，以体液调节为主。胰液是一种无色无味的碱性液体，每日分泌约750～1500ml，pH 为 7.4～8.4，渗透压与血浆相等。其主要成分为由导管细胞分泌的水和碳酸氢盐及由腺泡细胞分泌的各种消化酶。胰消化酶主要包括胰蛋白酶、糜蛋白酶、弹性蛋白酶、羧基肽酶、胰淀粉酶、胰脂肪酶、胰磷脂酶、胶原酶、核糖核酸酶、脱氧核糖核酸酶等。生理状态下，部分消化酶是以酶原形式存储在细胞内，当受到调控而释放到十二指肠腔内可被肠激酶激活，激活的消化酶在蛋白消化中起重要作用。

胰腺的内分泌来源于胰岛。胰岛是散布于腺泡之间的大小不等、形状不定的细胞团。胰腺约有 10^5 到 10^6 个胰岛，分布不均，胰尾最多。胰岛有多种细胞，以 β（B）细胞为主，分泌胰岛素；其次是 α（A）细胞，分泌胰高血糖素，以及 δ（D）细胞，分泌生长抑素；还有少数 PP 细胞分泌胰多肽。

二、病　　因

急性胰腺炎（acute pancreatitis，AP）是多种病因导致胰酶在胰腺内被激活后引起胰腺组织自身消化、水肿、出血甚至坏死的炎症反应。其是一种常见的急腹症，病情复杂多变，程度轻重不等。急性胰腺炎有多种致病危险因素，主要如下：

（1）胆道疾病：占急性胰腺炎发病的 50% 以上，称胆源性胰腺炎。胆石症、十二指肠乳头水肿或狭窄、Oddi 括约肌痉挛、肿瘤和胆道蛔虫等造成胆总管末端阻塞后，胆汁反流入胰管，引起腺泡细胞坏死或胰管内高压，细小胰管破裂，胰液进入腺泡周围组织。此时胰蛋白酶原被激活，对胰腺进行"自我消化"，诱发急性胰腺炎。

（2）乙醇因素：是常见的病因之一。乙醇能直接损伤胰腺，还可刺激胰液分泌，引起十二指肠乳头水肿和 Oddi 括约肌痉挛，造成胰管内压力增高，胰管破裂，胰酶进入腺泡之间的间质，加之乙醇可以增加胰腺微循环障碍等综合因素，诱发急性胰腺炎。

（3）代谢性疾病：本病可与高脂血症（高脂蛋白血症Ⅰ、Ⅳ或Ⅴ型）和高钙血症（甲状旁腺功能亢进）等病症有关。随着我国人民生活水平的提高，高脂血症性胰腺炎发病率较前增加。

（4）胰腺血液循环障碍：胰腺解剖学的特点决定胰腺容易发生缺血和坏死。低血压、心肺旁路、动脉栓塞、血管炎以及血液黏滞度增高等因素均可造成胰腺血液循环障碍而发生急性胰腺炎。

（5）十二指肠液反流：某些十二指肠乳头邻近部位的病变和胃次全切除术后输入袢淤滞症，都可导致十二指肠腔内压力增高和十二指肠液反流。十二指肠腔内压力升高时，十二指肠腔内容物可反流入胰管引起胰腺炎。

（6）医源性因素：内镜逆行胰胆管造影（ERCP）可导致约 2%～10%患者发生胰腺炎，胰管空肠吻合口狭窄也可能导致残余胰腺炎。

（7）感染因素：病毒或来自肠道的细菌通过血液或淋巴进入胰腺组织，而引起急性胰腺炎。一般情况下这种感染多为单纯水肿性胰腺炎，发生出血坏死性胰腺炎者较少。

（8）某些药物：5-氨基水杨酸、硫唑嘌呤、6-巯嘌呤、阿糖胞苷、双脱氧肌苷、呋塞米、噻嗪化物、雌激素、甲硝唑、丙戊酸、对乙酰氨基酚等药物可导致急性胰腺炎。

（9）其他：饮食、肿瘤、创伤、妊娠、内分泌、遗传和自身免疫性疾病等可以导致胰管梗阻或破裂，从而发生急性胰腺炎。少数原因不明者，临床上称之为特发性急性胰腺炎。

三、病　　理

急性胰腺炎基本病理改变是胰腺呈不同程度的水肿、充血、出血和坏死。

（1）急性水肿性胰腺炎：病变轻，多局限在体尾部。胰腺肿胀变硬，可有炎性渗出，被膜紧张，可见淡黄色腹水。腹腔内的脂肪组织，特别是大网膜可见散在粟粒状或斑块状的黄白色皂化斑（脂肪酸钙）。镜下可见间质水肿、充血并有炎性细胞浸润，有时可发生局限性脂肪坏死，但无明显胰实质坏死和出血。

（2）急性出血坏死性胰腺炎：病变特征为胰腺实质出血、坏死。胰腺及周围组织有灰白色或黄色斑块的脂肪坏死灶，严重者胰腺呈棕黑色并伴有新鲜出血。镜下可见脂肪坏死和腺泡破坏，腺泡小叶结构模糊不清。间质小血管壁也有坏死，呈现片状出血，炎细胞浸润。

四、临 床 表 现

（一）症状

（1）腹痛：是本病最主要也是最早发生的症状。常于饱餐和饮酒后突然发作，程度剧烈，多位于中上腹部偏左，可向左肩及左腰背部放射。胆源性者腹痛始发于右上腹，逐渐向左侧转移。病变累及全胰时，疼痛范围较宽并呈束带状向腰背部放射。

（2）腹胀：与腹痛同时存在，少数老年人患者可仅有腹胀而无腹痛。腹胀早期是腹腔神经丛受刺激引起肠麻痹的结果，继发感染后则由腹膜后的炎症刺激所致。腹腔积液时可加重腹胀。腹腔内压增高可导致腹腔间室综合征（abdominal compartment syndrome），该综合征是指由于不同因素导致腹腔内压非生理性、进行性急剧升高，引起腹腔内器官和相关的腹外器官系统功能损害的一种临床综合征。

（3）恶心、呕吐：早期即可出现剧烈而频繁的呕吐，且吐后腹痛无缓解。呕吐物为胃十二指肠内容物，偶可呈咖啡色。剧烈呕吐可导致贲门黏膜撕裂综合征和上消化道出血。

（4）发热：常为 38℃左右的轻中度发热。胆源性胰腺炎伴有胆道梗阻者，常有寒战、高热。胰腺存在坏死、感染时，持续高热是其主要症状之一。

（5）黄疸：程度一般较轻，仅见于少数病例。胆源性胰腺炎患者出现黄疸时常提示胆道可能存在结石梗阻。此外，十二指肠乳头炎或是因水肿的胰头压迫胆总管引起胆汁淤积也可产生黄疸。

（6）休克：重症胰腺炎患者可表现为躁动不安、脉搏细速、皮肤湿冷、血压下降，乃至休克。伴急性肺功能衰竭时可有呼吸困难和发绀，出现 ARDS。胃肠出血时可有呕血和便血。血钙降低时，可出现手足抽搐。严重者可有 DIC 表现及中枢神经系统症状，如感觉迟钝、意识模糊乃至昏迷，出现 MODS。

（二）体征

（1）腹膜炎体征：急性水肿性胰腺炎时压痛多只限于上腹部，常无明显肌紧张。重症急性胰腺炎腹部压痛明显，可伴有肌紧张和反跳痛等腹膜炎体征，范围较广，可累及全腹。

（2）肠梗阻征象：胰腺炎急性发作时常伴有麻痹性肠梗阻，肠鸣音减弱或消失，腹部膨隆。

（3）休克：早期休克主要是由低血容量所致，常表现为心动过速，呼吸急促及低血压。后期继发感染产生休克的原因较复杂且难以纠正。

（4）出血、坏死征象：腹膜后坏死组织感染可产生局部皮肤红肿疼痛、皮下触痛结节和红斑样皮损，以腰背部多见。少数重症急性胰腺炎因胰液经腹膜后组织外溢到皮下组织、腰部、脐周，使皮下脂肪溶解及毛细血管破裂出血，导致局部皮肤出现大面积青紫色瘀斑，这是病情较重的客观标志之一，表现在腰部、季肋部及下腹部的称为 Grey Turner 征，脐周出现的称为 Cullen 征。

五、辅 助 检 查

（一）实验室检查

（1）胰酶测定：血清、尿淀粉酶测定是最常用的诊断方法。血清淀粉酶在发病数小时开始升高，24 小时达高峰，4～5 天后逐渐降至正常；尿淀粉酶在 24 小时才开始升高，48 小时到高峰，下降缓慢，1～2 周后恢复正常。血清淀粉酶大于正常值上限 3 倍可考虑诊断急性胰腺炎。血清淀粉酶活性高低和疾病严重程度不成正比，尿淀粉酶的变化由于受肾功能的影响而仅作参考。

（2）血脂肪酶测定：是诊断急性胰腺炎的客观指标之一。一般于发病后 24～72 小时开始升高，7～10 天后逐渐下降，对早期诊断的意义不大，有助于胰腺炎症状发作数天后就医患者的诊断。血清脂肪酶活性与疾病的严重程度也不呈正相关。

（3）其他检查：包括白细胞增高、高血糖、肝功能异常、低血钙、血气分析异常等。C 反应蛋白（CRP）增高（发病 48 小时＞150mg/L）提示胰腺坏死感染，病情较重。诊断性腹腔穿刺抽出血液渗出液，且淀粉酶升高者，对诊断有帮助。

（二）影像学诊断

（1）超声：一般于发病初期的 24～48 小时行腹部 B 超，可发现胰腺肿大和胰周液体积聚。胰腺水肿时显示为均匀低回声，出现粗大的强回声提示有出血、坏死的可能。如发现胆道结石，胆管扩张，胆源性胰腺炎可能性大。超声易受胃肠气体干扰，可影响其诊断的准确性。

（2）CT 扫描：是最具诊断价值的影像学检查。可鉴别水肿性胰腺炎或胰腺及其周围组织有无坏死。在胰腺弥漫性肿大的基础上出现质地不均、液化和蜂窝状低密度区，则可诊断为胰腺坏死。

（3）MRI：可提供与 CT 类似的诊断信息。MRCP 能清晰地显示胆管及胰管，对诊断胆道结石、胆胰管解剖异常等引起的胰腺炎有重要作用。

（4）X 线：对胰腺炎鉴别诊断有一定作用，可排外消化道穿孔、肠梗阻等急腹症。重症患者胸片可表现为基底肺不张、膈肌抬高和胸腔积液等。腹部可见十二指肠环扩大、充气明显及出现哨兵肠袢和横结肠截断等征象。

六、诊 断 要 点

（1）诊断标准：临床上符合以下 3 项特征中的 2 项，即可诊断为急性胰腺炎：①与急性胰腺炎临床表现相符合的腹痛；②血清淀粉酶和（或）脂肪酶活性至少高于正常上限值3倍；③符合急性胰腺炎的影像学改变。

（2）病情严重程度分级

1）轻症急性胰腺炎（mild acute pancreatitis，MAP）：为水肿性胰腺炎，无器官功能衰竭和并发症，占急性胰腺炎的60%。主要表现为上腹痛、恶心、呕吐，可有腹膜炎，体征较轻，经及时的液体治疗后可在1～2周内恢复，病死率极低。

2）中症急性胰腺炎（moderately severe acute pancreatitis，MSAP）：约占急性胰腺炎的30%，伴有一过性的器官功能衰竭（48小时内可以自行恢复）以及局部或全身并发症。早期病死率低，后期如坏死组织合并感染，病死率增高。

3）重症急性胰腺炎（severe acute pancreatitis，SAP）：约占10%，伴有持续的器官功能衰竭（超过48小时），且不能自行恢复，涉及的器官包括呼吸系统、心血管和肾脏。SAP患者多为出血坏死性胰腺炎，严重者发生休克，出现多脏器功能障碍，病死率高达30%。

七、鉴 别 诊 断

（1）消化性溃疡急性穿孔：消化道穿孔患者一般有消化道溃疡病史。两者一般都以突发的、持续性剧烈上腹部疼痛，同时伴有恶心、呕吐，甚至出现高热、休克为主要临床症状，但急性胰腺炎发病不如消化道穿孔急剧，腹肌紧张程度较消化道穿孔轻，与腹痛的程度不相符，这是两者鉴别的重要体征。此外消化道穿孔患者在进行立位透视或摄片时，可见膈下有游离气体，这是诊断穿孔的有力证据。

（2）胆石症和急性胆囊炎：患者常有胆绞痛病史，疼痛常位于右上腹部，向右肩背部放射，血、尿淀粉酶可轻度升高，Murphy征阳性，B超以及X线胆道造影即可明确诊断。

（3）急性心肌梗死：急性心肌梗死患者常有冠心病病史，起病较急，疼痛有时可局限于上腹部，血清心肌酶升高，血、尿淀粉酶正常，心电图提示心肌梗死。

八、治 疗

（一）非手术治疗

非手术治疗适用于胰腺炎的急性反应期，以及水肿性和尚无感染的出血坏死性胰腺炎。首要目标是维持内环境稳定、改善胃肠动力、抑制炎症损伤及维护重要器官功能，减少器官衰竭的发生以降低早期病死率。

（1）禁食水、胃肠减压：持续胃肠减压可防止呕吐、减轻腹胀、降低腹内压。禁食水期主要靠完全肠外营养（TPN）。待病情稳定，肠功能恢复后可早期给予肠内营养，酌情恢复饮食。

（2）防治休克，改善微循环：静脉输液，补充液体、电解质和热量，纠正酸中毒，预防治疗低血压，维持循环稳定。

（3）镇痛解痉：诊断明确、疼痛剧烈时可给予解痉止痛药，如山莨菪碱、阿托品等。一般主张将阿片类药物和胆碱能受体拮抗剂联合应用，以避免各自的副作用。

（4）抑制胰腺分泌：质子泵抑制剂、H_2受体拮抗剂、生长抑素及其类似物（奥曲肽）及胰蛋白酶抑制剂（乌司他丁、加贝酯）都可直接或间接地抑制胰腺分泌。胰酶抑制剂应早期、足量应用。

（5）抗生素的应用：有感染证据时可经验性或针对性使用抗生素。针对部分易感人群（如胆源性、高龄、免疫低下等）可能发生的肠源性革兰氏阴性杆菌易位，可选择喹诺酮类、头孢菌素、碳青霉烯类及甲硝唑等行预防感染治疗。

（6）中医辨证论治

1）急性期：根据患者腹部疼痛情况、大便情况、舌脉等四诊合参临床可辨证为肝郁气滞证、肝胆湿热证、腑实热结证等证型，可对症应用疏肝解郁、理气通腹、清热化湿、利胆泄热、通腹散结等法选方用药随证加减。如患者处于禁食状态可应用中药汤剂灌肠疗法。

2）恢复期：根据患者临床表现本病多见肝郁脾虚证、气阴两虚证。治疗可以疏肝健脾，和胃化湿、益气生津，养阴和胃等法选方化裁。

（7）中医外治法

1）中药灌肠：生大黄 30g，浓煎 50～200ml，过滤去渣冷却后灌肠，每天 2 次。灌肠疗法可促进大便排出、胃肠道功能恢复。

2）中药外敷：将芒硝 500～1000g 研磨成粉末状，敷于患者中上腹部，当芒硝出现结晶变硬后更换。芒硝外敷不仅可以减轻腹胀、促进肠功能的恢复，还可以促进胰周积液吸收。

3）穴位注射：不仅可以通过刺激穴位使肠道蠕动恢复，还能通过局部药物缓慢刺激与释放起到持续的治疗作用。

（二）手术治疗

1. 手术适应证 ①急性腹膜炎不能排除其他急腹症时；②胰腺和胰周坏死组织继发感染；③合并肠穿孔、大出血或胰腺假性囊肿；④伴胆总管下端梗阻或胆道感染者。

2. 手术方式 最常用的是坏死组织清除加引流术。胰腺感染性坏死的手术方式可分为经皮穿刺置管引流术（percutaeous catheter drainage，PCD）、内镜、微创手术和开放手术。微创手术主要包括小切口手术、视频辅助手术（腹腔镜、肾镜等）。开放手术包括经腹或经腹膜后途径的胰腺坏死组织清除并置管引流。对于有胆道结石患者，可考虑加做胆囊切除或胆总管切开取石，建议术中放置空肠营养管。胰腺感染性坏死病情复杂多样，各种手术方式均需遵循个体化原则单独或联合应用。

九、并 发 症

（1）局部并发症：①急性胰周液体积聚（acute peripancreatic fluid collection，APFC）。②胰腺假性囊肿（pancreatic pseudocyst，PPC）。③急性坏死物积聚（acute necrotic collection，ANC）。④包裹性坏死（walled-off necrosis，WON）。以上每种局部并发症均分为感染性和无菌性两种情况，其中 ANC 和 WON 继发感染又称为感染性坏死。⑤其他，包括胸腔积液、胃流出道梗阻、消化道瘘、腹腔或消化道出血、脾静脉或门静脉血栓形成等。

（2）全身并发症：包括 SIRS、脓毒症（sepsis）、MODS 及腹腔间隔室综合征等。

十、预 防

（1）清淡饮食：避免暴饮暴食及进食过多脂肪食物。在康复期进食若有消化道症状，如腹痛、腹胀或腹泻等，说明胃肠对脂肪消化吸收还不能耐受，此时应减少饮食中脂肪、蛋白质的量，甚至暂停。中度重症以上患者出院后，在切除胆囊前不得进食油腻食物。

（2）避免酗酒：酒精性胰腺炎患者禁止饮酒。

（3）生活规律，避免过度劳累，保持心情舒畅，积极治疗原发病，定期复查。

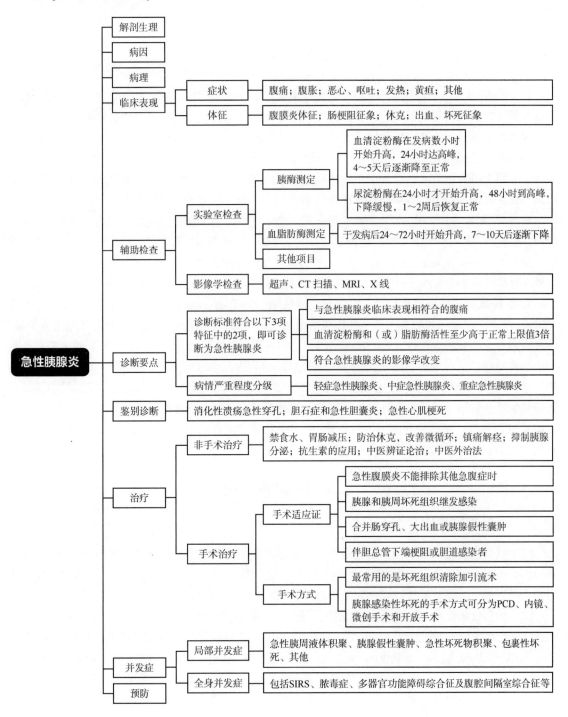

思维导图

急性胰腺炎

- 解剖生理
- 病因
- 病理
- 临床表现
  - 症状 —— 腹痛；腹胀；恶心、呕吐；发热；黄疸；其他
  - 体征 —— 腹膜炎体征；肠梗阻征象；休克；出血、坏死征象
- 辅助检查
  - 实验室检查
    - 胰酶测定
      - 血清淀粉酶在发病数小时开始升高，24小时达高峰，4～5天后逐渐降至正常
      - 尿淀粉酶在24小时才开始升高，48小时到高峰，下降缓慢，1～2周后恢复正常
    - 血脂肪酶测定 —— 于发病后24～72小时开始升高，7～10天后逐渐下降
    - 其他项目
  - 影像学检查 —— 超声、CT扫描、MRI、X线
- 诊断要点
  - 诊断标准符合以下3项特征中的2项，即可诊断为急性胰腺炎
    - 与急性胰腺炎临床表现相符合的腹痛
    - 血清淀粉酶和（或）脂肪酶活性至少高于正常上限值3倍
    - 符合急性胰腺炎的影像学改变
  - 病情严重程度分级 —— 轻症急性胰腺炎、中症急性胰腺炎、重症急性胰腺炎
- 鉴别诊断 —— 消化性溃疡急性穿孔；胆石症和急性胆囊炎；急性心肌梗死
- 治疗
  - 非手术治疗 —— 禁食水、胃肠减压；防治休克，改善微循环；镇痛解痉；抑制胰腺分泌；抗生素的应用；中医辨证论治；中医外治法
  - 手术治疗
    - 手术适应证
      - 急性腹膜炎不能排除其他急腹症时
      - 胰腺和胰周坏死组织继发感染
      - 合并肠穿孔、大出血或胰腺假性囊肿
      - 伴胆总管下端梗阻或胆道感染者
    - 手术方式
      - 最常用的是坏死组织清除加引流术
      - 胰腺感染性坏死的手术方式可分为PCD、内镜、微创手术和开放手术
- 并发症
  - 局部并发症 —— 急性胰周液体积聚、胰腺假性囊肿、急性坏死物积聚、包裹性坏死、其他
  - 全身并发症 —— 包括SIRS、脓毒症、多器官功能障碍综合征及腹腔间隔室综合征等
- 预防

第六节　肠　梗　阻

任何原因引起的肠内容物运行障碍统称为肠梗阻（intestinal obstruction），肠梗阻是常见的普通

外科急腹症之一，发病率仅次于急性阑尾炎和胆道疾病而位居第三。其不但可引起肠管形态和功能上的改变，还可导致一系列全身病理生理改变，严重时可危及患者生命。重视对肠梗阻的诊断与处理，对减少并发症、降低死亡率具有重要意义。

一、解 剖 生 理

1. 小肠解剖　小肠包括十二指肠、空肠和回肠，成人小肠平均长度为3～5m，但个体差异很大。空肠与回肠之间无明显的解剖标志，长度之比约为2∶3。空肠和回肠完全位于腹膜腔内，仅通过小肠系膜附着于腹后壁，具有活动性大的特点，是小肠容易发生扭转的解剖学基础。小肠肠壁分为四层，由外向内依次为浆膜层、肌层、黏膜下层和黏膜层。小肠的血液供应来自肠系膜上动脉，静脉血经肠系膜上静脉回流入门静脉。小肠神经起源于腹腔神经丛，交感神经兴奋使肠蠕动减弱，血管收缩；迷走神经兴奋使肠蠕动增强和肠腺分泌增加，对血管收缩并无明显影响。

2. 小肠生理　小肠的主要生理功能为食物的消化与吸收。小肠黏膜的腺体分泌含有多种酶的碱性肠液，与胰液、胆汁一起将食糜分解为葡萄糖、氨基酸、脂肪酸等而被吸收，消化液中的水和大量电解质也在小肠内吸收入血液循环中。成年男性每天分泌的各种消化液约8000ml，摄入约2000ml水分，但最终只有约500ml液体进入结肠。因此梗阻或肠瘘发生时，可引起严重营养障碍和水电解质紊乱。

3. 结肠解剖　结肠包括盲肠、升结肠、横结肠、降结肠和乙状结肠，成人结肠的平均长度为150cm。在末端回肠与盲肠之间有一环形肌所组成的回盲瓣，它能阻止小肠内容物过快地进入大肠，从而得到充分消化和吸收，又能限制结肠内容物的逆流。横结肠与升结肠的交界处邻近肝脏称为肝曲，与降结肠的交界处称为脾曲。结肠的外层纵肌排列为三个纵行的"结肠带"，其之间有"结肠袋"，附近有脂肪垂。肠系膜上动脉供应右半结肠的血液，肠系膜下动脉供应左半结肠的血液，结肠静脉血液分别通过肠系膜上静脉汇入门静脉和肠系膜下静脉汇入脾静脉。

4. 结肠生理　结肠的功能是吸收水分、部分电解质和储存粪便。结肠黏膜所分泌的黏液可使黏膜滑润，不致因粪便通过而受损伤。

二、病因和分类

（一）按梗阻原因分类

（1）机械性肠梗阻：最为常见，是由于机械因素而使肠腔狭窄、阻塞引起肠内容物通过障碍。其原因有：①肠腔堵塞：如蛔虫团、粪块、异物、结石等；②肠壁病变：如肿瘤、炎症性狭窄、肠道先天畸形等；③肠管受压：如粘连带压迫、嵌顿疝、肠道外肿瘤压迫等。

（2）动力性肠梗阻：是因神经抑制或毒素刺激，使肠的收缩与舒张功能失常，导致肠内容物不能正常运行，但无器质性的肠腔狭窄。可分为：①麻痹性肠梗阻：较多见，常因急性弥漫性腹膜炎、腹部大手术、低血钾等引起；②痉挛性肠梗阻：较少见，如急性肠炎、肠道功能紊乱和慢性铅中毒引起的肠痉挛。

（3）血运性肠梗阻：因肠系膜血管栓塞或血栓形成，引起肠管血运障碍而发生肠麻痹，肠腔虽无阻塞，但肠内容物停止运行，类似于动力性肠梗阻。其可迅速继发肠坏死肠穿孔，需积极处理。

（二）按肠壁血运有无障碍分类

（1）单纯性肠梗阻：只有肠内容物通过受阻而无肠管血运障碍者。

（2）绞窄性肠梗阻：肠梗阻同时伴有肠壁血运障碍者，可因肠系膜血管受压、血栓形成、栓子栓塞或肠管高度扩张所致。

（三）按梗阻部位分类

按梗阻部位分类可分为：高位小肠梗阻（如空肠上段）、低位小肠梗阻（如回肠）、结肠梗阻。结肠梗阻因有回盲瓣的作用，肠内容物只能从小肠进入结肠，而不能反流，故又称"闭袢性肠梗阻"。只要肠袢两端完全阻塞，如肠扭转，均属闭袢性肠梗阻。

（四）按梗阻程度分类

按梗阻程度分类可分为完全性肠梗阻和不完全性肠梗阻。

（五）按梗阻发展过程分类

按梗阻发展过程分类可分为急性肠梗阻和慢性肠梗阻。

上述分类不是绝对的，由于肠梗阻的病理变化，类型也可以互相转化，如不完全性变为完全性、单纯性发展为绞窄性等。

三、病 理

（一）局部变化

（1）肠蠕动变化：机械性肠梗阻表现为梗阻上段肠管的蠕动增强，这是机体克服通过障碍的一种抗病反应。麻痹性肠梗阻则肠蠕动减弱或消失。

（2）肠管扩张、积气积液：肠腔内的气体70%是咽下的，30%则由血液弥散至肠腔内和肠腔内细菌发酵所产生。液体来源于胃、肠、胆、胰所分泌的消化液和饮入的液体。梗阻近端肠管扩张，远端肠管萎瘪，扩张与萎瘪肠管的交界处即为梗阻部位。

（3）肠壁充血水肿、通透性增加：若梗阻进一步发展，肠内压力逐渐增高，压迫肠壁血管，致肠壁静脉回流受阻，肠壁充血水肿、通透性增高、出现小出血点，并有血性渗出液渗入肠腔和腹腔。大量液体渗入肠腔，导致肠管更加扩张。

（4）肠壁坏死穿孔：随着血运障碍发展，动脉血运受阻，血栓形成，肠管可发生缺血坏死及穿孔。

（二）全身变化

（1）体液丧失：是肠梗阻主要的病理改变。正常胃肠道每天的分泌液约 8000ml，绝大部分被肠道再吸收回到全身循环系统。肠梗阻时，由于不能进食且频繁呕吐、大量的液体潴留在肠腔，以及肠壁静脉回流受阻使肠壁水肿和血浆渗出至肠腔或腹腔内，同时正常的再吸收功能丧失，可迅速导致严重缺水、血容量减少和血液浓缩，甚至出现休克。

（2）电解质紊乱和酸碱平衡失调：液体大量丢失的同时，也带来大量电解质的丢失和酸碱平衡失调。其变化可因梗阻部位的不同而有区别。一般低位的小肠梗阻丧失的液体多为碱性或中性，钠、钾离子的丢失较氯离子为多，在低血容量和缺氧情况下酸性代谢产物增加，加之缺水、少尿，可引起严重的代谢性酸中毒。严重的缺钾可加重肠麻痹，并可引起肌无力、心律失常等。

（3）感染和中毒：梗阻肠腔内的细菌大量繁殖，并产生大量毒素，出现脉搏细速、血压下降等中毒症状。肠壁通透性增加，细菌移位可致腹膜炎。

（4）休克及多器官功能障碍：低血容量性因素和感染中毒因素均可致严重休克，最终可出现多器官功能障碍乃至死亡。

四、临床表现

（一）症状

肠梗阻虽然病因、部位和类型不同，但临床症状相似，即具有腹痛、呕吐、腹胀和肛门停止排便、排气。

（1）腹痛：常为首发症状，多为阵发性绞痛。①十二指肠及上段空肠梗阻时因呕吐起减压作用、低位回肠梗阻因肠胀气抑制肠蠕动，患者绞痛较轻。急性空肠梗阻时绞痛较剧烈，常每2~5分钟即发作1次。不完全性肠梗阻腹痛在一阵肠鸣或排气后可见缓解。慢性肠梗阻亦然，且间歇期亦长。②结肠梗阻时除阵发性绞痛外可有持续性钝痛，此种情况的出现应注意有闭袢性肠梗阻即肠段两端梗阻的可能性。若腹痛的间歇期不断缩短，或疼痛呈持续性伴阵发性加剧，则肠梗阻可能是单纯性梗阻发展至绞窄性肠梗阻，若肠壁已发生缺血坏死则呈持续性剧烈腹痛。③肠梗阻晚期，梗阻部位以上肠管过度膨胀，收缩能力减弱，则阵痛的程度和频率都降低；当出现麻痹性肠梗阻时，则无绞痛发作，而呈持续性胀痛。

（2）呕吐：①高位梗阻的呕吐出现较早，呕吐较频繁，吐出物主要为胃及十二指肠内容物。②低位肠梗阻的呕吐出现较晚，初为胃内容物，后期的呕吐物为积蓄在肠内并经发酵、腐败呈粪样的肠内容物。③绞窄性肠梗阻时呕吐物呈棕褐色或血性。④麻痹性肠梗阻时，呕吐多呈溢出性。⑤结肠梗阻呕吐少见，但后期回盲瓣因肠腔过度充盈而关闭不全时亦有较剧烈的呕吐，呕吐物可含粪汁。

（3）腹胀：发生在腹痛之后，其程度与梗阻部位有关。①高位肠梗阻腹胀不明显，但有时可见胃型。②低位肠梗阻及麻痹性肠梗阻腹胀显著，遍及全腹。腹壁较薄的患者可表现为肠管膨胀，出现肠型。③结肠梗阻时，如果回盲瓣关闭良好，梗阻以上肠袢可成闭袢，腹周膨胀显著。腹部隆起不均匀对称，是肠扭转等闭袢性肠梗阻的特点。

（4）排便排气停止：完全性肠梗阻发生后，肠内容物不能通过梗阻部位，梗阻以下的肠管处于空虚状态，临床表现为停止排气排便。但在梗阻的初期，尤其是高位梗阻以下肠腔积存的气体和粪便仍可排出，不能排除肠梗阻或不完全性肠梗阻。同样，绞窄性肠梗阻如肠扭转、肠套叠以及结肠癌所致的肠梗阻等仍可有血便或脓血便排出。

（5）全身症状：单纯性肠梗阻患者一般无明显全身症状，但呕吐频繁和腹胀严重者必有脱水。血钾过低者有疲软、嗜睡、乏力和心律失常等症状。绞窄性肠梗阻患者全身症状最显著，早期即有虚脱，很快进入休克状态。伴有腹腔感染者，腹痛持续并扩散至全腹，同时有畏寒、发热等感染和毒血症表现。

（二）体征

（1）全身情况：一般表现为急性痛苦面容，神志清楚，呼吸受限、急促；有酸中毒时，呼吸深而快。当有脱水情况时，患者可表现为唇干舌燥，眼窝及两颊内陷，皮肤弹性消失。若出现休克症状，可出现神志萎靡、淡漠、恍惚，甚至昏迷。此时患者可有脉快、面色苍白、出冷汗、四肢厥冷、血压下降等表现。

（2）腹部体征

1）望诊：肠梗阻一般均有不同程度的腹膨胀，肠扭转时腹胀多不对称，全腹对称性腹胀多为麻痹性肠梗阻。机械性肠梗阻常可见肠型及蠕动波。高位小肠梗阻多上腹部膨胀，低位小肠梗阻多中腹部膨胀。

2）触诊：单纯性肠梗阻常有轻度压痛，但无腹膜刺激征。绞窄性肠梗阻可有固定性中度以上压痛和腹膜刺激征，压痛的包块常为绞窄的肠袢。蛔虫性肠梗阻常在腹中部触及柔软条索状团块。腹外疝嵌顿多可触及圆形突出腹壁的压痛性肿块。癌肿性包块多坚硬而压痛较轻。

3）叩诊：绞窄性肠梗阻常能叩出移动性浊音，腹腔穿刺多为暗红或淡红色血性液体。

4）听诊：肠鸣音亢进、有气过水声和金属音是机械性肠梗阻的表现，而麻痹性肠梗阻时肠鸣音减弱或消失。

五、辅 助 检 查

（1）实验室检查：单纯性肠梗阻早期各项检查变化不明显，随着病情发展，由于失水和血液浓缩，白细胞计数、血红蛋白和血细胞比容都可增高。尿比重也增高，查血气分析和血清 Na^+、K^+、Cl^-、尿素氮、肌酐的变化，可了解酸碱失衡、电解质紊乱和肾功能的状况。呕吐物和粪便检查，有大量红细胞或隐血阳性，应考虑肠管有血运障碍。

（2）影像学检查：X线检查是诊断肠梗阻最有效的检查手段，肠梗阻发生 4～6 小时后可显示肠腔内积气，梗阻近端肠管明显扩张，肠腔内充满气体和积液，摄片可见气胀肠袢和液平面。空肠的黏膜环状皱襞在扩张时可显示"鱼肋骨刺"状。回肠的肠袢多，可见阶梯状液平面，结肠梗阻位于腹部周边，常显示结肠袋。怀疑有肠套叠、肠扭转或结肠肿瘤时，可作钡剂灌肠造影或 CT 以助诊断，可见到钡剂通过受阻，呈杯口形、鸟嘴形、狭窄等不同特征。CT、MRI 也有助于肠梗阻的诊断及肠系膜血管栓塞的发现。

六、诊 断

典型的肠梗阻具有痛、吐、胀、闭四大症状，腹部可见肠型及肠蠕动波、肠鸣音亢进、全身脱水等体征，结合腹部 X 线检查，可明确诊断。

七、鉴 别 诊 断

（一）不同类型肠梗阻鉴别要点

1. 机械性与动力性肠梗阻鉴别要点 机械性肠梗阻具有上述典型的症状及体征，早期腹胀不明显。麻痹性肠梗阻则腹胀显著，多无阵发性腹部绞痛，肠鸣音减弱或消失，常继发于腹腔内严重感染、腹膜后出血、腹部大手术后等，X线检查可显示大、小肠全部均匀胀气。而机械性肠梗阻胀气限于梗阻以上的肠管，即使晚期并发肠绞窄和肠麻痹，结肠也不会全部胀气。

2. 单纯性与绞窄性肠梗阻鉴别要点 这一鉴别极为重要，因为两者在预后和处理上截然不同。绞窄性肠梗阻肠管存在血运障碍，若不及时手术处理，易导致肠坏死、腹膜炎而出现感染性休克，危及生命。单纯性肠梗阻多考虑采用非手术治疗。当肠梗阻有下列临床表现时，应考虑到绞窄性肠梗阻的可能。

1）腹痛发作急骤剧烈，呈持续性并有阵发性加重。

2）呕吐出现早而频繁，呕吐物为血性或肛门排出血性液体，或腹穿抽出血性液体。

3）早期出现脉率加快，体温升高，白细胞数增高，甚至出现休克。

4）腹膜刺激征明显且固定，肠鸣音由亢进变为减弱，甚至消失。

5）腹胀不对称，有局部隆起或可触及孤立胀大的肠袢。

6）X线检查可见孤立胀大的肠袢，位置固定，不随时间而改变，或肠间隙增宽，提示有腹腔积液。

7）经积极非手术治疗症状体征无明显改善。

3. 高位与低位肠梗阻鉴别要点 高位小肠梗阻的特点是呕吐发生早而频繁，腹胀不明显；低位小肠梗阻的特点是腹胀明显，呕吐出现晚而次数少，并可吐出粪样物，X线检查有助于鉴别诊断。

低位小肠梗阻时,扩张的肠襻在腹中部,呈阶梯状气液平,而结肠内无积气;结肠梗阻时,扩大的肠襻分布在腹部周围,可见结肠袋,胀气的结肠阴影在梗阻部位突然中断,盲肠胀气最显著,小肠内胀气不明显。钡剂灌肠、CT、MRI 有助于鉴别诊断。

4. 完全性与不完全性肠梗阻鉴别要点 完全性肠梗阻呕吐频繁,如为低位梗阻则腹胀明显,完全停止排气排便;不完全性肠梗阻呕吐与腹胀都较轻或无呕吐,尚有少量排气排便。

(二)肠梗阻与其他疾病鉴别诊断

有时患者并不完全具有肠梗阻典型表现,如某些绞窄性肠梗阻的早期,易与急性坏死性胰腺炎、输尿管结石、卵巢囊肿蒂扭转等疾病混淆,临床上应注意鉴别。

八、治　疗

肠梗阻的治疗原则是纠正因梗阻所引起的全身生理紊乱和解除梗阻。不论采用非手术治疗还是手术治疗,纠正水、电解质和酸碱平衡的紊乱,有效的胃肠减压,是治疗肠梗阻的基础疗法。对于某些类型的肠梗阻(如绞窄性肠梗阻),积极防治感染也是重要的治疗原则。

(一)非手术治疗

1. 适应证

1)单纯性肠梗阻。

2)动力性肠梗阻。

3)蛔虫团、粪便或食物团堵塞所致的肠梗阻。

4)肠结核等炎症引起的不完全性肠梗阻、肠套叠早期。

在治疗期间须严密观察,如症状、体征不见好转或反有加重,应立即进行手术治疗。

2. 治疗方法

(1)胃肠减压:是治疗肠梗阻的重要方法之一。通过禁食及胃肠减压,吸出梗阻近端的气体和液体,降低肠腔内压力,减轻腹胀,改善肠壁血液循环,减少细菌移位和毒素吸收。胃肠减压一般采用单腔胃管,也可采用较长的双腔 M-A 管,其前端带有可注气的薄膜囊,借肠蠕动推动气囊,将导管带到梗阻处,然后放开气囊,直接在梗阻部位减压。

(2)纠正水、电解质和酸碱平衡紊乱:肠梗阻患者均有不同程度的脱水和电解质丧失,因此不论手术与否,均应纠正水、电解质和酸碱平衡紊乱。依据心率、血压、尿量、血细胞比容、中心静脉压、血气分析等调节液体量和酸碱平衡。呕吐频繁者须注意补钾,代谢性酸中毒者可适当用碳酸氢钠或乳酸钠溶液。绞窄性肠梗阻因丢失了大量血浆和血液,应予补充血浆或输血。

(3)防治感染和脓毒症:应用抗生素对于防治细菌感染、减少毒素的产生有一定作用,尤其对绞窄性肠梗阻更为重要。

(4)灌肠疗法:能加强通里攻下的作用,常用温肥皂水 500ml 灌肠。肠套叠者可用空气或钡剂灌肠,既可用于明确诊断,亦是有效的复位方法。

(5)中医治疗

1)中药:芒硝、大黄各 30g 以沸水 100ml 冲匀,降温后保留灌肠,以促进肠管蠕动、保护胃肠道黏膜屏障。肠梗阻气胀较明显者,治以行气导滞、活血祛瘀,方用复方大承气汤加减:炒莱菔子 30g、厚朴 15g、枳实 15g、木香 10g、大黄 15~30g(后下)、芒硝 15~30g(冲服);肠梗阻积液较多者，治以行气活血、逐水通下，方用甘遂通结汤：甘遂 0.6～1g（冲服）、桃仁 9g、木香 9g、生牛膝 9g、厚朴 15g、赤芍 15g、大黄 10～24g。上述中药可煎成 200ml，分次口服或经胃肠减压管注入，闭管 2 小时后开放减压。

2）针刺足三里、中脘、天枢、内关、合谷、内庭等穴位辅助治疗。

（6）其他疗法：如给予生长抑素减少胃肠液分泌，减轻腹胀。无肠管坏死的嵌顿疝的手法复位回纳等。

（二）手术治疗

1. 适应证

1）绞窄性肠梗阻。

2）有弥漫性腹膜炎征象的各型肠梗阻。

3）非手术治疗无效，如腹痛、腹胀加重，肠鸣音减弱或消失，脉搏加快，血压下降或出现腹膜刺激征者。

4）肿瘤及先天性肠道畸形等不可逆转的器质性病变引起的肠梗阻。

2. 手术方法

（1）解除梗阻病因：如粘连松解术、肠套叠和肠扭转复位术等。

（2）肠切除肠吻合术：对坏死肠管、肠道肿瘤或判断已无生机的肠管予以切除并进行肠吻合术。

（3）短路手术：如不能切除病变的肠管，则可将梗阻近、远两侧肠袢做侧侧吻合术。

（4）肠造口术或肠外置术：对一般情况极差或病变不能切除的患者可行梗阻近端肠造口术，以解除梗阻。待以后二期手术再解决肠道病变，以避免行一期肠吻合发生愈合不良而致肠瘘，主要适用于低位肠梗阻如急性结肠梗阻。对部分结肠肿瘤致梗阻者，也可在结肠镜下植入支架，待梗阻缓解后行一期手术。

九、并 发 症

水、电解质和酸碱平衡失调是肠梗阻常见的并发症；梗阻肠腔内的细菌大量繁殖，并产生大量毒素可致脓毒血症、腹膜炎等；低血容量性因素和感染中毒因素均可致严重休克，最终可出现多器官功能障碍乃至死亡。

十、预 防

1）一些特殊群体肠梗阻的发病率高于常人，包括有腹部手术史的患者，身体消瘦、长期贫血的患者，在剧烈活动后出现腹痛、呕吐的患者，要密切重视，加强预防。

2）注意饮食卫生，不吃不洁食品，少食油腻刺激性食品，在出现了胃炎等症状后立即就医，尽快治疗。

3）有肠梗阻病史的患者必须及时治疗便秘，否则很有可能再次复发。可以通过合理的调节饮食，多饮水，多运动，改善便秘情况。

4）多吃易消化食品。一些难以消化的食品在胃中与胃酸相结合，不但不会分解，还会形成坚硬的胃石。胃石遇到油腻性物质更加顽固，加之一些患者平时缺少运动，肠胃蠕动速度缓慢，胃石到达肠管无法排出最终导致肠梗阻。在空腹的情况下，尽量少食山楂、杨梅等酸性食物，这可能引发肠梗阻。

5）及时处理息肉和腹壁疝。肠息肉、肿瘤可引起肠梗阻，应及时切除或通过药物进行治疗。另外，腹壁疝有导致肠管坏死的可能，这也是引发肠梗阻的元凶之一。

思维导图

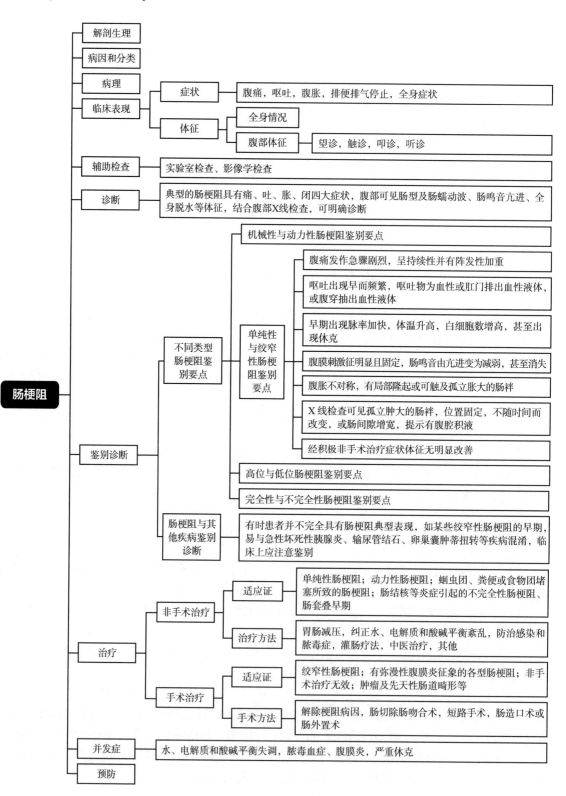

第七节　急性胃十二指肠溃疡穿孔

急性胃十二指肠溃疡穿孔（acute perforation of gastroduodenal ulcer）是溃疡最常见的严重并发症之一，约占所有溃疡病例的 5%。可发生于任何年龄，以青壮年居多，男性发病率显著高于女性。它起病急，变化快，病情重，需要紧急处理。

一、解剖生理概要

胃是连接食管和十二指肠的器官，依靠胃脾韧带、肝胃韧带、胃膈韧带等固定于人体左上腹部，并通过这些韧带与周围器官相连接，兼有运动和分泌两大生理功能。胃的血供较为丰富，其动脉血供主要来自腹腔动脉，以及腹腔动脉的分支；其静脉血供主要来自与同名动脉伴行的静脉，并汇入门静脉系统。胃的淋巴管网分布亦较为丰富，淋巴管网主要位于胃黏膜下层，可向胃左淋巴结、胃右淋巴结、胃网膜左淋巴结、胃网膜右淋巴结四个区域引流，引流方向与伴行的动脉血流方向相反。胃的神经分布包括中枢神经丛和内在的自主神经丛，受到双重神经支配，中枢神经通过自主神经系统的交感神经和副交感神经影响胃的生理功能。

十二指肠的起点位于胃幽门，终点位于十二指肠悬韧带，成人十二指肠全长约为 25cm，是连接胃和空肠的重要器官。十二指肠具有分泌功能：①十二指肠黏膜中包含 Brunner 腺，可分泌富含各种消化酶（如蛋白酶、脂肪酶等）的消化液；②十二指肠黏膜的内分泌细胞可分泌肠道激素（如促胃液素、胆囊收缩素等），能辅助胃肠活动。胆管与胰管可汇合形成肝胰壶腹，并开口于十二指肠，胆汁和胰液可经十二指肠乳头进入肠道内。这些消化液、肠道激素、胆汁、胰液等可协调十二指肠的生理功能，促进消化过程的进行。

二、病　　因

导致胃十二指肠溃疡穿孔的因素较多。穿孔部位多发生在十二指肠球部前壁和胃小弯。①饮食起居不规律，暴饮暴食、吸烟酗酒、过度操劳；②精神压力过大，长期处于紧张、焦虑的状态；③长期服用非甾体抗炎药、激素等药物；④遭受其他疾病的影响，如外伤、多器官衰竭等，均可导致胃十二指肠溃疡穿孔的发生。

三、病　　理

在穿孔发生之前，胃、十二指肠受到各种诱因的影响，使溃疡加重，穿透胃壁、肠壁；或胃、十二指肠内压力增高，溃疡壁变薄，引起穿孔。溃疡穿孔后大量内容物侵入腹腔，胃、十二指肠内容物呈酸性，具有强烈腐蚀性，造成化学性腹膜炎，引起腹痛的症状。若腹膜受侵犯达 6～8 小时，大肠埃希菌、链球菌等大量繁殖，则形成化脓性腹膜炎。若穿孔较小，侵入的内容物较少，或溃疡穿孔位于胃十二指肠后壁，穿孔周围器官可阻挡内容物流出，在溃疡穿孔局部可形成粘连包裹，则患者症状较轻，并形成慢性穿透性溃疡。若穿孔较大，胃、十二指肠内容物流出过多，导致体液大量流失，或感染较重机体吸收大量内毒素，则患者症状较重，甚至发生休克、死亡。

四、临床表现

（1）病史：多数患者有胃十二指肠溃疡病史，同时在溃疡穿孔发生前伴有饮食起居不规律、精神压力过大等病因，少部分患者存在长期服用非甾体抗炎药、激素等药物史。

（2）症状：局部症状开始为突发性上腹部"刀割样"剧痛，呈持续性、阵发性加剧，后疼痛迅速向全腹蔓延，少部分患者疼痛可向肩部放射。全身症状可出现恶心呕吐、腹胀等情况，严重者出现血压降低、面色苍白、冷汗淋漓等休克症状。患者的症状表现与其穿孔的部位、大小、时间，以及是否空腹、年龄、既往病史和全身状况等密切相关。

（3）体征：为患者进行体格检查时，患者表现为痛苦面容，呈屈曲体位。腹式呼吸减弱或消失，腹部逐渐出现腹肌紧张，并发展呈"板状腹"，全腹坚硬，僵直如板。全腹压痛、反跳痛，以穿孔处的压痛、反跳痛最为明显。肠鸣音减弱或消失，肝浊音界缩小或消失，并出现移动性浊音。

五、辅助检查

1）胃十二指肠溃疡穿孔患者实验室检查示白细胞计数、C反应蛋白升高。

2）立位X线检查膈下可见新月状游离气体影。

3）CT、MRI、超声检查：判断腹腔渗液量，有无局限性积液、脓肿形成。

4）腹腔穿刺：可疑患者可行诊断性腹腔穿刺，如有胆汁、食物残渣，可明确诊断。

六、诊断要点

典型的胃十二指肠溃疡穿孔的诊断要点包括既往病史、症状体征及放射检查，既往病史主要表现为有胃十二指肠的溃疡；症状体征主要表现为突发性上腹部"刀割样"剧痛，呈持续性、或阵发性加剧，并伴有"板状腹"；放射检查主要表现为X线膈下新月状游离气体影。对于不典型的胃十二指肠溃疡穿孔患者，因高龄、体弱、穿孔较小等使临床表现不明显者，则需要详细询问病史，并进行完善的体格检查与辅助检查进行诊断。

七、鉴别诊断

（1）冠心病：早期症状亦可表现为肩部或上腹部疼痛，因此胃十二指肠溃疡穿孔在早期出现时容易误诊为冠心病。但冠心病常出现心律、心音异常，无"板状腹"，X线检查无膈下游离气体。

（2）急性胆囊炎：疼痛位于右上腹，呈持续性绞痛、或阵发加剧性绞痛。疼痛通常向右肩部放射，左肩无放射痛。体格检查时出现Murphy征阳性，部分患者触诊时可发现胆囊增大，通常不会出现全腹压痛、反跳痛，无"板状腹"，但急性胆囊炎若发生胆囊坏疽穿孔，也可出现高热寒战、冷汗淋漓、全腹疼痛等症状。进一步进行放射检查，可发现X线显示膈下无游离气体，B超可提示胆囊病变。

（3）急性胰腺炎：疼痛位于左上腹，早期急性胰腺炎腹痛不甚剧烈，腹痛随时间推进而逐渐加重。可出现腹肌紧张，但与胃十二指肠溃疡穿孔相比腹肌紧张程度较轻，无"板状腹"。血、尿淀粉酶异常增高，若出现腹水则可行腹腔穿刺，穿刺液淀粉酶亦表现为异常增高。X线检查膈下无游离气体，CT可提示胰腺病变。

（4）急性阑尾炎：早期出现全腹疼痛，后表现为转移性右下腹疼痛，麦氏点压痛、反跳痛明显。

若胃十二指肠溃疡穿孔后，胃内容物沿右结肠旁沟向右下腹蔓延，产生右下腹压痛、反跳痛，容易误诊为急性阑尾炎。但急性阑尾炎无"板状腹"，X线检查膈下无游离气体。

八、治 疗

对本病的治疗原则上以手术治疗为主。

（1）单纯穿孔缝合术：是急性胃十二指肠溃疡穿孔的主要术式。其优点是操作简单、危险性小。术后必须进行正规的抗溃疡药物治疗。近年来腹腔镜技术应用于本病的诊疗日益增多，包括腹腔镜探查及腹腔镜穿孔缝合术。

（2）胃大部切除术：其优点是一次手术同时解决了穿孔和溃疡两个问题，可免除以后再次手术，但相对来说操作较为复杂，危险性大，因此需要严格掌握适应证。

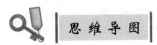 **思维导图**

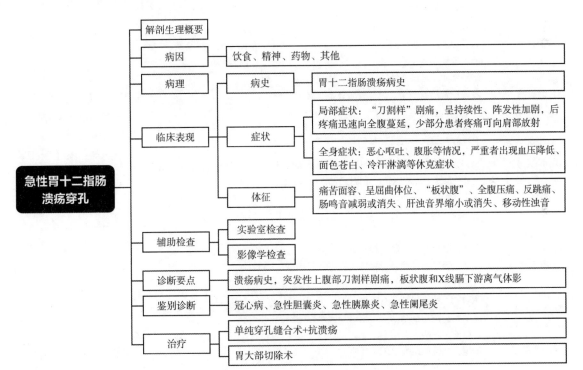

第八节 常见急腹症的鉴别

急腹症是以急性腹痛为主要表现的多种疾病的统称，特点是起病急、变化多、进展快、病情重，可能涉及内、外、妇、儿等各科的多种疾病，需要紧急处理，且各个具体疾病之间临床表现相似，鉴别诊断显得尤为重要。一般情况下，根据典型的病史和体征，加之必要的辅助检查，多可做出正确的诊断。但有些患者病情复杂，或症状不典型，或患者因种种原因不能准确地提供病史，给诊断和鉴别诊断带来困难。故详细的病史采集、仔细而全面的体格检查、必要的理化检查、缜密的临床思维是明确诊断的保障。

一、根据腹痛的部位鉴别

急性腹痛的患者就诊时往往有明确的腹痛部位，最早出现的腹痛部位或疼痛最明显的部位大多数是病变所在部位。根据急性腹痛部位对应的脏器，大多能明确病灶（表 15-8-1）。

表 15-8-1 急性腹痛部位与疾病的关系

急性腹痛部位	腹内病变	腹外病变	备注
右上腹	肝：肝脓肿破裂、肝癌破裂、急性病毒性肝炎 胆囊与胆管：胆道蛔虫症、急性胆囊炎与胆管炎、胆绞痛、胆石症、胆囊穿孔 十二指肠：溃疡穿孔 结肠肝曲：结肠癌梗阻、炎症、结核	右侧肺炎、胸膜炎、右肋间神经痛	上腹部疼痛须注意与心、肺、胸膜等胸部疾病鉴别
胃脘及剑突下部	胃十二指肠：急性胃炎、胃黏膜脱垂症、胃痉挛、溃疡穿孔、胃癌急性穿孔、急性胃扩张 胆道：胆道蛔虫症 胰腺：急性胰腺炎 肝：左肝癌、左肝脓肿破裂	急性心肌梗死、心绞痛 食管病变：食管裂孔疝、食管炎、下段食管贲门癌、贲门痉挛	
左上腹	脾：脾梗死、脾破裂 胰：急性胰腺炎 结肠脾曲：结肠癌梗阻、炎症、结核	左侧肺炎、胸膜炎、左肋间神经痛	
右腰腹部	右肾：肾结石绞痛、急性肾盂肾炎、肾炎、肾破裂、右肾癌 右输尿管：输尿管结石绞痛 升结肠：炎症、肿瘤、结核		两侧腰腹部疼痛须注意与泌尿系统病鉴别
脐部	小肠：肠梗阻、肠穿孔、肠扭转、急性出血性坏死性肠炎、克罗恩病、局限性肠炎、肠蛔虫症 胰腺：急性胰腺炎 肠系膜：肠系膜动脉急性栓塞、急性肠系膜淋巴结炎 急性门静脉或肝静脉血栓形成	腹型过敏性紫癜、腹型风湿病、腹型癫痫、低钙血症、慢性铅中毒、尿毒症、糖尿病酮症酸中毒、神经官能性腹痛	
左腰腹痛	左肾：肾结石绞痛、急性肾盂肾炎、肾破裂、左肾癌 左输尿管：输尿管结石绞痛 降结肠：溃疡性结肠炎、痢疾、阿米巴痢疾、结核、肿瘤		
右下腹	阑尾：急性阑尾炎、阑尾类癌 回肠：克罗恩病、回肠憩室炎 盲肠：回肠-盲肠套叠、盲肠结核、回盲部癌 肠系膜：急性肠系膜淋巴结炎 卵巢、输卵管：右侧卵巢肿蒂扭转、右侧输卵管妊娠破裂、右侧卵巢滤泡或黄体破裂、右侧附件炎		下腹部疼痛须注意与妇科病及泌尿系疾病的鉴别
脐下及耻骨上部	膀胱：急性膀胱炎、膀胱结石嵌顿、膀胱癌 子宫与附件：急性盆腔炎、异位妊娠破裂、痛经、难产		前列腺精囊：急性前列腺炎、前列腺良性肥大伴急性尿潴留、急性精囊炎 阴道：先天性阴道闭锁

续表

急性腹痛部位	腹内病变	腹外病变	备注
左下腹	乙状结肠：急性细菌性痢疾、阿米巴痢疾、乙状结肠癌、乙状结肠扭转、巨乙状结肠症、外伤性穿孔 卵巢、输卵管：左侧卵巢囊肿蒂扭转、左侧输卵管妊娠破裂、左侧卵巢滤泡或黄体破裂、左侧附件炎		

二、内外科腹痛鉴别

属于内科范围的急性腹痛多因腹腔内脏轻度非化脓性炎症或胃肠道功能紊乱所致，或为腹腔外疾病（如心、肺、胸膜等疾病）刺激肋间神经反射性地引起腹痛，故腹痛仅为内科疾病临床病程中的表现之一。而外科范围的急性腹痛则多由腹腔脏器的器质性病变所致，如炎症、穿孔、梗阻、出血等，病情多急重，常可危及生命，绝大多数需采取手术方法治疗。因此两者必须加以鉴别，以免延误治疗（表 15-8-2）。

表 15-8-2 内科腹痛与外科腹痛的鉴别

内科腹痛	外科腹痛
①多有前驱症状，常先有发热、感染中毒症状，而后发生腹痛，常有原发内科病的系列临床表现； ②腹痛部位比较模糊，疼痛呈间歇性、不固定性、不规则性，持续时间也较短，解痉药治疗常有效； ③压痛常不明显，压痛点多不固定，不局限； ④无明确的腹膜刺激征； ⑤腹外病因造成的腹痛有其他部位的阳性体征； ⑥腹痛多不危及生命，以内科非手术方法治疗往往有效。	①发病急骤，多无前驱症状。先有腹痛，后出现发热、脉速等全身症状； ②疼痛部位比较明确，腹痛由轻到重、由局部到弥漫持续发展，解痉剂治疗常无效或仅暂时有效； ③疼痛常明显，压痛点多固定、局限； ④有典型的腹膜刺激征，且持续整个病程； ⑤早期体征局限于腹部，中晚期亦以腹部体征为主； ⑥重症可因继发化脓性腹膜炎、感染中毒性休克而危及生命，往往须外科方法紧急处理

三、外科、内科、妇科、泌尿外科急性腹痛症的鉴别诊断要点

内科、妇科和泌尿外科的某些疾病亦常以急性腹痛为其突出表现之一，易与外科急腹症相混淆而造成误诊误治。应通过详细询问病史及认真的体格检查，找出其各自不同的临床特征，做出正确的诊断。对女性患者，了解月经史对腹痛的诊断有重要意义，有生育能力的女性尤其重要（表 15-8-3）。

表 15-8-3 常见内科、妇科、泌尿外科急性腹痛症的鉴别诊断要点

病名	腹痛特点	临床特征
急性胃肠炎	上腹部、脐周围或全腹阵发性绞痛	常有不洁饮食史，伴呕吐或腹泻，腹软，无固定压痛及腹膜刺激征，肠鸣音活跃亢进，粪检有大量白细胞
胆道蛔虫症	上腹剑突下区阵发性剧烈绞痛，有钻顶样感，有明显间歇期，可放射到背部及右肩胛部	多见于农民和青少年、儿童；可吐出蛔虫；早期无发热，黄疸少见，腹软，上腹压痛与剧烈腹痛不相符合，首选 B 超检查，CT 亦有助于诊断，常需用盐酸哌替啶、阿托品止痛

病名	腹痛特点	临床特征
肠系膜淋巴结炎	脐周或右下腹持续性疼痛，阵发性加剧	儿童多见；有上呼吸道感染史；先发热后腹痛，腹软，脐右方或右下腹有不局限的压痛区，腹部体征之轻微与较高的体温不符合
肠系膜动脉急性梗死	发生急骤，呈持续性疼痛，阵发性加剧，程度剧烈，广泛放射	老年人多见；多伴心肌、心瓣膜病变及动脉硬化症；常恶心、呕吐，腹部膨隆、压痛和肌紧张，肠鸣音减弱或消失，大量镇痛剂或解痉剂治疗无效，CT（CTA）有助于本病诊断，动脉造影可确诊
肺炎、胸膜炎	上腹部疼痛，深呼吸时疼痛加剧	有呼吸道感染症状，早期即有高热，肺部有湿啰音，或管状呼吸音，或胸膜摩擦音，上腹有不局限的轻度压痛，无腹膜刺激征，X线及CT检查可见胸部病变
冠心病（心绞痛、心肌梗死）	胸骨后部阵发性或剧烈持久的压榨样痛，放射至心前区与左肩臂部，少数可波及剑突下区	多见于中老年人；有高血压、动脉硬化病史；常于劳累或情绪激动时诱发，心肌梗死时常有血压下降，发生休克，腹部无明显压痛，心电图可见S-T段和T波改变，舌下含硝酸甘油常可缓解疼痛，心脏冠状动脉CT及造影可确诊
宫外孕破裂	腹痛以下腹部为重，向全腹扩散，腹痛为持续性	有停经及阴道流血史；常有出血性休克的系列表现，下腹部为主的压痛、反跳痛；腹肌紧张较轻，妇科检查有宫颈抬举痛，下腹部穿刺或后穹隆穿刺有不凝固的血液吸出
卵巢滤泡或黄体破裂	一侧下腹部突然发生腹痛	14～30岁的女性多见；腹痛发生在两次月经的中期（排卵期），出血量多时血压可降低，腹部压痛点位置较低，较广泛；肌紧张不明显
卵巢囊肿蒂扭转	突然发生一侧下腹部剧烈持续性疼痛	痛侧下腹部有压痛、反跳痛，阴道双合诊或腹部检查可触及明显触痛的圆形肿块，盆腔B超及CT有助于诊断
泌尿系结石	一侧腰腹部突发剧烈绞痛，向会阴或腰部放射	腹部无固定压痛，或沿输尿管轻度压痛，腰部有叩击痛，尿检查镜下见大量红细胞；腹部平片多可见阳性结石，肾图呈梗阻图形，多需用吗啡、阿托品止痛

四、常见急腹症的诊断与鉴别诊断要点

（1）胃十二指肠溃疡急性穿孔："板状腹"和X线检查膈下游离气体是溃疡穿孔的典型表现。患者既往有溃疡病史，突发上腹部刀割样疼痛，迅速蔓延至全腹部，明显腹膜刺激症状，典型的"板状腹"，肝浊音界消失、X线检查膈下游离气体可以确诊。部分患者发病前无溃疡病史。

（2）急性胆囊炎：进食油腻食物后发作右上腹绞痛，向右肩和右腰背部放射。体检时右上腹有压痛、反跳痛、肌紧张，Murphy征阳性。胆石症所致腹痛多在午夜发病，不少患者被误诊为"胃病"。超声检查可见胆囊肿大、壁增厚、胆囊内结石有助于诊断。

（3）急性胆管炎：上腹疼痛伴高热、寒战、黄疸是急性胆管炎的典型表现。B超可见胆管扩张，多伴有胆管结石。

（4）急性胰腺炎：常见于饮酒或暴食后。腹痛多位于左上腹，疼痛剧烈，呈持续性，可向肩背部放射。腹痛时伴有恶心、呕吐。呕吐后腹痛不缓解。血清和尿淀粉酶明显升高。增强CT可见胰腺弥漫性肿胀，胰周积液。胰腺有坏死时可见皂泡征。

（5）急性阑尾炎：典型表现是转移性右下腹痛和右下腹固定压痛。疼痛始于脐周或上腹部，待炎症波及阑尾浆膜（脏腹膜），腹痛转移并固定于右下腹。阑尾炎病变加重达到化脓或坏疽时，可出现右下腹局限性腹膜炎体征。阑尾一旦穿孔，腹膜炎体征可扩大到全腹，但压痛仍以右下腹最重。

（6）急性小肠梗阻：通常有腹痛、腹胀、呕吐和肛门排气排便停止四大典型症状，但视梗阻部位的不同有所变化。高位小肠梗阻症状以呕吐为主，腹胀可以不明显。反之，低位小肠梗阻时，腹胀明显，但呕吐出现较晚。小肠梗阻初期肠蠕动活跃，肠鸣音增强，可闻"气过水声"。梗阻后期出现肠坏死时，肠鸣音减弱或消失。X 线平片可见气液平，肠腔扩张。超声检查对肠套叠引起的小肠梗阻有诊断意义。

（7）肠系膜血管急性栓塞疾病：包括肠系膜上动脉栓塞、肠系膜上动脉血栓形成、肠系膜上静脉血栓形成，一般发病急骤，早期表现为突然发生剧烈的腹部绞痛，难以用一般药物缓解，可以是全腹性或局限性。患者的早期症状明显且严重，其特点是严重的症状与轻微的体征不相符。腹部 X 线平片早期显示受累小肠、结肠轻度或中度扩张胀气，晚期由于肠腔和腹腔内大量积液，平片显示腹部普遍密度增高。选择性动脉造影对诊断有重要意义。

（8）腹主动脉夹层：发病突然，90%以上表现为前胸、后背或腹部突发性剧烈的撕裂样或刀割样锐痛，疼痛可沿着大动脉走行方向传导和转移至腹部或下腹部，80%患者伴有高血压和心动过速。患者多烦躁不安、大汗淋漓，需要与心绞痛、肺栓塞、心肌梗死相鉴别。随着病情进展，主动脉夹层患者可能出现与主动脉破裂、主动脉瓣关闭不全或（和）重要脏器组织供血障碍相关的症状和体征。一旦疑诊主动脉夹层，可通过影像学检查来进一步确诊该疾病。全主动脉 CTA 是主动脉夹层的诊断首选。MRA 也可作为诊断主动脉夹层的有效手段，但对急性期不耐受长时间检查的病例有一定限制性。超声对近端主动脉夹层的诊断率明显优于降主动脉。

（9）急性肠系膜淋巴结炎：多见于儿童。往往先有上呼吸道感染病史，腹部压痛部位偏内侧，范围不太固定且较广，并可随体位变更。超声或 CT 检查发现腹腔淋巴结肿大，有助于鉴别诊断。

（10）腹部钝性损伤：随着交通的发达，腹部钝性损伤明显增加。腹部钝性损伤需鉴别有无合并腹腔脏器损伤：①实质性脏器破裂出血；②空腔脏器破裂穿孔；③血管损伤。有实质性脏器破裂出血或伴有血管损伤者多伴有心率加快，血压下降等血容量降低的临床表现。合并空腔脏器破裂穿孔者多伴有腹膜刺激症状和体征。单纯的腹壁挫伤和轻度实质性脏器损伤，全身情况稳定者可以先行非手术治疗，加强观察。合并严重实质性或空腔脏器损伤者都应进行手术探查。

（11）妇产科疾病所致急性腹痛

1）急性盆腔炎：多见于年轻人，常由淋球菌感染所致。表现为下腹部疼痛伴发热，腹部有压痛和反跳痛，一般压痛点比阑尾点偏内，偏下。阴道分泌物增多，直肠指检有宫颈提痛，后穹隆触痛，穿刺可抽得脓液，涂片镜检可见白细胞内有革兰氏阴性双球菌，可确诊。

2）卵巢肿瘤蒂扭转：其中最常见为卵巢囊肿扭转。患者有卵巢囊肿史。疼痛突然发作。出现腹膜炎体征提示有扭转肿瘤缺血、坏死。

3）异位妊娠：最常见为输卵管妊娠破裂。有停经史，突发下腹疼痛，伴腹膜炎体征，应警惕异位妊娠。有出血征象，如心率快，血压下降，提示内出血。腹部压痛和肌紧张可不明显，但有明显反跳痛。阴道不规则流血，宫颈呈蓝色，后穹隆穿刺抽出不凝血可确诊。实验室检查 HCG 阳性及盆腔超声也可协助确诊。

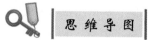 思维导图

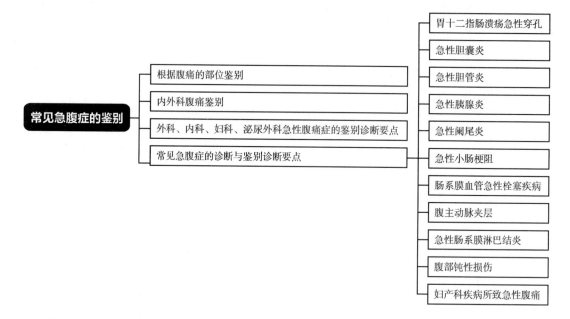

常见急腹症的鉴别
- 根据腹痛的部位鉴别
- 内外科腹痛鉴别
- 外科、内科、妇科、泌尿外科急性腹痛症的鉴别诊断要点
- 常见急腹症的诊断与鉴别诊断要点
  - 胃十二指肠溃疡急性穿孔
  - 急性胆囊炎
  - 急性胆管炎
  - 急性胰腺炎
  - 急性阑尾炎
  - 急性小肠梗阻
  - 肠系膜血管急性栓塞疾病
  - 腹主动脉夹层
  - 急性肠系膜淋巴结炎
  - 腹部钝性损伤
  - 妇产科疾病所致急性腹痛

 思考题

1. 论述中西医结合非手术治疗溃疡急性穿孔的治疗方法。
2. 请列出外科急腹症（或称外科腹痛）与内科急腹症不同的特点。
3. 请列出引起右上腹痛的常见的外科疾病。
4. 请列出引起右下腹痛的常见的外科疾病。
5. 试述急性阑尾炎治疗方法的选择与其病理组织学的关系。
6. 试述急性梗阻性化脓性胆管炎非手术疗法的内容。

第十六章　胃十二指肠疾病

第一节　解剖生理概要

一、胃 的 解 剖

（一）胃的位置与分区

胃大部分位于腹腔的左上方，近端与食管相连，谓之贲门，位于中线的左侧，相当于第 10 或 11 胸椎水平，贲门的近端与食管下括约肌相连。远端与十二指肠相连，称为幽门，相当于第 1 腰椎下缘的右侧。胃分上下两缘，上缘介于贲门与幽门间的胃右侧称为胃小弯，下缘则在左侧为胃大弯。临床上将胃分为三部分：①贲门部：为贲门平面以上，向左上方膨出的部分；②胃体：介于贲门部与胃窦部之间，是胃的最大部分；③幽门部：胃小弯下部有一凹入的刻痕，称为胃角切迹，自此向右为幽门部（图 16-1-1）。

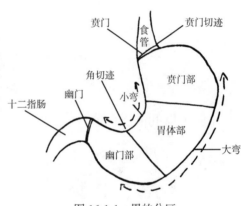

图 16-1-1　胃的分区

（二）胃的韧带

胃通过韧带与邻近器官相联系。胃小弯及十二指肠第一段与肝之间有肝胃韧带和肝十二指肠韧带。贲门及胃底、胃体后壁有胃膈韧带与膈肌相连，此韧带为一腹膜皱襞，其内常有胃后动、静脉通过。在肝胃韧带的后方、胃小弯的较高处有胃胰皱襞，即胃胰韧带，内有胃左动、静脉及迷走神经后干的腹腔支。胃大弯与横结肠之间有胃结肠韧带，属大网膜一部分。大网膜由前后各两层腹膜构成，是连接胃与横结肠的类似围裙状的结构，富含脂肪及血管。胃大弯上部与脾之间为胃脾韧带，其中有胃短动、静脉。

（三）胃的血管

胃的动脉血供由腹腔动脉及其分支供应（图 16-1-2）。胃右动脉多来自肝总动脉，胃左动脉起源于腹腔干，两者在胃小弯形成动脉弓，供血于胃。来源于脾动脉的胃网膜左动脉和来源于胃十二指肠动脉的胃网膜右动脉形成血管弓从大弯侧供血于胃。另外来源于脾动脉的数支胃短动脉和 1～2 支胃后动脉供血于胃底和近端胃体。除上述主要动脉外，胰十二指肠前上动脉、胰十二指肠后上动脉、十二指肠上动脉、胰背动脉、胰横动脉等也参与胃的血液供应。胃大、小弯侧的这些动脉在胃壁上发出许多小分支进入肌层,然后由这些小分支发出众多血管并相互吻合成网,所以胃手术时即便结扎了大部分主要动脉,胃壁仍然不会缺血坏死。同理,在胃外结扎了部分胃的动脉也不能有效地控制胃内病变所引起的胃出血。胃的静脉汇入门静脉系统,与同名动脉伴行。胃左静脉(即冠状静脉)汇入门静脉或脾静脉,胃右静脉汇入门静脉,胃网膜右静脉经胃结肠共干汇入肠系膜上静脉,胃网膜左静脉和胃短静脉汇入脾静脉。

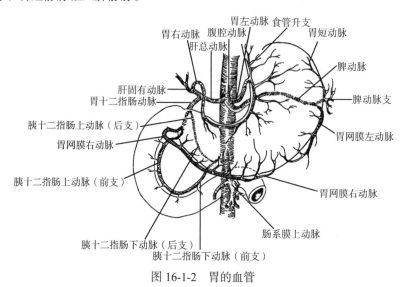

图 16-1-2　胃的血管

(四)胃的淋巴引流

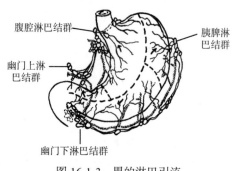

图 16-1-3　胃的淋巴引流

胃的毛细淋巴网在黏膜层、黏膜下层和肌层间有广泛的吻合,经过浆膜引流到胃周围淋巴结,再汇入腹腔淋巴结,经乳糜池和胸导管入左颈静脉,因此晚期胃癌可在左锁骨上窝触到肿大的淋巴结。胃的淋巴回流沿主要动脉分布,与动脉血流逆向引流淋巴液。胃周淋巴结分成 16 组,主要有 4 群(图 16-1-3):①腹腔淋巴结群,主要引流胃小弯上部淋巴液。②幽门上淋巴结群,主要引流胃小弯下部淋巴液。③幽门下淋巴结群,主要引流胃大弯下部淋巴液。④胰脾淋巴结群,主要引流胃大弯上部淋巴液。胃的淋巴结分布在胃癌转移的诊断和治疗上有重要的临床意义。

(五)胃的神经

胃由交感神经和副交感神经支配。交感神经源于第 6～9 胸椎神经内的交感神经纤维,组成内脏大神经并终止于半月神经节,后者发出纤维至腹腔神经节,再分支到胃。交感神经的作用是抑制胃的运动、减少胃液分泌和传出痛觉。副交感神经纤维来自左、右迷走神经,作用为促进胃的运动、增加胃液分泌。在胃黏膜下层和肌层内交感神经和副交感神经组成神经网,协调胃的运动和分泌功能。迷走神经在进入腹腔时集中为左右二主干,左迷走神经干由左上走向右下,也称之为迷走神经前干。前干在贲门水平分为二支,一支向肝门,谓肝支;另一支沿胃小弯下行,称胃前支。右迷走神经位于食管的右后方,也称迷走神经后干。后干在贲门稍下方分为腹腔支和胃后支。胃前、后支在角切迹附近分别发出 3～4 支鸦爪形分支，分布于幽门部管理幽门的排空功能（图 16-1-4）。

（六）胃壁结构

胃壁由外向内依次为黏膜层、黏膜下层、肌层和浆膜层。

（1）黏膜层：位于胃壁最内层，幽门与幽门部黏膜较厚，胃底黏膜较薄。胃排空时，胃黏膜形成许多不规则的皱襞，在胃小弯有 4～5 条沿胃纵轴排列的皱襞，称为胃道。胃病变时黏膜皱襞常发生形态上的变化。胃黏膜表面有许多小凹，通过胃腺与下方的肌纤维相通，形成黏膜肌层。

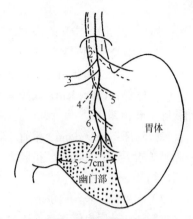

图 16-1-4　胃的神经

1. 左迷走神经；2. 右迷走神经；3. 肝支；4. 腹腔支；5. 胃前支；6. 胃后支；7. "鸦爪" 形分支

（2）黏膜下层：是由疏松结缔组织和弹力纤维构成的，其结构疏松，含有丰富的血管、淋巴管和神经丛。黏膜下层是内镜下黏膜剥离术和手术剥离黏膜的操作界面。

（3）肌层：胃壁的肌层为平滑肌，由三层走向不同的肌纤维构成，内层斜行，与食管的环形纤维相连，在贲门处最厚并逐渐变薄。中层环形，在贲门和幽门处增厚，形成贲门和幽门括约肌。外层纵行，在胃大、小弯侧最厚。肌层有神经网。

（4）浆膜层：即脏层腹膜，在胃大、小弯处分别与大、小网膜相连。

二、胃 的 生 理

胃具有运动和分泌两大功能。

（一）胃的运动

胃的运动是由外在和内在的神经调节机制与肌源性控制来调节的。外在的神经调节机制是通过副交感神经和交感神经通路介导的，而内在的神经调节机制涉及肠道神经系统，肌源性控制则存在于胃平滑肌细胞中。

胃除了储存功能外，还负责混合和粉碎摄入的固体食物。这一活动依赖胃体和幽门部重复有力的收缩，使食物颗粒被推送到关闭的幽门，随后又被推回，目的是将固体和液体食物彻底混合，直到将固体食物颗粒磨碎到直径小于 1mm。

胃内容物的排空受到神经和激素的调节。全身因素，如焦虑、恐惧、抑郁和运动，可以影响胃的运动和胃排空的速度。此外，胃内容物的化学、力学性质和温度也会影响胃的排空。一般来说，液体比固体更容易排空，碳水化合物比脂肪更容易排空。液体食物浓度或酸度的增加会导致胃排空的延迟。过冷或过热液体的排空速度往往也比较慢。

（二）胃液分泌

胃液除了含吞咽的唾液和十二指肠反流液外，还可由壁细胞、主细胞和黏液细胞分泌。正常成人每天分泌 1500～2500ml 胃液。胃液的主要成分为胃酸、酶、黏液、电解质和水。胃液中的电解质成分随胃液分泌速率的变化而变化。壁细胞分泌与血浆等渗的电解质溶液。该溶液的 pH 值为 0.8。通常胃腔内 pH 值最低为 2，这是由于其他胃分泌物稀释了壁细胞的分泌，这些分泌物也含有钠、钾和碳酸氢盐。

三、十二指肠的解剖

十二指肠介于幽门和空肠之间，长约 25cm，呈 C 型环绕胰腺头部，是小肠中最粗、最短和最固定的部分。十二指肠由近至远分为四部分：

（1）球部：长4～5cm，属腹膜间位组织，较活动，是十二指肠溃疡的好发部位。球后与胆总管和胰腺头部相邻。

（2）降部：长7～9cm，垂直下行，系腹膜外位，位置固定。降部内侧有胆总管和胰管开口，局部黏膜皱褶突起，称为十二指肠乳头，是寻找胆总管、胰管开口的标志，此处距幽门约 8～10cm，距门齿约 75cm。

（3）水平部：长约 10cm，向左呈水平走向，属腹膜外位，位置固定。肠系膜上动、静脉在其前方跨行，如动脉血管下行夹角过小，可形成对十二指肠水平部的压迫，引起梗阻，称为"肠系膜上动脉综合征"。

（4）升部：长3～5cm，先向上行，然后急转向下、向前，连接空肠起始部，其向上部分由固定于腹膜后的 Treitz 韧带牵吊，位置固定，是十二指肠和空肠分界标志。十二指肠围绕胰头和部分胰体，血供来源于胰十二指肠上动脉和胰十二指肠下动脉。前者由胃十二指肠动脉发出，后者始于肠系膜上动脉。

四、十二指肠的生理

胆汁和胰液经乳头进入十二指肠，同时十二指肠黏膜的 Brunner 腺分泌富含如蛋白酶、脂肪酶、蔗糖酶等消化酶的消化液，与十二指肠内的食物混合。十二指肠黏膜的内分泌细胞则分泌促胃液素、胆囊收缩素、肠抑肽、促胰液素等内分泌激素。

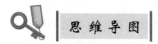
思维导图

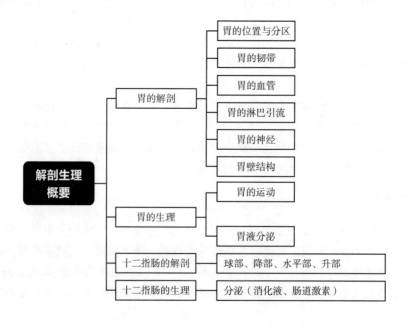

第二节　胃十二指肠溃疡大出血

由胃或十二指肠溃疡引起呕血、大量柏油样黑便，导致红细胞计数、血红蛋白和血细胞比容下降，患者心率加快、血压下降，甚至出现休克症状称为胃十二指肠溃疡大出血。其是上消化道大出血最常见的原因，约占 50% 以上，也是溃疡最常见的并发症。

一、病因和病理

溃疡基底因炎症腐蚀到血管，导致破裂出血。通常多为动脉性出血。胃溃疡出血多位于胃小弯，十二指肠溃疡出血多位于球部后壁。溃疡基底血管的侧壁破裂较断端出血更不易自行止血，可引发大出血，甚至危及生命。有时大出血后因血容量减少，血压降低，血管破裂处血凝块形成，出血可暂时停止；但由于溃疡病灶与胃十二指肠内容物的接触及胃肠的不断蠕动，约有 30% 的病例可再次发生大出血。

二、临　床　表　现

多数患者在出血前有溃疡病史，10%～15% 的溃疡大出血患者在出血前无溃疡症状。其临床表现与出血量和出血速度有关。

（一）症状

（1）柏油样便与呕血：一般来说患者的主要症状为呕血和黑便，出血量达 50ml 即可出现黑便，出血量少者可仅有黑便。出血量大且速度快者可呕血和黑便同时出现。呕血前患者常有恶心的感觉，便血色泽可由黑色转呈紫色，便血前有头晕、乏力、眼前发黑、心慌及上腹不适等。

（2）休克：短期内出血量达 400ml 以上时，患者可出现面色苍白、脉快有力、血压正常或稍高等循环系统代偿的表现。当短期内出血超过 800ml，患者可表现为烦躁不安或淡漠、脉搏细速、呼吸急促、四肢湿冷、血压下降等休克的表现。

（二）体征

出血时患者通常无明显腹部体征。由于肠腔内积血，刺激肠蠕动增加，肠鸣音亢进，注意腹痛严重且伴有腹膜刺激征的患者，要明确有无溃疡穿孔。溃疡大出血后患者多有贫血貌。

三、辅　助　检　查

（1）实验室检查：红细胞计数、血红蛋白值和血细胞比容均会下降，但出血早期由于血液浓缩，指标下降可能并不明显，所以连续检测可帮助评估出血量和速度。

（2）影像学检查：不推荐行上消化道造影检查，有引发再出血可能。选择性动脉造影检查对十二指肠溃疡出血的诊治有一定价值。

（3）其他检查：纤维胃镜是判断上消化道出血来源和治疗干预的最佳手段，特别是在溃疡合并出血时。几乎所有严重急性上消化道出血的患者都应该在 24 小时内接受纤维胃镜检查。

四、诊 断 要 点

有典型溃疡病史者，发生呕血或柏油样便，诊断并不困难，同时伴有腹痛的患者应考虑有无伴发溃疡穿孔。通过纤维胃镜及选择性动脉造影等检查，多能确定病变性质和出血部位。

五、鉴 别 诊 断

溃疡性出血主要需与其他引起上消化道出血的疾病相鉴别。

（1）食管胃底曲张静脉破裂出血：多有慢性肝炎、肝硬化病史，常伴有肝脾肿大、腹壁静脉曲张、蜘蛛痣等。表现为突然发生出血，来势凶猛，常以呕血为主，很快出现失血性休克。实验室检查常有肝功能异常、全血细胞减少。纤维胃镜检查可见食管下段和胃底布满曲张的静脉，并可见到出血部位。

（2）胃癌出血：胃癌好发于 50 岁以上的中老年人，常有上腹部持续性胀痛、食欲减退、进行性消瘦等表现，体检时少数患者可触及上腹部肿块，癌症晚期可有恶病质表现，有时左锁骨上可触及肿大淋巴结。纤维胃镜及活组织检查对诊断有意义。

（3）急性胃黏膜出血：患者常有烧伤、严重损伤、严重感染或长期服用激素等病史，可引起急性胃黏膜出血。呕血和便血均可发生，以呕血为主，出血可持续数日，应用止血药物效果较好。纤维胃镜检查可见胃内散在胃黏膜糜烂面，可见出血灶，可同时镜下止血，效果确切。

（4）胆道出血：较少见。常继发于胆道疾病，呕血、便血均可发生，但以便血为主，多发生在胆绞痛缓解后，多能自行止血。常可伴有发热、黄疸、上腹部压痛，腹部超声检查常提示胆囊肿大，出血期行纤维十二指肠镜检查可有阳性发现。

六、治 　 疗

胃十二指肠溃疡大出血治疗原则是止血、补充血容量防治休克和防止复发。患者多数经非手术治疗，出血可停止，但仍有 5%～10% 的患者不能止血，需及时进行手术治疗。

（一）非手术治疗

（1）补充血容量：迅速建立静脉通道，快速输入平衡盐溶液补充血容量，同时进行输血配型试验、备血。密切观察生命体征，包括心率、血压、尿量、周围循环等。有条件时可放置中心静脉导管测定中心静脉压，指导补液量和速度。具体可参考第七章"外科休克"。

（2）留置鼻胃管：可吸出残血，用生理盐水冲洗胃腔，直至胃液变清，以便观察后续出血情况。继续出血可经胃管注入 200ml 含 8mg 去甲肾上腺素的生理盐水溶液，并夹管约 30 分钟。每 4～6 小时一次，可收缩血管达到局部止血的作用。但使用鼻胃管的患者出现持续性出血或再出血的风险要更高，可能需要胃镜干预。

（3）药物治疗：静脉或肌内注射血凝酶。静脉应用生长抑素类制剂。对于高危患者应静脉给予质子泵抑制剂，给予初始剂量后，持续输注或间歇给药 72 小时。与 H_2 受体阻断剂相比，静脉注射质子泵抑制剂治疗的再出血率更低，急诊手术率更低，死亡率更低。此外，大剂量静脉注射在预防再出血方面比标准剂量更有效。高危患者在等待纤维胃镜检查前就应开始治疗。

（4）胃镜治疗：在胃镜下明确出血部位后，可通过内镜下电凝、局部注射药物、喷洒止血粉、上血管夹等措施止血。推荐使用多种措施联合止血，可降低再出血率。虽然常规的重复胃镜检查没有被证明是有益的，但对于再次出血的患者，重复胃镜检查不会增加死亡率，只要患者血流动力学保持稳定，就应该在手术干预前进行尝试。

（二）手术治疗

约 10%胃十二指肠溃疡出血患者保守治疗无效需行急诊手术止血。

1. 手术治疗的指征　①经积极保守治疗无效者；②急性大出血，短期内出现休克症状者；③60岁以上患者伴有动脉硬化，出血自行停止可能性小；④经过保守治疗出血已停止，但短期内可能再次出血者或出血后 6～8 小时内输入大量血液（600～1000ml）后情况不见好转者；⑤大出血合并穿孔或幽门梗阻者；⑥纤维胃镜检查见溃疡基底喷射状出血，或溃疡基底部血管暴露，再次出血危险较大者。

需手术治疗的患者需在积极抗休克的前提下，争取在出血的 24～48 小时内进行手术，效果较好。反复止血无效，拖延时间越长则危险性越大，其中老年患者伴有动脉硬化者，因止血相对困难更应尽早手术治疗。

2. 手术方式

（1）胃大部切除术：不但切除了溃疡，制止出血，同时治愈了胃溃疡，是较为理想的手术方式。胃大部切除术包括切除胃的大部分及胃肠道重建。胃肠道重建有两种吻合方式。

1）毕罗（Billroth）Ⅰ式：将胃的残端与十二指肠吻合。此法的优点是操作简便，胃肠道重建比较符合生理，但胃切除范围受限。适用于胃溃疡的治疗。

2）毕罗（Billroth）Ⅱ式：将十二指肠残端闭合，将胃的残端与空肠上段行端侧吻合。此法优点是胃切除范围足够，可使胃酸降低达到最大要求；缺点是操作复杂，术后并发症较多。适用于胃十二指肠溃疡，尤其是十二指肠溃疡。

（2）十二指肠后壁穿透性溃疡出血手术方式：可先切开十二指肠前壁，贯穿缝扎溃疡底的出血动脉，再行选择性迷走神经切断加胃窦切除或幽门成形术，或作旷置溃疡的毕罗Ⅱ式胃大部切除术加胃十二指肠动脉、胰十二指肠上动脉结扎。

（3）出血部位的贯穿缝扎术：高龄体弱难于耐受长时间手术者，可采用此法。

（三）胃大部切除术后并发症

1. 术后胃出血　术后 24 小时内，胃管引流出少量暗红色或咖啡色血性物，不超过 300ml，属于正常现象。如短期内胃管引流出较多的血液，尤其是鲜血，甚至呕血、黑便，多因断端或吻合口有小血管未结扎，或缝合不够紧密，或胃黏膜损伤，或旷置的溃疡出血所致。术后 4～6 天发生出血，多因结扎或缝合过紧，致使黏膜组织坏死脱落所致。术后胃出血首选保守方法止血，如局部应用冰生理盐水加去甲肾上腺素，或其他止血药物喷洒。非手术治疗无效，或发生休克者，需再次手术探查止血。

2. 十二指肠残端破裂　是毕罗Ⅱ式胃大部切除术后严重的并发症。原因有：

1）十二指肠的溃疡较大，或与周围组织粘连，或发生炎症，或为穿透性溃疡，勉强切除后残端缝合困难，缝合张力过大，使组织撕裂。

2）吻合口张力过大或输入袢梗阻，十二指肠内压力过高致残端破裂。

3）十二指肠残端供血不足、组织炎症、坏死破裂等。多发于术后 4～7 天。表现为突发上腹剧痛，伴明显压痛、反跳痛、腹肌紧张等腹膜炎征象。腹腔引流管可引流出胆汁样液体。明确诊断后应立即手术。手术中妥善闭合十二指肠残端，行十二指肠造瘘及腹腔引流，伴有输入袢梗阻者应同时解除梗阻。术后给予营养支持，抗生素预防感染。

3. 胃肠吻合口破裂或瘘 胃肠吻合口破裂或瘘多因吻合口缝合不当、张力过大、局部组织水肿或严重贫血、低蛋白血症等原因使组织愈合不良。表现有发热、腹痛及腹膜刺激征等腹膜炎征象。须立即手术修补、腹腔引流。症状较轻且无弥漫性腹膜炎时，也可尝试保守治疗。

4. 术后梗阻 根据梗阻部位分为吻合口梗阻、输入袢和输出袢梗阻，后两者仅见于毕罗Ⅱ式手术。

（1）吻合口梗阻：原因是吻合口过小，吻合时胃肠壁内翻过多或局部炎症水肿。表现为进食后上腹胀痛、呕吐，呕吐物为胃内容物。采取保守处理，禁食、胃肠减压、静脉输液抗炎多能缓解；如无好转，可手术解除梗阻。

（2）输入袢梗阻：因输入袢空肠过长致扭曲、粘连或形成内疝；也可因输入袢过短，使输入段与吻合口处牵拉成锐角引起。多为不完全性梗阻，表现为进食后上腹饱胀、呕吐，呕吐物不含胆汁，呕吐后症状减轻。多经非手术治疗可缓解。如疼痛剧烈、呕吐频繁，呕吐后症状不缓解，检查上腹部触及压痛性包块，应考虑完全性闭袢梗阻，应立即手术解除梗阻；如有肠绞窄，行坏死肠段切除后 Roux-en-Y 型吻合术。

（3）输出袢梗阻：因术后输出段肠管粘连、大网膜炎性包块压迫，或是结肠后吻合，横结肠系膜裂口压迫导致梗阻。主要表现为上腹饱胀、呕吐，呕吐物为含胆汁的胃内容物。钡餐检查可以明确梗阻部位。如非手术治疗无效，应手术解除梗阻。

5. 倾倒综合征 由于胃大部切除术后，原来控制胃排空的幽门窦、幽门括约肌功能丧失。此外，部分患者胃肠吻合口过大，导致胃排空过快而产生一系列综合征。根据进食后出现症状的早晚，分为早期和晚期两种类型。

（1）早期倾倒综合征：进食（尤其是进甜食）后半小时内出现上腹不适、心悸、乏力、头晕、出汗、恶心呕吐甚至虚脱，伴有肠鸣音亢进、腹泻等。与餐后高渗性食物快速进入肠道，引起肠道内分泌细胞大量分泌肠源性血管活性物质有关；此外，高渗可使细胞外液大量进入肠腔，引起肠管膨胀，刺激肠蠕动增强，循环血量骤减引起一系列的症状发生。为避免其发生，手术时吻合口应适中，术后 2~3 个月内少量多餐，避免甜食，进食后平卧 15~20 分钟；如无效，可考虑再次手术改变手术方式或缩小吻合口。

（2）晚期倾倒综合征：又称低血糖综合征。餐后 2~4 小时出现头昏、心慌、出汗、乏力、面色苍白、脉细弱，甚至晕厥。由于胃排空过快，含糖食物快速进入空肠并被吸收入血，刺激胰岛素大量分泌，导致低血糖。进甜食或输注葡萄糖可缓解症状。可采用饮食调整、少量多餐、餐后平卧等措施预防。

6. 溃疡复发 溃疡复发原因是胃切除范围不够，或输入段空肠过长或胃窦黏膜残存，使胃酸水平下降不够。表现为溃疡症状重现，可发生穿孔和出血等并发症。纤维胃镜可明确诊断。无并发症者可非手术治疗；如症状严重或出现并发症，应再次手术。

7. 碱性反流性胃炎 常发生于毕罗Ⅱ式胃大部切除术后 1~2 年。因胆、胰等消化液反流入胃，破坏胃黏膜的屏障所致，引起胃黏膜充血、水肿、糜烂、出血等改变。临床表现为：上腹部持续性烧灼痛，进食后症状加重，抗酸药物治疗无效；呕吐物含胆汁，呕吐后症状不减轻，胃液分析胃酸缺乏；食欲差，体重减轻或贫血；纤维胃镜有助于诊断，组织活检显示慢性萎缩性胃炎。可用胃黏膜保护剂、胆汁酸结合药物及胃动力调节药物进行综合治疗。症状严重者应考虑手术治疗。

8. 营养障碍性并发症 胃大部切除术后胃容量减小，使摄入食物量不足，可引起营养不良，体重减轻。术后胃酸减少，同时壁细胞生成的内因子不足，造成维生素 B_{12} 吸收障碍，可引起贫血。因此，术后应重视饮食调节，适当补充铁剂及维生素，可改善症状。毕罗 II 式手术后，食物不能很好地与胰酶、胆液混合，不能充分发挥胆汁和胰酶的作用，影响消化吸收过程，约 1/3 的患者术后晚期可有钙、磷代谢紊乱，出现骨质疏松、骨软化等。因此，应增加钙的摄入，补充维生素 D，以预防或减轻症状。

9. 残胃癌　指胃十二指肠溃疡患者行胃大部切除术后 5 年以上，残余胃发生的原发癌。该病发生率在 2% 左右，多发于术后 20～25 年，可能与术后低胃酸、胆汁反流及肠道细菌逆流进入残胃而引起萎缩性胃炎有关。表现为上腹疼痛不适、食后饱胀、消瘦、消化道出血、贫血等症状，纤维胃镜活组织检查可明确诊断，确诊后应尽早手术治疗。

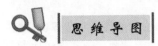
思维导图

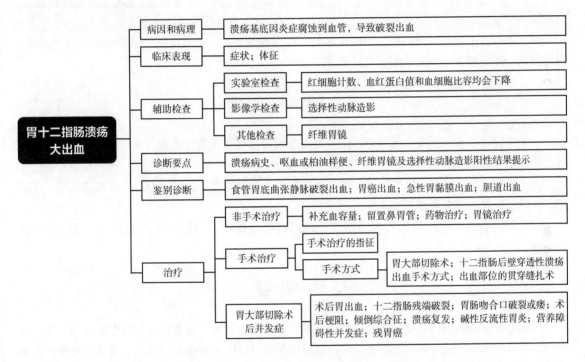

第三节　胃十二指肠溃疡瘢痕性幽门梗阻

瘢痕性幽门梗阻是幽门附近的溃疡（十二指肠球部溃疡、幽门管溃疡）反复发作引起瘢痕挛缩狭窄所致，为溃疡常见的并发症之一，常需通过手术解除梗阻。

一、病因和病理

1. 病因　溃疡引起幽门梗阻的原因有三种：①痉挛性：由幽门括约肌反射性痉挛引起，常间歇性发作；②水肿性：由幽门附近溃疡炎症水肿所致，炎症水肿消退或减轻后梗阻即可缓解；③瘢痕性：在溃疡愈合过程中形成过多瘢痕，久之瘢痕收缩，造成幽门狭窄，这种梗阻是永久的，需手术解除。以上三种情况可以同时存在，但各自严重程度不同，十二指肠溃疡，尤其是十二指肠球后溃疡较胃溃疡更容易引起瘢痕性幽门梗阻。

2. 病理 幽门梗阻由不完全梗阻发展到完全性梗阻的过程中主要有以下两个方面的改变：①胃局部改变：早期梗阻为不完全性，为克服梗阻，胃蠕动增强，胃壁肌肉相对肥厚，胃轻度扩张；到梗阻晚期代偿功能减弱，胃蠕动减弱，胃壁松弛，因而胃扩张明显。大量胃内容物潴留，胃酸分泌增加，胃黏膜受到刺激，出现充血、水肿和溃疡，又加重梗阻。②全身状态：由于长期不能正常进食，会出现营养不良、贫血；食后呕吐，会导致患者出现体液失衡，常出现低钾低氯性碱中毒。

二、临 床 表 现

（1）症状：患者有慢性溃疡症状及反复发作史，当出现幽门梗阻时，症状的性质和节律也逐渐改变。初期症状表现为上腹部饱胀不适，阵发性上腹部疼痛，同时伴有嗳气、恶心。随着症状加重，出现腹痛和呕吐，呕吐物为宿食，量大，可超过1000ml，有腐败酸臭味，不含胆汁。

（2）体征：上腹部可见胃型，可闻振水音。当出现脱水时，可见皮肤干燥、皱缩、弹性降低、眼眶凹陷；尿量减少，尿液浓缩，色泽变深。

三、辅 助 检 查

（1）实验室检查：血液生化检查可见电解质及蛋白质低于正常，非蛋白氮升高。血气分析可出现代谢性碱中毒。

（2）影像学检查：立位腹平片可见胃内有气液平。上消化道造影可见幽门变细或造影剂不能通过，胃高度扩张，存在明显胃潴留。

（3）胃镜检查：可见胃内有大量宿食，幽门部明显狭窄，胃镜甚至不能通过，有时可见溃疡存在。

四、诊 断 要 点

根据患者长期的溃疡病史和典型的临床表现，多可确定诊断。放置胃管可以吸出大量胃液，含宿食和腐败酸臭味。结合实验室检查，胃肠造影检查和胃镜证实存在幽门狭窄、胃潴留并进行鉴别诊断后方可明确诊断。

五、鉴 别 诊 断

（1）痉挛或水肿性幽门梗阻：多为活动性溃疡所致，有溃疡疼痛症状，梗阻为间歇性，经胃肠减压和应用药物治疗后疼痛和梗阻症状可缓解。

（2）胃窦与幽门的癌症：可导致梗阻，但病程较短，胃扩张程度较轻，胃镜活检可明确。

（3）十二指肠球部以下梗阻性疾病：如十二指肠肿瘤、胰头癌、肠系膜上动脉压迫综合征、十二指肠淤滞症、淋巴结核等，但呕吐物含胆汁，上消化道造影、胃镜检查等可帮助鉴别。

（4）成人幽门肥厚症：较罕见，病因不清，可能与先天因素有关。不易鉴别，常需要手术治疗。

六、治　疗

（1）非手术治疗：由幽门痉挛或炎症水肿所致的梗阻，可予以非手术治疗。包括：胃肠减压，解痉，消除炎性水肿，纠正水、电解质失调及全身支持治疗。

（2）手术治疗：瘢痕性幽门梗阻是外科手术治疗的绝对适应证。手术前应注意改善患者的营养状态，纠正水、电解质、酸碱平衡紊乱，采取持续性胃肠减压以及用温生理盐水洗胃等治疗。手术的目的是解除梗阻，恢复胃肠道的连续性，手术方式可选胃大部切除术或迷走神经切断加胃窦切除术。对于全身状况差的老年患者，宜采用胃空肠吻合术。

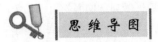
思维导图

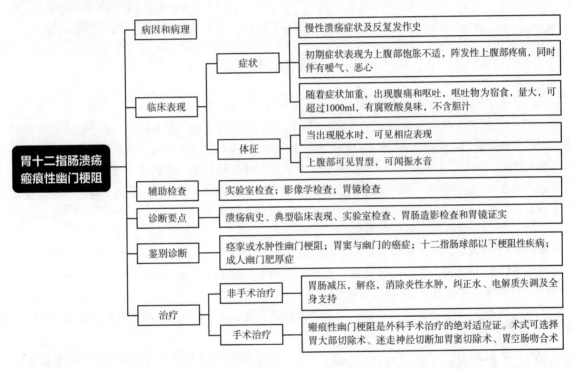

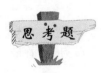
思考题

1. 胃、十二指肠溃疡大出血是临床中常见急性疾病，请结合其治疗方面的内容谈谈你对治疗方式的选择。
2. 对于常常发作腹痛和反复呕吐患者，请结合胃十二指肠溃疡瘢痕性幽门梗阻章节内容，提出你对进一步检查手段的选择。
3. 请结合胃壁结构及胃液分泌的内容，谈谈你对胃溃疡大出血手术治疗方式的看法。

第十七章　门静脉高压症

门静脉高压症（portal hypertension）是指门静脉系统全部或区域血液回流受阻和（或）压力增高所引起的临床综合征，在临床上主要表现为脾大和脾功能亢进、食管-胃底静脉曲张、呕血或黑便和腹水等。门静脉正常压力为 13～24cmH$_2$O，平均值为 18cmH$_2$O，比肝静脉压力高 5～9cmH$_2$O。门静脉压力大于 25cmH$_2$O 时即定义为门静脉高压。

一、解 剖 生 理

门静脉在解剖学上的特点如下。

1）门静脉的两端均为毛细血管网：门静脉主干长 6～8cm，是由肠系膜上、下静脉和脾静脉汇合而成，脾静脉的血回流约占 20%。在肝门处门静脉分为左右两支，分别进入左、右半肝，进肝后再逐渐分支，其小分支和肝动脉小分支的血流汇合于肝小叶的肝窦，然后流入肝小叶的中央静脉、肝静脉，进入下腔静脉。所以门静脉系统的两端均为毛细血管网，一端为胃肠道、脾、胰腺、胆道等的毛细血管，另一端为肝小叶内的毛细血管网（肝窦）。

2）门静脉系统内的血管没有瓣膜。

3）门静脉提供肝脏主要血流量：肝脏的血液供应来自于门静脉和肝动脉。正常人全肝血流量每分钟约为 1500ml，其中门静脉血流量每分钟约为 1125ml，占全肝血流量的 60%～80%（平均75%）；肝动脉血流量每分钟约为 375ml，占 20%～40%（平均 25%）。但由于肝动脉的压力大，血液含氧量高，故门静脉和肝动脉对肝的供氧比例约各占 50%。

4）门静脉系统与体静脉之间形成四处重要交通支（图 17-0-1）。

A. 胃底、食管下段交通支：胃左（冠状）、胃短静脉通过胃底贲门至食管静脉丛与奇静脉沟通，血液流入上腔静脉。

B. 前腹壁交通支：脐静脉与前腹壁吻合，血液经腹壁上静脉、胸壁静脉、腋静脉流入上腔静脉；经腹下静脉、大隐静脉流入股静脉至下腔静脉。有时在脐周可见放射状的曲张静脉，称为海蛇头（caput madusae）。脐静脉与腹壁下静脉吻合经腹静脉流入下腔静脉。

C. 直肠下端、肛管交通支：肠系膜下静脉的直肠上（痔上）静脉与体静脉的直肠下（痔中）静脉、

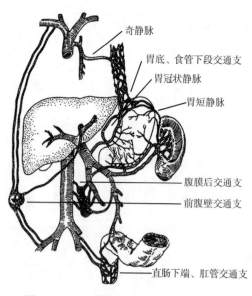

奇静脉

胃底、食管下段交通支

胃冠状静脉

胃短静脉

腹膜后交通支

前腹壁交通支

直肠下端、肛管交通支

图 17-0-1　门静脉与腔静脉之间的交通支

痔下静脉沟通，血液经阴部内静脉、髂内静脉流入下腔静脉。

D. 腹膜后交通支：在腹膜后，门静脉系统与体静脉系统之间形成丰富的侧支循环，称为 Retzius 静脉。

正常情况下，这些交通支都很细小、血流量也很少。当门静脉压力增高时，血液反流会引起交通静脉扩张，甚至曲张。

在上述门体静脉交通支当中，最重要的是胃左（冠状）静脉、胃短静脉与食管静脉之间的交通支开放。这些静脉不仅存在于食管和胃底外周，还存在于食管、胃底的肌层和黏膜下层。原位于贲门及食管下段黏膜下层的静脉，穿过黏膜肌层，行走于黏膜层与基底膜之间的固有膜内，其管腔侧仅有极薄的上皮层覆盖。因此，在门静脉高压时，此处静脉容易曲张、破裂引起出血。出血次数越多，死亡率越高。所以，预防胃底、食管静脉出血在门静脉高压症的治疗中占有非常重要的地位。

二、病　　因

门静脉高压通常是由于肝前、肝内或肝后门静脉阻力增加而发生的。

1. 肝前门静脉高压　最常见的原因是门静脉血栓形成（脐炎、腹腔感染如急性阑尾炎和胰腺炎、创伤等）、先天性畸形（闭锁、狭窄或海绵样变等）和外在压迫（转移癌、胰腺炎等）。肝外门静脉阻塞的病人，肝功能多正常或轻度损害，预后较肝内型好。孤立性脾静脉血栓形成通常继发于胰腺炎症或肿瘤。结果是胃脾静脉高压，肠系膜上和门静脉压力保持正常。胃网膜左静脉成为主要的侧支血管，形成胃静脉曲张而不是食管静脉曲张。认识这种门静脉高压变型是很重要的，因为它很容易通过脾切除术逆转。

2. 肝内门静脉高压　阻力增加的部位可能在窦前、窦中或窦后水平。血吸虫病是引起肝内窦前门静脉高压最常见的原因。在我国，最常见的乙肝后肝硬化所导致的是肝窦和窦后阻塞性门静脉高压。在西方国家最为常见的则是酒精性肝硬化和丙型病毒性肝炎后肝硬化。由于肝小叶内的肝窦被增生的纤维束和再生的肝细胞结节挤压而变窄甚至闭塞，导致门静脉血流受阻，门静脉压力也就随之增高。另外由于位于肝小叶间汇管区的肝动脉小分支和门静脉小分支之间存在许多动静脉交通支（图 17-0-2），在肝窦受压和阻塞时大量开放，为门静脉压力 8~10 倍的肝动脉血直接流入压力较低的门静脉小分支，使门静脉压力更加增高。

3. 肝后门静脉高压　其原因是罕见的，包括 Budd-Chiari 综合征、缩窄性心包炎和严重右心衰竭等。

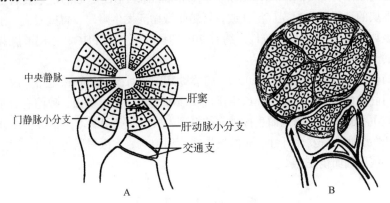

图 17-0-2　门静脉、肝动脉小分支之间的交通支

A. 正常交通支；B. 门静脉压力增高

三、病　　理

各种原因引起的不同类型的门静脉高压症，最终均可发生基本相同的一系列病理变化，主要有充血性脾肿大及脾功能亢进、门体交通支的开放与食管-胃底静脉曲张及腹水等。

（1）脾肿大（splenomegaly）与脾功能亢进（hypersplenism）：门静脉高压症时，首先出现脾脏充血肿大。门静脉压力升高后，脾静脉血回流受阻，导致脾脏充血肿大。长期的脾窦充血，发生脾内纤维组织增生和脾髓细胞再生，引起脾脏破坏血细胞的功能增加，外周血细胞减少，最主要的是白细胞和血小板减少，称之为脾功能亢进。门静脉高压症时，镜下病理可见脾脏脾静脉窦扩张，网状内皮细胞增生及吞噬红细胞等现象。

（2）交通支开放与食管-胃底静脉曲张：正常情况下，门体静脉之间有广泛的交通支。当门静脉压力长期增高时，门静脉通路受阻，门静脉又无静脉瓣，淤滞在门静脉系统的血液逆流使这些交通支大量开放、扩张、迂曲而形成静脉曲张。

在代偿性扩张的交通支中最有意义的是食管-胃底静脉曲张，它离门静脉主干最近，离腔静脉主干也较近，压力差最大，因而受门静脉高压的影响也最早、最显著。食管-胃底的静脉曲张后，使覆盖的黏膜变薄，变薄的黏膜易为粗糙食物或胃酸反流腐蚀所损伤，尤其在恶心、呕吐、咳嗽、负重等使腹腔内压力突然升高，门静脉压力也随之突然升高的情况下，可引起曲张的静脉破裂，发生致命性大出血。据统计有 40%~70% 的肝硬化患者有食管-胃底静脉曲张，其中约有半数患者可并发大出血。

其他交通支也可发生代偿性扩张，例如，直肠上、下静脉丛扩张可引起继发性痔；脐旁静脉与腹壁上、下深静脉交通支的扩张，可引起腹壁脐周静脉曲张，即所谓的海蛇头；腹膜后静脉丛也可明显扩张、充血。

门静脉高压症时门体静脉之间交通支的代偿性开放使门静脉血得以回流，并可使门静脉压相应降低。这也是临床上施行各种分流术治疗及预防食管-胃底静脉曲张破裂出血的理论基础。但这些短路的开放会进一步减少门静脉对肝脏的供血，同时也使肠道内的一些有毒代谢产物（如胺类等物质）未经肝脏处理即进入体循环，引起肝性脑病。

（3）腹水：是肝硬化、门静脉高压症的一种严重合并症。腹水形成的主要原因是由于门静脉系统流体静压增高，同时肝硬化导致低蛋白血症、血浆胶体渗透压下降而促使血浆外渗以及钠和水潴留所致。当然，腹水的形成是多种因素综合所致，并非某种因素单独作用的结果。

（4）门静脉高压性胃病（portal hypertensive gastropathy，PHG）：若胃底、食管下段静脉回流受阻，则胃黏膜下层的动静脉交通支广泛开放，胃黏膜微循环发生障碍，胃壁淤血、水肿，导致胃黏膜防御屏障的破坏，形成 PHG。据统计，约有 20% 的病人可并发 PHG，占门静脉高压症合并上消化道出血病例的 5%~20%。

（5）肝性脑病（hepatic encephalopathy）：门静脉高压症时由于动静脉短路开放，肝外门体静脉分流造成大量门静脉血流绕过肝细胞，或由于肝实质细胞功能严重受损，致使有毒物质（如氨、硫醇和 γ-氨基丁酸）不能代谢和解毒而直接进入体循环，从而对脑组织产生毒性作用并出现精神神经综合征，称为肝性脑病。自发性肝性脑病的发生率不到 10%，常因胃肠道出血、感染、过量摄入蛋白质、镇静剂、利尿剂而诱发。

四、临 床 表 现

门静脉高压症多见于 30~50 岁男子。病情发展缓慢，主要表现有脾肿大、脾功能亢进、呕血、黑便和腹水。

1. 脾肿大、脾功能亢进　所有病人均有不同程度的脾肿大，轻者可在左肋缘下触及，重者可达脐下。早期，脾质软、活动；晚期，由于脾内纤维组织增生而变硬，脾周围粘连而活动度减弱。脾肿大均伴有不同程度的脾功能亢进，白细胞计数可下降至 $3.0 \times 10^9/L$ 以下，血小板减少至 $70 \times 10^9/L$ 以下，并逐渐出现贫血。

2. 呕血及黑便　食管-胃底静脉曲张破裂发生急性大出血，以呕血为主，呕吐鲜血或排出柏油样黑便。由于肝功能障碍导致凝血功能差，加之脾功能亢进所致血小板减少，出血多不易自止，死亡率高达 25%，而且在第一次大出血后几个月至 1～2 年，约有半数病人可再次发生大出血。急性大出血容易诱发肝功能衰竭和肝性脑病。

3. 腹水　约有三分之一的病人有腹水。呕血后常引起或加剧腹水的形成。腹水多而顽固，难以消退。

除此之外，部分病人可出现黄疸、肝肿大、腹壁静脉曲张、蜘蛛痣、肝掌、男性乳房增生及睾丸萎缩等体征。

五、辅 助 检 查

（一）实验室检查

（1）血常规：在肝功能代偿期，血常规各项指标大多在正常范围内。进入失代偿期，可发生轻重不等的贫血。脾功能亢进时，可引起全血细胞减少，以血小板减少尤为明显，白细胞计数可降至 $3 \times 10^9/L$ 以下，血小板计数可降至 $(70～80) \times 10^9/L$ 以下。

（2）肝功能：肝硬化门静脉高压时，可出现血清酶及胆红素水平升高、血浆蛋白改变等。由于肝脏合成白蛋白、代谢球蛋白的能力下降，可引起血浆白蛋白降低而球蛋白增高，甚则出现白、球蛋白比例倒置。

（3）凝血功能：人体大部分凝血因子均在肝脏合成，当肝脏受损时凝血因子合成减少，加上慢性肝病病人原有的原发性纤维蛋白溶解亢进，故可出现凝血酶原时间延长及出血倾向。

（4）腹水化验：肝硬变腹水一般为漏出液，但如并发自发性腹膜炎，则腹水白细胞数增加。腹水如为血性，应高度怀疑癌变，宜做细胞学检查。

（5）肝储备功能的评价：肝功能可用 Child-Pugh 肝功能分级方法评价，见表 17-0-1。除此之外，CT 肝脏体积检测和吲哚菁绿排泄试验对肝功能尤其是肝储备功能的评价有临床指导意义。

表 17-0-1　Child-Pugh 分级

项目	异常程度得分		
	1	2	3
血清胆红素（mmol/L）	<34.2	34.2～51.3	>51.3
血浆白蛋白（g/L）	>35	28～35	<28
凝血酶原延长时间（秒）	1～3	4～6	>6
腹水	无	少量，易控制	中等量，难控制
肝性脑病	无	轻度	中度以上

A 级：5～6 分，肝功能良好；B 级：7～9 分，肝功能中等；C 级：10～15 分，肝功能差。

（二）影像学检查

（1）腹部超声：可显示肝脏、脾脏、门静脉及其属支的形态学改变，是诊断肝硬化的简便方法。门静脉高压症表现为脾大、门静脉扩张、门腔侧支开放及腹水等。可发现肝脏弥漫性改变或体积缩小。超声多普勒检查可无创性提供门静脉血流动力学资料，发现门静脉血流速率降低和门静脉血流反向等改变。门静脉高压症时门静脉内径超过 13mm，胃左静脉内径超过 5mm，或脐静脉内径超过 3mm。

（2）X 线钡餐检查：上消化道造影是临床首选的 X 线检查方法，具有方便、安全、无创伤性等优点。可显示食管及胃底静脉曲张，食管在钡剂充盈时，曲张的静脉及紊乱的食管、胃底黏膜可使食管的轮廓呈蚯蚓状或虫蚀样改变；排空时，曲张的静脉表现为蚯蚓样或串珠状负影；钡剂进入胃、十二指肠中还可显示有无胃底静脉曲张、鉴别有无溃疡形成。

（3）CT、CT 血管造影（CTA）或磁共振门静脉血管成像（MRPVG）：不仅可以清晰显示肝脏的外形及其轮廓变化，了解肝硬化程度（包括肝体积），还可显示肝内血管变化及其属支的开放情况，如肝动脉和脾动脉直径、门静脉和脾静脉直径、入肝血流等，以指导手术方式的选择。此外，CTA 及 MRPVG 检查还可了解门静脉及其属支有无扩张、血栓形成或瘤栓，以下及下腔静脉和肝静脉有无血栓或赘生物。

（三）其他检查

（1）骨髓检查：可以排除骨髓纤维化病人髓外造血引起的脾大，避免误切脾脏。还可评价脾切除术后病人三系细胞的恢复情况。

（2）纤维胃镜检查：纤维胃镜是诊断门静脉高压症的重要手段，其敏感性优于钡餐 X 线检查。内镜下可以直接观察并确定食管及胃底有无静脉曲张，了解其曲张的程度和范围，并且可以观察有无溃疡、糜烂、出血及门静脉高压性胃病等，有助于上消化道出血的鉴别诊断。必要时可进行硬化剂及套扎术等急诊止血治疗。内镜下食管曲张静脉呈直线状、蛇形或串珠状，严重者呈血管瘤样伴扭曲。黏膜呈白色、灰白色、蓝色和伴有不同程度的充血、糜烂、溃疡或出血。其部位多分布于食管下段或中下段，严重者可分布于整个食管并可有胃底静脉曲张。

（3）肝活检、免疫学检查、脾静脉造影、门静脉压力测定等检查：也有助于门静脉高压症的诊断。

六、诊 断 要 点

（1）既往病史：门静脉高压症主要由各种肝硬化引起，在我国绝大多数是由肝炎后肝硬化所致的，其次是血吸虫性肝硬化和酒精性肝硬化。

（2）特征性临床表现：脾大、腹水、呕血或黑便、前腹壁静脉曲张及门静脉高压性胃肠病。

（3）辅助检查：①实验室检查见肝功能异常，凝血功能异常，当脾功能亢进时可引起血常规三系减少。②内镜或上消化道造影发现食管-胃底静脉曲张。③B 超、CT 提示典型表现。④肝活检、门静脉压力测定等检查结果呈阳性。

七、鉴别诊断

1. 特发性门静脉高压（Banti 综合征）　主要表现为与已知血液病和其他疾病无关的脾大的贫血。其病因和发病机制迄今仍不明确，可能与接触毒物、感染、免疫、遗传等因素有关。临床上起病隐匿，多以左上腹肿块为主诉就诊，也出现消化道出血、贫血、水肿等，体检可见脾大，明显贫血貌，肝不大，少数可见腹壁静脉怒张，黄疸及腹水少见，肝性脑病罕见。贫血为正细胞正色素性或正细胞低色素性，也可见全血细胞减少，肝功能多正常或轻度异常。本病确诊需肝组织病理学检查，发现没有弥漫性再生结节，并排除各种原因引起的肝硬化、血吸虫性肝纤维化和肝外门静脉阻塞等。

2. 脾大和脾功能亢进性疾病　许多疾病特别是血液、淋巴系统疾病及某些传染病均可出现脾大或脾功能亢进，除此之外，有些脾脏本身的疾病亦表现为脾大，需鉴别的有以下几种。

（1）霍奇金（Hodgkin）病及其他淋巴瘤：这类疾病是原发于淋巴网状组织的恶性肿瘤，包括霍奇金病、淋巴肉瘤、网织细胞瘤等。①全身表现：发热、盗汗、消瘦、乏力及贫血病容等，特别是早期易误诊。②肝、脾、淋巴结肿大：20%～50%有脾大，特别是脾型霍奇金病的脾脏可极度肿大；表浅淋巴结肿大，以颈淋巴结肿大为多（占 60%以上）；肝大，约占 10%。③骨骼及皮肤损害，如皮内结节及蕈样真菌病、红斑及湿疹等。④X 线检查，如肺、纵隔及骨骼受损则可有阳性发现。⑤血常规，早期仅红细胞减少，晚期则全血细胞减少。⑥骨髓穿刺及淋巴结穿刺涂片或活检如发现李-史（Reed-Sternberg）细胞可确诊本病。

（2）白血病：①全身表现，如发热、贫血及有出血倾向，晚期有恶病质。②肝、脾、淋巴结肿大，以脾大明显，可极度肿大。③皮肤、骨骼及胃肠道受累可引起相应症状。④白细胞增多是本病的特征，多数在 10.0×10^9/L 以上，可高达 100.0×10^9/L。⑤骨髓象呈弥漫性增生，幼红细胞及巨核细胞系统减少。

（3）遗传性球形细胞增多症：又称家族性溶血性贫血或慢性遗传溶血性黄疸。其特点：①明显家族史，多在 10 岁以前发病。②临床表现：轻微贫血、黄疸可有可无（为溶血性）、肝脾肿大以脾大为主（70%～80%）。③如因情绪波动或感染易发生溶血危象，表现为突然发生贫血，血红蛋白急剧下降至 30g/L 左右，伴有发热、寒战、呕吐、肝及脾区痛，黄疸加深，可持续数日至 10 余日不等。④血常规：红细胞及血红蛋白降低，网织红细胞计数明显增加（5%～20%），可见小球形细胞增多，红细胞渗透脆性试验增高，抗人球蛋白试验阴性。⑤骨髓象示红细胞系统增生活跃，并以中幼和晚幼红细胞增多为主。⑥X 线检查可见颅骨及手骨质变薄，髓腔加宽。本病脾切除效果良好，以 4 岁以上手术为宜。

（4）黑热病：①脾大显著，肝可轻度肿大，若网状内皮细胞增生压迫小动脉可发生灶状梗死，此时脾区痛并可听到摩擦音。②皮肤色素加深，表浅淋巴结肿大并可在淋巴结内找到含有原虫的网状内皮细胞，皮肤及皮下结节中含有原虫。③血常规示全血细胞减少，骨髓穿刺找到病原体可以确诊。

（5）慢性血吸虫病：①有本病流行区生活史，病人往往有肠道病变而出现慢性腹泻，可有脓血。②脾脏可极大、较硬，多伴腹水。③乙状结肠镜检查，在乙状结肠与直肠交界肠壁处做活体组织检查，发现虫卵阳性率颇高，即可鉴别。

（6）慢性疟疾：①有疟疾病史或近期反复发作史。②脾大显著伴脾功能亢进。③骨髓穿刺涂片比血涂片阳性率高，可资鉴别。

3. 上消化道出血 当食管静脉曲张破裂出血时，应与胃十二指肠溃疡、糜烂性胃炎、胃癌和呕吐源性食管黏膜破裂等相鉴别。应详细询问病史，全面查体和化验检查，包括血象、肝功能检查、血氨测定等。胃十二指肠溃疡出血，一般有溃疡病史、脾不肿大、肝功能正常，在大出血之后一般不出现黄疸、腹水。这些都有助于鉴别。有时鉴别困难，可行 X 线钡餐检查、纤维胃镜检查或选择性腹腔动脉造影检查等，有助于做出诊断。

4. 腹水 典型的肝硬化腹水为漏出液，少数病人可因肝病本身的原因或并发症的出现而呈现不典型表现，其中极少为渗出液，较多介于渗出液和漏出液之间，偶尔呈血性。肝硬化腹水须与心源性、肾源性、营养不良性、癌性等疾病所致腹水相区别。腹水本身无鉴别诊断价值，需结合病史、体征和其他资料进行鉴别。

八、治 疗

本病治疗主要是针对食管-胃底曲张静脉破裂出血，脾大、脾功能亢进，顽固性腹水和原发肝病的治疗。

（一）食管-胃底曲张静脉破裂出血

1. 非手术治疗 适用于一般状况不良，肝功能较差，难以耐受手术的病人，以及用于手术前准备。

（1）一般治疗：绝对卧床休息，保持呼吸道通畅，必要时给氧。活动性出血期间禁食。密切观察生命体征变化和呕血、黑便情况。定期监测血红蛋白浓度、红细胞计数、血细胞比容和血尿素氮。

（2）补液、输血：发生急性出血时，应立即查血型和配血，尽快建立有效输液通路，补充血容量，同时监测病人生命体征。在入院途中或配血过程中可先输平衡盐液或 5% 葡萄糖氯化钠注射液。如出血量较大、血红蛋白小于 60g/L 时应及时输血，扩充有效血容量。维持血流动力学稳定并使血红蛋白水平维持在 80g/L 左右，输血补液应缓慢进行，避免过量，防止门静脉压力反跳性增加而引起再出血。

（3）药物治疗

1）止血：急性出血时首选血管收缩药，常用的血管收缩药包括垂体后叶素及加压素合成类似物三甘氨酰基赖氨酸加压素（triglycyl-lysine vasopressin）。垂体后叶素通过收缩内脏血管，减少门静脉血流量，降低门脉压和曲张静脉压，减少食管-胃底血流而控制食管-胃底静脉出血，但有升高血压、诱发心绞痛等副作用，临床上常与硝酸甘油合用以减轻副作用，加强降低门静脉压力的作用。三甘氨酰基赖氨酸加压素可用于治疗食管-胃底静脉曲张出血，建议出血停止后仍维持治疗 1～2 日，以防止再出血。近年来新药生长抑素及其人工合成类似物奥曲肽对本病具有肯定的止血疗效，且副作用少。其机制尚不明确，可能也与降低门静脉压力，减少内脏血流量有关。药物治疗的早期再出血率较高，必须采取进一步的措施以防止再出血。β 受体拮抗剂如普萘洛尔长期口服可预防出血。心动过缓、支气管哮喘、心衰、房室传导阻滞等为 β 受体拮抗剂禁忌证。

2）预防感染：可根据实际情况常规使用头孢类广谱抗生素。

3）其他：包括使用质子泵抑制剂抑制胃酸分泌、利尿、预防肝性脑病及护肝治疗等。

（4）三腔两囊管压迫止血：三腔两囊管由三腔管、胃气囊和食管气囊组成。原理是利用充气的气囊分别压迫胃底和食管下段的曲张静脉，以达止血目的。是紧急情况下暂时控制出血的有效方法，一般不超过 24 小时，在等待行内镜治疗或放射介入治疗期间，气囊压迫常作为过渡治疗措施而应用于临床。三腔两囊管压迫可使 80% 的食管-胃底曲张静脉出血得到控制，但约 50% 的病人排空气囊后会发生再次出血。并发症有吸入性肺炎、食管破裂及窒息等，应注意预防。严重冠心病、高血压、心功能不全病人应慎用。

（5）内镜治疗

1）内镜下硬化治疗（endoscopic injection sclerotherapy，EIS）：是通过内镜下注射硬化剂治疗急性静脉曲张破裂出血及预防再出血的治疗方法，常用硬化剂有 5% 鱼肝油酸钠、无水乙醇、0.5%～1.0% 乙氧硬化醇、5% 油酸氨基乙醇等。方法：经内镜将硬化剂直接注射到曲张静脉腔内或曲张静脉旁的黏膜下组织，白细胞浸润，进而形成血栓性静脉炎，血栓机化导致曲张静脉闭塞，以治疗食管静脉曲张出血和预防再出血。主要并发症是食管溃疡、狭窄或穿孔，食管穿孔发生率虽然仅为 1%，但死亡率却高达 50%。

2）内镜下食管静脉曲张套扎术（endoscopic esophageal varix ligation，EVL）：是经内镜将要结扎的曲张静脉吸入到结扎器中，用橡皮圈套扎在曲张静脉基底部。一般将曲张的食管静脉套扎后，其治疗部位均发生浅表溃疡，14～21 日后复查胃镜可见溃疡愈合，曲张静脉消失。极少发生出血、穿孔等严重并发症。此方法与硬化治疗比，简单而且安全，是公认的控制急性出血的首选方法，与药物治疗联合应用更为有效，成功率可达 80%～100%。两种方法均需要反复多次进行，EIS 间隔时间一般为 7 日，EVL 间隔时间一般为 10～14 日。

（6）经颈静脉肝内门体分流术（transjugular intrahepatic portosystemic shunt，TIPS）：是采用特殊的介入治疗器械，在 X 线透视导引下，经颈静脉入路，建立肝内的位于肝静脉及门静脉主要分支之间的人工分流通道，并置入金属支架以维持其永久性通畅，达到降低门静脉高压、控制和预防食管-胃底静脉破裂出血、促进腹水吸收的目的。TIPS 的内支撑管直径为 8～12mm，可明显降低门静脉压力，适用于经药物和内镜治疗无效、外科手术后再出血及等待肝移植的病人。但其可引起穿刺点血肿、肝内胆管损伤、胆瘘、支架管异位或脱落、支架管狭窄及闭塞等并发症，除此之外，TIPS 后肝衰竭发生率为 5%～10%，肝性脑病发生率高达 20%～40%。

（7）中医辨证论治：门静脉高压症主要由于酒食不节、情志失调、虫毒感染，以及黄疸、积聚迁延日久所致，发病与肝、脾、肾三脏受损密切相关。根据症状不同，其证型可分为瘀血内结证、寒湿困脾证、脾肾阳虚证、气随血脱证。中医治疗当以行气、活血、利水为法，急则治标、缓则治本，攻补兼施，补益正气，临证加减变化。

2. 手术治疗

（1）适应证：门静脉高压急性出血经内科药物治疗、气囊填塞无效而难以用内镜经行硬化栓塞治疗者可进行手术治疗，除此之外，手术治疗还适用于明显脾功能亢进、静脉曲张明显伴"红色征"、反复发生再出血或未曾发生出血，但出血危险度很高者，以及一般情况尚可、肝功能较好（Child-Pugh A 级、B 级），估计能耐受手术者。肝功能 Child-Pugh C 级病人一般不主张手术，尽量采取非手术治疗。

（2）手术时机的选择：手术可分为预防性手术、择期手术、急诊手术。①对没有发生过出血的病人进行手术，称为预防性手术。一般食管-胃底静脉曲张不明显者，不主张做预防性手术，但如果同时伴有明显脾大、脾功能亢进者，为了消除脾功能亢进同时有助于治疗肝病，可行预防性手术；食管-胃底静脉重度曲张，特别是镜下见曲张静脉表面有"红色征"者，发生急性大出血的可能性较大，可考虑做预防性手术。②食管-胃底曲张静脉一旦破裂引起出血，很有可能反复出血，而每次出血必将给肝带来损害，所以对于有过出血病史的病人应在充分术前准备下择期手术，不但可以防止再出血，也可减少肝性脑病的发生。③若出血来势凶猛，出血量大，经过严格的内科治疗 48 小时内仍不能控制出血，或止血后 24 小时内再出血者，应立即进行急诊手术。但此时病情往往严重、多合并休克，急诊手术病死率较高。

（3）手术方式的选择：虽然门静脉高压症手术方案尚未完全统一，但根据门脉高压症的病理生理和血流动力学的改变，手术原则应是：①控制食管静脉出血；②降低门静脉压，预防出血；③减少腹水；④控制脾功能亢进，解除病因。手术方式较多，常用的术式包括分流术、断流术、复合手术及肝移植四大类。

1）分流术（portosystemic shunts）：是用门静脉系统的静脉和腔静脉系统的静脉相互吻合的方式，使一部分门静脉血液改道流向下腔静脉，以降低一定程度的门静脉压，从而达到治疗或预防曲张静脉破裂出血的目的。目前常用的有门腔静脉分流术、脾肾静脉分流术及肠腔静脉分流术等。

A. 门腔静脉分流术：将门静脉直接同下腔静脉进行端侧或侧侧吻合（图 17-0-3A、图 17-0-3B），以及门-腔静脉"H"形搭桥术（"桥式"分流）（图 17-0-3F）。

B. 脾肾静脉分流术：脾切除后，将近端脾静脉断端和左肾静脉的侧面吻合（图 17-0-3D），或保留脾脏，将远端脾静脉和左肾静脉端侧吻合（图 17-0-3E）。

C. 肠腔静脉分流术：将下腔静脉直接同肠系膜上静脉行侧侧吻合，或用自体静脉、人造血管做肠系膜上静脉与腔静脉间搭桥移植，又称肠腔搭桥或"H"形分流术（MCS-H）（图 17-0-3C）。

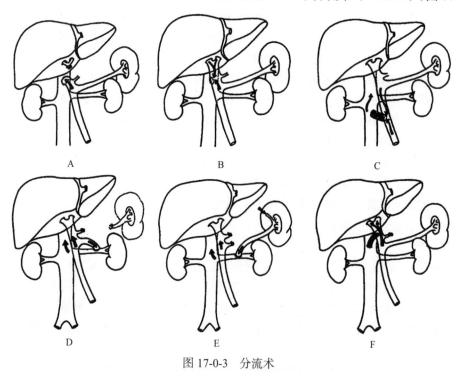

图 17-0-3 分流术

A. 门静脉与下腔静脉端侧分流；B. 门静脉与下腔静脉侧侧分流；C. 肠系膜上静脉与下腔静脉"桥式"分流；D. 近端脾-肾静脉分流；E. 远端脾-肾静脉分流；F. 限制性门-腔静脉分流和门-腔静脉"桥式"分流

　　分流术能够明显降低门脉压力，止血效果显著，却因为降低了肝脏的有效灌注而加重了肝损伤，诱发反复肝性脑病，所以，临床上在充分降低门静脉压力、控制出血的同时，通过限制分流吻合口或搭桥血管的口径（8～10mm）的方法，尽可能保证门静脉的入肝血流，减少肝衰竭及肝性脑病的发生率，我们称之为"限制性"门体分流术。代表术式包括限制性门腔静脉侧侧分流术、门腔静脉"H"形搭桥术、小口径肠腔静脉间"桥式"分流术等。

　　2）断流术：是指通过阻断门奇静脉间反常血流，以达到止血目的。优点：手术适应证较宽、止血快而确切、保持肝脏的门静脉血流灌注、操作相对简单、手术损伤小、近期止血效果好、死亡率低及长期生存率高等，甚至肝功能 Child-Pugh C 级的病人也能耐受，易于在基层医院推广，在国内的临床应用最为广泛。缺点：术后门静脉高压仍未得到明显改善，远期再出血率较高。

　　断流手术包括贲门周围血管离断术、胃周围血管缝扎术、食管下端横断术、胃底横断术及食管下端胃底切除术等。在这些断流手术中，以脾切除加贲门周围血管离断术最为常用，该术不仅离断了食管-胃底的静脉侧支，还保留了门静脉入肝血流。此术式适合于门静脉循环中没有任何可供体静脉吻合的选用静脉、既往分流手术和其他非手术疗法失败而又不适合分流手术及需要行预防性手术的病人。

　　在施行此手术时，了解贲门周围血管的局部解剖十分重要（图 17-0-4）。贲门周围血管可分成四组：冠状静脉组、胃短静脉组、胃后静脉组和左膈下静脉组。

　　门静脉高压症时，上述静脉显著扩张，高位食管支的直径常达 0.6～1.0cm。彻底切断上述静脉，包括高位食管支或同时存在的异位高位食管支，同时结扎、切断与静脉伴行的同名动脉，才能彻底阻断门奇静脉间的反常血流，这种断流术称为"贲门周围血管离断术"（图 17-0-4）。腹腔镜下门奇静脉断流术除具有传统开腹的治疗效果外，尚可进一步减少出血和创伤，临床应用逐渐增多。

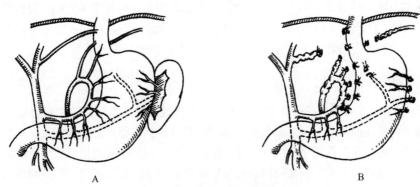

图 17-0-4　贲门周围血管离断术
A. 贲门周围血管解剖；B. 贲门周围血管离断术

　　3）复合手术：断流手术和分流手术是除肝移植外肝硬化门静脉高压症最有效的治疗方法。不管是分流术还是断流术，都有各自的优点及缺点。断流术可以有效控制出血，但可能导致术后门静脉压力升高，诱发门静脉高压性胃病和再出血；分流术急诊止血效果显著，却因为降低了肝脏的有效灌注而加重了肝损伤，诱发反复肝性脑病。因此国内多采用复合手术的方法，即将两种手术联合使用，主要包括脾肾分流＋贲门周围血管离断术、肠腔分流＋贲门周围血管离断术、冠腔分流＋选择性断流术等，达到相互取长补短的效果。

4）肝移植：当门静脉高压症合并有上消化道大出血、肝性脑病或肝昏迷、肝肾功能衰竭等严重并发症且经其他治疗症状均未得到明显改善时，则应考虑进行肝移植。尤其针对肝硬化门静脉高压症，肝移植是较好的治疗方式。近年来，新型器官保存液的研制成功、新的免疫抑制剂的问世及肝移植手术技巧的日益成熟、围手术期处理的日臻完善使肝移植手术成为治疗肝硬化门静脉高压症的唯一有效方法，肝移植手术越早进行，则手术成功率越高，病人预后越良好。

（二）脾大、脾功能亢进

门静脉高压症时脾功能处于亢进状态，可引起白细胞及血小板下降，加重出血倾向。目前药物治疗效果欠佳。脾切除术是治疗脾功能亢进的传统手术方法，但对于肝硬化病人来说该手术危险性较大，因为脾切除后病人多伴有血流动力学改变，血黏度增加，可导致门静脉系统血栓发生（研究表明其发生率可高达 53.01%），加重病人肝功能受损，部分严重病人可出现肠坏死、肝衰竭等，危及病人生命安全，是影响病人术后康复进程的重要危险因素。部分脾动脉栓塞术（partial splenic artery embolization，PSAE）是目前治疗门静脉高压致脾功能亢进的重要手段，因其创伤小，可以在保留脾脏的免疫功能及过滤作用的情况下，控制或缓解脾功能亢进的症状而广泛应用于临床，并逐渐成为外科脾切除术的取代方法。栓塞范围的合理控制和栓塞部位的合理选择是提高 PSAE 栓塞成功率、减少并发症、提高疗效的有效保证，目前尚没有统一的标准，仍存在困惑或争议。

（三）顽固性腹水

顽固性腹水是指腹水量大、持续时间长，经过严格限制水、钠摄入，充分使用药物或大量放腹水治疗至少 1 周后，病人对治疗无反应或反应较差，腹水难以消退或消退后再次大量出现的腹水，是肝硬化腹水的一种类型，也是肝硬化普通型腹水的不良转归之一。常用的治疗药物包括利尿剂、收缩血管活性药物、肾上腺素、白蛋白、奥曲肽等，但疗效甚微，且存在个体差异。手术是治疗顽固性腹水的有效方法，目前常用的手术包括经颈内静脉肝内门体分流术（TIPS）及肝移植术。除此之外，腹水超滤浓缩回输、腹腔穿刺外引流、腹腔-上腔静脉转流术或腹水皮下转流术等也能取得较好的疗效。如存在原发性腹膜炎加用抗生素则会起到更好的疗效。

（四）原发肝病

我国有 5%～10% 的人群是乙肝病毒携带者，绝大多数门静脉高压症是由病毒性肝炎肝硬化所致。故在门静脉高压症的治疗中抗病毒及护肝治疗应贯穿始终。如果肝硬化严重，肝功能差而药物治疗不能改善者，可选择肝移植手术治疗，肝移植是目前认为治疗肝硬化门静脉高压最根本有效的治疗方法，该治疗既替换了病肝，又使门静脉系统血流动力学恢复到正常，但其存在供肝短缺、终身服用免疫抑制剂、费用昂贵等缺点，故而不被病人优先考虑。

思维导图

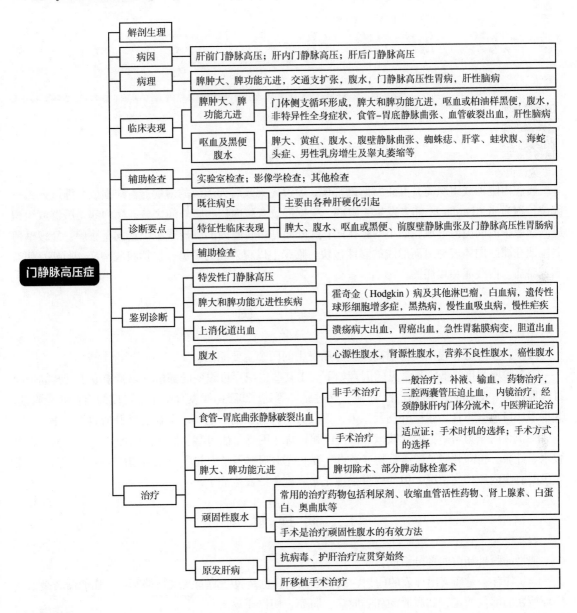

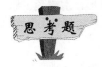

1. 门静脉高压症病人出现上消化道出血时，除了针对处理可能存在的食管-胃底静脉曲张破裂出血外，还需要考虑病人可能存在的哪些合并症？并阐述需要完善的相关检查及治疗措施。

2. 乙肝病毒是门静脉高压症病人的主要致病因素，当你在门诊诊治此类病人时需要考虑可能存在的哪些疾病？完善哪些检查？

第十八章　腹　外　疝

本章说课视频

第一节　概　述

腹腔内脏器或组织离开其正常解剖部位，通过先天或后天形成的薄弱点、缺损或孔隙进入另一部位，称为疝（hernia）。疝多发生于腹部，根据部位有腹内疝和腹外疝之分，腹内疝是脏器或组织进入腹腔中的间隙内形成，如小网膜孔疝；腹外疝是由腹腔内的脏器或组织连同壁腹膜，经腹壁薄弱区或孔隙区向体表突出而形成的囊性包块，临床上以腹外疝为多见，包括腹股沟疝、股疝、切口疝、脐疝、白线疝和腰疝等。

一、病　因

腹壁强度降低和腹内压力增高是腹外疝发生的两个主要原因。

（1）腹壁强度降低：最常见的因素如下。①某些组织穿过腹壁的部位，如精索或子宫圆韧带穿过腹股沟管、股动静脉穿过股管、脐血管穿过脐环等处；②腹白线发育不全也可成为腹壁的薄弱点；③手术切口愈合不良，腹壁外伤及感染，以及腹壁神经损伤、老年、久病、肥胖所致肌萎缩等。

（2）腹内压力增高：慢性咳嗽、慢性便秘、排尿困难（如包茎、良性前列腺增生、膀胱结石）、腹水、妊娠、腹部肿瘤、搬运重物、举重、婴儿经常啼哭等是引起腹内压力增高的常见原因。正常人虽时有腹内压增高情况，但如腹壁强度正常，则不致发生疝。

二、病　理　解　剖

典型的腹外疝由四部分组成。

（1）疝环：是疝突出体表的门户，故又称疝门。也是腹壁薄弱区或缺损所在，疝的命名是根据疝环所在的部位而定，如腹股沟、股疝、脐疝、切口疝等。

（2）疝囊：是壁腹膜经疝环向外突出的囊袋，其形状多为梨形、半球形或锥体形，由疝颈、疝体、疝底三部分组成。比较狭窄的与腹腔相通的部分为疝颈；其扩大部分为疝体；疝囊最底的部分为疝底。

（3）疝内容物：是突入疝囊内的脏器或组织，可因疝所在部位的腹内脏器或组织的移动程度而有所不同，临床上以小肠、大网膜最为常见，阑尾、乙状结肠、膀胱也可进入疝囊，但较少见。

（4）疝外被盖：是疝囊以外的各层腹壁组织，根据部位的解剖结构，包括筋膜、肌肉、皮下组织和皮肤等。

三、临 床 类 型

腹外疝有易复性、难复性、嵌顿性、绞窄性等类型。

（1）易复性疝（reducible hernia）：指疝内容物可以很容易被回纳入腹腔的疝。其疝内容物常在病人站立、劳动、咳嗽等腹内压力增高时突出，而平卧或用手向腹腔推送时，疝内容物即可回纳到腹腔。

（2）难复性疝（irreducible hernia）：指疝内容物不能回纳或不能完全回纳入腹腔内，但并不引起严重症状者。疝内容物反复突出，使疝颈因摩擦损伤产生粘连是导致疝内容物不能回纳的常见原因。这种疝的内容物多数是大网膜。此外，有些病程长、腹壁缺损大的巨大疝，因内容物较多，腹壁已完全丧失抵挡内容物突出的作用，也常难以回纳。另有少数病程较长的疝，因内容物不断进入疝囊时产生的下坠力将疝颈上方的腹膜逐渐推向疝囊，尤其是髂窝区后腹膜与后腹壁结合处极为松弛，更易被推移，以致盲肠（包括阑尾）、乙状结肠或膀胱随之下移而成为疝囊壁的一部分（图18-1-1）。这种疝称为滑动疝，也属难复性疝。与易复性疝一样，难复性疝的内容物并无血运障碍，也无严重的临床症状。

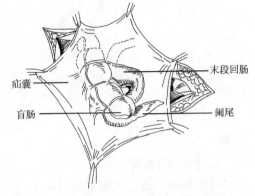

末段回肠

疝囊

盲肠

阑尾

图 18-1-1　右侧滑动性斜疝（内容物为盲肠）

（3）嵌顿性疝（incarcerated hernia）：指疝颈较小而腹内压突然增高时，疝内容物可强行扩张疝颈而进入疝囊，随后因疝颈的弹性收缩，又将内容物卡住，使其不能回纳入腹腔。疝发生嵌顿后，如其内容物为肠管，肠壁及其系膜可在疝颈处受压，先使静脉回流受阻，导致肠壁淤血和水肿，疝囊内肠壁及其系膜逐渐增厚，颜色由正常的淡红色逐渐转为深红色，囊内可有淡黄色渗液积聚。于是肠管受压情况加重而更难回纳，此时肠系膜内动脉的搏动仍可扪及，嵌顿如能及时解除，病变肠管可恢复正常。

（4）绞窄性疝（strangulated hernia）：指肠管嵌顿如不及时解除，肠壁及其系膜受压情况不断加重，可使动脉血流减少，最后导致完全阻断，疝内容物发生血液循环障碍甚至坏死。此时肠系膜动脉搏动消失，肠壁逐渐失去光泽、弹性和蠕动能力，最终变黑坏死。疝囊内渗液变为淡红色或暗红色。如继发感染，疝囊内的渗液则为脓性。感染严重时，可引起疝外被盖组织的蜂窝织炎。积脓的疝囊可自行穿破或误被切开引流而发生粪瘘（肠瘘）。

嵌顿性疝和绞窄性疝实际上是一个病理过程的两个发展阶段，临床上很难完全区分。肠管嵌顿或绞窄时，可导致急性机械性肠梗阻。但有时嵌顿为部分肠壁，系膜侧肠壁并未进入疝囊，肠腔并未完全梗阻，这种疝称为肠壁疝或 Richter 疝（图18-1-2），嵌顿物通常为一段肠管，有时嵌顿肠管可包括几个肠袢，形如"W"，疝囊内各嵌顿肠袢之间的肠管隐藏在腹腔内，这种情况称为逆行性嵌顿疝或 Maydl 疝（图18-1-3）。因为逆行嵌顿一旦发生绞窄，不仅疝囊内的肠管可坏死，腹腔内的中间肠袢亦可坏死，甚至有时疝囊内的肠管尚存活，而腹腔内的中间肠袢已发生坏死。故而手术中处理嵌顿或绞窄性疝时，须特别警惕有无逆行性嵌顿，必须把有关肠袢牵出检查，认真判断肠管活力，以防遗漏隐匿于腹腔内的坏死肠袢。如嵌顿内容物是阑尾则称为 Amyand 疝，因阑尾可并发炎症、坏死化脓而影响修补。

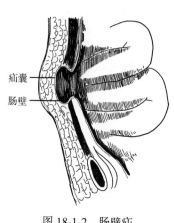

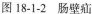

图 18-1-2 肠壁疝

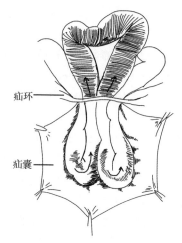

图 18-1-3 逆行性嵌顿疝

四、治　疗

1. 手术治疗原则

（1）除新生儿先天性腹股沟斜疝外，其他腹外疝只有通过手术才能治愈。因此，对所有腹外疝，只要无手术禁忌证，均应尽早手术治疗。

（2）对嵌顿性和绞窄性腹外疝，原则上均应急诊手术治疗。其术式与一般疝处理相同，但要特别注意以下事项：①切开疝囊前保护切口，以防止囊内渗液污染；②充分松解绞窄环，在扩大绞窄环时避免损伤腹壁下血管；③详细检查疝内容物，判断肠管生命力，若疑有坏死者，可用温盐水纱布热敷肠管，或以 0.5% 普鲁卡因封闭相关肠系膜根部，如发紫肠管变为红润色，且有蠕动，肠系膜动脉搏动恢复，证明肠管尚有生命力，可送回腹腔；如肠管已坏死，视病人情况，行坏死段肠切除或外置造瘘，以解除肠梗阻，1～2 周后再行二期手术。如疝内容物为大网膜，可视情况将坏死部分切除，彻底止血后回纳腹腔。

（3）对患有严重全身性疾病的高龄病人，以及其他重要脏器有严重病变的病人，除嵌顿或绞窄直接危及生命者外，手术应在其他情况得到妥善处理后进行。

2. 手术治疗常见并发症

（1）神经损伤：腹股沟疝手术时易损伤髂腹下神经、髂腹股沟神经及生殖股神经的生殖支。当神经被切断后，该神经所支配范围内皮肤感觉丧失；若神经被缝扎，该范围出现持续性疼痛。

（2）输精管损伤：输精管多在游离精索时被损伤，术中若发现损伤应做适当处理。

（3）阴囊血肿：在大面积剥离疝囊而止血又不彻底的病例中时有发生。若血肿较小，可自行吸收；若血肿比较大，则需再次手术清除血块和止血。

（4）睾丸血液循环障碍：常发生在游离精索时血管损伤过多，或疝修补时腹股沟管缝合对血管的卡压太紧。其早期表现为睾丸肿大、胀痛，后期则睾丸萎缩。一旦发现应早期处理，恢复睾丸血供。

（5）疝囊积液：巨大疝手术时，因疝囊远端未切除而留于原位，易形成积液。若其量多，可穿刺抽出，少量积液可自行吸收。其预防方法是切断疝囊后远端疝组织不缝合关闭，任其开放，以便液体引流及吸收。

（6）术后疝复发：术后 1 年内复发为早期复发，多由术者技术原因引起。所以在手术过程中应仔细检查，规范操作，所有缝合都应在无张力情况下完成。1 年后的复发多为新发疝，多因其他疾病所致腹内压力持续性增高引起，所以术后腹内压力的控制应予重视。

（7）术后感染：分近期感染及远期感染，如是有人工修复材料的修补，一旦感染应取出补片。

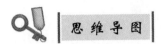
思维导图

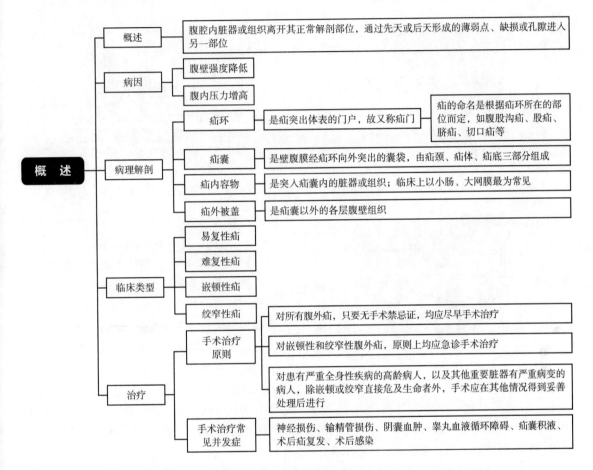

第二节　腹股沟斜疝

疝囊经过腹壁下动脉外侧的腹股沟管深环（内环）突出，在腹股沟管内由深到浅、向内下斜行，穿出腹股沟管浅环（皮下环），常进入阴囊的疝，称腹股沟斜疝（oblique inguinal hernia）。

腹股沟斜疝的发病率占腹外疝的 75%～90%，占腹股沟疝的 85%～95%。男性发病较女性多见，男女发病率之比为 15∶1。因胚胎发育过程中右侧睾丸下降比左侧晚，故左右侧发病率之比约为 1∶6。

一、解　剖

1. 腹股沟管解剖　腹股沟管位于腹股沟韧带中点上方 2cm 处向内下，与韧带平行，是腹股沟区肌层间一个潜在的裂隙。成人腹股沟管长 4～5cm，男性腹股沟管内有精索通过，女性则有子宫圆韧带通过。有内、外两口及前后、上下四壁，内口即内环（又称腹环或深环），外口即外环（皮下环或浅环），其大小一般可容一指尖。前壁为皮肤、皮下组织和腹外斜肌腱膜，其外侧 1/3 被腹内斜肌覆盖；后壁为腹横筋膜和腹膜，其内侧 1/3 为腹股沟镰；腹内斜肌、腹横肌的弓状下缘构成上壁；下壁为腹股沟韧带和腔隙韧带。

2. 腹股沟区的解剖层次（图 18-2-1、图 18-2-2）

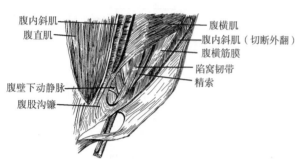

图 18-2-1　左腹股沟区解剖层次（前面观）

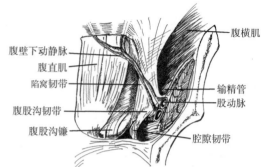

图 18-2-2　右腹股沟区解剖层次（后面观）

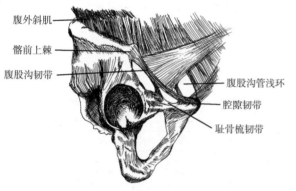

图 18-2-3　腹股沟区的韧带

腹股沟区由浅而深有以下各层解剖结构：

1）皮肤、皮下组织和浅筋膜。

2）腹外斜肌：在髂前上棘与脐之间连线以下移行为腹外斜肌腱膜。此腱膜下缘在髂前上棘至耻骨结节之间向后上方反折、增厚形成腹股沟韧带。韧带内侧一小部分纤维向后、向下转折形成腔隙韧带，又称陷窝韧带，填充腹股沟韧带和耻骨梳之间的交角，为股环的内侧缘。腔隙韧带向外侧延伸并且附着于耻骨梳的部分为耻骨梳韧带（图 18-2-3）。腹外斜肌腱膜纤维在耻骨结节上外方形成一个三角形的裂隙，即腹股沟管浅环（外环或皮下环），腱膜深面于腹内斜肌间有髂腹下神经及髂腹股沟神经通过。

3）腹内斜肌和腹横肌：腹内斜肌在此部位起自腹股沟韧带的外侧 1/2。肌纤维向内下移行，其下缘为弓状越过精索前方、上方，在精索内后侧止于耻骨结节。腹横肌在此部位起自腹股沟韧带外侧 1/3，其下缘也为弓状从精索上方越过，在精索内后侧与腹内斜肌融合，形成腹股沟镰，向下延伸部分称联合腱，止于耻骨结节。

4）腹横筋膜：位于腹横肌深面。其下面部分的外侧 1/2 附着于腹股沟韧带，内侧部分的 1/2 附着于耻骨梳韧带。腹横筋膜与包裹腹横肌和腹内斜肌的筋膜在弓状下缘融合，形成弓状结构，称为腹横肌腱膜弓；腹横筋膜至腹股沟韧带向后的游离缘加厚形成髂耻束（图 18-2-4）。在腹股沟中点上方 2cm、腹壁下动脉外侧，男性精索和女性子宫圆韧带穿过腹横筋膜

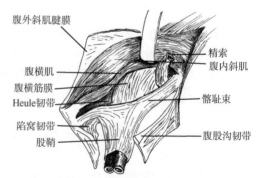

图 18-2-4　髂耻束的解剖部位

而造成的卵圆形裂隙，为腹股沟管深环（内环或肌环）。腹横筋膜由此向下包绕精索，形成精索内筋膜。深环内侧的腹横筋膜组织增厚，称凹间韧带。腹横筋膜在腹股沟韧带内侧 1/2 处覆盖股动、静脉，并伴随这些血管在腹股沟韧带后方下行至股部。

5）腹膜外脂肪和腹膜壁层：从上述解剖层次可见，在腹股沟内侧 1/2 部分，腹内斜肌和腹横肌的弓状下缘与腹股沟韧带之间有一空隙，腹壁强度较为薄弱，这就是腹外疝好发于腹股沟区的重要原因。

二、发病机制

腹股沟斜疝有先天性和后天性之分，以前者多见。

（1）先天性腹股沟斜疝：胚胎早期，睾丸位于腹膜后第 2～3 腰椎旁，以后逐渐下降，同时在未来的腹股沟管深环处带动腹膜、腹横筋膜及各肌经腹股沟管逐渐下移，并推动皮肤而形成阴囊。随之下移的腹膜形成鞘突，睾丸则紧贴在其后壁。婴儿出生后不久鞘突下段成为睾丸固有鞘膜，其余部分则萎缩闭锁而成一纤维索带。如鞘突不闭锁或闭锁不完全，就成为先天性斜疝的疝囊。右侧睾丸下降比左侧略晚，因此右侧腹股沟疝较多。

（2）后天性腹股沟斜疝：任何腹外疝，都存在腹横筋膜不同程度的薄弱或缺损。此外，腹横肌和腹内斜肌发育不全也对发病起着重要作用。当腹横筋膜和腹横肌收缩时，内环内侧的凹间韧带和内环一起被牵向外上方，从而在腹内斜肌深面关闭内环。如腹横筋膜或腹横肌发育不全，这一保护作用就不能发挥而容易形成疝。此外腹壁在松弛时腹肌弓状下缘向上突出，与腹股沟韧带分离，当腹压增高时，腹内斜肌和腹横肌同时收缩，不仅使腹股沟管的前后壁紧紧靠拢，而且弓状下缘被拉直变平，并向腹股沟韧带靠拢，使弓状缘下方的半月形缺口接近消失，从而加强了腹股沟管区。因此腹内斜肌弓状下缘发育不全或位置过高，易发生腹股沟疝（特别是直疝）。

三、临床表现和诊断

腹股沟斜疝的基本临床表现是腹股沟区有一突出的肿块。有的病人开始时肿块较小，仅仅通过深环刚进入腹股沟管，在站立时腹股沟上段内侧由外上向内下斜行突现一圆形或梨形囊性包块，平卧时包块可自行回缩消失，疝环处仅有轻度坠胀感，此时诊断较为困难；一旦肿块明显，并穿过浅环甚或进入阴囊，此时除坠胀感外可有明显牵引痛，诊断就较容易。

（1）易复性斜疝：此型斜疝除腹股沟区有肿块和偶有胀痛外，并无其他症状。用手轻按肿块后嘱病人咳嗽，可扪及膨胀性冲击感。病人平卧或用手法将肿块向腹腔推送，肿块可回纳消失。再以手指尖经阴囊皮肤伸入外环，可发现外环扩大，局部腹壁软弱，此时嘱病人咳嗽，指尖有冲击感。包块消失后用手指紧压腹股沟管内环处，让病人咳嗽、站立或鼓腹，包块不再出现。若疝内容物为肠管，则肿块柔软、光滑、有弹性，叩诊呈鼓音，听诊可闻及肠鸣音，回纳后肿块较快消失，进入腹腔时可听到"咕噜"声；若内容物为大网膜，则肿块坚韧、无弹性，叩诊呈浊音，听诊无肠鸣音，回纳缓慢，不伴"咕噜"声。

（2）难复性斜疝：此型斜疝除坠胀感、牵引痛稍重外，其主要表现为包块不能完全回纳。滑动性斜疝也属难复性疝，除了疝块不能完全回纳外，可以出现消化不良和便秘等症状。多见于青壮年男性，虽不多见，但滑入疝囊内的盲肠或乙状结肠在疝手术时容易被误认为疝囊而切开，应予注意。

（3）嵌顿性斜疝：此型斜疝常发生在强力劳动或剧烈咳嗽及用力排便等腹内压骤增时。主要表现为肿块突然增大，伴有明显疼痛。平卧或用手推送不能回纳。肿块变硬无弹性，触痛明显。若疝内容物为大网膜，局部疼痛常较轻；如嵌顿内容物为肠管，不仅局部疼痛明显，还可出现机械性肠梗阻症状，如腹部绞痛、恶心、呕吐、停止排气排便、腹胀等。疝一旦嵌顿，自行回纳的机会很少，多数病人的症状逐步加重。如不及时处理，将会发展为绞窄性疝，可因肠穿孔、腹膜炎等严重并发症而危及生命。肠壁疝嵌顿时，由于局部肿块不明显，又不一定有肠梗阻表现，故而容易被忽略。

（4）绞窄性斜疝：在临床上多数情况下嵌顿和绞窄是不能分开的两个发展阶段，此型斜疝临床症状一般较严重。在肠袢坏死穿孔时，疼痛可因疝块压力骤降而暂时缓解。所以疼痛减轻而包块仍存在者，不应认为是病情好转。绞窄时间较长者，因疝内容物发生感染，侵及周围组织，可引起疝外被盖组织急性炎症，严重者可发生脓毒血症。

四、鉴 别 诊 断

（1）睾丸鞘膜积液：鞘膜积液所呈现的肿块完全局限在阴囊内，可清楚扪及上界；用透光试验检查肿块，鞘膜积液为透光（阳性），而疝块则不能透光。但幼儿的疝块，因组织菲薄常能透光。腹股沟斜疝时，可在肿块后方扪及实质感的睾丸；鞘膜积液时，睾丸在积液中间，故不能扪及实质感的睾丸。

（2）交通性鞘膜积液：肿块的外形与睾丸鞘膜积液相似，于每日起床后或站立活动时肿块缓慢地出现并增大，平卧或睡觉后肿块逐渐缩小，挤压肿块，其体积也可逐渐缩小。透光试验为阳性。

（3）精索鞘膜积液：肿块较小，在腹股沟管内，牵拉同侧睾丸可见肿块移动。

（4）隐睾：腹股沟管内下降不全的睾丸可被误诊为斜疝或精索鞘膜积液，隐睾肿块较小，挤压时可出现特有的胀痛感觉。查体患侧睾丸缺如有助于诊断。

（5）急性肠梗阻：肠管被嵌顿的疝可伴发急性肠梗阻，但不应仅满足于肠梗阻的诊断而忽略疝的存在，尤其在患者比较肥胖而疝块比较小时，更易发生漏诊。

（6）其他：如肿大的淋巴结、动（静）脉瘤、局部脓肿、软组织瘤等。

以上疾病还可借助超声检查予以鉴别。

五、治 疗

1. 非手术治疗 1岁以内的婴儿因其腹肌可随身体发育逐渐强壮，疝有消失的可能，故暂不手术，可采用棉线束带或绷带压住腹股沟管深环，防止疝块突出，给发育中的腹肌以加强腹壁的机会。

年老体弱或伴有其他严重疾病而禁忌手术者，白天可在回纳疝内容物后，将医用疝带一端的软压垫对着疝环顶住，阻止疝块突出。但长期使用疝带可使疝颈受到摩擦而变得肥厚坚韧，促使疝囊与疝内容物发生粘连，可能增加嵌顿性疝或绞窄性疝的发病率。

2. 手术治疗 手术修补是腹股沟疝最有效的治疗方法，但如存在慢性咳嗽、便秘、排尿困难、腹水、妊娠等腹内压增高情况，或合并糖尿病，术前务必先行处理，以避免和减少术后复发。手术方法可归纳为传统的疝修补术、无张力疝修补术和经腹腔镜疝修补术三大类。

（1）传统的疝修补术：手术目的是疝囊高位结扎、加强或修补腹股沟管的薄弱部分。

1）疝囊高位结扎术：显露疝颈，予以高位结扎、贯穿缝扎或荷包缝合，然后切去疝囊。结扎应在尽量高的水平进行，以内环口腹膜外脂肪为标志，如结扎偏低，只是把一个较大的疝囊转化成一个较小的疝囊，未能达到治疗目的。婴幼儿的腹肌在发育中可逐渐强壮而使腹壁加强，单纯疝囊高位结扎常能获得满意的疗效，无须施行修补术。绞窄性斜疝因肠坏死而局部有严重感染，通常也采取单纯疝囊高位结扎，避免施行修补术，防止因感染导致的修补失败，腹部的缺损在以后择期修补。

2）加强或修补腹股沟管管壁：成年腹股沟疝病人都存在程度不同的腹股沟管前壁或后壁薄弱或缺损，单纯疝囊高位结扎不足以预防腹股沟疝的复发，只有在疝囊高位结扎后加强或修补薄弱的腹股沟管前壁或后壁，才有可能得到彻底的治疗。其方法很多，通常分为两类：①腹股沟管前壁修补，如弗格森（Fergusson）疝修补术；②腹股沟管后壁修补，如巴西尼（Bassini）疝修补术、麦克维疝修补术等。

3）疝成形术：巨型疝或复发性疝，腹股沟管后壁严重缺损等，无法利用局部组织进行修补者，应施行疝成形术。传统上是将同侧腹直肌前鞘瓣向外下翻转，在精索深面缝至腹股沟韧带上；或用自体阔筋膜移到腹股沟管后壁。

（2）无张力疝修补术（tension-free hernioplasty）：传统的疝修补术存在缝合张力大、术后手术部位有牵扯感、疼痛和可能复发等缺点。无张力疝修补术是在无张力情况下，利用人工高分子修补材料进行缝合修补，具有术后疼痛轻、恢复快、复发率低等优点，是目前外科治疗的主要方法，其修补材料分为可吸收材料、部分可吸收材料和不吸收材料三种，修补材料的植入需要严格遵守无菌原则。需要注意的是，人工高分子修补材料也属异物，存在排异和感染的潜在风险，故临床上应选择适应证应用。

常用的无张力疝修补术有以下几种：

1）平片无张力疝修补术（Lichtenstein 手术）：使用一适当大小的补片材料置于腹股沟管后壁。

2）疝环充填式无张力疝修补术（Rutkow 手术）：使用一个锥形网塞置入已回纳疝囊的疝环中并加以固定，再用一成型补片置于精索后以加强腹股沟管后壁。

3）巨大补片加强内囊手术（giant prosthetic reinforcement of the visceral sac，GPRVS）：又称 Stoppa 手术，是在腹膜与腹横筋膜之间置入一块较大的补片以加强腹横筋膜，通过巨大补片挡住内囊，后经结缔组织长入、补片与腹膜发生粘连而实现修补目的，多用于复杂疝和复发疝。

（3）经腹腔镜腹股沟疝修补术（laparoscopic inguinal herniorrhaphy，LIHR）：具有创伤小、术后疼痛轻、恢复快、复发率低、无局部牵扯感等优点，并能同时检查双侧腹股沟疝和股疝，有可能发现亚临床的对侧疝并同时施以修补，尤其是多次复发或隐匿性疝，腹腔镜疝修补术更具优势，目前在临床上的应用越来越多。方法有四种：①经腹腔的腹膜前法（transabdominal preperitoneal approach，TAPP）；②完全经腹膜外法（total extraperitoneal herniorrhaphy，TEP）；③腹腔内网片修补法（intraperitoneal onlay mesh tech-nique，IPOM）；④单纯疝环缝合法。

3. 嵌顿性和绞窄性疝的处理原则 嵌顿性疝原则上应立即手术，以防止疝内容物坏死，并解除伴发的肠梗阻，具备下列情况者可先试行手法复位：①嵌顿时间在 3～4 小时，局部压痛不明显，也无腹部压痛或腹肌紧张等腹膜刺激征者；②年老体弱或伴有其他较严重疾病而估计肠祥尚未绞窄坏死者。

绞窄性疝原则上应立即手术治疗，手术的关键在于准确判断疝内容物的活力，并根据病情采取相应处理方法。

4. 复发性腹股沟疝的处理原则 腹股沟疝修补术后相同部位发生的疝称复发性腹股沟疝。实际上包括下列三种情况。

（1）真性复发疝：由于技术上的问题或病人本身的原因，在疝手术的部位再次发生疝。再发生疝在解剖部位及疝类型上，与初次手术的疝相同。

（2）遗留疝：初次疝手术时，除了手术处理的疝外，还有另外的疝，也称伴发疝。由于伴发疝较小，临床上未发现，术中未行彻底检查，成为遗留疝。

（3）新发疝：初次疝手术时经彻底探查并排除了伴发疝，疝修补手术也是成功的。手术若干时间后再发疝，疝的类型与初次手术的疝相同或不相同，但解剖部位不同，为新发疝。

后两种情况称假性复发疝。复发性腹股沟疝需要由有丰富经验的医师施行手术；手术步骤及修补方式只能根据每个病例术中所见来决定。

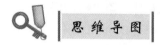 思维导图

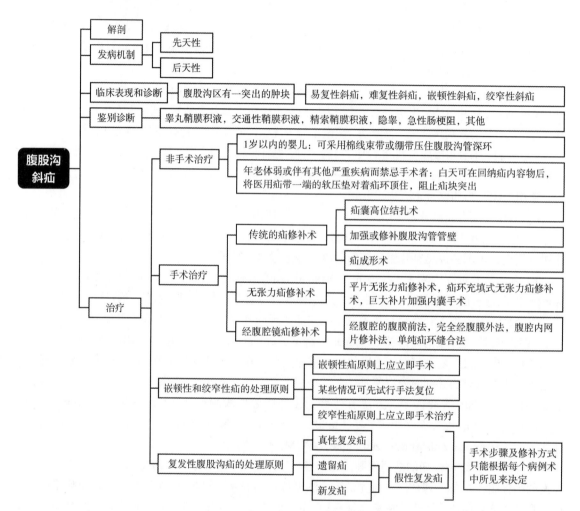

第三节　腹股沟直疝

疝囊经腹壁下动脉内侧的腹股沟三角区直接由后向前突出，不经过内环，也不进入阴囊的疝称腹股沟直疝（direct inguinal hernia）。

一、解　　剖

腹股沟三角（Hesselbach 三角，海氏三角）：由三边组成，外侧边是腹壁下动脉，内侧边是腹直肌外缘，底边是腹股沟韧带。此区域内无完整的腹肌覆盖，腹横筋膜又较其他部位薄弱，故易发生

疝。腹股沟直疝在此处由后向前突出，故称腹股沟三角。它与腹股沟管深环之间由腹壁下动脉和凹间韧带相隔（图 18-3-1）。

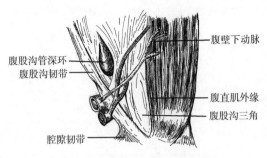

图 18-3-1　腹股沟三角（后面观）

二、发 病 机 制

先天性因素是腹横肌与腹内斜肌下缘组成的联合腱止点偏高。后天性因素有肌肉退化、萎缩和长期咳嗽、排尿困难等原因引起的腹内压增高，故直疝多见于老年人，常两侧发生。

三、临 床 表 现

腹股沟直疝常见于年老体弱者，基本表现与斜疝相似，但其肿块位于腹股沟内侧和耻骨结节的外上方，多呈半球状，一般不进入阴囊，并不伴有疼痛及其他症状。起立时出现，平卧时消失，因其疝颈宽大，疝囊内容物又直接从后向前突出，故平卧后疝块多能自行消失，不需用手推送复位，极少发生嵌顿。还纳后指压内环不能阻止其出现。疝内容物常为小肠或大网膜。膀胱有时可进入疝囊，成为滑动性直疝，如发生粘连，膀胱即成为疝囊的一部分，手术时应注意。

四、腹股沟斜疝和腹股沟直疝的鉴别

结合病史和体征，腹股沟直疝的诊断并不困难，但常需与腹股沟斜疝进行鉴别，腹股沟斜疝和腹股沟直疝的鉴别要点见表 18-3-1。

表 18-3-1　腹股沟斜疝和腹股沟直疝的鉴别要点

鉴别要点	腹股沟斜疝	腹股沟直疝
发病年龄	多见于儿童、青年人	多见于老年人
突出途径	经腹股沟管突出，可进入阴囊	由腹股沟三角突出，很少进入阴囊
疝块外形	椭圆形或梨形	半球形，基底较宽
回纳疝块压住深环	疝块不再出现	疝块仍然突出
精索与疝囊的关系	精索在疝囊后方	精索在疝囊前方
疝颈与腹壁下动脉的关系	疝颈在腹壁下动脉外侧	疝颈在腹壁下动脉内侧
嵌顿机会	较多	极少

五、治 疗

早期可试用疝带治疗，但手术加强腹股沟三角仍是最有效的治疗手段。手术方法可用麦克维疝修补术，在精索深面将腹内斜肌下缘和联合腱缝合至耻骨梳韧带上。如疝颈偏小，也可采取高位结扎。目前多采用无张力疝修补的方法，如 Lichtenstein、TEP 或 TAPP 等术式修补。

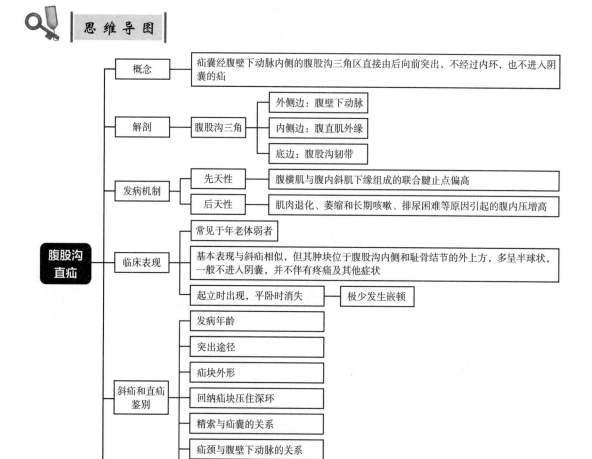

思维导图

腹股沟直疝
- 概念：疝囊经腹壁下动脉内侧的腹股沟三角区直接由后向前突出，不经过内环，也不进入阴囊的疝
- 解剖——腹股沟三角
  - 外侧边：腹壁下动脉
  - 内侧边：腹直肌外缘
  - 底边：腹股沟韧带
- 发病机制
  - 先天性：腹横肌与腹内斜肌下缘组成的联合腱止点偏高
  - 后天性：肌肉退化、萎缩和长期咳嗽、排尿困难等原因引起的腹内压增高
- 临床表现
  - 常见于年老体弱者
  - 基本表现与斜疝相似，但其肿块位于腹股沟内侧和耻骨结节的外上方，多呈半球状，一般不进入阴囊，并不伴有疼痛及其他症状
  - 起立时出现，平卧时消失——极少发生嵌顿
- 斜疝和直疝鉴别
  - 发病年龄
  - 突出途径
  - 疝块外形
  - 回纳疝块压住深环
  - 精索与疝囊的关系
  - 疝颈与腹壁下动脉的关系
  - 嵌顿机会
- 治疗

第四节 股 疝

疝囊通过股环，经股管向卵圆窝突出的疝，称为股疝（femoral hernia）。股疝的发病率占腹外疝的 3%～5%，多见于 40 岁以上妇女。女性骨盆较宽大、联合肌腱和腔隙韧带较薄弱，以致股管上口宽大松弛而易发病。妊娠是腹内压增高的主要原因。

一、解 剖

股管是一个狭长的漏斗形间隙，长 1～1.5cm，内含脂肪、疏松结缔组织和淋巴结。股管有上下两口。上口称股环，直径约 1.5cm，有股环隔膜覆盖；其前缘为腹股沟韧带，后缘为耻骨梳韧带，内缘为腔隙韧带，外缘为股静脉。股管下口为卵圆窝。卵圆窝是股部深筋膜（阔筋膜）上的一个薄弱部分，覆有一层薄膜，称筛状板。它位于腹股沟韧带内侧端的下方，下肢大隐静脉在此处穿过筛状板进入股静脉。

二、发 病 机 制

在腹内压增高的情况下，对着股管上口的腹膜被下坠的腹内脏器推向下方，经股环向股管突出而形成股疝。疝块进一步发展，即由股管下口顶出筛状板而至皮下层。疝内容物常为大网膜或小肠。由于股管几乎是垂直的，疝块在卵圆窝处向前转折时形成一锐角，且股环本身较小，周围又多坚韧的韧带，因此股疝容易嵌顿。在腹外疝中股疝嵌顿者最多，高达 60%。股疝一旦嵌顿，可迅速发展为绞窄性疝，应特别注意。

三、临 床 表 现

疝块往往不大，常在腹股沟韧带下方卵圆窝处表现为一半球形的突起。除部分患者在久站或咳嗽时感到患处胀痛外，无明显其他症状，尤其在肥胖者更易疏忽。因为疝囊外有很多脂肪堆积，平卧回纳内容物后，疝块有时不能够完全消失。由于疝颈较小，咳嗽冲击感也不明显。

由于股环狭小，同时疝内容物进入股管呈垂直而下，突出卵圆窝后向前转折，构成锐角，因此极容易嵌顿和绞窄，这时出现剧烈疼痛和急性肠梗阻症状。由于局部表现不明显，易被误诊为腹内原因所致的急腹症。但在肠壁性绞窄性股疝时，可无肠梗阻表现，待肠壁坏死、穿孔，局部形成脓肿或蜂窝织炎时，常被切开引流而形成肠瘘。

四、鉴 别 诊 断

股疝的诊断有时并不容易，特别应与下列疾病进行鉴别。

（1）腹股沟斜疝：位于腹股沟韧带内上方，股疝则位于腹股沟韧带外下方，一般不难鉴别。应注意的是，较大的股疝除疝块的一部分位于腹股沟韧带下方以外，一部分有可能在皮下伸展至腹股沟韧带上方。股疝还纳后用手指压住腹股沟管浅环，嘱患者咳嗽，肿块仍能出现。用手指探查腹股沟管外环（浅环）是否扩大，有助于两者的鉴别。

（2）腹壁脂肪瘤：股疝疝囊外常有一增厚的脂肪组织层，在疝内容物回纳后，局部肿块不一定完全消失。这种脂肪组织有被误诊为脂肪瘤的可能。两者的不同在于脂肪瘤基底不固定而活动度较大，无疼痛；股疝基底固定而不能被推动。

（3）肿大的淋巴结：嵌顿性股疝常被误诊为腹股沟区淋巴结炎。淋巴结肿大时同侧下腹一般可找到原发病灶，肿块呈椭圆形。股疝常为半球形，嵌顿时可伴有急性机械性肠梗阻表现。

（4）大隐静脉曲张结节样膨大：卵圆窝处结节样膨大的大隐静脉在站立或咳嗽时增大，平卧时消失，可能被误诊为易复性股疝。大隐静脉曲张的结节状膨大位置较浅，壁薄，下肢伴有静脉曲张，在平卧或抬高下肢后肿块消失，压迫股静脉近心端可使结节样膨大增大。

五、治 疗

股疝容易嵌顿，一旦嵌顿又可迅速发展为绞窄性疝。因此，股疝诊断确定后，应及时手术治疗。对于嵌顿性或绞窄性股疝，更应紧急手术。常用的方法有两类，即腹股沟上修补法和腹股沟下修补法。

（1）腹股沟上修补法：适用于较大股疝或嵌顿性股疝。在切开腹股沟管后壁腹横筋膜后，用纱布推开腹膜外脂肪，找出股静脉，并在其内侧分离疝颈部，边分离边向上提出疝囊，必要时在卵圆窝处向上推压，有助于疝囊的完全游离。将疝囊高位结扎切断，将耻骨梳韧带、陷窝韧带及腹股沟韧带缝合在一起，借以关闭股环。也可采用人工合成材料及腹腔镜修补术。

（2）腹股沟下修补法：在卵圆窝处做 6～7cm 直切口或斜切口，切开皮下层及筛状板后，在股静脉内侧显露出疝囊，其外常有一层脂肪，有时不容易分离，易损伤外侧的股静脉和大隐静脉。切开疝囊、回纳内容物后，疝颈部行高位结扎，然后将腹股沟韧带与耻骨梳韧带间断缝合，也可用网塞充填封闭股环。缝合内侧时应包括陷窝韧带，缝合外侧时勿损伤、压迫股静脉。此法适用于较小股疝或年老体弱者。

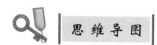 思维导图

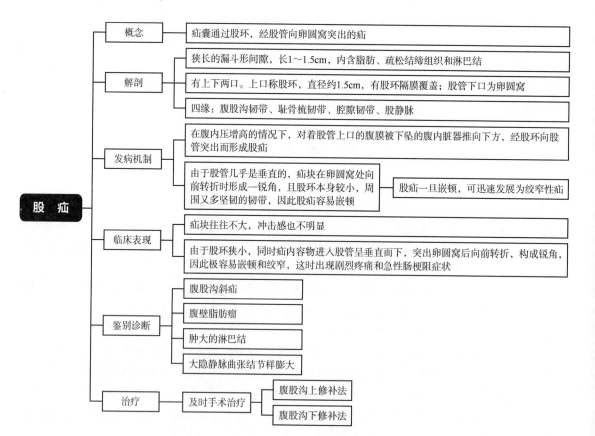

第五节 其 他 疝

一、切 口 疝

切口疝（incisional hernia）指的是发生在腹壁手术切口处的疝，临床上比较常见，其发病率仅次于腹股沟斜疝，尤其是腹部手术切口感染和伤口裂开患者，其发生率可达 10%~25%。

1. 病因病理 除腹直肌外，腹壁肌肉或筋膜的纤维大体都沿着水平方向走行，做腹部切口，特别是纵行切口时不但切断了这些纤维，而且切口缝合后常处于紧张状态，缝线极易从纤维间滑脱，致使切口裂开；此外，切口处神经被切断也有损局部肌肉的强度。这是发生切口疝的解剖基础。下腹部因腹直肌后鞘不完整，故在各种常用的腹部切口中，最常发生切口疝的是经腹直肌切口，其次为正中切口和旁正中切口。

除上述解剖因素外，手术操作不当是导致切口疝的重要原因。其中最主要的是切口感染所致腹壁组织破坏，由此引起的腹部切口疝占 50%左右。其他如留置引流物过久，切口过长以至切断肋间神经过多，腹壁切口缝合不严密，手术中因麻醉效果不佳、缝合时强行拉拢创缘而致组织撕裂等情况均可导致切口疝的发生。手术后腹部明显胀气或肺部并发症导致剧烈咳嗽而致腹内压骤增，也可使切口内层裂开发生切口疝。此外，创口愈合不良也是一个重要因素，其原因包括切口内血肿形成、肥胖、老龄、糖尿病、营养不良或某些药物（如皮质激素）等。

2. 临床表现 腹部切口疝的主要症状是腹壁切口处逐渐膨隆，有肿块出现，小者直径为数厘米，大者直径可达 10~20cm，甚至更大。肿块通常在站立、用力或鼓腹时更为明显，平卧时则缩小或消失。较小的切口疝可无其他症状，较大的切口疝可出现腹部牵拉感，伴食欲减退、恶心、便秘、腹部隐痛等表现。

切口疝一般发生在手术后几个月内。纵切口较横切口多见，下腹部比上腹部多见。切口疝一般疝环较大，多数没有完整的疝囊，因此极少嵌顿，但疝内容物易与腹膜外组织粘连而形成难复性疝，有时还伴有不完全性肠梗阻。

查体可见切口瘢痕处肿块，疝囊壁薄弱者可见肠型及蠕动波，可闻及肠管的"咕噜"声。肿块回纳后多数可清楚扪及腹肌裂开所形成的疝环边缘。如系腹壁肋间神经损伤后腹肌薄弱所致切口疝，虽有局部膨隆，但无边缘清楚的肿块，也无明确疝环可扪及。

3. 治疗 切口疝原则上应手术修补。术前应明确其发生的原因，有针对性地治疗，既要减低腹内压力，又要修补薄弱的疝环。对有手术禁忌证和暂不宜手术的患者，可试用腹带、弹性绷带包扎以减轻不适。

手术治疗的术式根据疝的大小、形态及发病部位而定。中小型切口疝单纯修补即可，缺损较大的切口疝则须行疝成形术。也可采用人工合成材料进行修补，人工材料应保证足够大，能覆盖到健康组织。不管采用何种方法，都应在无张力情况下进行，否则容易复发。

近年来，腹腔镜切口疝修补术逐渐在临床上开展应用。腹腔镜切口疝修补术最大的优势在于：补片的放置更方便且有效，同时对腹腔粘连程度、隐匿性缺损等的判断更直观，能及时发现多发性缺损。相比传统的开放手术，腹腔镜切口疝修补术后伤口并发症发生率、补片感染发生率和复发率均更低。但腹腔镜切口疝修补术适应证的把握应该比开放手术更加严格，否则可能会出现肠管损伤等较严重的并发症，增加腹腔感染甚至死亡的风险。

二、脐　疝

腹内脏器或组织通过脐环突出的疝称为脐疝（umbilical hernia）。脐疝可分为小儿脐疝和成人脐疝。

1. 小儿脐疝

（1）病因病理：小儿脐疝的发病原因是脐环未闭或闭锁不全及脐部感染等原因引起局部瘢痕组织薄弱，在啼哭、便秘等导致腹内压增加的情况下发生，多属易复性。

（2）临床表现：一般表现为啼哭时脐部肿物脱出，其肿块直径一般为 1～2cm，多能在安静时自行回纳，极少发生嵌顿和绞窄。有时，小儿脐疝覆盖组织可以穿破，尤其是在受到外伤后。未闭锁的脐环一般在 2 周岁以后可自行闭合，脐疝也随之消失。

（3）治疗：小儿脐疝除了嵌顿、绞窄或穿破等紧急情况外，在小儿 2 岁之前可先采取非手术疗法。具体方法是在回纳疝块后，用一大于脐环的、外包纱布的硬币或小木片抵住脐环，然后用胶布或绷带加以固定勿使移动，非手术疗法的原则是 6 个月以内的婴儿采用此法治疗，疗效较好。满 2 岁后，如脐环直径仍大于 1.5cm 者应手术治疗。原则上，5 岁以上儿童的脐疝均应采取手术治疗。

2. 成人脐疝

（1）病因病理：为后天性疝，较为少见，多数发生于中年肥胖的经产妇女，也常见于慢性咳嗽、肝硬化腹水等患者。

（2）临床表现：成人脐疝由于疝环狭小，周围组织较坚韧，发生嵌顿或绞窄者较多，故应采取手术治疗。孕妇或肝硬化腹水者，如伴发脐疝，有时会发生自发性或外伤性穿破。

（3）治疗：成人脐疝应采用手术治疗。脐疝手术修补的原则是切除疝囊，缝合疝环。成人疝环较大者也可采用横向分层重叠缝合疝环旁组织。也可采用腔镜下的无张力修补（IPOM）方式，手术治疗应保留脐眼，以免给患者造成心理影响。

三、白　线　疝

白线疝（hernia of white line）是指发生于腹壁正中线（白线）处的疝，绝大多数在脐上，故也称上腹疝。而下腹部两侧腹直肌靠得较紧密，白线部腹壁强度较高，故很少发生白线疝。

1. 病因病理　腹白线由两侧腹直肌前后鞘的纤维斜形相互交叉构成，这一结构可使白线做出形态和大小的改变，以适应在躯体活动或腹壁呼吸活动时的变化。但神经、血管穿过白线处留下的若干薄弱点为腹内压力增高时疝的发生创造了条件，此外当腹胀时又需同时伸长和展宽，就有可能撕破交叉的腱纤维，从而逐渐形成白线疝。

白线疝早期并无疝囊，多是镰状韧带包含的腹膜外脂肪向外突出；如进一步发展，突出的腹膜外脂肪将白线上薄弱点逐渐扩大，可把腹膜向外牵出形成疝囊，于是腹内组织（多为大网膜）可通过囊颈而进入疝囊，易与疝囊粘连，成为难复性疝。

2. 临床表现　早期白线疝肿块小而无症状，不易被发现。以后可因腹膜受牵拉而出现明显的上腹疼痛，以及恶心、呕吐等消化道症状。可在腹白线处扪及包块，嘱病人平卧或适当加压回纳疝块后，常可在白线区扪及缺损的疝环空隙。

3. 治疗　疝块较小而无明显症状者，可不必治疗。疝块较大而症状明显者应手术治疗。无疝囊的白线疝一般只需切除突出的脂肪，缝合白线的缺损；如果有疝囊存在，则应高位结扎疝颈，切除疝囊，并缝合腹白线的缺损，必要时可重叠缝合腹直肌前鞘。白线缺损较大者，可用人工高分子修补材料进行修补。

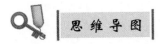 **思维导图**

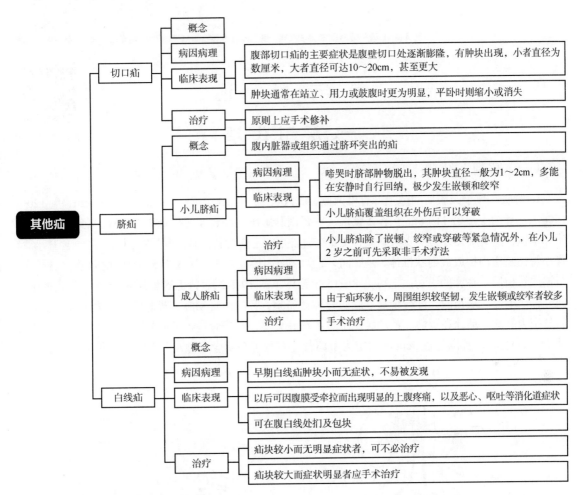

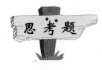 **思考题**

1. 腹股沟疝是外科的常见病之一，请结合卵圆孔的解剖学特点谈谈为什么股疝容易嵌顿？

2. 明确腹股沟区解剖结构是手术治疗腹股沟疝的关键，请结合书本知识，谈谈手术过程中应具体注意哪些解剖层次和结构？

3. 请结合疝病因学相关内容，谈谈在生活中如何防止疝的形成和复发？

第十九章 泌尿与男性生殖系统疾病

第一节 概　述

一、解　剖　生　理

（一）解剖（图 19-1-1）

1. 肾脏　位于腹膜后间隙上部脊椎两侧，成人长 10～12cm，宽 5～6cm，厚 3～4cm，重 120～150g。左肾约平于第 11 胸椎至第 2 腰椎，右肾因肝脏压迫而较左肾略低半个椎体。肾脏分为肾实质和肾盂，肾实质又分为皮质与髓质，皮质在肾外层，主要含肾小球；髓质在内层，主要含肾小管。肾小管在髓质内构成放射状锥体，基底向外，尖端向内形成乳头，深入小盏杯中。肾盂连接各小盏，与输尿管相通，在肾的纵切面上可见 8～15 个锥体（图 19-1-2）。肾盂容量为 6～8ml，肾表面由内向外依次覆盖三层被膜，即纤维囊、脂肪囊和肾筋膜。肾门由肾动脉、肾静脉及肾盂组成，由前至后分别为静脉、动脉和肾盂。肾动脉源于腹主动脉分支，肾静脉进入下腔静脉。呼吸时肾脏上下移动 2～3cm，移动范围超过 5cm 时可定为游离肾。右肾可在肋缘下触及，左肾一般难以触及。

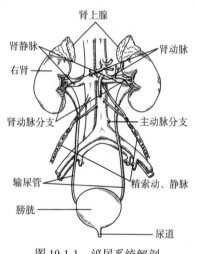

图 19-1-1　泌尿系统解剖

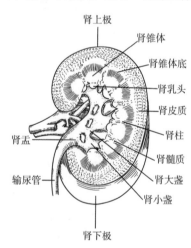

图 19-1-2　左肾纵切面图

2. 输尿管　在腹膜后，上起自肾盂，沿脊柱两侧下降，止于膀胱入口，全长 25～30cm，直径 0.4～0.7cm。其组织结构由外向内为纤维组织层、肌层和黏膜层。临床上将输尿管分成三段：起始部至越过髂血管处为腹段；越过髂血管处与膀胱壁之间的一段为盆段；位于膀胱壁内的一段为壁内段。输尿管有 3 个生理狭窄部，上部在肾盂输尿管交界处，中部在输尿管跨过髂血管进入骨盆处，下部为输尿管入膀胱处（图 19-1-3）。在输尿管进入膀胱处，男性有输精管与之交叉跨过，女性有子宫动脉横过。输尿管血供来源很多，在一般情况下，纤维外膜不被剥脱，即使有长段的输尿管游离，亦不致发生缺血性坏死。输尿管是一条具有弹性的肌性管道，有一定的收缩和扩张性。当有结石移行至输尿管时，可引起输尿管痉挛性收缩而致肾绞痛症状。

3. 膀胱　位于盆腔前部，为腹膜外器官，其形态与位置随容量而变化，成人正常容量为300～500ml。膀胱顶部及上部有腹膜覆盖，充盈时腹膜随膀胱上升，前壁即形成无腹膜区。因此，在尿潴留时行耻骨上膀胱穿刺不会误伤腹腔脏器。膀胱肌层由纵横交错的三层肌纤维构成，称逼尿肌。各层肌肉在膀胱和尿道相连处增厚，称尿道内括约肌，该处又称膀胱颈。膀胱腔内有许多重要标志（图19-1-4）。膀胱的血供十分丰富。膀胱的储尿与排尿由交感、副交感神经和脊神经分别管理，共同参与膀胱生理性排尿活动。

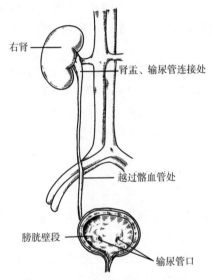

图 19-1-3　输尿管解剖及生理狭窄

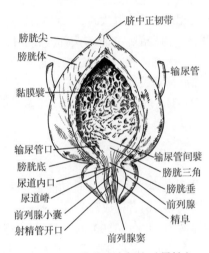

图 19-1-4　膀胱腔内标志（男性）

4. 尿道　男性尿道是排尿、排精的同一通道，起自膀胱尿道内口，贯穿前列腺、尿生殖膈，止于阴茎的尿道外口（图19-1-5），全长16～22cm，分为三部：尿道前列腺部长约3cm，周围有前列腺、精阜和射精管；尿道膜部长仅1cm，有尿道外括约肌围绕，是尿道最狭窄部位；尿道海绵体部长约15cm，膜部以下至阴茎根部的一段尿道又称尿道球部。全程均由尿道海绵体包绕，阴茎松弛时呈"S"形，阴茎勃起时呈"L"形。临床上以尿道外括约肌为界，分成前尿道与后尿道。女性尿道是单一的尿路通道，直而短，全长3～4.5cm。

5. 前列腺　形态为扁平栗子状，横径约4cm，纵径约3cm，前后径约2cm，重约20g。共分5叶，即前叶、中叶、后叶和两个侧叶。前列腺中叶及两个侧叶肥大，均可压迫尿道引起排尿障碍。膀胱下动脉分支由腺体侧面5、7点钟部位进入腺体，手术治疗时应特别注意此两点的出血。前列腺距肛缘4～5cm，可经直肠指诊触及，其正中有一纵行

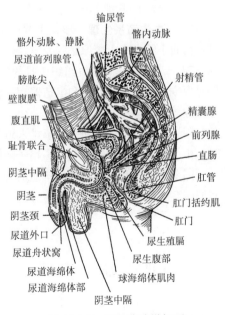

图 19-1-5　男性盆腔纵切面

浅沟称中央沟，前列腺增生时该沟会变浅或消失。

6. 睾丸、附睾　睾丸左右各一，呈卵圆形，表面光滑，长 4～5cm，厚 3～4cm，重 15g 左右，分别由精索悬吊于阴囊内。睾丸外层为白膜。睾丸内含有很多精曲小管，在其后上汇合成由 12～15 个输出管组成的睾丸网；输出管最后合而为一，离开睾丸即成附睾管，此管长约 6cm，在睾丸之后盘曲而成附睾，上端是附睾头，下端是附睾尾，中间狭长部分称附睾体。附睾尾部以后变直而成输精管。腹主动脉分出的睾丸动脉供应睾丸和附睾的血运。右侧精索内静脉汇入下腔静脉；左侧精索内静脉接近直角汇入左肾静脉而易引起曲张。

7. 输精管、精索　输精管在精索后方入腹股沟管至盆腔，经膀胱与输尿管之间向内下方斜行，近正中线处与精囊相接。输精管全长约 45cm，直径 2～3mm，管壁厚，触之呈坚实的圆索状。

精囊为输精管发出的盲囊，为成对梭形体，以倒"八"字形紧贴膀胱底、腹膜与输精管壶腹的外侧，长约 5cm，宽约 1.2cm。精囊与输精管在前列腺底侧汇合成约 2cm 长的射精管，开口于精阜而与后尿道相通。精囊肿大时，直肠指诊可触及。

8. 阴茎　由根部、体部与头部组成，长 7～9cm。头部与体部交界处较细，通常称冠状沟。阴茎由两条阴茎海绵体和 1 条尿道海绵体组成。尿道海绵体末端扩大部分称阴茎头，其腹侧有尿道开口。阴茎皮肤薄而柔软，富有伸缩性，在冠状沟处皮肤反折形成包皮。包皮在尿道口的下方与阴茎头相连，即系带。包皮过长是指包皮覆盖于全部阴茎头和尿道口，但仍可上翻；上翻时不能显露阴茎头者称包茎。

（二）生理

1. 泌尿系生理　肾脏的生理功能主要是形成和排泄尿液，机制十分复杂，其功能是靠肾小球和肾小管来实现的，两者构成肾单位，成人一个肾脏有 200 多万个肾单位。正常人双肾每分钟接受心脏输送的血液为 1000～1500ml，经过肾小球的毛细血管的过滤和肾小管的重吸收及排泄，最后成为尿液的只有 2ml。正常情况下，成人每天排出的尿量为 1000～1500ml，比重为 1.010～1.020。由于肾脏对细胞外液成分和容量进行持续性调节，使机体的内环境保持动态平衡。

泌尿系统的其他部分除膀胱有暂时储尿和控制排尿的功能外，基本只起排尿通道的作用。

2. 男性生殖系生理　睾丸主要产生精子和分泌雄激素。睾丸的精曲小管上皮是产生精子的基础。精曲小管上皮由精原细胞及支持细胞构成。从精原细胞发育到成熟的精子为一个生殖周期，需 64～74 日。成人每克睾丸组织 1 日约产生 1000 万个精子。睾丸的间质细胞分泌雄性激素，其中主要是睾酮，有促进副性腺和生殖器官正常形态的发育和功能的完善、促使男性性征的发展和参与新陈代谢等作用。

附睾是精子的储藏所，精子排入附睾后受附睾液的直接哺育，获得了使卵子受精的能力。排精时，由于附睾及输精管的收缩，精子随同精液通过射精管和尿道射出体外。

阴茎是泌尿和生殖系统的排泄器官。当阴茎海绵窦扩张充血时，静脉一时性阻塞，外筋膜的限制使阴茎勃起，完成性交和射精过程。

二、主 要 症 状

（一）排尿异常

1. 尿频（frequency）　正常人白天排尿 4～6 次，夜间排尿 0～1 次。尿频是指排尿次数增多而每次尿量减少，严重时几分钟排尿 1 次，每次仅数毫升。引起尿频的原因很多，可以是生理性的，如多饮水、服用利尿食品等，有时也可以受精神因素影响，但主要是由于膀胱后尿道炎症刺激，膀胱容量减小和膀胱神经功能失调所致。炎症所致的尿频常伴有尿痛、尿急，临床上合称为膀胱刺激征。

2. 尿急（urgency）　是指突然有强烈的尿意而不能自制，需即刻排尿。膀胱功能和容量正常时，因环境条件不许可，有尿意时可延迟排尿。但有严重急性炎症或膀胱容量过小时则可出现尿急，常与尿频、尿痛同时存在。

3. 尿痛（dysuria）　可出现在尿初、排尿过程中、尿末或排尿后。程度由灼痛、刺痛到刀割样痛不等，常伴有尿频、尿急、尿血。尿初痛提示前尿道炎症；尿末痛提示病变发生在后尿道、膀胱颈或膀胱三角区。

4. 排尿困难（urination difficulty）　包括排尿延迟、费力、不畅、尿线变细、滴沥等。排尿困难主要见于膀胱颈以下尿路梗阻和中枢或周围神经损害。前者被认为是机械性因素，后者则被认为是功能性因素，临床应予以鉴别。

5. 尿失禁（urinary incontinence）　是指尿液不能自控而自行排出。根据病因分成以下四大类：

（1）真性尿失禁：又称完全性尿失禁，指尿液连续从膀胱中流出，膀胱呈空虚状态。常见的原因为外伤、手术或先天性疾病引起的膀胱颈和尿道括约肌损伤。还可见于女性尿道口异位、膀胱阴道瘘等。

（2）假性尿失禁：又称充盈性尿失禁，指膀胱功能完全失代偿，膀胱过度充盈而造成尿液不断溢出。见于各种原因所致的慢性尿潴留，膀胱内压超过尿道阻力时，尿液持续或间断溢出。

（3）急迫性尿失禁：是指严重的尿频、尿急而膀胱不受意识控制发生排空，通常继发于膀胱的严重感染，这种尿失禁可能由膀胱的不随意收缩引起。

（4）压力性尿失禁：是指当腹压突然增高（咳嗽、打喷嚏、大笑、屏气等）时，尿液不随意地流出。这是由于膀胱和尿道之间的正常解剖关系异常，当腹压增加时，传导至膀胱和尿道的压力不等，膀胱压力增高而没有相应的尿道压力增高所致。另外，也与盆底肌松弛有关。主要见于女性，特别是多次分娩或产伤者，偶见于尚未生育的女性。

6. 尿潴留（retention of urine）　是指膀胱内尿液不能排出，分为急性与慢性两类。急性尿潴留常由于膀胱颈以下严重梗阻，突然不能排尿，尿液潴留于膀胱内；慢性尿潴留是由于膀胱出口以下不完全性梗阻或神经源性膀胱功能障碍所致。主要表现为排尿困难，膀胱充盈，可出现充盈性尿失禁。

7. 漏尿（urinary leakage）　指尿不经尿道口而由泌尿道瘘口中流出，如输尿管阴道瘘、膀胱或尿道阴道瘘、脐尿道瘘、先天性输尿管异位开口及膀胱外翻等。病人经阴道漏尿时常自称尿失禁，应予以鉴别。

8. 遗尿（enuresis）　是指除正常自主性排尿外，睡眠中无意识地排尿。新生儿及婴幼儿睡眠中排尿为生理性的；3 岁以后除功能性外，可因神经源性膀胱、感染、后尿道瓣膜等病理性因素引起，应予以泌尿系统检查。

9. 少尿与无尿　正常成人每日尿量为 1000～1500ml，每日尿量在 400ml 以下为少尿，100ml以下为无尿。少尿或无尿提示肾功能不全，其原因有肾前性、肾性、肾后性三种。

（二）尿液异常

1. 血尿（hematuria）　是指有血液随尿排出。根据尿液中血液含量，分肉眼血尿和镜下血尿两类。肉眼能见到血色者称肉眼血尿，通常 1000ml 尿液中含 1ml 血液即呈肉眼血尿；仅在显微镜下每高倍视野中红细胞计数≥3 个为镜下血尿。根据出血部位与血尿出现在排尿阶段的不同，肉眼血尿可有以下 3 种情况：

（1）初始血尿：提示出血部位在尿道或膀胱颈部。

（2）终末血尿：提示病变在后尿道、膀胱颈部或膀胱三角区。

（3）全程血尿：提示病变在膀胱或以上部位。

另外，血色较鲜红提示下尿路出血，血色较暗提示上尿路出血；血尿中伴大小不等的血块提示病变在膀胱，血尿伴蚯蚓状血块提示病变在肾及输尿管。

引起血尿的原因很多，临床应予以鉴别（表 19-1-1）。如使用环磷酰胺、别嘌醇、肝素等引起的药物性血尿，输入血型不合或严重创伤引起的溶血性血尿，泌尿系先天性畸形或损伤引起的血尿等。尤其是有些血尿伴有相应的症状，如腰痛或肾绞痛后血尿，提示上尿路结石；排尿中断并放射至阴茎头，多系膀胱与尿道结石；血尿伴膀胱刺激征应考虑泌尿系感染，如尿培养阴性、抗感染治疗无效常提示泌尿系结核。如果是无痛性血尿，特别是发于中年以上者，应首先考虑泌尿系肿瘤。

表 19-1-1　血尿病因鉴别

病因	年龄	病史	尿液	X 线	B 超	腔镜	CT
畸形	儿童多见	有尿路感染史	间歇性镜下或肉眼血尿	IVP 可见尿路畸形改变	可呈马蹄肾和多囊肾等改变	膀胱镜检查可见输尿管开口部囊肿	双肾下极融合或肾实质内见大小不等的囊肿
损伤	青年多见	有损伤史	持续性肉眼血尿	KUB 见肾阴影增大，IVP 或膀胱造影可见尿外渗	肾周呈低回声区，肾裂口	一般不做	可见肾形态改变及周围血肿
结核	儿童与中青年多见	有肺结核病史	有持续性血尿伴尿路刺激症状	KUB 见钙化灶，IVP 见肾盂虫蚀样改变或小膀胱	图像变化多端	膀胱镜可取组织活检，但小膀胱常不能做腔镜检查	随病期而异，肾体积可扩大或缩小，并可见钙化灶
肿瘤	中老年多见	复发性无痛性肉眼血尿	间歇或持续性肉眼血尿，可见癌细胞	IVP 可见充盈缺损	见占位性病灶，病灶不随体位改变位置	膀胱镜或输尿管镜检查可见相应部位占位改变	肾实质内或膀胱壁密度增强肿块影
结石	中青年多见	有肾绞痛发作史	绞痛后出现镜下或肉眼血尿	KUB 多见结石阴影；IVP 常见肾积水	可见强回声团，后伴声影	膀胱镜或输尿管镜检查相应部位可见结石	发现 KUB 不能发现的小结石或阴性结石
感染	中青年女性多见	有急性感染发作史	常为镜下血尿伴大量脓细胞	KUB 可见肾和腰大肌阴影消失，IVP 可见肾萎缩	偶可发现肾脓肿	膀胱镜检查可见三角区充血、水肿等改变	肾实质密度降低

KUB, kidney ureter bladder, 尿路平片。

2. 脓尿（pyuria）　离心尿显微镜下每高倍视野白细胞≥10 个为脓尿，重者尿浑浊呈脓性，提示有感染。致病菌通常为大肠埃希菌、变形杆菌、葡萄球菌等，如为结核杆菌和淋球菌感染称特异性感染。

3. 乳糜尿（chyluria）　是指尿液中含乳糜或淋巴液，呈乳白色。如含大量红细胞，尿呈红褐色，称乳糜血尿。

4. 结晶尿（crystalluria）　是在各种条件影响下，尿中有机或无机物质沉淀、结晶而形成。常由于尿液中盐类呈过饱和状态所致。

（三）尿道分泌物

血性分泌物提示尿道肿瘤；外伤后尿道滴血提示尿道损伤；黄色或白色、黏稠脓性分泌物提示淋菌性尿道炎；少量无色或白色稀薄分泌物提示支原体、衣原体引起的非淋菌性尿道炎；清晨排尿前或大便后尿道口少量黏稠分泌物提示慢性前列腺炎。

（四）疼痛

肾盂输尿管连接处或输尿管急性梗阻时可发生肾绞痛，常由于结石所致，疼痛位于肋脊角、腰部和上腹部，呈阵发性剧痛，并可放射至会阴部，多伴有恶心、呕吐。膀胱疼痛位于耻骨上区域，急性尿潴留时症状明显，慢性尿潴留时症状轻微。睾丸、附睾及会阴痛大多由相关器官或组织的炎症引起，呈钝痛或刺痛，严重时可引起剧痛。

（五）肿块

较大的肾脏肿块可在腹部或腰部被触及。如晚期肾肿瘤可触及质硬、表面高低不平并且较固定的肿块；肾结核可触及肿大的肾脏，表面不光滑，质地不一，与周围组织粘连固定；多囊肾为双肾表面呈囊性结节；肾脏外伤可引起肾周出血和尿外渗，常可触及痛性肿块。隐睾可在痛侧腹股沟区触及近似睾丸的肿块；睾丸、附睾的炎症或肿瘤可在阴囊内扪及相应的肿块；肛门指诊前列腺部位扪及质硬结节，应考虑前列腺癌的可能。

（六）性功能障碍

勃起功能障碍是指阴茎不能正常勃起进行性交，或阴茎虽能勃起但不能维持足够的硬度以完成性交。早泄是指阴茎尚未插入阴道或正在进入或进入阴道不久即射精者。无性交、无手淫活动情况下发生射精者称遗精。若在梦中发生遗精又称梦遗。精液中含血液称血精，其外观为红色或棕红色或仅有血丝，精液镜检可见大量红细胞。

三、外　科　检　查

（一）体格检查

体格检查包括全面系统的全身检查和腹、腰背、阴囊及会阴的局部检查。

1. 肾脏检查　注意肋脊角、腰部或上腹部有无隆起。病人取平卧位，检查者左手置于肋脊角并向上托起，右手在同侧上腹部进行双手触诊。正常肾脏一般不能触及，有时右肾下极在深吸气时偶可被触及。疑有肾下垂时，应取立位或坐位检查。炎症时肾区有叩击痛。肾动脉狭窄、动脉瘤及动静脉瘘在肾区可听到血管杂音。

2. 输尿管检查　沿输尿管行程进行深部触诊，炎症时有触痛。

3. 膀胱检查　平卧时观察下腹有无隆起或肿块。尿潴留尿量大于 500ml 时，耻骨上扪及呈球形、囊性的膀胱，叩诊时可呈浊音。膀胱空虚状态时不能触及，可与腹内或盆腔其他肿块相鉴别。

4. 男性生殖系统检查　注意有无包茎或包皮过长，阴茎头有无溃烂及肿块，尿道口是否红肿、有无分泌物，海绵体及尿道有无硬结与压痛，阴囊皮肤有无红肿、增厚等。双侧睾丸、附睾是否肿大，注意其大小、质地与形态，有无肿块与结节。精索是否增粗，静脉是否曲张，尤其是左侧精索静脉。双侧输精管是否增粗。慢性附睾炎常可引起输精管均匀增粗，附睾结核引起输精管结核，输精管可呈串珠状。阴囊内睾丸缺如时，应仔细检查同侧腹股沟。阴囊肿大如为睾丸鞘膜积液所致，阴囊透光试验阳性。前列腺与精囊检查可取侧卧位、膝胸卧位或站立弯腰体位做直肠指检。检查前列腺大小、形态、质地、表面是否光滑、有无结节与肿块、中央沟是否存在、有无压痛等。如考虑为慢性前列腺炎时可行前列腺按摩，取其液体送检。精囊正常情况下不易触及，急性炎症时两侧精囊肿大，有压痛。

（二）实验室检查

1. 尿液检查　是泌尿系及某些全身疾病的实验室筛选性检查，可为诊断、鉴别诊断提供重要线索。尿液收集以新鲜尿为宜，并应避免污染。尿培养以清洁中段尿为佳，女性亦可采用导尿标本。耻骨上膀胱穿刺留取标本最为准确。

（1）尿常规检查：包括外观、比重、尿蛋白、尿糖、酸碱度、显微镜检查等。尿比重测定时，清晨第一次尿对了解肾功能有帮助，比重在 1.020 以上表示肾功能良好。高倍视野中红细胞超过 1～2 个、白细胞超过 3～5 个均为异常。尿蛋白（++）以上，而白细胞不多，常提示非外科性肾脏疾病。颗粒管型、细胞管型多见于内科肾脏疾病。

（2）尿三杯试验：以最初 5～8ml 尿为第一杯，以排尿最后 2～3ml 尿为第三杯，中间部分为第二杯。收集时尿流应持续不断。若第一杯尿液异常，提示病变在前尿道或膀胱颈部；第三杯尿液异常，提示病变在后尿道、膀胱颈部或三角区。若三杯尿液均异常，提示病变在膀胱或以上部位。

（3）尿细菌学检查：革兰染色尿沉渣涂片检查可初步提供细菌种类；尿沉渣抗酸染色检查或结核菌培养可用于诊断结核菌感染；尿培养菌落计数超过 10^5/ml 提示尿路感染，有尿道症状且菌落计数超过 10 个/高倍视野就有意义。

（4）尿细胞学检查：是取新鲜尿沉渣离心沉淀后涂片染色，主要用于发现泌尿系移行肿瘤细胞。

2. 男性尿道分泌物检查　将尿道分泌物收集于载玻片上，制成涂片并革兰染色，对诊断淋病性尿道炎既简便又准确。尿道分泌物直接镜检发现活动且带有鞭毛的滴虫，可诊断滴虫性尿道炎。

3. 前列腺液检查　正常前列腺液呈淡乳白色，较稀薄。涂片镜检可见大量卵磷脂小体，白细胞数不超过 10 个/高倍视野。前列腺炎时卵磷脂小体减少，白细胞数升高。

4. 精液检查　正常精液呈乳白色不透明，2～6ml，5～30 分钟液化，pH 7.2～8。精子数每毫升大于 1500 万，活动率超过 40%，正常形态精子超过 4%。采取手淫或性交体外排精收集标本，并应在检查前 3～7 日无排精。

5. 肾功能检查　主要包括血肌酐和血尿素氮测定。当正常肾组织不少于双肾总量的 1/3 时，血肌酐仍可以保持正常水平。血尿素氮受分解代谢、饮食和消化道出血等多种因素影响，不如肌酐准确。此外，还可进行内生肌酐清除率、肾小球滤过率和有效肾血流量测定，以了解肾功能。

6. 前列腺特异性抗原检查　前列腺特异性抗原（prostate specific antigen，PSA）是由前列腺腺泡和导管上皮细胞产生的特异性物质，是目前最常用的前列腺癌生物标志物。健康男性血清 PSA ＜ 4ng/ml，如 PSA ＞ 10ng/ml 应高度怀疑有前列腺癌可能。

7. 流式细胞仪检查　尿、血、精液、实体肿瘤标本（包括已做石蜡包埋组织）均可做此检查。其对泌尿、男性生殖系肿瘤的早期诊断及预后判断可提供较敏感和可靠的信息，亦可用于判断肾移植急性排斥反应及男性生育能力。

（三）器械检查

1. 导尿检查 导尿管以法制（F）为计量单位，以临床常用的 16F 为例，其周径为 16mm，直径为 5.3mm。常用于诊断，如残余尿测定、注入造影剂、确定膀胱有无损伤；或用于治疗，如解除尿潴留、引流等。

2. 残余尿测定 排尿后立即插入导尿管，测量膀胱腔内有无尿液残留。正常时无残余尿。为防止导尿给病人造成不适或感染，现多采用 B 超测定。

3. 尿道探条检查 用于探查尿道，同时有扩张尿道狭窄作用。通常选用 18～20F 探条，轻轻试插（图 19-1-6），切忌用暴力推进，以防后尿道损伤，应使其平滑地通过尿道进入膀胱。太细的探条易损伤尿道，造成假道。

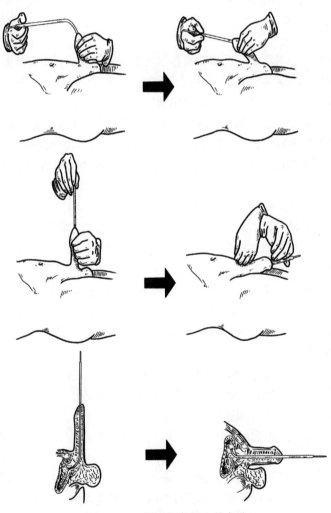

图 19-1-6 尿道探条插入的方法

4. 膀胱镜检查 标准的膀胱镜由镜鞘、闭孔器、观察镜和操作镜组成。观察镜有 0°、30°、70° 的视角，可在尿道、膀胱内进行全面的检查，也可用活检钳取活体组织做病理学检查；经双侧输尿管口插入输尿管导管可做逆行肾盂造影或收集肾盂尿送检，亦可进行输尿管套石术或安置输尿管支架做内引流。特殊的膀胱尿道镜，包括电切镜等，还可施行尿道、膀胱、前列腺等比较复杂的操作。

尿道狭窄、膀胱炎症或膀胱容量过小者不宜做此检查。

5. 输尿管镜和肾镜检查　有硬镜、软镜两种类型。输尿管镜一般经尿道、膀胱置入输尿管及肾盂；肾镜通过经皮肾造瘘进入肾盏、肾盂。该检查可以直接窥查输尿管上段、肾盂内有无病变，亦可直视下取石、碎石，切除或电灼肿瘤，取活体组织检查。适用于尿石症、原因不明的肉眼血尿、尿液细胞学检查阳性、X线造影示输尿管充盈缺损等。

6. 尿流动力学测定　是借助流体力学及电生理学方法了解尿路输送、储存、排出尿液的能力，多用于下尿路动力学检查。通过尿流动力测定仪，可分别或同步测定尿流率、膀胱压力容积、压力/流率、尿道压力和肌电图，亦可与影像学检查同步，全面了解下尿路功能。

7. 前列腺穿刺活检　主要用于判断前列腺的良恶性病变，是确诊前列腺癌的主要方法。有经直肠和会阴部两种途径。可用超声引导定位。

（四）影像学检查

1. B超检查　采用超声波断层扫描可获得各器官不同轴线及不同深度的断面图像，显示器官内部解剖结构及各种组织病变时对超声波衰减和反射的异常表现。该检查方便、无创伤，并能及时得到结果，可广泛用于诊断、治疗和随访。常规用于肾、肾上腺、膀胱、前列腺、精囊、阴茎和阴囊等疾病。对肿块性质的确定、结石和肾积水的诊断、肾移植术后并发症的鉴别、残余尿测定及前列腺体积测量等，可提供准确的信息。由于B超不需要用造影剂，不影响肾功能，可用于肾衰竭病人，亦用于禁忌排泄性尿路造影或不宜接受X线照射的病人。但超声检查有时受骨骼、气体等的干扰而影响诊断的准确性。

2. X线检查

（1）KUB：可显示肾的轮廓、大小、形状、位置等，是诊断泌尿系结石的可靠依据。如不透光阴影部位不能确定时，可摄侧位片以助于确诊。摄片前应做充分的肠道准备。

（2）静脉尿路造影（Intravenous urography，IVU）：是通过静脉注射造影剂，经肾实质排出，充盈肾盂、输尿管、膀胱，使其显影。通常在结肠粪便和积气排空、确认碘过敏试验阴性后，经静脉1~2分钟注入碘造影剂，分别于注射后5、15、30、45分钟摄片。可了解泌尿系形态和功能，肾功能良好者5分钟即显影。一般剂量造影显影不良时，可用大剂量（双倍）快速注射造影。妊娠及肾功能严重损害为禁忌证。

（3）逆行肾盂造影（Retrograde pyelography，RPG）：是经膀胱镜向输尿管插入导管直达肾盂，经输尿管导管注射碘造影剂，使其显影。对于使用排泄性尿路造影显影不清楚、肾功能不全或不能进行排泄性尿路造影者，应严格无菌操作，以防感染。

（4）经皮穿刺肾盂造影：用于以上造影不显影或失败，而又疑为上尿路梗阻者。可在B超引导下进行，同时收集尿液送检。

（5）膀胱、尿道造影：适用于尿道病变的诊断。膀胱造影常规方法是排泄性尿路造影，待膀胱内造影剂充盈满意后摄片；也可经导尿管向膀胱腔内注入碘造影剂后摄片，观察膀胱病变。膀胱造影摄片成功后，嘱病人排尿时摄尿道片，称顺行尿道造影；如将碘造影剂从尿道口缓慢注入尿道内，同时摄尿道片，称逆行尿道造影。

（6）肾动脉造影：是经股动脉穿刺插管至肾动脉开口上方，注入造影剂，用于判断有无肾血管病变和肾实质肿瘤。

3. CT检查　有平扫和增强扫描两种检查方法。有助于对肾实质性和囊性疾病的鉴别，以及肾、膀胱、前列腺癌的分期及肾上腺肿瘤的诊断，了解肾脏损伤范围和程度等，同时能显示腹部和盆腔因肿瘤转移而肿大的淋巴结。因空间分辨力为 0.5～1.0cm，有时不能反映脏器病变全貌。

4. MRI 检查　对泌尿及男性生殖系肿瘤的诊断和分期、肾囊肿内容性质鉴别、肾上腺肿瘤的诊断等，能提供较 CT 更为可靠的依据。其特点是组织分辨力高，不需要造影剂，无放射损伤。此外，磁共振血管成像（MRA）、磁共振尿路成像（MRU）也常用于泌尿系统疾病的诊断。

5. 放射性核素检查　肾图可测定肾小管分泌功能和显示上尿路有无梗阻；肾显像可显示肾形态、大小及有无占位性病变等。单光子发射计算机断层成像（SPECT）既能动态观察器官功能活动的全过程，也能摄取矢状、冠状及横断面的解剖和功能。

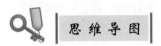

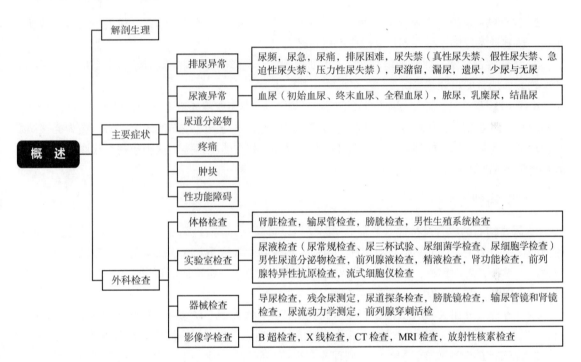

第二节　泌尿系结石

一、概　　述

泌尿系结石又称尿石症，包括肾结石、输尿管结石、膀胱结石和尿道结石，前两者与后两者分别有上尿路结石和下尿路结石之称，是泌尿外科最常见的疾病之一。好发于青壮年男性，男女之比约为 3：1。

尿路结石最早见于我国古代中医书籍《中藏经》，被称为"石淋""砂淋"，其辨证施治的方剂经各代医家的继承发展，至今仍用于临床。

泌尿系结石的发病原因比较复杂，与多种因素有关。临床上可出现腰痛、血尿、尿路梗阻、肾积水、肾功能受损，严重时可危及生命。近些年来，临床治疗有了突破性进展，随着经皮肾镜、输尿管镜及激光、气压弹道等新技术的应用，95%以上的尿路结石可不再采用传统的开放性手术治疗。

但不论采用何种方法治疗，结石的复发率仍很高。因此，对于结石发病机制的研究，预防结石治疗后复发，都是值得重视的课题。

（一）病因

目前认为尿石症的发病是由多种因素所促成，如自然和社会环境、先天和后天的差异，包括遗传因素、性别、环境、生活习惯、身体代谢的异常、所患疾病等对结石的形成起重要的作用。泌尿系统本身的疾病和畸形等均可促进结石的生长。

1. 代谢异常　包括尿液酸碱度、高钙血症、高钙尿症、高草酸尿症、高尿酸尿症、胱氨酸尿症、低枸橼酸尿症、低镁尿症等。此类高浓度的化学成分，会损害肾小管，使得尿中基质增多，盐类析出，形成结石。

2. 饮食结构异常　儿童摄入动物蛋白、维生素 A 不足易形成膀胱结石。成人摄入过多的动物蛋白、精制糖及纤维素摄入不足易形成上尿路结石。

3. 局部解剖异常　尿路梗阻、尿路异物都是诱发结石形成的因素。同时结石本身也属于尿路中的异物，会加重梗阻和感染。

4. 药物因素　易引起泌尿系结石的药物分两类。一类为尿液的浓度高而溶解度比较低的药物，氨苯蝶啶、茚地那韦、硅酸镁和磺胺类药物等，这些药物本身就是结石的成分。另一类为能够诱发结石形成的药物，如乙酰唑胺、维生素 D、维生素 C 和皮质激素等，这些药物在代谢过程中可引起其他成分结石的形成。

（二）病理

1. 尿路结石的成分及特性　通常上尿路结石以草酸钙、磷酸钙结石为主，下尿路结石以尿酸和磷酸胺镁结石为主。草酸钙结石质较硬、粗糙、不规则，常呈桑甚状，棕褐色；磷酸钙结石、磷酸胺镁结石易碎，表面粗糙，不规则，呈灰白色、黄色或棕色，常形成鹿角形结石；尿酸结石质硬，光滑或不规则，常为多发，黄色或红棕色。

结石各种成分在 X 线片上的致密度从高到低依次为草酸钙、磷酸钙、磷酸胺镁、尿酸。尿酸结石在 X 线片上不显影，故称阴性结石，常常依靠尿路造影、B 型超声波或 CT 帮助诊断。

2. 尿石症的病理改变　尿石症的病理改变与结石部位、大小、数目、继发炎症和梗阻程度等因素有关。结石在肾和膀胱内形成，可引起泌尿系统直接损伤、梗阻、感染和恶变。前三者病变可以互为因果，形成恶性循环（图 19-2-1）。

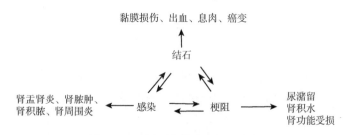

图 19-2-1　尿石症的病理生理改变

二、上尿路结石

上尿路结石包括肾结石和输尿管结石。目前上尿路结石发病率有升高趋势，泌尿系任何部位的结石都可以始发于肾脏。双肾结石较少见，发生率为 8%～15%。

（一）临床表现

1. 腰腹部疼痛 疼痛程度与结石部位、大小、活动度等有密切关系。

在肾盂内较小的结石，可无明显症状，但由于移动、嵌顿和直接刺激，能引起平滑肌痉挛，出现肾绞痛。典型的肾绞痛为突然发作，疼痛剧烈难忍，患者辗转不安，面色苍白，大汗淋漓，并伴有恶心呕吐，可呈阵发性发作。

肾盂及肾盏内较大的结石由于移动度不大，可引起腰腹部钝痛。少数肾盂内较大的不能活动的结石，又无明显梗阻感染时，可长期无症状，甚至患肾完全无功能时症状仍不明显。

肾盂输尿管连接处或上段输尿管结石梗阻时，疼痛可由腰腹部放射至同侧睾丸或阴唇和大腿内侧。

输尿管中段结石梗阻时，疼痛可放射至中下腹，如发于右侧易与急性阑尾炎混淆。

结石位于输尿管膀胱段或输尿管开口处，常伴有膀胱刺激症状和尿路与阴茎头部放射痛。

2. 血尿 常继发于疼痛之后。根据结石对黏膜损伤程度的不同，可表现为肉眼血尿和镜下血尿，以镜下血尿更为常见。有时活动后镜下血尿是上尿路结石的唯一临床表现。

3. 梗阻症状 根据梗阻时间和程度，有急、慢性梗阻和完全、不完全性梗阻之分。急性完全性梗阻可见于独肾或双肾结石，或虽为单肾结石嵌顿，由于肾-肾反射机制，可引起急性尿闭，甚至发生急性肾功能不全。慢性梗阻常为不完全性梗阻，最终可出现严重肾盂积水和继发感染。如继发急性肾盂肾炎或肾积脓时，可有发热、寒战等全身症状。

4. 其他症状及并发症 结石伴感染或输尿管膀胱壁内段结石时，可有尿频、尿急、尿痛等膀胱刺激症状。结石长期嵌顿于输尿管，对局部黏膜产生损害和慢性炎症刺激，使输尿管产生局部炎性增生，形成良性息肉，还可形成鳞状化生，最终形成鳞癌。

（二）辅助检查

1. 实验室检查

（1）尿常规：镜检可见红细胞，如合并感染可见到脓细胞，有时尿中可见结晶。

（2）尿培养：合并感染时可发现致病菌，应同时做药物敏感试验。

（3）肾功能测定：包括血肌酐、尿素氮、尿肌酐、肌酐清除率等检查，可了解有无肾功能损害。

（4）血、尿生化：可进行血钙、磷、尿酸、钾、钠、氯、镁测定，必要时查 24 小时尿钙磷、尿酸、草酸、胱氨酸、枸橼酸、钾、钠、氯、镁，以了解有无血、尿生化异常。

（5）结石成分分析：收集排出的结石送检，为防治结石复发提供参考。

2. 影像学检查

（1）尿路平片（KUB）：95%以上的结石能在平片中发现，必要时同时摄侧位片，以排除腹部其他钙化阴影。

（2）静脉尿路造影（IVU）：可了解结石与尿路的关系，有无肾脏积水和功能障碍。透 X 线的尿酸结石可表现为充盈缺损。传统的 KUB+IVU 仍是上尿路结石最好的检查手段。

（3）B 超检查：应作为首选影像学检查，能显示结石的高回声及其后方的声影，亦能了解有无肾积水和肾实质的厚度。可发现平片不能显示的小结石和透 X 线结石。

（4）CT 检查：平扫能发现 KUB、IVU 和超声检查不能显示或较小的输尿管结石。

（5）内镜检查：上述方法不能确定诊断时，可选择膀胱镜、经皮肾镜以及输尿管肾镜检查。

（三）诊断要点

根据病史，典型肾绞痛后出现血尿，结合影像学检查，诊断基本可确立。与运动有关的血尿应首先考虑上尿路结石。

（四）鉴别诊断

1. 胆囊炎、胆囊结石 表现为右上腹疼痛且牵引背部作痛，疼痛不向下腹及会阴部放射，墨菲征阳性。经腹部 X 线平片、B 超及血、尿常规检查，两者不难鉴别。

2. 急性阑尾炎 以转移性右下腹痛为主症，麦氏点压痛，可有反跳痛或肌紧张。经腹部 X 线平片和 B 超检查即可鉴别。

3. 卵巢囊肿蒂扭转 有盆腔或附件包块史的患者突发一侧下腹剧痛，常伴恶心、呕吐，与结石所致的腰腹痛相似。妇科检查及 B 超检查可鉴别。

4. 黄体破裂 起病急骤，一侧下腹突然剧痛，短时间后成为持续性坠痛，可逐渐减轻或又加剧。经 B 超检查可鉴别。

5. 异位妊娠 主要表现为月经过期，或近期有不规则阴道出血。疼痛多发生于下腹部，可伴有会阴部下坠感，局部体征以下腹耻骨上最明显，阴道内诊、后穹隆穿刺、妊娠实验及 B 超检查可明确诊断。临床上可见尿石症与异位妊娠同时存在，需特别注意。

（五）治疗

上尿路结石治疗方法较多，具体采取何种方案，应考虑多方面因素，如结石的位置、大小、数目，肾功能和全身情况，有无确定病因，有无梗阻和感染及其程度等。

1. 保守治疗 此法适用于结石光滑且直径小于 0.6cm，无梗阻、感染，或纯尿酸结石及胱氨酸结石。通常认为直径小于 0.4cm 的光滑结石 90%能自行排出。保守疗法具体包括如下几方面。

（1）一般治疗：如大量饮水、调节饮食、控制感染、适度活动等。

（2）肾绞痛的治疗：肌内注射阿托品 0.5mg 或哌替啶 50mg 等，以达解痉镇痛效果。

（3）调节尿 pH：口服枸橼酸钾、碳酸氢钠等碱化尿液，对尿酸和胱氨酸结石有一定防治作用。

（4）控制感染：结石梗阻时易继发感染，应进行尿液细菌学检查，并选择敏感抗生素治疗。

（5）溶石治疗：对胱氨酸结石可用 D-青霉胺、α-巯丙酰甘氨酸、乙酰半胱氨酸治疗，有溶石作用。

（6）中医辨证施治：常见证型为湿热蕴结证、气滞血瘀证、肾气不足证等，治以清热利湿通淋、补气活血化瘀等，基本方剂组成有萹蓄、大黄、车前子、石韦、金钱草、滑石、海金沙、甘草、栀子、灯心草等，随证加减。肾绞痛时可辅助配合针刺肾俞、足三里、三阴交、京门，并予强刺激，以达解痉镇痛之效果。

2. 体外冲击波碎石术（extracorporeal shock wave lithotripsy，ESWL） 最适用于直径小于 2cm 的肾盂结石或直径小于 1cm 的输尿管结石。是通过 X 线、B 超对结石进行定位，将冲击波聚焦后作用于结石。碎石效果与结石部位、大小、性质、是否嵌顿等因素有关。碎石排出过程中易引起肾绞痛。若击碎的结石堆积于输尿管内，可引起"石街"，有时会继发感染。如需再次治疗，间隔时间不得少于 10 日。治疗次数不超过 3～5 次。

3. 手术治疗 分腔镜手术和开放性手术两类。手术前必须了解双肾功能，有感染时先进行抗感染治疗。输尿管结石手术在入手术室前应摄尿路平片做最后定位。

腔镜手术有输尿管镜取石或碎石术、经皮肾镜取石或碎石术等，前者适用于中、下段输尿管结石，平片不显影结石，因肥胖、结石硬、停留时间长而不能行 ESWL 治疗者；后者对结石远端尿路梗阻、质硬结石、残余结石、有活跃性代谢疾病及需再次手术者尤为适宜。碎石的方法有超声、气压弹道及钬激光等。

随着医疗及相关技术的进步，输尿管软镜碎石取石已在临床广泛应用，主要适用于输尿管上段结石及肾结石（<2cm）。

腹腔镜及开放手术主要以切开取石为主，两者均可行输尿管切开取石术、肾盂切开取石术、肾窦切开取石术、肾实质切开取石术、肾部分切除术和肾切除术等。

特殊类型肾、输尿管结石的处理原则是：①双侧肾结石应先处理易于取出而安全的一侧；肾功能正常，应先处理梗阻较重的一侧；鹿角形结石应采取综合性治疗措施。②双肾结石伴肾功能不全，应先治疗肾功能较好一侧的结石。③一侧肾结石、双侧输尿管结石者，应先处理有梗阻的输尿管结石。④双侧输尿管结石应先处理梗阻严重的一侧。⑤病情严重，结石难以去除或伴有严重感染者，可先行输尿管逆行插管、肾盂穿刺引流或肾造瘘术。

三、下尿路结石

膀胱结石和尿道结石同属于下尿路结石。前者有原发性和继发性两种，原发性膀胱结石多见于男童，由于目前人们营养状况改善，其发生率已明显下降；而继发性结石以老年人多见，由于膀胱出口梗阻、膀胱内异物及长期留置导尿管等所致，肾结石排至膀胱亦为原因之一。

尿道结石绝大多数源于肾和膀胱。

（一）临床表现

膀胱结石典型症状为排尿突然中断，改变体位后能自行排尿。常伴有耻骨上、会阴部钝痛或剧痛，并可放射至阴茎和阴茎头。并发感染时可出现血尿、脓尿，产生膀胱刺激症状。儿童发生排尿困难时，常用手抓捏阴茎，可有阴茎异常勃起和遗尿。尿道结石表现为排尿困难、点滴状排尿及尿痛，严重时可出现急性尿潴留。

（二）诊断

X 线摄片能显示膀胱和尿道的大部分结石；B 超也能为诊断提供依据；膀胱镜检查能直接见到结石；直肠指诊可触及较大的膀胱结石和后尿道结石，前尿道结石可经扪诊发现，甚至经尿道口可见到结石。

（三）治疗

较小的膀胱结石可经膀胱镜碎石钳机械碎石，此外还可以经膀胱镜应用超声、气压弹道、钬激光碎石。膀胱切开取石仅作为备选方案用于腔内手术困难或同时需处理膀胱内其他病变的患者。严重感染者行抗菌药物治疗，儿童患者应做膀胱造瘘。尿道舟状窝结石可注入无菌液状石蜡，将结石轻轻挤出尿道，原则上不做尿道切开取石；后尿道结石应在麻醉下，用尿道探条将结石轻轻推入膀胱，然后按膀胱结石处理。

四、泌尿系结石的复发预防

尿路结石形成的影响因素很多,其发病率和复发率高,肾结石治疗后在 5 年内约 1/3 会复发。因而采用合适的预防措施有重要意义。

1. 大量饮水 大量饮水以增加尿量,稀释尿中形成结石物质的浓度,减少晶体沉积,亦有利于结石排出。除日间多饮水外,每夜加饮水 1 次,保持夜间尿液呈稀释状态,可以减少晶体形成。成人 24 小时尿量在 2000ml 以上,这对任何类型的结石都是一项很重要的预防措施。

2. 调节饮食 维持饮食营养的综合平衡,避免其中某一种营养成分的过度摄入。根据结石成分、代谢状态等调节食物构成。推荐吸收性高钙尿症病人摄入低钙饮食,不推荐其他含钙尿路结石病人进行限钙饮食。草酸盐结石病人应限制浓茶、菠菜、番茄、芦笋、花生等摄入。高尿酸病人应避免高嘌呤食物如动物内脏。经常检查尿 pH,预防尿酸和胱氨酸结石时尿 pH 应保持在 6.5 以上。此外,还应限制钠盐、蛋白质的过量摄入,增加水果、蔬菜、粗粮及纤维素摄入。

3. 特殊性预防 在进行了完整的代谢状态检查后可采用以下预防方法。①草酸盐结石病人可口服维生素 B_6,以减少草酸盐排出;口服氧化镁可增加尿中草酸溶解度。②尿酸结石病人可口服别嘌呤醇和碳酸氢钠,以抑制结石形成。③尿路梗阻、尿路异物、尿路感染或长期卧床者,应及时去除这些结石诱因。

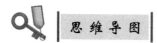

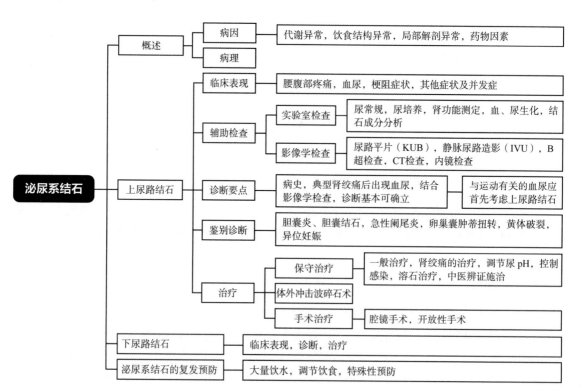

第三节　前列腺炎

一、概　述

前列腺炎（prostatitis）是泌尿男科最常见疾病之一，占泌尿男科门诊患者的25%左右。约有一半男性在一生中某个时期会受到前列腺炎的影响。在亚洲不同国家和地区，20～79岁的男性中前列腺炎患病率为2.7%～8.7%。根据尸检报告，前列腺炎的尸检患病率为24.3%～40%。

一般将前列腺炎分为急性细菌性前列腺炎（acute bacterial prostatitis，ABP）（Ⅰ型）、慢性细菌性前列腺炎（chronic bacterial prostatitis，CBP）（Ⅱ型）、慢性前列腺炎/慢性盆腔疼痛综合征（chronic prostatitis/chronic pelvic pain syndrome，CP/CPPS）（Ⅲ型）、无症状炎症性前列腺炎（asymptomatic inflammatory prostatitis，AIP）（Ⅳ型）（表19-3-1）。通常所说慢性前列腺炎包括慢性细菌性前列腺炎和慢性前列腺炎/慢性盆腔疼痛综合征，后者又称慢性非细菌性前列腺炎，发病率约占慢性前列腺炎的95%。

表 19-3-1　NIH* 对前列腺炎的分类

分类	疾病名称	特点
Ⅰ型	急性细菌性前列腺炎	急性前列腺感染
Ⅱ型	慢性细菌性前列腺炎	复发性前列腺感染
Ⅲ型	慢性前列腺炎/慢性盆腔疼痛综合征	没有细菌感染的证据
ⅢA	炎症性慢性盆腔疼痛综合征	精液检查、前列腺液检查、尿三杯试验白细胞数量升高
ⅢB	非炎性慢性盆腔疼痛综合征	精液检查、前列腺液检查、尿三杯试验白细胞数量在正常范围
Ⅳ型	无症状炎症性前列腺炎	有炎症证据但无主观症状

*NIH，National Institutes of Health，美国国立卫生研究院。

急性前列腺炎以局部疼痛为主要特征，伴有不同程度的下尿路刺激症状和全身症状；慢性前列腺炎是一种临床症候群，表现为尿频、尿急、尿痛、排尿不尽、排尿困难等排尿异常症状，会阴部、下腹部、阴囊、腹股沟、腰骶部等部位不适或疼痛，或伴不同程度的性功能障碍，具有各种独特形式的综合征。各型前列腺炎发生原因和治疗方法不同。许多医疗、社会和心理等诸多方面的因素与前列腺炎的发生、发展及预后密切相关。

二、病　因

临床上将前列腺炎的病因简单概括为感染性因素和非感染性因素。

1. 感染性因素　感染性因素指由致病菌，如大肠埃希菌、肺炎克雷伯菌、变形杆菌、淋球菌、假单胞菌属、葡萄球菌属等直接感染而致病。绝大多数为单一致病菌感染。感染传播途径有：①经血行感染：指机体其他部位感染，致病菌经血液传播至前列腺而发病；②经淋巴感染：机体其他部位感染，致病菌经淋巴管传播至前列腺而发病；③经尿道逆行感染：致病菌经尿道外口逆行感染至前列腺而发病；④周围组织感染蔓延：如后尿道的感染直接蔓延至前列腺而发病；⑤急性前列腺炎治疗不彻底可导致慢性前列腺炎。

2. 非感染性因素　由于排尿功能障碍、精神心理异常、神经内分泌异常、免疫反应异常、盆腔相关疾病等各种原因引起的前列腺反复或不间断的充血、水肿。常见的诱发因素有：①熬夜、过度饮酒、吸烟、过食辛辣刺激性食物；②性生活频繁、过度手淫、忍精不射等不良性生活方式；③会阴部长期受压，如骑自行车、久坐等。

三、病　　理

1. 急性前列腺炎　炎症反应导致部分或整个腺体出现明显炎性改变，腺泡内及周围聚集多形核白细胞，伴不同程度的淋巴细胞、巨噬细胞、浆细胞浸润，腺管上皮细胞有增生和脱屑。炎症进一步发展，前列腺组织水肿、充血更加明显，前列腺小管和腺泡可形成小型脓肿。重症患者后期小脓肿可融合或增大形成前列腺脓肿。

2. 慢性前列腺炎　组织学表现是非特异性的，较突出的是腺泡内及周围有不同程度的浆细胞、巨噬细胞浸润和区域淋巴细胞集聚，腺叶中纤维组织增生明显。部分患者因腺管被脓性物及脱落的上皮细胞阻塞而引流不畅，腺泡扩张，直肠指检时可触及腺体呈柔韧感。若前列腺纤维化变性严重，腺体可萎缩，且可延及后尿道，使膀胱颈硬化。

四、临　床　表　现

（一）急性细菌性前列腺炎

1. 全身症状　一般发病较急，表现为恶寒发热、全身酸痛、乏力、虚弱、食欲不振等全身症状，突然发病时全身症状可掩盖局部症状。严重者可出现脓毒血症症状。

2. 局部症状　会阴部和耻骨上重压感或疼痛感，可向腰部、下腹部、背部、大腿等处放射。尿道流出黄白色分泌物，尿道灼热、疼痛，尿急，尿频，膀胱颈部水肿可致排尿不畅，尿后滴沥不尽，尿线变细或中断、排尿困难、血尿，甚至发生急性尿潴留。直肠胀满、里急后重和排便痛，大便时尿道"滴白"。若经 36 小时规范处理后病情未改善或体温持续升高，白细胞计数及中性粒细胞增高，应行经直肠 B 超，并全面评估下尿路病变，明确有无前列腺脓肿形成。

（二）慢性前列腺炎

1. 排尿异常　主要表现为尿频、尿急、尿痛、排尿不适、尿道烧灼感，排尿淋漓不尽，尿道口常有乳白色分泌物滴出，尤其当排尿终末或大便用力时滴出，俗称"尿道滴白"。有时出现血尿，偶在晨起时发现尿道外口为分泌物所黏合。

2. 疼痛　多位于腰骶部、肛周、腹股沟及耻骨区、睾丸及精索等处，偶向腹部放射，有时在排尿时出现疼痛加重。一般疼痛轻微，可以耐受，多呈间歇性。

3. 性功能障碍　临床表现不尽相同，如性欲低下、早泄、阳痿、遗精、射精疼痛等，对生育能力可能也有一定影响。

4. 全身症状　慢性前列腺炎因其症状反复，病程较长，患者往往易出现头晕、头痛、失眠、多梦、焦虑、精神抑郁等精神神经症状，多因患者对本病缺乏正确认知所致；前列腺炎亦可播散到其他部位而引起继发感染，细菌毒素可引起变态反应，如结膜炎、虹膜炎、关节炎、神经炎等。

五、辅 助 检 查

1. 尿常规　尿常规分析检查是排除尿路感染、诊断前列腺炎并区分前列腺炎分型的辅助方法。

急性细菌性前列腺炎应行中段尿常规及细菌培养。

（1）四杯法：1968 年，Meares 和 Stamey 提出采用依次收集患者的初段、中段尿液，EPS 及 EPS 后排出的末段尿液分别进行分离培养的方法（简称"四杯法"，即 Meares-Stamey 试验），以区分男性尿道、膀胱和前列腺感染。

（2）两杯法："四杯法"操作复杂、耗时、费用高，在实际临床工作中常常推荐"两杯法"。"两杯法"是通过获取前列腺按摩前、后的尿液，进行显微镜检查和细菌培养（表 19-3-2）。

表 19-3-2　"两杯法"诊断前列腺炎结果分析

类型	检测项目	按摩前尿液	按摩后尿液
Ⅱ型	白细胞	+/-	+
	细菌培养	+/-	+
ⅢA 型	白细胞	-	+
	细菌培养	-	-
ⅢB 型	白细胞	-	-
	细菌培养	-	-

2. 直肠指检　通过直肠指检了解前列腺大小、质地、有无结节、有无压痛，急性前列腺炎前列腺触压痛往往呈阳性；慢性前列腺炎腺体大小可为正常或稍大，两侧叶可不对称、质地不均匀，有弹性。

3. 前列腺液常规检查　前列腺液是指通过直肠指检按摩前列腺而收集到的液体。于显微镜下检查，每高倍视野白细胞 10 个以上或可见成堆脓球，卵磷脂小体减少，慢性前列腺炎时 pH 明显升高。前列腺滴虫感染者可以检出滴虫。

4. 前列腺液培养　收集前列腺液于消毒容器内，立即进行培养。可鉴别细菌性和非细菌性前列腺炎，同时行药敏试验。

5. B 超检查　慢性前列腺炎很少有特征性的声像图改变，前列腺增大不明显，形态一般对称，包膜增厚或不整齐，内部回声不均匀，可有强回声斑，也可有低回声区，很难与前列腺癌鉴别。常常合并前列腺结石，其声影不可误诊为是前列腺癌造成的包膜破坏。

6. 尿流动力学检查　尿流率是指单位时间内自尿道外口排出的尿量，是评估排尿功能障碍时最简单且最有用的方法，可作为临床上前列腺炎与排尿障碍的鉴别检查。

7. 膀胱镜检查　膀胱镜检查不作为前列腺炎患者的常规检查，其他检查提示有膀胱尿道病变时可选择膀胱镜检查以明确诊断。

8. 免疫学检查　急性前列腺炎患者前列腺液 IgA 和 IgG 水平增高；慢性前列腺炎患者前列腺液 IgA 增加最明显，其次为 IgG。

六、诊 断 要 点

1. 急性前列腺炎　全身症状一般以发病较急，表现为恶寒发热、全身酸痛、乏力、虚弱、食欲不振等为主；局部症状以会阴部和耻骨上重压感或疼痛感，尿道流出黄白色分泌物，尿道灼热、疼痛，尿急，尿频，尿后滴沥不尽，肛门坠胀，前列腺肿大、触痛为主。

2. 慢性前列腺炎　慢性前列腺炎的诊断缺乏统一标准。应根据患者病情，详细了解患者的个人史、既往史、症状、体征，结合实验室、影像学等辅助检查，综合分析，方能明确诊断。

七、鉴 别 诊 断

前列腺炎应与前列腺结核、尿道炎、膀胱炎、膀胱肿瘤、前列腺增生、前列腺癌等疾病相鉴别。

八、治 疗

（一）急性细菌性前列腺炎

1. 抗感染治疗 急性细菌性前列腺炎必须应用抗生素，常用的药物为广谱青霉素、第三代头孢菌素、氟喹诺酮类、氨基糖苷类、四环素类、大环内酯类等。一般先静脉应用抗生素 3～5 日，待患者发热等急性期症状改善后改为口服抗生素治疗。一般疗程在 2～4 周。

2. 对症治疗 急性细菌性前列腺炎常伴有尿潴留，可予留置导尿管。

（二）慢性前列腺炎

1. 抗感染治疗 选择足疗程、足量的敏感抗菌药物治疗。疗程为 4～6 周，少见细菌需 1～2 周，其间应对患者进行阶段性的疗效评价。常用抗生素为广谱青霉素、氟喹诺酮类、头孢菌素类等。

2. 对症治疗 有下尿路症状（lower urinary tract symptoms，LUTS），如尿频、尿急、尿痛，尿不尽感，尿道灼热，排尿不畅等，可适当给予 α 受体拮抗剂、M 受体拮抗剂、植物制剂，如坦索罗辛、多沙唑嗪、托特罗定、沙巴棕等；有疼痛不适者，可予非甾体抗炎药；表现出焦虑抑郁等精神心理症状者，可给予抗抑郁药、抗焦虑药，并及时进行健康宣教和心理疏导。

3. 局部治疗

（1）前列腺按摩：一般每周按摩 1～2 次，4～8 次为 1 个疗程，可持续 2～3 个疗程。按摩时手法应"轻、缓"，切忌粗暴地反复强力按压，以免造成前列腺组织新的损伤，使炎症加重，甚至产生毒副反应，使病情加重。慢性前列腺炎急性发作期间禁忌做前列腺按摩，以免引起炎症扩散。疑为前列腺结核、肿瘤的患者，禁忌进行前列腺按摩。

（2）热水坐浴：将臀部和会阴部尽量浸泡在热水中，水温控制在 42～43℃，每日 1～2 次，每次 15～20 分钟。也可用内服中药的第三次煎液或用朴硝 100g 溶于沸水 2000ml 中，待水温在 42～43℃时，每次坐浴 20 分钟左右。本疗法可改善局部血液循环，促使炎症吸收，对会阴部疼痛等局部症状的改善有明显效果。但应注意本法不宜用于未婚及未生育者。

（3）热疗、生物反馈治疗及心理辅导：利用多种物理手段所产生的热力作用，促进前列腺组织的血液循环，有加速新陈代谢、缓解盆底肌肉痉挛、消除炎性水肿等作用。生物反馈合并点刺激治疗可使盆底肌疲劳性松弛，并趋于协调，同时松弛外括约肌，缓解会阴部不适及排尿症状。做好相关知识宣传教育工作，向患者讲解前列腺的基本知识和慢性细菌性前列腺炎的发病特点，让患者对本病心中有数，避免不必要的恐慌和猜疑。

（三）中医中药治疗

本病归属于中医学"精浊"范畴，中医学认为"肾虚为本、湿热为标、瘀滞为变"为本病的基本病理环节，常见证型有湿热下注、气滞血瘀、阴虚火旺、肾阳虚损、肝郁肾虚等，临床根据不同证型常选取八正散、龙胆泻肝汤、知柏地黄丸、右归丸等方剂加减应用。慢性前列腺炎患者或多或少有抑郁倾向，中医学认为多为肝郁所致，因此在慢性前列腺炎的诊治中常加入疏肝解郁之品。

九、预防与调护

1. 预防 注意生活起居，养成良好的生活习惯。多饮水，少熬夜，戒除酗酒、吸烟、过食辛辣等不良习惯，避免久坐和过度憋尿，适度规律性生活或自慰，清淡营养饮食，多食含锌及维生素 E 的食物，适度运动，保持积极乐观的心态。

2. 调护　服用敏感抗生素时患者不可随意中断用药，以免引起耐药，治疗过程中需要规范、足疗程。此外还要注意外阴部卫生、房事卫生，避免逆行感染。

附　精囊炎

精囊炎（seminal vesiculitis）是指由非特异性感染引起的精囊炎症性疾病。临床上分为急性精囊炎和慢性精囊炎两类。常因病原菌感染或者饮酒过度、纵欲、长时间骑车、会阴部损伤等因素引起精囊充血，局部抵抗力下降，从而诱发精囊炎症。急性精囊炎临床上比较少见，临床表现与急性前列腺炎相似；慢性精囊炎比较多见，典型临床表现为血精，精液呈鲜红色或暗红色，伴有射精疼痛或性功能减退等症状。

一、临床表现

（一）急性精囊炎

急性精囊炎可有尿路感染、前列腺炎等病史。

1. 全身症状　发热恶寒，周身不适，乏力，恶心等表现。

2. 尿路症状　尿频、尿急、尿痛、终末血尿、尿道灼热等症状。

3. 疼痛　会阴部、直肠内疼痛，大便时加重，可伴有射精痛，影响性生活。急性精囊炎的病程一般在1～2周或更长，如上述症状不减轻，血液白细胞总数和分类升高，请结合直肠指诊判断脓肿是否形成，精囊脓肿时可发生同侧输精管梗阻。

（二）慢性精囊炎

慢性精囊炎可有急性精囊炎发作史，多数没有急性过程。主要症状如下。

1. 血精　精液中出现血色，或精液中夹有血丝或小血点，鲜红色或暗红色，反复发作，迁延数月或数年不能痊愈。

2. 疼痛　可伴耻骨区隐痛、会阴部不适，射精痛。

3. 性功能障碍　因恐惧性生活，日久出现性欲低下，早泄，甚至勃起困难。

二、辅助检查

1. 实验室检查　急性精囊炎患者血常规中白细胞可增多，末段尿常规检查及细菌培养可呈阳性。慢性精囊炎患者精液检查有大量红细胞，也可见到白细胞。若前列腺液培养阴性而精液内培养出致病细菌，可诊断为细菌性精囊炎。

2. 精囊果糖测定　果糖由精囊上皮产生，慢性精囊炎可引起精浆果糖含量降低。

3. 经直肠超声检查　早期可表现为精囊增大，囊壁粗糙、增厚，囊内回声紊乱；后期可出现精囊缩小。超声检查亦可除外精囊占位性病变。

4. 磁共振成像　可以清晰分辨精囊腺体大小及是否出血，射精管梗阻时可显示管腔扩张；长期慢性炎症可发现精囊体积变小。

5. 精囊造影　经阴囊皮肤直接穿刺输精管行精道造影，X线可显示狭窄、扩张、闭锁、挛缩等改变。

6. 精囊镜检查　可以准确地检查精囊内有无炎症、结石、肿瘤等病变，还可以冲洗血块和脓液等。

三、诊断要点

根据病史、临床表现，结合相关辅助检查，可以明确诊断。

四、治　疗

（一）药物治疗

1. 抗生素　急性精囊炎宜选用广谱抗生素控制炎症，如头孢类、氨基糖苷类、喹诺酮类，连续治疗1～2周，如果精液培养为阳性，则根据药敏结果选取敏感抗生素。

2. 抗雄激素药物　己烯雌酚，1mg，每日 1 次，14 日为 1 个疗程，可减轻精囊充血、水肿。非那雄胺，5mg，每日 1 次，对顽固性血精有效，1~3 个月为 1 个疗程。

（二）手术治疗

顽固性精囊炎可以进行精囊镜微创手术，精囊镜具有操作方便、观察直接、效果肯定等特点，目前已经成为诊断、治疗血精的新技术。

因射精管狭窄或梗阻而导致精囊炎的患者，可经过尿道行精阜部分切除手术治疗。

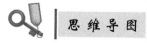

思维导图

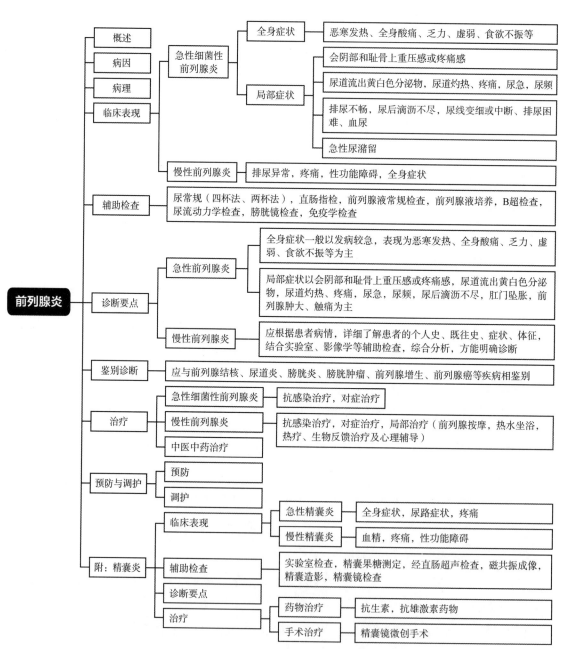

第四节　附睾睾丸炎

一、概　述

　　附睾睾丸炎（epididymo-orchitis）是男性生殖系统常见的感染性疾病，临床以附睾炎或附睾炎并发睾丸炎常见，单纯的睾丸炎比较少见。临床有急、慢性之分。急性附睾炎的临床特征为突然发作的阴囊疼痛，坠胀不适，沿精索向腹股沟及下腹部放射，患侧睾丸肿大，触痛明显，可伴发热、畏寒等全身症状；慢性附睾炎可由急性附睾炎治疗不彻底，迁延而成，也可直接由轻度感染演变而成。

二、病　因

　　1. 逆行感染　尿液中的致病菌通过人体自然的泌尿生殖腔道逆行至附睾、睾丸。

　　2. 淋巴感染　致病菌经淋巴管进入输精管而感染附睾、睾丸。

　　3. 血行感染　身体其他部位的感染通过血液循环感染附睾、睾丸。

　　4. 病毒感染　由腮腺炎病毒引起的流行性腮腺炎是引起单纯性睾丸炎最常见的病因。

三、病　理

　　1. 附睾炎　早期附睾呈蜂窝织炎表现。随着感染整个附睾肿大，切开附睾可见有小脓肿，有时引起脓性鞘膜积液，精索可增厚。睾丸肿大常是血液循环受压被动充血所致，少数是因炎症波及睾丸所致。电镜下观察，可见附睾管上皮水肿、脱屑，脓性分泌物充塞管腔。继而炎症经间质蔓延至附睾体、头部，有的发展形成小的脓肿，晚期形成瘢痕组织可闭塞附睾管腔。

　　2. 睾丸炎　急性细菌性睾丸炎肉眼观察，一般表现为睾丸充血、肿大、张力增高；切开睾丸时可见有小脓肿，组织学观察有多处局灶性坏死，炎性细胞浸润，生精小管炎性出血、坏死。如病情严重，许多化脓性病灶相互融合，形成睾丸脓肿及睾丸梗死。

四、临 床 表 现

　　1. 急性附睾炎　多发生于单侧，起病急。最初表现为一侧阴囊迅速肿大伴疼痛，疼痛向同侧腹股沟、下腹部放射。继之疼痛加重，附睾迅速肿大，有时在 3～4 小时成倍肿大。可伴有寒战、高热及胃肠道症状，如恶心、呕吐等。另外还可出现体温升高（最高可达40℃）、尿道分泌物、中等量鞘膜积液等。

　　2. 慢性附睾炎　多为局部不适，坠胀感，或阴囊疼痛，疼痛可放射至下腹部及同侧大腿内侧。有时可有急性发作症状。

　　3. 急性细菌性睾丸炎　多发生于单侧，起病急，患侧睾丸胀痛、质地变硬是典型的临床表现。疼痛向同侧腹股沟、下腹部放射，可伴有高热、寒战及胃肠道症状，如恶心、呕吐、腹痛等。

　　4. 病毒性睾丸炎　单侧受累约占 2/3，双侧同时受累约占 1/3，其临床表现与细菌性睾丸炎相似。典型的腮腺炎性睾丸炎以头痛和发热为初始症状，同时出现腮腺肿胀疼痛。也有部分病例以睾丸胀痛为首发表现，然后出现腮腺肿大，睾丸局部疼痛相对较轻，症状多在 1 周内缓解，睾丸质地改变和局部不适可持续 1 个月。

五、辅 助 检 查

1. 体格检查　阴囊皮肤红肿、患侧睾丸（睾丸炎）或者附睾（附睾炎）可触及肿块，触痛明显，慢性附睾炎还常可触及输精管增粗。并可伴有睾丸鞘膜积液。形成睾丸脓肿时，可扪及波动感。

2. 血常规检查　细菌性附睾睾丸炎可见白细胞总数升高及中性粒细胞明显增多；病毒性睾丸炎白细胞计数及中性粒细胞均无明显升高，或见白细胞总数稍低，淋巴细胞相对增加。

3. 尿常规　细菌性睾丸炎可见白细胞或脓细胞；病毒性睾丸炎尿常规可无明显异常。

4. 尿培养　细菌性附睾睾丸炎可有致病菌生长。

5. B超　可显示阴囊内容物的解剖影像，有助于了解附睾与睾丸肿胀及炎症范围。彩色多普勒检查可见睾丸动脉血流增强。

6. 病原学检查　病毒性睾丸炎呼吸道和生殖道分泌物的微生物学检验中可查到相应的腮腺炎病毒。

六、诊 断 要 点

结合患者临床表现及辅助检查可做出明确诊断。急性附睾睾丸炎全身症状以起病急、发热、寒战为主；局部症状以附睾睾丸肿大、疼痛，疼痛放射至下腹部及腹股沟为特征；血常规示白细胞总数明显增高。慢性附睾炎一般症状较轻，需结合病史、体征做出诊断。对于腮腺炎性睾丸炎，流行性腮腺炎病史对其诊断有参考价值。

七、鉴 别 诊 断

1. 腹股沟斜疝嵌顿　局部肿块及其张力增高，压痛明显，可伴有阵发性腹痛，恶心、呕吐，腹胀和肛门停止排气等肠梗阻症状，而睾丸则无肿胀压痛。

2. 精索扭转　多见于青少年，有剧烈活动史。患侧精索及睾丸剧烈疼痛，可出现休克。触痛明显，阴囊抬高试验阳性，即托起阴囊时疼痛并不减轻反而加重。阴囊超声检查可显示睾丸的血供，有助于诊断。

3. 睾丸内急性出血　也可以急性起病，局部表现为睾丸明显肿痛，多数患者有长期的结节性多动脉炎病史，超声检查可以鉴别。

4. 附睾结核　病程进展缓慢，疼痛不明显，体温不升高。触诊时附睾可与睾丸区分，输精管有串珠状结节，同侧精索变硬。尿液可查到抗酸杆菌，结核杆菌脱氧核糖核酸聚合酶链反应（TB-DNA-PCR）呈阳性。

5. 睾丸肿瘤　常无疼痛，睾丸肿块与正常附睾易于区别。尿常规（前列腺液涂片）正常。超声检查有诊断价值。必要时应尽早手术探查。

八、治　疗

（一）基础治疗

卧床休息，托高患侧阴囊，局部冷敷有助于缓解症状和避免炎症扩散。阴囊皮肤红肿者可用25%～50%硫酸镁溶液局部湿敷。如为长期留置导尿管而引起睾丸炎者，应尽早拔除导尿管，如果必须保留导尿管也应该更换尽可能细的导尿管，并及时清除尿道分泌物。

（二）药物治疗

1. 抗菌药物治疗　对细菌性睾丸炎应全身使用抗菌药物。抗生素使用前应先采集尿液标本进行细菌学检查以指导用药。目前临床比较常用的是第三代含氟喹诺酮类药物或大环内酯类药物及第二代以上的头孢菌素类药物。用药时间应不少于 1～2 周。腮腺炎性睾丸炎使用抗生素治疗无效，但可预防继发细菌感染，故可与抗病毒药物同时使用。

2. 对症治疗　剧烈的睾丸胀痛可使用长效麻醉药行患侧精索封闭，缓解疼痛，改善睾丸血液循环，保护生精功能。解热镇痛药、类固醇治疗能缩短病毒性睾丸炎疼痛时间，但不能减轻睾丸肿胀和减少对侧睾丸炎发生的可能。

（三）外治法

早期可用冰袋敷于阴囊，以防止肿胀；未形成脓肿时可用金黄散或玉露散水调匀，冷敷。脓肿已形成时，应及时切开引流。

睾丸炎如形成较大脓肿，睾丸萎缩在所难免。因此，对这类患者可行睾丸切除。慢性附睾炎多次反复发作者，亦可考虑做附睾切除。

（四）中医中药治疗

本病属于中医"子痈"范畴，常因外感六淫、过食辛辣、外感湿热秽毒或者情志不舒，肝气郁结而发，根据不同证型常用枸橘汤、龙胆泻肝汤、橘核丸等方剂加减治疗。

九、预防与调护

1）急性期应卧床休息，用布袋或阴囊托托起阴囊，以减轻疼痛。

2）阴囊皮肤肿胀明显者，用 50%硫酸镁溶液湿敷。

3）忌食辛辣油腻食物。

4）禁房事，避免再次感染。

5）锻炼身体，增强体质。

6）经常清洗外生殖器，勤换内裤，保持阴部清洁卫生。

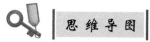

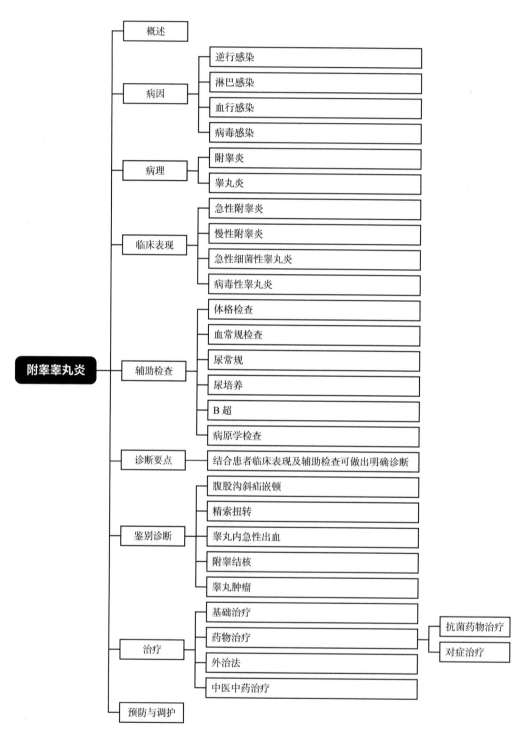

第五节　良性前列腺增生

一、概　　述

良性前列腺增生（benign prostatic hyperplasia，BPH）是引起老年男性排尿障碍原因中最为常见的一种良性疾病。其发病率随年龄增长而逐渐递增，大多数发病年龄在 50～70 岁。有资料表明，男性 35 岁以后前列腺可有不同程度增生，50 岁以后开始出现临床症状，80 岁以上约 95% 的人都有前列腺增生。另有相当数量的病人可诱发急性尿潴留。本病应属中医学"癃闭""精癃"等范畴。

二、病　　因

虽然对前列腺增生的病因至今仍未完全阐明，但比较公认的两大发病基础是老龄和有功能的睾丸。老年男性随着年龄增大，其总的睾酮及游离睾酮均减少，雄激素的量低于生理需要量。通过反馈机制，促性腺激素分泌增加，使前列腺组织中双氢睾酮的生成和与受体的亲和力增加，上皮和基质间的相互影响，通过各种生长因子的作用，导致前列腺增生。雌激素间平衡失调与前列腺增生也有关，具体机制尚待进一步研究。

三、病　　理

前列腺分为外周区、中央区、移行区和尿道周围腺体区。正常移行区只占前列腺组织的 5% 左右，而外周区和中央区占前列腺体积的 95%，其中 3/4 为外周区，1/4 为中央区。射精管通过的部位为中央区。增生起始于围绕尿道精阜部位的移行区，前列腺癌多起源于外周区。

前列腺由腺体和间质组成。间质又由平滑肌和纤维组织组成。正常前列腺组织中，纤维肌间质占 45%；前列腺增生后，间质部分可增加到 60%。因此，一般认为前列腺增生的主要病理改变为间质增生。

前列腺增生导致后尿道延长、受压变形、狭窄和尿道阻力增加，引起膀胱高压并出现相关排尿期症状。随着膀胱压力的增加，出现膀胱逼尿肌代偿性肥厚，逼尿肌不稳定并引起相关储尿期症状。如梗阻长期未能解除，逼尿肌则失去代偿能力。继发于前列腺增生的上尿路改变（如肾积水及肾功能损害）的主要原因是膀胱高压所致尿潴留及输尿管反流。由于梗阻后膀胱内尿液潴留，易继发感染和膀胱结石。

四、临 床 表 现

前列腺增生的症状完全是由于增生的腺体对膀胱颈与后尿道的压迫所造成的。症状与梗阻程度、病变发展速度及是否存在感染、结石、肾功能损害等有关，与前列腺增生体积并不成正比。如果增生不引起梗阻或轻度梗阻时可无症状，对健康亦无影响。

（一）储尿期症状

储尿期症状包括尿频、尿急、尿失禁及夜尿增多等。尿频为早期表现，排尿次数增多，尤其是夜间。病初常为前列腺充血刺激所致；随着腺体增生，后尿道压迫可日益加重，膀胱内尿液不易排空而出现残余尿，造成膀胱有效容量减小，尿频症状更为明显。

（二）排尿期症状

排尿期症状包括排尿踌躇、排尿困难及间断排尿等；表现为排尿等待、中断，尿后滴沥。进行性排尿困难是前列腺增生最重要的症状，可出现排尿费力，尿流变细，射程缩短，最终可呈滴沥状排尿。通常是由于增生的前列腺压迫尿道，使尿道延长、弯曲、变窄，尿道阻力增加所致。

（三）并发症

1. 血尿　由于膀胱颈部充血或并发炎症、结石时，可出现不同程度的镜下血尿或肉眼血尿。如腺体表面扩张的血管发生破裂，可出现大出血，并有血块充满膀胱，膀胱区可产生疼痛。

2. 尿潴留　前列腺增生病程的任何阶段均可发生尿潴留。常因气候冷热变化、劳累或饮酒等，使前列腺和膀胱颈部充血、水肿，在排尿困难的基础上，膀胱内尿液突然完全不能排出，产生急性尿潴留。病人感到膀胱区膨胀，下腹部疼痛。如果残余尿进行性增加，使膀胱失去收缩能力，逐渐发生尿潴留，称慢性尿潴留。此时由于膀胱过度充血而使少量尿液从尿道溢出，发生充盈性尿失禁。慢性尿潴留常伴有肾积水和肾功能损害，严重时出现肾衰竭而危及生命。

3. 泌尿系感染　前列腺增生导致残余尿增加时，滞留的尿液为细菌生长繁殖提供了良好的环境，因此易发生尿路感染。

4. 膀胱结石　前列腺增生导致残余尿增多，残余尿中沉积的晶体小颗粒、细菌菌落形成结石核心，日久则形成膀胱结石。

5. 肾功能损害　前列腺增生致残余尿进行性增加，形成慢性尿潴留，长期得不到解决则可出现双侧输尿管及肾盂扩张、积水，最终可致肾功能受损，甚至尿毒症。

6. 其他并发症　前列腺增生患者因排尿不畅，靠增加腹压排尿，可引发痔疮、便血、脱肛等，还可形成腹外疝。

五、辅 助 检 查

1. 直肠指检　直肠指检可在直肠前壁扪及增生的前列腺，了解前列腺的大小、形态、质地、有无结节及压痛、中央沟是否变浅或消失、肛门括约肌张力情况，同时还是前列腺癌筛查的一个重要手段。直肠指诊对前列腺体积的判断不够精确，目前经腹超声或经直肠超声检查可以更精确地描述前列腺的形态和体积。

2. 尿流率检查　尿流率有两项主要指标（参数），即最大尿流率（Q_{max}）和平均尿流率（average flow rate，Q_{ave}），其中最大尿流率更为重要。尿量在 150～200ml 时进行检查较为准确，$Q_{max} < 15ml/s$ 说明排尿不畅；$Q_{max} < 10ml/s$ 说明梗阻严重，必须治疗。必要时行尿动力学检查，对逼尿肌和尿道括约肌失调，以及膀胱逼尿肌不稳定引起的排尿困难均可明确鉴别，对确定手术适应证及判别手术后疗效有重要意义。

3. B 超检查　超声检查可以了解前列腺形态、大小、有无异常回声、突入膀胱的程度及残余尿量。经直肠超声（transrectal ultrasonography，TRUS）还可以精确测定前列腺体积（计算公式为 0.52 ×前后径×左右径×上下径）。另外，超声检查可以了解肾、输尿管有无扩张、积水、结石或占位性病变，以及有无膀胱结石、憩室或占位性病变。

4. 血清 PSA 测定　前列腺癌、BPH、前列腺炎都可能使血清 PSA 升高。因此，血清 PSA 升高不是前列腺癌特有的。另外，泌尿系感染、前列腺穿刺、急性尿潴留、留置导尿、直肠指诊及前列腺按摩也可以影响血清 PSA 值。如 PSA>10ng/ml 应高度怀疑有前列腺癌的可能，可作为前列腺癌穿刺活检的指征。血清 PSA 作为一项危险因素可以预测 BPH 的临床进展，从而指导治疗方法的选择。

5. 其他检查

（1）膀胱镜检查：除了可窥视后尿道、膀胱颈及腔内前列腺增生时的改变外，还可以发现膀胱内有无结节与占位性病变。

（2）静脉尿路造影：对前列腺增生的确诊也有重要意义。可了解下尿路梗阻及肾盂、输尿管扩张的程度，造影剂充满膀胱时显示充盈缺损说明前列腺中叶或侧叶明显突出于膀胱内。

（3）CT 和 MRI：也可用于本病诊断及鉴别诊断，特别是对于前列腺的外科手术的选择有重要意义。

六、诊 断 要 点

凡 50 岁以上的男性有进行性排尿困难，应考虑有前列腺增生的可能。前列腺增生的诊断方法很多，应该结合病史、临床表现、国际前列腺症状（IPSS）评分和生活质量（QoL）评分（表 19-5-1、表 19-5-2）、直肠指检、B 超、PSA、尿流率、膀胱镜等检查综合分析、诊断。

表 19-5-1　IPSS 评分表

在过去一个月，您是否有以下症状？	在 5 次中						症状评分
	没有	少于1 次	少于半数	大约半数	多于半数	几乎每次	
1. 是否经常有尿不尽感？	0	1	2	3	4	5	
2. 两次排尿时间是否经常小于 2 小时？	0	1	2	3	4	5	
3. 是否经常有间断性排尿？	0	1	2	3	4	5	
4. 是否经常有憋尿困难？	0	1	2	3	4	5	
5. 是否经常有尿线变细现象？	0	1	2	3	4	5	
6. 是否经常需要用力及使劲才能开始排尿？	0	1	2	3	4	5	
7. 从入睡到早起一般需要起来排尿几次？	0	1	2	3	4	5	
症状总评分＝							

表 19-5-2　QoL 评分表

项目	高兴	满意	大致满意	还可以	不太满意	苦恼	很糟
如果在您的后半生始终伴有现在的排尿症状，您认为如何？	0	1	2	3	4	5	6
生活质量评分＝							

IPSS 评分是目前国际公认的判断 BPH 患者症状严重程度的最佳手段。IPSS 评分是 BPH 患者下尿路症状严重程度的主观反映，它与最大尿流率、残余尿量及前列腺体积无明显相关性。IPSS 评分分类如下（总分 0～35 分）：轻度症状 0～7 分，中度症状 8～19 分，重度症状 20～35 分。

QoL 评分是了解患者对其目前下尿路症状水平伴随其一生的主观感受，其主要关心的是 BPH 患者受下尿路症状困扰的程度及是否能够忍受，因此又称困扰评分。

以上两种评分尽管不能完全概括下尿路症状对 BPH 患者生活质量的影响，但是它们仍然为诊断前列腺增生提供了重要依据。

七、鉴 别 诊 断

前列腺增生应与以下疾病相鉴别：

1. 膀胱颈硬化症　膀胱颈硬化症由慢性炎症所引起，发病年龄较轻，40～50 岁出现症状。临床表现与前列腺增生相似，但前列腺不增大，可以通过膀胱镜进行诊断。

2. 前列腺癌　前列腺坚硬，呈结节状，血清 PSA 增高，组织活检或针吸细胞学检查可发现癌细胞。

3. 膀胱肿瘤　膀胱颈附近的肿瘤临床表现为膀胱出口梗阻，常有血尿，膀胱镜检查容易鉴别。

4. 神经源性膀胱功能障碍或膀胱逼尿肌老化　临床所见与前列腺增生相似，有排尿困难或尿潴留，亦可继发泌尿系感染、结石、肾积水或肾功能不全。但神经源性膀胱功能障碍常有明显的神经系统损害的病史和体征。尿动力学检查可以明确诊断。

5. 尿道狭窄　尿道狭窄多有尿道损伤、感染等病史。尿道造影及尿道镜检查不难鉴别。

八、治　　疗

前列腺增生不引起梗阻则不需要治疗。已有梗阻而不影响正常生理功能可暂予观察，如已影响正常生理功能则应尽早治疗。

（一）观察等待

观察等待是一种非药物、非手术的治疗措施，包括患者教育、生活方式指导、随访等。当 BPH 患者的生活质量尚未受到下尿路症状明显影响时，观察等待是一种合适的处理方式。

（二）药物治疗

前列腺增生患者药物治疗的短期目标是缓解患者的下尿路症状，长期目标是延缓疾病的临床进展，预防合并症的发生。在减少药物治疗副作用的同时保持患者较高的生活质量是药物治疗的总体目标。对梗阻较轻、年老体衰或有心、肺、肾功能障碍的病人，可选择药物治疗。治疗前列腺增生的药物种类很多，目前较为公认的有三种。

1. α 受体拮抗剂　通过拮抗分布在前列腺和膀胱颈部平滑肌表面的肾上腺素受体，松弛平滑肌，达到缓解膀胱出口动力性梗阻的作用。临床上多选用选择性 $α_1$ 受体拮抗剂（多沙唑嗪、阿夫唑嗪、特拉唑嗪）和高选择性 $α_1$ 受体拮抗剂（坦索罗辛）。

2. 5α-还原酶抑制剂　通过抑制体内睾酮向双氢睾酮的转变，进而降低前列腺内双氢睾酮的含量，达到缩小前列腺体积、改善排尿困难的治疗目的。目前应用的 5α-还原酶抑制剂包括非那雄胺和度他雄胺。联合治疗是指联合应用 α 受体拮抗剂和 5α-还原酶抑制剂治疗前列腺增生。适用于前列腺体积增大、有下尿路症状的患者。

3. 植物制剂　植物制剂（如舍尼通）在缓解前列腺增生相关下尿路症状方面取得了一定的临床疗效，并在国内外得到了较广泛的临床应用。

4. 中医中药　本病归属于中医学"精癃"范畴，中医学认为本病的病机是年老肾气虚衰，气化不利，血行不畅，主要与肾和膀胱的功能失调有关，治疗当分标本虚实，辨证论治。

（三）急性尿潴留的处理

前列腺增生病人易发生急性尿潴留。由于尿液突然不能排出，病人尿意窘迫，非常痛苦，必须即刻解除。在解除急性尿潴留时，应将膀胱中的尿液逐步放出，切勿骤然排空，以防膀胱内压迅速降低而引起膀胱出血。具体方法可有以下几种。

1. 导尿　是急性尿潴留时最常用的处理方法。估计短期内不能恢复自行排尿时应留置导尿。

2. 耻骨上膀胱穿刺造瘘术　简单易行，操作方便、快捷，创伤小，可在诊室或者病床上施行。

3. 耻骨上膀胱切开造瘘术　可同时了解或治疗膀胱病变。此法的优点是置管较粗，引流通畅，能准确缝合止血，出血及尿外渗发生率低。缺点是耗时，需在麻醉下完成。长期留置者须适时更换膀胱造瘘管，以防尿结石形成。更换频率一般为每个月 1 次。

（四）外科治疗

BPH 是一种进展性疾病，部分患者最终需要外科治疗来解除下尿路症状及其对生活质量影响和并发症。

1. 手术适应证　当前列腺增生导致以下并发症时，建议采用外科治疗：①反复尿潴留（至少在一次拔管后不能排尿或 2 次尿潴留）；②反复血尿，药物治疗无效；③反复泌尿系感染；④膀胱结石；⑤继发性上尿路积水（伴或不伴肾功能损害）。

2. 手术方法　前列腺切除术是切除前列腺增生部分，并不是整个前列腺。经典的外科手术方法有开放性前列腺摘除术、经尿道前列腺电切术（TURP）、经尿道前列腺切开术。改良的外科手术方法有经尿道前列腺激光切除/汽化/剜除手术、经尿道双极等离子前列腺增生剜除手术。

（五）其他疗法

1. 经尿道微波热疗　可部分改善 BPH 患者的尿流率和下尿路症状。适用于药物治疗无效（或不愿意长期服药）而又不愿意接受手术的患者，以及伴有反复尿潴留而又不能接受外科手术的高危患者。

2. 经尿道针刺消融术　是一种简单安全的治疗方法，适用于不能接受外科手术的高危患者，但对一般患者不推荐作为一线治疗方法。术后下尿路症状改善 50%～60%。

3. 前列腺支架　临床较少应用。是通过内镜放置在前列腺部尿道的金属（或聚亚氨脂）装置，可以缓解 BPH 所致下尿路症状。仅适用于反复尿潴留又不能接受外科手术的高危患者，作为导尿的一种替代治疗方法。常见并发症有支架移位、钙化，支架闭塞，以及感染、慢性疼痛等。

九、预防与调护

BPH 在某种程度上可以说是老年男性所共有的生理性增生，但做好以下几点，对延缓前列腺增生的进程具有一定的意义。

1）保持心情舒畅，切忌悲观、忧思恼怒。避免因情志因素导致病情加重。

2）多食蔬菜、大豆制品及粗粮，适量食用种子类食物，可选用南瓜子、葵花子等，少食辛辣及肥甘食品，慎用壮阳之食品与加重排尿困难的药品。

3）戒除烟、酒，避免受凉、过劳，以免诱发急性尿潴留。避免久坐憋尿，多饮水可稀释尿液，防止引起泌尿系感染及形成膀胱结石。

4）进行适当体育活动，增强体质，提高抗病能力。

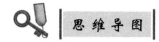

思维导图

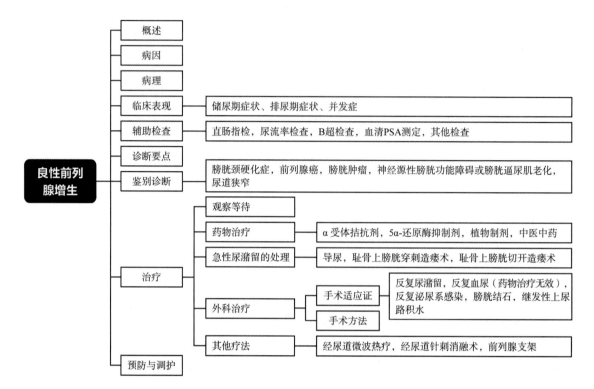

第六节　泌尿系统肿瘤

一、肾　癌

肾肿瘤（renal tumor）是泌尿系统常见的肿瘤之一，多为恶性，且发病率正逐年上升。临床上常见的肾恶性肿瘤包括肾细胞癌、肾母细胞瘤、尿路上皮来源的肾盂癌、肾肉瘤、肾淋巴瘤和转移瘤等；良性肿瘤包括血管平滑肌脂肪瘤、肾嗜酸性细胞瘤等。

肾细胞癌（renal cell carcinoma，RCC）又称肾腺癌，简称肾癌，在成人恶性肿瘤中的发病率为2%～3%，占肾恶性肿瘤的85%。老年人易患肾癌，高发年龄为50～70岁，儿童肾癌罕见，占儿童肾恶性肿瘤的2.3%～6.6%，其平均发病年龄为8～9岁，男女发病比例相似。

（一）病因

引起肾癌的病因至今尚未明确，其发病与吸烟、肥胖、高血压、饮食、职业接触（如芳香族类化合物等）、遗传因素（如 VHL 抑癌基因突变或缺失）等有关。

最受认可的环境致癌危险因素是烟草暴露，任何形式的烟草摄入都会增加肾癌的发病风险，并且这种风险随着吸烟量的累积或者每年吸烟盒数的增加而逐渐增加。肥胖被认为是另外一个主要的肾癌发病危险因素，BMI（体重指数）每增加 $1kg/m^2$，肾癌的相对危险度增加 1.07。高血压可能是肾癌第三大主要致病因素。这可能与高血压诱导肾损伤和炎症反应、肾小管的代谢或者功能的改变增加了致癌的易感性有关。研究肾癌家族综合征发现，肿瘤抑癌基因和原癌基因改变可能导致了散发性和家族性肾癌的发生。

（二）病理

肾癌常为单发，双侧受累可以是同步的或非同步的，占 2%～4%，病灶起源于肾小管上皮细胞，外有假包膜，呈圆形，切面黄色、黄褐色和棕色为主，有时呈多囊性，可有出血、坏死和钙化。肾癌病理类型包括透明细胞癌、乳头状细胞癌、嫌色细胞癌、梭形细胞癌等。其中透明细胞癌占 70%～80%，肿瘤细胞为圆形或多边形，细胞浆内含大量糖原、胆固醇脂和磷脂类物质，在切片制作过程中这些物质被溶质溶解，细胞质在镜下呈透明状。梭形细胞癌较少见且预后不良。

（三）肾癌临床分期

2017 年美国抗癌联合委员会提出了肾癌 TNM 分期系统的修订版，是目前推荐使用的肾癌分期系统（表 19-6-1）。

表 19-6-1　肾癌 TNM 分期

TNM 分期	标准
T 分期	
T_X	原发肿瘤无法评估
T_0	没有原发肿瘤证据
T_1	肿瘤局限于肾脏，最大径≤7cm
T_{1a}	肿瘤≤4.0cm 且局限于肾
T_{1b}	4.0cm＜肿瘤≤7.0cm 且局限于肾
T_2	肿瘤局限于肾脏，最大径＞7cm
T_{2a}	7.0cm＜肿瘤≤10.0cm 且局限于肾
T_{2b}	肿瘤＞10.0cm 且局限于肾
T_3	肿瘤侵犯肾段静脉或肾静脉或下腔静脉，或侵及肾周围组织，但未侵及同侧肾上腺，未超过肾周筋膜
T_{3a}	肿瘤侵犯肾段静脉或深静脉，或侵犯肾盂、肾盏，或侵犯肾周围脂肪和（或）肾窦脂肪，但未超过肾周筋膜
T_{3b}	肿瘤侵犯膈下水平下腔静脉
T_{3c}	肿瘤侵犯膈上水平下腔静脉或腔静脉壁
T_4	肿瘤侵透肾周筋膜或累及同侧肾上腺
N（区域淋巴结）	
N_X	区域淋巴结无法评估
N_0	未见区域淋巴结转移
N_1	有区域淋巴结转移
M（远处转移）	
M_X	远处转移无法评估
M_0	未见远处转移
M_1	存在远处转移

（四）临床表现

肾癌高发年龄为 50～70 岁，男女比例为 3：2，早期常无明显临床症状。随着体检的普及，60%

的肾癌在健康体检或其他疾病检查时被发现。

1. 血尿、疼痛和肿块 间歇无痛性肉眼血尿为常见症状，表明肿瘤已侵入肾盏、肾盂。

疼痛常为腰部钝痛或隐痛，多由于肿瘤生长牵张肾包膜或侵犯腰大肌、邻近器官所致；出血形成的血块通过输尿管引起梗阻可发生肾绞痛。

肿瘤较大时在腹部或腰部可被触及。

肉眼血尿、腰痛和腹部肿块被称为肾癌的"三联征"。由于超声、CT 技术的普及，早期肾癌检出率明显提高，肾癌出现典型的"三联征"现在已经少见，约为 10%。

2. 副肿瘤综合征 见于 10%～20% 的肾癌病人，常有发热、高血压、血沉增快等。高血压和红细胞增多症是肾癌病人常见的其他重要的副肿瘤综合征。

发热可能因肿瘤坏死、出血、肿瘤物质吸收入血引起。高血压可能因瘤体内动静脉瘘或肿瘤压迫动脉及其分支，引起肾上腺素分泌过多所致。

其他表现有高钙血症、高血糖、红细胞增多症、肝功能异常、贫血、体重减轻、消瘦及恶病质等。

3. 转移性肿瘤症状 约有 30%的病人因转移性肿瘤症状而就诊，如骨转移部位出现局部疼痛、肺转移出现持续性咳嗽咯血、神经麻痹等。而初次就诊的男性病人，如发现同侧阴囊内精索静脉曲张且平卧位不消失，提示肾静脉或下腔静脉内癌栓形成可能。

（五）辅助检查

1. 超声 无创伤，价格便宜，可作为肾癌的常规筛查，典型的肾癌常表现为不均质的中低回声实性肿块。部分囊性肾癌可表现为无回声的囊性肿块，合并钙化时可伴局部强回声。

2. X 线 尿路平片可见肾外形增大，偶见肿瘤散在钙化，静脉尿路造影可见肾盏、肾盂因肿瘤挤压或侵犯出现不规则变形、拉长、移位、狭窄或充盈缺损，甚至患肾不显影。肾动脉造影，可以显示肿瘤内有病理性新生血管、动-静脉瘘、造影剂池样聚集与包膜血管增多等。必要时可注入肾上腺素进行鉴别，正常肾实质血管可出现收缩而肿瘤内血管无反应。

3. CT 对肾癌的确诊率高，可发现 0.5cm 以上的病变，同时显示肿瘤部位、大小、有无累及邻近器官等，是目前诊断肾癌最可靠的影像学方法。肾癌的 CT 表现为肾实质内不均质肿块，平扫 CT 值大多略低于或与肾实质相仿，少数高于肾实质；增强扫描后，肿瘤出现明显强化。CT 增强血管造影及三维重建可以见到增粗、增多和紊乱的肿瘤血管，可替代传统的肾动脉造影。

4. MRI 对肾癌诊断的准确性与 CT 相仿，绝大多数肾癌在 T_1 加权像上呈低信号或等信号；T_2 加权像上为高信号；少数肾癌的信号强度恰好相反，在显示邻近器官有无受侵犯、肾静脉或下腔静脉内有无癌栓方面 MRI 优于 CT。

（六）诊断要点

血尿、肾区疼痛和腹部肿块是肾癌的典型表现，出现任一症状，皆应考虑肾癌可能。有半数以上病人在体检时由超声或 CT 检查偶然发现，称之为偶发肾癌或无症状肾癌，结合各种影像学检查能为肾癌的诊断提供直接的诊断依据。

（七）治疗

应根据临床分期初步制订治疗方案。目前认识到肿瘤生物学行为具有明显的多样性，因而可以采取多种多样的治疗策略，包括根治性肾切除术、肾部分切除术、热消融术（TA）和主动监视（AS）等。

1. 外科手术　手术治疗的目标是切除全部肿瘤。主要的手术方式有根治性肾切除术（radical nephrectomy，RN）和保留肾单位手术（nephron sparing surgery，NSS），具体的手术方式有开放手术、腹腔镜下手术及机器人辅助腹腔镜下手术。

根治性肾切除术的手术适应证：不适合行保留肾单位手术的 T_1 期肾癌，以及 $T_{2\sim4}$ 期肾癌。

经典的根治性肾切除术范围：病侧肾周筋膜、肾周脂肪、病肾、同侧肾上腺、从膈肌角到腹主动脉分叉处和腹主动脉或下腔静脉旁淋巴结及髂血管分叉处以上输尿管，如合并肾静脉或下腔静脉内癌栓应同时取出。

保留肾单位手术的适应证：T_1 期肾癌，肾癌发生于解剖性或功能性的孤立肾，根治性肾切除术将导致肾功能不全或尿毒症。

保留肾单位手术范围：完整切除肿瘤及肿瘤周围肾周脂肪组织。

除了以上两种手术治疗，肾癌也可选择以下治疗方式：射频消融（radio-frequency ablation，RFA）、冷冻消融（cryoablation）、高能聚焦超声（high-intensity focused ultrasound，HIFU）、肾动脉栓塞、肾冷冻治疗等。

消融治疗的理想适应证：高龄或有明显并发症，不适合行传统外科手术治疗，保留肾单位手术后局部复发，肿瘤多发且不适合行肾部分切除术的遗传性肾癌。

2. 辅助治疗　肾癌对放疗和化疗均不敏感，一般可作为姑息治疗以减轻痛苦，延长生命，或作为手术前后的辅助治疗。免疫治疗、细胞靶向药物治疗对转移性肾癌有一定疗效。免疫治疗一线用药有帕博利珠单抗、纳武利尤单抗、伊匹木马单抗等。细胞靶向一线用药有索拉非尼、培唑帕尼、卡博替尼等。

（八）预后及预防

预后因素包括特异的临床体征或症状、肿瘤相关因素和各种实验室检查指标。总体而言，肿瘤相关因素如病理分期、肿瘤大小、细胞核分级和组织学亚型都具有独立预后指导作用。病理学分期已被证实是最重要的独立预后因素。肾癌 TNM 分期系统将不同肿瘤特异性预后的病人加以明确的区分，这说明对局灶性和全身性疾病范围的诊断是判断肾癌预后的首要决定因素。器官局限性 RCC 病人的 5 年生存率在 70%～90%，而对于那些肾周脂肪受累的病人其 5 年生存率还将进一步下降 15%～20%。对 RCC 预后有重要意义的另一个因素是原发肿瘤大小。肿瘤的大小已经被证实不论对于器官局限性 RCC 或侵袭性 RCC 都是一个独立的预后判断因素，较大的肿瘤更可能体现为透明细胞癌同时伴随更高的核分级，这两个因素都与较差的预后相关。RCC 其他重要的预后因素包括细胞核分级和组织学亚型。

二、膀　胱　癌

膀胱肿瘤（tumor of bladder）是泌尿系统最常见的肿瘤，绝大多数来自上皮组织，其中 90% 以上为尿路上皮癌，鳞癌和腺癌各占 2%～3%，1%～5% 来自间叶组织，多数为肉瘤，如横纹肌肉瘤，多见于儿童。本节主要介绍来自上皮的膀胱癌（bladder cancer）。

（一）病因

引起膀胱癌的病因很多，常见的危险因素如下。

1）吸烟：是最重要的致癌因素，约 1/3 的膀胱癌与吸烟有关。吸烟可使膀胱癌发病风险增加 2～4 倍。可能与香烟中含有多种可致癌芳香胺衍生物有关。戒烟后膀胱癌的发病率会有所下降。

2）长期接触工业化学产品，如染料、皮革、橡胶、塑料、油漆等，发生膀胱癌的风险显著增加。现已肯定主要致癌物质是联苯胺、β-萘胺、4-氨基联苯等。

3）膀胱慢性感染与异物长期刺激，如膀胱结石、膀胱憩室、血吸虫感染或长期留置导尿管等，会增加膀胱癌的发生风险，其中以鳞癌多见。

4）长期大量服用含非那西丁的镇痛药、食物中或由肠道菌作用产生的亚硝酸盐及盆腔放射治疗等，均可成为膀胱癌的病因。多数膀胱癌是由于癌基因的激活和抑癌基因的失活导致的，这些基因的改变不仅增加了膀胱癌的患病风险，且与膀胱癌侵袭力及预后密切相关。

（二）病理

膀胱癌的病理主要涉及肿瘤的组织学分级、生长方式和浸润程度，其中组织学分级和浸润程度对预后的影响最大。

1. 组织学分级　目前针对膀胱尿路上皮肿瘤普遍采用 WHO 分级法，包括 WHO 1973 和 WHO 2004。WHO 1973 分级法根据肿瘤细胞的分化程度将其分为乳头状瘤；尿路上皮癌I级，分化良好；尿路上皮癌II级，中度分化；尿路上皮癌III级，分化不良。WHO 2004 分级法调整为乳头状瘤、低度恶性潜能的乳头状尿路上皮肿瘤、低级别乳头状尿路上皮癌和高级别乳头状尿路上皮癌。

2. 生长方式　分为原位癌（carcinoma in situ，CIS）、乳头状癌及浸润性癌。通常是膀胱癌不同阶段的连续发展过程。癌细胞局限在黏膜内时称原位癌；移行细胞癌最多见，常呈乳头状，可呈浸润性生长；鳞癌浸润快而深，恶性程度高。不同生长方式可单独或同时存在。

3. 浸润程度　根据癌浸润膀胱壁的深度，目前采用的是 2017 TNM 分期标准（表 19-6-2），是判断预后的最有价值的指标之一。临床上将 T_{is}、T_a 和 T_1 期肿瘤称为非肌层浸润性膀胱癌（non-muscle-invasive bladder cancer，NMIBC），T_2 期及以上称为肌层浸润性膀胱癌（muscle-invasive bladder cancer，MIBC）。原位癌属于非肌层浸润性膀胱癌，但一般分化不良，高度恶性，易向肌层浸润性进展。

（三）膀胱癌临床分期

TNM 分期是判断膀胱癌预后最有价值的指标，国际抗癌协会（UICC）肿瘤 TNM 分期标准（2017 年修订）见表 19-6-2。

表 19-6-2　膀胱癌 TNM 分期（2017）

TNM 分期	标准
T（原发肿瘤）	
T_X	原发肿瘤无法评估
T_0	无原发肿瘤证据
T_a	非浸润性乳头状癌
T_{is}	原位癌
T_1	肿瘤侵及上皮下结缔组织
T_2	肿瘤侵犯肌层
T_{2a}	肿瘤侵犯浅肌层
T_{2b}	肿瘤侵犯深肌层
T_3	肿瘤侵犯膀胱周围组织
T_{3a}	显微镜下发现肿瘤侵犯膀胱周围组织

续表

TNM 分期	标准
T_{3b}	肉眼可见肿瘤侵犯膀胱周围组织
T_4	肿瘤侵犯以下任一器官或组织，如前列腺、精囊、子宫、阴道、盆壁和腹壁
T_{4a}	肿瘤侵犯前列腺、精囊、子宫或阴道
T_{4b}	肿瘤侵犯盆壁或腹壁
N（区域淋巴结）	
N_X	区域淋巴结无法评估
N_0	无区域淋巴结转移
N_1	真骨盆区（髂内、闭孔、髂外、骶前）单个淋巴结转移
N_2	真骨盆区（髂内、闭孔、髂外、骶前）多个淋巴结转移
N_3	髂总淋巴结转移
M（远处转移）	
M_X	远处转移无法评估
M_0	无远处转移
M_{1a}	区域淋巴结以外的淋巴结转移
M_{1b}	其他远处转移

（四）临床表现

1. 血尿　发病年龄大多数为 50～70 岁，男：女约为 4∶1，血尿是膀胱癌最常见的症状，约 85% 的病人表现为间歇性无痛全程肉眼血尿，可自行减轻或停止，易给病人造成"好转"或"治愈"的错觉而贻误治疗，有时可仅为镜下血尿，出血量与肿瘤大小、数目及恶性程度并不一致。

2. 膀胱刺激症状　尿频、尿急、尿痛多为膀胱癌的晚期表现，常因肿瘤坏死、溃疡或并发感染所致，少数广泛原位癌或浸润性癌最初可仅表现为膀胱刺激症状，预后不良。

3. 梗阻症状　三角区及膀胱颈部肿瘤可造成膀胱出口梗阻，导致排尿困难和尿潴留。

4. 其他症状　肿瘤侵及输尿管可致肾积水、肾功能不全。广泛浸润盆腔或转移时，出现腰骶部疼痛、下肢水肿、贫血、体重下降等症状，骨转移时可出现骨痛。

鳞癌多为结石或感染长期刺激所致，可伴有膀胱结石。

（五）辅助检查

1. 尿液检查　①尿常规检查：反复尿沉渣中红细胞计数＞5 个/高倍视野应警惕膀胱癌可能。②尿细胞学检查：在新鲜尿液中易发现脱落的肿瘤细胞，是膀胱癌诊断和术后随诊的主要方法之一。然而，低级别肿瘤细胞不易与正常尿路上皮细胞及因炎症或结石引起的变异细胞鉴别。③尿液膀胱癌标志物检查：近年采用尿液膀胱肿瘤抗原（bladder tumor antigen，BTA）、核基质蛋白（nuclear matrix proteins 22，NMP22）、免疫细胞检查法（immunoCyt）及尿液荧光原位杂交（FISH）检查等，有助于膀胱癌的早期诊断。

2. 影像学检查　①超声简便易行，能发现直径＞0.5cm 的肿瘤，可作为最初筛查。②静脉肾盂造影和尿路 CT 重建对较大的肿瘤可显示为充盈缺损，并可了解肾盂、输尿管有无肿瘤，以及膀胱肿瘤对上尿路的影响，如有肾积水或肾显影不良，提示膀胱肿瘤侵犯同侧输尿管口。③CT 和 MRI 可以判断肿瘤浸润膀胱壁的深度、淋巴结及内脏转移的情况。放射性核素骨扫描检查可了解有无骨转移。

3. 膀胱镜检查 膀胱镜下可以直接观察到肿瘤的部位、大小、数目、形态，初步估计浸润程度等，并可对肿瘤和可疑病变进行活检。①原位癌（T_{is}）局部黏膜呈红色点状改变，与充血的黏膜相似。低级别乳头状癌多为浅红色，蒂细长，肿瘤有绒毛状分支。②高级别浸润性癌呈深红色或褐色的团块状结节，基底部较宽，可有坏死或钙化。③检查中需注意肿瘤与输尿管口及膀胱颈的关系，以及有无憩室内肿瘤。此外，窄谱光成像膀胱镜等新技术的应用有助于提高膀胱癌的诊断率。

（六）诊断要点

中老年出现无痛性肉眼血尿，应首先想到泌尿系尿路上皮肿瘤的可能，尤以膀胱癌多见，必须进行详细检查，结合尿液检查、影像学检查及膀胱镜检查，多能明确诊断。

（七）治疗

1. 手术治疗 膀胱癌以手术治疗为主。根据肿瘤的分化程度、临床分期并结合病人全身状况，选择合适的手术方式，包括经尿道膀胱肿瘤电切术（transurethral resection of bladder tumor，TURBT）、膀胱切开肿瘤切除术、膀胱部分切除术、根治性膀胱切除术（radical cystectomy），必要时术后辅助化疗或放疗。

原则上 T_a、T_{is}、T_1、局限的 T_2 期肿瘤可用保留膀胱的手术；较大的、多发的、反复复发的，以及 T_2 或 T_3 期肿瘤，应行根治性膀胱切除术联合盆腔淋巴结清扫术。根治性膀胱切除术，男性病人还应包括前列腺和精囊，女性病人应包括子宫和部分阴道前壁、附件。膀胱切除术后常用回肠代替膀胱，即游离一段回肠作膀胱，输尿管吻合在这段回肠上，并自腹壁开口排出尿液。如患者全身情况差，无法切除肿瘤并有下尿路梗阻时，可做输尿管皮肤造口术。此外，经尿道激光手术可准确汽化切割膀胱壁各层，疗效与 TURBT 相近。而光动力学治疗、膀胱部分切除术等治疗方式仅适用于特殊条件的病人。

2. 化疗 尽管 TURBT 可以完全切除 T_{is}、T_a、T_1 期肿瘤，但术后存在复发或进展为肌层浸润性膀胱癌的风险，因此，术后应行辅助膀胱灌注化疗药物或免疫制剂。可采用吡柔比星、表柔比星、丝裂霉素、多柔比星、塞替哌、羟基树碱等膀胱灌注。具体方案为每周 1 次，共 8 次，以后每个月 1 次，共 10 次，坚持 1 年。首次灌注应在术后 24 小时内即刻膀胱灌注。此外，免疫治疗剂卡介苗（BCG）为目前认为最有效的膀胱内免疫治疗制剂，一般在术后 2 周使用。具体方法为 BCG 120mg 加生理盐水 50ml 经导尿管注入膀胱，保留 2 小时。初时每周 1 次，共 6 次；然后 2 周 1 次，共 3 次；以后每个月 1 次，坚持 1 年。

化疗是根治性膀胱切除术的重要辅助治疗手段，主要包括术前新辅助化疗和术后辅助化疗。化疗以铂类为主的联合方案，主要包括顺铂、吉西他滨、紫杉醇和多柔比星等。

3. 放疗 放射性治疗效果不如根治性膀胱切除术，一般仅用于不宜手术的患者，可单独或联合化疗一起应用。但必须注意放射性膀胱炎的发生。

（八）预防

对膀胱癌发病目前尚缺乏有效的预防措施，但对密切接触致癌物质的职业人员应加强劳动保护。嗜烟者及早戒烟，可以预防或减少肿瘤的发生。对保留膀胱手术后的病人，膀胱灌注化疗药物或卡介苗，可以预防或推迟肿瘤的复发和进展。同时，进一步研究膀胱癌的复发、转移机制及预测和干预的手段，对膀胱癌的防治十分重要。

附 肾盂癌、输尿管癌

肾盂癌、输尿管癌统称为上尿路恶性肿瘤，60%的肾盂癌、输尿管癌在诊断时已经发生肌层或周围组织浸润。其发病率较低，占泌尿系尿路上皮肿瘤的 5%～10%，病理类型与膀胱癌类似，高发年龄段为 70～90 岁，男：女为 3:1。下段输尿管肿瘤较上段输尿管肿瘤更常见。

（一）临床表现

最常见的症状主要是间歇无痛肉眼血尿或镜下血尿，偶可见条状血块。20%的病人有腰部钝痛，主要是肿瘤侵犯引起上尿路梗阻造成肾积水所致。部分病人可因血块堵塞输尿管，引起肾绞痛。晚期可出现腰部或腹部肿物、消瘦、体重下降、贫血、下肢水肿及骨痛等症状。肾盂癌、输尿管癌体征常不明显，少数病人可因体检或影像学检查偶然发现。

（二）辅助检查

1. 影像学检查

（1）超声检查：是血尿的筛选性检查方法，可发现肾盂或输尿管腔内占位性病变及病变部位以上扩张或积水。

（2）静脉尿路造影：是诊断肾盂癌、输尿管癌的传统方法，它可发现肾盂癌、输尿管癌部位的充盈缺损、梗阻和肾积水，梗阻严重造成肾功能明显减退可致集合系统不显影。

（3）CT 增强+三维重建：是诊断肾盂癌、输尿管癌的首要手段，主要表现为肾盏、肾盂及输尿管某一部位充盈缺损、增厚或梗阻等，但是对于扁平病灶，CT 增强+三维重建也难以诊断；肾积水是另外一个征象，出现肾积水一般预示疾病进展且预后较差；可同时发现肿大的淋巴结，说明其可能合并远处转移。

对于不能接受 CT 检查的病人，磁共振尿路成像（MRU）诊断效能与 CT 增强+三维重建相当。

2. 膀胱镜和尿路细胞学检查
膀胱镜检查有时可见病侧输尿管口喷血，也可发现同时存在的膀胱肿瘤，约 17%的肾盂癌、输尿管癌可同时伴发膀胱癌。对于尿脱落细胞学或 FISH 检查为阳性，而膀胱镜检查正常者，一般提示存在肾盂癌、输尿管癌。膀胱镜下逆行肾盂、输尿管造影检查是诊断肾盂癌、输尿管癌的可选手段，可收集病侧肾盂尿及冲洗液行尿脱落细胞学检查，肾盂、输尿管造影可明确肿瘤的部位和肾积水的程度。

3. 诊断性输尿管镜检查
输尿管镜可直接观察到输尿管、肾盂及肾盏，对可疑病灶进行活检，活检病理能对 90%的肿瘤做出准确的分级，并且假阴性率低，但不能排除浸润性生长的肿瘤。

（三）诊断

中老年无痛性间歇性血尿，除怀疑膀胱肿瘤外，尚应考虑肾盂癌、输尿管癌可能，结合超声、静脉尿路造影、CT 等影像学检查，多可准确诊断。

（四）治疗

1. 根治性肾、输尿管切除术
适用于多发、体积较大、高级别或影像学怀疑浸润性生长的肿瘤。标准的手术方法是切除病肾及全长输尿管，包括输尿管开口部位的膀胱壁。可采用开放性、腹腔镜、机器人辅助腹腔镜完成。术后膀胱灌注化疗药物有助于降低肿瘤的复发率。

2. 保留肾脏手术
肿瘤细胞体积小、分化良好、无浸润的带蒂乳头状肿瘤，尤其是对于孤立肾或对侧肾功能已受损的肾盂癌或输尿管上段癌，可通过输尿管镜、经皮肾镜等内镜切除或激光切除，而对于输尿管中下段肿瘤可作局部切除，尤其是对于远端输尿管肿瘤，可行肿瘤及其远端输尿管切除后输尿管再植。

3. 综合治疗
对于进展期的肾盂癌、输尿管癌需采用综合治疗，手术切除后给予系统的化疗或放疗，晚期病人则以系统化疗为主。

三、前 列 腺 癌

前列腺癌（prostate cancer）是老年男性的常见恶性肿瘤，其发病率有明显的地区和种族差异。全球范围内，前列腺癌发病率在男性所有恶性肿瘤中位居第二。我国前列腺癌发病率近年来呈显著上升态势，这与人均寿命的延长、饮食结构的改变及诊断技术的提高有关。

（一）病因

前列腺癌的致病因素尚未完全阐明，可能与年龄、种族、遗传、环境、食物、肥胖和性激素等有关。①前列腺癌的发病情况与年龄密切相关，高年龄组发病率高。②不同种族的前列腺癌发病率差异也很大。③家族史是前列腺癌的高危因素，一级亲属患有前列腺癌的男性发病危险是普通人的 2 倍，并且当患病亲属个数增加或亲属患病年龄降低时，本人的发病危险也随之增加，阳性家族史病人确诊年龄提前 6～7 年。④过多的动物脂肪摄入也可能促进前列腺癌的发生、发展。⑤近年来，有研究表明，前列腺炎症可能是前列腺癌的诱因之一，其与前列腺癌的发生、发展存在一定关系，但具体机制尚未明确。

（二）病理

1）前列腺癌好发于前列腺外周带，约占 70%，15%～25%起源于移行带，其余 5%～10%起源于中央带，其中 85%的前列腺癌呈多灶性生长。前列腺癌病理类型包括腺癌（腺泡腺癌）、导管内癌、导管腺癌、尿路上皮癌、鳞癌、基底细胞癌及神经内分泌肿瘤等，其中腺癌占主要部分。因此，我们所说的前列腺癌通常是指前列腺腺癌。

前列腺癌分化程度差异较大，组织结构多表现为癌腺泡结构紊乱、核间变及浸润生长等现象，其中核间变是病理诊断前列腺癌的重要标准。高级别前列腺上皮内瘤（high-grade prostatic intraepithelial neoplasia，HGPIN）可能是前列腺癌的癌前病变。

2）前列腺癌的组织学分级，是根据腺体分化程度和肿瘤的生长形态来评估其恶性程度的工具，其中 Gleason 分级系统应用最为普遍，并与肿瘤的治疗、预后相关性最大。在 Gleason 分级系统中，根据不同形态结构的肿瘤成分占比多少，将肿瘤分成主要分级区和次要分级区，各区的 Gleason 分级为 1～5 级。Gleason 评分（Gleason score，GS）为主要及次要肿瘤区分级之和，范围为 2～10 分，根据 Gleason 评分≤6、=7、≥8，将病人分为低危、中危、高危组，评分越高，预后越差。具体如下。

Gleason 1 级：单个的分化良好的腺体排列密集，形成界限清楚的结节。

Gleason 2 级：单个的分化良好的腺体排列较疏松，形成界限较清楚的结节（可伴微小浸润）。

Gleason 3 级：分散、独立的分化良好的腺体。

Gleason 4 级：分化不良、融合的或筛状（包括肾小球样结构）的腺体。

Gleason 5 级：缺乏腺性分化（片状、条索状、线装、实性、单个细胞）和（或）坏死（乳头/筛状/实性伴坏死）。

3）前列腺癌大多数为激素依赖型，其发生和发展与雄激素关系密切。激素依赖型前列腺癌后期可发展为激素抵抗型前列腺癌。

（三）扩散方式

前列腺癌可经血行、淋巴扩散或直接侵及邻近器官（如精囊、膀胱等）。最常见的转移部位是淋巴结和骨骼，其他部位包括肺、肝、脑和肾上腺等。前列腺癌出现骨髓转移时可以引起骨痛、脊髓压迫症状及病理性骨折等。

（四）前列腺癌临床分期

前列腺癌临床分期多采用 TNM 分期系统，该系统是病情评估的有效工具，可为治疗方案的选择提供重要依据。目前采用 2017 年第八版 TNM 分期系统（表 19-6-3）。

表 19-6-3　前列腺癌 TNM 分期

TNM 分期	标准
T（原发肿瘤）	
T_X	原发肿瘤不能评价
T_0	无原发肿瘤证据
T_1	不能被扪及和影像学难以发现的临床隐匿肿瘤
T_{1a}	偶发肿瘤体积＜所切除组织体积的 5%
T_{1b}	偶发肿瘤体积＞所切除组织体积的 5%
T_{1c}	穿刺活检发现的肿瘤（如由于 PSA 升高）
T_2	局限于前列腺内的肿瘤
T_{2a}	肿瘤限于单叶的 1/2
T_{2b}	肿瘤超过单叶的 1/2 但限于该单叶
T_{2c}	肿瘤侵犯两叶
T_3	肿瘤突破前列腺包膜，但未固定也未侵犯邻近结构[*]
T_{3a}	肿瘤侵犯包膜外（单侧或双侧）
T_{3b}	肿瘤侵犯精囊
T_4	肿瘤固定或侵犯除精囊外的其他邻近组织结构，如尿道外括约肌、直肠、膀胱、肛提肌和（或）盆壁
pT（病理）[**]	
pT_2	局限于器官内
pT_3	前列腺包膜外受侵
pT_{3a}	前列腺受侵（单侧或双侧），或显微镜下可见侵及膀胱颈[***]
pT_{3b}	侵犯精囊
pT_4	肿瘤固定或侵犯除精囊外的其他邻近组织结构，如外括约肌、直肠、膀胱、肛提肌和（或）盆壁
N（区域淋巴结）	
N_X	区域淋巴结不能评价
N_0	无区域淋巴结转移
N_1	区域淋巴结转移
M（远处转移）[****]	
M_X	远处转移无法评估
M_0	无远处转移
M_1	远处转移
M_{1a}	有区域淋巴结以外的淋巴结转移
M_{1b}	骨转移
M_{1c}	其他器官组织转移

[*]：侵犯前列腺尖部或前列腺包膜但未突破包膜的定为 T_2，非 T_3；[**]：没有病理学 T_1 分类；[***]：切缘阳性，由 R1 表示，提示可能存在显微镜下残余病灶；[****]：当转移多于一处，为最晚的分期。

（五）临床表现

前列腺癌好发于老年男性，早期前列腺癌多数无明显临床症状，常因体检或者在其他非前列癌手术后通过病理检查发现（如良性前列腺增生的手术）。随着肿瘤生长，前列腺癌引起的症状可概括为两大类：压迫症状和转移症状。

1. 压迫症状 逐渐增大的前列腺腺体压迫尿道可引起进行性排尿困难，表现为尿线细、射程短、尿流缓慢、尿流中断、尿后滴沥、排尿不尽、排尿费力，此外，还有尿频、尿急、夜尿增多，甚至尿失禁。肿瘤压迫直肠可引起大便困难或肠梗阻，也可压迫输精管引起射精缺乏，压迫神经引起会阴部疼痛，并可向坐骨神经放射。

2. 转移症状 前列腺癌可侵及膀胱、精囊、血管神经束，引起血尿、血精、阳痿。盆腔淋巴结转移可引起双下肢水肿。前列腺癌常易发生骨转移，引起骨痛或病理性骨折、截瘫。其他晚期前列腺癌的症状包括贫血、衰弱、排便困难等。少数病人以转移症状为主就医，局部症状不明显，易导致误诊。

（六）辅助检查

1. 体格检查 直肠指检（digital rectal examination，DRE）可发现前列腺癌结节，前列腺癌的典型表现是可触及前列腺坚硬结节，边界欠清，无压痛。DRE 挤压前列腺可导致 PSA 入血，影响血清 PSA 值的准确度，因此 DRE 应在患者抽血化验后进行。

2. PSA 检查 当前列腺发生癌变时，正常组织被破坏后，血清中 PSA 升高。PSA 与 DRE 联合检查是目前公认的早期发现前列腺癌的最佳初筛办法。正常参考值为 0～4ng/ml，数值越高罹患前列腺癌的风险越大。

3. 影像学检查

（1）经直肠超声检查：以往常被用于前列腺癌的诊断，但多数早期前列腺癌病人常无异常发现。

（2）CT 检查：主要用于协助前列腺癌的临床分期。CT 增强+三维重建可发现晚期前列腺癌浸润膀胱、压迫输尿管引起肾积水。

（3）MRI 检查：是诊断前列腺癌及明确临床分期的最主要方法之一，可显示前列腺癌外周包膜的完整性，是否侵犯前列腺周围脂肪组织、膀胱及精囊等器官；预测包膜或包膜外侵犯的准确率达70%～90%，预测有无精囊受侵犯的准确率达 90%；MRI 可显示盆腔淋巴结受侵犯情况及骨转移的病灶，对前列腺癌的临床分期具有重要的作用。多参数 MRI 在诊断前列腺癌方面有着较高的敏感性和特异性，并可对肿瘤局部侵犯程度及有无盆腔淋巴结转移做出初步评估。

4. 骨扫描 是目前评价前列腺癌骨转移最常用的方法。当前列腺癌发生骨转移时，多数为成骨性转移病灶，可通过 X 线平片或全身放射性核素扫描得以发现。

5. 前列腺穿刺活检 是病理确诊前列腺癌的主要方法，多在经会阴或经直肠超声的引导下进行。近年来，以超声增强造影、超声弹性成像和多参数 MRI 为靶向的前列腺穿刺活检术在发现有临床意义的前列腺癌，以及避免过度诊断方面展现出了明显的优势。

前列腺穿刺指征如下。

1）直肠指诊发现前列腺可疑结节，任何 PSA 值。

2）经直肠前列腺超声或 MRI 发现可疑病灶，任何 PSA 值。

3）PSA＞10ng/ml。

4）PSA 4～10ng/ml, f-PSA/t-PSA（总 PSA/游离 PSA）可疑或前列腺特异性抗原密度（PSAD）值可疑。

（七）诊断要点

前列腺癌的常用诊断模式为通过体格检查、实验室检查、影像学检查筛选可疑病人，并通过后续的前列腺穿刺病理活检加以确认。

（八）治疗

目前治疗前列腺癌的方法主要有手术、放疗、化疗和雄激素剥夺治疗。前列腺增生手术时偶然发现的 T_1 期癌一般病灶小、细胞分化好，可以不做处理，但应严密随诊。局限在前列腺内的 T_2 期癌可以行根治性前列腺切除术。T_3、T_4 期癌以内分泌治疗为主，可行睾丸切除术，必要时配合抗雄激素制剂，可提高生存率。

1. 手术治疗　根治性前列腺切除术（简称根治术，radical prostatectomy，RP）是一种治愈性治疗，包括开放性经耻骨后、经会阴前列腺癌根治术，腹腔镜前列腺癌根治术，机器人辅助腹腔镜前列腺癌根治术（robot assisted laparoscopic prostatectomy，RAIP）。根治性前列腺切除术是治疗前列腺癌最有效的方法，手术要点是切除前列腺和精囊，而后进行排尿通路重建，并根据病人危险分层和淋巴结转移情况决定是否行淋巴结清扫。

2. 体外放射治疗（external beam radiation therapy，EBRT）　根据放疗目的的不同，EBRT 分为三类：局限性和局部进展期前列腺癌病人的根治性放疗；术后辅助放疗和挽救性放疗；转移性前列腺癌以减轻症状、改善生活质量、延长生存时间为主。对于器官局限性肿瘤，根治性放疗能达到近似治愈的效果，5～10 年无瘤存活率可与根治性前列腺切除术相似。姑息性放疗主要用于前列腺癌骨转移病灶的治疗，能缓解疼痛症状。EBRT 疗效好，并发症少，使用安全，适用于各期病人。低危前列腺癌疗效与根治性手术相似。

3. 雄激素剥夺治疗（androgen deprivation therapy，ADT）　作为晚期前列腺癌病人主要的全身性治疗，或者作为辅助/新辅助治疗联合放疗，用于治疗局限性或局部晚期前列腺癌。去势治疗是主要的 ADT 方法，包括外科去势和药物去势，前者即双侧睾丸切除，后者则为通过药物干扰下丘脑-垂体-睾丸内分泌轴，从而抑制睾丸分泌睾酮。药物去势常用促黄体素释放素（luteinizing hormone releasing hormone，LHRH）如亮丙瑞林、戈舍瑞林、曲普瑞林等。抗雄激素药物主要是非类固醇类（比卡鲁胺、氟他胺等）。

抗雄激素药物可阻断体内雄激素与受体结合，也是 ADT 的方法之一，可与去势治疗共同构成"最大雄激素阻断"（maximum androgen blockade，MAB），但 MAB 与单纯去势治疗的疗效比较尚无定论。

4. 其他治疗　冷冻治疗、高聚能超声等新兴物理能量治疗对前列腺癌病灶具有一定控制效果，其远期治疗效果及适合人群尚无定论。

晚期前列腺癌局部压迫尿道引起的排尿梗阻，以及侵犯输尿管开口引起的肾脏积水可通过经尿道前列腺电切术得以缓解。

化疗、免疫治疗、靶向药物治疗等在晚期前列腺癌，尤其是去势抵抗性前列腺癌（CRPC）的治疗中具有一定价值。

（九）预后及预防

前列腺癌治疗后每 3 个月检测一次 DRE 或 PSA，2 年后每 6 个月检测一次，5 年后每年检测一次。无特殊症状的患者不推荐常规行骨扫描与其他影像学检查。如 DRE 阳性，血清 PSA 持续升高，行骨盆 CT/MRI 及骨扫描。如有骨痛应行骨扫描。放疗后如行补救性根治者应行经直肠超声和活检。EAU 推荐对无症状患者治疗后 3 个月、6 个月、12 个月时常规检测血清 PSA；以后每 6 个月 1 次，持续 3 年；3 年后，每年 1 次。在复发时，只有影像学才能检测局部复发是否影响治疗计划。若无生化复发迹象，不对无症状患者常规进行骨扫描和其他影像学检查。若患者有骨痛或其他进展症状，无论血清 PSA 水平如何，都应考虑对疾病进行再分期。

思维导图

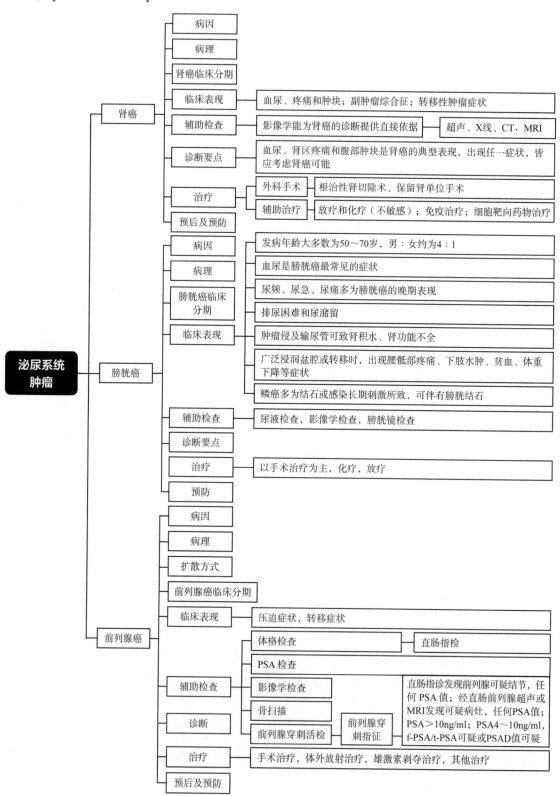

第七节 勃起功能障碍

勃起功能障碍（erectile dysfunction，ED）是指阴茎不能持续达到或维持足以进行满意性交的勃起，病程在 3 个月以上。40 岁以上男性患有勃起功能障碍的比率超过 50%，完全不能勃起者约占 10%。

一、病 因

过去认为勃起功能障碍以心理性因素为主，但现在认为有器质性因素的病人约占 80% 以上。阴茎勃起功能障碍的病因可以分为以下三类。

（一）心理性 ED

心理性 ED 指紧张、压力、抑郁、焦虑和夫妻感情不和等精神心理因素所造成的 ED。

（二）器质性 ED

1. 血管性原因 包括任何可能导致阴茎海绵体动脉血流减少的疾病，如动脉粥样硬化、动脉损伤、动脉狭窄、阴部动脉分流及心功能异常等，或有碍静脉回流闭合机制的阴茎白膜、阴茎海绵窦内平滑肌减少所致的静脉瘘。

2. 神经性原因 中枢、外周神经疾病或损伤均可导致 ED。

3. 手术与外伤 大血管手术、前列腺癌根治术、经腹会阴直肠癌根治术及骨盆骨折、腰椎压缩性骨折或尿道骑跨伤，均可引起与阴茎勃起有关的血管和神经损伤，导致 ED。

4. 阴茎本身疾病 阴茎本身疾病如阴茎纤维性海绵体炎（peyronie disease，又称阴茎硬结症）、阴茎弯曲畸形、严重包茎和包皮过长、阴茎炎等均可引起 ED。

5. 其他 年龄、吸烟及肝功能不全、肾功能不全、内分泌疾患和长期服用某些药物等，均与 ED 有关。随着年龄的增长，ED 的发病率明显增加。

（三）混合性 ED

混合性 ED 指心理精神因素和器质性病因共同导致的 ED。

二、病 理

（一）阴茎勃起过程

在视、听、嗅、触和幻觉的刺激下，大脑发出的性冲动经骶髓中枢协调，由外周神经传到阴茎，或因刺激外生殖器经阴茎骶髓反射导致副交感神经纤维兴奋，使阴茎海绵体内小动脉及血管窦的平滑肌细胞舒张，动脉血流量增加，使血流不断流入阴茎海绵窦，阴茎海绵体充血肿大，导致沟通海绵窦与阴茎背神经的静脉受到压迫，使静脉流出通道关闭，限制阴茎海绵体内血液流出，血管窦内血压上升，几乎达到与躯体动脉血压相等；同时盆底肌肉的收缩也可压迫海绵体，使之进一步胀大、坚硬而勃起。在此过程中，平滑肌舒张、动脉血流入及静脉关闭是阴茎勃起的关键。目前一般将阴茎勃起过程分为 6 个阶段，即疲软期、充盈前期、充盈期、充分勃起期、强直勃起期、消退期。

（二）阴茎勃起类型

阴茎勃起主要有 3 种类型，即心理性勃起、反射性勃起、夜间性勃起。

1. 心理性勃起　起自大脑所接受到的或大脑内产生的刺激，包括视、听、嗅觉及幻觉的刺激。这些信号经骶神经丛至阴茎背神经和海绵窦神经，从而引起勃起。

2. 反射性勃起　指阴茎或周围区域受到刺激所产生的信号传至神经丛，经反射弧将冲动经阴茎背神经和海绵窦神经传回至阴茎海绵体，从而引起勃起。在正常清醒状态下，心理性勃起和反射性勃起在阴茎勃起过程中相互起协同作用。

3. 夜间性勃起　人体在睡眠时可发生自发性勃起，称为夜间性勃起。此现象可发生在所有健康的男性身上，自婴儿时期至老年均可发生，主要发生在快速睡眠期。虽然目前夜间性阴茎勃起的机制尚未完全阐明，但一般认为是由于中枢神经系统将信息传递至骶部副交感神经丛而引起勃起。

（三）阴茎勃起的神经调节

阴茎勃起的神经机制复杂，尚不十分清楚，主要环节是阴茎海绵体内小动脉及血管平滑肌细胞舒张。目前认为一氧化氮（NO）在该过程中扮演着重要角色。除 NO 外，其他参与阴茎勃起的神经递质还有血管活性肠肽（vasoactive intestinal peptide，VIP）及前列腺素 E_1（PGE_1）等。

（四）阴茎勃起功能障碍的病理机制分类

阴茎勃起功能障碍可起源于多种不同的病理过程，对任何一位临床 ED 患者而言，在某一时刻可能有多种机制共同参与了发病。其常见病理机制分类见表 19-7-1。

表 19-7-1　阴茎勃起功能障碍的病理机制分类

类型	病理机制
心理性	易患因素
	促成因素
	维持因素
内分泌因素	性腺功能低下症
	高催乳素血症
	甲状腺功能亢进或减退症
神经性	大脑勃起中枢障碍
	脊髓传导勃起反射异常
	盆底骶髓副交感传出神经障碍
动脉性	动脉粥样硬化
	外伤
静脉性	原发性静脉病变
	手术后静脉异常
	阴茎白膜异常或海绵体平滑肌受损
医源性	药物性
	手术所致
	放疗

三、诊 断 要 点

根据主诉、病史、体格检查、辅助检查、临床可以做出诊断。

（一）病史

1. 现病史 了解病史是诊断 ED 的重要依据，应重点了解病程和起病方式。还需了解病人的工作及生活状况、与配偶的感情、性生活情况等。此外，尚需明确有无可引起勃起功能障碍的心血管系统疾病、糖尿病等慢性疾病。

2. 服药史 目前有较多药物已被证实可能引起 ED，如抗高血压药物中的利尿剂、β 受体拮抗剂等；洋地黄等强心药物；雌激素及雄激素拮抗剂等激素类药物；西咪替丁等 H_2 受体阻断剂；免疫抑制剂及部分抗精神病药物等。故对 ED 患者应详细询问用药史。

3. 外伤与手术史 各种原因所致的脊髓损伤均可导致 ED，其损伤程度和损伤平面不同可导致不同程度的 ED。另外，骨盆骨折、前列腺癌根治术、全膀胱切除术也可能损伤性神经，从而导致不同程度的 ED。

4. 生活习惯 过量吸烟可促进动脉粥样硬化，引起血管收缩，减少阴茎血流，增加血流黏滞度，进而导致 ED 的发生；大量饮酒可抑制中枢神经系统，妨碍睾酮合成，从而引起 ED。

5. 勃起功能障碍程度的判定 ED 可按其程度分为轻、中、重三度，中医学的"阳痿"一般指重度 ED。

目前临床常用简化的国际勃起功能评分表 5（international index of erectile function 5，IIEF-5）以客观地量化勃起功能障碍的程度（表 19-7-2）。

表 19-7-2 国际勃起功能评分

	0	1	2	3	4	5	得分
1. 对阴茎勃起及维持有多少信心	无	很低	低	中等	高	很高	
2. 受到性刺激后，有多少次阴茎能坚挺地进入阴道	无性活动	几乎没有或完全没有	只有几次	有时或大约一半时候	大多数时候	几乎每次或每次	
3. 性交时，有多少次能在进入阴道后维持阴茎勃起	没有尝试性交	几乎没有或完全没有	只有几次	有时或大约一半时候	大多数时候	几乎每次或每次	
4. 性交时，保持阴茎勃起至性交完毕有多大困难	没有尝试性交	非常困难	很困难	有困难	有点困难	不困难	
5. 尝试性交时有多少时候感到满足	没有尝试性交	几乎没有或完全没有	只有几次	有时或大约一半时候	大多数时候	几乎每次或每次	

患者可根据自身 6 个月来的情况填写该表，各项得分相加 1~7 分为重度勃起功能障碍；8~11 分为中度勃起功能障碍；12~16 分为轻到中度勃起功能障碍；17~21 分为轻度勃起功能障碍；>21 分为勃起功能正常。

按阴茎勃起硬度分级：1 级，阴茎只胀大但不硬为重度 ED；2 级，硬度不足以插入阴道中为中度 ED；3 级，能插入阴道但不坚挺为轻度 ED；4 级，阴茎勃起坚挺为勃起功能正常。

（二）体格检查

1. 一般情况 应注意体形、毛发分布、第二性征、肌肉力量等，以提示有无库欣综合征、高催乳素血症、睾丸和肾上腺肿瘤等。

2. 心血管及神经系统检查 注意测量血压和四肢脉搏；着重观察下肢、下腹部、会阴及阴茎痛觉、触觉和温差感觉，以及球海绵体反射等神经系统变化情况。

3. 腹部及外生殖器检查 了解肝脾有无肿大，有无腹水征；重点观察阴茎大小、外形及包皮、睾丸有无明显异常。

（三）辅助检查

1. 实验室检查 常规测定空腹血糖和餐后 2 小时血糖、肝肾功能、血清性激素水平（睾酮、黄体生成素、促卵泡素、雌二醇、垂体催乳素）、甲状腺素等。

2. 特殊检查

（1）夜间阴茎勃起试验（nocturnal penile tumescence test，NPT）：用于初步区分器质性和心理性勃起功能障碍。一般心理性 ED 可出现夜间勃起，器质性 ED 夜间勃起逐渐减弱直至消失。

（2）阴茎海绵体血管活性药物注射试验（intracavernous injection，ICI）：常用药物如罂粟碱、前列腺素 E_1、酚妥拉明等，注射部位多为阴茎海绵体侧旁中段，注射后 3～5 分钟观察，如阴茎勃起硬度好、角度大于 90°则无血管病变；如阴茎勃起角度小于 60°则提示有血管病变；如角度介于 60°～90°则为血管病变可疑，需做其他检查。

（3）彩色多普勒双功能超声（colour duplex doppler ultrasonography，CDDU）：可观察阴茎有无病理性改变，同时可获得高分辨率的阴茎血管图像。结合 ICI，可以了解阴茎的动脉血供和静脉关闭情况。

（4）选择性阴茎动脉造影：是评估阴茎血供异常的定性和定位的主要方法，血管重建术前必须做此检查。

（5）海绵体活检：为有创性检查，可以直接评价海绵体功能，对拟行静脉手术的勃起功能障碍及某些 ED 的病因诊断是必要的。

四、治　疗

（一）非手术治疗

1. 5-型磷酸二酯酶（5-phosphodiesterase，PDE5）**抑制剂** 是首选的一线口服治疗药物。目前临床使用的 PDE5 抑制剂：西地那非、他达拉非和伐地那非等。但禁忌与硝酸酯类合用，否则会产生严重低血压。

2. 阿扑吗啡（apomorphine） 是一种临床应用有效的短效多巴胺受体激动剂，它还可以通过骶副交感神经丛扩张阴茎海绵体血管，进而促进阴茎勃起。

3. 睾酮 对确因性腺功能低下导致的勃起功能障碍，补充睾酮有一定效果。但对于前列腺癌或怀疑前列腺癌的病人，禁忌应用雄激素补充疗法。

（二）手术治疗

1. 阴茎勃起功能障碍的血管手术治疗 包括阴茎静脉漏的手术治疗及动脉性 ED 的手术治疗，常用的术式有阴茎背浅静脉、背深静脉、脚静脉结扎术；腹壁下动脉与阴茎背动脉或阴茎背深静脉吻合术等。

2. 假体植入治疗

适应证：①口服药物及其他治疗无效的病人；②不能接受或不能耐受已有治疗方法的病人。

绝对禁忌证：存在全身、皮肤或尿道感染者。

相对禁忌证：①存在阴茎严重畸形、阴茎发育不良、阴茎血管瘤的病人；②未有效治疗的精神心理障碍病人。

（三）中医中药治疗

本病归属于中医学"阳痿"范畴，中医学认为本病主要涉及肾、肝、脾、心等脏腑，常见证型主要有肝气郁结、肝胆湿热、脾胃不足、气滞血瘀、心脾两虚、惊恐伤肾、肾阴亏虚、肾阳不足等；治疗原则为根据证型疏肝理气、健脾益肾、宁心安神等。

五、预防与调护

1）寻找病因，积极防治原发疾病，如糖尿病、动脉硬化、甲状腺功能亢进症、皮质醇增多症等。

2）某些药物的毒副作用可影响性功能而导致 ED，如大剂量的镇静剂、降压药、抗胆碱类药物等，应避免长时间服用。

3）情绪低落、抑郁忧虑、焦虑惊恐是 ED 的重要诱因；宜条畅情志，疏导情绪，避免心理性ED 的发生。

附 早泄

早泄，是常见的男性性功能障碍性疾病，早泄的定义尚存在争议，未达成共识，但均包含了以下三个因素：较短的射精潜伏时间，缺乏射精的控制能力，以及由上述两方面对病人和（或）性伴侣造成的困扰与人际交往障碍。

（一）诊断要点

以往由于缺乏特异性的检查手段，对于早泄的诊断主要基于病人的主观描述，在问诊的过程中以下三点最为重要：①主观评估阴道内射精潜伏期（intra-vaginal ejaculation latency time，IELT）的长短；②对射精的控制能力；③是否造成病人本人及其性伴侣的不良情绪。通过询问病史和性生活史可将早泄初步分为原发性早泄、继发性早泄。原发性早泄是指从初次性交开始，常常在插入阴道 1 分钟左右射精；继发性早泄是指射精潜伏时间缩短，通常在 3 分钟内射精。两者均表现为控制射精的能力差，总是或者几乎总是不能延迟射精，并对身心造成消极影响，如苦恼、忧虑、沮丧和（或）躲避性生活等。

（二）治疗

1. 心理行为疗法 心理治疗始于 20 世纪 50 年代，主要是指行为疗法，包括性感集中训练和阴茎挤压训练，前者在治疗过程中不准性交，通过夫妻双方相互爱抚来享受性的快感，从而克服对于性行为的恐惧心理，恢复正常射精功能；后者通过刺激阴茎至将要射精时停止刺激，待射精感消退后再予刺激，反复多次后再射精，以此使病人熟悉中等程度的兴奋感并加以控制。这些方法对于病人的依从性要求很高，并且需要其性伴侣的配合治疗。

2. 局部麻醉药物治疗 局部麻醉药物的使用可能是最古老的治疗早泄的方法。目前临床上使用的药物包括利多卡因和（或）丙胺卡因制成的乳膏、凝胶或喷雾剂等。

参考使用方法：性生活前 10～20 分钟，将局部麻醉药涂抹于阴茎头上，性交前洗净，以免药物进入性伴侣阴道内而引起麻木不适。

3. 5-羟色胺再摄取抑制剂 常用药物包括舍曲林、氟西汀、帕罗西汀和氟伏沙明等，但此类药物为超适应证用药，起效慢，且长期全身用药因药物蓄积引起的不良反应不容忽视。近年来，以早泄为适应证的按需服用5-羟色胺再摄取抑制剂（selective serotonin reuptake inhibitor，SSRI）达泊西汀已在临床应用，其口服可快速达到有效血药浓度，且半衰期短，不易出现药物蓄积，适合按需治疗。

4. 手术治疗 以往针对早泄的手术治疗方案有包皮环切术、包皮成形术、阴茎头填充增粗术、阴茎系带内羊肠线植入术、阴茎背神经切断术、阴茎起勃器植入术。

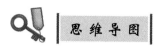 思维导图

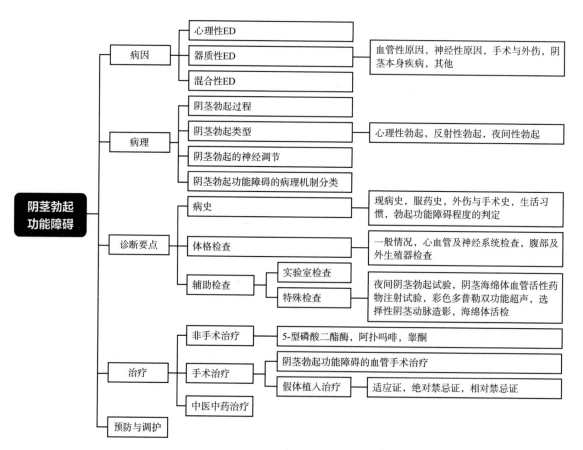

第八节 男性不育症

WHO 规定，夫妇未采用任何避孕措施同居生活 1 年以上，由于男方因素造成女方不孕者，称为男性不育症。男性不育症又分为原发性和继发性，原发性男性不育症是指从未使女方受孕，继发性男性不育症是指曾使女方怀孕。男性不育症不是一种独立疾病，而是由某一种或多种疾病和（或）

因素造成的结果。

据 WHO 调查，15%的育龄夫妇存在不育问题，而发展中国家某些地区可高达 30%，男女双方原因各占 50%。有报道显示我国男性的精液整体质量正以每年 1%的速度下降，在我国约 1/10 的夫妇发生不育，属于男方因素的约占 40%。

一、病 因 病 理

男性不育症是多种疾病和因素造成的结果，由于其原因很多，临床上除探明肯定原因外，主要是根据精液检查结果来进行诊断。根据影响生殖环节的不同，可分为四类：睾丸前因素，占 1%～2%；睾丸疾病，占 30%～40%；睾丸后缺陷，占 10%～20%；特发性病因，占 40%～50%。

（一）睾丸前因素

睾丸前因素通常为内分泌性病因，患者的生育力损害继发于体内激素失衡。

1. 丘脑疾病 如促性腺激素缺乏、选择性黄体生成素（luteinizing hormone，LH）缺乏症、选择性卵泡刺激素（follicle stimulating hormone，FSH）缺乏症、先天性低促性腺激素综合征。

2. 垂体疾病 垂体功能不足、高泌乳素血症。

3. 内源性或外源性激素异常 雌激素和（或）雄激素过多、糖皮质激素过多、甲状腺功能亢进或减退症。

（二）睾丸疾病

1. 先天性异常 染色体或基因异常、隐睾、雄激素功能障碍、其他较少见的综合征。

2. 生殖腺毒素 常见的有射线、药物、食物、生活和工作环境因素等。

3. 全身性疾病 常见引起不育的系统性疾病包括肾衰竭、肝硬化与肝功能不全、镰形细胞病等。

4. 感染（睾丸炎） 青春期后的流行性腮腺炎 30%合并睾丸炎，常为单侧。双侧发病率为 10%～30%，睾丸萎缩是最常见的严重后果，出现精液异常。

5. 睾丸创伤和手术 睾丸创伤除导致睾丸萎缩外，还可激发异常免疫反应，两者均可导致不育。睾丸血管、输精管道的医源性损伤也会导致不育。

6. 血管性因素 精索静脉曲张在不育症中的发病率近 40%。

7. 睾丸扭转 可引起睾丸缺血性损伤，损伤程度与缺血程度和持续时间有关，一侧扭转可引起对侧睾丸发生组织学变化，影响精液质量。

8. 免疫性因素 由于自身抗精子抗体阳性导致男性不育症。

（三）睾丸后缺陷

1. 输精管道梗阻 是男性不育症的重要病因之一，梗阻性无精子症在男性不育症中占 7%～10%，包括先天性梗阻、获得性梗阻、功能性梗阻。

2. 精子功能或运动障碍 包括纤毛不动综合征（immotile cilia syndrome）、成熟障碍。

3. 感染 8%～35%的不育与男性生殖道感染有关，主要为感染导致输精管道梗阻、抗精子抗体形成、菌精症、精液白细胞增多症及精浆异常。

4. 性交或射精功能障碍 性欲减退、勃起功能障碍和射精功能障碍是男性不育症的常见原因。

（四）特发性病因

特发性不育是指男性不育症找不到明确病因者，其影响生殖的环节可能涉及睾丸前、睾丸、睾丸后的一个或多个环节。目前倾向与遗传或环境因素等相关。

二、诊　断

根据病史、生殖腺毒素接触情况、体格检查及辅助检查结果等，明确发病部位，即可得出初步诊断。

（一）病史

详细了解病人的职业、既往史、个人生活史、婚姻史、性生活情况、过去精液检查结果及配偶健康状况等。还应了解有无与放射线、有毒物品接触史及高温作业史，有无腮腺炎并发睾丸炎病史，有无其他慢性病及长期服药情况，是否经常食用棉籽油，有无酗酒、嗜烟习惯等。

（二）体格检查

重点注意体形及第二性征（包括胡须、喉结、体毛分布、乳房发育）。测量身高、体重及血压，注意体态和外形（躯干肢体比例），阴茎的发育，睾丸位置及其大小、质地、有无肿物或压痛，附睾、输精管有无结节、压痛或缺如，精索静脉有无曲张等。

（三）辅助检查

1. 精液分析　应注意 pH，精液量多少、密度、活力、形态、存活率等。此外，应进行离心后高倍镜下检查是否发现精子和生精细胞存在。同时，应检测精浆中生化指标如果糖、酸性磷酸酶、α-糖苷酶等检测。必要时，可行射精后尿液离心找精子，以排除逆行射精。诊断无精子症精液分析应进行 3 次以上的严格的精液采集和分析。

2. 生殖系统超声　根据患者体检及精液分析情况，考虑合并隐睾、精索静脉曲张、肿瘤、鞘膜积液、输精管道梗阻或缺如等情况时，可进行超声检查，包括阴囊超声及经直肠超声。

3. 性激素测定　性激素检测，主要针对可疑生精功能障碍、性腺功能低下及性功能异常的病人。性激素检测的结果应当结合临床的具体情况，必要时可重复检查。

4. 染色体检查　对于睾丸体积小、第二性征不明显或怀疑两性畸形及有遗传病史的无精子症病人，可做染色体检查。男性 Y 染色体有决定精子发生的基因位点，该基因缺失是无精子症发病原因之一。

5. 诊断性睾丸/附睾取精术、睾丸活检术　无精子症患者因诊断和治疗需要，可考虑实施诊断性睾丸/附睾取精术、睾丸活检术。一般先行附睾穿刺取精，未取到精子，才考虑睾丸穿刺或活检术。

6. 输精管探查术　为了鉴别梗阻性无精子症或睾丸生精功能障碍无精子症，明确梗阻部位、范围及原因，可选择输精管探查术。该操作必须在同时准备进行输精管道再通手术的情况下实施。

7. 其他　血常规、肝肾功能、血糖、血脂、甲状腺激素等血液检查有助于发现某些可能对生育造成影响的全身疾病。头颅 MR 检查用以排除垂体肿瘤和颅内占位，尤其在无法解释的催乳素（PRL）水平持续升高或者促性腺激素不足病例中更有必要。

三、治　疗

（一）一般治疗

1. 不育夫妇双方共同治疗　不育症是诸多病因作用的结果，生育力与夫妇双方有关。因此，治疗时要特别注意夫妇共同治疗。

2. 宣传教育　男性不育症的发生与生活、工作、环境、社会、心理等许多因素有关，而且会影响到病人的心理、婚姻、家庭等。

（二）内科治疗

明确男性不育症诊断后，在选择内科治疗或外科治疗之前必须对女方做详细的生育力评估。内科治疗包括预防性治疗和药物治疗，后者可分为特异性治疗、半特异性治疗和非特异性治疗三类。

1. 预防性治疗

（1）感染性不育的预防：感染性不育的预防原则如下。①避免婚外性接触；②有泌尿生殖系统感染症状者应进一步进行支原体和衣原体检测；③夫妇双方有一方存在衣原体、支原体感染者，应特别注意预防交叉感染。

（2）使用化疗药物致睾丸生精功能障碍的预防：睾丸肿瘤和霍奇金淋巴瘤等疾病采用的化疗可引起睾丸损害，使睾丸生精功能发生障碍。对于必须接受化疗，同时又希望生育的肿瘤患者，可在化疗前进行精子冷冻，预防因化疗造成生精功能低下而导致的不育。冷冻的精子可复苏后进行人工授精。

2. 药物治疗　病因诊断明确，有针对病因的治疗性措施者，治疗效果则较为满意，如促性腺激素治疗；脉冲式促性腺激素释放激素（gonadotropin-releasing hormone，GnRH）治疗；促进内源性促性腺激素分泌；其他内分泌疾病治疗等。

3. 合并性功能障碍的综合治疗策略　导致男性不育症的性功能障碍包括心理性和器质性因素引起的勃起障碍和（或）性交频率不足、射精障碍、逆行射精等。在选择治疗策略前，应明确出现性功能障碍的原因，应尽可能安排夫妇双方共同参与诊治。

（三）外科治疗

针对男性不育症病人中的一些器质性病变，无法通过药物解决，可采取手术治疗，主要有以下几类：

1. 精索静脉曲张　可以行精索静脉高位结扎术，手术方式有开放手术、腹腔镜手术及显微镜手术。

2. 梗阻性无精子症　根据睾丸、附睾、输精管等梗阻部位的不同，选择相应的手术方式。常用的术式有睾丸取精术（testicular sperm extraction，TESE）、睾丸细针精子抽吸术（testicular sperm aspiration，TESA）、附睾管-输精管吻合术、输精管-输精管吻合术等。

3. 生殖器畸形或发育异常　常见隐睾、尿道狭窄、尿道瘘、尿道下裂、尿道上裂、严重的阴茎硬结症等。

4. 器质性性功能障碍　包括阴茎严重创伤、骨盆骨折、血管性因素（如静脉瘘）或神经性疾病引起的 ED，以及一些因器质性病变引起的逆行射精。

（四）辅助生殖技术

1. 人工授精（artificial insemination，AI）　是指将男性精液用人工方法注入女性子宫颈或宫腔内，以协助受孕的方法，主要用于男性不育症。按照其精子的来源，AI 可分为来自丈夫精子的夫精人工授精（artificial insemination by husband，AIH）和来自第三方精子的供精人工授精（artificial insemination by doner，AID）。按照不同授精部位，如阴道、宫颈管、宫腔、输卵管的授精，分别称阴道内人工授精（intravaginal insemination，IVI）、宫颈管内人工授精（intracervical insemination，ICI）、宫腔内人工授精（intrauterus insemination，IUI）和输卵管内人工授精（intratubal insemination，ITI）。

2. 体外受精-胚胎移植技术（in vitro fertilization embryo transfer technology，IVF-ET） 是指从人体取出配子（卵子和精子）使之在体外受精后形成胚胎，然后将其移植至子宫腔内，使母体获得妊娠的技术，包括来自夫妻双方的精子和卵子、供精、供卵等方式。

3. 卵胞浆内单精子注射术（intracytoplasm sperm injection，ICSI） 是利用显微操作技术将单个精子直接注入卵母细胞浆内使之受精，然后将胚胎移植至子宫腔内，以达到妊娠的技术。

（五）中医中药治疗

中医学认为男性不育症与肝、肾、心、脾等脏有关，其中与肾关系最为密切，对于男性不育症中的少、弱精症，中医治疗具有一定的优势，现多从肾虚、肝郁、心脾两虚等方面施治。

四、预防与调护

（一）预防

保持会阴部清洁卫生，注意房事卫生，防止生殖系感染；积极治疗泌尿生殖系感染。

（二）调护

避免膏粱厚味，忌烟酒、辛辣之品；避免接触射线、有毒物品，注意自我保护；重视心理疏导，缓解病人心理压力；保持适度的性生活。

附 精索静脉曲张

精索静脉曲张（varicocele）是指精索内蔓状静脉丛的异常伸长、扩张和迂曲。精索静脉曲张可分为原发性和继发性，临床上以原发性精索静脉曲张为多见，多见于青壮年。

一、临 床 表 现

（一）病史

原发性精索静脉曲张可有男性不育症病史；继发性精索静脉曲张可有肾脏肿瘤、肾积水等原发病史。

（二）症状

主要为立位时患侧阴囊胀大，局部有坠胀、疼痛感，可向下腹部、腹股沟或腹部放射，症状多于劳累、久立后加重，平卧休息后减轻或消失。静脉曲张程度与症状可不一致，有时伴神经衰弱症状。严重精索静脉曲张病人睾丸变小、变软，精液质量严重受损。

（三）体征

立位时可见一侧阴囊胀大，睾丸下垂，并可见或触及蚯蚓状曲张的静脉团。卧位或托起阴囊时，扩张的静脉团缩小，立位时再度充盈。继发性精索静脉曲张于卧位时曲张的静脉团并不缩小，有时可触及肿大的肾脏。

（四）精索静脉曲张的分度

Ⅰ度：阴囊触诊时无异常，但患者屏气增加腹压（Valsalva 试验）时可扪及曲张的精索静脉。

Ⅱ度：阴囊触诊可扪及曲张的精索静脉。

Ⅲ度：视诊可以看见阴囊内曲张静脉团块，阴囊触诊时可扪及明显增大、曲张的静脉团。

二、辅 助 检 查

彩色多普勒超声检查，对精索静脉曲张的诊断及分型具有重要价值，其诊断的敏感性及特异性均较高，既能了解组织器官的解剖结构，包括精索、睾丸及附睾等；又能了解相应部位的血流状况，清楚地显示静脉内有无血液反流，反流部位、程度及与呼吸、Valsalva 动作的关系等，成为精索静脉曲张的首选辅助检查手段。还可以在不育症病人中发现更多的亚临床型精索静脉曲张。

三、诊 断 要 点

站立位视诊或触诊时可及曲张的精索内静脉似蚯蚓团状，可行 Valsalva 试验，即增加腹压，显现曲张静脉。平卧后曲张静脉可消失。彩色多普勒超声检查可帮助明确诊断。若平卧后曲张静脉不消失应怀疑为继发性精索静脉曲张。

四、治 　 疗

原发性精索静脉曲张的治疗应根据患者是否伴有不育或精液质量异常、有无临床症状、静脉曲张程度及有无其他并发症等情况区别对待。治疗方法包括一般治疗、药物治疗和手术治疗。继发性精索静脉曲张应积极寻找和治疗原发病。

（一）一般治疗

一般治疗包括生活方式和饮食的调节、物理疗法等。生活方式和饮食的调节，如控制烟酒、饮食清淡、回避增加腹压的运动，能一定程度上改善精液质量。物理疗法包括降温疗法和阴囊托法等。

（二）药物治疗

1. 针对精索静脉曲张的药物　临床常用药物有七叶皂苷类、黄酮类及改善症状的其他药物。

2. 改善精液质量的药物　对于合并生殖功能损害且有生育要求的精索静脉曲张病人，可合并使用促进精子发生、改善精液质量的药物，联合用药能够使轻度精索静脉曲张病人的精液质量得到明显改善，如左旋肉碱、抗氧化剂（生物类黄酮、维生素 E、辅酶 Q10 等）。

3. 促性腺激素　可用于精索静脉曲张的治疗，也可作为精索静脉结扎术后的辅助用药；可改善精子密度、活力、形态等指标。

（三）手术治疗

精索静脉曲张的外科治疗方法包括手术治疗和介入技术（顺行或逆行）。手术治疗包括传统经腹股沟路径、经腹膜后路径、经腹股沟下路径精索静脉结扎术；显微镜下经腹股沟路径或腹股沟下路径精索静脉结扎术；腹腔镜下经腹膜路径或腹膜外路径精索静脉结扎术等。手术治疗后，精子浓度、前向运动精子百分率、正常形态精子百分率均较术前明显提高。

儿童期及青少年期精索静脉曲张应积极寻找有无原发疾病。在考虑进行手术治疗、把握手术指征时，应加强与病人的沟通，充分尊重病人的治疗意愿。

五、预 　 防

对于临床型精索静脉曲张且有明显睾丸疼痛的病人，手术对疼痛的完全缓解率为 50%～94%。这主要与疼痛性质、持续时间和精索静脉曲张程度有关。但术后有部分病人在未检测到精索静脉曲张复发的情况下仍有疼痛，可能原因为精索静脉曲张不是引起睾丸疼痛的唯一病因。因此，术前需要详细地询问病史及进行检查来排除其他病因，而针对此类睾丸疼痛，首选保守治疗。目前大部分研究认为手术能显著改善病人的精液质量，包括精子浓度、精子总数及活动能力，甚至逆转精子 DNA 损伤，对精液质量的改善率为 60%～76%；研究表明，未手术病人自然受孕率为 11.8%～20%，手术后自然生育率能提高至 31.8%～36.2%。

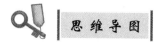
思维导图

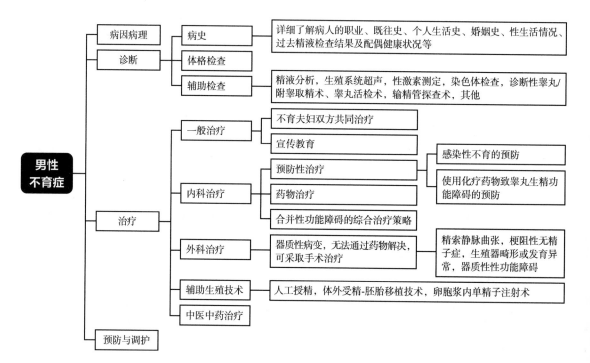

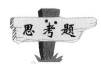
思考题

1. 请结合慢性前列腺炎的病因和临床表现谈谈对预防中避免久坐和过度憋尿的认识。
2. 上尿路结石的临床表现有一项为梗阻，请结合结石的大小，以及梗阻的时间、程度、位置，谈谈你对不同情况的梗阻处理的办法。
3. 前列腺增生的并发症有一项为血尿，请结合泌尿系统疾病血尿的特点，谈谈血尿的临床鉴别诊断。
4. 前列腺癌与前列腺增生均好发于老年男性，且前列腺癌早期无明显临床症状，请结合前列腺癌的特点，阐述如何早期发现、早期诊断前列腺癌。
5. 勃起功能障碍的病因有一项为神经性因素，谈谈糖尿病病人控制血糖对ED治疗和预防的作用。
6. 男性不育中8%～35%与男性生殖道感染有关，简述感染性不育如何预防和治疗。
7. 尿失禁指尿液不能自控而自行排出，请简述尿失禁的分类和各类型尿失禁的病因。
8. 请根据膀胱癌侵及膀胱壁的深度，结合膀胱癌TNM分期，简述膀胱癌浸润分期及各期膀胱癌的治疗。

第二十章　周围血管疾病

第一节　概　述

本章说课视频

周围血管疾病（peripheral vascular disease，PVD）是临床常见疾病，包括动脉系统、静脉系统和淋巴系统疾病。其发病原因是多方面的，包括先天性血管疾病及后天性血管疾病，与个体差异有关，也与创伤、肿瘤、药物、手术、感染或医源性操作等相关。主要病理改变是血管扩张、破裂、炎症、斑块、狭窄、闭塞、畸形等。主要临床表现如下。

（一）肢体疼痛

肢体疼痛是最常见的症状，主要见于动脉狭窄、闭塞引起的供血不足、静脉功能不全导致的回流障碍，动静脉瘘造成的循环异常，常分为间歇性和持续性。

1. 间歇性疼痛

（1）间歇性跛行（intermittent claudication）：主要诱因为肢体运动，常表现为在行走一定距离后，肢体出现不同程度的疼痛、沉重、酸胀、麻木等不适感，迫使病人停止行走，稍作休息后，不适症状会有明显缓解。从开始行走到疼痛出现的时间，称为跛行时间，其距离被称为跛行距离。随着病情加重，跛行时间及距离逐渐缩短。发作部位通常为足部和小腿，也可累及大腿或臀部。间歇性跛行在非血管性疾病如神经、肌肉病变中亦可出现，须予以鉴别。

（2）体位性疼痛：指体位发生变化时，疼痛随之诱发或缓解。肢体抬高后，由于动脉血液供应不足，患有动脉闭塞性疾病一侧肢体表现为疼痛加重，下垂时疼痛则可暂时缓解；相反，抬高肢体有利于促进静脉回流而减轻局部充血和静脉淤血，静脉功能不全等疾病的症状减轻，患肢下垂则加剧。

（3）温差性疼痛：血管病变时可因温度改变而诱发或缓解肢体疼痛。动脉阻塞性疾病时，适宜的热度可以扩张血管，增加血液供应而减轻症状，但过热会使血管过度舒张，而血液不足以供应，导致疼痛加剧。寒冷刺激可使血管痉挛、疼痛加重，热环境可缓解痉挛、舒张血管、减轻疼痛；血管扩张性疾病会在温度升高时表现为疼痛加重。

2. 持续性疼痛　又称静息性疼痛，指肢体在静止状态下产生的疼痛，夜间尤甚。主要原因为缺血性神经炎和缺血性营养障碍，常见于血管病变较严重的病例。

（1）动脉性静息痛：动脉栓塞等急性动脉阻塞性病变可引起患肢骤发持续性剧痛，同时伴有患肢厥冷、皮肤苍白等症状。慢性动脉阻塞者，疼痛出现较缓慢并逐渐加重，夜间尤甚，难以入睡，病人常抱膝而坐。动脉疾病可导致缺血，从而引起缺血性神经炎，其特征性表现为肢体近端向远端放射的持续性或间歇性剧烈钝痛或刺痛，肢体末端症状最重，同时伴有麻木、蚁行、烧灼等感觉异常症状。

（2）静脉性静息痛：其疼痛与动脉性静息痛相比较略轻。急性下肢深静脉血栓形成引起主干静脉阻塞时，远端回流阻力大，会引起静脉性静息痛。在静脉血栓形成时，也可以出现股三角或腓肠肌的疼痛。特别是小腿腓肠肌静脉丛血栓形成时，患者疼痛程度可影响行走活动。

（3）炎症及缺血坏死性静息痛：见于周围血管系统急性炎症，局部有显著的持续性疼痛。缺血症状严重的肢体，已经或即将形成溃疡或坏疽时，由于正常组织和坏死组织交界处的感觉神经受到刺激，神经末梢纤维缺氧，因而出现剧烈持续性疼痛。

（二）感觉异常

（1）冷、热感觉异常：血液供应影响肢体温度，当动脉血管发生闭塞性改变时，肢体由于血供减少表现为寒冷。静脉病变时，血流阻塞淤滞于肢体远端，其相应部位皮肤温度升高。动静脉瘘时，由于局部血液流量增多，故患者多感觉局部潮热。病人可自己察觉肢体冷热改变，医生也可做皮温检查。

（2）倦怠、沉重感：早期动脉功能不全者，可表现为肢体行走后倦怠、沉重感，即匀速行走一定路程后小腿有不适感，休息后可缓解或消失。静脉功能不全、回流障碍时，可出现久站久立后肢体倦怠、沉重，平卧或抬高患肢后症状减轻。

（3）麻木、麻痹、针刺或蚁行感：由于肢端缺血而形成神经、血管、肌肉的营养障碍时，可以出现麻木、麻痹、针刺或蚁行感等感觉异常。小动脉栓塞时，麻木症状早先出现；糖尿病神经病变时，由于神经末梢受损，患肢足部有明显的感觉功能减弱；雷诺综合征时，麻木常与疼痛、发凉等症状伴随；静脉病变特别是疾病后期，亦可出现针刺、蚁行、瘙痒、皮肤感觉减退。

（4）感觉丧失：急性动脉阻塞性疾病时，由于严重缺血表现为肢体远端感觉及功能丧失。

（三）形态改变

1. 肿胀　周围血管病变时，肢体肿胀较为常见，且多见于下肢，静脉或淋巴回流障碍时更明显。主要是由于静脉压力升高，水分渗出，潴留于组织间隙而发生水肿。

（1）静脉性肿胀：下肢深静脉回流障碍、静脉瓣反流病变时，下肢静脉处于高压状态，使血清蛋白渗入并积聚于组织间隙，从而引起浮肿，表现为可凹陷性水肿，常累及小腿、足踝部，皮色常呈青紫或苍白色。后期有浅静脉曲张、皮肤光薄、色素沉着或足靴区溃疡等表现。抬高患肢，可明显减轻肿胀。动静脉瘘也可使静脉高压引起肿胀，但其症状较轻、范围小。此外，还有某些疾病也可导致肢体肿胀，如深静脉血栓形成后综合征、静脉炎、深静脉受压（如肿瘤压迫等）等。

（2）淋巴水肿：各种原因造成的淋巴管阻塞时，淋巴液在组织间隙停留积聚，表现为肢体肿胀。肿胀一般坚实，常起于肢体末端，相应部位皮肤及组织增生，毛孔粗糙，皮温无明显改变，一般无疼痛症状。下肢淋巴水肿后期可表现为象皮肿，多无溃疡、色素沉着。

2. 萎缩　由于局部动脉血流长期供应不足，肢体缺乏必要的营养，还有由于肢体疼痛使患者减少活动，甚至不活动，导致肢体萎缩细瘦、皮肤菲薄。

3. 增生　先天性动静脉瘘等疾病时，由于血流量增加，局部富营养化，可使相应部位组织增生。

（四）色泽改变

1. 异常色泽　皮肤色泽能反映肢体循环情况和皮肤营养情况，当动脉供血不足时，皮肤色泽会呈现苍白色或发绀。当有静脉淤血时，局部皮肤色泽发红。当肢端动脉痉挛时，局部皮肤色泽会呈现苍白-青紫-潮红变化。

2. 指压性色泽改变　以手指重压皮肤数秒钟后骤然放开，正常者受压区呈苍白色，放开后迅速复原。当有动脉缺血性疾病时，复原时间延缓。如局部组织出现不可逆性缺血性改变，则指压发绀区后不出现暂时性苍白。

3. 运动性色泽改变　在运动后肢体远侧皮肤由正常变为苍白色者，提示动脉供血不足。这是由于原已减少的皮肤供血，选择性分流入运动的肌肉导致的。

4. 体位性色泽改变　又称 Buerger 试验。病人取仰卧位，先抬高下肢 45°，持续 3 分钟，正常肢体远端皮肤保持淡红色或稍白色，如动脉供血不足，则肢体远端呈苍白或蜡白色；坐起，将下肢垂于床旁，正常人皮肤最多仅出现轻度潮红，如有静脉回流障碍性疾病则会出现明显潮红或发绀。

5. 色素沉着　常见于静脉性疾病，多见于下肢小腿远侧 1/3 的"足靴"区。有色素沉着的皮肤，弹性差，易发溃疡，溃疡愈合病程长。

6. 瘀点、瘀斑　发生血管疾病时，由于组织缺氧、毛细血管通透性增加或小血管被微小血栓阻塞而引起血管壁损伤，导致血细胞外渗而出现瘀点、瘀斑。当肢体缺血严重时，远端可以出现瘀斑。

（五）皮温改变

皮肤的温度与血流有明显的关系。当肢体缺血时，肢体尤其是肢体远端皮肤温度明显低于健侧；但当静脉阻塞时，由于血流淤积，肢体皮温可高于正常。另外，红斑性肢痛症及动静脉瘘存在时皮温会高于正常。恒温环境下，两侧肢体对比对应部位皮温相差≥2℃，或同侧肢体不同部位的皮肤温度有显著差异，则可判定为皮温异常。

（六）结构变化

1. 皮肤及其附件

（1）皮肤和皮下组织：正常状态下，皮肤弹性良好且富有光泽，当出现缺血性营养障碍时，皮肤弹性变差、干燥脱屑；指（趾）缝、甲缘等部位有皮屑沉积。日常活动受压部位可形成胼胝。

（2）趾、指甲和毛发：有动脉闭塞性疾病时，趾（指）甲增厚、变形，由于营养不足而生长缓慢。嵌甲、趾（指）甲变薄提示血管痉挛性疾病。在肢体血供不足时，肢端汗毛稀疏，甚至停止生长。

2. 动静脉结构异常

（1）动脉

1）搏动减弱或消失：见于管腔狭窄或闭塞性改变。

2）杂音：动脉狭窄或局限性扩张，或在动静脉间存在异常交通，血液流速骤然改变，在体表位置听到杂音，扪到震颤。

3）形态和质地：正常动脉富有弹性，当动脉有粥样硬化或炎症病变后，动脉可以呈屈曲状、硬化或结节等变化。

（2）静脉：静脉结构异常主要表现为静脉曲张。可见静脉迂曲扩张成团，呈蚯蚓状、球状等，柔软或内有硬结样肿块，往往抬高肢体则肿块可缩小甚至消失。

3. 肿块

（1）搏动性肿块：肿块部膨出可触及搏动，边界清楚、表面光滑，多为单发，提示动脉瘤或假性动脉瘤，可伴震颤和血管杂音。肿块边界不清，或范围较大，可能提示蔓状血管瘤。动脉扩张时，可见与动脉走向一致的管状搏动性肿块。

（2）无搏动性肿块：常见于静脉的海绵状血管瘤，是由于浅表静脉的局限性扩张，肿块颜色可透于皮表。其特点为质地柔软，压迫后可缩小。浅静脉炎患者往往可在浅静脉炎走行区出现皮下条索状硬结（单发或多发），压痛明显，并与皮肤粘连，表面皮肤红肿。

（七）肢体溃疡或坏疽

1. 溃疡

（1）缺血性溃疡：由于动脉功能障碍导致下肢动脉供血不足、营养障碍，常有外伤等外部诱发因素。多发于肢体远侧，即指、趾或足跟，单发或多发，多呈类圆形，常有灰白色肉芽，可伴有皮温低、皮色苍白、静息痛、间歇性跛行等症状。

（2）静脉性溃疡：由于静脉回流原因导致下肢静脉高压、血液淤积、营养障碍，常由局部感染、外伤皮损诱发形成溃疡。多发于小腿胫前下 1/3 处，单发或多发，呈类圆形或不规则形状，常有新鲜淡红色肉芽，易出血，可伴有瘙痒、局部疼痛、脱屑、色素沉着、皮下硬结等改变。

（3）神经性溃疡：糖尿病足并发周围神经病变，出现末梢片状感觉减退、定位和震颤感觉削弱，可在无知觉状态下因外伤出现溃疡，多发于足部。典型溃疡都位于受压胼胝处，溃疡无痛、深而易出血，周围常有慢性炎症反应和胼胝。

2. 坏疽　由于肢体血供持续不足，无法提供足够的组织代谢需要，导致局部缺氧、坏死形成坏疽。如无感染，则为干性坏疽，无分泌物，无臭味，与周围组织间有明确的分界线；如合并感染，则为湿性坏疽，有脓性分泌物，有明显腐臭味，与周围组织之间有炎性反应。坏疽出现前常伴有剧烈持续性疼痛，肢体末端紫绀等。坏疽部位多发于肢体末端，即指、趾或足跟，如血管病变严重或动脉闭塞部位较高，前臂及小腿也可发生坏疽。

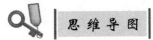

思 维 导 图

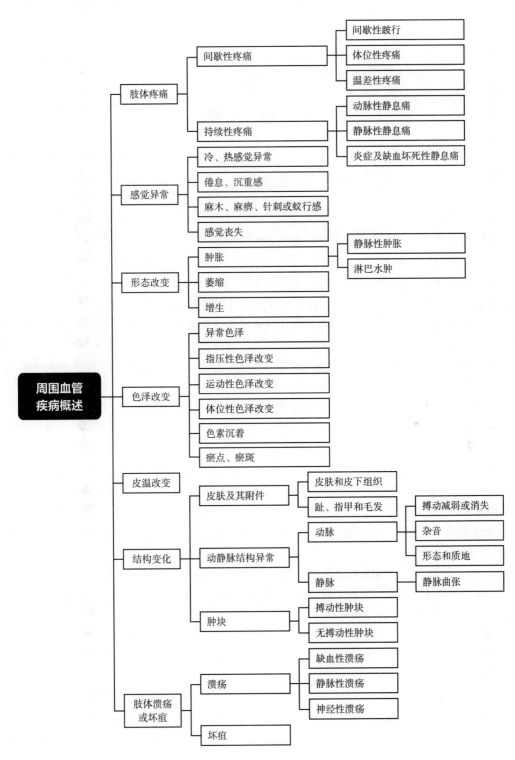

第二节　血栓闭塞性脉管炎

血栓闭塞性脉管炎（thromboangiitis obliterans，TAO）又称 Buerger 病，国内简称脉管炎。是血管的炎性、节段性和反复发作的慢性闭塞性疾病，多侵袭四肢远端的中、小动脉，同时累及静脉及神经。以慢性、复发性、节段性、缓解和恶化交替为特征。

一、病　　因

本病确切病因尚未明确，一般认为是多种因素综合作用的结果。凡是能使周围血管持久地处于痉挛状态者均是血栓闭塞性脉管炎的致病因素。相关因素可归纳为以下两方面。

（一）外因

1. 吸烟　资料显示，血栓闭塞性脉管炎患者中吸烟者占 60%～95%。烟草中含有尼古丁，它可引起小血管痉挛而产生血管损害。吸烟可以使交感神经兴奋，肾上腺素、去甲肾上腺素和 5-羟色胺等血管活性物质增多，引起血管痉挛和内皮细胞损伤。烟雾中的一氧化碳与血红蛋白有亲和力，从而降低血液的携氧能力，低氧血症又会加重血管内皮细胞的损伤，有利于血栓形成。

2. 寒冷与潮湿　血栓闭塞性脉管炎在我国较寒冷地区发病率高。流行病学调查发现，80%血栓闭塞性脉管炎病人发病前有受寒或受潮史。

3. 慢性感染　很多病人都有皮肤真菌感染，有些学者认为，真菌感染使人体产生的免疫反应，可使血液中的纤维蛋白原含量增多，易导致血栓形成。

4. 外伤　有一部分患者由外伤引发本病。

（二）内因

1. 激素影响　本病多发生于青壮年，以男性多见，女性罕见。普遍认为男性病人多与前列腺素功能紊乱有关，从而引起血管舒缩失常。前列腺素有舒张血管、抑制血小板凝集等作用。另一方面，雌激素对血管有保护作用。

2. 遗传因素　血栓闭塞性脉管炎病人中 1%～5%有家族史。人类白细胞抗原等遗传基因异常，也可能与本病有关。

3. 自身免疫功能紊乱、自体损伤学说　近代免疫学研究表明，本病是一种自身免疫性疾病。病人血清中有抗核抗体存在，并发现免疫球蛋白（IgM、IgA、IgG）改变等，或者有动脉抗原等自身免疫功能紊乱。

二、病　　理

本病的病理过程有如下特征：早期多侵犯中、小动静脉，病情进展可波及腘、股、髂动脉和肱动脉，侵犯腹主动脉及内脏血管者罕见。病变呈节段性分布。

1）通常始于动脉，然后累及静脉，由远端向近端进展，呈节段性分布，两段之间的血管比较正常。

2）急性期（活动期）：为受累动静脉管壁全层非化脓性炎症，有内皮细胞和成纤维细胞增生；

淋巴细胞浸润，中性粒细胞浸润较少，偶见巨细胞；血管内皮增生，管腔被血栓堵塞。此时病变可波及伴随神经。

3）慢性期（后期）：炎症消退，血栓机化，新生毛细血管形成。大量成纤维细胞与增生的血管内膜融合粘连，动脉内弹力层显著增厚，动脉各层有广泛的成纤维细胞增生。动脉周围显著纤维化，呈炎症性粘连，常包埋静脉和神经。

4）虽有侧支循环逐渐建立，但不足以代偿时，血管炎症病变使侧支血管痉挛，即可引起肢体循环障碍，出现发凉、麻木、疼痛、溃疡和坏疽，神经、肌肉和骨骼等均可出现缺血性改变。

三、临 床 表 现

（一）症状

1. 发凉、怕冷及感觉异常 病人对外界寒冷十分敏感，是血栓闭塞性脉管炎的早期症状。因神经末梢受缺血影响，患肢、趾（指）可出现胖胀感、针刺感、麻木或烧灼感等感觉异常。

2. 疼痛 是血栓闭塞性脉管炎的主要症状之一，其基本原因是肢体缺血，如果伴有神经炎或继发感染则疼痛加剧。轻者休息时减轻或消失，行走或活动后疼痛复现或加重，形成间歇性跛行；重者疼痛剧烈而持续，尤以夜间为甚，表现为静息痛。情绪刺激或受冷均可影响血管的舒缩反应，常可使疼痛加剧。

（二）体征

1. 肤温、肤色变化 早期出现皮肤苍白或发绀；患部体表温度降低，尤以趾（指）端最明显。当病情加重时，皮色在苍白的基础上可出现潮红或发绀。

2. 患肢动脉搏动减弱或消失 足背动脉或胫后动脉、尺动脉或桡动脉搏动可出现减弱，甚至消失。

3. 长期慢性缺血导致组织营养障碍改变 皮肤干燥、脱屑、皲裂，趾（指）甲增厚、变形、生长缓慢或停止，趾背、足背及小腿汗毛脱落，小腿肌肉松弛、萎缩。

4. 游走性血栓性浅静脉炎 约50%的病人在发病前或发病过程中，反复出现游走性血栓性浅静脉炎。具体表现为浅静脉出现发硬、红肿的结节或条索，伴有压痛，以足部及小腿处多见，大腿偶可出现。病变呈迁移性发作，可单处亦可数处同时发病。

5. 雷诺（raynaud）现象 病人早期受情绪刺激或受寒呈现趾（指）由苍白变潮红继而发绀的现象称之为雷诺现象，为末梢小动脉痉挛所致。

6. 缺血性溃疡或坏疽 血栓闭塞性脉管炎疾病后期因肢体动脉功能不全、失代偿、血运障碍，常发生溃疡或坏疽。溃疡或坏疽可单发，也可同时存在。

（三）临床分期

临床上按肢体的缺血程度，将本病分成三期。

1. 局部缺血期 患肢麻木、发凉，轻度间歇性跛行，短暂休息后可以缓解，检查发现患肢皮肤温度稍低、色泽较苍白，足背和胫后动脉搏动减弱，可反复出现游走性浅静脉炎。

2. 营养障碍期 上述症状日渐加重，跛行距离日渐缩短，直至出现持续性静息痛，夜间更剧烈。患肢皮肤温度明显降低，皮肤显著苍白，或出现紫斑。皮肤干燥，无汗，趾（指）甲增厚变形，肌肉萎缩，动脉搏动消失，本期以器质性病变为主，肢体靠侧支循环而存活。腰交感神经阻滞试验阳性，皮肤温度可升高，但是不能达到正常水平。

3. 坏疽期 症状继续加重，患肢趾端发黑、干瘪，坏疽和溃疡形成，疼痛呈持续性静息痛。病人因疼痛不能入睡，消瘦，贫血，如继发感染，干性坏疽变成湿性坏疽，可出现高热、烦躁等全身毒血症的表现。本期坏死肢体不能存活。根据坏疽的范围，临床可分为三级：

一级坏疽：坏疽范围仅局限于趾（指）部。

二级坏疽：坏疽延及趾跖（指掌）关节及足跖（掌）部。

三级坏疽：坏疽延及足跟、踝关节（掌、背）或踝关节（腕关节）以上。

四、辅 助 检 查

（一）一般检查

1）记录跛行距离和跛行时间。

2）局部检查：肤温明显降低，触摸双侧肢体远端动脉，比较两侧动脉搏动情况，动脉搏动减弱或消失。

3）肢体抬高试验阳性者，提示患肢有严重的血供不足。

（二）理化检查

1）多普勒血管超声：为本病首选的无创检查，可直接显示病变的动脉及血流动力学数据。根据动脉音的强弱判断血流强弱。

2）动脉造影：是诊断本病的金标准。动脉造影的特征性表现是：①未受累的动脉壁光滑，通常位于股动脉及腘动脉近侧；②受累动脉在外周，呈多发性、节段性阻塞，即所谓跳跃性损害；③螺旋状的伴行血管，直接与已形成血栓的血管相连。组织病理学检查是最后的确诊手段。

3）踝肱指数（ABI）：是踝压（踝部胫前或胫后动脉收缩压）与同侧肱动脉收缩压之比。正常值为 0.9～1.3，在血栓闭塞性脉管炎病人中，踝肱指数常小于 0.9。

4）免疫学检测：活动期血液中免疫球蛋白（IgG、IgM、IgA）、抗动脉抗体、免疫复合物等阳性率可升高。

5）血凝检测、足背动脉血氧饱和度、经皮氧分压测定等，均对临床诊断本病有一定的意义。

五、诊 断 要 点

1）多发于男性青壮年（45 岁以下）；多有吸烟嗜好。

2）早期有患肢发凉、怕冷、麻木等症状，后期出现静息痛。严重时伴有肢体坏疽和溃疡。

3）患肢皮肤呈苍白、潮红、暗紫或青紫色。

4）有反复发作的游走性浅静脉炎的病史。

5）患肢动脉搏动消失或明显减弱。

6）相关辅助检查阳性。

六、鉴 别 诊 断

1. 闭塞性动脉硬化　二者均为慢性闭塞性病变，在症状、体征和病程发展上颇为相似，但闭塞性动脉硬化有下列特点：①病人年龄较大，大多在 45 岁以上；②常伴有高血压、高血脂、冠心病或糖尿病等基础病；③病变动脉常为大、中动脉，如腹主动脉分叉处、髂动脉、股动脉或腘动脉，很少侵犯上肢动脉；④X 线摄片可显示动脉有不规则的钙化阴影，CT 及 MRI 可发现主动脉管腔内有粥样斑块及钙化；动脉造影可提示动脉迂曲硬化，管腔内不规则狭窄或阻塞；⑤无游走性血栓性浅静脉炎的表现。

2. 雷诺（raynaud）综合征　本病多见于青年女性，男性较为少见。为肢端动脉阵发性痉挛性疾病，表现为病变部位皮肤苍白、发凉，继则青紫、冰冷、疼痛和麻木，随后血管痉挛解除，代之以扩张，则患部皮肤转潮红、温暖，然后恢复正常。发病呈对称性、间歇性，以手部最为多见，足部次之，少数者耳和鼻可发生。每因寒冷刺激和情绪波动而诱发。患肢动脉搏动存在。极少发生溃疡或坏死，若发生亦多局限且表浅。

3. 多发性大动脉炎　主要是指主动脉及其主要分支的多发性、非感染化脓性炎性疾病。多见于青年女性；病变常累及多处大动脉，如主动脉弓及其主要分支、腹主动脉下段等。当病变侵犯腹主动脉及其分支处时，可出现下肢发凉、间歇性跛行等下肢缺血症状，但主要是肢体的酸软无力感觉，疼痛多较轻微或没有疼痛症状，没有皮肤的颜色改变，在病变活动期常有低热及血沉增快。造影显示主动脉主要分支开口狭窄或阻塞。

4. 糖尿病性坏疽　血栓闭塞性脉管炎发生肢端坏疽时，需与糖尿病性坏疽鉴别。糖尿病病人有烦渴、易饥、多尿的病史，尿糖阳性，血糖增高，坏疽创面多为湿性。

5. 急性动脉栓塞　是由于栓子自心脏或近端动脉壁脱落，或外界异物阻塞而导致肢体缺血、坏死的急性病变。多同时伴有风心病或冠心病等严重心脏病病史，起病急骤，患肢突然出现"5P"征，即疼痛（pain）、苍白（pallor）、麻痹（paralysis）、感觉障碍（paresthesia）、无脉（pulseless）。造影示动脉连续性突然中断，未受累动脉则光滑、平整。同时心脏超声可明确近端栓子来源。肌肉坏死时，磷酸肌酸激酶（CPK）明显增高。

6. 红斑肢痛症　多发于青壮年人，女性多于男性。常发于手或足部。表现为肢端皮肤发红、充血、灼痛，遇热加重，或高举患肢症状减轻。患肢皮肤温度高而发红，动脉搏动增强。

7. 痛风　本身为一种代谢性疾病，男女均可发病，但其疼痛往往为关节疼痛，血尿酸值升高，肢体无缺血表现，抗痛风药（如秋水仙碱）等治疗有效。还常伴有肾结石、耳垂下结石（痛风结晶析出）。

8. 颈肋和前斜角肌综合征　青年女性居多。见上肢发凉、麻木、疼痛，皮肤苍白或青紫，桡动脉搏动减弱或消失。严重时可发生肢体营养障碍或坏疽。X 线摄片可见颈肋存在，或提拉前斜角肌时症状加重。血栓闭塞性脉管炎青壮年男性多见，大多数先发生在下肢，以后才累及上肢，可供鉴别。

七、治　　疗

治疗原则：要求戒烟，患肢保暖，避免情绪激动，防止病变进展，改善和增进患肢血液循环，减轻或缓解疼痛，促进溃疡愈合，尽量保存肢体，提高生活质量。

（一）非手术治疗

1. 早期可加强运动锻炼　缓步行走、Burger 锻炼（取平卧位，患肢抬高 45°，维持 1～2 分钟，然后双足下垂于床边 2～3 分钟，再将患肢平放休息 2 分钟，并做患足旋转和屈伸活动，如此反复多次）等，以促进侧支循环的建立。

2. 药物治疗　以扩血管药物为主，抗凝药物、祛聚药物、激素、抗生素为辅。

（1）抗凝祛聚：抑制或降低血小板黏附性和聚集性，预防血栓形成。常用药物有阿司匹林、氯吡格雷、低分子肝素等。

（2）溶栓降纤：直接或间接激活纤维蛋白溶解系统，使纤溶酶溶解血栓中的纤维蛋白，达到溶解血栓的目的。溶栓常用药物有尿激酶、链激酶、奥扎格雷钠等，降纤药有蕲蛇酶、降纤酶等。注意根据纤维蛋白及其他凝血指标调整用量。

（3）扩血管药物：可以缓解血管痉挛和促进侧支循环的生成。常用药物有前列地尔、尼可占替诺等。

（4）中医药：辨证应用中药煎剂，中成药一般选择活血化瘀类。

（5）抗生素：当有坏疽或溃疡时，可根据情况适当选用抗生素。

（6）止痛药物：疼痛程度较重时可以考虑。

（二）手术治疗

（1）旁路转流术：采用自体静脉或人工血管，于闭塞段近、远端之间作搭桥转流。适用于动脉主干节段性闭塞，远侧仍通畅的动脉通道者。如股、腘-远端胫（腓）动脉旁路转流术。

（2）经皮腔内血管成形术（percutaneous transluminal angioplasty，PTA）：无旁路转流条件时，通过介入手段开通血管。

（3）血管内膜及血栓剥脱术：在缺血极为严重，患肢面临截肢危险时，可采用本方法，以改善肢体血供。

（4）腰交感神经节切除术：目的是切除腰交感神经节，出现"失交感效应"，使动脉痉挛迅速缓解，血流量增加，促进侧支循环形成，常能取得近期效果。

（5）大网膜移植术：其主要的方法是将大网膜铺植于缺血肢体的筋膜下，使筋膜、肌肉和皮下组织之间利用大网膜的血液循环形成一个"生物性旁路再血管化"，同时，远端肢体组织能够获得更多的血液供应。

（6）清创术、截肢（趾、指）术：当采用多种手段未见明显效果，且发生坏疽、溃疡时，可进行清创手术去除坏死组织，术后积极换药，促进创面愈合；如坏死范围增大，符合截肢（趾、指）条件时，予以截肢（趾、指）术。

八、预　　防

血栓闭塞性脉管炎的发病与寒湿、外伤、情绪波动、吸烟等多种因素有关，因而要重视生活及饮食调理，加强身体抗病能力，预防本病发生。

1. 生活调理　注意衣着、鞋袜宽松、保暖，保持患肢清洁、干燥。戒烟。

2. 饮食调理　饮食宜清淡，特别是存在急性感染的病人更应注意饮食清淡、富含营养，忌辛辣、燥热之品。

3. 精神调理　病人由于长期剧烈疼痛、疾病的折磨和对致残的担心，可造成很大的心理负担，应认真对待，增加病人战胜疾病的决心和毅力。

思维导图

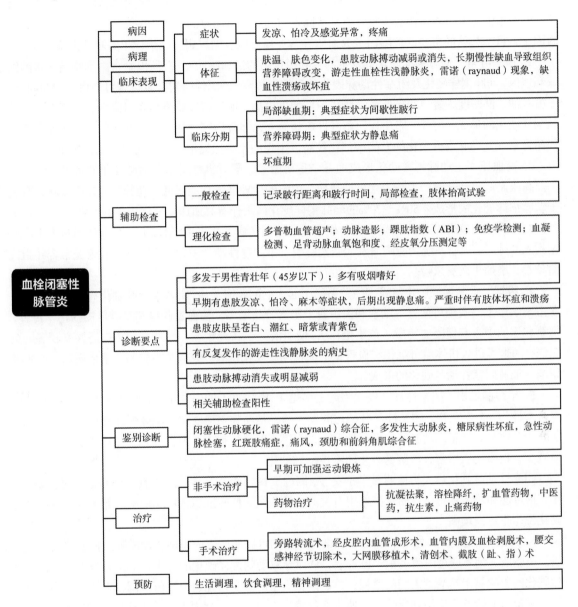

第三节　闭塞性动脉硬化

闭塞性动脉硬化（arteriosclerosis obliterans，ASO）；临床也被称为动脉硬化闭塞症，是指一种由于大、中动脉硬化，内膜出现斑块，引发动脉狭窄、闭塞，从而导致慢性缺血改变的周围血管常见疾病，在下肢较为多见。是常见的周围血管疾病之一，也属于全身性疾病。

一、病 因

闭塞性动脉硬化的发病基础是动脉粥样硬化，目前动脉粥样硬化形成的确切病因尚不完全清楚。但根据大量流行病学调查发现，有一些因素与其发生有明显的统计学关系。这些因素被归为危险因子，目前公认的主要的危险因子为血脂异常、高血压、糖尿病、吸烟、年龄和性别等。

1. 血脂异常 动脉粥样硬化的发生与食物中过多的饱和脂肪有关，所以膳食中动物脂肪多的国家和地区，动脉粥样硬化及闭塞性动脉硬化的发病率较高。外源性脂肪含量过多可使血液中胆固醇、三酰甘油、低密度脂蛋白和极低密度脂蛋白的浓度增高，而高密度脂蛋白含量降低，这都有助于动脉粥样硬化的形成。另外，脂质代谢紊乱性疾病病人，如肾病综合征、黏液性水肿和遗传性脂蛋白代谢异常等，动脉粥样硬化的发病率都比较高，出现的年龄比较早，病变的程度也比较重。

2. 高血压 是动脉粥样硬化形成的一个重要因素，同时也是闭塞性动脉硬化的常见合并症之一。高压血流对动脉壁产生张力性机械损伤，内膜的生理屏障功能降低，动脉结构发生变化，有利于动脉粥样硬化的形成。50%～70%的动脉粥样硬化病人伴有高血压。

3. 糖尿病 糖尿病病人发生本病的概率比非糖尿病病人高出 10 倍以上，目前认为是由于高血糖病人的神经、血管系统功能障碍及代谢紊乱引发了闭塞性动脉硬化。而糖尿病病人经常合并脂代谢异常，增加了发病风险。

4. 吸烟 动脉粥样硬化与吸烟的关系已引起人们的普遍关注，闭塞性动脉硬化病人中有吸烟史者占 80%以上。吸烟可使肾上腺素和去甲肾上腺素分泌增多，使血管收缩和动脉内皮损伤。再者，烟草和焦油中含有促凝血物质（芦丁蛋白），使血液处于高凝状态。另外，烟草中还含有较多的金属镉，随烟雾进入机体后可沉积在血管壁上促使动脉硬化发生。吸烟对脂质的正常代谢产生有害的影响，加速闭塞性动脉硬化的形成。

5. 年龄和性别 闭塞性动脉硬化临床上多见于 45 岁以上的中老年人，男性病人平均年龄为 60 岁，女性为 65 岁左右。闭塞性动脉硬化的发病基础是动脉粥样硬化。动脉粥样硬化病变与年龄的关系十分明显，老年人动脉发生退行性病变，内膜不断受到损害，内皮细胞屏障功能降低，抗凝物质减少，促凝物质增多，故容易发生闭塞性动脉硬化。

闭塞性动脉硬化病人男性明显多于女性，国内资料统计约为 8∶1，女性发病年龄较男性要迟 5 年，这可能和雌激素对血管的保护作用有关。女性绝经后低密度脂蛋白胆固醇开始升高，所以动脉硬化发生率逐渐增高。

6. 其他 维生素 C 缺乏、遗传、感染等因素均可以使血管内膜通透性增强，使血浆内的蛋白质、类脂质、钙质透过内膜沉积于血管壁，从而导致动脉粥样硬化的发生；微量元素平衡失调对动脉硬化的影响越来越受到人们的重视，锌、铬摄入量的减少，锌、铜比值失调，以及镉、铅等摄入量增加都对血管壁产生不利影响，加速本病的发生。另外，心理因素也是本病发病的原因之一。

二、病 理

下肢闭塞性动脉硬化是全身动脉粥样硬化在下肢动脉的局部表现，是动脉硬化病变进一步发展的结果。病理表现为内膜出现粥样硬化斑块，中膜变性或钙化，腔内有继发血栓形成，最终使管腔狭窄，甚至完全闭塞。主要病理学说有以下三种。

1. 血管内膜损伤及平滑肌细胞增殖学说 这一理论认为高血压、血流动力学改变、血栓形成、激素或化学物质刺激、免疫复合物、细菌或病毒感染、糖尿病及低氧血症等可损伤动脉内膜，继而刺激平滑肌细胞向内膜移行，随后发生增殖。增殖时细胞生长因子释放，导致内膜增厚及细胞外基质和脂质积聚。

2. 脂质浸润学说　脂质增多和代谢紊乱与动脉硬化有十分密切的关系，可导致脂质浸润并在动脉壁沉积而发生动脉狭窄或闭塞。

3. 血流动力学说　血流冲击在动脉分叉部位形成切力，或某些特殊的解剖部位由于切力影响引起血管内皮细胞破坏、脱屑及平滑肌增殖，对动脉壁形成慢性损伤；同时还可引起血流分层和淤滞，促使动脉斑块形成，动脉中膜变性或钙化，使腔内继发血栓，导致管腔狭窄、闭塞，严重者引发肢端坏死。

三、临　床　表　现

（一）症状

临床症状的轻重主要取决于肢体缺血的发展速度、程度。主要有以下症状：

1）肢体发凉怕冷、沉重感、麻木、刺痛感，甚至灼热感，这些症状主要是缺血性神经炎所致。

2）间歇性跛行。

3）静息痛，为本病最突出的临床表现之一，也是患者就医的主要原因，最初多发生在病人刚刚入睡后，这是肢体动脉已经闭塞，缺血加重的表现。

（二）体征

（1）皮肤温度下降：根据病变闭塞部位的不同，其皮肤温度由大腿股部至足部均可降低，但通常在远端足趾处皮温明显下降。

（2）皮肤颜色变化：有闭塞的动脉血供不足时，可有皮肤苍白、潮红、青紫、发绀等改变。初期一般呈苍白色，如时间久者可出现潮红、青紫色等。

（3）肢体失养：主要表现为肌肉萎缩、皮肤萎缩变薄、汗毛脱落、趾甲增厚变形、坏疽或溃疡。坏疽以足趾远端为最常见。溃疡多发生于缺血局部压迫后或外伤后，如踝关节突出处等。

（4）动脉搏动减弱或消失：根据闭塞部位，可扪及胫后动脉、足背动脉及腘动脉、股动脉搏动减弱或消失。

（三）临床分期

根据病情严重程度，可按 Fontaine 法将本病分为四期。

Ⅰ期：病肢无明显临床症状，或仅有麻木、发凉自觉症状，检查发现病肢皮肤温度较低，色泽较苍白，足背和（或）胫后动脉搏动减弱；踝肱指数<0.9。但是，病肢已有局限性动脉狭窄病变。

Ⅱ期：以间歇性跛行为主要症状。根据最大间跛距离分为：Ⅱa，>200m；Ⅱb，<200m。病肢皮温降低、苍白更明显，可伴有皮肤干燥、脱屑，趾（指）甲变形，小腿肌肉萎缩。足背和（或）胫后动脉搏动消失。下肢动脉狭窄的程度与范围较Ⅰ期严重，肢体依靠侧支循环而保持存活。

Ⅲ期：以静息痛为主要症状。疼痛剧烈且持续，夜间更甚，迫使病人辗转或屈膝护足而坐，或借助肢体下垂以求减轻疼痛。除Ⅱ期所有症状加重外，趾（指）腹色泽暗红，可伴有肢体远侧水肿。动脉狭窄广泛、严重，侧支循环已不能代偿静息时的血供，组织濒临坏死。

Ⅳ期：症状继续加重，病肢除静息痛外，出现趾（指）端发黑、干瘪、坏疽或缺血性溃疡。如果继发感染，干性坏疽转为湿性坏疽，出现发热、烦躁等全身毒血症状。病变动脉完全闭塞，踝肱指数<0.4。侧支循环所提供的血流，已不能维持组织存活。

四、辅助检查

鉴于本症为全身性疾病，应作详细检查，包括血脂、血糖测定，心、脑、肾、肺等脏器的功能，血管的检查及眼底检查。下列检查有助于诊断及判断病情。

1. 彩色超声多普勒血管检查 为首选的无创检查，可直接显示病变的动脉内膜改变，动脉内显示硬化的斑块，血流减少，狭窄处血流增快。激光多普勒的应用使动脉检查更专业化。

2. 踝肱指数（ABI） 正常值为 0.9～1.3，<0.9 提示动脉缺血，<0.4 提示严重缺血。此检查还可显示管壁厚度、狭窄程度、有无附壁血栓及测定流速。

3. 影像学检查 X 线平片可见病变段动脉有不规则钙化影，而数字减影（DSA）动脉造影、磁共振血管造影（MRA）、CT 动脉血管成像（CTA）检查能提供周围血管的解剖形态、侧支情况、腔内斑块等相关情况，能显示动脉狭窄或闭塞的部位、范围、侧支及阻塞远侧动脉主干的情况，以帮助确定诊断，指导治疗。

五、诊断要点

1）见于中老年人，有高血压、高脂血症等基础病史。
2）早期有患肢发凉、怕冷、麻木等症状，后期出现静息痛。严重时伴有肢体坏疽和溃疡。
3）患肢皮肤呈苍白、潮红、暗紫或青紫色。
4）患肢动脉搏动消失或明显减弱。
5）相关辅助检查阳性，尤其是大、中动脉为主的狭窄或闭塞。

六、鉴别诊断

1. 血栓闭塞性脉管炎 多发生于 45 岁以下的青壮年男性，女性病人极为罕见；大部分有明显的发病诱因，病人可有受寒冻、潮湿和外伤史，有严重吸烟嗜好等。可并发小腿部游走性血栓性静脉炎，而在闭塞性动脉硬化无此种表现。在临床症状表现上，同样的病情，血栓闭塞性脉管炎疼痛显得更为剧烈，患肢皮肤的温度和颜色改变、肢体营养障碍的征象，以及足背动脉、胫后动脉搏动减弱或消失都出现得较早而且明显，受累动脉无钙化改变，且在动脉造影中呈节段性闭塞，病变段的近、远侧血管壁光滑。

2. 糖尿病足 是糖尿病的主要并发症之一。临床上除具有糖尿病表现外，可出现肢体麻木、发凉、皮色潮红，肢端坏疽多呈湿性，发展较快，常并发全身感染、酮症酸中毒等。临床特点：①病人有严重糖尿病病史，具有典型的糖尿病临床表现，常处于血糖控制不理想状态。②有肢体麻木、疼痛，间歇性跛行，甚至发生肢端坏疽，发展快，可蔓延至全足或小腿，多呈湿性坏疽。

3. 多发性大动脉炎 多见于青年女性，虽然可能出现下肢缺血，但很少发生静息痛、溃疡和坏疽。

4. 椎管狭窄症 症状与闭塞性动脉硬化早期、中期相似，也会出现神经源性的间歇性跛行，但下肢动脉搏动正常，超声多普勒检查可资鉴别。

七、治　疗

（一）非手术治疗

1. 一般治疗　一般治疗措施包括控制体重，禁烟，适量锻炼。

2. 药物治疗

1）降血脂：他汀类、脂必泰等降血脂药物可以控制血脂，调整血脂代谢。

2）扩张血管：前列地尔（PGE₁）注射液或贝前列素钠、丁咯地尔等药物可以扩张血管、改善微循环。

3）抗血小板聚集、抗凝、降纤：包括阿司匹林、双嘧达莫、氯吡格雷、低分子肝素等，可以改善肢体供血。

4）积极控制基础病，稳定血压、血糖。

5）其他：根据病情需要选择应用抗生素、补充体液等。

6）中医药治疗：多选用活血化瘀类中成药或中药注射液。

（二）手术治疗

手术治疗的目的在于通过手术或血管腔内治疗方法，重建动脉通路。

（1）经皮腔内血管成形术（percutaneous transluminal angioplasty，PTA）：可经皮穿刺插入球囊导管至动脉狭窄段，其原理是在管腔内以适当压力使球囊膨胀，扩大病变管腔，恢复血流。结合支架的应用，可以提高远期通畅率。适用于单处或多处短段狭窄者。

（2）内膜剥脱术：剥除病变段动脉增厚的内膜、粥样斑块及继发血栓，主要适用于短段的髂-股动脉闭塞病变者。

（3）旁路转流术：采用自体静脉或人工血管，于闭塞段近、远端之间作搭桥转流。施行旁路转流术时，应具备通畅的动脉流入道和流出道，尽可能远离动脉粥样硬化病灶。局限的粥样硬化斑块，可先行内膜剥脱术，为完成吻合创造条件。

（4）截肢（趾）术：主要适用于严重坏疽且药物治疗效果不理想者。

八、预　防

由于闭塞性动脉硬化常合并高血压、高血脂及心、脑、肾等脏器功能损害，故平时要注意各种因素对身体的影响，重视饮食及生活调理，加强身体的抗病能力，延缓病情的发展。

1. 生活调理　积极控制基础病，穿宽松鞋袜，经常更换，避免摩擦和受压。注意手、足保暖，避免足部损伤，避免用冷水、温度过高的水洗脚。

2. 饮食调理　饮食以清淡为主，可吃易消化的营养品，忌食辛辣炙煿及含胆固醇高的食物。

3. 精神调理　此类病人多为中老年人，病程长，多呈进行性加重，故病人对本病感到十分恐惧，害怕肢体坏疽或截肢。应向病人详细解释病情，鼓励开导病人，使他们树立战胜疾病的信心，以积极的态度配合治疗。

思维导图

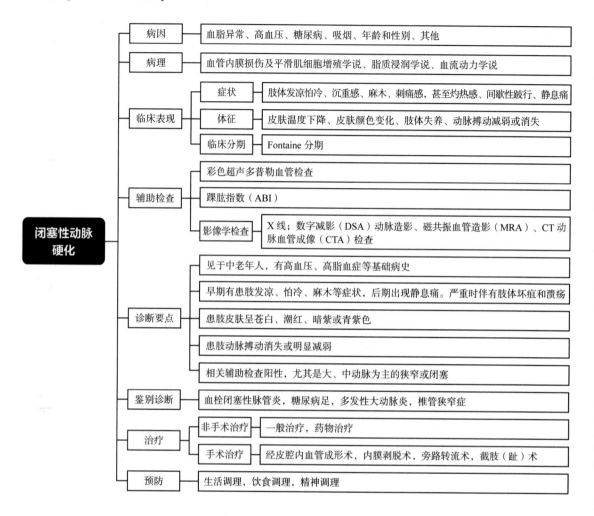

第四节　下肢深静脉血栓形成

下肢深静脉血栓形成（lower deep venous thrombosis，LDVT）是指由于各种原因导致血液非正常的在髂静脉及其远端深静脉的管腔内凝结，阻塞下肢静脉血液回流，导致下肢静脉回流障碍，并引起静脉壁的炎性改变性疾病。本病为较常见的周围血管疾病，发病率较高，急性期常导致肺栓塞（pulmonary embolism，PE）和血栓后综合征（post-thrombotic syndrome，PTS），严重影响病人的生活质量甚至导致死亡。

一、病　　因

19世纪中期，Virchow提出：静脉壁损伤、静脉血流滞缓和血液高凝状态是造成深静脉血栓形成的三大因素。

1. 静脉壁损伤　静脉壁的损伤，造成静脉内膜下基底膜和结缔组织中的胶原裸露，致静脉壁电荷改变，同时引起多种具有生物活性的因子释放，启动内源性凝血系统，导致血小板聚集。

常见的原因有：①化学性损伤：静脉内注射各种刺激性或高渗溶液，如各种抗生素、有机碘溶液、高渗葡萄糖溶液等。②机械性损伤：静脉局部挫伤、撕裂伤或骨折碎片创伤等。③感染性损伤：由静脉周围感染灶引起，较为少见。

2. 静脉血流滞缓　常见因素有久病卧床、外伤或骨折、较大的手术、长途乘车、久坐不动，或长久的下蹲位等，均可使下肢静脉内血流缓慢或产生涡流，使血液中的部分有形成分由中轴流动转而进入边流，增加了和血管内膜接触的机会。血流缓慢也使激活的凝血酶和其他凝血因子容易在局部达到凝血过程所必需的浓度。

除以上诱发因素外，由于人在解剖和生理上的特殊性，也可使血流减缓。如左髂静脉在解剖上受右髂动脉骑跨，其远侧的静脉血回流相对较右侧缓慢，所以临床上血栓常发生于左下肢。除此，静脉的瓣膜袋、腓肠肌的静脉窦，也是造成血流缓慢的因素。

3. 血液高凝状态　如创伤、手术后、大面积烧伤、肿瘤组织裂解产物可使血小板增高、凝血因子增加引起血栓；长期服用避孕药、妊娠及产后等会出现血液高凝状态。另外，烧伤、严重脱水所致的血液浓缩、纤维蛋白原增高，高脂血症或红细胞增多症，血小板异常，抗凝因子缺乏，纤溶障碍等都可使血液的凝固性增高。

以上这些因素都是引起静脉血栓形成的重要因素，但病变往往是上述三种因素的综合性结果。

二、病　　理

静脉内皮损伤可造成内皮脱落及内膜下层胶原裸露，或静脉内皮及其功能损害，引起多种具有生物活性的物质释放，启动内源性凝血系统，同时静脉壁电荷改变，导致血小板聚集、黏附，形成血栓。

静脉血流缓慢，在瓣窦内形成涡流，使瓣膜局部缺氧，引起白细胞黏附分子表达，白细胞黏附及迁移，促成血栓形成。

血液高凝状态下血小板数增高，凝血因子含量增加而抗凝血因子活性降低，导致血液异常凝结形成血栓。

典型的血栓头部为白血栓（主要由许多血小板沉积及少量纤维蛋白构成），颈部为混合血栓（红细胞被包裹于网状纤维蛋白中，肉眼上呈粗糙、干燥的圆柱状，与血管壁粘着呈灰白与褐色相间的条纹状结构），尾部为红血栓（主要由许多血小板沉积及少量纤维蛋白构成）。血栓形成后可向主干静脉的近端和远端滋长蔓延。其后，在纤维蛋白溶酶（纤溶酶）的作用下，血栓可溶解消散。血栓脱落或裂解的碎片成为栓子，如随血流进入肺动脉可引起肺栓塞。

血栓形成后常激发静脉壁和静脉周围组织的炎症反应，使血栓与静脉壁粘连，并逐渐纤维机化，最终形成边缘毛糙、管径粗细不一的再通静脉。同时，静脉瓣膜被破坏，导致继发性下肢深静脉瓣膜功能不全，即深静脉血栓形成后综合征。

三、临床表现

下肢深静脉血栓形成根据血栓发生的部位可分为三型：①周围型；②中央型；③混合型（图 20-4-1）。根据发病时间可分为三期：①急性期：发病后 14 日以内。②迁延期：发病后 14 日至 3 个月。③后遗症期：发病 3 个月以后。

1. 周围型　股-腘静脉、小腿深静脉、小腿肌肉静脉丛（腓肠肌静脉丛）血栓形成。

（1）症状：患肢大腿或小腿肿痛、沉重、酸胀，发生在小腿深静脉者疼痛明显，直立时疼痛加重。

（2）体征：血栓位于股静脉者，患肢大腿肿胀，但程度不是很重，皮温一般升高不明显，皮肤颜色正常或稍红。局限于小腿深静脉者，小腿剧痛，不能行走，行走则疼痛加重，往往呈跛行，腓肠肌压痛明显，Homans 征阳性：仰卧时双下肢伸直，将踝关节过度背屈，会引发腓肠肌紧张性疼痛。

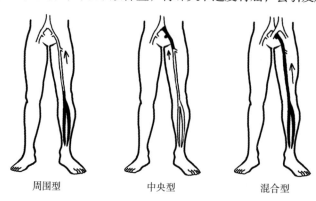

周围型　　　　　中央型　　　　　混合型

图 20-4-1　下肢深静脉血栓形成分型示意图

2. 中央型　髂-股静脉血栓形成。

（1）症状：发病急骤，先有腹股沟区胀痛，随后下肢迅速出现广泛性肿胀、疼痛，皮肤颜色潮红。患肢沉重、胀痛或酸痛，可有股三角区疼痛。

（2）体征：起病急，患肢肿胀明显，患侧髂窝股三角区有压痛；胫前可有压陷痕，患侧浅静脉怒张，可伴发热，肢体皮肤温度可增高，左侧多于右侧。

3. 混合型　全下肢深静脉血栓形成。

（1）症状：全下肢明显肿胀、剧痛，病情严重。下肢沉重、酸胀、疼痛，股三角、腘窝和小腿肌肉疼痛。

（2）体征：下肢肿胀，股三角、腘窝、腓肠肌处压痛明显，常伴有体温升高和脉率加速，皮肤颜色苍白者，称股白肿；如果病情继续进展，肢体极度肿胀，对下肢动脉造成压迫及动脉痉挛，导致下肢动脉血供障碍，则出现足背及胫后动脉搏动减弱或消失，体温升高，皮肤温度明显降低，肢体皮肤青紫，进而小腿和足背往往出现水疱，称股青肿，有发生肢体静脉性坏疽的可能。

四、辅 助 检 查

1. 实验室检查　血浆 D-二聚体测定：D-二聚体是纤维蛋白复合物溶解时产生的降解产物。下肢静脉血栓形成时，血液中 D-二聚体浓度上升。但该指标敏感性较高、特异性差。

2. 影像学检查

（1）超声多普勒检查：灵敏性、准确性均较高，临床应用广泛，是本病诊断的首选方法，适用于筛查和监测。彩色超声可显示静脉腔内强回声、静脉是否被压缩，或无血流等血栓形成的征象，从而判断血栓栓塞位置、栓塞程度及形成栓塞的时间。

（2）下肢静脉顺行造影：准确性高，可以有效判断有无血栓，血栓部位、范围、形成时间，侧支循环情况，目前仍是诊断本病的金标准。可根据需要选用。

（3）CT 静脉血管成像（CTV）：主要用于下肢主干静脉或下腔静脉血栓的诊断，准确性高，联合应用 CT 静脉血管成像及 CT 肺动脉造影检查，可增加静脉血栓栓塞症的确诊率，同时明确是否存在肺栓塞。

（4）磁共振静脉成像：能准确显示髂、股、腘静脉血栓，但不能很好地显示小腿静脉血栓。

五、诊 断 要 点

1）临床表现：①急性期：发病急骤，患肢肿胀、疼痛，股三角区或小腿可有明显压痛，患肢广泛性肿胀，或局限于小腿部；患肢皮肤可呈暗红色，温度升高；患肢广泛性浅静脉怒张；腓肠肌静脉丛血栓时 Homans 征阳性。②慢性期：具有下肢静脉回流障碍、浅静脉怒张，活动后肢体凹陷性肿胀、疼痛，出现营养障碍改变，皮肤色素沉着，可致皮炎、溃疡等。

2）多有长期卧床、手术、创伤、恶性肿瘤、妊娠等危险因素。

3）超声多普勒、静脉血流图和静脉造影等辅助检查结果阳性。

4）急性期血浆 D-二聚体高于正常。

5）排除急性下肢丹毒、小腿损伤性血肿等疾病。

在下肢深静脉血栓形成的诊断中，特别要注意原发性和继发性髂-股静脉血栓形成的鉴别，因为其不仅关系到治疗方法的选择，而且直接影响预后。因此在诊断时一定要结合病史、体征及辅助检查做出明确诊断。

六、鉴 别 诊 断

1. 下肢急性动脉栓塞　多发生于风湿性心脏病、冠心病伴有心房颤动者，表现为下肢突然剧痛、厥冷、苍白、感觉减弱或消失，阻塞水平以下的动脉搏动消失。肢体无肿胀，浅静脉萎陷，充盈时间延长。

2. 下肢丹毒　发病时寒战、高热、足及下肢出现大片肿痛、灼热、红斑、边缘清楚且向周围扩散。反复发作可见淋巴管阻塞引起的淋巴水肿。下肢深静脉血栓形成者，下肢广泛性肿胀，且有浅静脉扩张，无肢体红肿炎症表现。

3. 腘窝囊肿　腘窝囊肿压迫腘静脉，引起类似小腿深静脉血栓形成的征象。有膝关节炎性病变。腘部可触及肿块。对可疑者应作穿刺或超声波检查以明确诊断。

4. 原发性下肢深静脉瓣膜功能不全　经过静脉造影发现，某些诊断为下肢深静脉血栓形成后遗症的病人中，深静脉主干的管腔通畅，瓣膜外形正常，但其游离缘松弛下垂，不能紧闭对合，故引起深静脉高压、瘀血和倒流，发生下肢肿胀和浅静脉曲张、溃疡等。如果临床鉴别有困难时，需作下肢静脉顺行或逆行造影。

5. 小腿肌纤维炎　其发病多与风湿有关，表现为小腿疼痛，疲劳感，类似小腿深静脉血栓形成。但腓肠肌局部轻度压痛，无肢体肿胀，Homans 征阳性。鉴别诊断有困难时，须作超声或顺行性小腿深静脉造影。

6. 小腿肌肉挫伤　小腿深静脉破裂出血、跖侧肌腱断裂等，能引起小腿肌肉肿胀和疼痛。但均有外伤史，起病急，小腿、踝部皮肤有瘀斑。

七、治　　疗

治疗方法包括非手术治疗和手术治疗两类，一旦明确诊断为下肢深静脉血栓形成，治疗方法应根据病变类型和实际病期而定。

（一）非手术治疗

1. 一般处理 卧床休息、抬高病肢，以减轻肢体肿胀。病情允许时，着医用弹力袜或弹力绷带后起床活动。

2. 药物治疗

（1）抗凝治疗（anticoagulation therapy）：抗凝药物可降低机体血凝功能，预防血栓形成、防止血栓繁衍，以利静脉再通。抗凝治疗是治疗本病的一种重要方法。常用药物有肝素、低分子肝素和华法林。以上药物应用时要注意个体差异，必须进行凝血指标监测。近年来新型抗凝药物如利伐沙班也逐渐广泛应用于临床。

（2）溶栓治疗（thrombolysis）：一般病程不超过 72 小时者可给予溶栓治疗。溶栓方法包括导管接触性溶栓和系统溶栓。导管接触性溶栓也称经导管直接溶栓术（catheter-directed thrombolysis，CDT），是将溶栓导管置入静脉血栓内，溶栓药物直接作用于血栓，主要适用于中央型和混合型血栓。系统溶栓是经外周静脉全身应用溶栓药物。常用溶栓药物有链激酶、尿激酶、组织型纤溶酶原激活剂等，能激活血浆中的纤溶酶原成为纤溶酶，溶解血栓。

（3）祛聚药物：如阿司匹林、右旋糖酐、双嘧达莫（潘生丁）等，能扩充血容量、降低血黏度，防止血小板聚集，常用作辅助治疗。

（4）祛纤疗法：目的在于祛纤、降低血黏度。常用的有蕲蛇酶、降纤酶、纤溶酶等药物。

（5）中医药：对症使用祛瘀通络、祛湿消肿功效的中药或中成药。

（6）促进静脉回流药物：临床常用的有马栗种子提取物、羟苯磺酸钙、地奥司明等。

（二）手术治疗

（1）取栓术（thrombectomy）：下肢深静脉血栓形成一般不作手术取栓，但广泛性特别是髂-股静脉血栓形成的早期，则常需手术取栓。取栓的时机在血栓形成的 3～5 日内尤以 48 小时内效果最好。对于髂-股静脉血栓形成伴动脉血供障碍而肢体趋于坏疽者（股青肿），病程时间较长也应考虑手术，方法主要是 Fogarty 导管取栓术。

（2）下腔静脉滤器植入术：对于已有肺栓塞发生史、有抗凝禁忌者；施以足量抗凝药仍出现肺栓塞再发者；抗凝治疗过程中因出血并发症需要终止者；髂股静脉血栓伴有 5cm 以上漂浮血栓者等情况，根据临床实际应考虑放置下腔静脉滤器，防止肺栓塞的发生或多次反复发生。

八、并发症及后遗症

1. 并发症 深静脉血栓如脱落进入肺动脉，可引起肺栓塞。大块肺栓塞可以致死，小的局限性肺栓塞的临床表现常缺乏特异性。典型临床表现有呼吸困难、胸痛、咯血、低血压和低氧血症等，严重者发病急骤，可迅速处于晕厥状态，出现寒战、出汗、苍白或发绀，血压明显下降等。肺动脉CTA 检查可以明确诊断。

2. 后遗症 深静脉血栓形成后，随着血栓机化及再通过程的进展，静脉回流障碍的症状逐渐减轻，而因深静脉瓣膜破坏造成的静脉逆流症状逐渐加重，出现后遗深静脉血栓形成后综合征，临床表现可见下肢肿胀，足靴区色素沉着，反复难愈性溃疡等症状。

九、预　　防

1. 防治静脉淤滞状态　①避免久坐，术后或创伤后早期进行功能锻炼，应鼓励和帮助病人进行适当的活动，如屈伸足趾和踝部。能活动者，下肢穿弹力袜或缠弹力绷带。②避免长期卧床，因病需长期卧床者，应注意活动肢体，采取被动性肌肉按摩，或采用踏板装置、气压式循环驱动治疗、穿间歇性充气长筒靴等措施。

2. 防治血液高黏滞综合征　①减少口服避孕药的应用。②积极治疗可引起血液高黏、高凝的原发疾病：如恶性肿瘤、糖尿病、肾病、结缔组织疾病、血液性疾病等。

3. 饮食调理　坚持低脂饮食，多食富含维生素 C 和植物蛋白的食物，忌食辛辣之品，戒烟、戒酒。

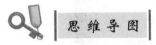

思维导图

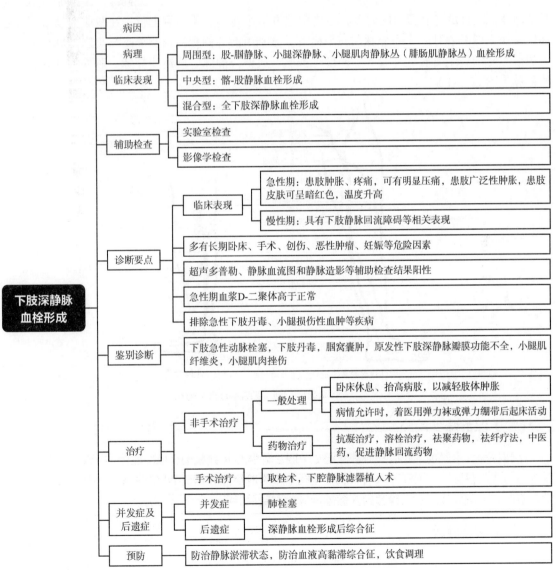

第五节　下肢静脉曲张

下肢静脉曲张（lower extremity varicose veins，LVV）是指下肢大隐静脉或小隐静脉系统处于过伸状态，以蜿蜒、迂曲为主要形态改变的一类疾病。多发生于持久站立或体力劳动者。

一、解 剖 生 理

下肢静脉由浅静脉、深静脉、交通静脉和小腿肌静脉组成。

（一）浅静脉

下肢浅静脉有大、小隐静脉两条主干。小隐静脉起自足背静脉网的外侧，自外踝后方上行，逐渐转至小腿屈侧中线并穿入深筋膜，注入腘静脉，可有一上行支注入大隐静脉。大隐静脉是人体最长的静脉，起自足背静脉网的内侧，经内踝前方沿小腿和大腿内侧上行，在腹股沟韧带下穿过卵圆窝注入股总静脉。大隐静脉在膝平面下，分别由前外侧和后内侧分支与小隐静脉交通，注入股总静脉前，主要有五个分支：阴部外静脉、腹壁浅静脉、旋髂浅静脉、股外侧静脉和股内侧静脉（图 20-5-1）。

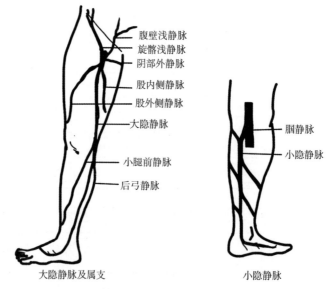

图 20-5-1　下肢静脉解剖图

（二）深静脉

小腿深静脉由胫前、胫后和腓静脉组成。胫后静脉与腓静脉汇合成一段短的胫腓干，后者与胫前静脉组成腘静脉，经腘窝进入内收肌管裂孔上行为股浅静脉，至小粗隆平面，与股深静脉汇合为股总静脉，于腹股沟韧带下缘移行为髂外静脉，与动脉并行。

（三）交通静脉

交通静脉穿过深筋膜连接深、浅静脉。小腿内侧的交通静脉，多数位于距足底（13±1）cm、（18±1）cm 和（24±1）cm 处；小腿外侧的交通静脉大多位于小腿中段。大腿内侧的交通静脉大多位于中、下 1/3 处（图 20-5-2）。

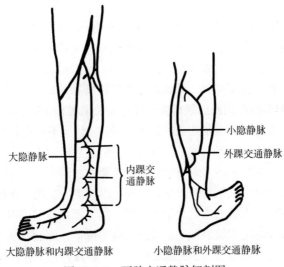

图 20-5-2　下肢交通静脉解剖图

（四）小腿肌静脉

小腿肌静脉有腓肠肌静脉和比目鱼肌静脉，直接汇入深静脉。

（五）静脉功能

静脉壁结构包括内膜、中膜和外膜。与动脉相比，静脉壁薄，肌细胞及弹性纤维较少，但富含胶原纤维，对维持静脉壁强度起重要作用。

人体下肢静脉中有一个特殊结构称作瓣膜。瓣膜由两层内皮细胞折叠而成，内有弹力纤维。正常瓣膜为双叶瓣。静脉瓣膜具有向心单向开放功能，关闭时可耐受 200mmHg 以上的逆向压力，足以阻止逆向血流。

在下肢，浅静脉占回心血量的 10%～15%，深静脉占 85%～90%。下肢静脉血流能对抗重力向心回流。主要依赖于：①静脉瓣膜向心单向开放功能，起向心导引血流并阻止逆向血流的作用。②肌关节泵（muscle and articular pump）的动力功能，驱使下肢静脉血流向心回流并降低静脉压，因此又称"周围心脏（peripheral heart）"。③其他因素：胸腔吸气期与心脏舒张期产生的负压作用，对周围静脉有向心吸引作用，腹腔内压升高及动脉搏动压力向邻近静脉传递，具有促使静脉回流和瓣膜关闭的作用。因此长时间的静息态坐、立位，下肢远侧的静脉处于高压与淤血状态。

二、病　　因

下肢静脉曲张的原因有静脉和瓣膜先天性结构不良，即原发性、单纯性下肢静脉曲张，主要是指先天性浅静脉壁薄弱或瓣膜关闭不全，以及静脉内压力持久升高导致静脉扩张，近端静脉属支瓣膜发生闭锁不全，使血液逆流，又逐渐破坏了远端瓣膜而形成静脉曲张。

生活环境致病因素有以下几种：家族史、长时间站立工作、体型高大粗壮和肥胖、妊娠、饮食习惯、负压增高、坐位工作等。

三、病 理

1. 静脉血反流出现静脉曲张 由于保护血液单向流动的静脉瓣膜遭到破坏,静脉血不能顺利从远心端回流至近心端,而是出现从近心端到远心端的反流,或者深静脉血液逆流入浅静脉。浅静脉因缺乏肌肉筋膜支持,仅为皮下疏松结缔组织包绕,再加上静脉壁薄弱,因此导致静脉增长、变粗、曲张。静脉壁内平滑肌纤维各处不均匀,因此静脉扩张程度和外形也不同。

2. 静脉高压状态引起静脉及周围组织病变 静脉血长期淤积,静脉压升高,造成活性粒子尤其是纤维蛋白原的漏出,局部 5-羟色胺及儿茶酚胺等增多,阻碍了毛细血管与周围正常组织间氧气与养分的交换,于是在皮肤和皮下组织出现了代谢障碍并引起静脉营养不良。曲张静脉的病理变化主要发生在静脉壁的中层。至晚期,弹力组织和肌组织都萎缩、消失,被纤维组织所替代,静脉壁变薄并失去弹性而扩张。静脉瓣也发生萎缩、硬化,同时出现皮下组织弥漫性纤维变性。静脉高压引起渗出增多,局部组织水肿,水肿液内含大量蛋白质,这些蛋白质又可引起和加重纤维组织增生。因此,恶性循环的结果是局部组织缺氧加剧,抗损伤能力降低,因而容易发生感染和溃疡。

迂曲扩张的静脉可造成静脉血淤滞、血流滞缓,加之静脉营养不良,易形成无菌性炎症或感染性炎症,继而引起血栓形成。血栓的形成、机化也使瓣膜进一步损坏,从而加重了静脉曲张。

四、临 床 表 现

原发性下肢静脉曲张以大隐静脉曲张为多见,单独的小隐静脉曲张较少见;以左侧下肢多见,但双侧下肢可先后发病。主要症状和体征如下。

(一)浅静脉曲张

浅静脉曲张主要症状为下肢浅静脉扩张、迂曲,状如蚯蚓,站立时更为明显。当平卧抬高患肢时曲张浅静脉瘪陷。小腿部静脉曲张的程度一般较大腿部更为严重。

(二)患肢肿胀、疼痛、酸胀和沉重感

患肢常感酸、沉、胀痛、易疲劳、乏力,久站时及行走时更加明显。当平卧抬高患肢后,不适感可缓解。

(三)下肢水肿

下肢水肿如合并踝交通支瓣膜功能不全或深静脉瓣膜功能不全时,在踝关节、小腿出现凹陷性水肿,其程度和范围随病情的轻重有很大不同。晨起时,水肿消失或减轻,午后或久站、久行后加重。

(四)小腿下段皮肤营养性变化

小腿下段皮肤营养性变化包括皮肤瘙痒、点片状棕褐色色素沉着、皮炎、湿疹、皮下脂质硬化和溃疡形成。随病情轻重,病变程度和范围也有差异。

(五)下肢静脉功能实验

(1)大隐静脉功能试验(Trendelenburg 试验):病人取平卧位,下肢抬高,使静脉空虚。检查

者在大腿根部以手指压住卵圆窝或用止血带压迫大隐静脉，然后让病人站立原处。若为单纯性隐-股静脉交界处的瓣膜功能不全，则在释放止血带后 10 秒内可出现自上而下的静脉曲张，或在 1～2 分钟内大隐静脉将仍然保持空虚，而后缓慢充盈。如见到加压处下方的静脉迅速充盈，则表明在加压处以下有一个或更多的交通支静脉瓣膜功能不全。小隐静脉瓣膜功能不全，可将手指或止血带加压在腘窝下方，采用相同方法测试。若在未解除压迫前 30 秒内下方静脉迅速充盈，则表明有交通支静脉瓣膜功能不全。

（2）深静脉通畅试验（Perthes 试验）：在大腿用一止血带阻断大隐静脉主干，嘱病人连续用力踢腿或下蹲 10 余次，由于下肢运动，肌肉收缩，浅静脉血向深静脉回流而使曲张静脉萎陷空虚。如充盈的曲张静脉迅速消失或明显减弱，且无下肢坠胀感时，即表示深层静脉通畅且交通支静脉完好，为阴性。如深静脉不通畅或有逆流使静脉压力增高则静脉曲张不减轻，甚至反而显著，为阳性。

（3）交通静脉瓣膜功能试验（Pratt 试验）：病人取仰卧位，抬高患肢，先在大腿根部扎止血带，然后从足趾向上至腘窝缚缠第一根弹力绷带，再自止血带处向下，扎上第二根弹力绷带；让病人站立，一边向下解开第一根弹力绷带，一边向下继续缚缠第二根弹力绷带，如果在两根弹力绷带之间的区域出现曲张静脉，即意味着该处有功能不全的交通静脉。

五、辅 助 检 查

1. 多普勒超声检查　多普勒超声检查可准确反映下肢静脉曲张时出现的一些病理变化及相应的形态学改变，尤其能清楚观察大隐静脉上端的静脉瓣形态、功能状况。在检查中也应注意小隐静脉曲张是否存在。

同时可应用超声判断深静脉是否通畅、了解深静脉瓣膜情况，如并发血栓性浅静脉炎可明确血栓相关情况。

2. 下肢静脉造影　下肢静脉造影是诊断和鉴别诊断下肢静脉瓣膜功能的一种可靠的检查方法。单纯性下肢静脉曲张病人下肢静脉顺行性造影显示为隐-股静脉瓣膜关闭不全及明显的浅静脉扩张、迂曲，而深静脉瓣膜功能正常。造影也可以观察小腿交通支的情况，但一般不作为常规检查。

六、诊 断 要 点

1）有长期站立和腹压升高病史（重体力劳动、慢性咳嗽、习惯性便秘、妊娠及盆腔肿瘤病史等），或有静脉曲张家族史。

2）病人下肢静脉明显迂曲、扩张成团，站立时更为明显。

3）患肢发胀、有沉重感，或下肢凹陷性水肿，晨轻暮重，久站、活动后加重，休息或平卧后可缓解。

4）深静脉通畅试验显示深静脉通畅；大隐静脉瓣膜功能试验显示大隐静脉瓣膜功能不全，可能有交通支静脉瓣膜功能不全。

5）多普勒超声或静脉造影显示隐静脉瓣膜功能不全，或同时有深静脉瓣膜功能不全。

七、鉴 别 诊 断

1. 下肢深静脉血栓形成后综合征　病人多于手术、创伤或妊娠后长期卧床发生肢体肿胀、疼痛病史，在深静脉血栓形成后期出现继发性下肢浅静脉曲张。以小腿分支静脉为主，肢体沉重、胀痛，患肢肿胀明显，活动或站立后加重，卧床休息后不能完全缓解。胫前、后踝部呈凹陷性水肿，皮肤营养障碍较明显。

2. 原发性下肢深静脉瓣膜功能不全　是下肢深静脉瓣膜薄弱、松弛及发育不良而造成其关闭不全，静脉血液反流，深静脉内压力升高，血液通过深浅静脉交通支逆流入浅静脉，进而导致下肢浅静脉曲张，小腿肿胀、色素沉着及溃疡等。通过下肢静脉造影和多普勒超声检查可以明确诊断。

3. 下肢动静脉瘘　由于动脉与静脉之间血液发生短路，动脉血液直接通过血管瘘口灌入静脉中，静脉内压力明显增高，使浅静脉显著曲张。患肢皮肤温度升高，瘘口附近的曲张静脉有震颤及杂音。在青年和儿童中，出现无明显原因的肢体静脉曲张，应考虑先天性动静脉瘘，如果同时伴有患肢增长、增粗、多毛、多汗等，则更支持该病诊断。如有肢体外伤患者，则应考虑继发性动静脉瘘。

4. 静脉畸形骨肥大综合征（Klippel-Trenaunay syndrome，KTS）　特征是肢体增长、增粗，浅静脉异常粗大并曲张，皮肤血管瘤（葡萄酒样斑）三联征。下肢静脉造影可发现深部静脉畸形或呈部分缺如，分支紊乱而多，浅静脉曲张等。

5. 布-加氏综合征　表现为肝脾肿大，大量而顽固性腹水，食管静脉曲张常合并出血，胸腹壁静脉曲张，双下肢水肿及静脉曲张，皮肤色素沉着，溃疡等。B超检查显示，肝体积和尾状叶增大，肝脏形态失常；肝静脉狭窄和闭塞。必要时进行腔静脉插管造影，可以明确诊断。

6. 肢体淋巴水肿　是在淋巴管发生损伤或其他原因造成淋巴管、淋巴结缺陷，产生淋巴液潴留所致。病变初期多位于膝关节以下呈凹陷水肿，以后皮肤日渐粗糙、变厚、变硬，呈团块状，易伴丹毒感染，淋巴管造影有助于鉴别诊断。

八、治　　疗

（一）非手术治疗

（1）药物治疗：口服马栗种子提取物、羟苯磺酸钙等可改善静脉回流，减轻静脉压力。如出现浅静脉血栓者，特别是大隐静脉近心端长段新鲜血栓，伴随 D-二聚体明显升高，除外其他原因可考虑使用抗凝药物。对于静脉淤积形成血栓、色素沉着、疼痛、肿胀者，可以辨证使用具有活血祛瘀、消肿止痛作用的中药或中成药，可显著改善局部血液循环，缓解肿痛症状。

（2）药物硬化剂注射疗法：是将硬化剂注入曲张静脉腔内，使静脉内膜产生化学性刺激而发生炎症，导致血栓形成，血栓机化后形成条束状纤维化结构，进而闭塞管腔。

（3）压迫疗法：对于曲张程度轻、范围小者或妊娠妇女、年老体弱不能耐受手术者，可以穿弹力袜或缚缠弹力绷带，此方法能起到控制病情发展，改善肢体静脉淤滞症状的作用。静脉曲张术后也应当配合使用压迫疗法。

（二）手术治疗

一旦确诊为单纯性下肢静脉曲张，凡是有症状且没有禁忌证（即深静脉通畅无血栓、没有严重的深静脉瓣膜功能不全）者，都应施行手术疗法。对下肢静脉曲张的病人，应考虑其下肢深静脉瓣膜关闭功能是否正常，通过下肢静脉造影来明确诊断和选择正确的手术方法。

1. 传统手术　即隐静脉高位结扎和曲张静脉剥脱术。

对大隐静脉功能不全的，应做大隐静脉及其分支高位结扎，并剥脱自内踝至结扎处的大隐静脉。小隐静脉曲张者，应做小隐静脉高位结扎，并剥脱自外踝至结扎处的小隐静脉。如合并外踝交通支功能不全，亦应予以结扎；所有发生深静脉血液倒流的交通支都应逐个予以结扎。

2. 透光静脉旋切术　透光静脉旋切术通过光照在直视下行曲张静脉刨吸切除，手术完全，不易遗漏，复发率低，且有效和美观。

3. 腔内热消融治疗

（1）激光、电凝治疗：随着微创技术的发展，国内外腔内治疗技术治疗下肢浅静脉曲张取得了长足的进步。静脉腔内激光治疗（endovenous laser treatment，EVLT）下肢浅静脉曲张的主要作用机制是通过激光光纤在静脉腔内输送 810nm 波长的红外线激光，产生热剥离作用，导致内皮细胞和静脉壁损伤，形成纤维化而使血管产生收缩和永久闭锁作用，但对血管周围正常组织无损伤，是近年新开展的一种手术方法。

（2）射频治疗：腔内射频消融（radio-frequency ablation，RFA），将射频产生的热能作用于静脉血管壁的内膜及胶原纤维，产生热凝固效应，使之变性、挛缩，致静脉腔皱缩，最终血管纤维化，永久闭塞。射频导管顶端应定位于隐股静脉的汇合处远端 2~3 cm，可以与浅静脉剥脱，或内镜筋膜下穿通静脉结扎术联合进行。整个操作在超声引导下完成。

（3）微波治疗：腔内微波消融（endovenous microwave ablation，EMA），微波通过辐射呈弧状发射，对整个血管壁造成均匀的凝固灼伤，使血管壁处于碳化状态，组织完全失活。微波组织热凝固效应与其他能源加热方法相比具有热效力高、升温快、组织受热均匀、热穿透适度、热凝固范围易调控等特点。

九、并　发　症

1. 血栓性浅静脉炎　曲张静脉易引起血栓形成及静脉周围炎，多发生于静脉曲张部位，可见局部红肿热痛、条索硬结，常遗有局部硬结与皮肤粘连。

2. 淤积性皮炎　多发生于小腿下 1/3 或小腿下 2/3，表现为皮肤营养障碍，皮肤萎缩、脱屑、增厚、干燥、色素沉着、渗液、瘙痒等。

3. 溃疡　踝周及足靴区易在皮肤损伤破溃后引起经久不愈的溃疡，愈合后常复发。

4. 曲张静脉破裂出血　大多发生于足靴区及踝部。可以表现为皮下淤血，或皮肤破溃时外出血，因静脉压力高而出血速度快。

十、预　　防

1. 避免长期站立或久坐　人体长期静止站立位时，血液因重力作用，使下肢静脉瓣膜所承受的压力较大，久坐也不利于静脉回流。因此应避免长期站立或久坐。

2. 防止腹压长期升高　腹压升高可以影响下肢静脉血液回流，引起下肢静脉内压升高，增加静脉瓣膜负担或使静脉瓣膜破坏。因此，应积极治疗能够导致腹压增高的慢性疾病，如慢性咳嗽、便秘等。保持体重，避免超重。

3. 抬高患肢，促进下肢静脉血液回流　适当休息并抬高患肢，以促进患肢血液回流，可以减轻患肢肿胀及预防小腿溃疡。

4. 穿弹力袜或捆绑弹力绷带　可以发挥小腿的肌肉"泵"作用，促进下肢血液回流，减轻或消除肢体沉重、疲劳感。

5. 预防外伤　因静脉迂曲，而使静脉壁极薄，故易损伤破裂出血。因此，应注意保护患肢。

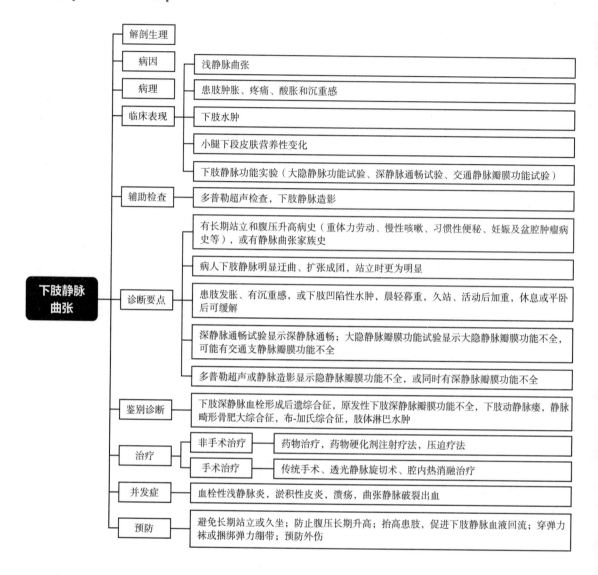

1. 请谈一谈"疼痛"这一周围血管疾病特征性表现在疾病中的特点。
2. 深静脉血栓形成的病人如果准备行非手术治疗，应该采取哪些措施？为预防继发深静脉血栓形成后综合征，应当提醒病人日常注意什么？
3. 请结合本章所学的内容，简述常见下肢缺血性疾病的病因、临床表现、治疗等方面的特点。

见习一　无菌术与手术

本章说课视频

一、外 科 洗 手

（一）目的

外科洗手作为一种简便易行的清洁措施，能有效预防和控制病原体传播。

（二）临床应用

外科手术操作前准备；有无菌要求的临床操作前准备；专科有创诊疗操作前准备。

（三）操作前准备

1）修剪指甲，打磨甲缘，去除甲下污垢，摘除手部饰品。

2）材料准备：消毒毛刷、普通肥皂或皂液、无菌小方巾。检查感应水龙头是否正常。

（四）操作步骤与方法

以下是七步洗手法。

流动水下湿润双手、前臂及肘上 10cm。取抗菌洗手液 4～5ml。

第一步：双手掌心相对，手指并拢，相互搓揉。

第二步：手心对手背，沿指缝相互搓揉，交换进行。

第三步：掌心相对，双手交叉，指缝相互搓揉。

第四步：弯曲手指，使关节在另一掌心旋转搓揉，交换进行。

第五步：一手握另一手大拇指旋转搓揉，交换进行。

第六步：将五指指尖并拢放在另一掌心旋转搓揉，交换进行。

第七步：螺旋式擦洗手腕部、前臂至肘上 10cm，交换进行（见习图 1-1-1）。

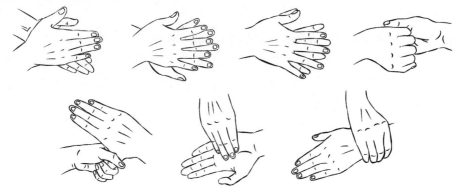

见习图 1-1-1　七步洗手法

以上步骤重复 2 次，共 5 分钟。流动水下彻底冲洗（保持手部高于肘部，避免污染），用无菌毛巾擦干（避免手部触及上肢皮肤）。

（五）注意事项

1）注意手指甲缝、指关节、指蹼处、腕部尺侧和肘后方等部位的清洗。从手的桡侧起渐次到背侧、尺侧，依次洗完五指及指蹼，然后洗手掌、手背；再洗双前臂；最后洗双上臂至肘上10cm。每次洗手时间 5 分钟。

2）如果指甲下有污垢，先清理指甲下的污垢。

3）冲洗的过程先冲手部，再冲前臂，最后冲上臂，使水流自手部流向肘部，不可倒流。避免水溅湿衣裤，衣裤湿后应立即更换。

二、外科手消毒

（一）目的

外科手消毒作为一种简便易行的消毒措施，能有效预防和控制病原体传播，防止术后感染的发生。

（二）临床应用

外科手术操作前准备；有无菌要求的临床操作前准备；专科有创诊疗操作前准备。

（三）操作前准备

1）更换刷手衣（要求内部衣衫未露出刷手衣领口及袖口外，刷手衣下沿要完全掖于刷手裤内），换手术用鞋，戴好医用帽子（勿使头发暴露）和口罩（罩住口鼻）。

2）修剪指甲，打磨甲缘，去除甲下污垢，摘除手部饰品。

3）将刷手衣袖挽至肘上 10cm 以上。

4）检查双手及手臂皮肤无破损。

5）材料准备：消毒毛刷、普通肥皂或皂液、无菌小方巾、0.5%碘伏、75%酒精、洁肤柔洗手液和洁肤柔消毒凝胶。检查感应水龙头是否正常。

（四）操作步骤与方法

1. 消毒液刷手法

见习操作 1-1
外科洗手及
刷手

1）普通洗手：先用普通肥皂按七步洗手法洗手。

2）消毒液刷手：用消毒毛刷取洁肤柔洗手液刷指尖、手、腕、前臂至肘上 10cm 以上（由远及近，沿一个方向顺序刷洗），刷时用相当力量，注意甲缘下及指间部位，保持指尖朝上、肘朝下，两上肢沿手、腕、前臂、肘上交替进行刷洗，刷完一次后用清水将洁肤柔洗手液冲洗干净，先冲手部，再冲前臂，最后冲上臂，使水流自手部流向肘部，时间 3 分钟。冲洗后保持拱手姿势（见习图 1-2-1）。

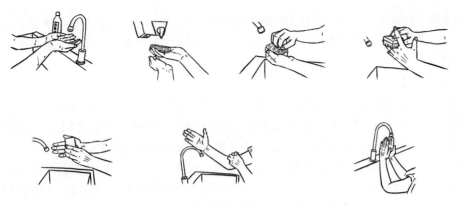

见习图 1-2-1　消毒液刷手法

　　3）擦手：用无菌小方巾先擦干双手，对角折叠成三角形，直角尖朝外搭在手臂上，从手腕向前臂、肘部到肘上 10cm 处顺序擦干，先擦干一侧，翻转手巾再擦另一侧，擦过肘部的手巾不能再接触手和前臂。

　　4）涂手：用 5～10ml 洁肤柔消毒凝胶均匀涂于两手、前臂和肘上 6cm 一遍，双手搓擦至干（见习图 1-2-2）。

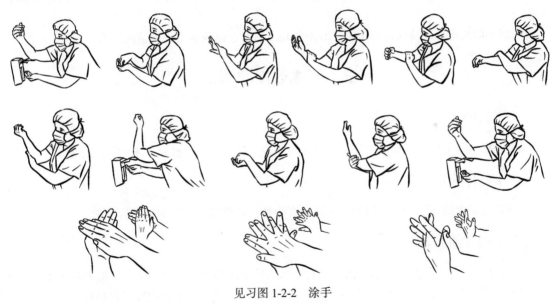

见习图 1-2-2　涂手

　　2. 碘伏刷手法

　　1）先用肥皂水把手、前臂清洗一遍，用干净一次性纸巾或干毛巾擦干。

　　2）碘伏刷手：用消毒的软毛刷蘸取 0.5% 碘伏刷手。刷手顺序采用三段法：先刷双手，顺序为指端、甲缘及两侧甲沟，由拇指的桡侧起渐次到背侧、尺侧，依次刷完五指及指蹼，然后刷手掌、手背；再刷双前臂；最后刷双上臂至肘上 6cm。刷手时间 5 分钟，要求用力适当、均匀一致，从手到臂，交替逐渐上行，顺序不可逆，不可留有空白区。时间的安排并不是均匀分配的，双手的用时要多一些。

　　3）擦手：用无菌小方巾擦干手部后，对角折叠成三角形，保持双手位于胸前并高于前臂，直角尖朝外搭在左手臂上，以右手拉紧下垂的两个边角左右摆动擦干，逐渐向上移动至肘上 6cm。再用另一块无菌小方巾以同样的方法擦干对侧手和手臂。注意毛巾移动方向只能从手到上臂，切忌相反。擦手的目的是方便戴无菌手套，因此，擦手不一定要把碘伏擦得十分干净，适当留下一些碘伏会形成一层保护膜，更加有利于无菌操作。

3. 消毒液涂擦法

见习操作
1-2　消毒
液涂擦法

1）取 2～3ml 消毒液于左手掌心，右手指尖于左手掌心内揉擦。

2）左手掌将剩余的消毒液均匀涂抹右手掌、指间、手背，以七步洗手法方式涂擦双手，再用旋转揉搓的方式涂抹右手腕、右手前臂及肘上 10cm。

3）再取 2～3ml 消毒液于右手掌心，同法搓揉至左手前臂及肘上 10cm。

4）再取 2～3ml 消毒液，按照七步洗手法搓揉双手至手腕部，揉搓至干燥。

5）外科手消毒后双手置于胸前，保持一定距离。进入手术间时，防止双手被污染。

（五）注意事项

1）注意手指甲缝、指关节、指蹼处、腕部尺侧和肘后方等部位的刷洗。手的桡侧起渐次到背侧、尺侧，依次刷完五指及指蹼，然后刷手掌、手背；再刷双前臂；最后刷双上臂至肘上 6cm。刷手时间 5 分钟。

2）无菌毛刷、无菌小方巾接触到上臂后，不可回转，不可留有空白区，不能再接触手部和前臂。

3）刷手的冲洗过程应保持双手置于胸前并高于肘部，保证水由手部流向肘部。

三、手术区皮肤消毒

（一）目的

杀灭手术切口部位及其周围皮肤上的细菌及其他病原微生物，杜绝手术中发生感染事件。

（二）临床应用

接受任何手术的病人（对所用消毒剂过敏者除外，可更换其他消毒剂进行消毒）。

（三）操作前准备

1）做好手术前皮肤准备，不同的手术对手术区域皮肤准备的要求不同。一般外科手术，如病人病情允许，要求病人在手术前一天下午洗浴。如皮肤上有较多油脂或胶布粘贴的残迹，先用松节油或 75% 酒精擦净，并进行手术区域除毛。

2）着装符合手术室的管理要求。

3）戴好帽子、口罩。

4）按照操作要求已完成外科手消毒。

5）核对手术病人信息、手术名称、手术部位及切口要求，确定消毒区域及范围。

6）准备消毒器具及消毒剂：弯盘、卵圆钳、无菌纱布或无菌大棉球，消毒剂（0.75%吡咯烷酮碘或 2.5%碘酊，75%酒精）。

（四）操作步骤与方法

1）将无菌纱布或消毒大棉球用消毒剂彻底浸透，用卵圆钳夹住消毒纱布或大棉球，由手术切口中心向四周稍用力涂擦，涂擦某一部位时方向保持一致，严禁做往返涂擦动作。消毒范围应包括手术切口周围半径 15cm 的区域，并应根据手术可能发生的变化适当扩大范围。常见手术区皮肤消毒范围参考见习图 1-3-1。

见习操作 1-3
手术区皮肤
消毒

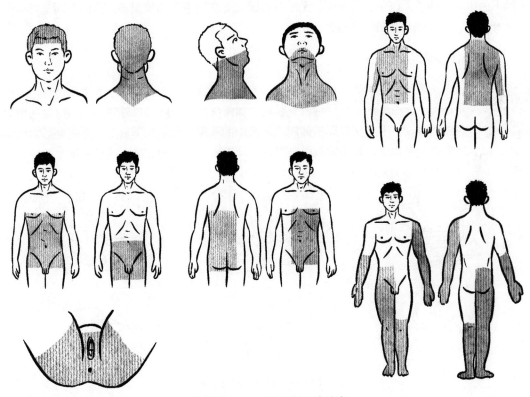

见习图 1-3-1　手术区皮肤消毒

2）重复涂擦三遍，第二、三遍涂擦的范围均不能超出上一遍的范围。如应用碘伏消毒，则直接涂擦碘伏三遍。如应用碘酊消毒，第一遍使用碘酊，第二、三遍使用酒精脱碘。务必脱碘完全。

3）如为感染伤口或会阴、肛门等污染处手术，则应从外周向感染伤口或会阴、肛门处涂擦。

4）使用过的消毒纱布或大棉球应按手术室要求处置。

四、铺　　巾

（一）目的

除显露手术切口所必需的最小皮肤区之外，遮盖手术病人其他部位，使手术周围环境成为一个较大范围的无菌区域，以避免和尽量减少手术中的污染。

（二）临床应用

1）接受任何手术的病人。

2）有创无菌操作。

（三）操作前准备

手术区皮肤消毒后，由执行消毒的医师及器械护士协同做手术区无菌巾、无菌单的铺放，顺序是先铺无菌巾，再铺盖无菌单。无菌巾、无菌单的铺盖方法因手术部位而异，总的原则是要求将病人的全身遮盖，准确地显露出手术视野。

（四）操作步骤与方法

见习操作 1-4

铺巾

一般无菌手术切口周围至少要盖有四层无菌巾、无菌单。小手术用消毒巾、小孔巾即可。无菌巾铺完后尽量避免移动，如需移动只能向切口外移动，不得由周围向切口中心移动。手术切口周围铺四块无菌巾的顺序一般是先下后上、先对侧后本侧（逆时针方向铺巾）。如果铺巾由已穿好无菌手术衣的医师实施，需要先铺本侧，保护自己不受污染（见习图 1-4-1）。

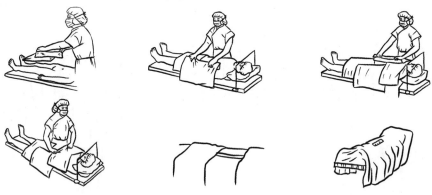

见习图 1-4-1　铺巾（腹部手术）

（五）注意事项

1）无菌巾、无菌单不可与周围的人或物品接触。无菌巾、无菌单之下界要遮至手术者的腰平面以下至少 30cm，如污染即须更换。

2）先定好部位再铺单。铺单后，允许将单子自手术区向周围稍移动，不允许自周围向手术区移动，以免污染手术区。

3）尽量应用稍大的单子，减少铺单数目。小单子要重叠盖好，以免散开，导致污染。

4）切口四周至少有四层巾单遮盖。术中一经浸湿，即失去无菌隔离作用，应重加盖无菌巾、无菌单。

5）铺置薄膜手术巾前先用无菌纱布擦干手术区皮肤。

五、穿脱无菌手术衣

（一）目的

实施外科手术的人员避免经外科手消毒、戴无菌手套之后，身体其他部位造成手术区域的污染；

形成无菌手术区进行操作，防止细菌移位引起污染。同时保护操作者不被病人病灶部位的病原微生物、恶性组织细胞等污染。

（二）临床应用

用于参加无菌手术人员的术前无菌准备，所有参加外科手术的手术人员，手消毒后都应穿着无菌手术衣。

（三）操作前准备

1）着装符合管理要求。

2）戴好帽子、口罩。

3）按照操作要求已完成外科手消毒。手术人员手臂消毒后，即需穿戴无菌手术衣、手套。根据所用手套灭菌方法的不同，戴手套与穿手术衣的顺序也不同。目前多数医院采用一次性灭菌橡胶外科手套（干手套）。如用干手套，应先穿手术衣，后戴手套；如用湿手套，则应先戴手套，后穿手术衣。

4）检查无菌手术衣的类型、号码，灭菌指示卡，无菌有效日期。

（四）操作步骤与方法

1. 穿手术衣

1）后开襟手术衣穿法：取手术衣，分清内、外两面，双手抓住衣领两端内面，轻轻抖开，将手术衣向上轻掷起，顺势将两手向前伸入衣袖内，助手从身后协助拉好，使双手露出袖口，然后双臂交叉，提起腰带向后递，仍由助手在身后将腰带及背部衣带系好，戴一次性无菌手套。注意勿将衣服的外面对向自己或触碰到其他物品及地面，未戴手套的手不得碰触手术衣的外面（见习图 1-5-1）。

见习操作 1-5 穿后开襟手术衣

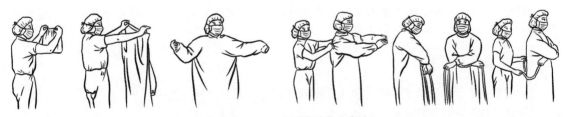

见习图 1-5-1　后开襟手术衣穿法

2）全遮盖式手术衣穿法：提起手术衣两肩袖口处，轻轻将手术衣抖开，稍掷起手术衣，顺势将两手插进衣袖内并向前伸，将两手自袖腕口伸出。巡回护士在身后系好颈带和背带，戴好一次性无菌手套后再解开系于前胸的腰带。将长腰带递给已戴好一次性无菌手套的护士或持灭菌器械的护士，自己顺势转圈，将后背全部覆盖后接过腰带，自行在前腹部系结（见习图 1-5-2）。

3）在手术开始前，应将双手举于胸前（肩下腰上位置），切勿任意下垂或高举。

见习操作 1-6 穿全遮盖式手术衣

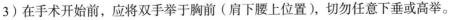

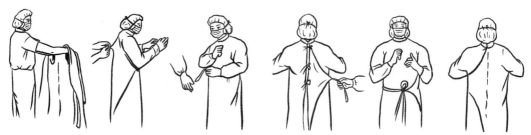

见习图 1-5-2　全遮盖式手术衣穿法

2. 脱无菌手术衣

见习操作 1-7
脱无菌手术衣

　　1）他人帮助脱衣法：自己双手抱肘，由巡回护士解开衣带后，拉住手术衣里侧将手术衣肩部向肘部翻转，然后再向手的方向扯脱，如此则手套的腕部就随着翻转到手上。

　　2）个人脱手术衣法：左手抓住右肩手术衣外侧，自上拉下，使衣袖翻向外。同法拉下左肩手术衣。脱下全部手术衣，使衣里外翻，保护手臂及刷手衣裤不被手术衣外面所污染。最后脱下手术衣扔于污衣袋中。

六、穿脱无菌手套

（一）目的

　　1）在各科无菌手术或其他需要无菌条件的临床操作过程中，避免手部经外科手消毒后仍然残留病原体而对手术区域造成污染，隔绝细菌，形成无菌手术区进行操作，防止细菌移位引起污染。

　　2）保护操作者不被病人病灶部位的病原微生物、恶性组织细胞污染。

（二）临床应用

　　应用于无菌手术前参加手术人员的术前无菌准备，所有参加外科手术的人员都必须佩戴无菌手套。

（三）操作前准备

　　1）着装符合手术室及相关操作室工作间管理要求，戴好口罩、帽子。

　　2）已经按照操作要求完成外科手消毒。

　　3）查看无菌手套类型、号码及有效期。

（四）操作步骤与方法

　　尚未戴无菌手套的手，只允许接触手套套口向外翻折的部分，不能碰到手套的外面；已戴一只手套的手，不可接触另一手套的内面和未戴手套的手。无菌手套有干、湿两种，以一次性灭菌橡胶外科手套（干手套）最为常用。

见习操作 1-8
穿脱无菌手套

　　1. 戴干手套法

　　1）选取合适的操作环境，确保戴无菌手套过程中不会因为手套放置不当或空间不足而发生污染事件。

　　2）打开无菌手套外包装，拿出内包装平放在操作台上。

3）区分左右手手套，用右手自手套袋内捏住两只手套的翻折部提出手套，使两只手套拇指相对。先用右手插入右手手套内，再将戴好手套的右手 2～5 指插入左手套的翻折部内，让左手插入左手套中。

4）然后将手套翻折部翻回套压住手术衣袖口。若手套外面有滑石粉，应用无菌盐水冲净。

5）在手术开始前，应将双手举于胸前（见习图 1-6-1）。

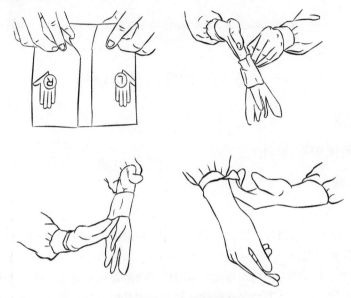

见习图 1-6-1　戴干手套法

2. 脱手套法

1）用戴手套的手捏住另一只手套污染面（外面）的边缘脱下。

2）戴手套的手捏住脱下的手套，用脱下手套的手伸入另一只手套清洁面（内侧面）将手套脱下。

3）用手捏住脱下手套的内侧面扔进医用垃圾桶。

见习二　外科基本操作及实用急救技术

一、外科手术常用基本器械

（一）目的要求

熟悉常用手术器械及缝合材料。

（二）常用器械

1. 手术刀

（1）装取方法：手术刀由刀片、刀柄两部分组成。根据刀刃的形状分为圆刀、弯刀、球头刀及三角刀，用于切开各种组织。

安装刀片时用持针钳夹住刀片前端背侧，与刀柄的沟槽处相互对合，轻轻向内拉即可嵌入刀柄上。取下刀片时，以持针钳夹住刀片尾端背侧，稍翘起刀片同时前推取下（见习图 2-1-1）。

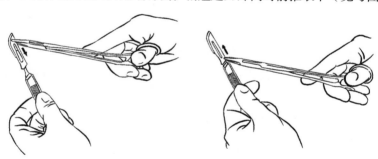

见习图 2-1-1　手术刀装取方法

（2）执刀方法：手术刀主要用于切割组织，有时也可将刀柄尾端作为钝性分离组织的工具。用于组织切割时的正确执刀方法有以下四种。

1）执弓法：动作幅度大而灵活，多用于较大切口的皮肤切开，特别适用于胸腹部、四肢手术切口。

2）抓持法：示指压于刀柄背部，作用力较大，切割范围较广，多用于大块组织的切割，如截肢等。

3）执笔法：动作轻巧精细，适用于短小切口的皮肤切开，如面部皮肤的切开。切开时应注意方向准确，力度适中，防止"滑刀"。有时可用小指支于拟切开处附近，增加动作的准确性。此外，执笔法还常用于解剖血管、神经等重要组织。

4）反挑法：用于切开管道器官，如胆总管、肠管等，也可用于浅表脓肿的切开引流，能避免深部组织的损伤。执刀方法与执笔法相似，不同之处在于刀刃向上，切割时刀尖端先插入组织，然后向上反挑（见习图 2-1-2）。

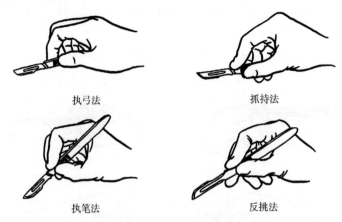

执弓法　　　　　　　抓持法

执笔法　　　　　　　反挑法

见习图 2-1-2　执刀方法

（3）使用注意事项

1）选择刀片时，应注意刀刃必须锋利，可预先试切少许无菌纱布或无菌绷带卷。

2）刀法准确，切口整齐，并可随切口部位、走向不同随时变换执刀方法；皮肤切开争取一气呵成，避免来回切割。

3）执弓法及抓持法用刀时，手、腕、前臂应固定于一定姿势，靠肩关节、上臂运动带动前臂、腕及手部；执笔法及反挑法用刀时，肩、肘关节固定于一定姿势，靠手指、腕关节运动，完成切割。

4）执刀时一般持拿刀柄的中前 1/3 有防滑带的位置，避免过高或过低。

5）手术刀传递过程中应将刀柄递向对方，避免造成伤害。

2. 手术剪

（1）分类：常用的有组织剪、线剪、拆线剪几类，每类又有长、短、直、弯、尖头、钝头之分。

组织剪刀薄、锐利，有直、弯两型，大小长短不一，可依手术部位、剪割组织不同而选用，主要用于剪开、分离组织。线剪分剪线剪、拆线剪，前者用于剪断缝线、引流物、敷料等，后者用于拆线（见习图 2-1-3）。

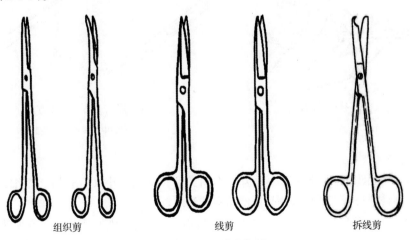

组织剪　　　　　　线剪　　　　　　拆线剪

见习图 2-1-3　手术剪刀

（2）执剪方法：正确的执剪方法是拇指和环指各插入一柄环，用张开的示指抵住剪轴，具有三角形的稳定作用。

（3）使用注意事项

1）剪割组织时，一般采用正剪法，有时也采用反剪法（见习图 2-1-4）。深部操作时可采用垂剪法。

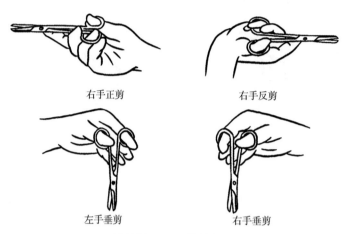

右手正剪　　　　　　　右手反剪

左手垂剪　　　　　　　右手垂剪

见习图 2-1-4　执剪方法

2）有时为了增加稳定性，还可采用扶剪法（见习图 2-1-5）。

3）剪刀应该根据用途专物专用，如避免用组织剪剪线，注意保护器械。

4）剪刀传递过程中应将剪刀柄递向对方，避免造成伤害。

（4）剪线方法：剪线时微张开剪刀，其中一叶顺线尾向下滑动至线结的上缘，碰到线结后再将剪刀另一叶向上倾斜 45°，然后将线剪断（见习图 2-1-6）。线结的剪线长度应合适，一般组织中丝线线头长度 1～2mm，肠线线头长度 3～4mm，皮肤线线头长度 1cm。深部及粗线线头或重要的血管结扎留头宜长，浅部或细线线头宜短。

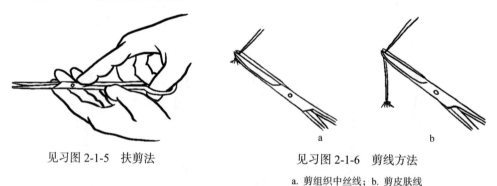

见习图 2-1-5　扶剪法

见习图 2-1-6　剪线方法
a. 剪组织中丝线；b. 剪皮肤线

3. 手术镊子

（1）分类：手术镊子可分有齿、无齿等不同类型，根据大小又有长短、粗细之分（见习图 2-1-7）。用于夹持缝合针、敷料等物品及活检夹持组织。

（2）执镊方法：利用拇指与示指、中指相对持镊子，环指参与稳定镊子（参照执笔式）（见习图 2-1-8）。换药操作时，镊子尖端应始终朝下，以免消毒液滴到手上或来回流动造成污染。

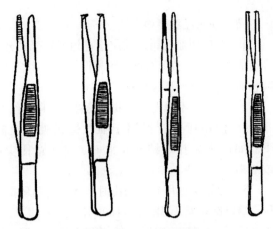

见习图 2-1-7　手术镊子

（3）使用注意事项：分离皮下层或缝合皮肤时，最好不用镊子直接夹持皮肤，而仅用尖端夹持皮下组织层或筋膜层，可减少皮肤捻挫、挤压。

4. 血管钳

（1）分类：也称止血钳，其形状有直、弯两大类，每一类又有大、中、小之分，使用时可根据手术部位、术野深浅、被夹持的组织不同，选择不同形状、不同规格的血管钳（见习图 2-1-9）。

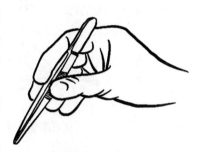

见习图 2-1-8　执镊方法

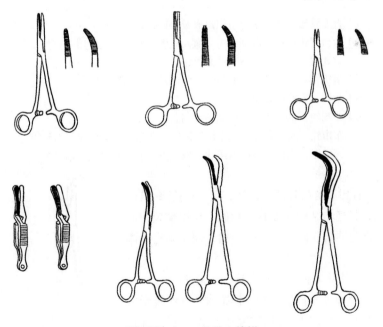

见习图 2-1-9　各种血管钳

（2）执钳方法：大拇指与环指各插入一柄环，示指、中指用于稳定血管钳，有时还可采用掌握法。血管钳常用于钳夹止血，止血时仅夹血管断端及其周围少许组织；也可用于组织的钝性分离，还常用于协助术者拔针（见习图 2-1-10）。

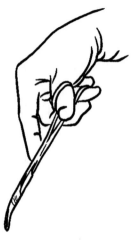

见习图 2-1-10 执钳方法

（3）使用注意事项

1）在使用血管钳之前应检查扣锁是否失灵，防止止血后钳柄自动松开造成出血。检查前端横形齿槽两叶是否吻合严密，不吻合者不使用，以防止血管钳夹持组织滑脱。

2）血管钳不得夹持皮肤、肠管等，以免组织坏死。

3）使用弯血管钳用于临时性钳夹止血时，止血钳的尖端可朝下；如用于缝扎或结扎止血时，应注意使尖端朝上，便于松钳结扎或缝扎。

4）松钳法：用右手松钳时，将拇指及环指插入柄环内，相对捏紧挤压，继以旋开（见习图 2-1-11）；用左手松钳时，拇指及示指持一柄环，中指、环指顶住另一柄环，并向前推动柄环，即可松开（见习图 2-1-12）。松钳时注意控制钳柄，避免器械突然弹开。

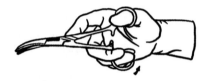

见习图 2-1-11 右手松钳

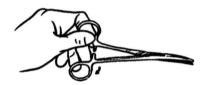

见习图 2-1-12 左手松钳

附 常用手术钳类器械

见习操作 2-1
常用血管钳
类器械

1）直血管钳：夹止浅层组织出血及协助拔针使用。

2）弯血管钳：夹止深部组织出血及腹腔内血管出血使用。

3）蚊式钳：为细小、精巧的血管钳。

4）组织钳：用于夹持一般组织、肿瘤被膜、阑尾系膜等。

5）肠钳：夹持肠管用。

6）卵圆钳：消毒皮肤及提起肠管用。

7）布巾钳：钳夹各种手术布巾及固定皮肤用，有时用以牵引组织。

8）海绵钳：用以夹持海绵或纱布球，以检查内腔或剥离粘连等。

5. 持针钳

（1）用途：持针钳又称持针器、针持，用于夹持缝合针，也用作器械打结，其基本结构与血管钳相似。但钳嘴较止血钳短宽扁平，内部为菱格状网纹并有一凹槽，便于固定针体（见习图 2-1-13）。

（2）执持针钳方法：掌握法、指套法、掌拇法。

1）掌握法：示指抵于钳的前半部，拇指大鱼际肌置于柄环上方，余三指压柄环于掌中，使用时容易改变缝合针方向，操作方便（见习图 2-1-14）。

2）指套法：与执剪、执血管钳方法相同，使用时省时、松钳方便但转动角度受限（见习图 2-1-15）。

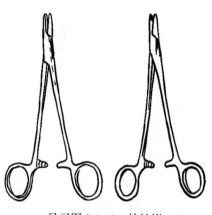

见习图 2-1-13 持针钳

3）掌拇法：示指压在钳的前半部，拇指及其余三指压住一柄环固定于掌中（见习图 2-1-16）。

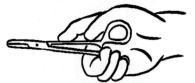
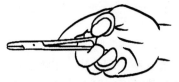
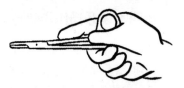

见习图 2-1-14　掌握法　　　　见习图 2-1-15　指套法　　　　见习图 2-1-16　掌拇法

（3）使用注意事项

1）持针钳在手术台上应保持始终加持缝针状态，避免丢针。

2）持针钳加持缝针后在传递过程中应将钳柄递向对方，避免针尖造成伤害。

6. 拉钩　用途：用于牵开创口，显露内脏组织。常用拉钩包括单钩、双钩、爪钩、鞍状钩、甲状腺拉钩及固定式胸、腹腔牵开器。

7. 缝合针　依针头横截面分为圆缝合针及三角缝合针两种，每种有直、弯之分。圆针：缝合组织、血管、神经及脏器用；三角针：用以缝合皮肤及韧带等。

8. 缝合材料　缝合材料主要是指缝线，用以缝合组织或结扎血管，分为可吸收线和不可吸收线两类。可吸收线目前最常用的是纯天然蛋白缝线、合成类生物降解纤维医用缝合线；不可吸收线以丝线为常用，其他有尼龙线及金属线等。根据缝线的不同粗细程度有不同标号。用于血管吻合或微创手术的极细缝合线一般为针线一体。

见习操作 2-2
拉钩

见习操作 2-3
缝合针

二、组织切开分离

（一）目的

1）外科手术的必要步骤，充分暴露手术视野，显露深部组织和游离病变组织，方便术者进行进一步的手术治疗，保障手术顺利进行。

2）是清除脓肿和病变组织的主要治疗方式。

见习操作 2-4
缝合材料

（二）临床应用

应用于各类外科手术，用于显露手术视野，保障手术进行。

（三）操作前准备

1）了解相关手术器械的用法：如手术刀、剪子、血管钳、手术镊、纱布等。

2）为保证手术切口、病变位置及手术方式一致，术前应再次核对病人资料、病变位置及预定术式。

3）所有切口都应在预定切口区用深色笔进行标记。

4）针对手术选取适宜的麻醉方式进行麻醉。

5）手术区域的消毒、铺巾。

6）手术人员的消毒与无菌准备。

7）组织切开前，必须了解局部解剖关系，如解剖层次、组织厚度、血管、神经分布及重要器官的体表解剖标志等。

（四）切开操作步骤与方法

1）切口部位的选择：切口应选择在病变附近，要够大，便于显露和通过最短途径达到病变部位而不损伤重要解剖结构，愈合后不影响生理功能，兼顾美观，还要考虑手术中必要时可延伸切口。

2）皮肤切开：术前完成常规的消毒后，切开前用酒精或碘伏消毒一遍，用齿镊检查切口的麻醉状况，通知麻醉师手术开始。切开时皮肤不应随刀移动，用左手固定皮肤使皮肤保持一定张力，如切口较大可由术者与对侧助手用鱼际固定皮肤，右手持手术刀垂直皮肤切开，深浅适宜，逐层切开，避免来回切割。

3）皮下切开：沿皮肤切口深入达皮下组织的全层，两端可以用剪刀剪开。

4）肌肉分开：沿肌肉纤维反复用刀柄、血管钳、拉钩或手指分离。需切断者，分别用两把止血钳夹持，在止血钳之间用刀或者剪切断，断端用线结扎。

5）切开胸、腹膜时，可采用手指、纱布、刀柄等隔离深部脏器，避免损伤。

6）胆管、输尿管的切开：原则上应在管道的前壁预定切口的两侧做细丝线悬吊后，再用尖刀片在两线之间切开，避免直接切开可能伤及管道后壁。

（五）切开注意事项

1）切开胸、腹膜时，可采用手指、纱布、刀柄等隔离深部脏器，避免损伤。

2）切开空腔脏器前要用盐水纱布垫保护周围器官，在切开的同时吸净脏器内流出的内容物，以免造成污染。

3）手术刀刃一般须与切口垂直，个别手术除外。

4）皮肤组织在同一深度全层切开，边缘整齐。

5）切口应接近病变器官，使之易于显露，损伤少，无重要血管、神经通过，易愈合，不影响功能和美观，关节处做"S"状切口，关节曲面做横切口。乳腺应选择以乳头为中心的放射状切口，尽量避免乳管损伤。

6）切开皮肤和皮下组织后随即用手术巾覆盖切口周围（现临床上多用无菌薄膜粘贴切口部位后再行切开）以隔离和保护伤口免受污染。

7）切口大小要合适，切缘整齐。

（六）组织分离方法

1）锐性分离：用手术刀或剪直接沿组织间隙切开或剪开，对组织损伤小，但必须在直视下操作。

2）钝性分离：用刀柄、剥离子、手指或借剪或血管钳的张开力进行组织分离。适用于分离正常肌肉、良性肿瘤包膜等。

（七）组织分离注意事项

在分离时，不可损伤较大的血管、神经及肌肉组织。遇到喷射性出血，视为大血管损伤，应立即停止剥离，吸净血液，采取有效的方法止血。

三、打　结

（一）目的

正确而熟练的打结（surgical knots）是外科医生必备而又重要的基本功，是保证手术成功的关键。因为手术中的止血和缝合均需进行结扎，而结扎是否牢固可靠又与打结的方法是否正确有关。如果打结不牢固，出现松动、滑脱，就会引起术后出血、消化道瘘、胆瘘等并发症，轻者给病人带来痛苦，重者危及病人生命。可见，打结是外科手术操作中十分重要的技术，要求临床医师在学习和工作中首先了解正确的打结方法，然后逐渐熟练掌握。

（二）临床应用

手术止血、缝合。

（三）操作前准备

缝线，止血钳或持针器。

（四）结的种类

1）方结：又称平结，是外科手术中主要的打结方式。其特点是结扎线来回交错，第一个结与第二个结方向相反，着力均匀，不易滑脱，牢固可靠。用于较小血管和各种缝合时的结扎。

2）三重结：在平结的基础上再重复第一个结，共三个结，第二个结和第三个结的方向相反，加强了结扎线间的摩擦力，防止结扎线松散滑脱，因而牢固可靠，用于较大血管的结扎。重复两个二重结即为四重结，仅在结扎特别重要的大血管时采用。

3）外科结：打第一个结时缠绕两次，打第二个结时仅缠绕一次，其目的是让第一个结圈摩擦力增大，打第二个结时不易滑脱和松动，使结扎更牢固。大血管或有张力缝合后的结扎强调使用外科结（见习图 2-3-1）。

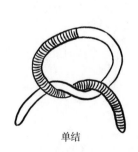
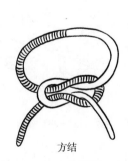
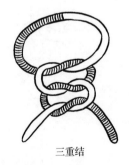
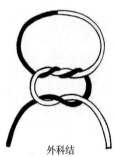

单结　　　　　　　　方结　　　　　　　　三重结　　　　　　　　外科结

见习图 2-3-1　结的种类

（五）操作步骤与方法

1）单手打结法：是最常用的一种方法。打结速度快，节省结扎线，左右手均可打结，简便迅速（见习图 2-3-2）。

见习操作 2-5
单手打结法

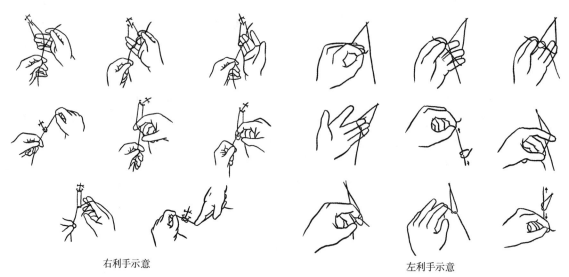

右利手示意　　　　　　　　　　　　　　　　左利手示意

见习图 2-3-2　单手打结法

2）双手打结法：也较常采用。结扎可靠，主要用于深部或组织张力较大的缝合结扎，缺点是打结速度慢，结扎线较长。

3）持针器打结法：用持针器或止血钳打结。常用于体表小手术或线头短用手打结有困难时，仅术者一人操作，方便易行，节省线。在张力缝合时，为防止滑脱，可在第一个结连续缠绕两次形成外科结（见习图 2-3-3）。

见习操作 2-6
双手打结法

见习操作 2-7
持针器打结法

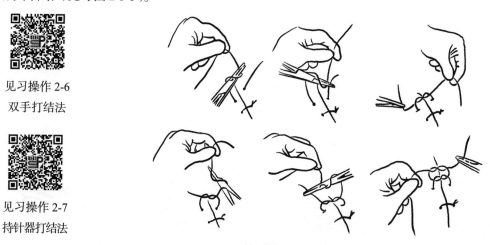

见习图 2-3-3　持针器打结法

此外，对胸部组织如胸、腹、盆腔的组织结扎，应实行深部打结法，即在完成线的交叉后，左手持住线的一端，右手示指尖逐渐将线向下推移，至略超过结扎点和左手相对用力，直至线结收紧。

四、缝　　合

（一）目的

缝合（suture）的目的是借缝合的张力维持伤口边缘相互对合以消灭组织空隙，有利于组织愈合。切口的良好愈合与正确选用缝合方法、合理选择缝合材料及精细的操作技术有关。在临床上因缝合不当而发生严重并发症，危及病人生命的情况并非少见。临床医师必须要掌握常见的缝合原则和方法。

（二）适应证

手术切口和适宜一期缝合的新鲜创伤伤口。

（三）禁忌证

污染严重或已化脓感染的伤口。

（四）器械准备（以腹部手术缝合为例）

1、4、7 号丝线若干；常规腹部外科的缝针数套；手术刀 1 把；无齿镊、有齿镊各 1 把；持针器 1 把；止血钳 2 把；线剪 1 把；无菌医用手套。

用持针的尖夹住缝针的中后 1/3 交界处为宜，多数情况下夹持的针尖应向左，特殊情况可向右，缝线应重叠 1/3，且将绕线重叠部分也放于针嘴内。

（五）缝合原则

1）按解剖层次准确对位。

2）深浅合适，不留残腔。

3）松紧合适。一般针眼距 0.5～1cm，针间距 1～1.5cm。

4）一般皮肤缝合应避免内翻和严重外翻；皮肤松弛处（如阴囊）应做外翻缝合；胃肠道缝合时应使浆膜内翻；输尿管缝合时应外翻，内膜对内膜。

5）感染伤口仅引流，不缝合。

（六）操作步骤与方法

1）进针：缝合时左手执有齿镊，提起皮肤边缘，右手执持针器，用旋腕力由外旋进，针尖垂直皮肤，顺针的弧度刺入皮肤，经皮下从对侧切口皮缘合适位置穿出。

2）出针：可用有齿镊夹持针前端，顺针的弧度外拔，同时持针器从针后部顺势前推。

见习操作 2-8
间断缝合

3）夹针、拔针：当针要完全拔出时，阻力已很小，可松开持针器，单用镊子夹针继续外拔，持针器迅速转位再夹针体（后 1/3 弧处），顺针弧度旋腕，将针完全拔出，打结，剪线，完成缝合步骤。缝针始终要用持针器夹持，避免缝针脱失或扎伤手术相关人员。

（七）缝合法分类

根据缝合后切口边缘的形态分为单纯缝合、内翻缝合、外翻缝合三类，每类又有间断缝合和连续缝合两种。

1. 单纯缝合法 为外科手术中广泛应用的一种缝合方法，缝合后切口边缘对合。

（1）单纯间断缝合法：简单、安全，不影响创缘的血运，最常用。常用于皮肤、皮下组织、腹膜及胃肠道等的缝合（见习图 2-4-1）。

（2）单纯连续缝合法：优点是节省用线和时间，减少线头，创缘受力较均匀，对合较严密；缺点是一处断裂则全松脱。常用于缝合腹膜、胃肠道和血管等，不适用于张力较大组织的缝合（见习图 2-4-2）。

以上两种方法常用于皮肤、皮下组织、腹膜及胃肠道等的缝合。

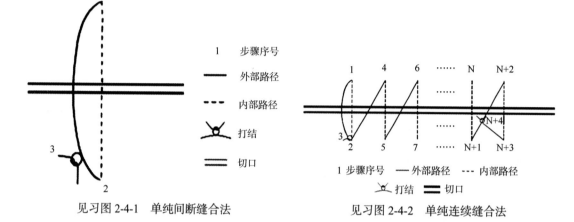

见习图 2-4-1　单纯间断缝合法

1. 进针；2. 出针；3. 打结

见习图 2-4-2　单纯连续缝合法

1、4、6……N、N+2 进针；2、5、7……N+1、N+3 出针；3. 打结

（3）"8"字缝合法：实际上是两个间断缝合，结扎较牢固且可节省时间。常用于缝合腹膜、腹直肌鞘前层及缝扎止血（见习图 2-4-3）。

（4）连续扣锁缝合法：又称毯边（锁边）缝合法，闭合及止血效果较好，常用于胃肠道吻合时后壁全层缝合（见习图 2-4-4）。

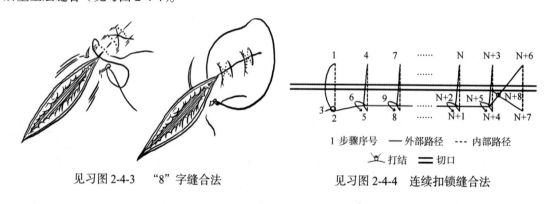

见习图 2-4-3　"8"字缝合法

见习图 2-4-4　连续扣锁缝合法

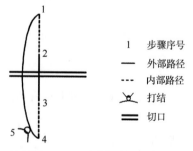

见习图 2-4-5　垂直褥式内翻缝合法

2. 内翻缝合法　缝合后切口内翻，外面光滑，常用于胃肠道吻合。

（1）垂直褥式内翻缝合法：分间断与连续两种，常用的为间断法。在胃肠及肠肠吻合时用以缝合浆肌层（见习图 2-4-5）。

（2）水平褥式内翻缝合法

1）间断水平褥式内翻缝合法：用以缝合浆肌层或修补胃肠道小穿孔。

2）连续水平褥式内翻缝合法：多用于缝合胃肠浆肌层（见习图 2-4-6）。

3）连续全层水平褥式内翻缝合法：多用于胃肠道吻合时缝合前壁全层。

（3）荷包内翻缝合法：用于包埋阑尾残端，缝合小的肠穿孔或固定胃、肠、膀胱、胆囊造瘘等引流管（见习图2-4-7）。

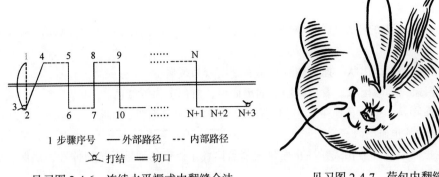

见习图 2-4-6　连续水平褥式内翻缝合法　　　　见习图 2-4-7　荷包内翻缝合法

3. 外翻缝合法　缝合后切缘外翻，内面光滑。常用于血管吻合、腹膜缝合、减张缝合等，有时亦用于缝合松弛的皮肤（如老年或经产妇腹部、阴囊皮肤等），防止皮缘内卷，影响愈合。

1）间断水平褥式外翻缝合法（见习图2-4-8）。

2）间断垂直褥式外翻缝合法（见习图2-4-9）。

3）连续外翻缝合法。

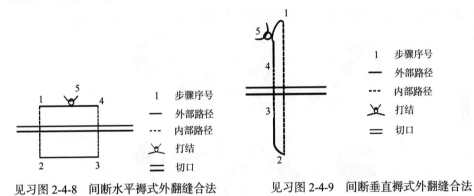

见习图 2-4-8　间断水平褥式外翻缝合法　　　　见习图 2-4-9　间断垂直褥式外翻缝合法

五、创伤或切口止血

（一）目的

1）快速有效地控制外出血，防止出血过多，减少血容量丢失过多，避免发生休克威胁病人生命。

2）手术切口止血，保证手术视野清晰，便于手术操作，避免误伤重要的组织器官。

（二）临床应用

1）手术部位出血。

2）周围血管创伤性出血。

3）特殊感染截肢不用止血带，如气性坏疽。

（三）操作前准备

1）判断出血的性质

A. 动脉出血：随心脏的收缩呈间歇喷射状，血色鲜红，出血速度快，于短时间内引起大量出血。

B. 静脉出血：呈持续涌出状，血色暗红，出血速度较为缓慢。

C. 毛细血管出血：为渗出状，看不到明显的出血点，血色多为鲜红色。

2）常用的止血物品：弹性止血带、卡扣式弹性止血带、无菌敷料、绷带、三角巾、毛巾等，也可徒手实施指压动脉止血。

3）应用弹性止血带或者卡扣式弹性止血带之前需检查止血带的弹性及抗拉伸性，确保止血物品可以正常使用。

（四）操作步骤与方法

1. 指压止血　是最简便的临时止血方法。如头颈部大出血时，可在气管外侧与胸锁乳突肌前缘交界处向第 5 颈椎横突方向对颈总动脉施加压力；肩或上臂出血，可在锁骨上窝胸锁乳突肌锁骨头外侧向第 1 肋方向压迫锁骨下动脉；大腿或小腿出血，可在腹股沟韧带中点向耻骨上支方向压迫股动脉。指压止血只是一种应急措施，应在使用该法后的最短时间内改用其他方法止血，以达到更持久有效的止血效果，压迫时间限制在 15 分钟以内（见习图 2-5-1）。

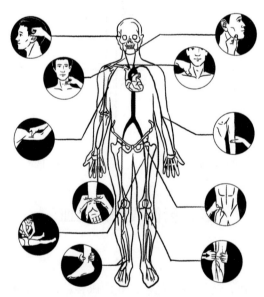

见习图 2-5-1　指压止血

见习操作 2-9
加压包扎法

2. 包扎止血　是最常用的临时止血方法，有加压包扎法和填塞止血法两种。

（1）加压包扎法：经常用于四肢的创伤出血。先让伤员坐下或躺下，抬高伤肢，用无菌敷料覆盖伤口，直接按压 5 分钟，如果持续出血，在敷料上再加盖敷料，不要除去最初敷料，并用绷带进行加压包扎。包扎要松紧适度，范围应较大。包扎后须抬高患肢，避免静脉回流受阻而增加出血（见习图 2-5-2）。

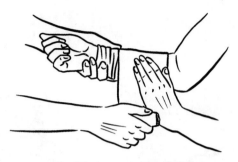

见习图 2-5-2　加压包扎法

附　绷带包扎的基本缠法

1）环绕法：环形缠绕，下一周与上一周完全重叠。适用于额、颈、腕及腰部。

2）蛇行法：绷带斜行缠绕，各周互不重叠。适用于简单固定敷料或夹板，松解时方便。

3）螺旋法：螺旋形缠绕，每周覆盖上一周的 1/3～2/3。适用于躯干和四肢等处。

4）螺旋折转法：由四肢的细处向粗处缠绕，每缠 1 周即向下反折 1 次。适用于肢体粗细不均匀的部位，如小腿、前臂等。

5）"8"字形法：先用环绕法，斜过关节时上下交替，于关节处交叉，并覆盖上一周的 1/3 或 1/2。如先缠关节远侧部分，向关节包缠为近心包扎；反之，由关节近侧向远侧为远心包扎。适用于关节的包扎。

6）回反法：自正中开始，反复由前向后、由后向前，左右交替来回包扎。每一来回覆盖前次的 1/3～1/2，直到全部包盖后，再用环绕法固定。适用于头部和断肢残端。

见习操作 2-10
绷带包扎的基
本缠法

（2）填塞止血法：适用于腋窝、腹股沟及臀部等处的出血。可用灭菌纱布或凡士林纱布、明胶海绵等填塞创腔，并加压包扎固定（见习图 2-5-3）。

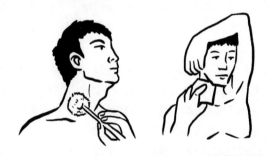

见习图 2-5-3　填塞止血法

3. 止血带止血　适用于四肢动脉创伤引起的大出血，或四肢创伤出血用其他方法止血效果不佳者。使用止血带时应严格选择病人，掌握止血带的正确使用方法。

（1）止血带分类

1）充气止血带：接触面广，施压均匀，可以减少局部组织和神经损伤（见习图 2-5-4）。

见习操作 2-11
止血带止血法

2）橡皮管止血带：先用棉垫在伤肢上 1/3 加以衬垫，用左手的拇指、示指、中指拿住止血带的一端，将另一端绕伤肢两圈后再用左手的示指、中指夹住止血带，拉出一个 V 字形的活结，当出血停止，远端摸不到桡动脉搏动，说明达到了止血目的，再将一个时间标签放在伤员身体明显的地方，标记止血的时间和放松的时间。橡皮管止血带携带轻便，但由于施压面小，压力大小不易掌握，易造成局部神经和软组织受压损伤（见习图 2-5-5）。

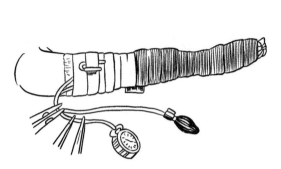 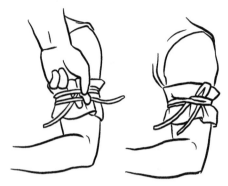

见习图 2-5-4　充气止血带　　　　　　　见习图 2-5-5　橡皮管止血带

3）就地替代物：紧急抢救大出血病人而无专用止血器材时，可就地取材，使用三角巾、绷带、腰带和宽布条等代替止血带，但不能用绳索或铁丝缠扎，避免因缠扎压力过大或松解困难造成局部组织坏死。

（2）止血带缠扎部位：上肢应选择在上臂的上 1/3，下肢应在股部中下 1/3 交界处，可用棉垫、纱布、衣服或毛巾作为衬垫物，放在止血带下方，保护局部皮肤等组织。

（3）注意事项

1）凡缠止血带，即应有醒目标志（如红色布带），注意记录并计算时间，并做好转运的交接事宜，防止因止血带捆扎时间过长或遗忘，造成局部组织甚至远侧肢体出现缺血性损伤甚至坏死。

2）缠止血带应尽可能在靠近伤口的近侧或紧靠伤肢残端，以减少缺血组织范围，不应机械强调"标准位置"。

3）调节好充气止血带的压力，成人上肢应维持在 200～300mmHg，下肢 400～500mmHg 比较适宜，使用橡皮管止血带，应在下面加衬垫，保持压力适度，以刚好能制止出血及远端动脉搏动摸不到为宜。

4）连续阻断血流时间一般不得超过 1 小时。如需延长缠扎时间，也应每隔 1 小时放松止血带 1 次，暂时恢复肢体血运 1～2 分钟。放松期间采用压迫止血法控制出血，然后再次缠扎止血带，缠扎止血带总的时间不得超过 5 小时，以防肢体坏死或引起类似挤压综合征的严重全身变化。在解除止血带前应加强抗休克治疗，做好手术止血的准备和进行输液、输血。

5）如果病人由于止血带缠扎过久，远端肢体已广泛坏死，在截肢前不应放松止血带，防止坏死侧肢体的有害代谢产物回流近心端，加重全身症状。

（4）屈曲肢体加垫止血：前臂和小腿出血，如无合并骨折或脱位，可在肘窝或腘窝处放置棉垫卷或绷带卷，强屈肘关节或膝关节，借衬垫物压迫动脉，并用绷带或三角巾固定。这种方法可引起前臂或小腿缺血和神经受压，因此使用时间不应超过 1 小时（见习图 2-5-6）。

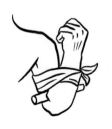 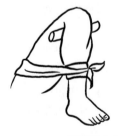 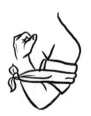 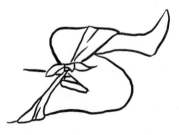

见习图 2-5-6　屈曲肢体加垫止血

（5）手术止血：止血效果最理想，在清创的同时可做血管钳夹结扎、血管修复和血管吻合等手术治疗。

1）结扎止血：适用于一般小的血管。如血管较大，应双重结扎或贯穿缝合结扎。

2）修补止血：大血管破裂时，可用修补止血，以保证血流通畅。

3）压迫止血：适用于毛细血管渗血。热盐水纱布止血效果较好。

4）填塞止血：不易控制的内脏大出血，如肝破裂、子宫腔内大出血，可用纱布填塞，待出血停止后取出纱布。

5）电刀电凝止血：目前应用较普遍，止血迅速、彻底，适用于毛细血管渗血及小动脉、小静脉出血，但大静脉壁渗血要慎用。

6）药物止血：常用的有止血纱布、止血凝胶等，其特点是可吸收，无异物刺激反应。此外还有明胶海绵、淀粉海绵、骨蜡等。

见习三　外科感染及外科换药

一、外科急性化脓性感染的诊治

（一）诊断要点

根据临床症状，出现局部红、肿、热、痛及体温升高等。脓肿穿刺后获得脓液。

（二）脓肿穿刺

1. 目的　一般急性化脓性感染疑有脓肿形成时，可先行穿刺，特别是深部脓肿。进行非手术治疗时，抽出脓液后可注入抗生素。

2. 穿刺步骤

1）穿刺部位皮肤消毒。

2）准备穿刺针、针筒、弯盘、纱布、胶布及培养管等。

3）穿刺方法：对于一般化脓性感染的脓肿，穿刺应在脓肿壁最薄、红肿及波动最明显处进行；疑为寒性脓肿时，应在脓肿的高位，通过一部分健康组织，以减少窦道形成。选好穿刺部位后，先局部麻醉，然后进行穿刺，穿刺针穿过脓腔壁可有突破感，抽得脓液后，除记录脓液的色泽、黏稠度、量以外，及时送检进行细菌培养及药敏试验，以确定病原菌。

（三）治疗原则

1. 药物治疗　局部外用抗生素软膏或清热解毒类中药。必要时全身应用抗生素及中药清热解毒剂，配合全身支持治疗。

2. 切开引流

（1）确定脓肿的形成：①感染已局限；②有明显波动感；③穿刺可获得脓液。或彩超诊断可见脓肿表现。

（2）切开引流的原则：①选择适当的麻醉方法；②切口要沿皮肤纹理、血管、神经、肌纤维走行方向；③切口大小要保证引流通畅；④切口应在脓肿之低位。

（3）浅部脓肿切开：首先需要确认脓肿已形成。操作：用尖刀刺入脓腔中央，向两端延长切口，如果脓肿不大切口最好到达脓腔边缘。

（4）深部脓肿切开

1）切开之前先用针穿刺抽吸，找到脓腔后，将针头留在原处，作为切开的标志，可经超声定位下切开引流。

2）先切开皮肤、皮下组织，然后顺针头的方向，用止血钳钝性分开肌层，到达脓腔后，将其充分打开，并以手指伸入脓腔内探查。

3）手术后置入油纱条，一端留在外面，或置入有侧孔的橡皮引流管。

4）若脓肿切开后，腔内有多量出血时，可用干纱布按顺序紧紧地填塞整个脓腔，以压迫止血。术后两天，用无菌盐水浸湿全部填塞之敷料后，轻轻取出，改换成烟卷或凡士林纱布引流。

5）切开脓腔后，以手指伸入其中，如有间隔组织，可轻轻地将其分开，使成单一的空腔，以利于排脓。如脓腔不大，可在脓腔两侧切开做对口引流。

6）填入蓬松湿盐水纱布或碘伏纱布，或凡士林纱布，并用干纱布或棉垫包扎。

7）术后做好手术记录，特别应注意引流物的数量。原则上应将脓液送做细菌培养加药敏试验。

（5）各种引流的名称和用途

1）药线引流：用于小创口、浅表窦道，并可局部给药。

2）橡皮片引流：引流浅表伤口或较窄的间隙，如手术创口的引流，或较小的脓肿及小瘘管的引流。

3）纱布引流：适用于浅表伤口或窦道，既有引流作用又有局部给药疗效，但不宜用于深部伤口。

4）凡士林纱布引流：对浅表不能缝合的创面，覆盖较薄的凡士林纱布，能达到引流和止血的目的。创面肉芽新鲜无分泌物时，可起到保护肉芽的作用。

5）烟卷引流：表面光滑，适用于腹腔内及深部肌层的引流。

6）引流管引流：常用的有乳胶管、橡皮管、普通导尿管、硅胶气囊导尿管、蕈状导尿管、双腔引流管及"T"形管等，适用于腹腔、胸腔、膀胱和胆道的引流。

二、感染伤口换药

（一）目的

观察伤口的变化；改善伤口环境，保持引流通畅，控制局部感染；保护并促进新生上皮和肉芽组织生长，减少瘢痕形成，促使伤口更好愈合。

（二）临床应用

术后感染伤口换药。

（三）操作前准备

1. 物品准备

1）换药包内有治疗弯盘2个，镊子2把（或止血钳2把）。

2）碘伏、酒精、生理盐水、过氧化氢溶液、无菌棉球、无菌纱布、胶布、棉签等。

2. 病人准备

告知病人换药的目的，病人应采取最舒服且伤口暴露最好的体位，应避免着凉。如伤口较复杂或疼痛较重，可适当给予镇痛或镇静药物以解除病人的恐惧及不安。

（四）操作步骤与方法

1. 操作步骤

1）换药前操作者应洗手，并戴好帽子和口罩，必要时先查看一次伤口，估计需要用多少敷料和何种换药物品。

见习操作 3-1
感染伤口换药

2）用手移去外层敷料，里层敷料应按无菌操作用镊子取下，将污敷料内面向上，放在弯盘内。如伤口内部还有敷料或纱条等引流物，需用镊子夹出。使用镊子时应注意始终保持镊子尖向下。与伤口粘住的最里层敷料，应先用盐水浸湿松软后再揭去，以免损伤肉芽组织或引起创面出血。

3）两把镊子法：一把镊子直接用于接触伤口，另一把镊子专用于传递换药弯盘中的无菌物品。

4）观察伤口：应该观察伤口情况，如大小和深浅、红肿、渗出物或脓液性质与颜色、肉芽生长情况等。健康肉芽组织为红色、坚实、无水肿、不易出血。

5）消毒伤口：用碘伏棉球由外而内进行消毒，消毒皮肤范围为稍大于纱布敷料覆盖的范围（消毒范围距伤口不小于 5cm），用盐水棉球清洗创面，轻沾吸去分泌物。再以碘伏棉球由外而内消毒周围皮肤至稍大于纱布敷料覆盖的范围 2~3 次，范围均不超过上一遍。根据创面渗出情况，每日换药 1~2 次，同时可根据创面培养的细菌药敏情况，静脉选用敏感的抗生素。对于有较深脓腔或窦道的伤口，可用生理盐水棉球进行擦洗，伤口内应适当放置引流物（纱条）。

6）敷料固定：用无菌纱布遮盖伤口，距离切口边缘 3cm 以上，下层纱布光滑面向下，上层纱布光滑面向上，一般覆盖 8~12 层。贴胶布固定敷料，贴胶布方向应与该处躯体运动方向垂直。

7）丢弃敷料：将污染敷料按规定丢弃于医用垃圾桶内。

2. 注意事项

1）操作者应充分了解伤口情况，做好准备工作；换药时所用的灭菌器具、已接触伤口的器械及未灭菌的用具要分清，不能相互混放；换下的敷料切忌乱扔，特殊感染的敷料要烧毁。

2）操作应稳、准、轻、快，尽可能减轻病人的痛苦，减少出血，避免增加损伤。

3）换药的顺序：原则上应先更换清洁伤口敷料，然后是污染伤口，最后是感染伤口。破伤风、气性坏疽、铜绿假单胞菌等特殊感染伤口应由专人负责处理。

4）换药的次数：根据伤口情况来决定。一期缝合伤口一般术后 2~3 日换药 1 次；肉芽生长健康，分泌物很少的伤口，可隔日换药 1 次；一般有肉芽组织生长的伤口每日换药 1 次；脓液较多的伤口每日可换药多次；脓肿切开引流填塞敷料的伤口次日不换药，以免出血。

5）引流物的处理：用作预防性引流的乳胶片，通常 24~72 小时内拔除；作为止血填塞的凡士林纱条，应从术后 3~5 日开始逐日逐渐轻轻取出；深部引流的烟卷条或乳胶管均不宜久留，一般术后 1~7 日即应拔除。

6）体位：应尽量采用仰卧位，除便于操作外，还可减少虚脱的发生。

7）对破伤风、气性坏疽及铜绿假单胞菌、溶血性链球菌感染的伤口，在换药时应穿隔离衣，器械要严格隔离灭菌，其敷料必须焚烧，以免交叉感染。

三、清洁手术切口换药

（一）目的

通过伤口的处理促使伤口更好的愈合。

（二）临床应用

术后清洁伤口换药。

（三）操作前准备

1. 物品准备

1）换药包内有治疗弯盘 2 只，镊子 2 把（或止血钳 2 把）。

2）碘伏、酒精、生理盐水、过氧化氢溶液、无菌棉球、无菌纱布、胶布、棉签等。

2. 病人准备　告知病人换药的目的，病人应采取伤口暴露理想的体位，应避免着凉。如伤口较复杂或疼痛较重，可适当给予镇痛或镇静药物以解除病人的恐惧及不安。

（四）操作步骤与方法

1）一般在术后第 2 天或第 3 天进行第一次更换敷料。换药前操作者应洗手，并戴好帽子和口罩，必要时先看一次伤口，估计需要用多少敷料和何种物品。

2）用手移去外层敷料，里层敷料应按无菌操作用镊子去除，将污敷料内面向上，放在弯盘内。与伤口粘住的最里层敷料，应先用盐水浸湿松软后再揭去，以免损伤肉芽组织或引起创面出血。

见习操作 3-2
外科清洁手术
切口换药

3）观察手术切口是否存在红肿、渗出、坏死等，用两把镊子进行操作：一把镊子（一般是牙镊）直接用于接触伤口，另一把镊子（一般是平镊）专用于传递换药弯盘中的无菌物品。

4）消毒伤口：用碘伏棉球先消毒切口部位，再由内而外消毒周围皮肤至稍大于纱布敷料覆盖的范围（消毒范围距伤口不小于 5cm），消毒 2～3 遍，范围不超过上一遍。

5）敷料固定：用无菌纱布遮盖伤口，距离切口边缘 3cm 以上，下层纱布光滑面向下，上层纱布光滑面向上，一般覆盖 8～12 层。贴胶布固定敷料，贴胶布方向应与该处躯体运动方向垂直。

6）丢弃敷料：将污染敷料丢弃于指定医用垃圾桶内。

附　拆线

拆线时应将暴露在外面的线段连同手术切口按常规要求消毒，然后左手持镊子夹住线结略加提起，右手持剪刀用刀尖在提出的线结的一边贴近皮肤处剪断，顺打结方向轻轻将线抽出。注意拆线时不能将暴露的线段剪断再经过皮下组织抽出，以免发生感染。

拆线时间：头面颈部为 4～5 日；胸腹部为 6～7 日；背、臀部 7～9 日；四肢为 10～12 日；近关节处为 14 日；减张缝合为 10～14 日。但如缝线后伤口发生感染，应提早拆除，通畅引流；因年老、体弱、营养不良者可适当延迟拆线时间。

见习四　清　创　术

一、目　的

对新鲜开放性损伤，及时、正确地采用手术方法清理伤口可以修复重要组织，使开放污染的伤口变为清洁伤口，控制感染，有利于伤口一期缝合。

二、适　应　证

1）伤后 6～8 小时以内的新鲜伤口。

2）污染较轻，不超过 24 小时的伤口。

3）头面部伤口，一般在伤后 24～48 小时以内，争取清创后一期缝合。

三、禁　忌　证

1）超过 24 小时的伤口，污染严重的伤口，不应缝合的切口。

2）有活动性出血、休克、昏迷等危及生命时，应及时采取有效的抢救措施，伤口同时进行加压包扎，待生命体征相对稳定后，再酌情进行清创。

四、操作前准备

1. 术前常规准备

1）综合评估病情，如有颅脑损伤或胸、腹部严重损伤，或已有轻微休克迹象者，需及时采取综合治疗措施。

2）充分判断伤情，了解是否伴有骨骼、肌腱及神经或大血管等重要组织损伤。

3）防治感染，早期、合理应用抗生素。

4）与病人及家属进行术前谈话，做好各种解释工作，如一期缝合的原则、发生感染的可能性和局部表现、若不缝合下一步的处理方法、对伤肢功能和美容的影响等。取得病人配合，并签署手术知情同意书。

5）良好的麻醉状态。

6）依伤口情况决定是否注射破伤风抗毒素血清。

2. 材料准备　无菌清创包、无菌软毛刷、肥皂水、无菌生理盐水、3%过氧化氢溶液、0.5%碘伏、0.5%苯扎溴铵（新洁尔灭）、止血带、洞巾、无菌敷料、缝线、绷带、备皮刀、乙醚等。

3. 操作者准备

1）戴帽子、口罩、手套。

2）了解伤情，检查伤部，判断有无重要血管、神经、肌腱和骨骼损伤，针对伤情，进行必要的准备，以免术中忙乱。

五、操作步骤与方法

1. 清洗

（1）皮肤的清洗：先用无菌纱布覆盖伤口，剃去伤口周围的毛发，其范围应距离伤口边缘5cm以上，有油污者，用酒精或乙醚擦除。更换覆盖伤口的无菌纱布，戴无菌手套，用无菌软毛刷蘸肥皂液刷洗伤肢及伤口周围皮肤 2～3 次，如污染较重则增加刷洗次数，每次刷洗后需要用大量无菌生理盐水冲洗，每次冲洗后更换毛刷及覆盖伤口的无菌纱布，至伤口周围皮肤清洁为止。注意勿使冲洗液流入伤口内。

见习操作 4-1
清创术

（2）伤口的清洗：揭去覆盖伤口的纱布，用无菌生理盐水冲洗伤口，并用无菌镊子及小纱布球轻轻去除伤口内的污物和异物，用 3%过氧化氢溶液冲洗，待创面呈现泡沫后，再用无菌生理盐水冲洗干净，以上步骤重复执行至少 2～3 次，一般均由伤口高位向低位冲洗。冲洗结束后擦干皮肤，按术前要求用碘伏在伤口及周围消毒，将冲洗用具全部撤除，准备手术。

2. 清理　术者按常规洗手、穿手术衣、戴无菌手套。按清洁切口常规消毒、铺巾。用 0.5%利多卡因进行局部浸润麻醉，麻醉成功后依解剖层次由浅入深仔细探查，如在探查中发现异物则予以清除，识别组织活力，检查有无血管、神经、肌腱与骨骼损伤，在此过程中如有较大的出血点，应予结扎止血。如四肢创面有大量出血，可在周围神经阻滞麻醉下用止血带止血，并记录上止血带的压力及时间。

（1）皮肤清创：切除因撕裂和挫伤已失去活力的皮肤。对不整齐、有血供的皮肤，沿伤口边缘切除 1～2mm 的污染区域并加以修整。对于撕脱伤剥脱的皮瓣，切不可盲目直接缝回原位，应彻底切除皮下组织，仅保留皮肤，行全层植皮覆盖创面。

（2）清除失活组织：充分显露潜行的创腔、创袋，必要时可进行扩创处理，彻底清除存留其内的异物、血肿。如需要可沿肢体纵轴切开深筋膜，彻底清除挫裂严重、失去生机、丧失血供的组织，尤其是坏死的肌肉，应切至出血、刺激肌肉组织有收缩反应等见到血运良好的组织为止。

（3）重要组织清创：在清创中应注意对血管、神经、肌腱、骨折断端的相应处理和有效保护。如完全断裂、挫伤、血栓栓塞的重要血管，则需将其切除后吻合或行血管移植；挫伤严重的不承担重要供血的小血管予以切除，断端结扎。

（4）再次清洗：经彻底清创后，用大量无菌生理盐水或脉冲冲洗器再次冲洗伤口 2～3 次，然后以 0.1%苯扎溴铵浸泡伤口 3～5 分钟。若伤口污染较重、受伤时间较长，可用 3%过氧化氢溶液浸泡，最后用生理盐水冲洗。更换手术器械、手套，伤口周围再铺一层无菌巾。

3. 修复　骨折、血管损伤、神经损伤、肌腱损伤的修复，视开放性伤口的等级酌情选择一期修复或二期修复。

4. 伤口引流　伤口表浅、止血良好、缝合后无无效腔，一般不必放置引流物；伤口较深但污染不重的伤口应视伤口大小放置 1～2 个引流条或引流管；伤口深、损伤范围大且重、污染严重的伤口和有无效腔、可能有血肿形成时，应选择开放伤口并酌情选择负压封闭引流技术（VSD）处理，伤口关闭待二期进行。

5. 伤口闭合　组织损伤及污染程度较轻、清创及时（伤后 6～8 小时内）彻底且组织张力低者，可一期直接或减张缝合，将切缘对齐；否则，宜延期缝合伤口。有皮肤缺损者可在感染控制病情稳定后行植皮术。若有血管、神经、肌腱、骨骼等重要组织外露者，根据伤口开放及污染程度选择是否一期处理且一期关闭伤口。最后用碘伏消毒皮肤，覆盖无菌纱布，并妥善包扎固定（见习图 4-5-1）。

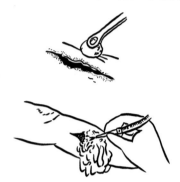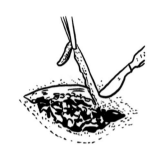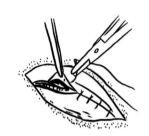

见习图 4-5-1　清创缝合

见习五 胸、腹腔穿刺

一、胸腔穿刺术（thoracentesis）

（一）适应证

1）自发性气胸或外伤所致的气胸（肺组织压迫 30% 以上或张力性气胸）。
2）诊断性穿刺，抽液明确积液的性质。
3）渗出性胸膜炎积液久不吸收，或其他原因所引起的胸腔积液，且有压迫症状。
4）开胸术后引流管已拔除，有胸腔积液者。
5）用于胸腔内注射药物等治疗方式。

（二）禁忌证

1）严重的心肺功能不全、不能耐受和配合操作者。
2）凝血功能障碍者。

见习操作 5-1
胸腔穿刺术

（三）操作步骤与方法

1）穿刺体位及穿刺点：胸腔排气穿刺点在患侧锁骨中线第 2 肋间，病人取半卧位或坐位。胸腔排液穿刺前先进行胸部叩诊，选择实音明显的部位进行穿刺，常选择患侧肩胛下角线第 7～9 肋间，腋后线第 7～8 肋间，腋中线第 6～7 肋间，腋前线第 5～6 肋间。包裹性胸腔积液，可结合影像学定位进行穿刺，病人取坐位，反向坐于靠背椅上，双手臂平置于椅背上缘，额头伏于前臂。或取半卧位，将患侧上肢抬起枕于头下，或伸过头顶，以扩大肋间（见习图 5-1-1）。

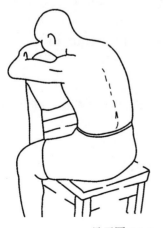
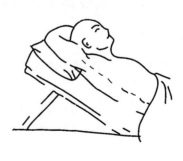

见习图 5-1-1　胸腔穿刺操作体位

2）准备物品：准备胸腔穿刺包，如为一次性物品须检查有效期。检查穿刺包内器械完好性。

3）消毒与麻醉：常规术野皮肤消毒 2～3 遍，消毒范围直径约 15cm，用 1%～2% 利多卡因 2ml 做局部麻醉，在穿刺点肋骨上缘操作自皮肤到胸膜壁层的局部浸润麻醉，注射局麻药前应回抽，观察到胸腔积液后，说明到达胸膜腔。

4）穿刺操作：穿刺时用左手中指与示指固定穿刺处皮肤，右手将针座上套有橡皮管和附有钳子或水止的穿刺针，在夹闭状态下沿肋骨上缘慢慢刺入，当穿过胸膜时可感觉到落空感，然后接上注射器，放开钳子即可抽液或抽气。操作时助手用止血钳协助固定穿刺针，并应随时夹闭乳胶管，以防止空气进入胸腔。穿刺完毕拔出穿刺针，用力按压局部，碘伏消毒后盖上无菌纱布，用胶布固定。

（四）注意事项

1）严格无菌操作，防止感染。

2）穿刺过程中穿刺针应沿肋骨上缘垂直进针，不可斜向上方，以免损伤肋骨下缘处的血管和神经。

3）穿刺过程中如发现病人出现头晕、面色苍白、出汗、心悸、胸痛、咳嗽、呼吸困难等，应立即停止抽液，并对症处理。

4）穿刺过程中嘱病人尽量避免剧烈咳嗽，病人咳嗽时暂停抽吸。

5）穿刺时应注意固定穿刺针，防止穿刺针扎伤肺叶。如不是持续引流中途须更换注射器时务必将引流管夹闭防止形成气胸。

6）抽气需至病人感到症状消失或抽吸时呈负压为止。每次抽液应准确记录抽吸液量、颜色、性状、气味，并留取标本送常规检查、细菌培养。一次抽液不可过多、过快。减压抽液速度不宜过快，如为包裹性积液或术后胸腔积液应抽净为止。如液量过多可分次抽吸，首次不超过 600ml，以后每次不超过 1000ml，严防负压性肺水肿发生。诊断性穿刺抽吸 50～100ml 即可。如有需要可直接连接胸腔闭式引流装置持续或间断引流。

7）须向胸腔内注入药物时，抽液后接上备好的盛有药液的注射器，回抽有胸腔积液后，再行注入，以确保药物注入胸腔内。

8）避免在第 9 肋下穿刺，以免穿透膈肌损伤腹腔脏器。

9）严重肺气肿、肺大疱者，或病变邻近心脏、大血管者，以及胸腔积液量甚少、形成包裹者，胸腔穿刺宜慎重，或在 B 超或 CT 引导下穿刺。

10）穿刺后卧床休息并密切监测生命体征，必要时做 X 线检查。

二、腹腔穿刺术（abdominocentesis）

（一）适应证

1）抽液做化验或病理等检查明确积液性质，明确腹腔内有无积血、有无穿孔可能，协助诊断，寻找病因。

2）大量腹水引起呼吸困难、胸闷气喘者可适量放液，以缓解压迫症状。

3）行人工气腹，或须要实施向腹腔内注药等治疗手段。

（二）禁忌证

1）严重水电解质紊乱、凝血功能异常。

2）腹腔内广泛粘连。

3）严重肠胀气。

4）大月份妊娠者。

5）疑有巨大卵巢囊肿或肝包虫病者。

6）躁动、不能配合或者有肝性脑病倾向者。

见习操作 5-2
腹腔穿刺术

（三）操作步骤与方法

1）穿刺体位：病人可取平卧位、稍左侧卧位、半卧位、坐位。

2）嘱病人排空膀胱，以免刺伤膨隆的膀胱。

3）穿刺点：平卧或侧卧位可取脐水平线与腋前线的交点（见习图 5-2-1①）。半卧位可选脐与两侧髂前上棘连线的中外 1/3 的交点。放腹水时通常选用左侧穿刺点（见习图 5-2-1②），腹水较少时以移动性浊音最显著的部位为宜。半卧位或坐位还可选择脐和耻骨联合连线的中点上方 1cm 偏左或者偏右 1～1.5cm 处作为穿刺点（见习图 5-2-1③）。少量或包裹性积液，须 B 超引导下定位穿刺（见习图 5-2-1）。

4）消毒与麻醉：术者戴无菌手套，常规术野皮肤消毒 2～3 遍，消毒范围不小于 15cm，铺无菌孔巾，并用 1%～2% 利多卡因 2ml 做局部麻醉，须深达腹腔。

5）穿刺操作：做诊断性抽液时，可用 17～18 号长针头连接注射器，直接由穿刺点自上向下斜行刺入，抵抗感突然消失时，表示已进入腹腔。

腹腔放液减压时，用胸腔穿刺的长针外连一长的消毒橡皮管用血管钳夹住橡皮管，从穿刺点垂直皮肤刺入腹壁。然后倾斜 45°～60° 进针 1～2cm 后再垂直刺于腹膜层，针尖出现落空感表示针头已经穿过腹膜壁层，进入腹腔后腹水自然流出，再接乳胶管放液于容器内。

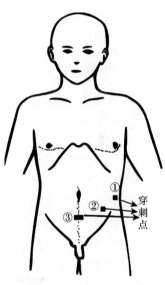

见习图 5-2-1 腹腔穿刺穿刺点

助手应固定穿刺针头，以免穿刺过深。放液完毕拔出穿刺针，用力按压局部，碘伏消毒后盖上无菌纱布，用胶布固定。

（四）注意事项

1）严格无菌操作，防止感染。

2）放液速度不可过快，放液量不宜过多。肝硬化病人一次放腹水不宜超过 3000ml，抽取腹水后应注意补充白蛋白。

3）穿刺过程中如发现病人出现头晕、面色苍白、出汗、心悸、恶心、气短等，应立即停止抽液，并对症处理。

4）抽腹水时引流不畅，可适当调整穿刺针方向或体位。

5）腹穿后放腹水量较大的病人，需要用多头腹带将腹部加压包扎。

6）穿刺如抽出液体为血性腹水，应停止抽吸，将已抽出液体送检查。穿刺液为血性，不能鉴别是腹腔内出血还是穿刺时刺中血管抽出血液，可将标本静置 30 分钟，若不能凝固，则为腹腔内出血。

7）放液前后均应该检查病人腹围、脉搏、血压等，以便观察病情变化。

8）诊断性腹腔穿刺可要求病人穿刺前向欲穿刺点侧卧 10 分钟左右，以提高阳性率。同时穿刺针不宜过细，以免增加假阴性率。

9）腹腔内注射药物时，应回抽有腹水再注药，以免药物注入脏器。

见习六 导尿术（男、女）

导尿术（catheterization）是将无菌导尿管经过尿道插入膀胱中引出尿液或者注入药物的方法，属临床常用技术。

（一）适应证

1）尿潴留、充盈性尿失禁。
2）未受污染尿液标本的获取。
3）尿流动力学检查，测定膀胱容积、压力、残余尿量。
4）尿量监测。
5）行膀胱检查：膀胱造影、膀胱内压测定。
6）膀胱内灌注用药。
7）腹部、盆腔器官手术前准备。
8）手术时间较长的手术前常规导尿。
9）膀胱、尿道手术或损伤。

（二）禁忌证

1）尿道狭窄、梗阻、畸形导致的无法导尿。
2）相对禁忌证：急性下尿路感染、全身出血性疾病及女性月经期。

（三）操作步骤

1. 操作前准备与病人初步评估 核对病人信息，告知病人即将进行导尿术操作，解释操作的必要性、过程和相关风险，取得病人知情同意，测量病人的生命体征，膀胱叩诊体格检查，进一步核实病人需要导尿。

2. 环境及物品准备

（1）环境准备：环境清洁、安静，光线充足，关好门窗，拉上窗帘或屏风，保护病人隐私，请现场无关人员离开操作间，男性医护人员给女性病人导尿需女性医护人员在场。

（2）物品准备：准备一次性无菌导尿包，根据病人情况选择导尿管的型号。若不适用一次性无菌导尿包，需准备无菌导尿管 1 根、集尿袋 1 个、无菌弯盘 1 个、无菌镊子 3 把、无菌洞巾 1 个、臀垫 1 个、10ml 注射器 1 个、无菌生理盐水 10～20ml。碘伏棉球数个、液状石蜡棉球数个、无菌纱布数块、无菌手套 1 副、检查手套 1 只。

3. 协助病人采取适当体位，暴露操作区域 导尿时需病人平躺在床上，垫上臀垫。脱去一边裤

见习操作 6-1
男性导尿术

见习操作 6-2
女性导尿术

腿，摆"膀胱截石位"。男性可采取平卧位。

4. 清洁与消毒

（1）清洁：打开一次性无菌导尿包外层，左手戴上手套，右手持镊子夹取碘伏棉球进行清洁，顺序为男性：阴阜→左侧大腿上 1/3 至阴茎中线→右侧大腿上 1/3 至阴茎中线→左手持无菌纱布提起阴茎，清洁左侧阴囊及阴茎背部左侧→右侧阴囊及阴茎背部右侧→尿道口至冠状沟，每次更换 1 个碘伏棉球，共 6 个，方向由外向内；女性：阴阜→左侧大腿上 1/3 至左侧大阴唇→右侧大腿上 1/3 至右侧大阴唇→左手持无菌纱布分开大阴唇，清洁左侧小阴唇→右侧小阴唇→尿道口，每次更换 1 个碘伏棉球，共 6 个，方向由外向内（见习图 6-0-1）。

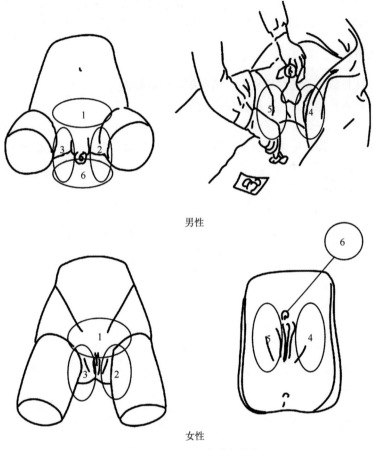

男性

女性

见习图 6-0-1　导尿消毒顺序

（2）消毒：打开一次性无菌导尿包内层，双手戴上无菌手套，铺上洞巾，左手持无菌纱布，右手持镊子取碘伏棉球进行消毒，顺序为男性：左手持无菌纱布提起阴茎，消毒尿道口至冠状沟→尿道口，每次更换 1 个碘伏棉球，共 3 个，方向由内向外；女性：左手持无菌纱布分开大阴唇，消毒尿道口→左侧小阴唇→右侧小阴唇→尿道口，每次更换 1 个碘伏棉球，共 4 个，方向由内向外。

5. 导尿　检查导尿管型号、有无变形、注入生理盐水检查球囊是否漏水，如漏水则更换，用液状石蜡棉球润滑导尿管。将导尿管尾端放在弯盘中，左手持无菌纱布提起阴茎或分开大小阴唇，右手持镊子，缓慢将导尿管头端插入尿道。

（1）一次性导尿：男性插入 20～22cm，见尿液流出后再插入 2～3cm；女性插入 4～6cm，见尿液流出再插入 2～3cm。根据情况判断是否需要留取中段尿，如需要，弃去前段尿液，用无菌标本瓶接取中段尿 5ml，盖好瓶盖，等待送检。导尿后，轻轻拔出导尿管，撤去洞巾，擦净外阴。

（2）留置导尿：男性插入 20～22cm，见尿液流出后再插入 7～10cm；女性插入 4～6cm，见尿液流出再插入 7～10cm。用注射器抽取约 10ml 生理盐水，注入水囊中，接上集尿袋，缓慢向后轻轻拔动导尿管至无法拔动，确认导尿管在位。撤去洞巾，胶带固定，集尿袋固定于床旁，位置需低于膀胱，贴上标签，注明导尿时间及深度，擦净外阴，注意观察尿量，第一次导尿不超过 500ml，达到 500ml 则夹闭管道。

6. 医患沟通 操作结束后，消毒双手，询问病人有无不适，协助病人整理好衣物，再次测量病人生命体征，记录尿量、颜色、性质等。告知病人病情及相关注意事项：导尿管不要随意拔动，保持集尿袋位于膀胱平面下方，如有不适情况及时通知医护人员。

（四）注意事项

1）使用过的耗材放入黄色垃圾袋内，锐器放入锐器桶内。

2）男性导尿后需将包皮复位，防止包皮嵌顿水肿。

3）一般成人选择 16～18F 导尿管，小儿宜使用 6～8F 导尿管（1F＝0.33mm 管径）。

4）置入导尿管后，若未见尿液引流出来，慎重注入气囊，防止导尿管未进入膀胱而损伤尿道。